CIRURGIA DO CABELO

Ciência, Arte e Técnica

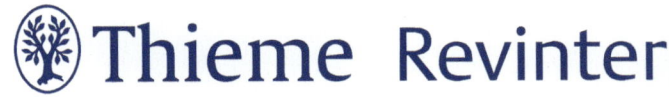

CIRURGIA DO CABELO

Ciência, Arte e Técnica

CARLOS EDUARDO LEÃO
FERNANDO BASTO
CARLOS UEBEL
CAIO BASTO
LUIZA LEÃO
MARCELO MAINO

Thieme
Rio de Janeiro • Stuttgart • New York • Delhi

Dados Internacionais de Catalogação na Publicação (CIP)
(eDOC BRASIL, Belo Horizonte/MG)

C578
    Cirurgia do cabelo: ciência, arte e técnica/Carlos Eduardo Leão... [et al.]. – Rio de Janeiro, RJ: Thieme Revinter, 2025.

    21 x 28 cm
    Inclui bibliografia.
    ISBN 978-65-5572-340-3
    eISBN 978-65-5572-341-0

    1. Cirurgia plástica. 2. Dermatologia. I. Leão, Carlos Eduardo. II. Basto, Fernando. III. Uebel, Carlos. IV. Basto, Caio. V. Leão, Luiza. VI. Maino, Marcelo.

                                      CDD 616.97

Elaborado por Maurício Amormino Júnior – CRB6/2422

Contato com os autores:

Carlos Eduardo Leão
celeao@gmail.com

Fernando Basto
fbasto@fernandobasto.com.br

Carlos Uebel
carlos@uebel.com.br

Caio Basto
caiobastomed@gmail.com

Luiza Leão
luiza@leao.med.br

Marcelo Maino
marcelo.maino@gmail.com

Nota: O conhecimento médico está em constante evolução. À medida que a pesquisa e a experiência clínica ampliam o nosso saber, pode ser necessário alterar os métodos de tratamento e medicação. Os autores e editores deste material consultaram fontes tidas como confiáveis, a fim de fornecer informações completas e de acordo com os padrões aceitos no momento da publicação. No entanto, em vista da possibilidade de erro humano por parte dos autores, dos editores ou da casa editorial que traz à luz este trabalho, ou ainda de alterações no conhecimento médico, nem os autores, nem os editores, nem a casa editorial, nem qualquer outra parte que se tenha envolvido na elaboração deste material garantem que as informações aqui contidas sejam totalmente precisas ou completas; tampouco se responsabilizam por quaisquer erros ou omissões ou pelos resultados obtidos em consequência do uso de tais informações. É aconselhável que os leitores confirmem em outras fontes as informações aqui contidas. Sugere-se, por exemplo, que verifiquem a bula de cada medicamento que pretendam administrar, a fim de certificar-se de que as informações contidas nesta publicação são precisas e de que não houve mudanças na dose recomendada ou nas contraindicações. Esta recomendação é especialmente importante no caso de medicamentos novos ou pouco utilizados. Alguns dos nomes de produtos, patentes e design a que nos referimos neste livro são, na verdade, marcas registradas ou nomes protegidos pela legislação referente à propriedade intelectual, ainda que nem sempre o texto faça menção específica a esse fato. Portanto, a ocorrência de um nome sem a designação de sua propriedade não deve ser interpretada como uma indicação, por parte da editora, de que ele se encontra em domínio público.

© 2025 Thieme. All rights reserved.

Thieme Revinter Publicações Ltda.
Rua do Matoso, 170
Rio de Janeiro, RJ
CEP 20270-135, Brasil
http://www.Thieme.com.br

Thieme USA
http://www.thieme.com

Design de Capa: © Thieme

Impresso no Brasil por Forma Certa Gráfica Digital Ltda.
5 4 3 2 1
ISBN 978-65-5572-340-3

Também disponível como eBook:
eISBN 978-65-5572-341-0

Todos os direitos reservados. Nenhuma parte desta publicação poderá ser reproduzida ou transmitida por nenhum meio, impresso, eletrônico ou mecânico, incluindo fotocópia, gravação ou qualquer outro tipo de sistema de armazenamento e transmissão de informação, sem prévia autorização por escrito.

DEDICATÓRIAS

Ao Munir Curi, primeira mão estendida em minha formação como cirurgião de cabelo.
À Thais, minha mulher, meu esteio, meu porto seguro. Às minhas filhas, Flávia, Eduarda e Luiza, máxima razão da minha vida. À Laura, minha neta, que mesmo em formação já transforma nossas vidas para muito melhor.

Carlos Eduardo Leão

Este livro representa a concretização de um ideal moldado pelo esforço, perseverança e paixão pelo conhecimento. Sou imensamente grato a Deus, à minha família, meu alicerce inabalável, em especial à minha amável esposa, Élida, aos meus filhos e ao meu neto, cuja presença revigora minha jornada. Meus sinceros agradecimentos aos mestres que influenciaram minha formação, como os Professores Perseu Lemos, Munir Curi, Ivo Pitanguy e José Juri, que me abriram portas para a excelência na cirurgia plástica. Agradeço também às minhas equipes cirúrgica e clínica, cujo compromisso transforma cada desafio em uma conquista, e aos colegas que compartilharam seus saberes nesta obra.
A todos que fizeram parte desta trajetória, minha eterna gratidão.

Fernando Bastos

Dedico este livro aos meus pais *(In memoriam)* que me deram a oportunidade de estudar e me formar em Medicina, ao meu querido irmão Paulo Antonio (*in memoriam*) médico que me estimulou a fazer a especialidade da Cirurgia Plástica, à minha querida esposa Walderez que tem acompanhado minha carreira profissional com muito entusiasmo, aos meus filhos queridos Juliane e Paulo, exemplos de dedicação profissional e familiar juntos com nosso genro Hiddo e nossa nora Mariana e aos meus sempre amados netos Matheus, Philip, Sebastian, Stella e Gabriela por serem a continuidade eterna dos meus sonhos.

Carlos Oscar Uebel

Dedico este trabalho aos mestres que me inspiraram, aos pacientes que me motivam e a todos que buscam a excelência no transplante capilar. Que este livro contribua para o conhecimento e a evolução na nossa especialidade. Deixo também meu agradecimento especial para meus familiares, pais, irmãos e esposa pelo apoio incondicional em todos os meus projetos. A todos o meu muito obrigado.

Caio Basto

Dedico este trabalho, antes de tudo, ao meu pai, meu mestre, meu mentor e minha maior inspiração na cirurgia plástica. Desde os primeiros passos na medicina até este momento, cada aprendizado ao seu lado moldou minha trajetória, fortalecendo minha paixão e meu compromisso com esta arte tão exigente e transformadora. Sua dedicação, excelência e generosidade como cirurgião e como pai são faróis que iluminam meu caminho.
Agradeço também à minha mãe, às minhas irmãs e ao Zé, por todo o amor, apoio e incentivo incondicional. Vocês estiveram comigo em cada desafio, celebraram cada conquista e tornaram essa jornada ainda mais significativa.
Meu reconhecimento especial aos meus preceptores da residência, que compartilharam seu conhecimento e experiência com tanta dedicação, contribuindo imensamente para minha formação. E, por fim, minha gratidão aos pacientes, que diariamente nos ensinam sobre confiança, empatia e a verdadeira essência da nossa profissão.

Luiza Leão

Dedico este livro à minha esposa Christianne, pelo seu amor e parceria em todos os projetos de vida e às minhas filhas Maria Eduarda, Gabriela e Manuela, fontes de inspiração e conquista de novos sonhos.

Marcelo Maino

APRESENTAÇÃO

Penso no "Caderno Zero" como uma apresentação sucinta de um livro, de um periódico ou até mesmo de uma revista. Trata-se de um prólogo que, por sua vez, resume-se num texto curto com o claro objetivo de preparar o especialista para a descoberta do que se vai ler, mostrando-lhe, *en passant,* a história e os traços gerais do livro que se tem em mãos.

Apresentar um livro científico, embora requeira grande responsabilidade, torna-se uma tarefa mais amena quando nele reunimos experiência, respeitabilidade, ética, compromisso e comprometimento por parte do seu grupo editorial na escolha de um time de autores nacionais e estrangeiros de grande prestígio internacional.

A presente obra é a materialização de um sonho cuja história começou na casa do meu fraternal amigo Fernando Basto, em Recife, durante o Congresso Brasileiro de Cirurgia Plástica de 2018. Pensamos num livro abrangente que reunisse profundamente tanto o lado clínico quanto o lado cirúrgico da especialidade. Que pudesse ser de grande valia científica para qualquer tipo de leitor, independentemente do seu tempo no exercício da arte.

A presença de nossos filhos, Luiza e Caio, jovens cirurgiões plásticos especialistas também em Restauração Capilar, dá mostra de quanta importância damos à essa juventude bem formada, ciente de sua responsabilidade na evolução científica da arte como na preservação da especialidade, hoje tão invadida por desavisados.

E aí, numa conversa informal com Marcelo Maino, na minha casa em Belo Horizonte, em janeiro de 2024, eu e Fernando confidenciamos o nosso sonho. Ato contínuo, Maino, na nossa presença, liga pra Renata Barcellos Dias, competente Diretora Editorial e Produção da Thieme Revinter. E deu no que deu. Um livro, um sonho realizado e, igualmente importante, a aceitação do nosso ícone Carlos Uebel, para compor o quadro editorial da obra.

Cirurgia do Cabelo – Ciência, Arte e Técnica congrega, portanto, os temas mais importantes da restauração capilar distribuídos em 29 capítulos que se mesclam em textos, aulas e vídeos para oferecer ao jovem ou ao mais experiente especialista uma grande oportunidade de estudo e atualização tanto nas mais avançadas técnicas cirúrgicas como nas mais eloquentes condutas clínicas, privilegiando o correto diagnóstico para a instituição da mais adequada conduta para o correto tratamento.

Conecte-se aos grandes nomes da especialidade reunidos nessa obra autoral e recicle-se nessa verdadeira jornada de conhecimento aqui oferecida.

Carlos Eduardo Leão

PREFÁCIO

Inicialmente, é uma grande honra ter sido convidado pelos estimados e queridos autores Carlos Eduardo Leão, Fernando Basto, Carlos Uebel, Caio Basto, Luiza Leão e Marcelo Maino para escrever o prefácio dessa linda e importante obra científica *Cirurgia do Cabelo: Ciência, Arte e Técnica*. A ciência e a arte da Medicina somente se propagam e progridem por meio do generoso compartilhamento de ideias e técnicas, e obras literárias, como essa, são a fundação para isso.

Os autores cuidadosamente delinearam um livro-texto que segue uma ordem lógica e fácil de ser acompanhada, tanto para novatos no tratamento clínico e cirúrgico das calvícies, quanto para profissionais experientes, que reconhecem a necessidade de se manterem sempre atualizados. Como autor de vários capítulos, em outros livros sobre transplante capilar e tricologia e como educador, tenho conhecimento do trabalho e da dedicação necessárias para a criação de um livro dessa magnitude. É uma tarefa monumental e digna de admiração e gratidão.

Minha jornada pessoal e profissional com a tricologia e tratamento médico e cirúrgico das calvícies se iniciou em 1998, quando conheci o Dr. *Matt Leavitt*. Eu havia terminado minha residência em cirurgia geral no Brasil e tinha um interesse pessoal no tratamento da calvície. Desde então, me apaixonei por essa arte e a prático exclusivamente. Durante esses anos de experiência tive a felicidade de conhecer e aprender com os pioneiros da cirurgia de restauração capilar e com os maiores expoentes mundiais dessa especialidade, muitos dos quais tenho a honra de chamar de amigos. Entre eles estão os autores e os colaboradores deste livro.

Mesmo sendo um veterano nessa especialidade, não me canso de aprender e admirar as gerações mais novas, que continuam a trabalhar incansavelmente para avançar cada vez mais o conhecimento teórico e técnico do tratamento das calvícies. As evoluções no conhecimento da calvície e das técnicas e tecnologias utilizadas em seu tratamento nos permitem, hoje, não somente tratar pacientes que no passado não seriam candidatos para tratamento, como também interferir na progressão da calvície, com tratamentos clínicos e minimamente invasivos eficazes e seguros. No entanto, essas evoluções trouxeram alguns elementos desfavoráveis e consequências imprevistas que infelizmente colocam pacientes em risco.

Me refiro à popularização da cirurgia de transplante capilar que vem ocorrendo nos últimos anos, tanto no Brasil quando no mundo. Com a proliferação das plataformas de mídia social, a cirurgia de transplante capilar popularizou-se de forma assustadora nos últimos anos. Enquanto essa divulgação de conhecimento tem um lado bastante positivo, pois nos permite divulgar o que é possível hoje em termos de resultados naturais, ela também criou condições ideais para a entrada de pessoas sem treinamento adequado ou preocupação com a segurança dos pacientes, que se dizem "profissionais". Atraídos pelo dinheiro, hoje temos "inovadores, pioneiros e referências" em transplante capilar em todos os recantos do Brasil e do mundo, que por vezes colocam pacientes em situações difíceis, com resultados não naturais e muitas vezes sem possibilidade de correção satisfatória. Médicos abrem clínicas e permitem que pessoas sem nenhuma habilitação ou licença profissional executem transplantes capilares sem o mínimo de treinamento ou supervisão. Devido a isso uma cirurgia tradicionalmente segura como o transplante capilar se tornou causa de alguns casos de suicídio e de morte durante ou imediatamente após um transplante capilar. Esse fenômeno salienta ainda mais a importância de obras científicas como essa. A você que lê esse prefácio, meus parabéns e meu respeito, pois isso mostra sua dedicação ao aprendizado e ao bem-estar de seus pacientes.

Como médicos e praticantes dessa linda arte, temos a obrigação de educar nossos pacientes e aconselhá-los de maneira correta e idônea. Ao mesmo tempo, temos que treinar as novas gerações de profissionais sérios e dedicados para que se baseiem nos princípios e técnicas corretas. Este livro é mais um passo importante nessa direção, e os autores e colaboradores merecem nosso aplauso e reconhecimento.

Como disse anteriormente, a organização dos capítulos deste livro segue uma ordem lógica, iniciando com uma revisão histórica do tratamento das calvícies, sempre importante não só por ressaltar o progresso da especialidade, mas também por honrar o trabalho dos muitos profissionais dedicados à evolução progressiva do que fazemos. Segue uma discussão sobre a importância dos cabelos e sua relevância na identidade individual e social de cada pessoa, assim como os efeitos psicológicos profundos causados pelas calvícies. Segue uma discussão detalhada das calvícies e a descrição do exame clínico e via tricoscopia, que são fundamentais para um diagnóstico correto e preciso. Como em toda área médica, o tratamento eficaz só se faz possível mediante um diagnóstico preciso e correto. Um diagnóstico incorreto desencadeia uma cascata de tratamentos inadequados, que podem prejudicar o paciente ou agravar sua situação. Pessoalmente, considero o cabelo como um órgão; uma estrutura infinitamente complexa que interage de maneira profunda com a saúde geral do paciente, incluindo seu estado hormonal, nutricional e psicológico, assim como a presença de comorbidades e medicamentos utilizados para o tratamento delas. Portanto, a tricologia e a cirurgia de transplante capilar não são ciências simples, pelo contrário, temos que ter conhecimentos profundos em dermatologia, endocrinologia, nutrologia, psicologia e farmacologia para o diagnóstico e tratamento eficazes de nossos pacientes. E conhecimentos cirúrgicos e técnicos para anteciparmos possíveis complicações e para podermos proporcionar cirurgias seguras e tranquilas, com resultados excelentes e duradouros.

Os capítulos seguintes discutem as várias técnicas atuais de transplante capilar, incluindo FUE, FUT e a técnica combinada. Mais que isso, também se discutem variações das técnicas como o transplante com fio longo, os transplantes de barba e os *nuances* da cirurgia em cabelo afro, entre outras. Técnicas regenerativas são discutidas em detalhe, e o livro conclui com um capítulo em complicações, conhecimento fundamental para nós cirurgiões. A inclusão de vários vídeos que demonstram as técnicas e a execução correta dos procedimentos enriquece muito o conteúdo da obra, e nos engaja e estimula ainda mais, tornando a leitura prazerosa e não enfadonha.

Mais que um livro, essa obra deixa um legado e um registro do progresso que fizemos em nossa especialidade nos últimos anos. Gerações futuras se beneficiarão do conteúdo dessa obra e, eventualmente, como ocorre sempre, esse trabalho se tornará mais um registro histórico do momento atual que vivemos em nossa prática clínica e cirúrgica. Que honra para mim ter meu nome aqui!

Parabéns aos autores e colaboradores. Obrigado por nos ensinar e por avançar nossa querida especialidade.

Marco Barusco

AUTORES

CARLOS EDUARDO LEÃO
Membro Titular da Sociedade Brasileira de Cirurgia Plástica (SBCP)
Membro Titular Fundador das Sociedades Brasileiras de Queimadura (SBQ) e
Cirurgia da Restauração Capilar (ABCRC)
Presidente da Sociedade Brasileira de Cirurgia Plástica - Regional Minas Gerais (SBCP-MG) –
Gestão: 1996/1997
Presidente Nacional da ABCRC – Gestão: 2019/2021
Membro Titular Imortal da Academia Mineira de Medicina (Cadeira 13)
Diretor Nacional do Departamento de Eventos Científicos (DEC) da Sociedade Brasileira de Cirurgia
Plástica – Gestão: 2019/2021

FERNANDO BASTO
Membro Titular da Sociedade Brasileira de Cirurgia Plástica (SBCP)
Cirurgião Plástico pelo Serviço de Cirurgia Plástica Chefiado pelo
Professor Dr. Perseu Lemos da Universidade Federal de Pernambuco (UFPE) – 1986
Fellow no Serviço do Professor Dr. Ivo Pitanguy – RJ – 1991
Diplomado pelo American Board of Hair Restoration Surgery (ABHRS)
Membro *Fellow* da International Society of Hair Restoration Surgery (FISHRS)
Membro da Ordem dos Médicos de Portugal (OMP)
Membro da World FUE Institute (WFI)
Membro Fundador da Associação Brasileira de Cirurgia de Restauração Capilar (ABCRC)
Presidente do Instituto Fernando Basto de Cirurgia Plástica, PE

CARLOS UEBEL
Professor da Divisão Cirurgia Plástica da Pontifícia Universidade Católica do Rio Grande do Sul (PUCRS)
Membro Titular da Sociedade Brasileira de Cirurgia Plástica (SBCP)
Membro Titular Sociedade Internacional de Cirurgia Plástica e Estética (ISAPS)
Doutor em Medicina e Cirurgia pela Faculdade de Medicina da PUCRS
Doutor *Honoris Causa* pela Sociedade Brasileira de Filosofia e *Honoris Causa* pela Faculdade de
Medicina da Universidade de Barranquilla – Colômbia
Membro Honorário da Sociedade Alemã de Cirurgia Plástica e Estética (VDÄPC)
Membro Correspondente das Sociedades Americanas de Cirurgia Plástica Estética e
Reparadora (ASAPS e ASPS)
Past-President da Sociedade Internacional de Cirurgia Plástica e Estética (ISAPS)
Cirurgião Plástico do Hospital Moinhos de Vento e do Hospital São Lucas da PUCRS de Porto Alegre
Diretor da Clínica de Cirurgia Plástica Uebel de Porto Alegre

CAIO BASTO
Membro Associado da Sociedade Brasileira de Cirurgia Plástica (SBCP)
Cirurgião Plástico pelo Serviço de Cirurgia Plástica do Instituto de Medicina Integral de
Pernambuco (IMIP-PE)

LUIZA LEÃO
Membro Associada da Sociedade Brasileira de Cirurgia Plástica (SBCP)
Cirurgiã Plástica pelo Hospital das Clínicas da Universidade Federal de Minas Gerais (UFMG)

MARCELO MAINO
Membro Titular da Sociedade Brasileira de Cirurgia Plástica (SBCP)
Membro do Departamento Científico da SBCP
National Secretary of Brazil da International Society of Aesthetic Plastic Surgery (ISAPS)
International Member da American Society of Plastic Surgeons (ASPS)
Mestre em Cirurgia pela Universidade Federal do Rio Grande do Sul (UFRGS)

COLABORADORES

ALAN WELLS
Médico pela Faculdade de Medicina da Universidade de São Paulo (USP)
Cirurgião Plástico graduado na Faculdade de Medicina da USP
Membro Especialista e Titular da Sociedade Brasileira de Cirurgia Plástica (SBCP)
Membro da Diretoria da Associação Brasileira de Cirurgia Capilar (ABCRC)
Membro da ISHRS, Sociedade Internacional de Cirurgia Capilar
Membro da WFI, *World FUE Institute*
Especialista na Naturalidade no Transplante Capilar

ALFONSO BARRERA
M.D, F.A.C.S, Houston, Texas, EUA

AMERICO HELENE JR.
Doutor em Medicina Santa Casa de São Paulo
Regente da Residência Médica de Cirurgia Plástica da Santa Casa de São Paulo

ANA CECÍLIA LUNARDELLI BITTENCOURT
Dermatologista
Membro Titular da Sociedade Brasileira de Dermatologia (SBD)

ANNA CECÍLIA ANDRIOLO
Dermatologista pela Sociedade Brasileira de Dermatologia (SBD)
Prática Profissionalizante em Tricoses e Alopecias pela Faculdade de Medicina da Universidade de São Paulo (FMUSP)
Membro Titular da SBD, SBCD, ABCRC, AHRS, SILATC

BRUNA CHAVES LOPES
Médica pela Universidade Católica de Pelotas (UCPel)
Psiquiatra pela Universidade Federal de Pelotas (UFPel)
Mestre em Envelhecimento Humano pela Universidade de Passo Fundo (UPF)
Coordenadora e Docente do Curso de Medicina da Universidade Federal da Fronteira Sul (UFFS) – Passo Fundo

CARLOS HENRIQUE VIANA CASTRO
Anestesiologista
Membro da Sociedade de Anesteisologa (SBA)
Título Superior em Anestesiologia (TSA-SBA)
Médico Intensivista pela Associação de Medicina Intensiva Brasileira (AMIB)

CAROLINA SCAFF HADDAD BARTOS
Departamento de Medicina, Dermatologia, Santa Casa de São Paulo

CHRISTINE DE CAMPOS GRAF GUIMARÃES
Dermatologista
Graduação, Residência Médica em Dermatologia e Mestrado pela Universidade Federal do Paraná (UFPR)
Membro da Sociedade Brasileira de Dermatologia, Associação Brasileira de Cirurgia de Restauração Capilar, *American Academy of Dermatology, International Society of Hair Restoration Surgery* e da Sociedade Brasileira de Cirurgia Dermatológica

ERIC RUFF
M.D, Houston, Texas, EUA

FRANCISCO LE VOCI
Especialista Pela Sociedade Brasileira de Dermatologia (SBD)
Membro Efetivo da Sociedade Brasileira de Cirurgia Dermatológica (SBCD)
Membro Titular da Associação Brasileira de Cirurgia de Restauração Capilar (ABCRC)

GABRIEL PORCIÚNCULA TEIXEIRA BASTO
Médico pela UNINASSAU – Recife, PE

GABRIELLA SITYÁ MOOJEN DA SILVEIRA
Acadêmica da Escola de Medicina da Pontifícia Universidade Católica do Rio Grande do Sul (PUCRS)

GILBERTO LOPES
Médico
Ex-Regente da Residência Médica de Anestesia do Hospital Matarazzo

HUDSON ALEX LÁZARO
Cirurgião plástico
Membro Titular da Sociedade Brasileira de Cirurgia Plástica (SBCP)
Mestre em Ciência, Tecnologia e Gestão Aplicadas à Regeneração Tecidual
Membro da Associação Brasileira de Cirurgia de Restauração Capilar (ABCRC)

JEAN DEVROYE
MD, FISHRS, ABHRS Diplomate
CEO Devroyeinstruments, 2017 ISHRS Platinum Follicle

JORGE AUGUSTO MOOJEN DA SILVEIRA
Residência Médica em Cirurgia Geral e Plástica HSL-PUCRS – Porto Alegre

JOSE CANDIDO MURICY
Médico Cirurgião
Especialista em Cirurgia Plástica e Transplante Capilar
Membro Titular da Sociedade Brasileira de Cirurgia Plástica (SBCP)
Membro e Sócio Fundador da Associação Brasileira de Cirurgia da Restauração Capilar
Membro da Academia Paranaense de Medicina
Fundador e Diretor Clínico da Clínica Muricy e Hospital Dr Muricy, Cidadão Honorário do Paraná e Vulto Emérito de Curitiba

JUAREZ LOPES S. JÚNIOR
Anestesiologista
Membro da Sociedade Brasileira de Anestesiologia (SBA)
Especialista em Cirurgias de Alta complexidade pela Escola Paulista de Medicina (EPM)
Clínica de Dor Aguda e Ccrônica pela Escola Paulista de Medicina
Título Superior em Anestesiologia (TSA-SBA)
Diretor da Sociedade de Anestesiologia de Minas Gerais (SAMG) – Gestões: 2016/2017 e 2018/2019

LAÍS BEZERRA PERRUSI
Médica
Graduada pela UNINASSAU – Recife, PE

LEOPOLDO DUAILIBE NOGUEIRA SANTOS
Departamento de Medicina, Dermatologia, Santa Casa de São Paulo

LUIZ FELIPE C. ANDRADE
Anestesiologia Membro da Sociedade Brasileira de Anestesiologia (SBA)
Título Superior em Anestesiologia (TSA-SBA)
Pós-Graduação em Urgência, Emergência e Terapia Intensiva na UNIMED-MG

MARCELO GANDELMAN
Cirurgião Plástico
Fundador da Associação Brasileira de Cirurgia da Restauração Capilar (ABCRC)
Ex-Presidente da International Society of Hair Restoration Surgery (ISHRS)
Fundador do Orlando Live Surgery Workshop
Folículo de Platina e Manfred Lucas Award da ISHRS

MARCELO PITCHON
Faculdade de Medicina da Universidade Federal de Minas Gerais (UFMG)
Residência de Cirurgia Geral no Hospital Madre Tereza, BH
Residência em Cirurgia Plástica no Hospital Mater Dei, BH
Porta-Voz Oficial da International Society of Hair Restoration Surgery (ISHRS) no Brasil
Presidente do Congresso Mundial de Restauração Capilar da ISHRS, Las Vegas, Estados Unidos em 2016
Presidente do Congresso Internacional de Tricologia da Associação Brasileira de Cirurgia de Restauração Capilar (ABCRC), em 2022
Presidente do Congresso Brasileiro de Cirurgia de Restauração Capilar da ABCRC, Belo Horizonte, Brasil, 2010
Diretor da ISHRS (Board of Governors) – Gestão: 2016 a 2022
Presidente da ABCRC – Gestão: 2009-2011
Membro da American Hair Research Society (AHRS); International Society of Hair Restoration Surgery (ISHRS); Sociedade Brasileira de Cirurgia Plástica (SBCP); Associação Brasileira de Cirurgia da Restauração Capilar (ABCRC)

MARCELO RAVASIO
Médico pela Universidade Católica de Pelotas (UCPel)
Cirurgião Geral pela Universidade Federal do Rio Grande (FURG)
Cirurgião Plástico pelo Hospital Federal do Bonsucesso, RJ

MARIA ANGÉLICA MURICY SANSEVERINO
Médica
Titular em Dermatologia pela Sociedade Brasileira de Dermatologia (SBD)
Membro da Associação Brasileira de Cirurgia da Restauração Capilar
Membro da International Society of Hair Restoration Surgery; da World FUE Institute
Pós-Graduada em Medicina Estética pela Universidade John Kennedy – Argentina
Pós Graduada em Tricologia Cosmética pela Faculdade Oswaldo Cruz
Fundadora do Mariá Head & Hair Spa
Médica Responsável pela Unidade de São Paulo da Clínica Muricy

MARIA MARTA MATTOS ZOLLINGER
Membro titular da Sociedade Brasileira de Cirurgia plástica (SBCP)
Atual membro da Diretoria da Associação Brasileira de Cirurgia de Restauração Capilar (ABCRC)
Membro da International Society of Hair Restoration Surgery (ISHRS)

MAURO SPERANZINI
Cirurgião Plástico, membro da Sociedade Brasileira de Cirurgia Plástica (SBCP)
Presidente da Associação Brasileira da Cirurgia de Restauração Capilar (ABCRC) – Gestão: 2017-18
Membro Fellow da International Society of Hair Restoration Surgery (ISHRS)
Membro do Board of Governors da ISHRS de 2021-026
Diretor e Fundador da Clínica Speranzini

OTÁVIO AUGUSTO SILVA BOAVENTURA LIMA
Cirurgião Plástico Especialista em Restauração Capilar

PATRÍCIA VELOSO SILVA RAMOS
Cirurgiã Plástica
Membro Titular da Sociedade Brasileira de Cirurgia Plástica (SBCP)

PAULO MÜLLER RAMOS
Dermatologista Membro da Sociedade Brasileira de Dermatologia (SBD)
Coordenador do Ambulatório de Tricoses da Universidade Estadual Paulista (Unesp)
Doutor pela Unesp
Orientador de doutorado na área de dermatologia do Programa da Pós-graduação em Fisiopatologia em Clínica Médica da Unesp

RAFFAELE MURICY MARIGLIANO
Médico Cirurgião Especialista em Cirurgia Plástica e Transplante Capilar
Membro titular da Sociedade Brasileira de Cirurgia Plástica (SBCP)
Membro da Associação Brasileira de Cirurgia da Restauração Capilar (ABCRC)

RAQUEL DE MELO CARVALHO
Dermatologista Membro da Sociedade Brasileira de Dermatologia (SBD)
Doutoranda no Programa da Pós-graduação em Fisiopatologia em Clínica Médica da Universidade Estadual Paulista (Unesp)

ROBERTO TRIVELLINI
Plastic Surgeon SINCE 1986
Member of the FILACP
Founder of the Latin- American FUE Workshop
Founder and Pas President of the Paraguayan Society of Hair restoration and Surgery
ISHRS member (FISHRS)
Paraguayan Society of Plastic and Reconstructive Surgery member
Pas Member of the ISHRS FUE committee
Member of the ISHRS new member committee
Member of the ISHRS workshops committee
Member of the ISHRS preceptorship committee
Member of the Ibero latin American society of the hair transplant (SILATC)
Creator of the device, function, punch and technique to make FUE with long hair
Creator Edge out, Flared, long Hair punchs with thick wall, implante multiple and Non Advance
Punch Fue technique

ROTSEN CAETANO SAMPAIO MARTINS FRADE
Dermatologista, membro titular da Sociedade Brasileira de Dermatologia (SBD)

SANDRO NAVARRO SALANITRI
Mestre em Medicina Santa Casa de São Paulo
Ex-Preceptor da Residência Médica de Cirurgia Plástica do Hospital Defeitos da Face
Mestrado profissional em Gestão de Organizações Hospitalares e Sist. Saúde pela FVG
Mestrado em Ciências da Saúde pela Universidade Federal de Minas Gerais (UFMG)
Diretor Geral do Hospital da UNIMED-BH

SANUSI UMAR
University of Maiduguri College of Medical Sciences, Nigeria
Degree: Pre-Med 1984-1985, Doctor of Medicine and Surgery 1985-1990
Oshakati State Hospital, Namibia, SW Africa Internship in Surgery, Internal Medicine, OB/GYN, Pediatrics, and Anaesthesiology 1992-1993
Nassau County Medical Center, (State University of New York @ Stony Brook). East Meadow, New York. Residency in Internal Medicine 1995-1998
King/Charles Drew Medical Center, Los Angeles, California. Residency in Dermatology 1999-2002
American Academy of Cosmetic Surgery Fellowship in Cosmetic Surgery 2002-2003

SOLON EDUARDO GOUVEIA SOUZA
Cirurgião Plástico, membro da Sociedade Brasileira de Cirurgia Plástica (SBCP)
Membro da Associação Brasileira da Cirurgia de Restauração Capilar (ABCRC)
Membro da International Society of Hair Restoration Surgery (ISHRS)
Cirurgião da Clínica Speranzini

WALTER H. MORANDI GUIMARÃES
Anestesiologista Membro da Sociedade Brasileira de Anestesiologia (SBA)
Título de Especialista em Anestesiologia (TEA-SBA)
MBA Gestão de saúde – FGV

SUMÁRIO

MENU DE VÍDEOS xix

1 PEQUENA HISTÓRIA DO TRANSPLANTE DE CABELO 1
   Marcelo Gandelman

2 INFLUÊNCIA DOS CABELOS NA APARÊNCIA E DIGNIDADE DO GÊNERO 5
   Marcelo Ravasio ▪ Bruna Chaves Lopes

3 LINHA ANTERIOR DO CABELO NO HOMEM E NA MULHER: DESENHO E ENXERTIA 11
   Fernando Teixeira Basto Júnior ▪ Caio Porciúncula Teixeira Basto
   Gabriel Porciúncula Teixeira Basto

   SEÇÃO I LINHA ANTERIOR DO CABELO NO HOMEM .. 11
   SEÇÃO II LINHA ANTERIOR DO CABELO NA MULHER .. 41

4 ANATOMIA DA UNIDADE FOLICULAR E DO COURO CABELUDO 65
   Caio Porciúncula Teixeira Basto
   Gabriel Porciúncula Teixeira Basto
   Fernando Teixeira Basto Júnior

5 TRICOSCOPIA 73
   Otávio Augusto Silva Boaventura Lima
   Ana Cecília Lunardelli Bittencourt
   Rotsen Caetano Sampaio Martins Frade

6 ALOPECIA DE PADRÃO MASCULINO 91
   Anna Cecília Andriolo

7 ALOPECIA DE PADRÃO FEMININO 95
   Raquel de Melo Carvalho ▪ Paulo Müller Ramos

8 ALOPECIAS CICATRICIAIS PRIMÁRIAS 103
   Carolina Scaff Haddad Bartos
   Leopoldo Duailibe Nogueira Santos

9 COMO MONTAR UM CENTRO DE TRANSPLANTE CAPILAR E REALIZAR FOTOGRAFIAS PROFISSIONAIS DOS PACIENTES 113
   Hudson Alex Lázaro

10 TÉCNICAS DE IMPLANTAÇÃO DAS UNIDADES FOLICULARES E TREINAMENTO DA EQUIPE NO TRANSPLANTE CAPILAR MODERNO 119
   Alan Wells

11 ANESTESIA EM TRANSPLANTE CAPILAR 127
   Juarez Lopes da Silva Junior ▪ Luiz Felipe Castro de Andrade
   Carlos Henrique Viana de Castro ▪ Walter Henrique Morandi Guimarães

12 CUIDADOS PRÉ E PÓS-OPERATÓRIOS 133
   Luiza Ramos Leão ▪ Marcelo Marafon Maino

13 QUARENTA PASSOS DA EXCISÃO FOLICULAR 137
   Mauro Speranzini ▪ Solon Eduardo Gouveia Souza

14 TRANSPLANTE DE BARBA 177
   Carlos Eduardo Guimarães Leão ▪ Luiza Ramos Leão

15 TRANSPLANTE DE SOBRANCELHAS 193
   Christine de Campos Graf Guimarães

16 TRANSPLANTE DE CABELO (FUT) 201
   Alfonso Barrera ▪ Eric Ruff

17 TÉCNICA FUE – CONCEITOS 215
   Fernando Teixeira Basto Júnior ▪ Caio Porciúncula Teixeira Basto
   Gabriel Porciúncula Teixeira Basto

18 TÉCNICA HÍBRIDA – FUT E FUE 287
   Francisco Le Voci

19 UGRAFT ZEUS – NOVO DISPOSITIVO DE EXCISÃO DA UNIDADE FOLICULAR PARA A COLETA DE ENXERTOS CAPILARES PARA TODOS OS FINS 297
   Sanusi Umar

20 TÉCNICA DE FUE COM O *PUNCH* TORNADO HÍBRIDO E O SISTEMA WAW 311
   Jean Devroye

21 FUE COM PELOS CORPORAIS 321
   José Candido Muricy ▪ Maria Angélica Muricy
   Raffaele Muricy Marigliano

22 DISPOSITIVO TRIVELLINI & *PUNCHES* 337
   Roberto Trivellini

23 FUE EM AFRODESCENDENTES 343
   Maria Marta Mattos Zollinger

24 RESTAURAÇÃO DA CALVÍCIE FEMININA COM OS MICROIMPLANTES CAPILARES 357
   Carlos Oscar Uebel

25 **TRANSPLANTE CAPILAR SEM RASPAGEM DA CABEÇA E COM FIOS LONGOS – *PREVIEW LONG HAIR* COM FUT E/OU FUE** 367
Marcelo Pitchon

26 **TRATAMENTO DA COROA COM FIO LONGO** 395
Patrícia Veloso Silva Ramos

27 **PERSPECTIVAS PARA O USO DE TERAPIAS REGENERATIVAS NO TRATAMENTO DA ALOPECIA PADRÃO FEMININA E MASCULINA** 405
Christine de Campos Graf Guimarães

28 **O PAPEL DO PLASMA RICO EM PLAQUETAS (PRP) NA CIRURGIA DE RESTAURAÇÃO CAPILAR** 409
Jorge Augusto Moojen da Silveira
Gabriella Sityá Moojen da Silveira ▪ *Carlos Oscar Uebel*

29 **INTERCORRÊNCIAS E COMPLICAÇÕES NA CIRURGIA DA CALVÍCIE** 417
Sandro Navarro Salanitri ▪ *Gilberto Lopes* ▪ *Americo Helene Jr.*

ÍNDICE REMISSIVO 425

MENU DE VÍDEOS

Vídeo	QR Code
Capítulo 3 – LINHA ANTERIOR DO CABELO NO HOMEM E NA MULHER: DESENHO E ENXERTIA Vídeo 1	
Capítulo 3 – LINHA ANTERIOR DO CABELO NO HOMEM E NA MULHER: DESENHO E ENXERTIA Vídeo 2	
Capítulo 4 – ANATOMIA DA UNIDADE FOLICULAR E DO COURO CABELUDO Vídeo 1	
Capítulo 10 – TÉCNICAS DE IMPLANTAÇÃO DAS UNIDADES FOLICULARES E TREINAMENTO DA EQUIPE NO TRANSPLANTE CAPILAR MODERNO Vídeo 1	
Capítulo 14 – TRANSPLANTE DE BARBA Vídeo 1	
Capítulo 14 – TRANSPLANTE DE BARBA Vídeo 2	
Capítulo 15 – TRANSPLANTE DE SOBRANCELHAS Vídeo 1	

Vídeo	QR Code
Capítulo 16 – TRANSPLANTE DE CABELO (FUT) Vídeo 1	
Capítulo 17 – TÉCNICA FUE – CONCEITOS Vídeo 1	
Capítulo 18 – TÉCNICA HÍBRIDA – FUT E FUE Vídeo 1	
Capítulo 18 – TÉCNICA HÍBRIDA – FUT E FUE Vídeo 2	
Capítulo 18 – TÉCNICA HÍBRIDA – FUT E FUE Vídeo 3	
Capítulo 18 – TÉCNICA HÍBRIDA – FUT E FUE Vídeo 4	
Capítulo 18 – TÉCNICA HÍBRIDA – FUT E FUE Vídeo 5	
Capítulo 18 – TÉCNICA HÍBRIDA – FUT E FUE Vídeo 6	
Capítulo 18 – TÉCNICA HÍBRIDA – FUT E FUE Vídeo 7	

Vídeo	QR Code
Capítulo 18 – TÉCNICA HÍBRIDA – FUT E FUE Vídeo 8	
Capítulo 18 – TÉCNICA HÍBRIDA – FUT E FUE Vídeo 9	
Capítulo 18 – TÉCNICA HÍBRIDA – FUT E FUE Vídeo 10	
Capítulo 18 – TÉCNICA HÍBRIDA – FUT E FUE Vídeo 11	
Capítulo 18 – TÉCNICA HÍBRIDA – FUT E FUE Vídeo 12	
Capítulo 18 – TÉCNICA HÍBRIDA – FUT E FUE Vídeo 13	
Capítulo 18 – TÉCNICA HÍBRIDA – FUT E FUE Vídeo 14	
Capítulo 18 – TÉCNICA HÍBRIDA – FUT E FUE Vídeo 15	
Capítulo 20 – TÉCNICA DE FUE COM O PUNCH TORNADO HÍBRIDO E O SISTEMA WAW Vídeo 1	

Vídeo	QR Code
Capítulo 22 – DISPOSITIVO TRIVELLINI & PUNCHES Vídeo 1	
Capítulo 23 – FUE EM AFRODESCENDENTES Vídeo 1	
Capítulo 24 – RESTAURAÇÃO DA CALVÍCIE FEMININA COM OS MICROIMPLANTES CAPILARES Vídeo 1	
Capítulo 26 – TRATAMENTO DA COROA COM FIO LONGO Vídeo 1	
Capítulo 27 – PERSPECTIVAS PARA O USO DE TERAPIAS REGENERATIVAS NO TRATAMENTO DA ALOPECIA PADRÃO FEMININA E MASCULINA Vídeo 1	
Capítulo 29 – INTERCORRÊNCIAS E COMPLICAÇÕES NA CIRURGIA DA CALVÍCIE Vídeo 1	

CIRURGIA DO CABELO

Ciência, Arte e Técnica

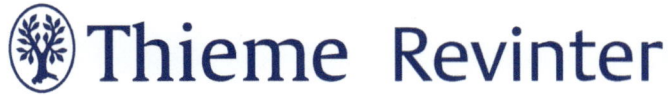

PEQUENA HISTÓRIA DO TRANSPLANTE DE CABELO

Marcelo Gandelman

INTRODUÇÃO

O transplante de cabelo evoluiu significativamente ao longo das últimas décadas, transformando-se de uma prática rudimentar em ciência sofisticada e arte meticulosa

A primeira notícia sobre cirurgia para calvície no Brasil remonta aos anos 1930, quando Lutero Vargas, filho do Presidente Getúlio Vargas, descreveu sua técnica de galeotomia. Ele acreditava que, ao seccionar a gálea aponeurótica, ocorreria um relaxamento do couro cabeludo e, consequentemente, um aumento do fluxo sanguíneo, resultando no renascimento dos cabelos.

O cirurgião plástico carioca David Adler, após ter visitado Norman Orentreich em Nova York, realizou, em 1961, o primeiro transplante de cabelo no Brasil.

Os métodos mais comuns para transplante de cabelo são:

A) *Autoenxertos de couro cabeludo*: transferência de áreas pilosas para áreas calvas, frequentemente, referidos como tufos ou *punches*.
B) *Ressecção cirúrgica*: procedimento para reduzir a área calva.
C) *Retalhos de couro cabeludo*: técnicas que incluem avanço, rotação ou retalhos livres.

PUNCHES

Em 1965, enquanto eu estava em Nova York, ouvi de um amigo médico brasileiro que um professor da Universidade de Nova York tinha desenvolvido uma cirurgia para eliminar a calvície.

Curioso, pedi que me apresentasse a ele, e fomos juntos ao seu consultório. Norman Orentreich recebeu-nos calorosamente, apesar do consultório estar bastante movimentado e, assim, tive a oportunidade de observar algumas de suas cirurgias.

Como costuma acontecer em ciência, sua descoberta da dominância da área doadora na alopecia androgenética foi acidental.

Orentreich estava conduzindo um estudo sobre vitiligo no couro cabeludo, trocando *punches* de pele afetada pelo vitiligo com áreas de couro cabeludo normal e vice-versa. O objetivo era observar se o vitiligo persistiria nos *punches* da pele hipopigmentada transplantados para áreas de couro cabeludo pigmentado, com a finalidade de determinar se a dominância seria da área doadora do enxerto ou da área receptora daquele enxerto

O paciente e Orentreich notaram que o cabelo continuava a crescer em um enxerto que havia sido retirado de uma área pilosa e colocado em uma área calva.

Orentreich tinha outro paciente com calvície frontal que vivia dizendo:

Não há nada que você possa fazer por mim?

O transplante capilar para tratar calvície androgenética nasceu naquele dia, quando 10 enxertos de 4 mm de diâmetro foram removidos da área occipital pilosa do paciente e transferidos para 10 locais em sua área calva frontal.

O ano era 1952. Orentreich submeteu esse primeiro trabalho sobre transplante capilar à Revista Archives of Dermatology.

Os revisores disseram que os resultados descritos eram impossíveis e o artigo foi rejeitado.

Finalmente o trabalho foi publicado pela revista Annals of the New York Academy of Sciences em 1959, e o resto é História.

A técnica de Orentreich dominou a especialidade por décadas, refinando-se e sofisticando-se ao longo do tempo, culminando na técnica atualmente conhecida como FUE (Extração de Unidades Foliculares), realizada por meio de aparelhos eletromecânicos.

A rotação desses motores elétricos, além de arrancar os cabelos da área doadora, gerava um aerossol de fluidos do paciente que atingia a equipe cirúrgica. Em 1995, com a colaboração do engenheiro Reinaldo Castanheira, desenvolvemos um motor com oscilação controlada, um conceito inovador que continua a ser utilizado nos modernos aparelhos de FUE.

Em 1978, os brasileiros Sergio Lessa e Sergio Carreirão publicaram uma nova técnica para suturar a área doadora dos *punches*. Eles realizavam incisões nas laterais dos orifícios, resultando em linhas em zigue-zague que deixavam cicatrizes praticamente imperceptíveis na área doadora.

OS PIONEIROS JAPONESES

A maioria das publicações sobre transplante de cabelo citavam trabalhos de vários autores japoneses datados dos anos 1930.

Em uma de minhas excursões à Biblioteca da Faculdade, saí com uma pilha de Xerox em japonês. Os trabalhos estavam escritos em alfabeto Kanji utilizado apenas por eruditos.

Com a ajuda de dois professores: um que não falava português lia para outro que traduzia para mim, conseguimos decifrar o seguinte:

- Em 1939, o médico oftalmologista japonês Shoji Okuda publicou cinco trabalhos inspirados nos trabalhos de Sasakawa e de outros compatriotas descrevendo transplante de cabelo em alopecias cicatriciais, pelos pubianos, sobrancelhas e bigodes usando *punches* por ele desenhados.
- Em uma publicação posterior, Okuda adicionou a respectiva documentação histológica e estudos experimentais em humanos e em várias espécies animais.
- Nenhum dos pioneiros japoneses atuantes nessa área de transplantes foi morto na guerra de 1939-45, como se pensava. Sasakawa faleceu aos 45 anos em 1932, Tamura em 1977 e Fujita em 1985.
- As pesquisas mais recentes mostram que o Okuda faleceu, em 1962, aos 77 anos.
- Não há evidências de que tenha operado casos de calvície hereditária.

Transcrevo a seguir um trecho do trabalho do Dr. Hajime Tamura:

> *Desde 1937, utilizei o seguinte método em 136 casos, incluindo região púbica e alopecia cicatricial, e, finalmente, confirmei que é possível o enxerto de pelos vivos.*
>
> *O couro cabeludo é excisado de maneira elíptica, deixando o cabelo com 3-4 mm de comprimento e imediatamente suturado. Esse fragmento é limpo em solução salina e a gordura subcutânea excisada. Em seguida, é dissecado em pequenos pedaços com uma tesoura cortando paralelamente à direção das hastes do cabelo. No caso de enxerto de cabelo único, o tecido circundante deve ser incluído.*
>
> *Os locais receptores são feitos com uma punção de 1 mm ou uma agulha de injeção grossa e os cabelos são inseridos um a um. Gaze esterilizada embebida em azeite é colocada sobre a região operada e um curativo é aplicado.*
>
> *Os cabelos enxertados caem após 2-3 semanas, mas depois tornam a crescer na mesma região.*
>
> *O fragmento doador é melhor se for o menor possível. A razão para isso é que, em um enxerto grande, os cabelos crescem em um feixe de uma maneira muito antinatural. É melhor conduzir a operação com fios de cabelo isolados para que o crescimento não possa ser distinguido do crescimento natural. Infelizmente, o método é muito complicado e difícil e, portanto, costumo usar uma combinação de pequenos enxertos em orifícios com uma punção de 1 mm de diâmetro e pelos únicos em orifícios feitos por agulha.*

Essa descrição poderia ser aplicada a muitas cirurgias realizadas atualmente.

Em 1976, o colombiano Felipe Coiffman apresentou sua técnica de retirada de um fuso de couro cabeludo da região doadora. Esse fuso era, em seguida, fragmentado em pequenos quadrados de 4 milímetros de lado e colocados em orifícios quadrados idênticos. A partir de então, passamos a retirar fusos da região doadora e fatiá-los para obter os enxertos, técnica conhecida como FUT (Transplante de Unidades Foliculares).

UNIDADES FOLICULARES

Bobby Limmer, de San Antonio, Texas, desgostoso com os resultados artificiais dos transplantes feitos de *punches* grandes e tendo em sua clínica um microscópio estereoscópico binocular ficou imaginando se, ao dissecar uma tira de couro cabeludo, poderia reproduzir os microenxertos descritos na década de 1930 pelos médicos japoneses.

Nordstrom e Marritt, no início dos anos 1980, já haviam utilizado microenxertos para refinar a reconstituição da linha frontal formada por *punches* de grande diâmetro.

Em 1988, Limmer testou o método em doze pacientes voluntários denominando a técnica de FUT – microenxerto total, fazendo uso unicamente de unidades foliculares (UF) de ocorrência natural dissecadas sob o microscópio estereoscópico binocular e implantadas em incisões muito pequenas no local receptor.

A unidade folicular é uma entidade natural que contém um a quatro folículos pilosos naturais, suas glândulas sebáceas e músculo eretor do pelo, plexos nervosos e vasculares.

Seu discípulo, o médico brasileiro Marcelo Pitchon, tornou-se divulgador da técnica e posteriormente criou o método *Preview Long Hair*, permitindo que médico e paciente visualizem durante o procedimento uma previsão do resultado.

RETALHOS PEDICULADOS

Em 1975, o argentino José Juri publicou centenas de casos de calvície hereditária masculina tratados com grandes retalhos pediculados parietoccipitais. Um dos grandes divulgadores dessa técnica, tanto no Brasil quanto no exterior, foi o brasileiro Carlos Oscar Uebel, um dos pioneiros da cirurgia de restauração capilar no país.

Além disso, Uebel contribuiu significativamente para a área com inúmeros trabalhos sobre mini e microenxertos, além do uso de plasma rico em plaquetas (PRP). Em reconhecimento ao seu trabalho excepcional e dedicação à área, recebeu, em 2000, o prestigiado Prêmio Folículo de Platina da ISHRS (International Society of Hair Restoration Surgery).

Nessa mesma época, Munir Curi foi à Argentina e tornou-se um entusiasta dos retalhos pediculados.

Munir Curi é lembrado como pioneiro na cirurgia de restauração capilar, e reconhecido como autoridade nessa área. Sua vasta experiência atraiu uma ampla e diversificada clientela, resultando em um considerável número de procedimentos realizados ao longo de sua carreira. Um aspecto fundamental de seu legado foi compartilhar o conhecimento sobre a cirurgia de restauração capilar.

REDUÇÕES DE ÁREA CALVA

Várias técnicas foram desenvolvidas para reduzir a área calva de modo a diminuir a utilização de enxertos pilosos.

Entre elas se destacam a Redução de Bosley e o Extensor de Frechet. A Técnica de Bosley consiste na excisão de um fuso da área calva do couro cabeludo em casos de calvície padrão masculino. Essas reduções são geralmente realizadas antes da execução de transplantes de cabelo.

Fiquei fascinado ao ver Larry Lee Bosley operar seus pacientes em seu consultório em Beverly Hills em 1983 e tentei divulgá-la. A técnica, porém, não fez sucesso entre os colegas brasileiros.

Em 1994, estávamos em El Salvador para um Congresso de Cirurgia da Calvície. No entanto, devido à situação instável no país, não conseguimos sair do hotel para que o francês Patrick Frechet e o brasileiro Ival Peres Rosa fizessem suas demonstrações cirúrgicas.

O piso do *lobby* do hotel foi revestido com plástico, e, apesar das circunstâncias, eles mantiveram a compostura e realizaram suas cirurgias com a mesma precisão e habilidade de sempre.

Naquela ocasião, Frechet demonstrou a cirurgia de Extensão do Couro Cabeludo.

Em 1992, Frechet havia descrito essa extensão do couro cabeludo, um processo no qual a inserção de uma folha elástica subgaleal permitia, após o período de 60 dias, a excisão de até 15 cm de pele glabra.

ORLANDO *WORKSHOP*

Durante os congressos, sempre que as luzes da sala se apagavam, eu, exausto da viagem, acabava adormecendo já no terceiro *slide*.

Em 1992, Matt Leavitt me propôs fundar uma sociedade dedicada ao estudo da calvície: a World Hair Society. Foi então que me lembrei da minha sonolência nas apresentações teóricas e do entusiasmo que despertaram as demonstrações de cirurgia ao vivo em El Salvador.

Disse a Matt: "Vamos criar uma sociedade sem sócios e realizar reuniões sem apresentações teóricas ou *slides*, focando apenas em cirurgias ao vivo". Recordamos a destreza cirúrgica e didática do francês Patrick Frechet e o convidamos a integrar o *Orlando Live Surgery Workshop*.

Esse evento tornou-se uma referência mundial para aqueles que desejavam iniciar ou aprimorar sua experiência em transplante capilar.

Muitos cirurgiões brasileiros prestigiaram esse curso, contribuindo significativamente para o avanço da cirurgia da calvície.

RETALHOS MICROCIRÚRGICOS

O advento da microcirurgia possibilitou a criação de retalhos microcirúrgicos do couro cabeludo por meio de anastomose vascular.

Em 1974, Kitaro Ohmori e Kiyonori Harii publicaram a transferência bem-sucedida de retalhos por anastomose microvascular. Com essa técnica, foram desenvolvidos retalhos livres nas regiões temporal-occipital, occipitotemporal, temporal-occipitoparietal e occipito-occipital.

Os brasileiros entraram em agitação:

Vamos para Tokio!
Mas a passagem é muito cara!
Não sabemos falar japonês!

Fomos salvos pelo Professor Jorge Psillakis que trouxe Kiyonori Harii para ministrar um curso teórico-prático em São Paulo.

Entretanto, após o curso, ninguém se dispôs a realizar a técnica proposta nas microcirurgias aplicadas ao tratamento da calvície.

ISHRS

A International Society of Hair Restoration Surgery (ISHRS) foi fundada em 1993, inicialmente com o título de International Society for Hair and Scalp Surgery, por um grupo de cirurgiões pioneiros na área de transplante capilar, com o objetivo de estabelecer padrões elevados de atendimento nessa especialidade emergente.

Desde o início, a visão da ISHRS foi criar uma sociedade onde cirurgiões de todo o mundo pudessem trocar ideias e inovações para aprimorar os resultados dos pacientes, treinar novos médicos, promover pesquisas científicas e educar o público sobre a cirurgia de restauração capilar.

Atualmente, as técnicas de restauração capilar, os instrumentos e a tecnologia avançada permitem alcançar resultados praticamente indetectáveis. Para atingir esse nível de excelência, é essencial que os cirurgiões tenham treinamento e experiência adequados.

A ISHRS oferece uma educação de alta qualidade, garantindo que os profissionais tenham acesso às inovações e às pesquisas científicas mais recentes relacionadas com a queda de cabelo e seus tratamentos.

A Sociedade organiza o maior congresso científico anual para cirurgiões de transplante capilar, proporcionando cursos de alta qualidade e uma rede robusta para a troca de ideias. Além disso, a ISHRS financia pesquisas e mantém rigorosos padrões éticos em sua atuação.

O próximo congresso da ISHRS será realizado em Dallas, Texas, e terá como presidente o brasileiro Henrique Nascimento Radwanski, atual presidente da ABCRC. Radwanski foi escolhido para esta posição devido à sua vasta experiência, liderança exemplar e notável brilhantismo.

CRIAÇÃO DA ASSOCIAÇÃO BRASILEIRA DE CIRURGIA DA RESTAURAÇÃO CAPILAR (ABCRC)

O Dr. José Cândido Muricy sempre teve o desejo de compartilhar seu conhecimento em transplante de cabelo. Em 2001, ele propôs aos colegas e amigos, Leão, Gandelman e Basto, a criação de uma sociedade brasileira dedicada ao estudo da restauração capilar. Assim, foi criada a Associação Brasileira de Cirurgia da Restauração Capilar (ABCRC), sendo os fundadores José Cândido Muricy, Carlos Eduardo Guimarães Leão, Fernando Teixeira Basto Júnior e Marcelo Gandelman. O advogado Carlos Alberto Maluf Sanseverino estabeleceu as bases legais da Associação.

Carlos Eduardo Guimarães Leão é um notável médico, *gentleman* e erudito, além de renomado cronista, colecionador e *expert* de arte.

Suas qualidades e sua vasta experiência o destacaram como embaixador da ABCRC, permitindo-lhe influenciar significativamente as esferas de liderança da Sociedade Brasileira de Cirurgia Plástica e do CRM.

Graças a seu empenho, a cirurgia de restauração capilar vem sendo reconhecida como especialidade.

A primeira atividade oficial da ABCRC foi o congresso realizado na cidade de Recife. Seu grande sucesso marcou o início das atividades da Sociedade e fomentou o espírito colaborativo entre os cirurgiões brasileiros. Até então restritos aos seus consultórios e pequenas clínicas, os cirurgiões tornaram-se ativos e ansiosos para compartilhar suas ideias.

Graças ao dinamismo e ao esforço incansável de Fernando Basto, que se dedicou à organização, à logística, à recepção de diversos convidados estrangeiros e à divulgação do congresso, o evento foi conduzido de maneira exemplar.

O cirurgião capilar brasileiro, além de ser criativo e meticuloso, é também um verdadeiro artista em sua busca pela perfeição. A ciência que sustenta essa arte é o conhecimento dos múltiplos fatores envolvidos no crescimento capilar.

Esse enfoque transformou nossas reuniões em verdadeiros espaços de aprendizado, onde o ensino é complementado pela rica troca de ideias e experiências.

Hoje, após o 9º Congresso da ABCRC, caracterizado por elevado nível científico e participação significativa, podemos afirmar que a Restauração Capilar deve ser considerada como cirurgia tanto estética como reparadora.

BIBLIOGRAFIA

Bosley LL, Hope CR, Montroy RE. Male pattern reduction (MPR) for surgical reduction of male pattern baldness. Curr Ther Res. 1979;25:281-7.

Frechet P. Scalp extension. J Dermatol Surg Oncol. 1993;19:616-22.

Fujita K. Reconstruction of the eyebrows. La Lepro (in Japanese). 1953;22:364.

Gandelman M, Castanheira R. The Non-mist motor. Hair Transplant Forum. 1995;5(6):6.

Gandelman M, Castanheira R. The Non-mist motor. Plast Reconstr Surg. 1997;99(2):590-1.

Harii K, Ohmori K, Ohmori S. Successful clinical transfer of ten free flaps by microvascular anastomoses. Plast Reconstr Surg. 1974;53(3):259-70.

Juri J. Use of parieto-occipital flaps in the surgical treatment of baldness. Plast Reconstr Surg. 1975;55:456-60.

Ohmori K. Free scalp flap. Plast Reconstr Surg. 1980;65:42.

Okuda S. Clinical and experimental studies on hair transplantation of living hair. Jap J Dermatol Uro (in Japanese). 1939;46:537-87.

Oretreich N. Autografts in alopecias and other selected dermatological conditions. Ann N Y Acad Sci. 1959;83:463-79.

Sasagawa M. Hair transplantation. Jpn J Dermatol (in Japanese). 1923;30:493.

Tamura H. Pubic hair transplantation. Jpn J Dermatol. 1943;53:76.

Tamura H. Pubic hair transplantation. Jpn J Dermatol (in Japanese). 1943;53:76.

Uebel C. 1000 grafts per session. Hair Transplant Forum. 1992;3:9-12.

INFLUÊNCIA DOS CABELOS NA APARÊNCIA E DIGNIDADE DO GÊNERO

Marcelo Ravasio ■ Bruna Chaves Lopes

INTRODUÇÃO

Gênero é uma dimensão social e histórica da construção e entendimento dos significados do masculino e do feminino. Gênero diz respeito a como a pessoa se entende diante de papéis feminino, masculino, ambos ou nenhum. Refere-se a papéis, comportamentos, atributos, responsabilidades e oportunidades que uma determinada sociedade considera apropriados para homens e mulheres.

Conforme crescemos, somos direcionados a acreditar que homens são de um jeito e mulheres de outro, formando uma "identidade sexuada". Na transexualidade, há uma problemática na questão da identidade de gênero e, em conformidade com Bonnet, fala da existência da convicção absoluta de que houve um erro entre o gênero e o corpo sexuado, resultando na necessidade de adaptar o corpo ao gênero que se sente como próprio. Portanto, o seu autorreconhecimento e o reconhecimento desse lugar pelo outro tomam um protagonismo no estabelecimento dessas identidades. Sabemos, segundo Simone de Beauvoir, que não nascemos mulher, mas nos tornamos mulher. Nesse sentido, o que nos faz ser reconhecidas nesse papel?

Não podemos reduzir essa complexa condição aos aspectos físicos de expressão, mas também não podemos negar seu papel. Ter uma imagem corporal positiva sobre si, boa autoestima e satisfação com o corpo são importantes para a qualidade de vida da pessoa. Há pessoas trans e intersexo que apresentam uma forte sensação de desconforto/inadequação com o próprio corpo e sofrem com isso.

A assistência integral a essas pessoas inclui abordar todas as questões que geram sofrimento e desconforto. O processo de transição de gênero diz respeito a todo procedimento para a transição da expressão de gênero, que é a forma como a pessoa se expressa e passa a ser reconhecida em relação à sua identidade de gênero.

Existem diversos procedimentos disponíveis para auxiliar nesse processo. Como o estudo sobre essa população e, consequentemente, sobre sua necessidade de assistência são muito novos, ainda existem poucos estudos sobre novas intervenções.

Os cabelos desempenham um papel significativo na construção da identidade de gênero, pois estão intrinsecamente ligados à expressão e aceitação do gênero. Eles são uma forma de expressão pessoal e podem ser usados para comunicar a identidade de gênero de uma pessoa.

Para muitas pessoas, o cabelo é uma parte fundamental da sua identidade e pode refletir as características e estereótipos associados a determinados gêneros. Por exemplo, cabelos longos podem ser considerados femininos, enquanto cabelos curtos e a presença de barba podem ser associados à masculinidade. Essas associações culturais podem influenciar a percepção de uma pessoa em relação ao seu próprio gênero e como são percebidas pelos outros.

Mulheres trans, travestis e pessoas trans femininas podem-se sentir desconfortáveis com os seus corpos e desejar modificações físicas em qualquer idade. Os procedimentos cirúrgicos vão ao encontro da demanda de cada pessoa, com o objetivo de aliviar os desconfortos, produzindo leitura e legitimação social ("passabilidade").

Os procedimentos para homens trans e pessoas transmasculinas visam a mudar as formas corporais mais arredondadas e buscar características que sejam mais culturalmente atribuídas ao universo masculino. A questão da distribuição e crescimento dos pelos está muito associada à busca dessas características.

No entanto, é importante destacar que a relação entre cabelos, barba e identidade de gênero é complexa e varia de acordo com a cultura, o contexto social e a individualidade de cada pessoa. Cada indivíduo tem o direito de escolher como deseja expressar sua identidade de gênero por meio dos seus cabelos.

Uma terapêutica possível é o transplante capilar, que pode ser indicado para a redefinição da linha de implantação do cabelo e formato das sobrancelhas, tornando a face mais tipicamente masculina ou feminina. A implantação da barba e de pelos peitorais também pode ser feita com transplante capilar. As próteses capilares podem ser uma alternativa para alopecia androgenética.

ANATOMIA
Linha de Implantação Feminina

A linha de implantação capilar na face feminina é um aspecto importante da anatomia da cabeça e pode influenciar significativamente a percepção da beleza e da estética facial.

Geralmente, a linha de implantação feminina é mais suave e arredondada, em contraste com a linha masculina, que pode ser mais reta e angular.

A altura da linha de implantação pode variar entre as pessoas. Em geral, a linha de implantação nas mulheres tende a ser mais baixa em relação à linha dos olhos em comparação aos homens, o que pode contribuir para um aspecto mais suave e feminino.

A densidade do cabelo na linha de implantação feminina tende a ser maior na parte frontal e diminui gradualmente em direção às têmporas.

As têmporas tendem a ser mais medializadas, configurando uma maior moldura à face, quando comparada à moldura masculina.

Linha de Implantação Masculina

A linha de implantação capilar masculina geralmente se localiza mais alta em relação à testa do que nas mulheres, podendo ser reta, em forma de "M" ou "V", e tende a ser mais proeminente. Um formato mais angular, com os cantos laterais subindo em direção à parte superior da cabeça, confere uma aparência mais robusta e definida.

A linha de implantação capilar pode influenciar as proporções faciais, como a relação entre a testa, os olhos e a mandíbula.

As costeletas, implantação pilosa pré-auricular, são mais robustas e largas quando comparadas ao gênero feminino.

Com o envelhecimento, muitos homens experimentam a retração da linha de implantação capilar, tornando-a mais alta e acentuando a calvície. Essa mudança pode afetar a percepção da masculinidade e da juventude.

FISIOLOGIA

A modulação hormonal em pacientes transgêneros é uma parte fundamental do processo de transição, que visa a alinhar as características físicas com a identidade de gênero da pessoa. Para pessoas transfemininas, isso geralmente envolve a administração de estrogênios e antiandrogênicos, enquanto para pessoas transmasculinas, a terapia hormonal geralmente envolve a administração de testosterona e seus derivados.

Nos pacientes transgêneros femininos, os estrogênios promovem o desenvolvimento de características femininas, como o crescimento da mama e a redistribuição da gordura corporal. As medicações antiandrogênicas reduzem os níveis de testosterona, que pode ajudar a minimizar características masculinas, como a calvície androgenética.

Os pacientes transgêneros masculinos utilizam testosterona para promover o crescimento de pelos faciais e corporais, a masculinização da voz e a redistribuição da gordura corporal. O uso de testosterona pode acelerar a perda de cabelo em pessoas geneticamente predispostas à calvície.

INDICAÇÃO E CONTRAINDICAÇÕES

Como dito na introdução, os cabelos desempenham um papel significativo na construção da identidade de gênero. Dessa forma, a construção de características associadas ao gênero desejado passa por realocação pilosa na face, quer seja objetivando uma linha anterior mais arredondada e graciosa, quer seja desejando uma barba robusta e masculina.

Os transplantes de cabelos, barba e sobrancelhas encontram nesse grupo de pacientes uma indicação absoluta de tratamento, a fim de minimizar o desconforto com as características anatômicas do gênero de nascimento.

Da mesma forma, a qual ocorre em pacientes cisgêneros, expectativas irreais ou casos com limitação de área doadora de cabelos e áreas alternativas de pelos não devem ser operados. Evita-se, assim, frustrações e possíveis litígios.

PLANO PRÉ-OPERATÓRIO E MARCAÇÃO CIRÚRGICA

A consulta médica especializada para um planejamento cuidadoso e uma abordagem individualizada são essenciais para garantir que as expectativas estéticas sejam alinhadas com a realidade de cada caso.

As peculiaridades trazidas por esse grupo de pacientes, motivo do capítulo, devem ser identificadas e planilhadas no momento do planejamento cirúrgico. Devemos entender e caracterizar a influência das interferências hormonais ocorridas durante o processo de transição de gênero.

A prescrição de tratamentos clínicos adjuvantes pode ser essencial para que possamos lograr êxito, bem como proteger os pacientes de estigmas futuros devido à progressão da calvície.

Marcação Pré-Cirúrgica do Paciente Transgênero Feminino

O ponto A é o ponto de maior avanço da linha de implantação capilar, localizado na linha média da fronte, determinando o limite entre a região frontal e o couro cabeludo. Normalmente esse ponto encontra-se entre 5-6 cm da glabela.

A partir do ponto A desenhamos linhas arciformes com concavidade inferior, as quais culminam em ângulos frontotemporais arredondados.

Os ângulos frontotemporais arredondados irão seguir para picos temporais mais suaves e medializados, quando comparados aos traços masculinos. Esse conjunto de pontos e linhas conferem uma face feminina e mais emoldurada que a face masculina (Fig. 2-1).

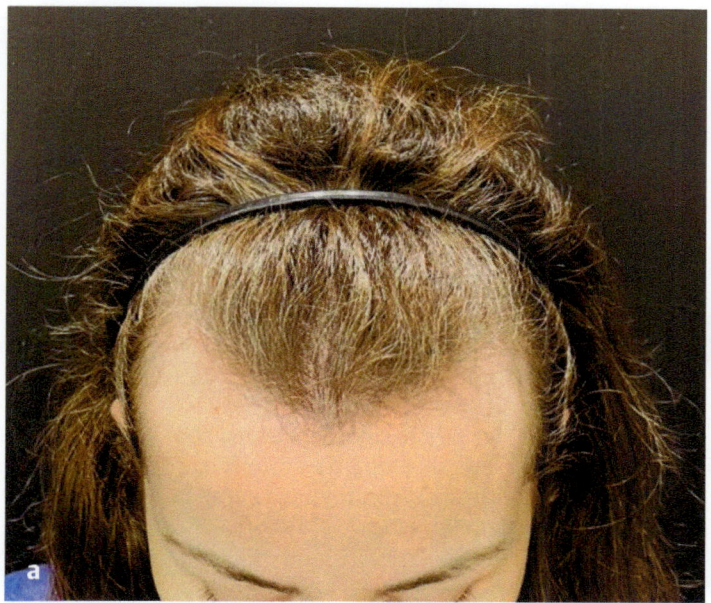
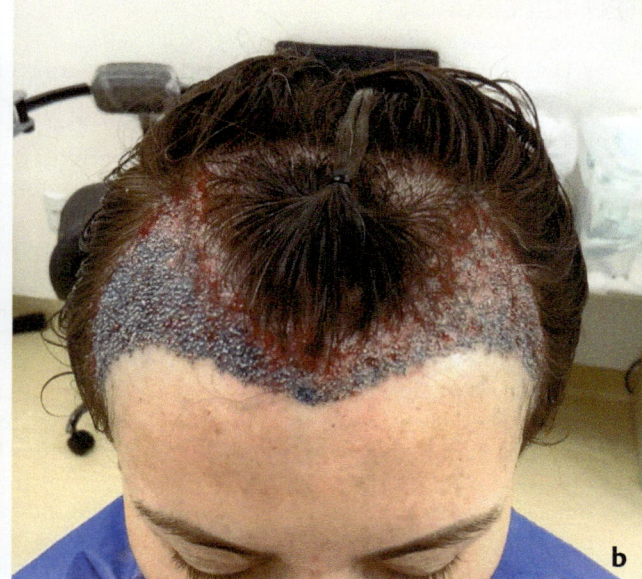

Fig. 2-1. Antes e depois imediato da implantação.

Marcação Pré-Cirúrgica do Paciente Transgênero Masculino

O ponto de maior avanço da implantação capilar na linha média, chamado ponto A, respeitará uma distância não menor que a distância entre a base do mento e a base do nariz, normalmente, correspondendo a uma distância entre 6 e 8 cm da glabela.

A partir do ponto A traçamos uma linha com direcionamento posterior, a qual criará um ponto, chamado ponto B, 1-2 cm posterior ao ponto A, ponto esse que estará no alinhamento da transição entre o corpo e a cauda da sobrancelha.

A determinação do ponto C, ponto de inflexão anterior da linha de implantação capilar, será o ponto mais posterior da nossa linha, estando discretamente posterior ao ponto B.

O ponto D estará entre 3 e 4 cm da cauda da sobrancelha determinando o pico temporal, e esse terá um ângulo mais agudo quando comparado a linha feminina (Fig. 2-2).

A definição do desenho das costeletas tende a ser mais robusto e espesso, podendo ou não ter como continuidade a implantação da barba.

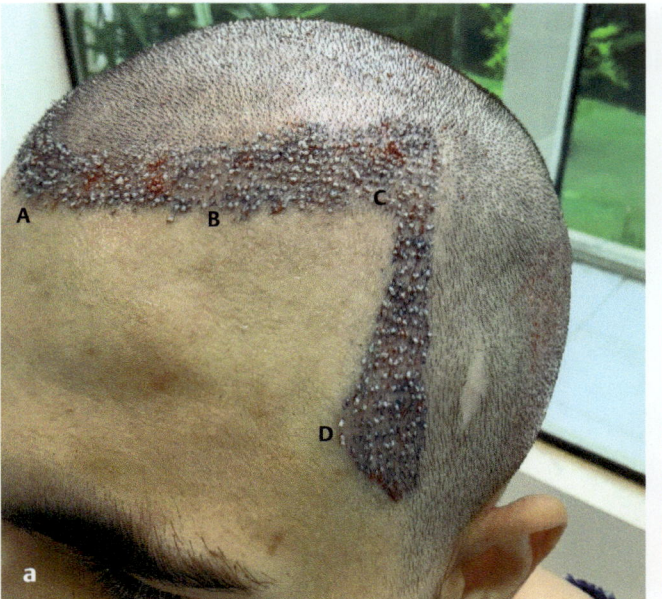
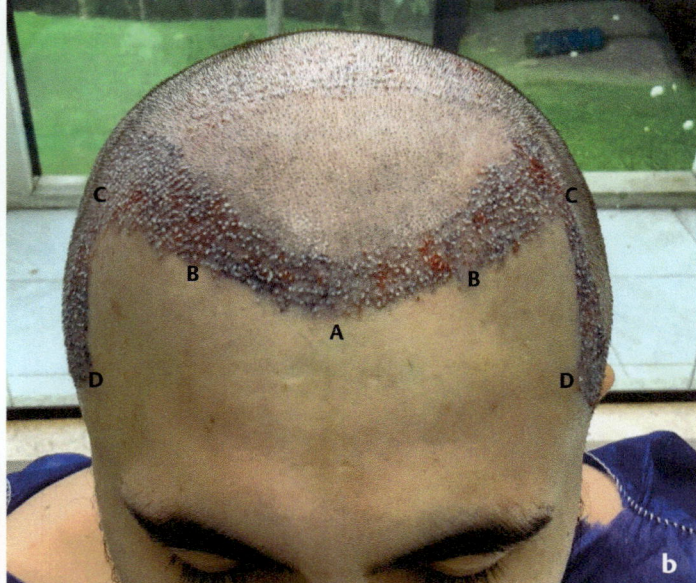

Fig. 2-2. Marcação de pontos para o avanço da implantação capilar. (a) Vista lateral. (b) Vista frontal.

TÉCNICA CIRÚRGICA

1. Fotografias pré-operatórias:
   - Determinação da ou das áreas prioritárias a serem transplantadas.
2. Planejamento cirúrgico:
   - Marcação da linha anterior seguindo os preceitos deste capítulo e/ou marcação das demais áreas conforme necessidade.
   - Determinação e quantificação dos folículos presentes na ou nas áreas doadoras.
3. Raspagem dos cabelos na área doadora. Pacientes transgênero femininos normalmente tem maior resistência a raspagem do cabelo. Costumamos raspar uma grande janela na região occipital, sempre tomando cuidado para que os cabelos remanescentes possam disfarçar essa área. Em casos com menor necessidade folicular, raspamos linhas de 1 a 2 cm na área segura de extração, conferindo um aspecto de tabuleiro de jogo da velha, facilitando ao paciente o disfarce dessa área.
4. Sedação venosa profunda assistida por profissional médico anestesista, ou sedação consciente com benzodiazepínicos via oral associado ao óxido nitroso, nesse caso dispensamos o profissional anestesista e o fizemos com auxílio de uma enfermeira.
5. Bloqueio dos nervos, supratrocleares, supraorbitais, occipitais maiores, occipitais menores, auriculotemporais, com uso de solução de:
   - Ropivacaína 10-20 mL.
   - SF 0,9% – 25 mL.
   - Adrenalina 1 mL + 9 mL de SF 0,9% - colocar 5 mL na solução.
6. Infiltração da área receptora com solução de:
   - Lidocaína 2% – 15 mL.
   - SF 0,9% - 74 mL.
   - Bicarbonato de sódio 8,4% - 10 mL.
   - Adrenalina 1 mL.

Respeitar o volume de anestésico local limite de no máximo 7 mg/kg é extremamente importante para assegurar segurança do procedimento.

7. Confecção das pré-incisões com lâmina de aço de 0,7 mm nas linhas mais anteriores e picos temporais. Pré-incisões com lâminas 0,8 e 0,9 mm nas linhas mais posteriores e coroa. As pré-incisões irão respeitar o direcionamento e ângulo dos cabelos ainda existentes nas regiões reconstruídas.
8. Infiltração de solução de 100 mL + 1 mL de adrenalina em plano subdérmico na região doadora.
9. Extração das UFs na região occipital com *punch* serrilhado de 0,7-0,8 mm – paciente em decúbito ventral.
10. Coleta das UFs occipitais.
11. Extração das UFs temporoparietais, com o paciente nos decúbitos laterais esquerdo e direito, com *punch* 0,7 mm.
12. Implantação das UFs com pinça e implanters rombos.
13. Curativo com pomada de antibiótico.

CUIDADOS PÓS-OPERATÓRIOS

O paciente sai da cirurgia usando um curativo na área doadora, conforme descrito anteriormente. A proteção da área transplantada é feita com uma touca cirúrgica descartável.

As orientações de pós-operatório, a seguir, são passadas previamente por um vídeo animado, além de serem explicadas e entregues por escrito no primeiro pós-operatório, momento da lavagem do couro cabeludo e retirada do curativo na clínica.

Orientamos os seguintes cuidados:

- Repouso relativo por 3 a 5 dias.
- Não bater ou raspar a área implantada por 7 dias.
- Não fazer esforços ou exercícios físicos por 10 dias.
- Evitar sol sobre a área implantada por 3 semanas.
- Evitar esportes de contato ou mergulhar por 30 dias.
- Lavar o couro cabeludo com xampu neutro por 30 dias.

RESULTADOS (FIGS. 2-3 E 2-4)

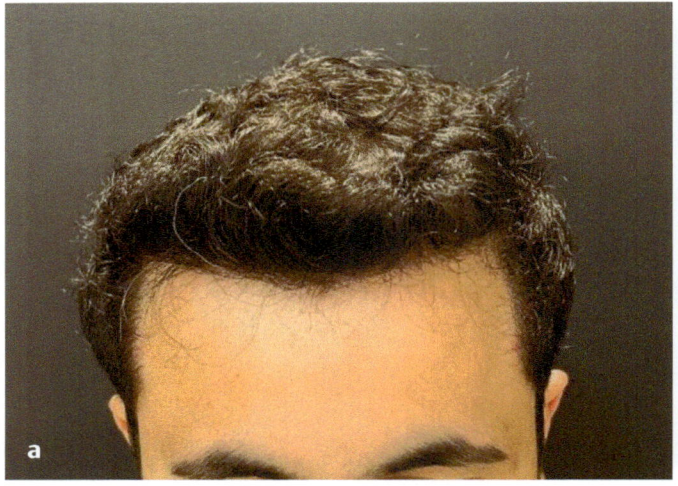
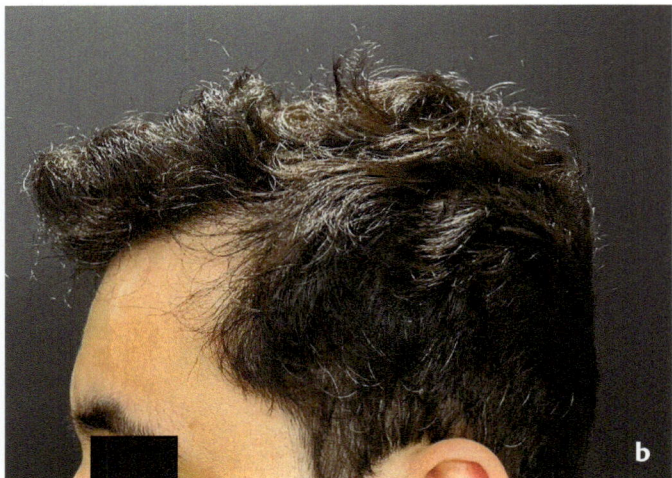

Fig. 2-3. (a,b) Resultados após implantação capilar.

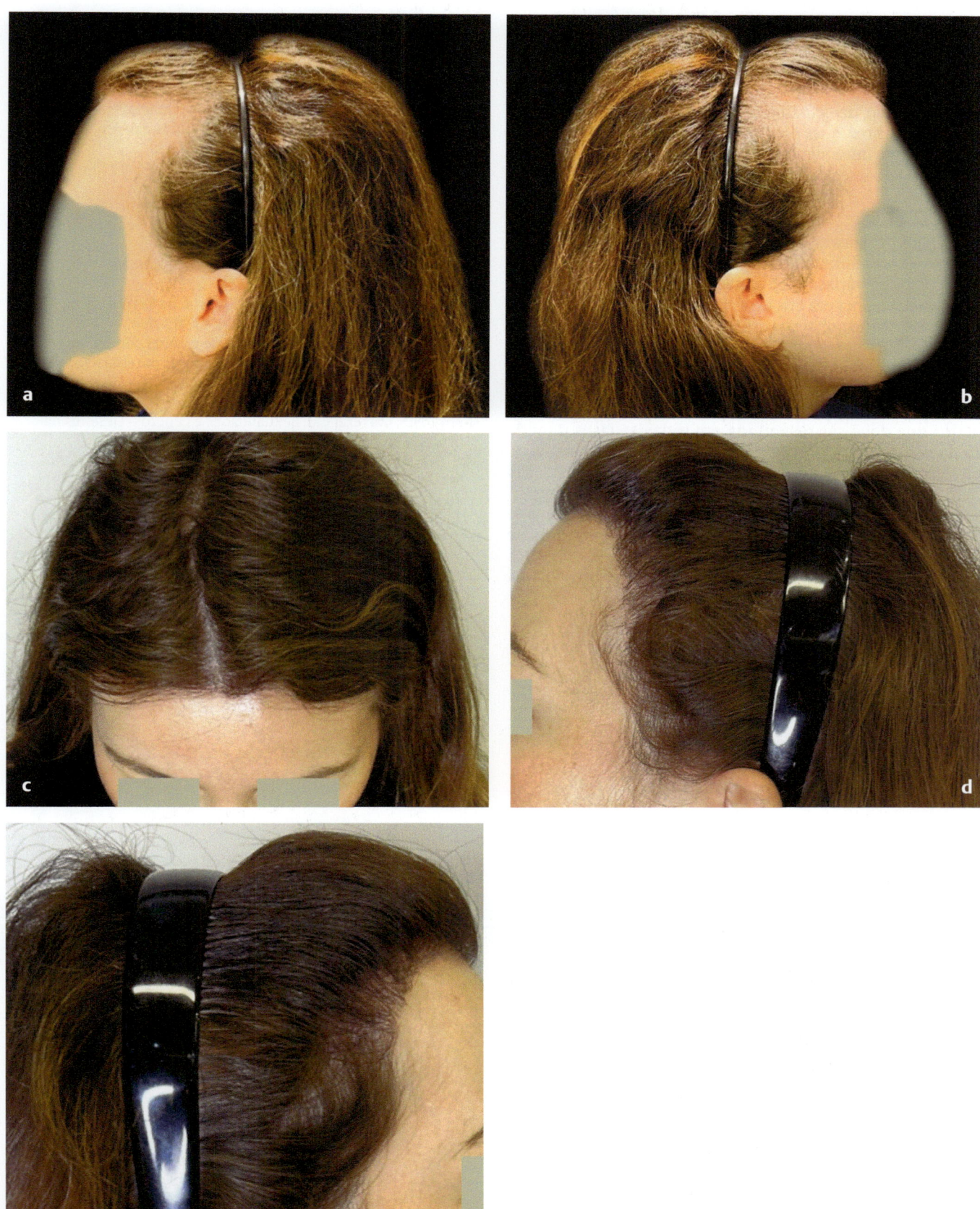

Fig. 2-4. (a-d) Resultados após implantação capilar.

COMPLICAÇÕES

A principal complicação que temos enfrentado é o edema pós-operatório, o qual, em alguns casos, tem trazido transtorno significativo aos nossos pacientes nos primeiros 5 dias de pós-operatório, principalmente em casos maiores.

Pequenos retoques para correção de densificação podem ocorrer, sendo infrequentes, mas, quando ocorrem, acontecem após 12 a 18 meses de pós-operatório.

CONCLUSÃO

Ao nos propormos participar do processo de transição de gênero, o entendimento da amplitude dessa situação, a qual deve convergir várias especialidades médicas e não médicas, deve ser clara, uma vez que esses pacientes apresentarão individualidades hormonais, anatômicas e psíquicas não comuns aos pacientes cisgênero.

A "naturalidade" do resultado é sim uma característica a qual devemos respeitar sempre, tanto para casos trans, quanto casos cisgênero. A "naturalidade" é uma característica que deve ser respeitada em todas as fases da vida do paciente.

Ao compreender a importância dos cabelos na construção da identidade e dignidade de gênero, reconhecemos que intervenções como o transplante capilar podem ter um impacto positivo significativo na vida das pessoas, ajudando-as a se sentirem mais autoconfiantes e aceitas na sociedade. A valorização da diversidade nas escolhas estéticas reforça a ideia de que cada indivíduo merece se sentir bem consigo mesmo, independentemente das normas sociais.

BIBLIOGRAFIA

Bared A, Epstein JS. Hair transplantation techniques for the transgender patient. Facial Plast Surg Clin North Am. 2019 May;27(2):227-232.

Bared A. Beard hair transplantation. Facial Plast Surg Clin North Am. 2020 May;28(2):237-241.

Bared A. Gender facial affirmation surgery, an issue of facial plastic surgery. Clinics of North America, E-Book. Elsevier Health Sciences; 2023.

Ciasca SV, et al. Saúde LGBTQIA+: Práticas de cuidado transdisciplinar. São Paulo: Manole; 2021.

Dua K, Verma V, Dua A. Beard and Moustache Reconstruction. Indian J Plast Surg. 2021 Dec 20;54(4):483-488.

Fiorini LG. Construção da subjetividade e novas configurações familiares. Debates atuais sobre as funções paterna e materna. Trabalho apresentado na SBPSP, no evento COWAP. São Paulo; 2016.

Holovko CS, Cortezzi CM. Sexualidades e gênero – Desafios da psicanálise. São Paulo: Blucher; 2017.

Marc HH, Teixeira J. Transgender surgery of the head and neck. In: StatPearls [Internet]. Treasure Island (FL): StatPearls Publishing; 2023/2024.

Saadeh A, Pacheco Costa GS. A biologia como destino...? 2016.

Vogel JE. Facial hair transplantation for transgender patients: A literature review and guidelines for practice. Aesthet Surg J. 2021 Feb 12;41(3):NP52-NP54.

LINHA ANTERIOR DO CABELO NO HOMEM E NA MULHER: DESENHO E ENXERTIA

Fernando Teixeira Basto Júnior ▪ Caio Porciúncula Teixeira Basto
Gabriel Porciúncula Teixeira Basto

SEÇÃO I
LINHA ANTERIOR DO CABELO NO HOMEM

INTRODUÇÃO

A área do couro cabeludo de maior impacto social e que tem função de emoldurar o rosto humano é a linha de implantação anterior do cabelo, também chamada de *hairline*, inserida nas regiões frontal e temporal. Após observação ativa de diversos pacientes e estudo da anatomia regular da população em geral, os autores reuniram informações que permitiram descrever o desenho ideal para a linha anterior de implantação do cabelo no homem e na mulher, denominado de "linha anterior irregular e assimétrica".

Analisando as características da face, etnia, grau de calvície, tipo de cabelo, áreas receptoras, qualidade e capacidade das áreas doadoras, além do desejo do paciente, obtém-se dados que proporcionam resultados mais naturais.

A anatomia do couro cabeludo pode ser dividida em grandes áreas, sendo elas a região frontal, intermédia, temporal bilateral, coroa, mastóidea e occipital. A linha anterior compõe as regiões frontal e temporal bilateral. São consideradas áreas nobres de todas as regiões do couro cabeludo por contribuírem significativamente na imagem de frente e perfil, estabelecendo relações individuais com o restante do rosto de cada pessoa. Uma linha anterior do cabelo notadamente artificial pode comprometer o trabalho realizado no transplante capilar, mesmo que uma boa técnica de colheita e enxertia tenham sido realizadas.

A Figura 3-1 mostra um resultado artificial de um transplante capilar realizado em um homem de 36 anos em outro serviço. A foto mostra a linha anterior do cabelo mal projetada, com enxertos espaçados, baixa densidade por cm², mal direcionados e desenhando uma curva descendente na região frontotemporal (característica feminina), posicionando o ponto B mais baixo que o ponto A, criando desarmonia na face masculina e estigmatizando o paciente. Uma linha anterior artificial pode comprometer todo o transplante capilar, mesmo tendo sido realizadas uma boa colheita e enxertia.

A Figura 3-2 mostra outro resultado artificial da linha anterior do cabelo em um homem de 43 anos, operado em outro serviço. Nas imagens de frente e oblíqua esquerda observa-se uma enxertia equivocada das raízes em linha reta e arqueada na região frontotemporal bilateral (desenho feminino) e colocação do ponto A mais alto que o ponto B.

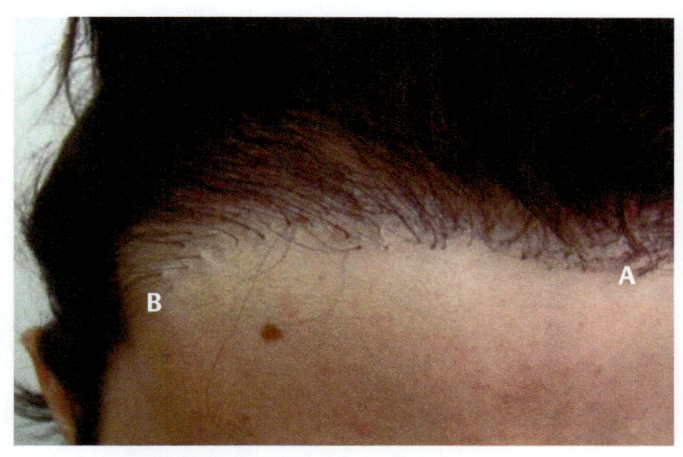

Fig. 3-1. Linha anterior do cabelo em um homem de 36 anos operado em outro serviço. Resultado artificial com enxertos afastados e fazendo uma curva descendente frontotemporal bilateral. Notar o ponto **A** mais alto que o ponto **B** (característica feminina).

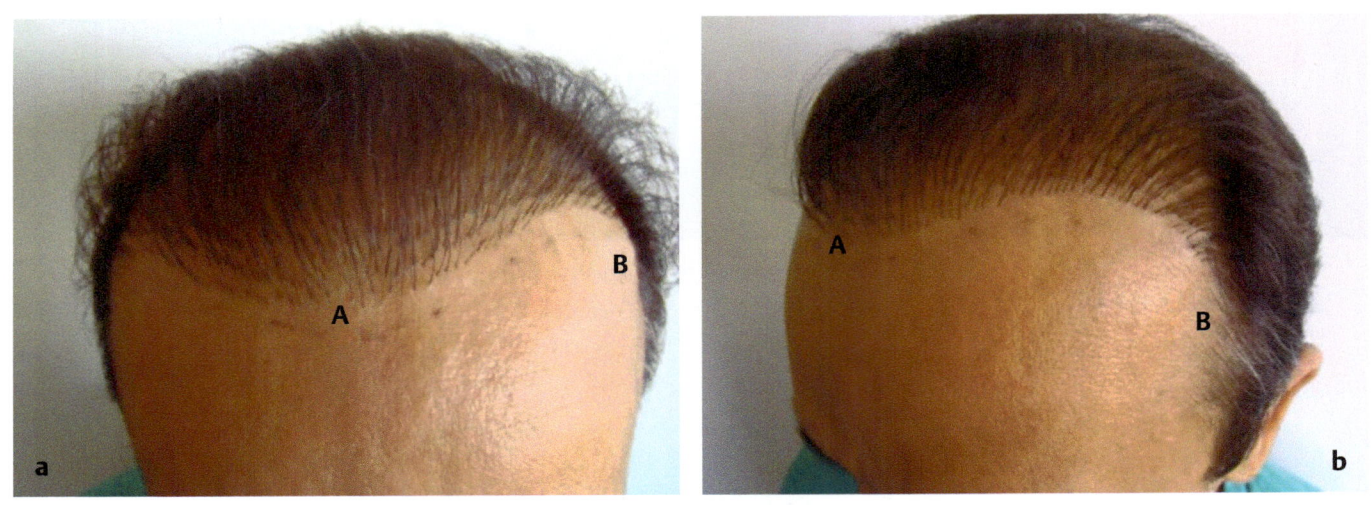

Fig. 3-2. (**a**) Linha anterior do cabelo em um homem de 43 anos operado em outro serviço. (**b**) Resultado artificial com enxertia em linha reta e fazendo uma curva descendente frontotemporal bilateral. Notar o ponto **A** mais alto que o ponto **B** e ausência de irregularidade e assimetria da linha do cabelo, estigmatizando o paciente.

LINHA ANTERIOR DO CABELO NO HOMEM SEM ALOPECIA

Normalmente a linha anterior do cabelo, seja no homem ou na mulher, faz um traçado irregular e assimétrico lado a lado a partir do ponto médio da face. Sendo assim, para o desenho ideal de uma linha anterior do cabelo é preciso reconhecer que todo paciente tem características distintas entre si, e que essas irregularidades no corpo são evidentes. Para isso, basta imaginar uma linha vertical na porção média do rosto e percebe-se lado a lado as irregularidades presentes nas pálpebras, nariz, lábios, movimentos musculares e evidentemente no desenho da linha de implantação do cabelo (Fig. 3-3).

Na Figura 3-4, observam-se as zonas 1, 2 e de transição (passagem da zona 1 para a zona 2), além dos cabelos satélites dispostos aleatoriamente à frente das zonas 1 e 2. Notar "entradas" discretas nas regiões temporais, que, segundo informa o paciente, são pequenos recuos desde criança.

Outro exemplo de linha anterior do cabelo em um homem de 42 anos de idade, sem queixa de calvície e sem histórico de queda de cabelo na família. Observam-se claramente as zonas 1, 2 e 3 (Fig. 3-5).

A zona 3 representa a região do topete. Caracteriza-se por ser uma área de alta densidade capilar na maioria dos casos, composta por unidades foliculares robustas com 3 e 4 raízes.

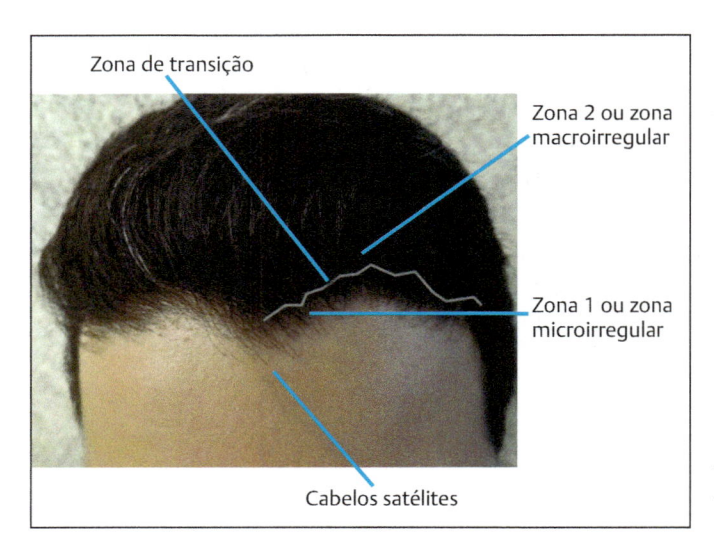

Fig. 3-3. Paciente masculino, 39 anos de idade, sem queixas de queda de cabelo e sem histórico de calvície na família. Notar os **cabelos satélites** distribuídos aleatoriamente à frente da zona 1, zona 2 e **zona de transição** (passagem da zona 1 para a zona 2).

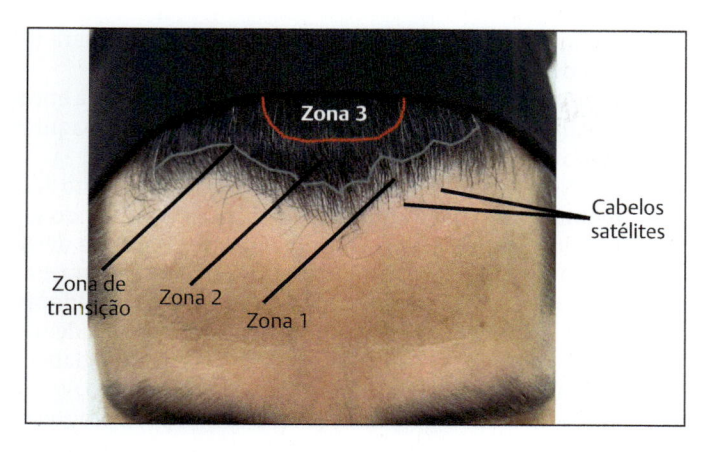

Fig. 3-4. Linha anterior do cabelo em um homem de 42 anos de idade sem sinais de alopecia e sem casos de calvície na família. Observar as zonas 1 e 2, zona de transição e zona 3 ou topete. Ainda se notam cabelos satélites distribuídos aleatoriamente à frente da linha macro e microirregular.

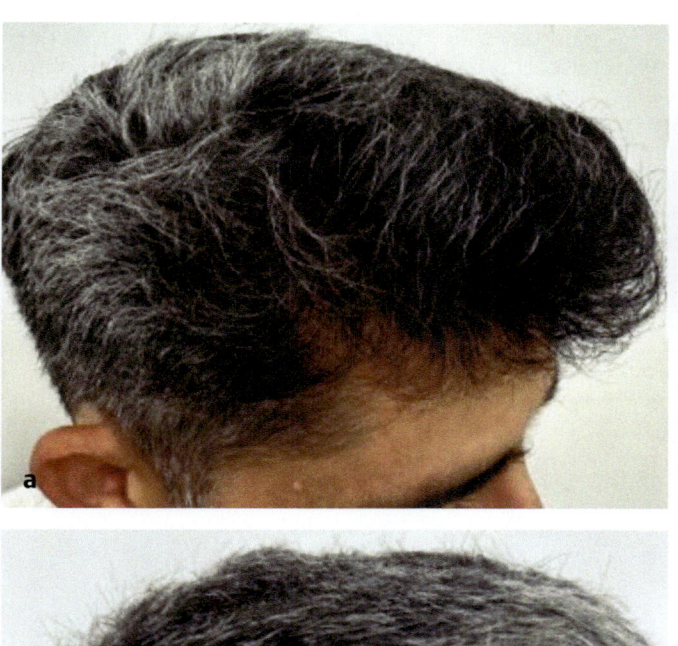

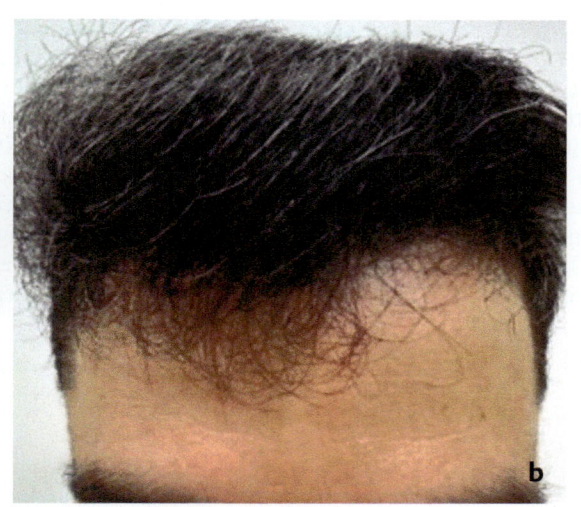

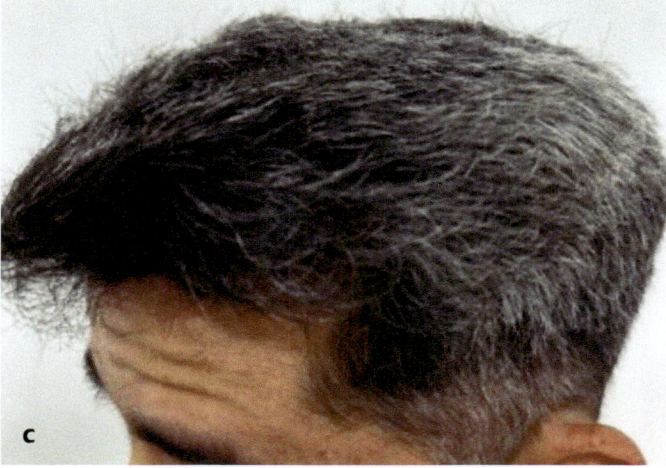

Fig. 3-5. (a-c) Paciente apresentava uma boa densidade capilar, sem sinais de alopecia e não refere história de calvície na família. No exame físico, observou-se discretas entradas temporais, que, segundo informação colhida do paciente (*sic*), sempre estiveram presentes desde criança.

LINHA ANTERIOR NO HOMEM
Ponto A

Para o traçado da linha anterior do cabelo, deve-se levar em consideração diversos fatores: idade, grau da calvície (áreas receptoras), capacidade das áreas doadoras, características da face e desejo relativo do paciente × realidade.

Em primeiro lugar estabelecer o ponto tríquio ou ponto A. Normalmente o tríquio está localizado na porção média e superior da fronte, cerca de 6,5 a 9,0 cm da raiz nasal (região da glabela). O ponto A foi descrito pela primeira vez na revista científica da SBCP em artigo original do autor para o desenho da linha anterior irregular e sinuosa (1996). Naquela época era comum utilizar o método de contração da musculatura frontal para definição do ponto A e marcação da linha anterior, porém, com o uso da toxina botulínica na fronte com "paralisia" da musculatura frontal, esse método tornou-se inadequado.

A altura ideal do ponto A pode ser encontrada usando-se artifícios métricos (régua flexível), paquímetro (trissecção vertical da face), contração da musculatura frontal com enrugamento da testa em pacientes sem uso da toxina botulínica (1,0 a 1,5 cm acima da primeira prega frontal craniocaudal), bissetriz de duas retas imaginárias (horizontal por cima da cabeça e vertical pela frente da face, demonstrado na Figura 3-6), ou por meio de iluminação LED. Qualquer que seja o método, deve prevalecer a sensibilidade estética do cirurgião em modificar a altura e localização do ponto A para melhor atender a harmonia facial do caso.

Atualmente o método de escolha do autor para encontrar o ponto A é a trissecção da face com o auxílio do paquímetro, conforme mostra a sequência da Figura 3-7.

Não existe obrigatoriedade em colocar o ponto A exatamente no centro da linha anterior do cabelo, podendo ser deslocado levemente para a direita ou para a esquerda desde que seja mantida harmonia entre a nova linha proposta e a face.

Em casos de calvícies avançadas ou áreas doadoras com capacidade de doação comprometida, torna-se prudente marcar o ponto A mais alto, cerca de 8 a 10 cm da glabela (Fig. 3-8). Outro fator a considerar para elevar o ponto A é a idade do paciente. Em pacientes jovens com franca progressão da queda capilar e com história familiar de calvícies avançadas, onde a impressão diagnóstica é de progressão do grau atual para um mais avançado, com indícios de queda dos remanescentes da região frontal, deve-se propor o ponto A mais alto e a marcação da linha anterior deslocada para trás, criando entradas mais proeminentes. Assim, obtém-se resultados mais conservadores minimizando o descompasso entre a implantação muito baixa da linha anterior do cabelo com a evolução da calvície em zonas posteriores e laterais da cabeça, fato que não corresponde a progressão natural da calvície e, portanto, criando um padrão não observado na maioria das pessoas (Fig. 3-9).

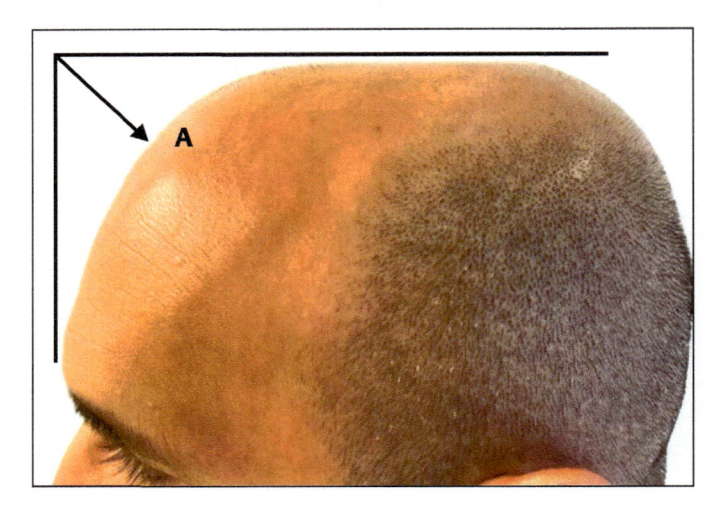

Fig. 3-6. Ponto A definido por meio da união de duas retas, horizontal (por cima da cabeça) e vertical (pela frente da face). A bissetriz entre as duas retas projeta o ponto A na região frontal superior.

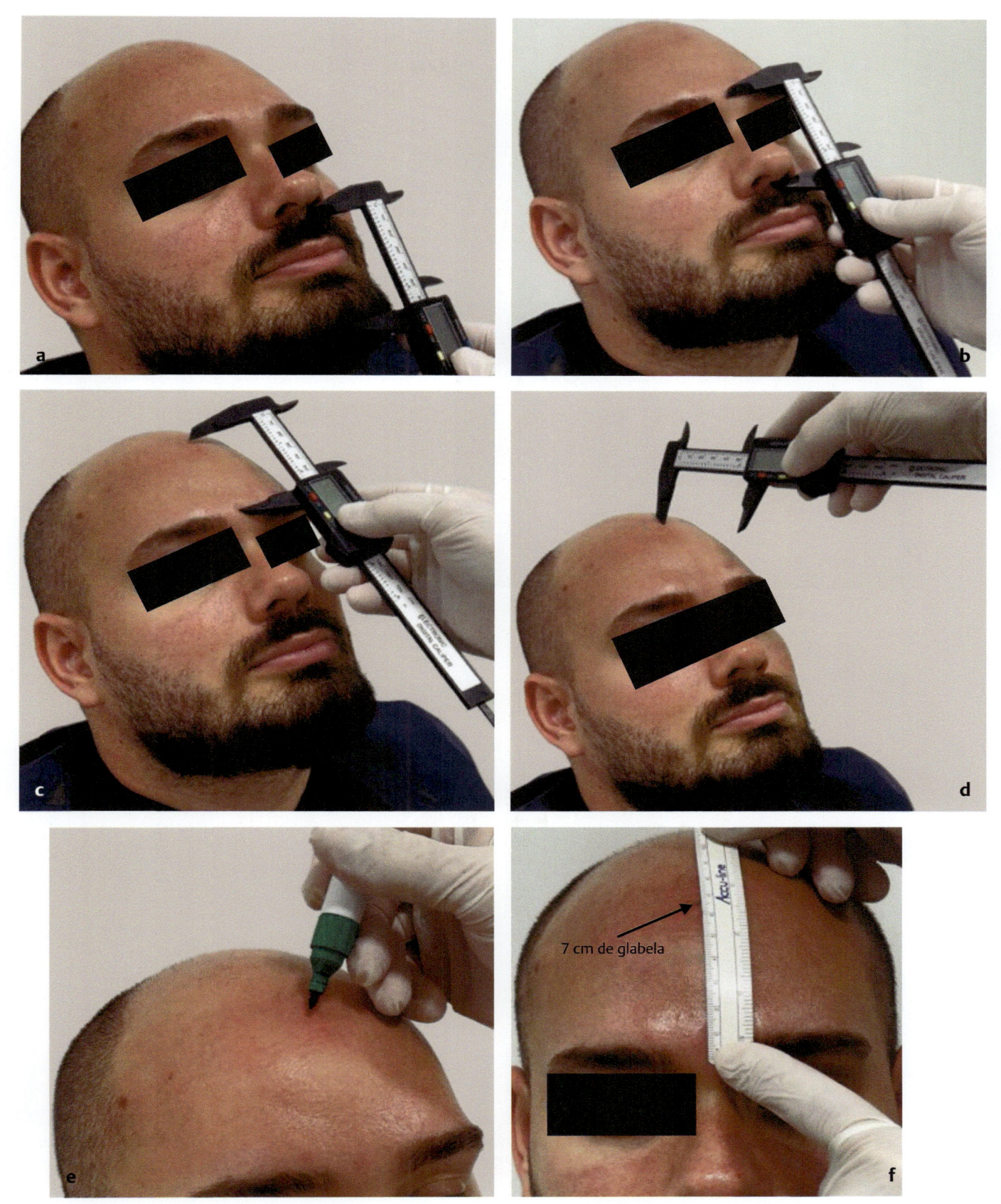

Fig. 3-7. Trissecção da face com o uso do paquímetro para definir altura ideal do ponto A. (**a**) Demonstração da distância do mento até a base do nariz. (**b**) Demonstração da distância da base do nariz até a glabela. (**c,d**) Ponto A encontrado com a trissecção da face a 7 cm da glabela. (**e,f**) Ponto A e a confirmação com uma régua flexível dos 7 cm a partir da glabela.

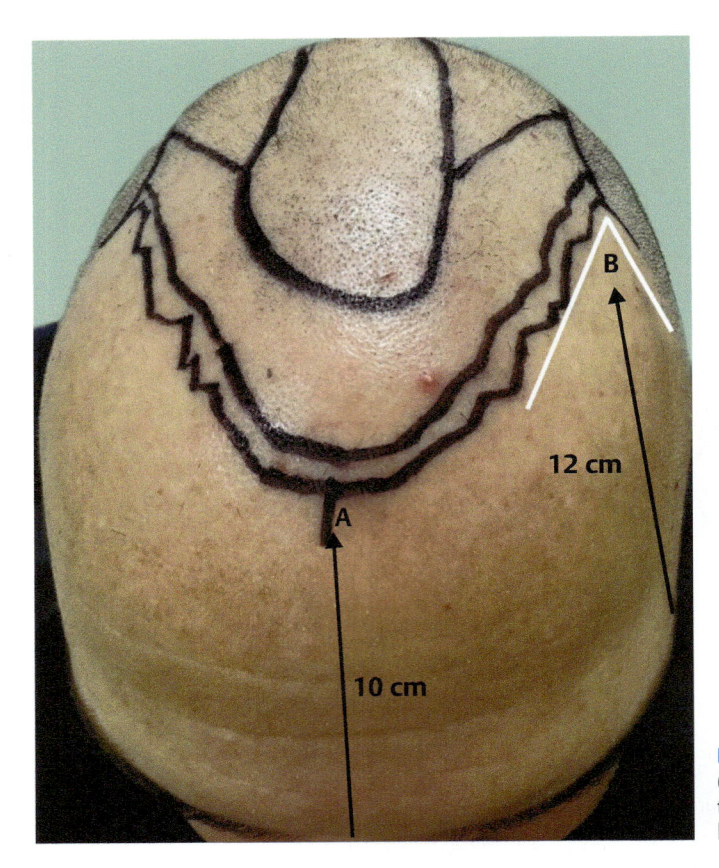

Fig. 3-8. Calvície tipo VI. Observar o ponto A mais alto (10 cm da glabela), linha anterior posicionada mais para trás e o ponto B (entradas) colocado a 12 cm da região lateral da órbita.

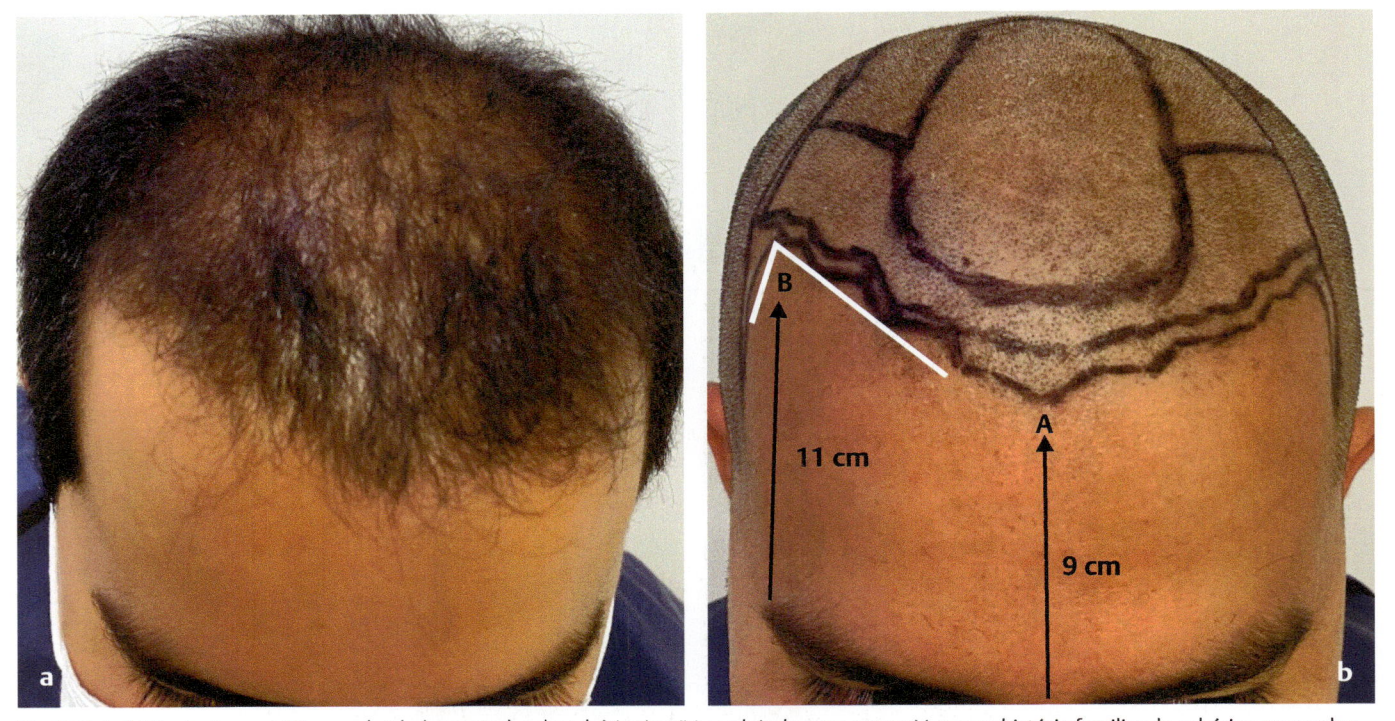

Fig. 3-9. (a,b) Paciente com 32 anos de idade, portador de calvície tipo IV, evoluindo para o grau V, e com história familiar de calvícies avançadas. Notar o traçado conservador da linha anterior, com ponto A mantido a 9 cm da glabela e o ponto B (entradas), a 11 cm da lateral da órbita, conforme apresentado no pré-operatório.

Ponto B

A partir do ponto A, traça-se uma linha irregular e assimétrica para o lado e para trás até o encontro com a linha pilosa temporal superior. A união dessas linhas deve ser em ângulo de aproximadamente 90° (Ponto B). Assim, mantém-se discretas entradas, conservando a característica masculina de uma testa quadrada.

Para definição do ponto B, podem ser utilizados alguns marcos anatômicos como o epicanto lateral e a linha de implantação da costeleta, porém com grande variabilidade, a depender do grau de calvície do paciente.

Em casos de recesso temporal importante, cria-se uma linha temporal vertical de avanço para o centro da fronte, desenhada no sentido craniocaudal, levemente inclinada para frente até atingir a posição ideal, correspondente ao novo pico temporal ou ponto C, para então descer diagonalmente para trás até encontrar a linha pilosa anterior da costeleta, construindo um triângulo de base posterior nos casos de recesso temporal com apagamento total ou parcial do pico temporal, encurtando a distância longitudinal da testa, anteriorizando o ponto B e redefinindo o pico temporal quando necessário (Fig. 3-10).

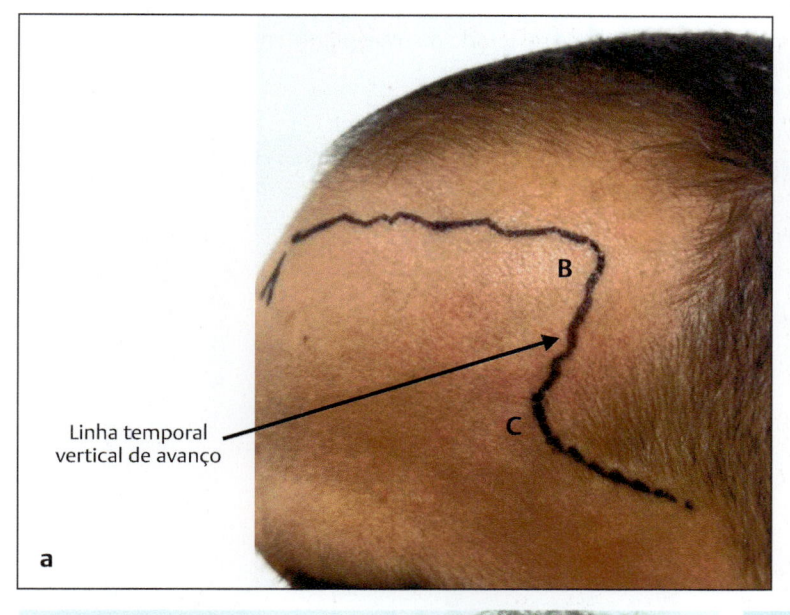

Fig. 3-10. (**a**) Criação da linha temporal vertical de avanço, ponto B e pico temporal (ponto C) encurtando a distância horizontal da fronte. (**b,c**) Outro paciente com recesso temporal superior: a imagem **b** mostra o traçado da linha anterior do cabelo que encosta na linha pilosa temporal original criando o ponto B, a imagem **c** mostra o desenho da linha temporal vertical de avanço, reposicionando o ponto B e redefinindo o pico temporal (ponto C), encurtando a distância horizontal da fronte.

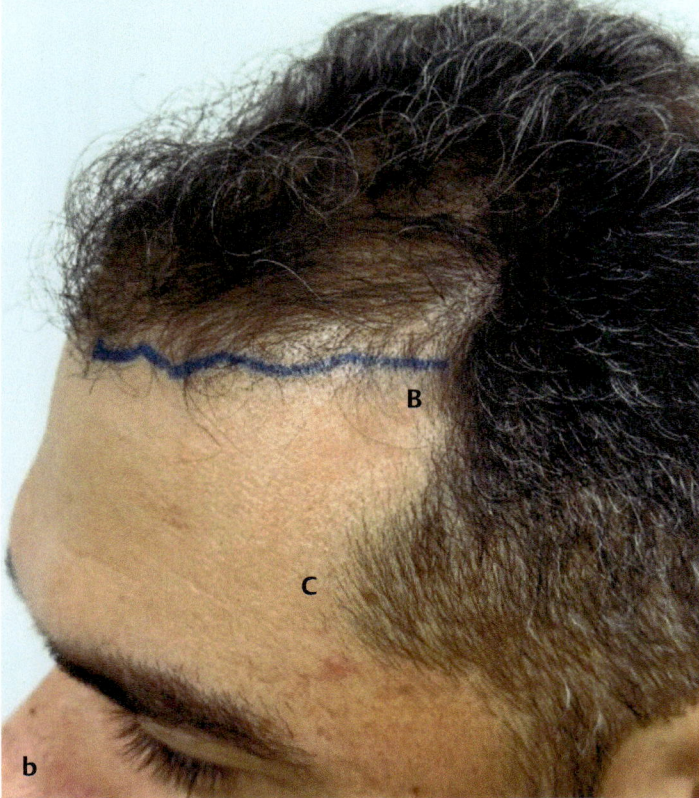

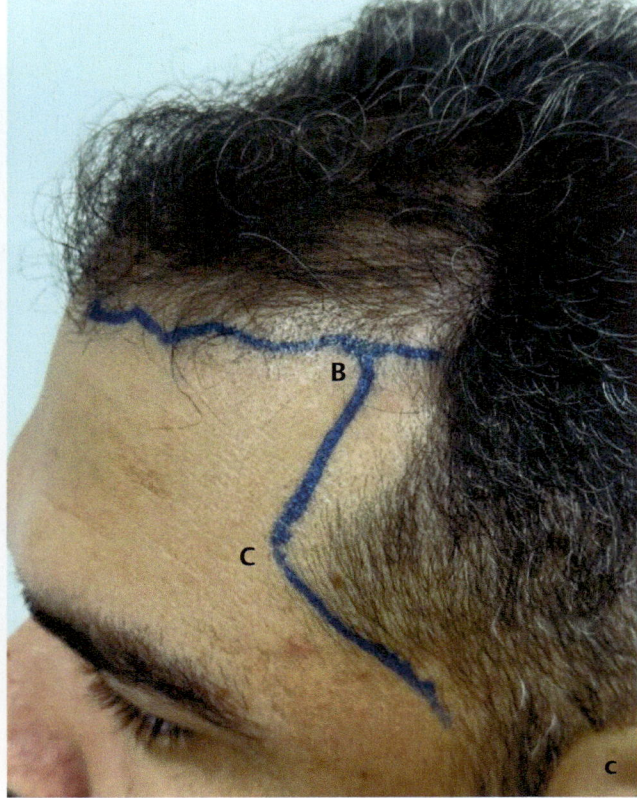

Ponto C ou Pico Temporal

O pico temporal está localizado na região temporal, área nobre no transplante capilar. Apresenta-se como uma península de cabelos situado na porção média da têmpora e que avança para o centro da testa, criando um triângulo de base posterior cujo vértice central do triângulo, perpendicular à base, representa o pico temporal. O avanço da península cria recuo superior e inferior: o superior (vértice superior do triângulo) representa a entrada temporal, e o inferior (vértice inferior), a continuidade da linha temporal lateral que desce diagonalmente até encontrar a linha pilosa anterior da costeleta; complementa a linha do cabelo no homem, e, na grande maioria dos casos, deixa a fronte masculina quadrada (Fig. 3-11).

Embora o pico temporal esteja localizado em uma região nobre da face, a sua reconstrução deve ser indicada com cautela, sobretudo naqueles pacientes com desproporção entre área calva e qualidade/capacidade da área doadora. A maioria dos pacientes não sabe que possuem algum tipo de recesso temporal, além disso, a reconstrução do pico temporal exige uma enxertia de alta densidade por cm^2, o que implica em usar muitas raízes nessa área. Para indicar a reconstrução do pico temporal com segurança, o paciente deve estar com calvície estabilizada, apresentar boa capacidade de doação e não comprometer o resultado do transplante capilar no topo da cabeça.

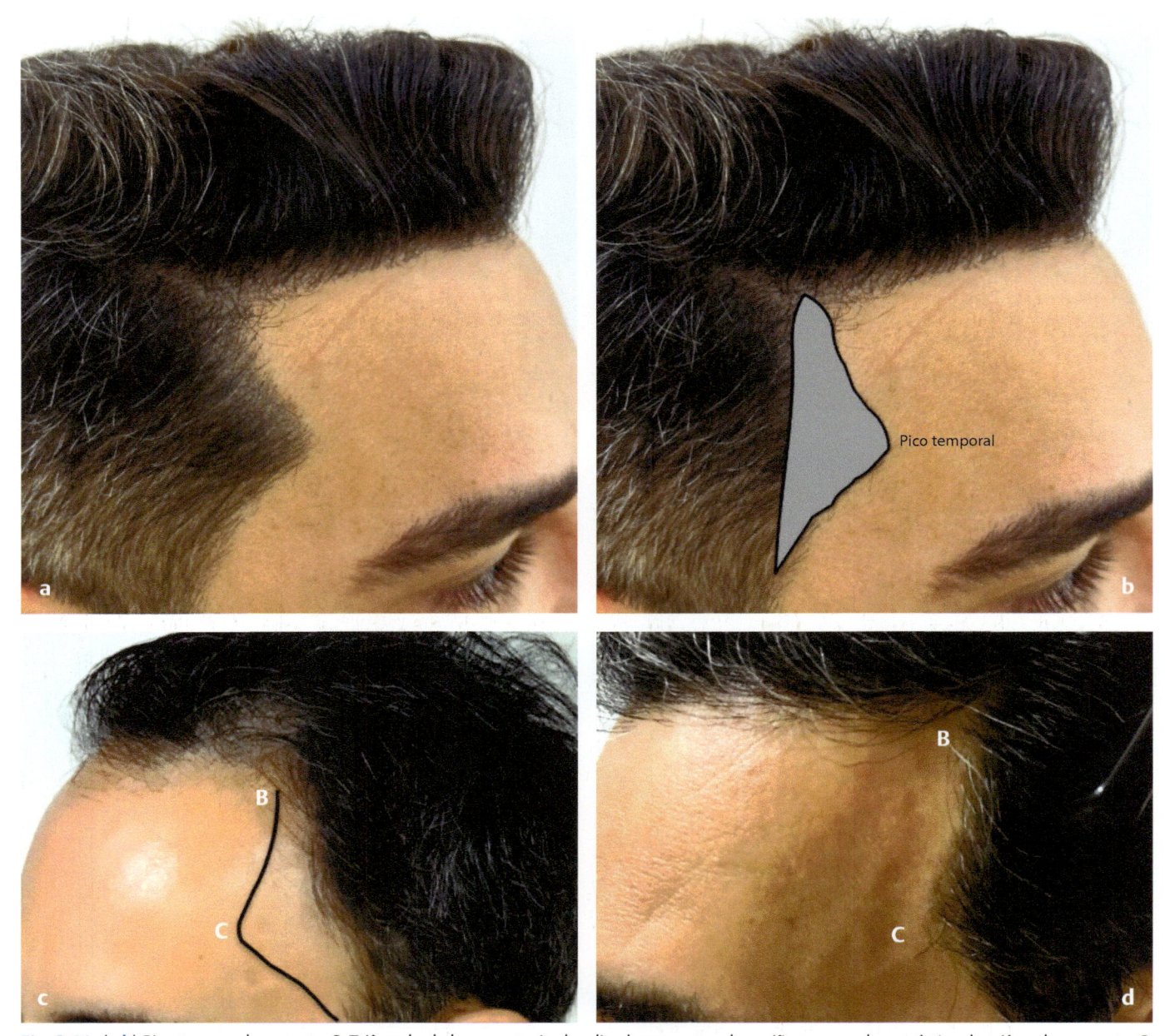

Fig. 3-11. (a,b) Pico temporal ou ponto C. Triângulo de base posterior localizado no centro da região temporal, e o vértice do triângulo ou ponto C avança para o centro da fronte. (c) Paciente com recuo importante da linha pilosa temporal. Com total apagamento do pico temporal. (d) Observe o resultado de pós-operatório com avanço da linha pilosa lateral e o novo pico temporal (ponto C).

RECESSO TEMPORAL – CLASSIFICAÇÃO DO AUTOR

- *Tipo I:* quando ocorre uma perda capilar na porção superior da têmpora sem comprometer o pico temporal total ou parcialmente (Fig. 3-12).
- *Tipo II*: representa a perda de cabelo na região pré-auricular com apagamento total do pico temporal (Fig. 3-13).
- *Tipo III*: quando ocorre uma perda capilar significativa na região temporal, não somente na região pré-auricular, mas também nas regiões supra e retroauriculares (Fig. 3-14).

A localização do novo pico temporal e o avanço da nova linha frontotemporal lateral vão depender do caso. Nos extremos, podemos ter avanços temporais de 2 a 3 cm e picos temporais que podem progredir até 4 cm para o centro da fronte.

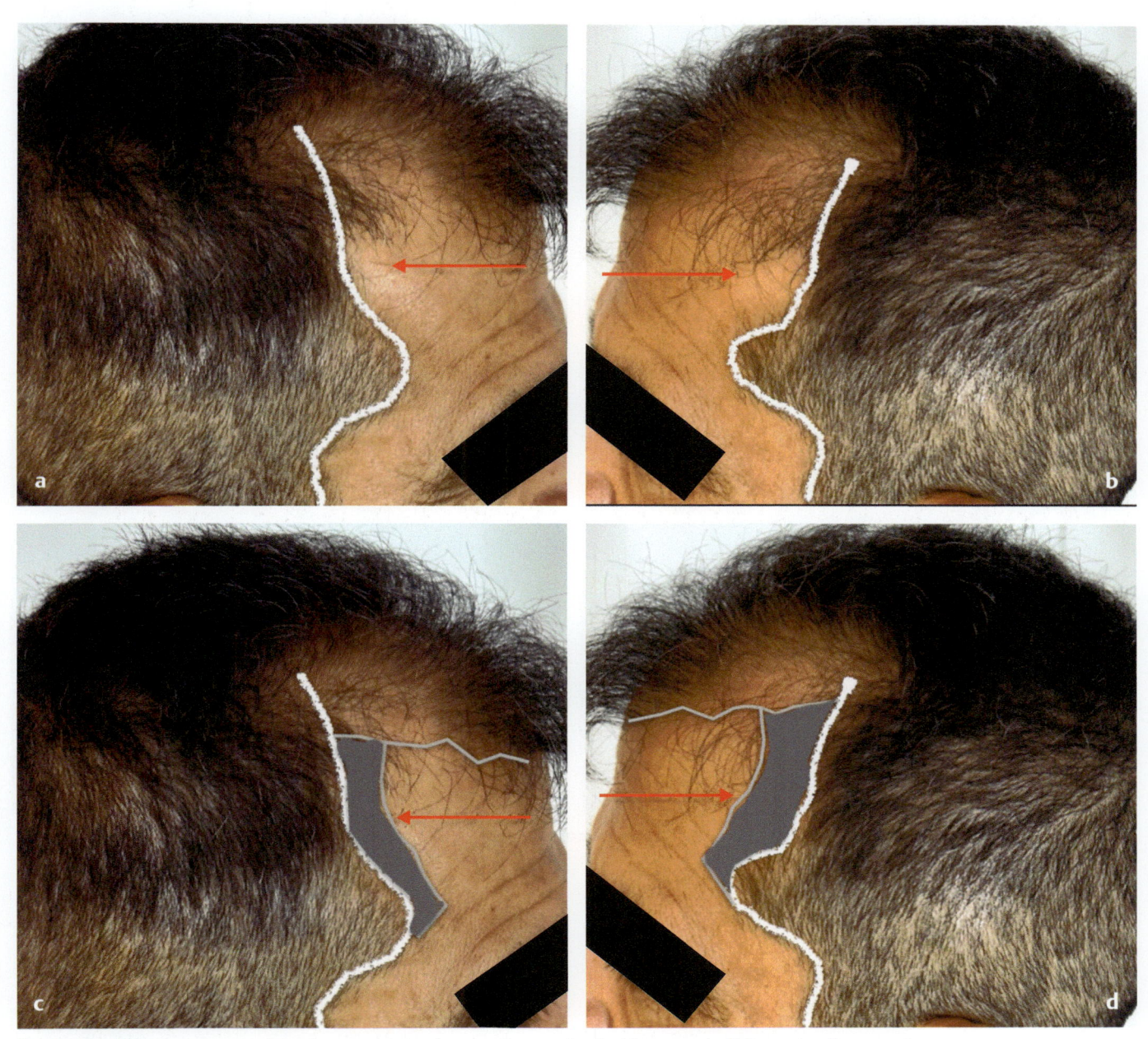

Fig. 3-12. (a,b) Recesso temporal tipo I comprometendo a porção superior das têmporas. (c,d) Reconstrução proposta.

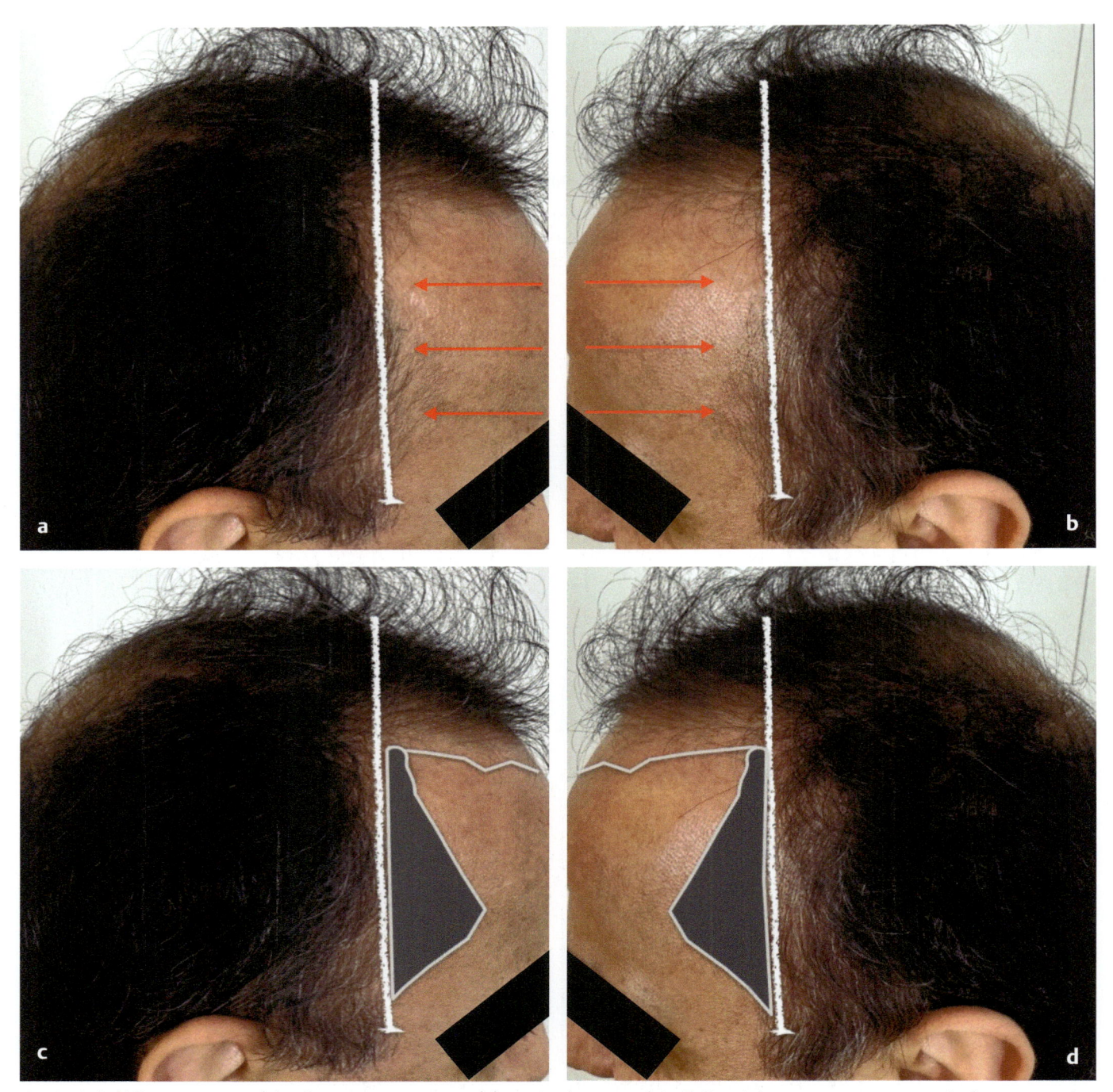

Fig. 3-13. (**a,b**) Recesso temporal tipo II com apagamento total da península temporal. (**c,d**) Cirurgia proposta para reconstrução do recesso e pico temporal (triângulo de base posterior).

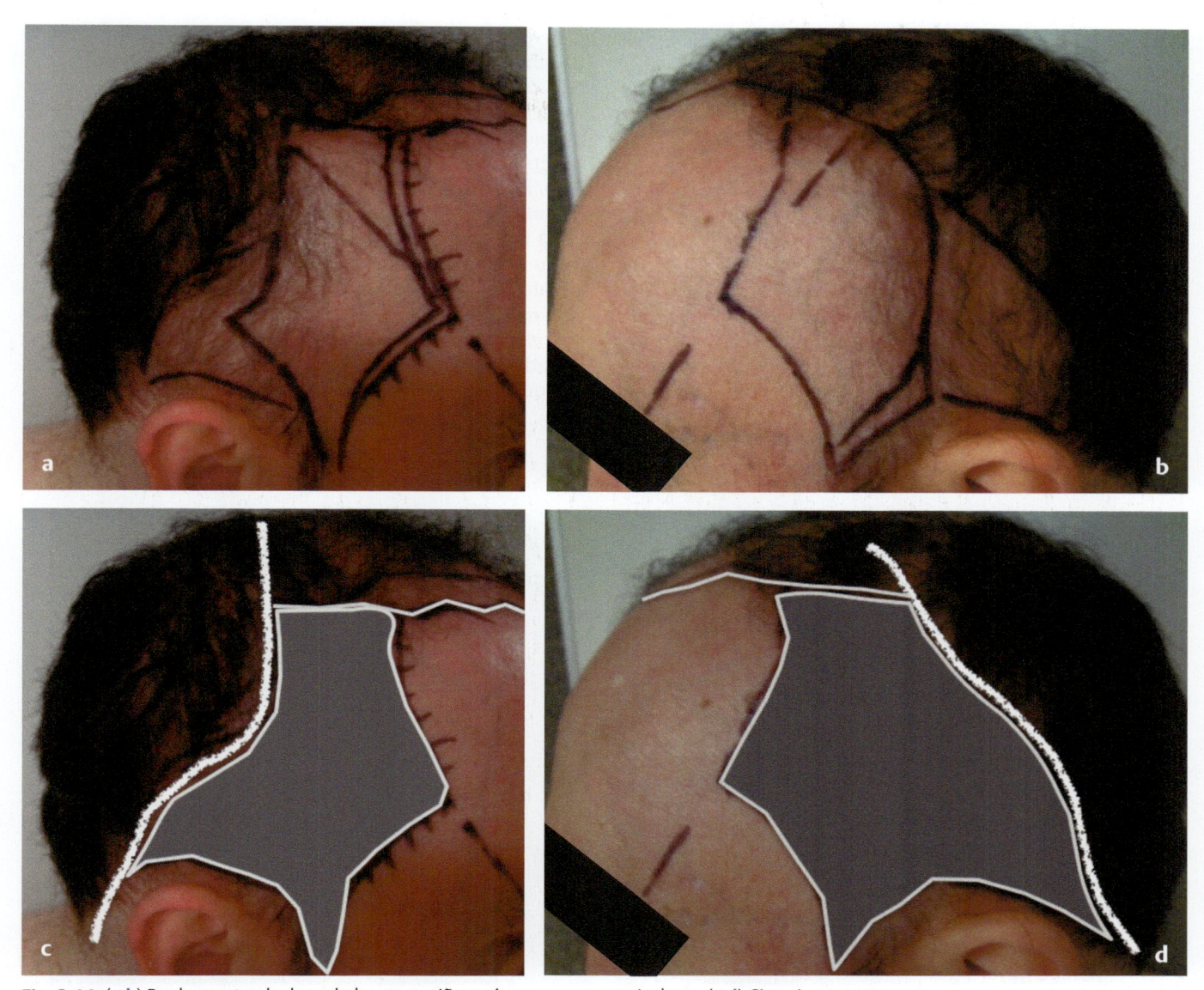

LINHA ANTERIOR DO CABELO NO HOMEM E NA MULHER: DESENHO E ENXERTIA

Fig. 3-14. (a,b) Perda acentuada dos cabelos nas regiões pré, supra e retroauriculares. (c,d) Cirurgia proposta.

DESENHO E ENXERTIA DA LINHA IRREGULAR E ASSIMÉTRICA – PASSO A PASSO
Marcação Cirúrgica
Caso 1

A sequência da Figura de 3-15 mostra um paciente com 48 anos de idade, portador de calvície tipo IV na escala de N/H, testa alta, rarefação capilar na região do topete, entradas temporais e recesso da região temporal tipo II na escala de Basto. Na consulta, informou estabilidade do quadro há cerca de 10 anos e o desejo de corrigir a testa alta, entradas e rarefação frontal (a maioria dos homens não tem conhecimento de recesso capilar na região temporal).

O ponto A (Fig. 3-16a) é encontrado por meio do auxílio do paquímetro para a trissecção da face ou com uma régua flexível. A proporção dos três terços da face foi descrita com detalhes pelo artista plástico Leonardo da Vinci, famoso pelas suas contribuições para a arte, ciência e anatomia. A trisseção da face confere harmonia para o rosto masculino e feminino. O ponto A necessariamente não deve ser em todos os casos a métrica oferecida pelo paquímetro ou qualquer outro artifício. É muito importante usar da sensibilidade para definir o ponto tríquio ideal para o caso. A partir de A, traça-se uma linha irregular e assimétrica para o lado e para trás em direção a linha pilosa temporal lateral e fazendo com esta um ângulo de aproximadamente 90°. O desenho da linha do cabelo no homem deve ser irregular e assimétrico lado a lado em relação ao eixo central da fronte. O traçado deve priorizar entradas temporais, com ponto B (união da linha frontotemporal com a linha temporal lateral) mais alto do que o ponto A.

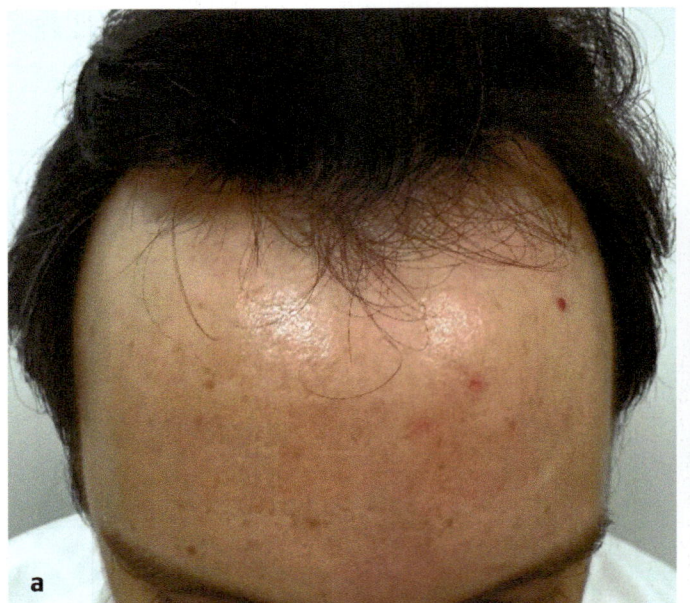

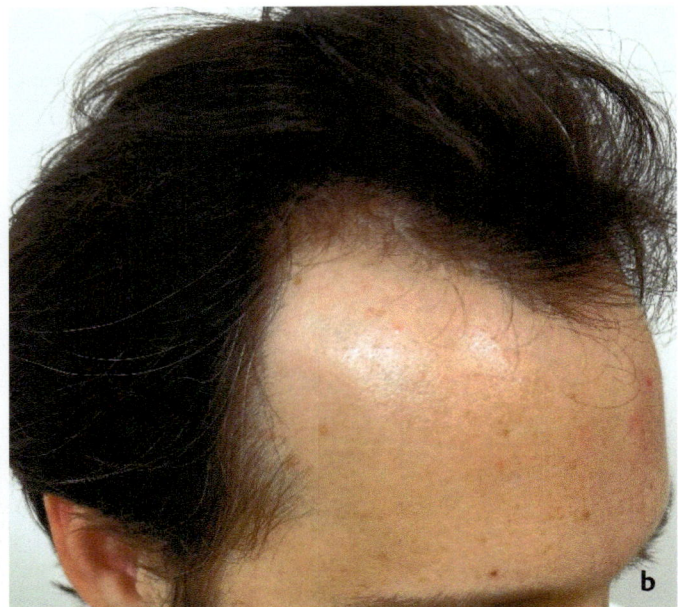

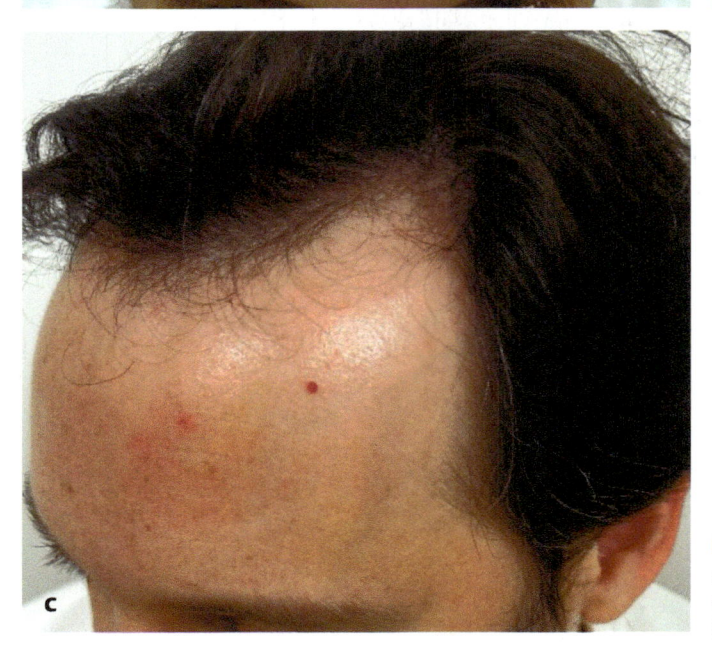

Fig. 3-15. (**a**) Posição de frente mostrando testa alta, rarefação capilar do topete e entradas temporais. (**b,c**) Posição oblíqua direita e esquerda mostrando a testa alta, entradas e recesso temporal importante. *(Continua)*

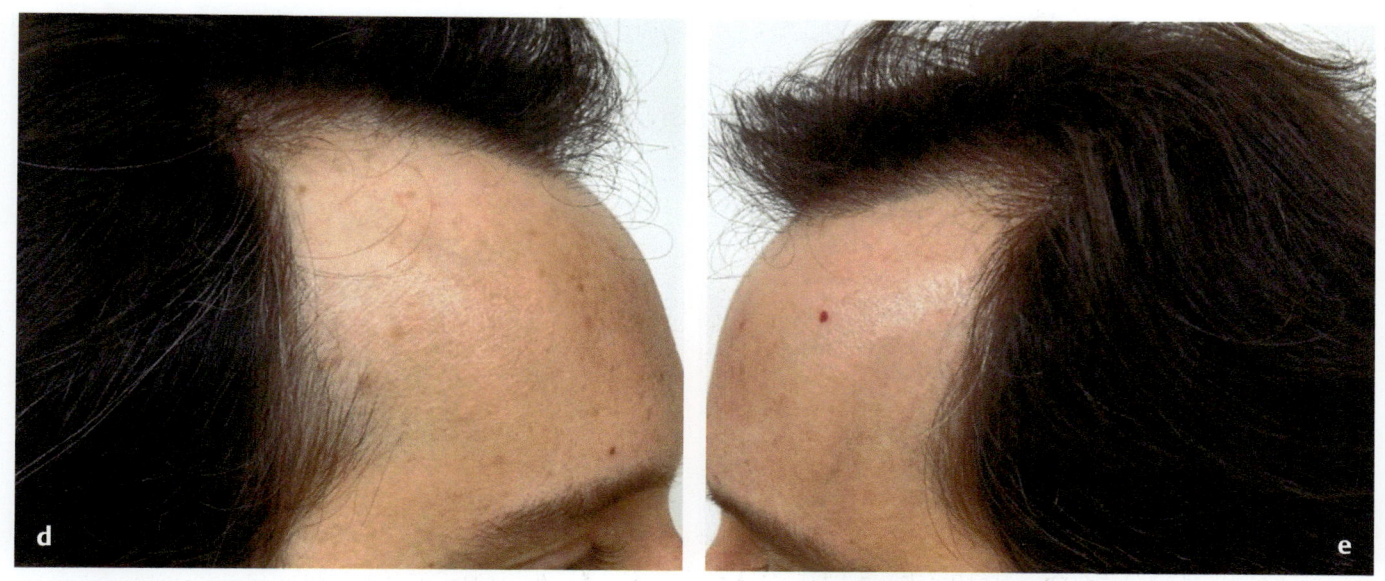

Fig. 3-15 *(Cont.)* (**d**,**e**) Perfil direito e esquerdo mostrando a testa alta, entradas e recesso temporal tipo II de Basto.

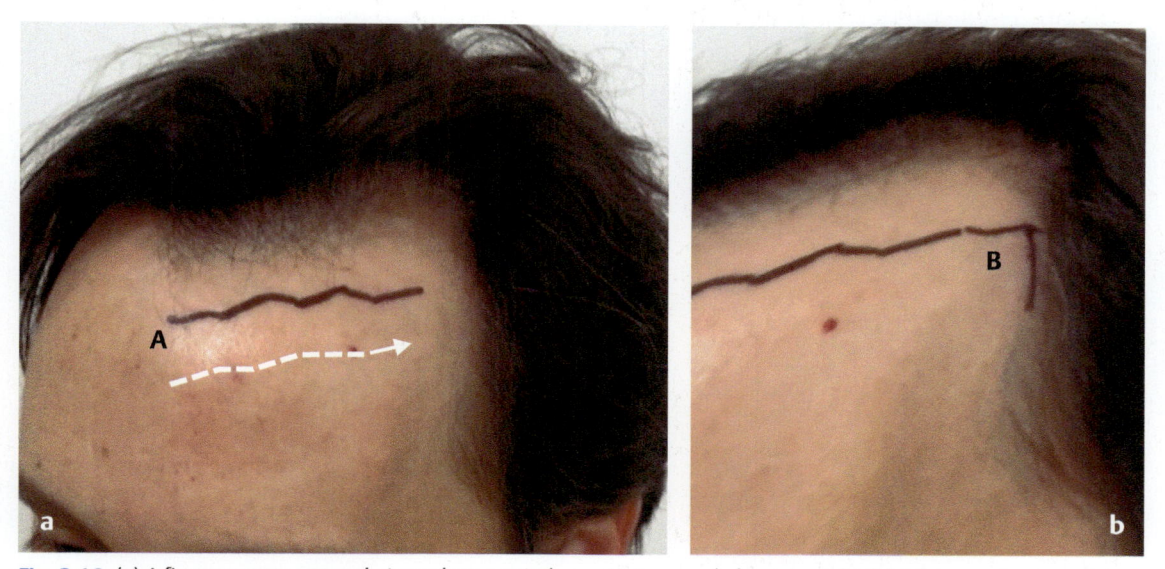

Fig. 3-16. (**a**) A figura mostra o traçado irregular a partir do ponto **A** para o lado e para trás. (**b**) A foto mostra o encontro da linha anterior com a linha pilosa temporal superior fazendo um ângulo de 90°.

Vale salientar que a testa masculina se apresenta quadrada na grande maioria dos homens que não possuem qualquer tipo de calvície (efeito produzido naturalmente pelas entradas temporais (Fig. 3-16).

Na Figura 3-16b, observa-se que o encontro da linha anterior frontotemporal com a linha temporal vertical (B) não corrige o recesso temporal e mantém a testa muito larga horizontalmente. Assim, traça-se uma linha temporal vertical de avanço em direção ao ponto médio da fronte (oblíqua para baixo e para frente), criando um ponto B mais anterior e redefinindo o pico temporal (C), encurtando a testa, e oferecendo um melhor resultado estético e aparência mais jovem, como mostrado na Figura 3-17a.

Zona 1 ou zona microirregular: para isso, traça-se uma linha irregular e assimétrica, paralela a primeira, com largura de 2 a 4 mm, percorrendo toda a extensão da fronte e indo até a região temporal oposta. Nesta zona 1 (em verde), o autor defende a enxertia de unidades foliculares contendo uma raiz de cabelo, e com densidade de 40 a 45 unidades por cm². A Figura 3-17b,c destacam a zona 1 nas regiões frontotemporal anterior e temporal lateral, e os pontos A, B e C.

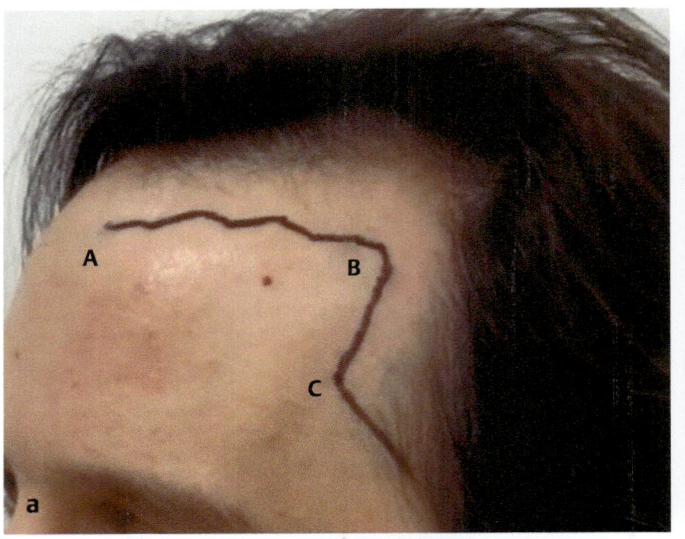

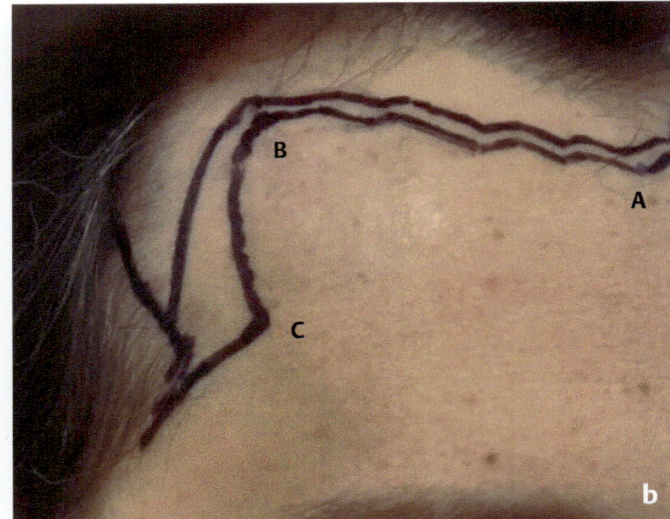

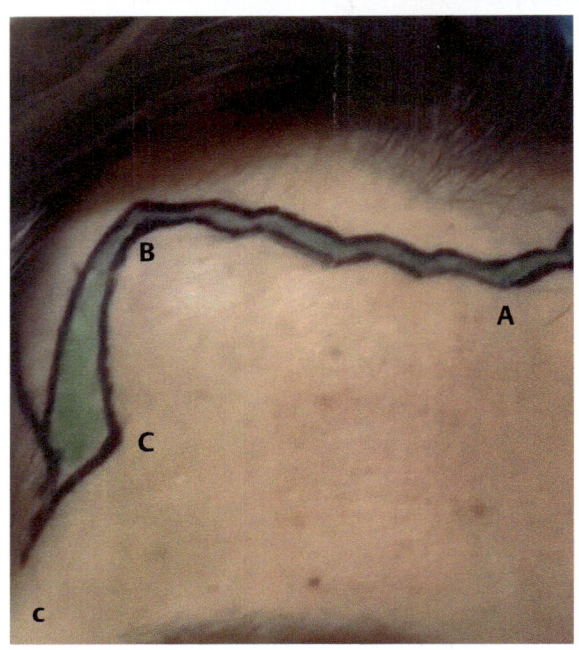

Fig. 3-17. (**a**) Traçado da linha anterior frontotemporal superior e temporal vertical de avanço com redefinição do pico temporal. (**b,c**) Zona 1 ou zona microirregular, faixa de 2 a 4 mm de largura. Espaço destinado a receber unidades foliculares com 1 raiz de cabelo e com densidade de 40 a 45 por cm².

LINHA ANTERIOR DO CABELO NO HOMEM E NA MULHER: DESENHO E ENXERTIA

O próximo passo é a criação da zona 2 (em vermelho) situada logo atrás da zona 1 e percorrendo toda a extensão frontotemporal superior, medindo cerca de 1,5 a 2,0 cm de largura, continuando até o encontro da linha pilosa temporal lateral e superior, conforme mostra a Figura 3-18, denominada pelo autor de zona macroirregular. Nesse espaço, faz-se a enxertia de unidades foliculares com duas raízes e, sempre que possível, em alta densidade (50 a 55 unidades por cm^2), seguindo a direção e angulação adequadas para essas regiões trabalhadas e, de preferência, seguindo a orientação dos cabelos remanescentes. Normalmente os cabelos nas regiões frontal medial e frontal lateral nascem para frente. Na região temporal superior, a direção dos cabelos sofre uma mudança de direção, seguindo para o lado. Na região temporal lateral, os cabelos das zonas 1 e 2 tomam um rumo para baixo e para trás na altura do pico temporal.

Ao adotar o avanço da linha temporal vertical de avanço em direção a porção medial da fronte, com ou sem a criação de um novo pico temporal, deve-se fazer uma enxertia das unidades foliculares (UFs) com atenção para o ângulo e direção das incisões. Após a colocação das unidades nos sítios, deve-se observar principalmente a direção dos cabelos de cada enxerto e, se necessário, girar a unidade folicular corrigindo a direção do fio caso a orientação deste não corresponda com a direção dos remanescentes dessa região.

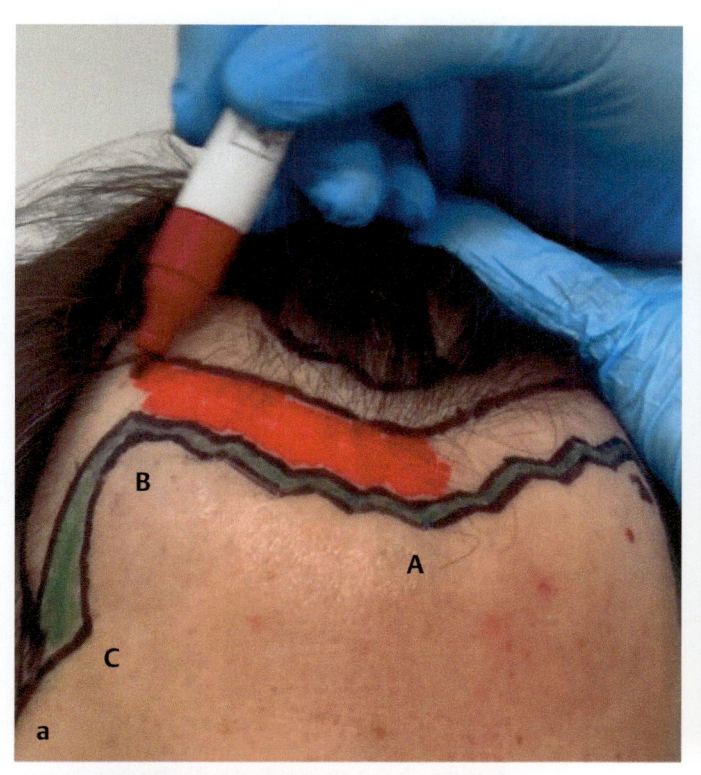

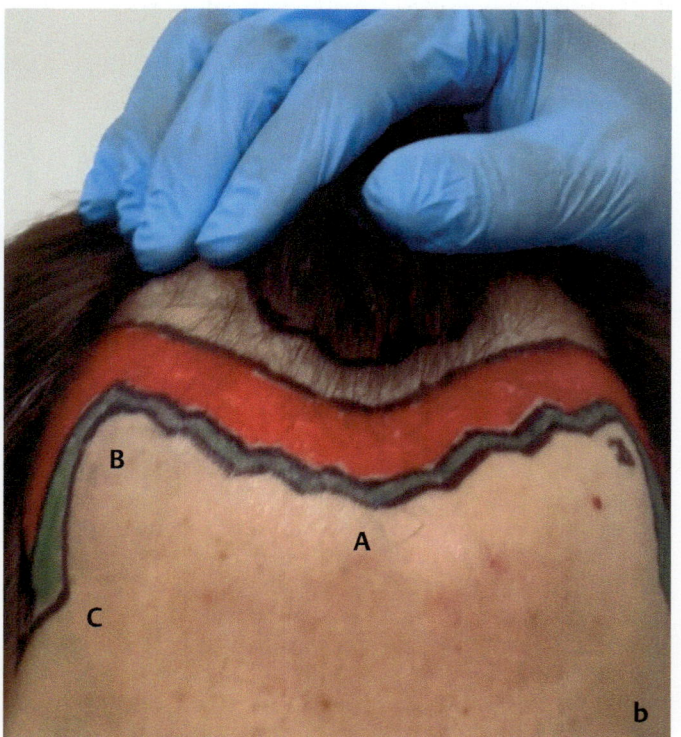

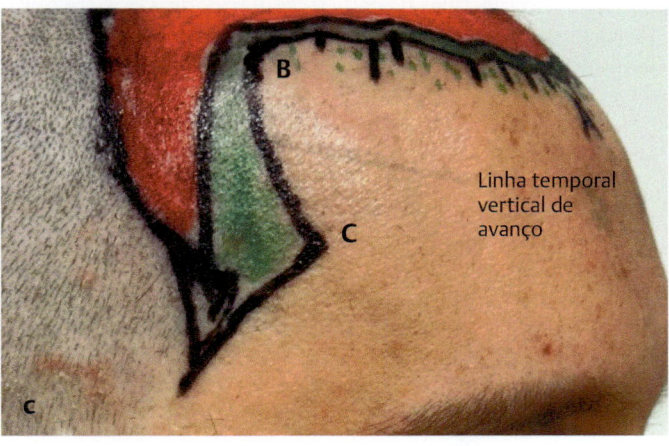

Fig. 3-18. (**a,b**) Zona macroirregular (em vermelho), faixa de 1,5 a 2 cm onde serão enxertados as unidades foliculares com duas raízes em densidade de 50 a 55 unidades por cm^2. (**c**) Protocolo de transplante capilar na região temporal média com linha temporal de avanço e redefinição do pico temporal. Zona verde, enxertia de UFs com uma raiz; zona vermelha, UFs com duas raízes. *(Continua)*

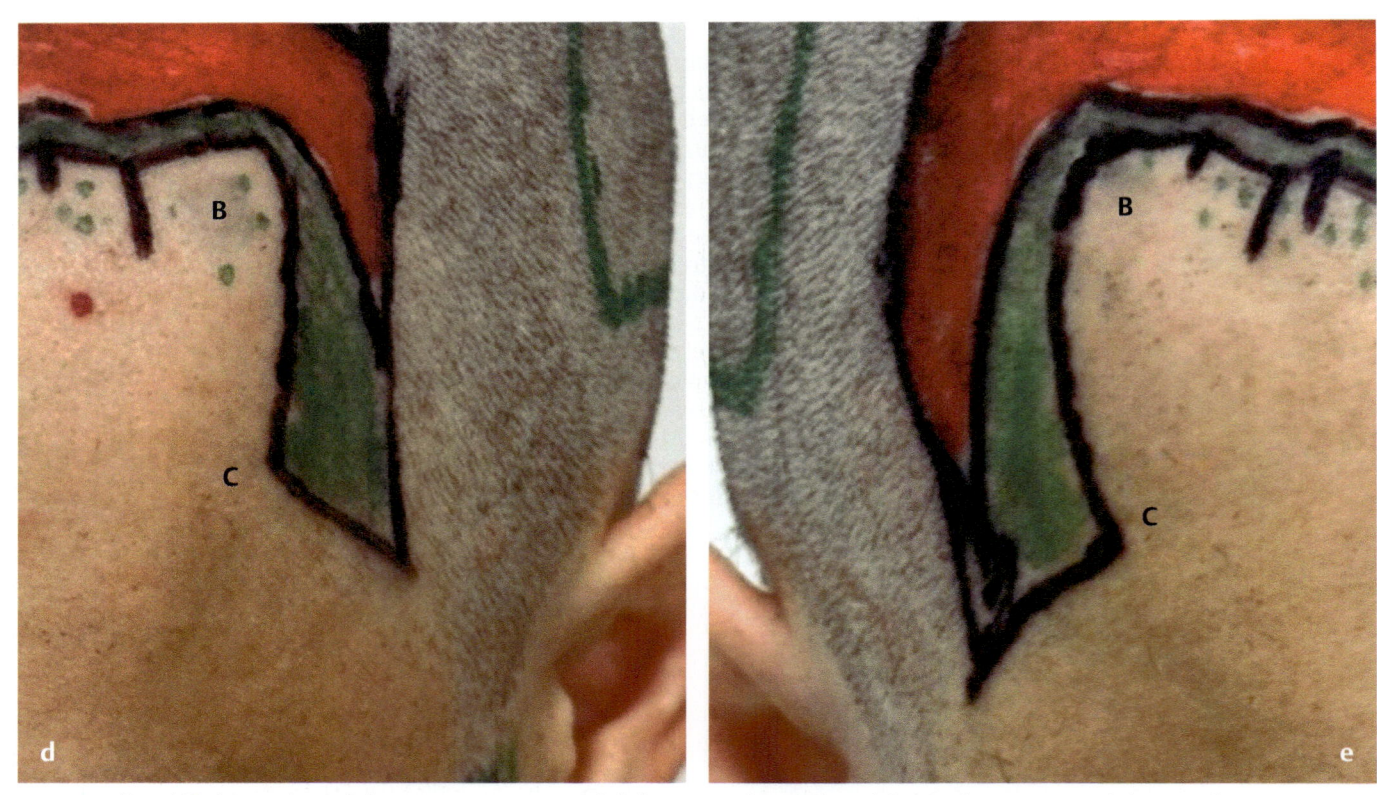

Fig. 3-18. *(Cont.)* **(d,e)** Desenho da linha anterior com avanço da linha temporal vertical e redefinição do pico temporal. *(Continua)*

Na região temporal, o transplante de UFs deve ser de alta densidade por cm², contendo apenas uma raiz de cabelo nos enxertos de unidades mais anteriores (zona verde), e as unidades com duas raízes colocadas mais atrás (zona vermelha). Com o "mix" de UFs de uma e duas raízes, angulação e direção adequadas, o resultado mimetiza os cabelos nativos da região temporal medial (Fig. 3-18d-g).

As incisões da região temporal medial podem ser feitas com agulhas de 0,6, 0,7 e 0,8 mm de diâmetro, customizadas em ângulo de 45° e na técnica *stick-and-place,* ou com incisões prévias usando-se lâminas customizadas de 0,7 e 0,8 mm ou implanters, todas incisões rasas, em ângulo agudo, paralelas ao plano epitelial. Com essa manobra, no pós-operatório, obtém-se resultados que favoreçam o afloramento e crescimento dos cabelos para baixo na região temporal e para trás na altura do pico temporal com crescimento dos fios deitados sobre a pele mimetizando os cabelos da região, como mostra a Figura 3-18h-j.

O passo seguinte é a criação da zona 3 ou área do topete, localizada logo atrás da zona 2, no centro da região frontal, e de tamanho variável a depender da quantidade de cabelo remanescente presente na região. No estudo em questão, a zona 3 foi desenhada em azul e de tamanho reduzido por já existir um volume de cabelo na região intermédia (topete) conforme mostra a Figura 3-19a.

Na zona do topete, o autor preconiza uma enxertia robusta e de alta densidade, cerca de 50 a 60 unidades foliculares por cm² e enxertos com 3 a 4 raízes, sempre seguindo a direção e angulação dos cabelos remanescentes. Na escassez de remanescentes, a conduta do autor é fazer incisões no sentido anteroposterior na angulação de 45 a 60° com o plano epitelial trabalhado, para que os cabelos nasçam para frente, como encontrado na maioria dos casos. Na sequência, encontra-se a demarcação hachurada das regiões receptoras secundárias, as zonas 4 (laterais da cabeça ou região parietotemporal superior). Nessas regiões, o autor faz uma enxertia mista de unidades foliculares, contendo duas, três e quatro raízes, e com densidade de 40 a 50 enxertos por cm², sempre seguindo a direção dos cabelos remanescentes e na angulação adequada para cada região trabalhada (Fig. 3-19b,c).

Em seguida, traçam-se as linhas finas, que são linhas perpendiculares a linha anterior irregular e assimétrica, exatamente nos vértices de avanço e recuo do traçado (Fig. 3-19b). Essas "linhas finas" orientam o cirurgião no transoperatório a seguir fielmente o desenho, ou avançar e recuar a irregularidade previamente projetada, enxertando mais ou menos unidades nos vértices de cada irregularidade. Consiste numa tática cirúrgica para ajudar o especialista a desenvolver o trabalho artesanal da irregularidade da linha do cabelo durante a operação.

Em seguida, marcam-se diversos pontos aleatórios entre as linhas finas que o autor nominou de pontos satélites, correspondentes aos enxertos delicados no transoperatório (Fig. 3-19c), e que representam a enxertia das unidades foliculares mais delicadas, vindas das regiões laterais da cabeça logo acima das orelhas (*single hair*).

Definido o desenho da região anterior, composta pela linha anterior irregular e assimétrica, zonas 1, 2 e 3 e as linhas finas e pontos satélites, e escolhida a técnica FUE de comum acordo com o paciente, raspa-se os cabelos com uso de um tricótomo e desenha-se a área doadora (AD).

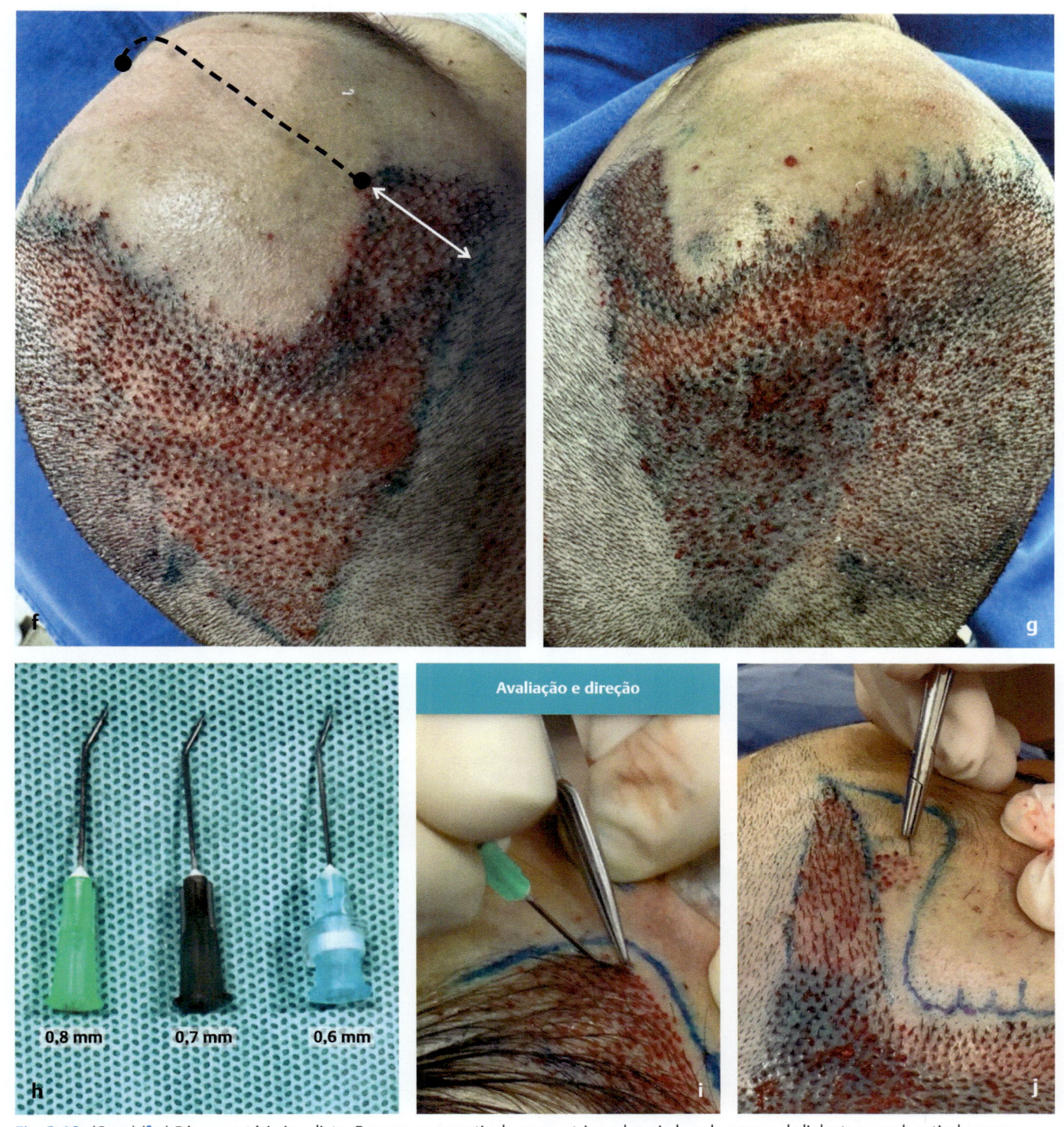

Fig. 3-18. *(Cont.)* **(f,g)** Pós-operatório imediato. Reparar na enxertia do espaço triangular criado pelo avanço da linha temporal vertical e novo pico temporal. Notar o encurtamento da testa no sentido horizontal em decorrência do avanço da linha temporal vertical, cerca de 2,5 cm.
(h) Agulhas customizadas em ângulo de 45°. **(i)** Momento exato da incisão com a agulha e colocação da unidade folicular pela técnica *stick-and-place*.
(j) Observa-se as incisões prévias por lâmina customizada de 0,7 mm de largura. Nesse caso, o autor adotou a enxertia com pinças nas incisões prévias.

Geralmente a direção dos cabelos no couro cabeludo é no sentido posteroanterior, ou seja, os fios nascem para frente na região frontal. Na altura da região frontotemporal superior, os cabelos sofrem uma discreta mudança de direção com ligeira inclinação para o lado externo nas extremidades. Ao atingir a região temporal medial, os cabelos nascem para baixo e próximo ao pico temporal e rumam diagonalmente para trás, mantendo essa direção até a porção inferior da região temporal com o encontro da linha anterior da costeleta (Fig. 3-20).

Existem casos que não seguem a regra. A experiência do autor confirma diversos pacientes com mudanças radicais da direção dos cabelos na região anterior, intermédia e principalmente na coroa, com redemoinhos tomando orientações diversas, e inclusive considera de extrema importância seguir exatamente a direção imposta pelos cabelos remanescentes (Fig. 3-21a,b).

Nas fotografias em posição oblíqua, nota-se melhor a direção dos cabelos no sentido oposto ao convencional na região frontotemporal superior direita (Fig. 3-21c,d).

O ângulo das incisões varia de acordo com a região trabalhada. No tratamento cirúrgico da calvície, o ângulo das incisões nas primeiras fileiras (zona 1) é de aproximadamente 10 a 15° e os sítios fabricados no sentido anteroposterior. À medida que se afasta das primeiras fileiras, a angulação vai aumentando e chega a aproximadamente 90° na região intermédia, passando a ângulos mais abertos de 120°, evoluindo para ângulos obtusos até 160° na coroa, sempre obedecendo a direção dos fios remanescentes.

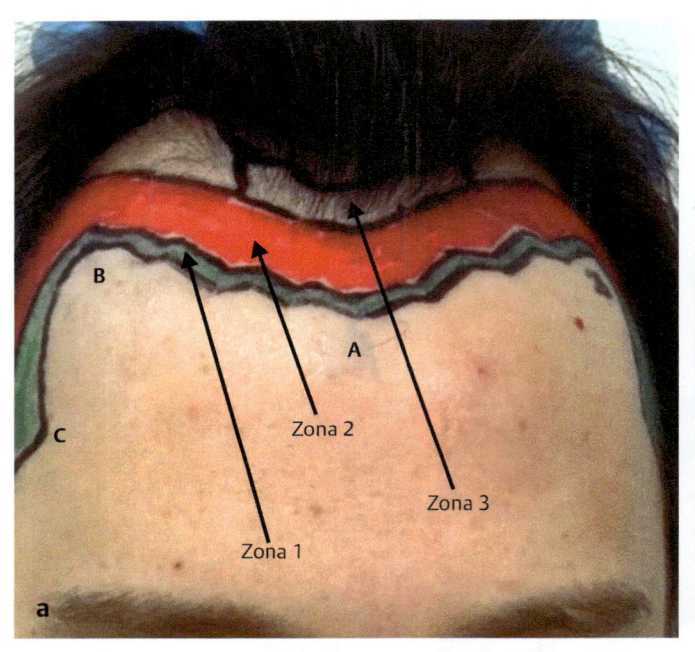

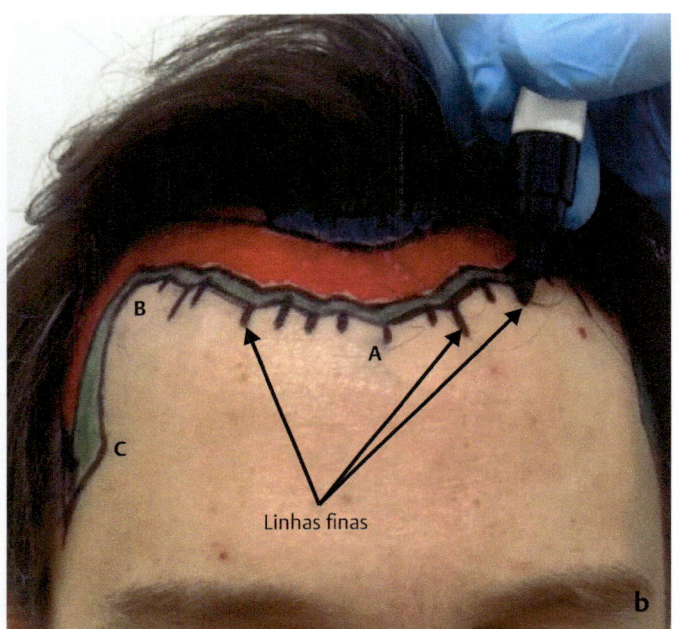

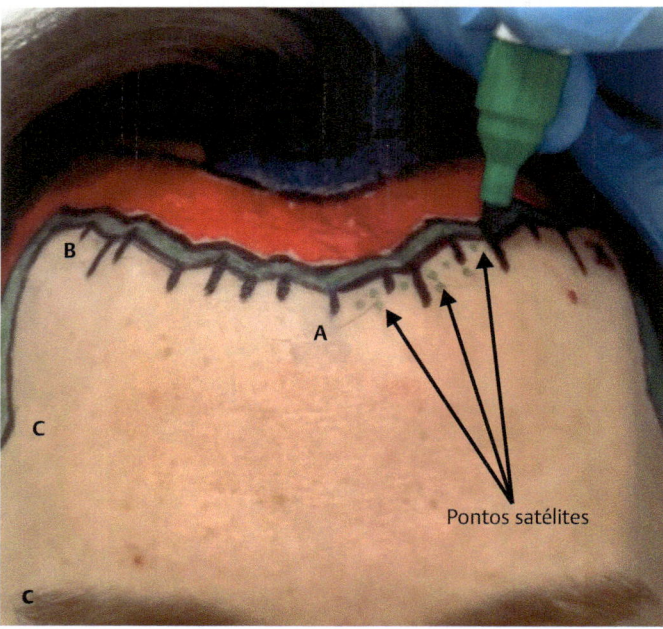

Fig. 3-19. (**a**) Zonas 1, 2 e 3 ou topete. (**b**) Linhas finas. (**c**) Pontos satélites que corresponderão aos futuros cabelos satélites. Observe a zona 3 ou área do topete, no centro da região intermédia, logo atrás da zona 2, em azul.

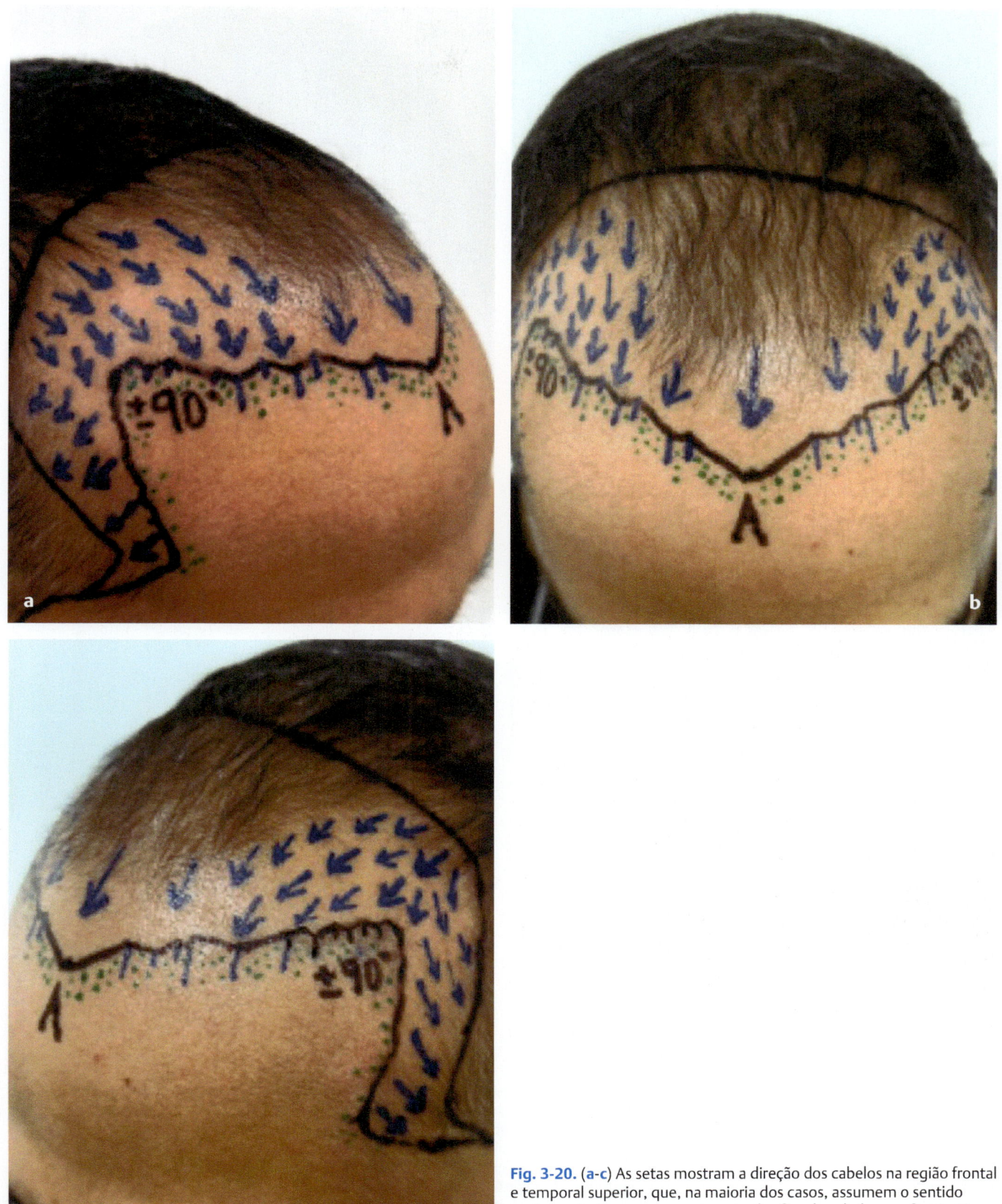

Fig. 3-20. (a-c) As setas mostram a direção dos cabelos na região frontal e temporal superior, que, na maioria dos casos, assumem o sentido posteroanterior com o crescimento dos fios de cabelo para frente. Na confluência da região temporal superior com a região temporal medial, sofrem ligeira mudança de direção, passando paulatinamente para o lado, para baixo e para trás na altura do pico e região temporal inferior.

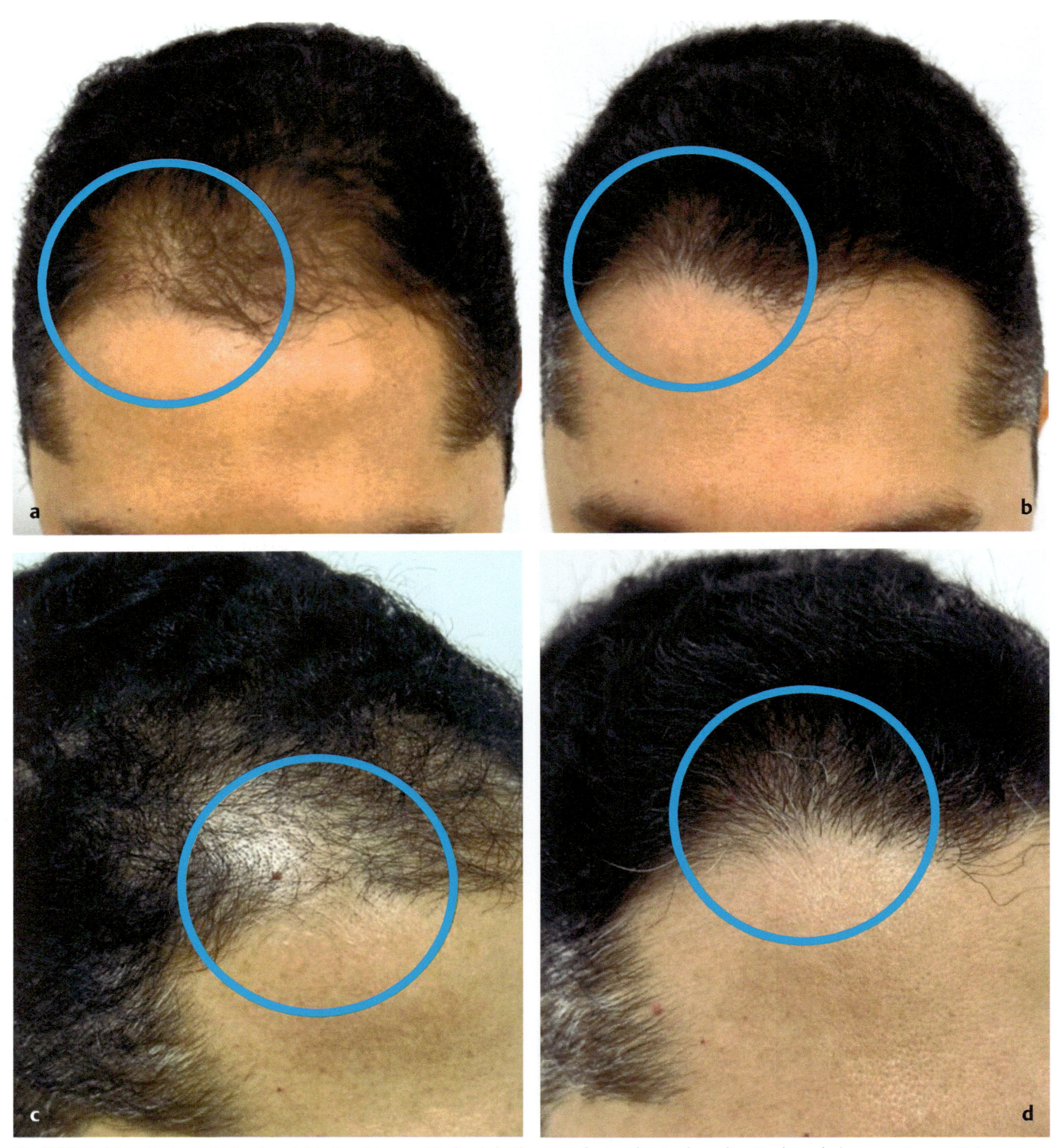

Fig. 3-21. (a,b) Paciente portador de calvície tipo IV na região frontal. Observar, dentro do círculo, a direção dos cabelos no pré-operatório (fotografia da esquerda), com os fios na direção oposta do convencional, no sentido anteroposterior, nascendo para trás e em três sentidos, ou seja, uma porção de cabelos nascendo para o lado direito do paciente, outra em direção ao centro da cabeça e uma terceira para o lado esquerdo. Em **b** o resultado parcial com 6 meses de operado mostra os cabelos seguindo fielmente a direção dos fios remanescentes no pré-operatório. **(c)** Paciente na posição oblíqua direita evidenciando no pré-operatório à esquerda o afloramento dos cabelos no sentido anteroposterior, direção oposta à encontrada na maioria dos casos. **(d)** Notar o pós-operatório de 6 meses e a enxertia seguindo rigorosamente a direção dos cabelos remanescentes.

Caso 2

Paciente, 59 anos de idade, portador de alopecia androgenética tipo VI. A enxertia da zona 1 (em verde) deve receber unidades foliculares contendo apenas uma raiz de cabelo. A zona 2 (em vermelho) é trabalhada com unidades foliculares contendo duas raízes pilosas. A zona de transição compreende a passagem da primeira para a segunda faixa (zona 1 para zona 2).

Na zona 3 (em azul), ou área do topete, o autor sugere uso de unidades foliculares mais robustas contendo 3 e 4 raízes pilosas.

Na zonas 4 (áreas hachuradas em linhas pretas) ou parietotemporal bilateral, e nas zonas 5 e 6 (em amarelo), que representam as áreas de transição da zona intermediária para a coroa, a enxertia é feita com unidades foliculares contendo 2, 3 e 4 raízes (Fig. 3-22a).

O mesmo paciente em outro ângulo mostrando o desenho da região anterior com foco para a linha do cabelo irregular e assimétrica, zona1, zona 2, zona 3, linhas finas e pontos satélites (Fig. 3-22b)

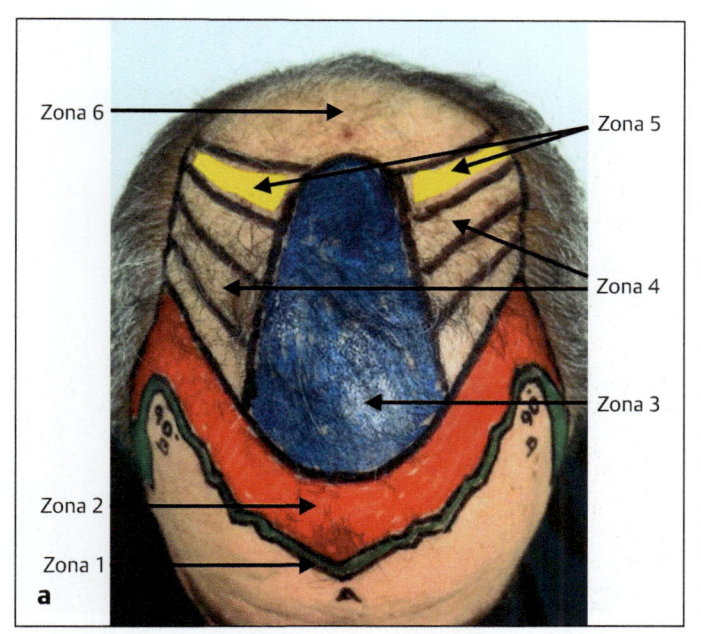

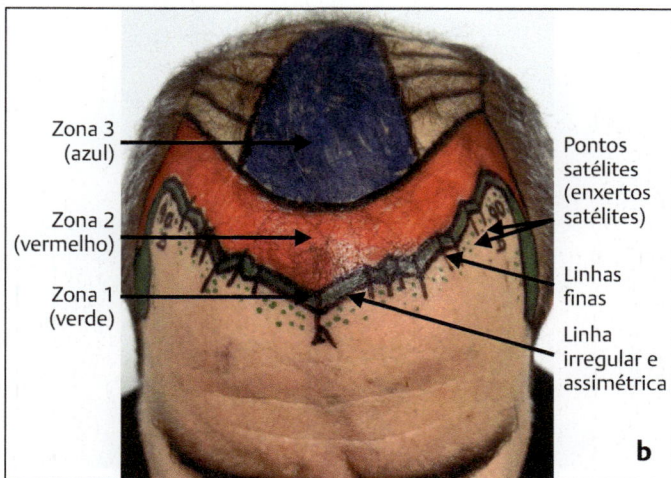

Fig. 3-22. (**a**) Paciente portador de calvície tipo VI desenhado para o transplante capilar pela técnica FUE. Observar a importância em classificar a área nobre frontotemporal como **região anterior**. A região anterior é composta pela linha anterior do cabelo, enxertos satélites, zona 1 e zona 2. A zona de transição compreende a passagem da zona 1 para a zona 2. Além disso, ainda deve-se considerar a zona 3 ou área do topete, extremamente importante para criar densidade de cabelo, sobretudo nas calvícies intermediárias e avançadas. Nos casos de calvícies avançadas dos tipos V, VI e VII, considerar a zona 4 (parietotemporal bilateral) e as zonas 5 e 6 (transição da área intermédia para a coroa). (**b**) Detalhes da linha anterior irregular e assimétrica e das zonas 1, 2 e 3 que compõem a região nobre na cirurgia da calvície.

Caso 3

Paciente de 43 anos de idade, portador de calvície tipo IV, sem recessos temporais.

O traçado segue a rotina do autor, com o ponto A localizado na área central e superior da fronte. Não existe obrigatoriedade em colocar o ponto A exatamente no centro da testa, podendo este ser deslocado para a direita ou para a esquerda, desde que não comprometa a estética final da linha anterior do cabelo.

Definido o ponto A, inicia-se o desenho da **linha anterior irregular e assimétrica** para o lado e para trás, favorecendo a criação das entradas e a definição do ponto B na união da linha frontotemporal superior com a linha frontotemporal vertical em ângulo de aproximadamente 90°. O ponto B deve ser colocado sempre em uma posição mais alta que o ponto A, favorecendo a criação das entradas, comuns no sexo masculino (Fig. 3-23).

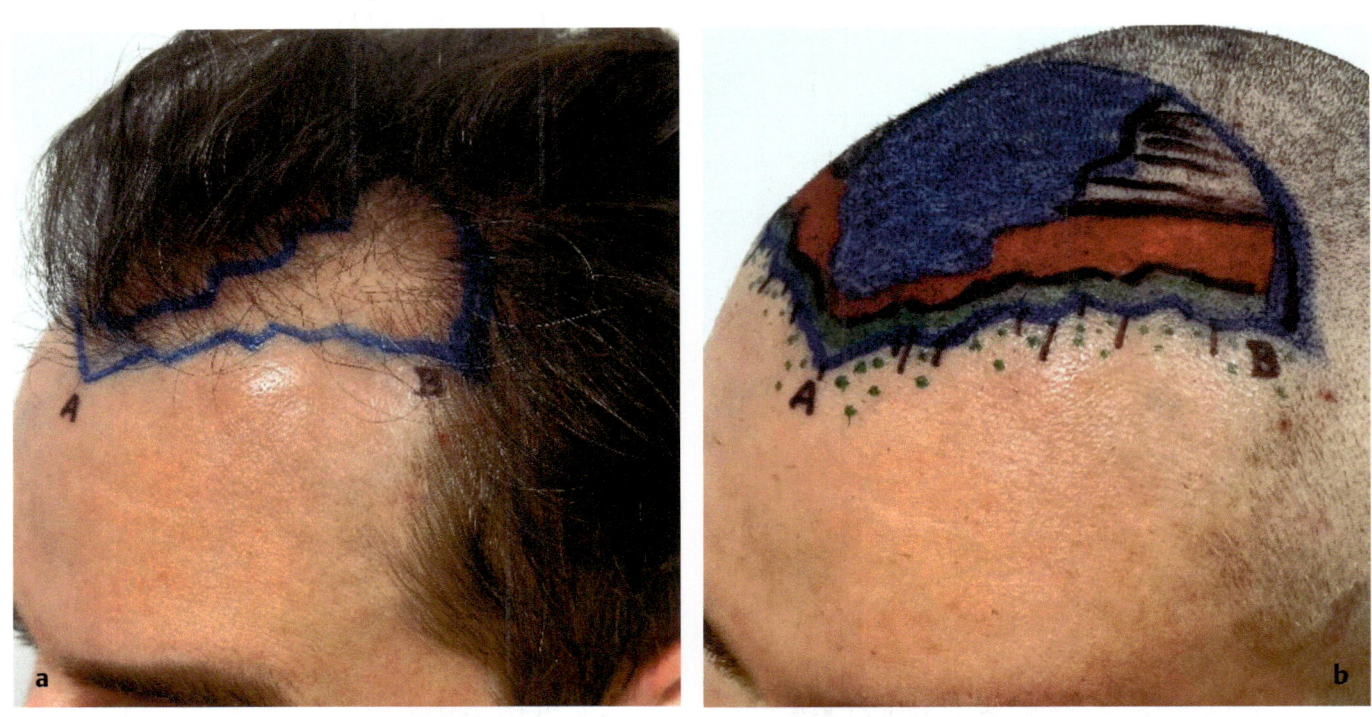

Fig. 3-23. (a,b) Paciente portador de calvície tipo IV com preservação do pico temporal e sem história de perda de cabelo nessa região. Notar a união do desenho da linha anterior com a linha pilosa temporal fazendo um ângulo de aproximadamente 90°.

Pré e Pós-Operatório
Caso 1

Paciente com 58 anos de idade, portador de alopecia androgenética tipo V na escala de Norwood e Hamilton (NH), frontal ("topete"), frontotemporal superior ("entradas"), frontotemporal lateral (têmporas e pico temporal), intermédia e coroa (Fig. 3-24). O paciente foi preparado na véspera para o procedimento, delimitadas as áreas receptoras e doadoras e raspado o couro cabeludo com auxílio de um tricótomo (Fig. 3-25). Foram enxertados 4.475 UFs nas regiões comprometidas (Fig. 3-26).

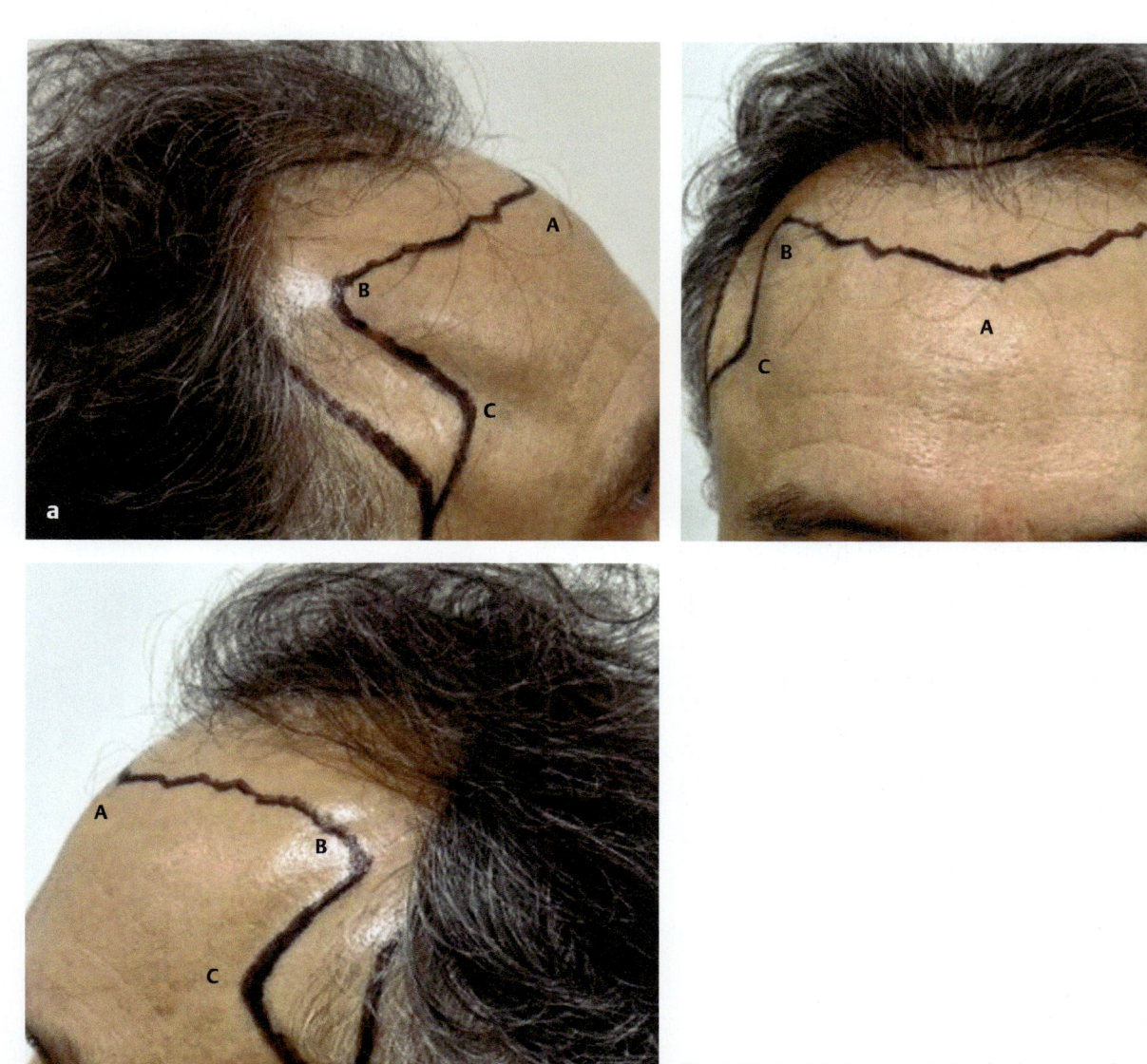

Fig. 3-24. (a-c) Paciente portador de alopecia androgenética tipo V evoluindo para o tipo VI. Notar o recuo importante nas regiões temporais laterais com alongamento horizontal e vertical da testa.

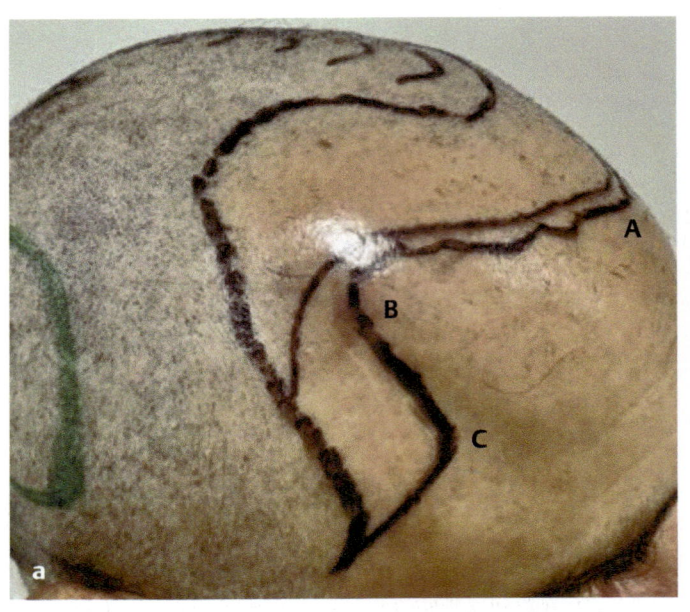

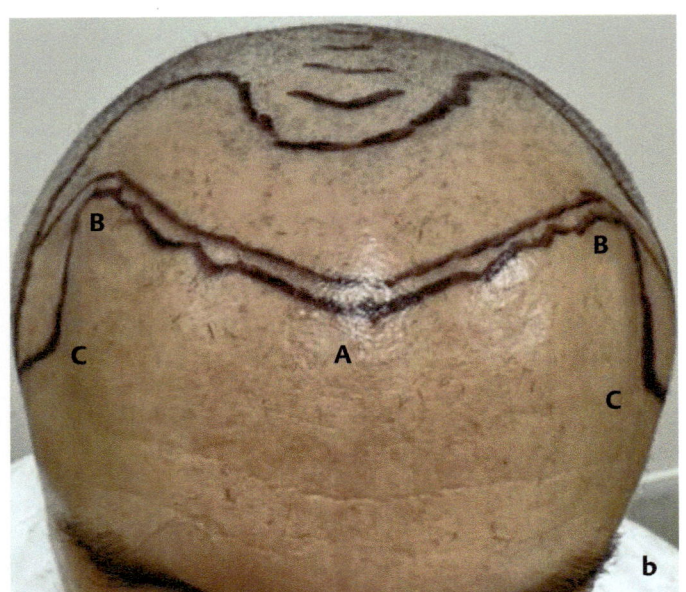

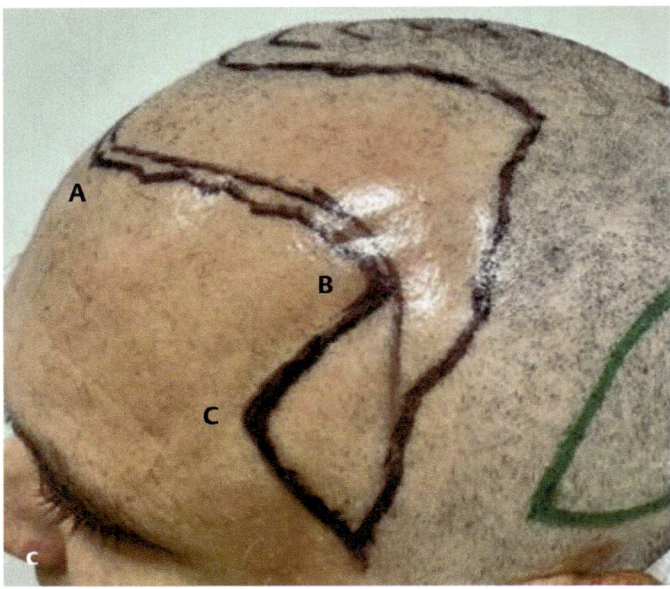

Fig. 3-25. (a-c) Paciente preparado para o transplante capilar, com o couro cabeludo raspado, definição dos pontos A, B e C, e o traçado da linha do cabelo conforme técnica do autor. As linhas finas e pontos satélites foram colocados antes do procedimento.

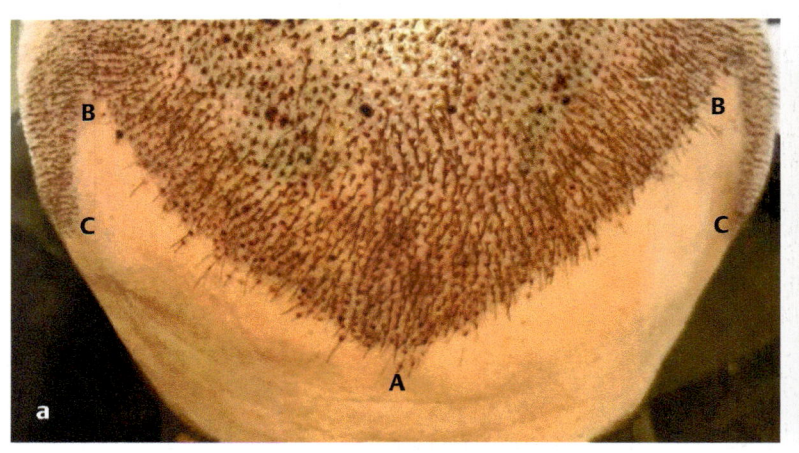

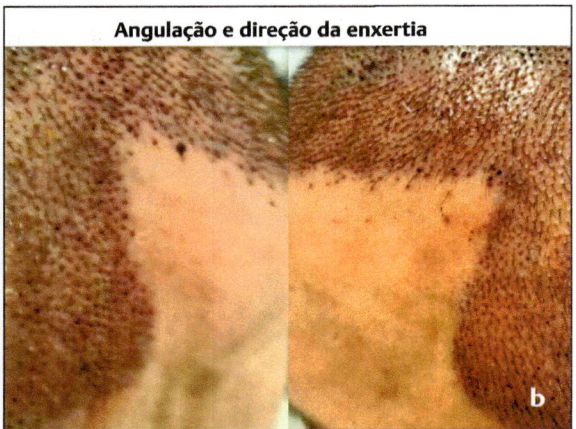

Fig. 3-26. (a) Paciente no pós-operatório imediato na vista superior evidenciando as áreas frontotemporal superior e frontotemporal lateral, obedecendo a direção dos fios remanescentes. Notar a distribuição aleatória dos enxertos satélites. (b) Enxertia na região frontotemporal, observar a direção e a angulação dos fios nas áreas trabalhadas.

LINHA ANTERIOR DO CABELO NO HOMEM E NA MULHER: DESENHO E ENXERTIA

Caso 2

Paciente com 47 anos de idade, portador de calvície tipo IV/V de NH, frontal, entradas e recesso temporal tipo I de Basto. Operado pela técnica FUE e com 1 ano de pós-operatório.

O paciente foi preparado na véspera do procedimento, e desenhado e discutido o caso minunciosamente. Ele não tinha conhecimento do recesso temporal tipo I de Basto e do apagamento parcial da península temporal. Foi proposto o avanço da linha temporal lateral e redefinição do pico temporal, aceito de imediato pelo paciente.

O resultado mostra a importância de trabalhar a região temporal, uma área nobre no transplante capilar. Nesses casos, reconstruir a região temporal refina e aprimora o resultado da cirurgia, como demonstrado na Figura 3-27.

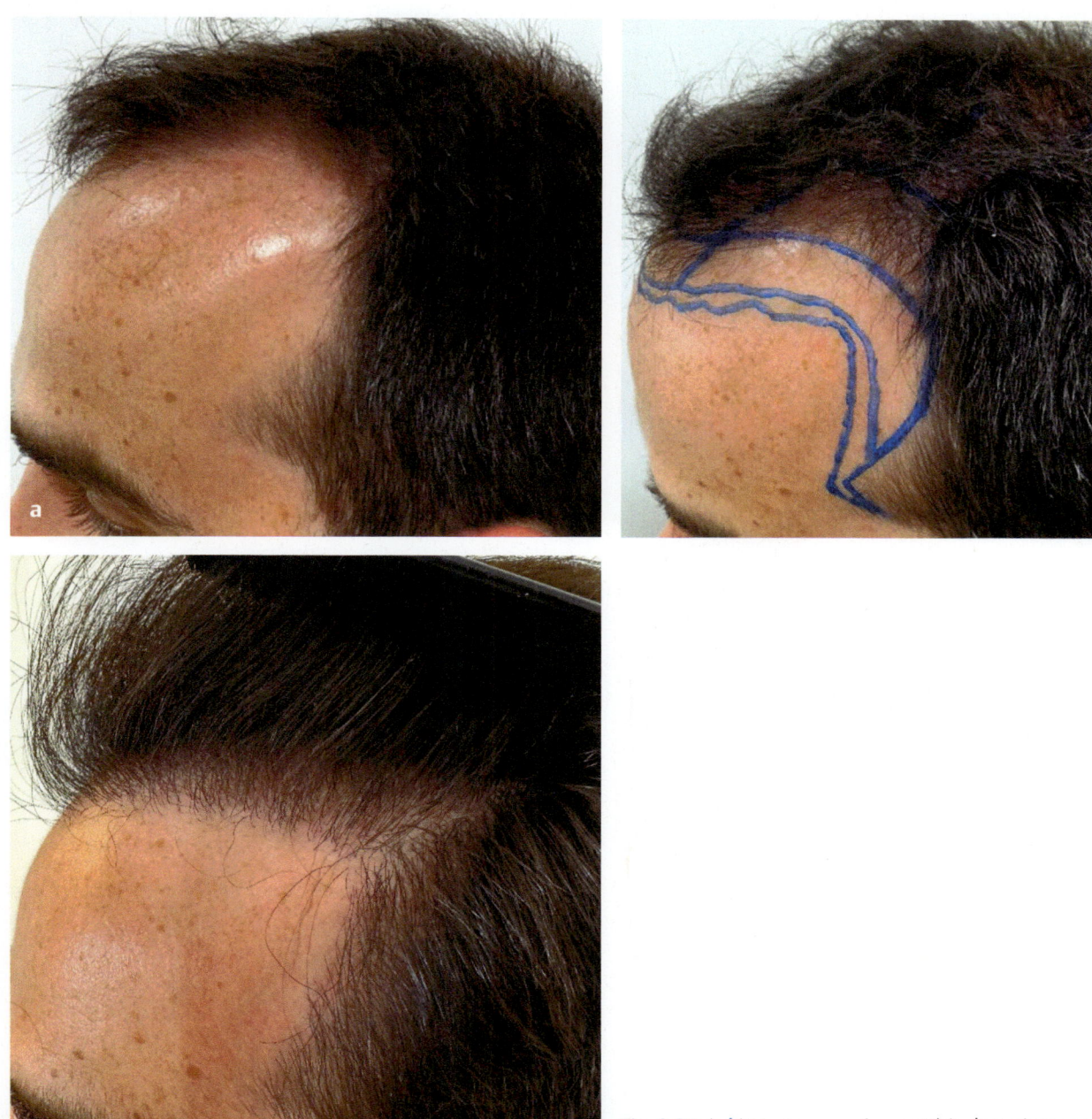

Fig. 3-27. (a,b) Mostram o pré-operatório do paciente no perfil esquerdo. (c) Resultado com 1 ano de operado. Observar a irregularidade da linha anterior do cabelo e o preenchimento do recesso temporal tipo I de Basto com redefinição do pico temporal. *(Continua)*

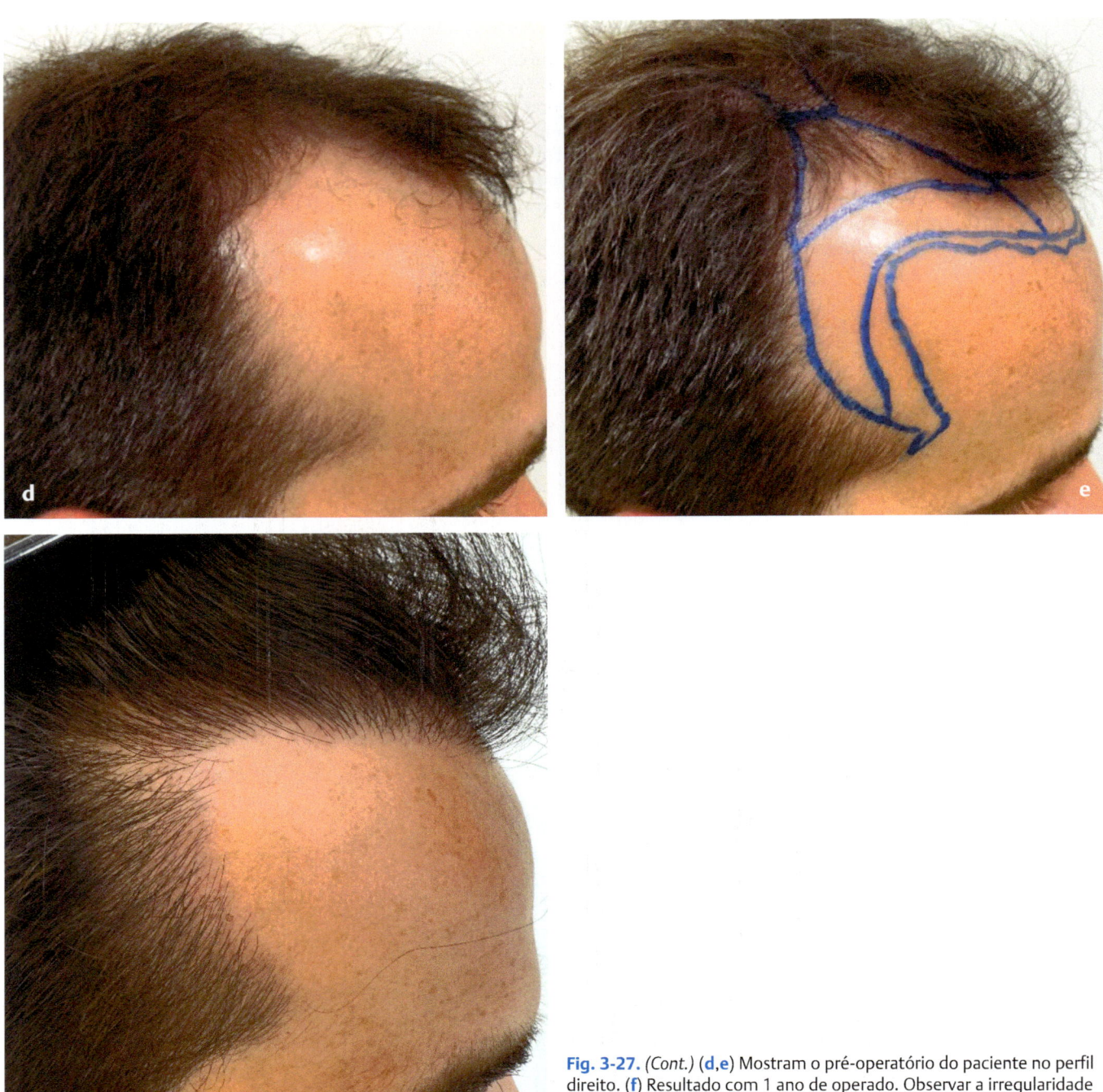

Fig. 3-27. *(Cont.)* (**d,e**) Mostram o pré-operatório do paciente no perfil direito. (**f**) Resultado com 1 ano de operado. Observar a irregularidade da linha anterior do cabelo e o preenchimento do recesso temporal tipo I de Basto com redefinição do pico temporal.

Caso 3

Paciente com 45 anos de idade, portador de calvície tipo IV/V, frontal e entradas laterais (Fig. 3-28). Operado pela técnica FUT, com 10 anos e 8 meses de pós-operatório na Figura 3-28b e d, e 14 anos de pós-operatório na Figura 3-28c,e,g.

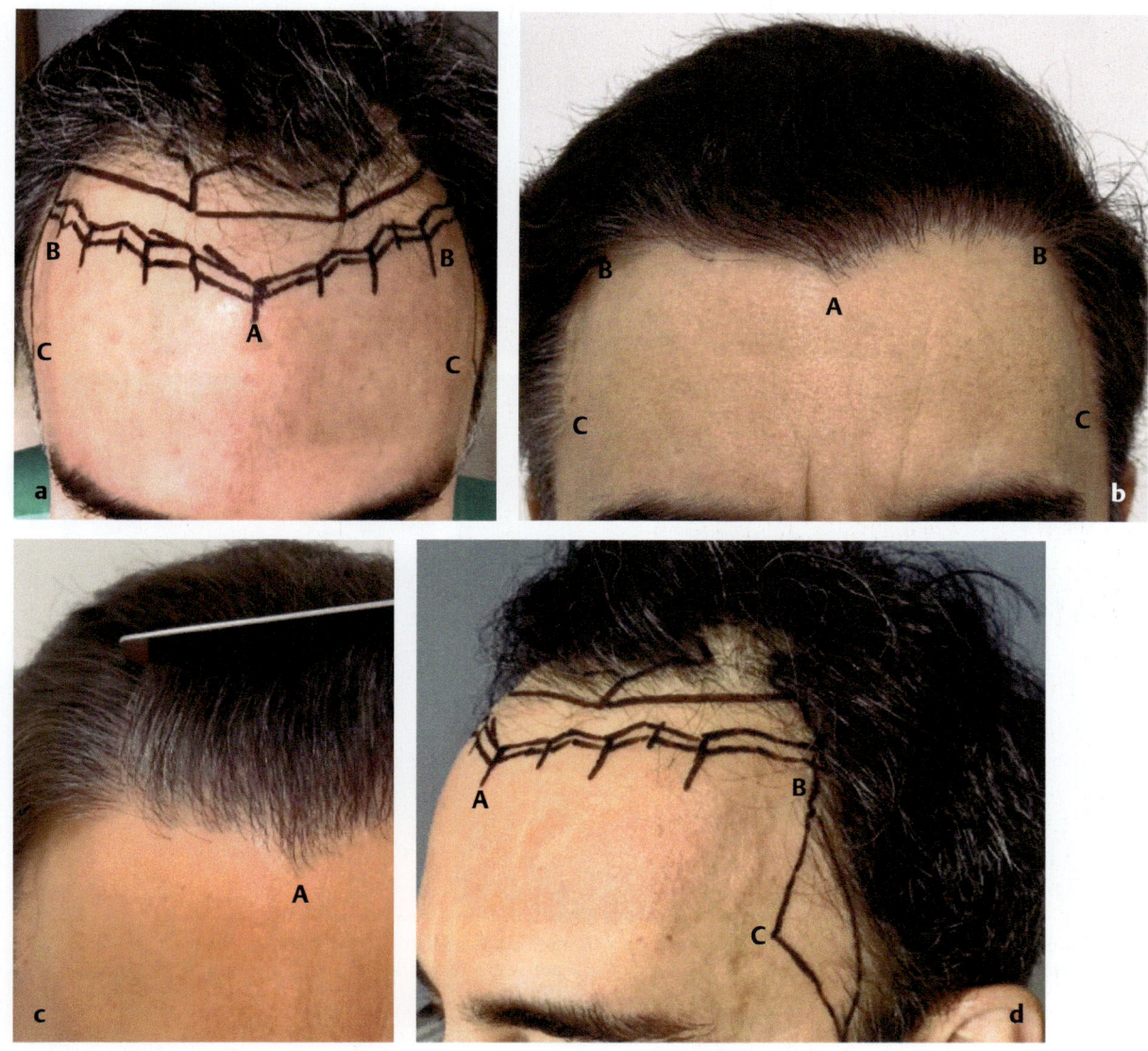

Fig. 3-28. (**a,b**) Pré e pós-operatório de 10 anos e 8 meses. Reparar a linha irregular e assimétrica, cabelos satélites (em número menor do que preconizado pelo autor atualmente) e avanço da linha temporal lateral para a porção média da frente, com novo pico temporal. (**c**) Pós-operatório de 14 anos, com o resultado mantido e o paciente satisfeito. (**c,d**) Paciente no perfil esquerdo mostrando o pré e pós-operatório de 10 anos e 8 meses, com detalhe para a linha anterior frontotemporal superior esquerda com avanço da linha frontotemporal vertical para a porção média da frente e redefinição do novo pico temporal. *(Continua)*

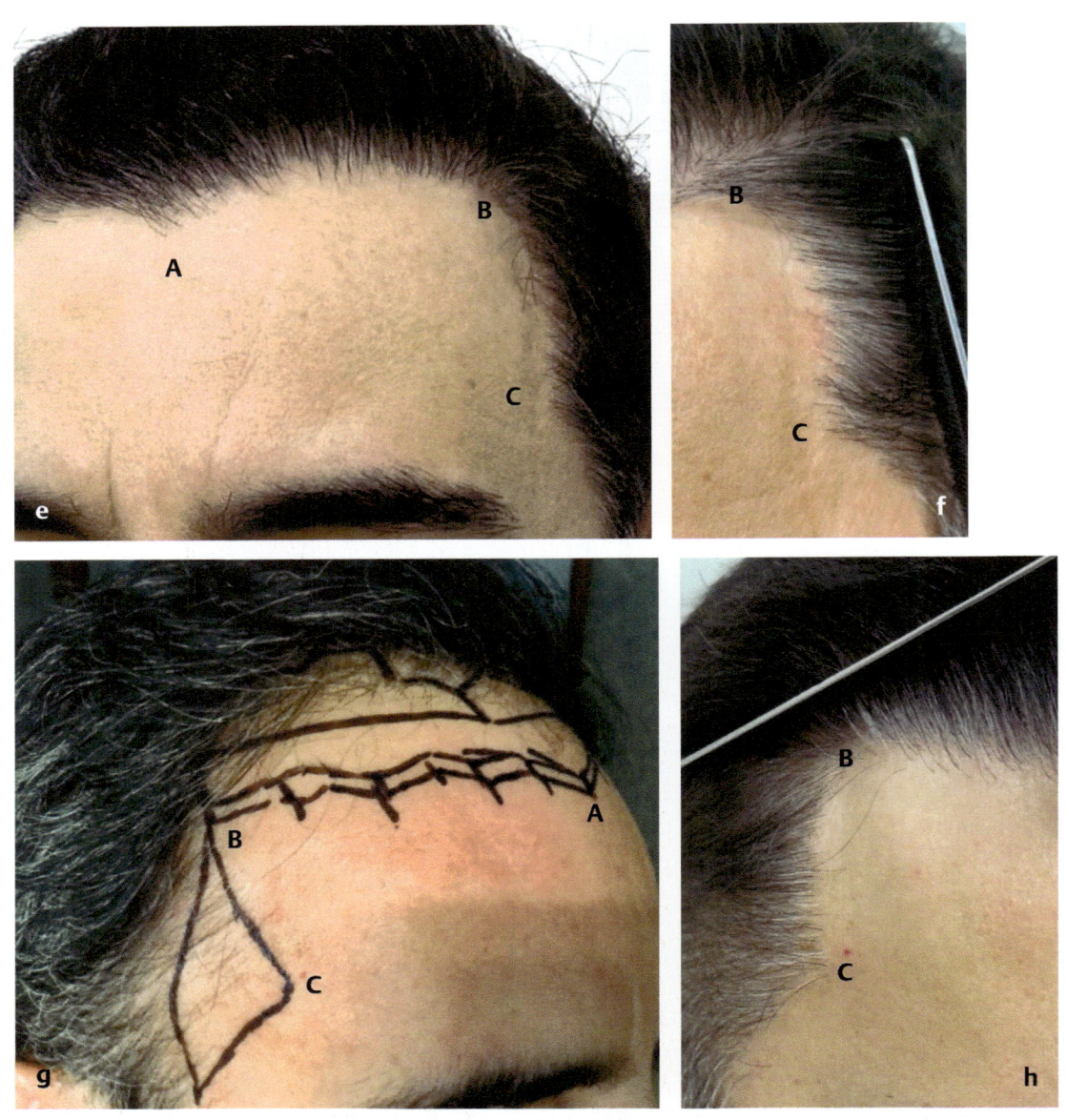

Fig. 3-28. *(Cont.)* (**e**) Observa-se a região temporal com 14 anos de pós-operatório, com resultado mantido. (**f**) Pré-operatório. (**g**) Quatorze anos de pós-operatório, à direita, mantendo o resultado satisfatório.

PONTO B EM CALVÍCIES MASCULINAS AVANÇADAS

Nas calvícies tipo VII, uma das maiores dificuldades é achar a altura ideal do ponto B. Nesses casos, geralmente, existem desproporções entre área calva e capacidade das regiões doadoras. Muitas vezes, e mesmo usando a técnica **híbrida** com auxílio da colheita de unidades do corpo (BHT), não se consegue uma quantidade suficiente para cobrir toda a área receptora com boa densidade, proporcionando resultados volumosos e naturais. Normalmente o ponto B deve ser posicionado em uma altura que permita traçar a linha anterior irregular e assimétrica desde o ponto A (que também deve ser colocado em posição mais alta, entre 8 e 9 cm da glabela), para o lado e bem para trás, criando grandes entradas e diminuindo a área receptora a ser trabalhada, possibilitando um preenchimento adequado da calvície e resultados mais densos para os pacientes.

A Figura 3-29 mostra um caso de calvície tipo VII e o posicionamento ideal dos pontos A e B, permitindo diminuir a área calva a ser trabalhada e produzir um resultado mais denso e natural. A direção dos fios de cabelo deve ser para baixo nas áreas semilunares bilaterais, e discretamente para um dos lados (direito ou esquerdo) na região de topete e fronto-parietal, atingindo a coroa, se possível, e, nessa região, seguir a direção dos redemoinhos quando existentes.

Com essa conduta, os resultados tendem a uma maior naturalidade, elevando autoestima do paciente e estimulando-o a fazer outras sessões cirúrgicas para obter resultados ainda melhores (Fig. 3-30).

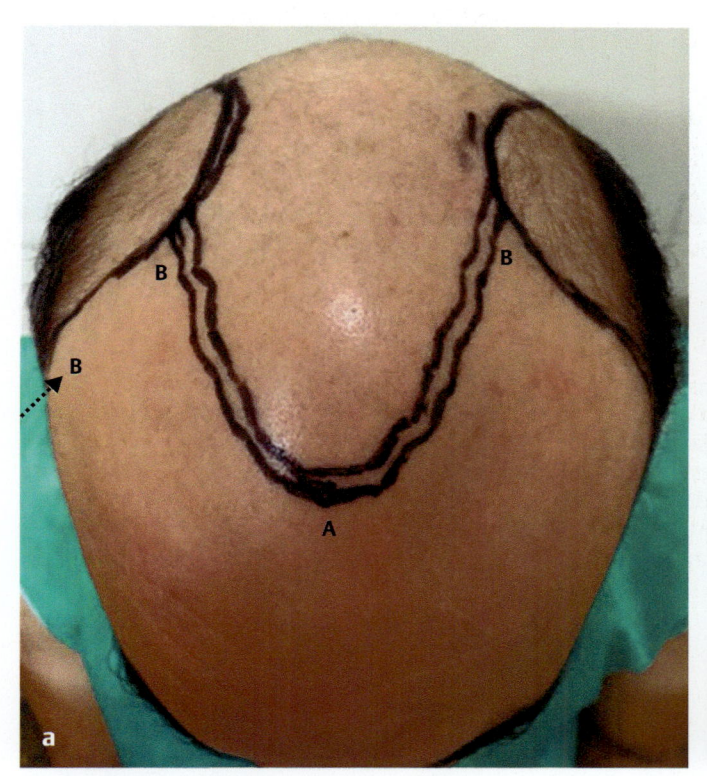

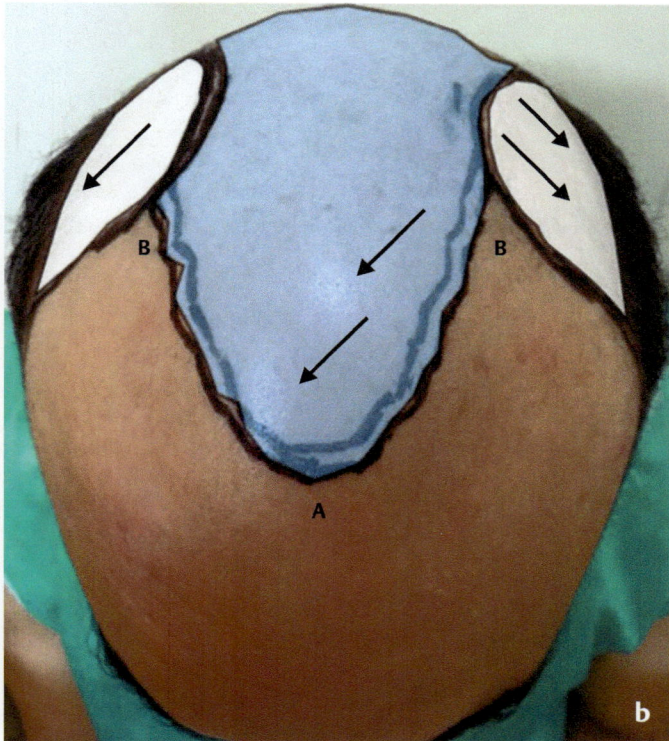

Fig. 3-29. (**a**) Paciente portador de calvície tipo VII e o desenho proposto para o caso. (**b**) Ponto A posicionado a 8,5 cm da glabela; duas áreas semilunares, com base na linha temporal superior, atingindo o ápice na porção central parietal bilateral, e o ponto B colocado na porção mais alta da linha semilunar anterior. Assim, encurta-se a área calva a ser trabalhada (destacada em azul na porção central e em branco nas regiões semilunares laterais) e promove-se maior densidade capilar pós-operatória com resultados mais naturais. As setas orientam a direção dos fios após o afloramento, alertando para a direção das incisões no ato cirúrgico em cada área específica (incisões inferossuperiores nas áreas semilunares laterais e anteroposteriores na área central principal).

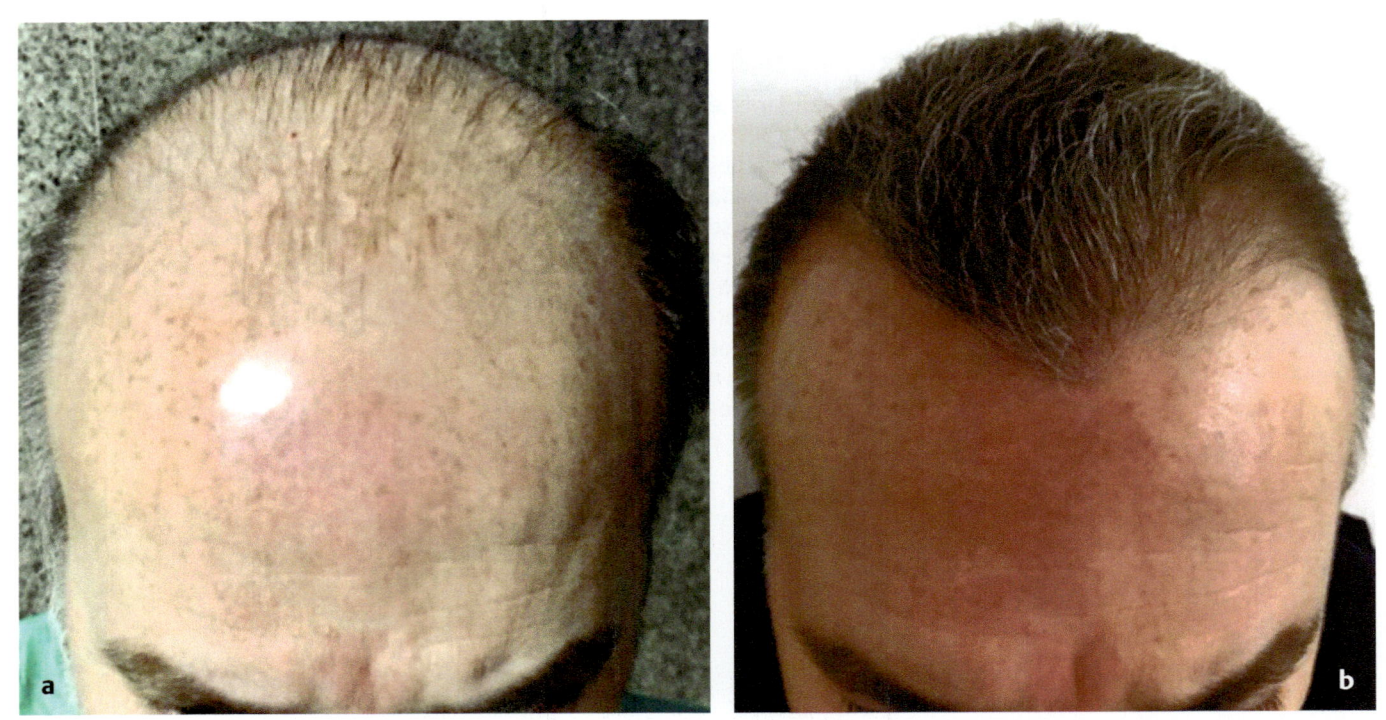

Fig. 3-30. (a,b) Pré e pós-operatório de 9 meses. Diversos enxertos satélites foram colocados à frente da linha irregular, provocando a sensação de maior preenchimento nas entradas laterais.

CONCLUSÃO

O padrão irregular e assimétrico da linha anterior do cabelo, no homem, pode ser alcançado criando irregularidades e aparência de desigualdade natural global.

Encontrar a altura ideal do ponto A, seja com uso de artifícios métricos ou manuais, deve ser priorizado, porém a sensibilidade estética do cirurgião deve prevalecer.

Pontos B e C (pico temporal) e densidade alta na zona anterior (área nobre) são fundamentais para alcançar o resultado desejado e seguir a direção dos fios remanescentes, mesmo miniaturizados, recriando volume capilar natural nas regiões operadas.

SEÇÃO II
LINHA ANTERIOR DO CABELO NA MULHER

INTRODUÇÃO

Embora seja uma herança de caráter benigno, estudos mostram que a alopecia androgenética feminina impacta muito mais nas mulheres quando comparadas aos homens. A AAG feminina gera sérios problemas de ordem médica e psicológica, interferindo negativamente nas relações pessoais e profissionais, comprometendo a qualidade de vida e autoestima, podendo causar depressão e ansiedade.

Na Figura 3-31, observamos o resultado de um transplante capilar em uma mulher de 34 anos, operada em outro serviço. Observamos uma tentativa de baixar a linha anterior do cabelo, porém com enxertos grosseiros, afastados entre si, sem angulação adequada e muito baixa, com o ponto A quatro centímetros da glabela, e com ausência de concavidade ou curva descendente frontotemporal. Foi um resultado frustrante para a paciente, que passou a raspar os cabelos que foram equivocadamente enxertados nas regiões nobres frontal e temporal.

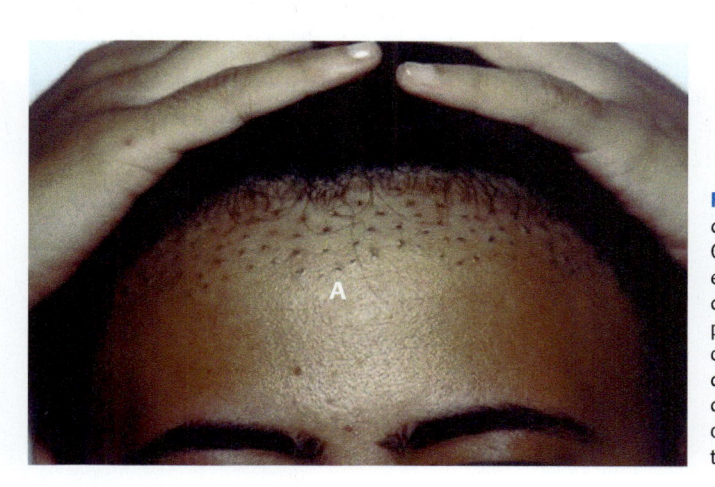

Fig. 3-31. Resultado artificial da linha anterior feminina. Observar ausência de macro e microirregularidades e densidade capilar adequada. O ponto A colocado muito baixo, cerca de 4 cm da glabela, e testa quadrada, justamente o oposto do que deve ser proposto para o sexo feminino, ou seja, uma testa concava, arredondada.

LINHA ANTERIOR DO CABELO NA MULHER SEM ALOPECIA

Mulheres que não possuem qualquer tipo de alopecia "desenham" uma linha anterior do cabelo irregular e assimétrica, criando uma curva frontotemporal descendente em direção à costeleta (linha frontotemporal côncava). Na maioria dos casos, observa-se uma testa ovalada, redonda, em sintonia com a face, produzindo uma aparência mais delicada à face feminina (Fig. 3-32).

O traçado deve ser irregular e assimétrico, não guardando correspondência com o lado oposto. Também se observa, na maioria das mulheres, uma característica na massa capilar do couro cabeludo formando um pico em forma de V localizado no alto da região frontal e em sua porção medial, invadindo a testa para frente e para baixo, conhecido popularmente como bico da viúva. Esta característica peculiar pode ser vista também nos homens, sendo mais comum no sexo feminino (Fig. 3-33).

O ponto A ou ponto tríquio nas mulheres é situado cerca de 5 a 7 cm a partir da região glabelar média, o que deixa a testa feminina mais curta verticalmente e, como a linha pilosa anterior faz uma curva frontotemporal descendente, a testa feminina mostra-se redonda e mais estreita horizontalmente.

Outro exemplo de mulher não calva com 31 anos de idade: reparar a linha anterior do cabelo com as características próprias do sexo feminino (Fig. 3-34). Observar o traçado irregular e assimétrico da linha do cabelo lado a lado da fronte e a curva frontotemporal descendente bilateral indo ao encontro das costeletas.

O ponto A, nas mulheres, situa-se aproximadamente 5,0 a 7,0 centímetros da glabela. O traçado da linha pilosa anterior no sexo feminino para o transplante capilar (TC) deve seguir exatamente os conceitos do autor, como irregularidade, assimetria frontal lado a lado, enxertos satélites, zona 1, zona 2, zona de transição (passagem da zona 1 para a zona 2) e zona 3 ou topete. Entretanto, deve seguir as particularidades inerentes ao sexo, ou seja, a confluência da linha frontotemporal superior com a linha temporal lateral nas mulheres faz uma curva descendente (côncava) indo ao encontro da linha pilosa anterior da costeleta (testa redonda).

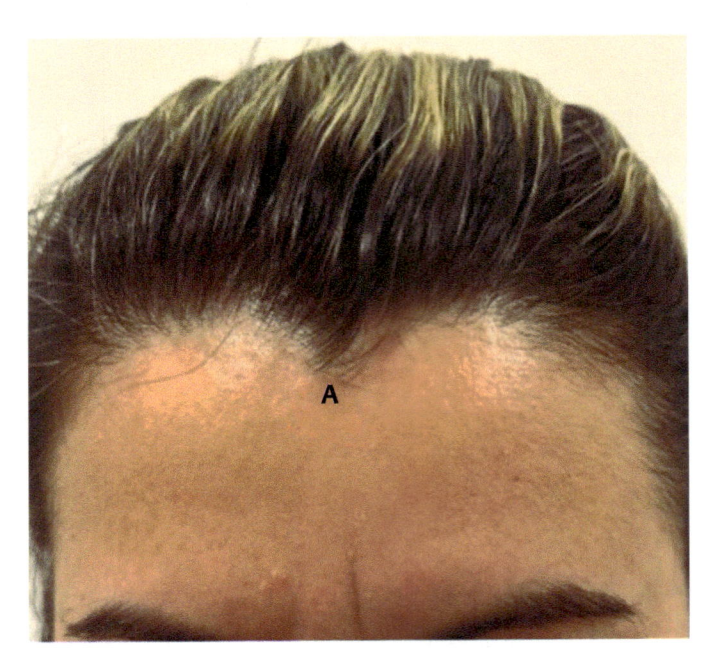

Fig. 3-32. Linha anterior do cabelo em uma mulher de 42 anos de idade. Reparar o traçado irregular e assimétrico lado a lado da fronte, desenhando uma curva descendente na região frontotemporal bilateral até o encontro da linha pilosa anterior da costeleta, deixando a testa arredondada, comum no sexo feminino.

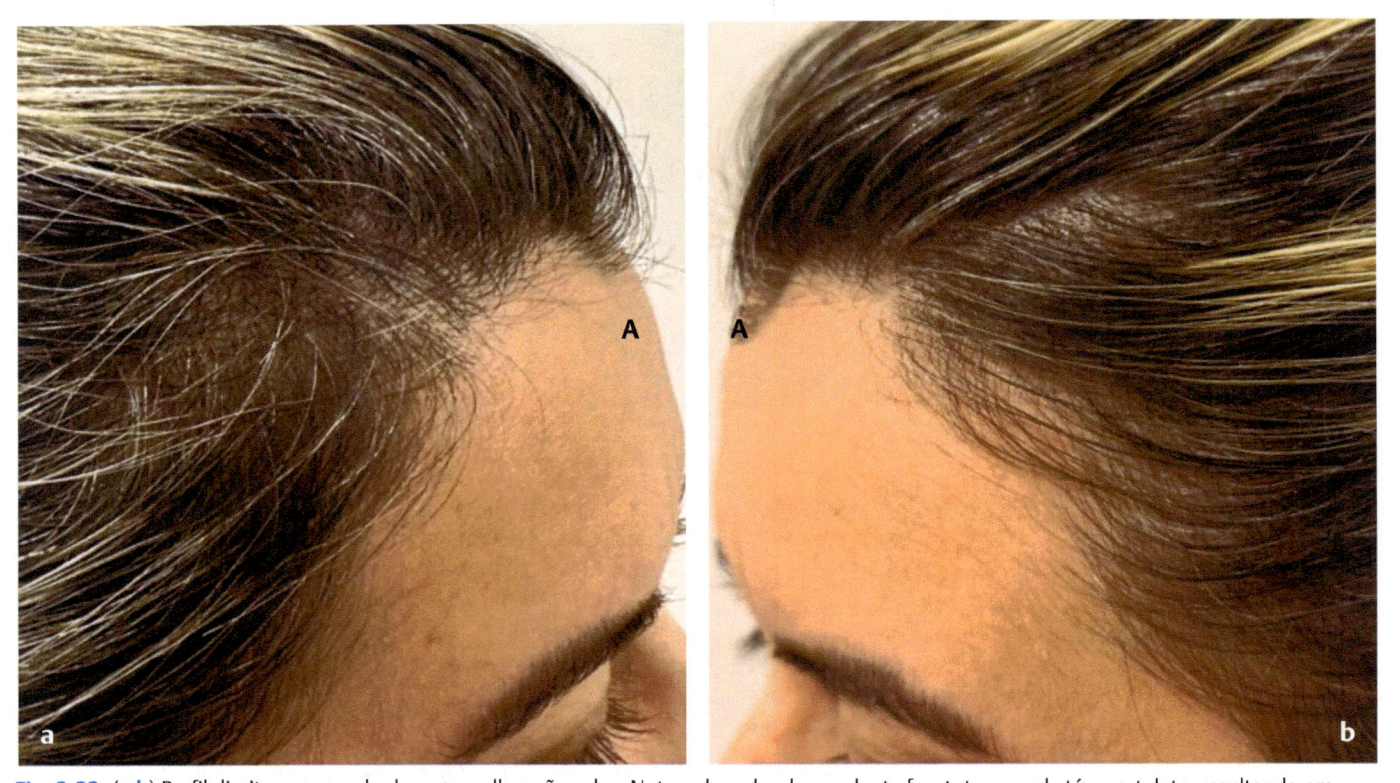

Fig. 3-33. (a,b) Perfil direito e esquerdo de uma mulher não calva. Note o desenho descendente frontotemporal até a costeleta, resultando em testa arredondada. Na porção média da linha anterior, observa-se uma massa capilar invadindo a testa no sentido craniocaudal ("bico da viúva").

LINHA ANTERIOR DO CABELO NO HOMEM E NA MULHER: DESENHO E ENXERTIA

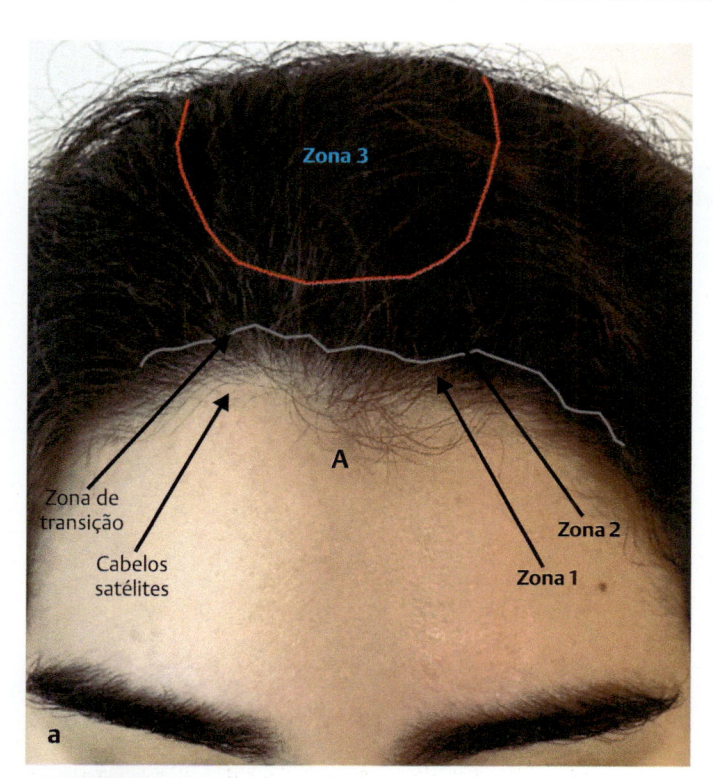

Fig. 3-34. (a) Detalhes da linha pilosa anterior no sexo feminino. Observar a testa ovalada, côncava, deixada pela curva descendente frontotemporal bilateral. Linha anterior do cabelo irregular e assimétrica lado a lado na fronte, ponto A de 5,5 cm a partir do ponto médio da glabela, zona 1, zona 2, cabelos satélites, zona de transição e região do topete ou zona 3. **(b,c)** Perfil direito e esquerdo da mulher não calva. Reparar a leveza da face deixada pelo traçado piloso frontotemporal bilateral fazendo uma linha curva convexa descendente nas laterais do rosto, encurtando a testa vertical e horizontalmente.

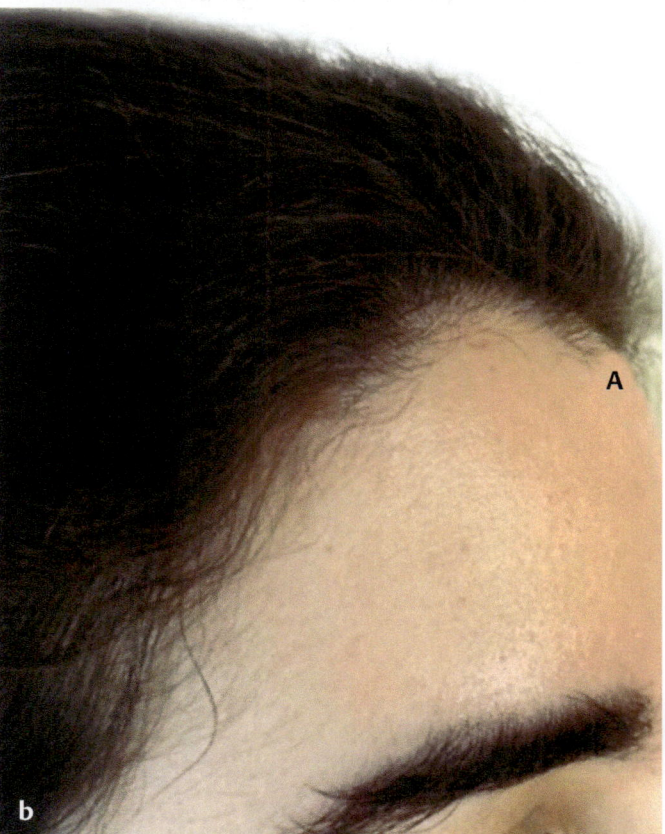

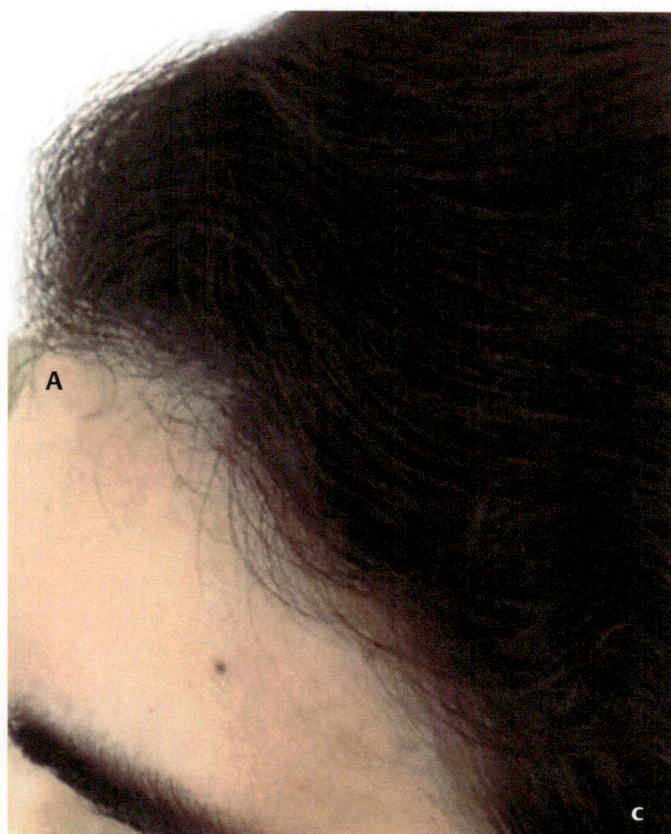

A Figura 3-35a apresenta outro exemplo de mulher sem alopecia com a linha anterior do cabelo irregular e assimétrica fazendo uma concavidade frontotemporal bilateral e com discreto redemoinho na porção medial da fronte.

A Figura 3-35b,c mostra a mulher no perfil direito e esquerdo. Reparar a altura do ponto A, e embora não seja uma queixa da paciente, que inclusive afirma ter a mesma linha do cabelo desde criança, apresenta discreta rarefação na altura do ponto médio frontal.

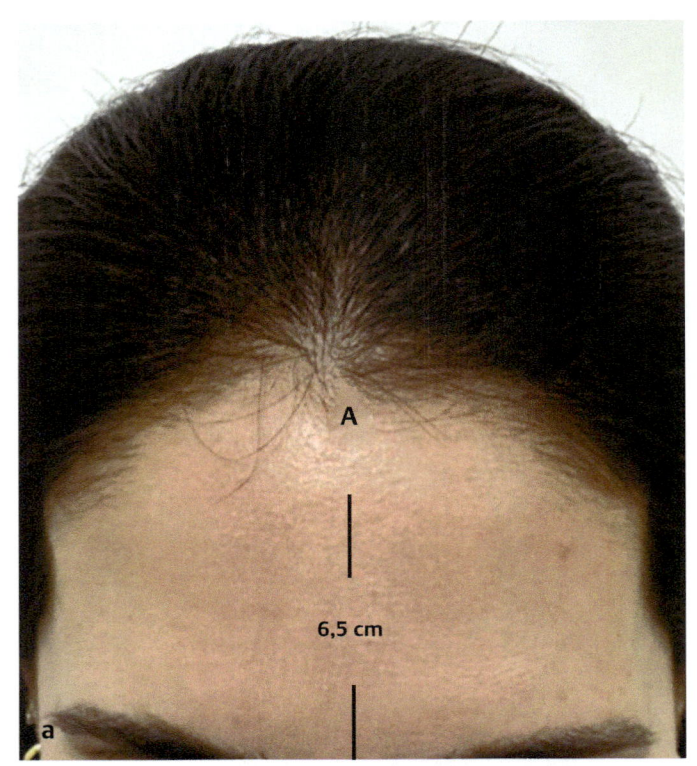

Fig. 3-35. (**a**) Linha anterior feminina com concavidade bilateral e discreto redemoinho na porção média da linha anterior irregular e assimétrica. (**b,c**) Altura do ponto A: 6,5 cm da glabela e curva descendente frontotemporal bilateral.

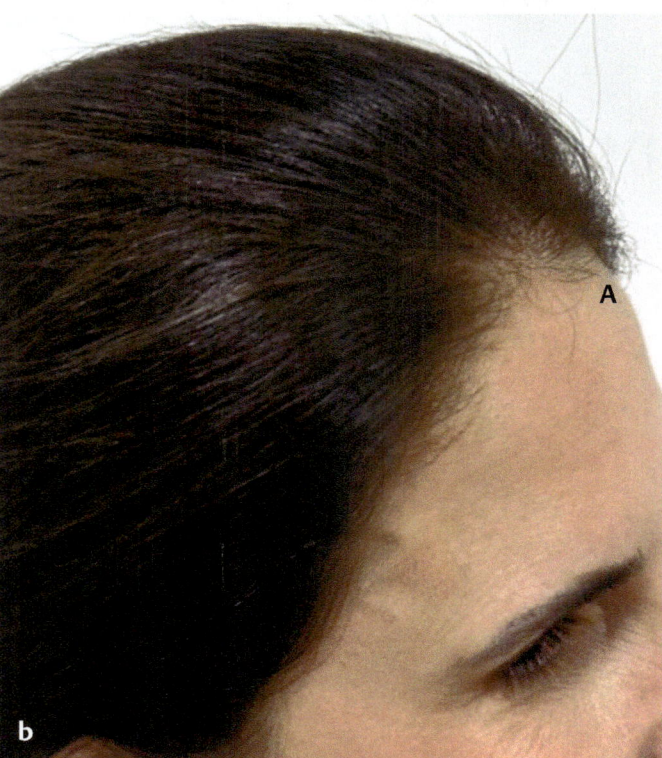

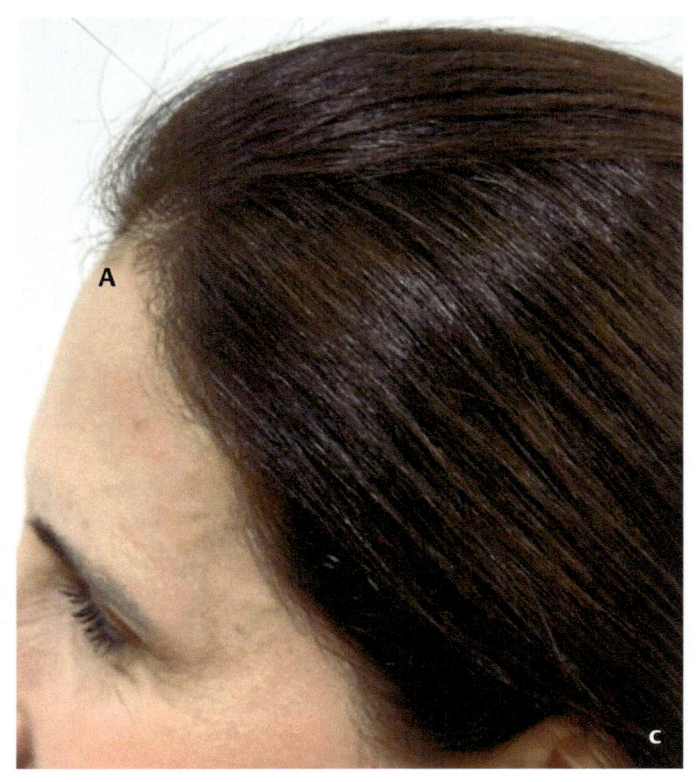

DESENHO E ENXERTIA DA LINHA ANTERIOR NA MULHER – (PONTO A E CURVA FRONTOTEMPORAL DESCENDENTE – PASSO A PASSO)

Marcação Cirúrgica

Na calvície feminina, as mulheres experimentam o afinamento progressivo do cabelo, resultando em perda perceptível geralmente na região do topo da cabeça, mas pode atingir outras áreas, como a região frontal com testas alongadas e, em casos mais graves, afetar todo o couro cabeludo. Pode ser causada por vários fatores, incluindo genética, alterações hormonais e outras doenças que podem levar ao afinamento e a queda dos fios.

A busca pelo tratamento é incessante, e, muitas vezes, está indicado o uso de drogas vasodilatadoras, antiandrogênicos, nutracêuticos, *laser*, LED, corticoterapia (nas doenças autoimunes) e o transplante capilar.

A testa alongada nas mulheres pode ser decorrente de uma característica familiar, ou pode-se desenvolver ao longo dos anos com afinamento e queda dos cabelos nas regiões laterais (frontotemporal) e/ou região frontal anterior (Fig. 3-36a). A tricoscopia deve ser realizada em todos os casos. A queda dos fios pode estar associada à hereditariedade, porém necessita de uma investigação minuciosa para detecção de doenças autoimunes e outras patologias que podem vir isoladas ou associadas à calvície androgenética. Em alguns casos, na suspeita de alopecia cicatricial, deve-se fazer biopsia para um diagnóstico conclusivo (Fig. 3-36b).

O traçado da linha anterior feminina deve ser irregular e assimétrico como nos homens, ter linhas finas e pontos satélites, porém difere da linha masculina em alguns aspectos.

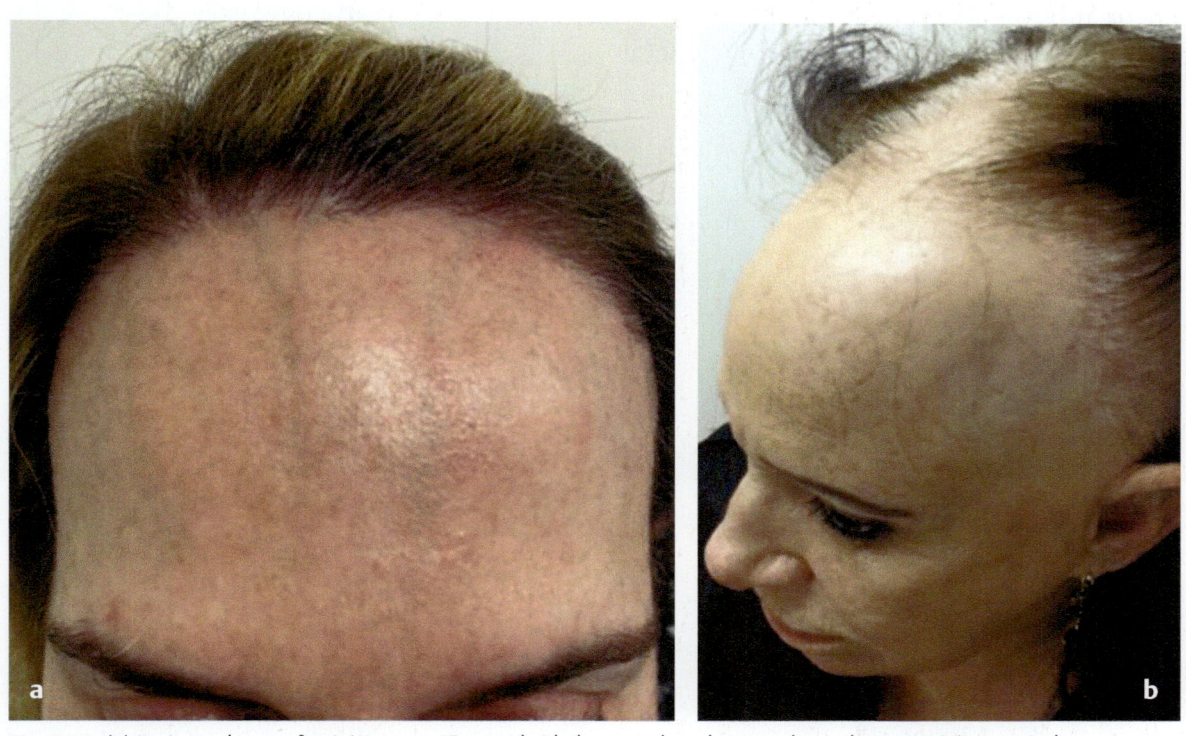

Fig. 3-36. (**a**) Paciente do sexo feminino, com 47 anos de idade, portadora de testa alongada nas posições vertical e longitudinal desde criança. (**b**) Outra paciente portadora de AFF (alopecia fibrosante frontal), doença autoimune que evolui com alopecia cicatricial.

Posição do Ponto A

Nas mulheres, de modo geral, o ponto A deve ser posicionado na porção central e superior da fronte cerca de 5 a 7 cm da glabela (Fig. 3-37). Esse ponto pode ser desenhado com ajuda de uma régua flexível. Não existe obrigatoriedade em colocar o ponto A exatamente no centro da fronte, podendo este ser deslocado sutilmente para a direita ou para a esquerda, desde que não comprometa a estética e harmonia facial da paciente. Em alguns casos, podemos lançar mão do paquímetro e medir a proporção dos três terços da face.

Testa Redonda

Nas mulheres, os pontos B e C, da linha anterior do cabelo masculino, não existem; traça-se uma linha curva descendente frontotemporal a partir do tríquio. Inicialmente a linha segue para o lado da fronte, discretamente para trás, e na altura da projeção vertical da pupila, faz-se uma curva descendente, côncava, até o que seria o ponto C (ponto de referência para o pico temporal masculino), quando o traçado muda de direção, e diagonalmente continua para trás até o encontro da linha anterior da costeleta, como mostra a Figura 3-37. Com esses conceitos, cria-se uma testa redonda, mantendo a característica feminina.

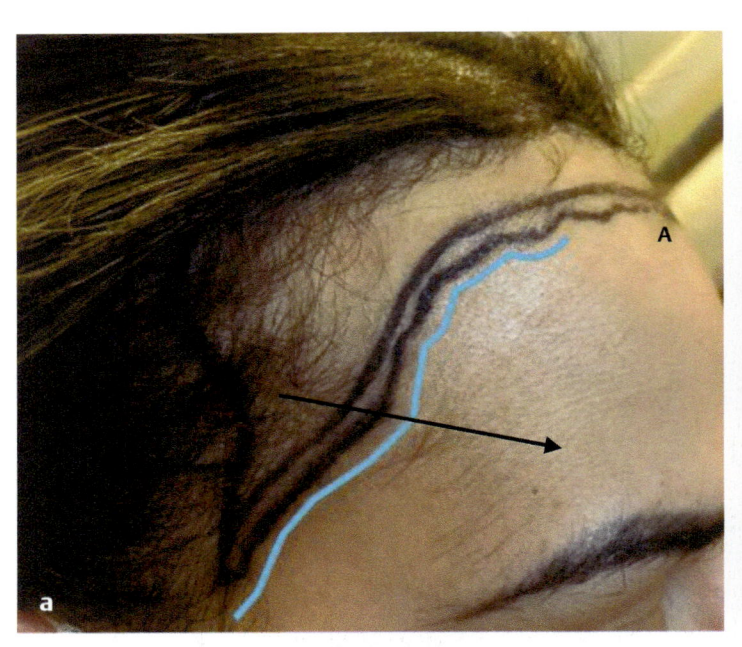

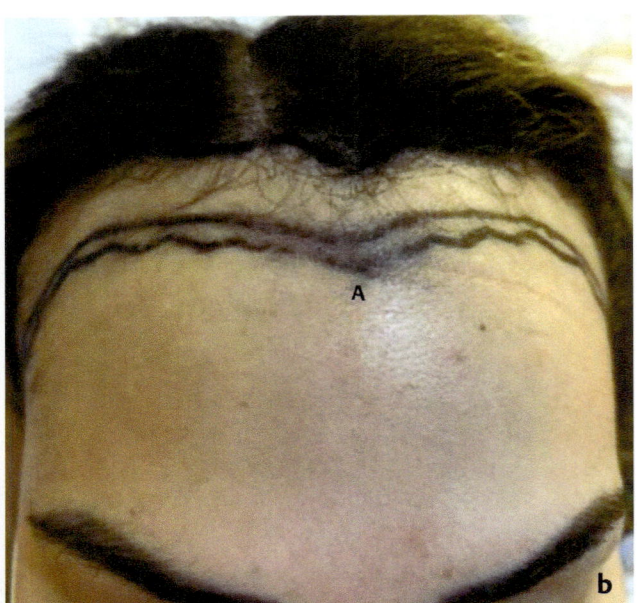

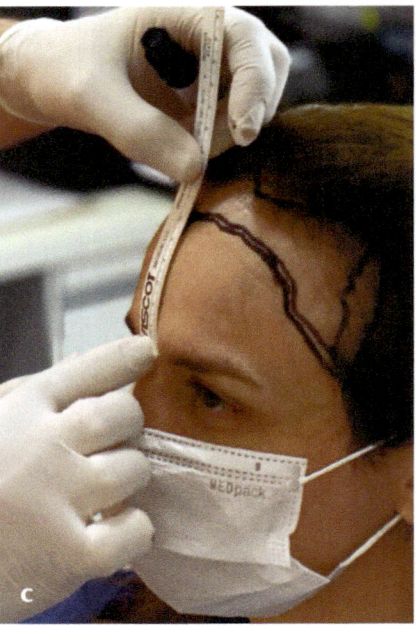

Fig. 3-37. (a,b) Traçado da linha anterior feminina com ênfase para a irregularidade e assimetria da *hairline*, ponto A 7cm da glabela, curva descendente frontotemporal superior e medial (sinalizada em azul) e discreto avanço da linha média temporal para o centro da fronte (correspondente ao ponto C ou pico temporal nos homens. (c) Marcação do ponto A com auxílio de régua flexível. No caso, o tríquio encontra-se a 6,5 cm da glabela.

Enxertia Direcionada na Linha Média-Frontal

Nas mulheres, deve-se mudar a direção das incisões próximo ao ponto médio da fronte. Os sítios formados devem seguir novo rumo para o lado oposto, de forma suave, no sentido anteroposterior, em um dos flancos da testa, favorecendo o afloramento e crescimento dos cabelos para diante, e, ao nível da região medial, na transição para o lado oposto, as incisões passam para o sentido diagonal e logo em seguida para a lateral da fronte, criando um "pompadour" nos cabelos aflorados, favorecendo resultados mais naturais (Fig. 3-38).

A linha anterior deve ser irregular e assimétrica, ou seja, não guardar paridade com o lado oposto. Para um traçado ideal, não se deve usar pontos de referência da região frontal e orbital. Deve-se ter em mente um transplante capilar com distribuição de unidades foliculares, de tal sorte que proporcione um afloramento natural dos fios, assim como acontece nas mulheres sem alopecia (Fig. 3-39).

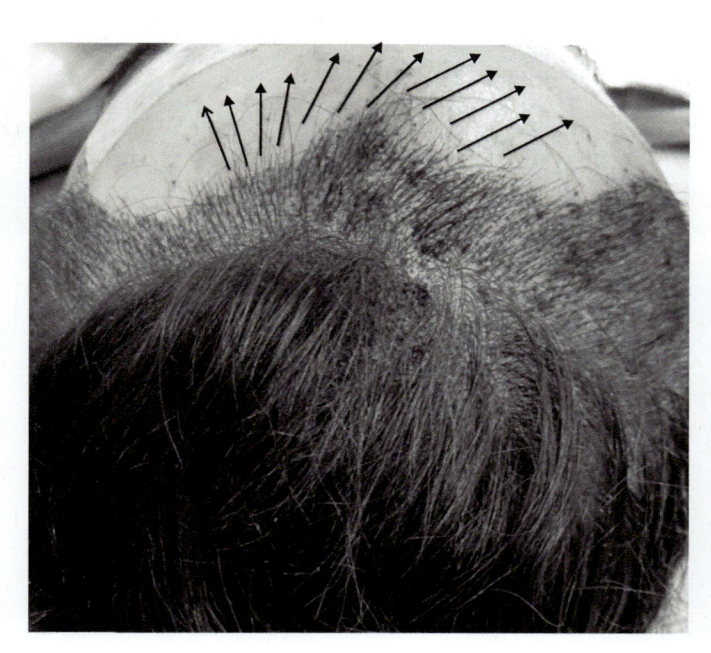

Fig. 3-38. Zona anterior feminina operada, com destaque para a linha anterior irregular e assimétrica, enxertos satélites, e para a mudança na orientação das incisões com sítios formados na direção posteroanterior na esquerda para até próximo da linha média frontal e, logo em seguida, para sítios formados na direção oblíqua e lateral direita da fronte. As direções podem ser invertidas a critério do cirurgião e de acordo com a paciente.

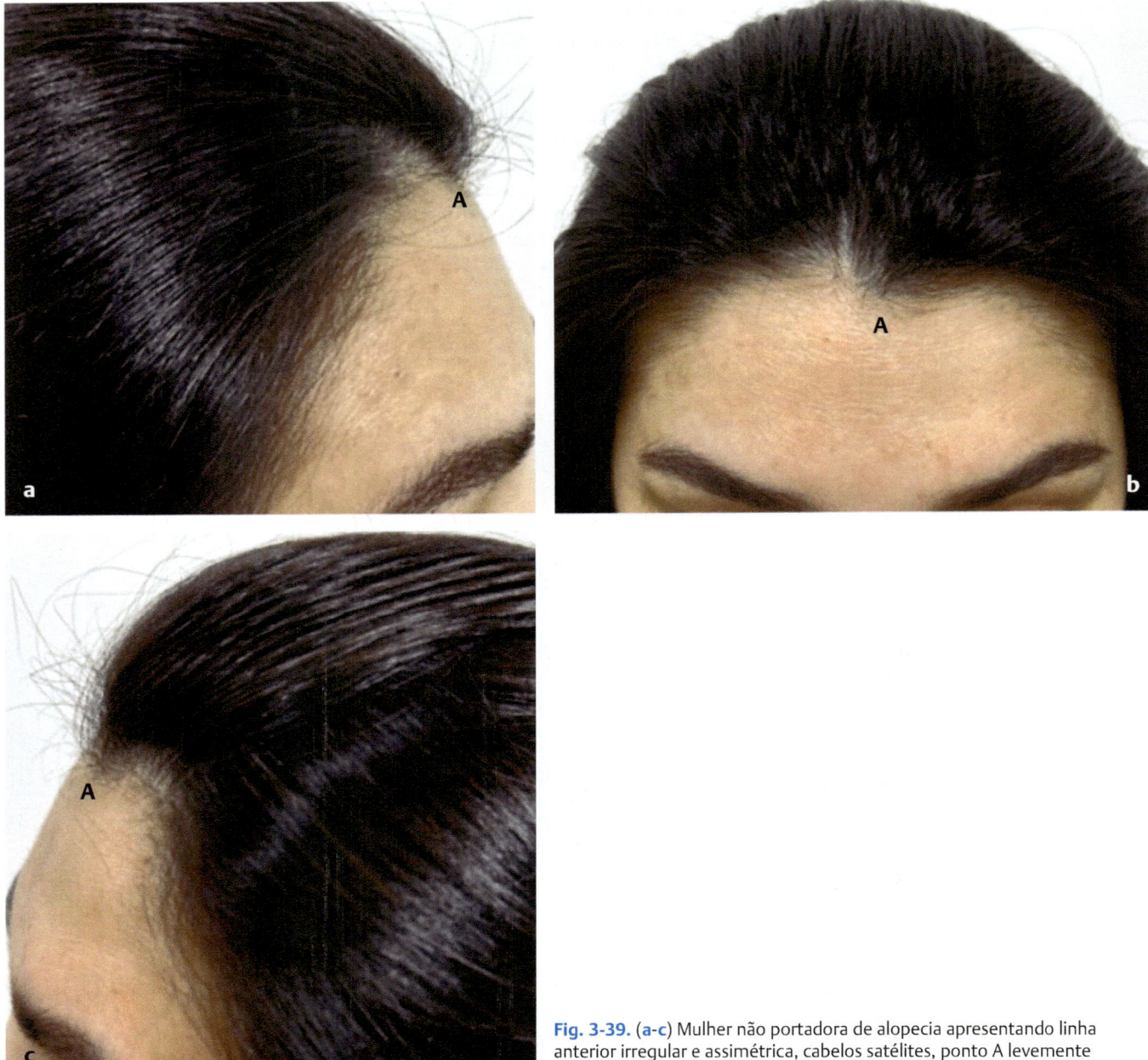

Fig. 3-39. (a-c) Mulher não portadora de alopecia apresentando linha anterior irregular e assimétrica, cabelos satélites, ponto A levemente deslocado para a esquerda e uma curva frontotemporal descendente.

Preparo da Área Doadora

A técnica de escolha do autor para colheita das unidades foliculares no sexo feminino é a FUT (*follicular unit transplantation*). Quando se indica a cirurgia do transplante capilar para a mulher, o especialista deve ter convicção de que a área doadora é de boa qualidade. Sendo assim, e segundo o autor, a técnica FUT oferece melhor opção para o tratamento cirúrgico da calvície feminina. Além do mais, o ato de raspar os cabelos da paciente passa a ser mais um trauma diante da baixa autoestima pela qual ela está passando. Vale salientar que o cabelo cresce cerca de 1 cm por mês, e mulheres com cabelos longos de 40, 50 centímetros ou mais, vão precisar de vários anos para recompor a cabeleira raspada.

A faixa é desenhada passando logo acima da protuberância occipital, e, na porção média, deve medir cerca de 1,5 a 1,8 centímetros de largura. Segue ao longo da região occipital até a área do processo mastoide quando sofre diminuição da largura para 1,0 a 1,2 centímetros, e, em seguida, havendo necessidade, sobe para a direção supra-auricular até uma linha imaginária pré-auricular (Fig. 3-40).

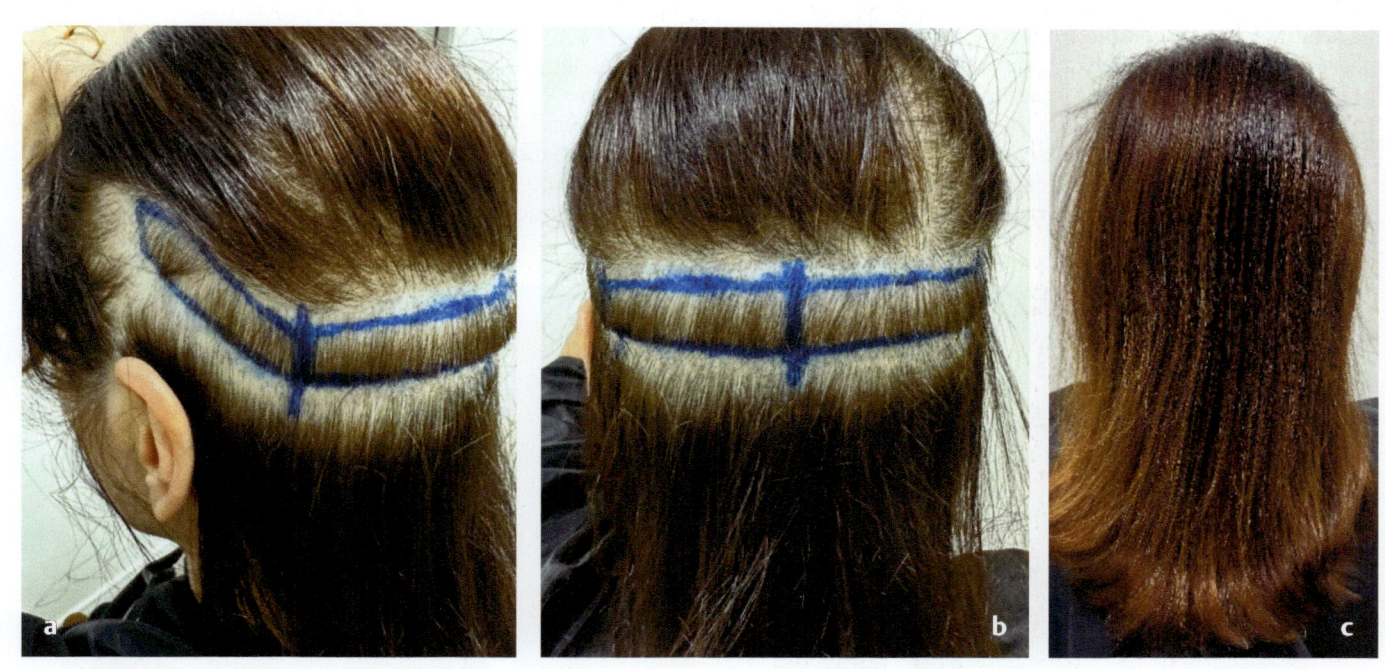

Fig. 3-40. (a,b) Preparo da área doadora para a técnica FUT. Notar a faixa ao longo da região occipital até o processo mastoide, ascendendo para a região da fossa temporal supra-auricular até uma linha imaginária pré-auricular bilateral. Propositalmente foram deixados fios longos em toda a faixa (1,5 a 2,0 cm). Paciente com ótima elasticidade do couro cabeludo. (c) A paciente, com os cabelos penteados por cima da faixa FUT aparada, pronta para a cirurgia.

Pré e Pós-Operatório
Caso 1

Paciente com 48 anos de idade portadora de testa alongada desde a infância, comprometendo as regiões frontal e frontotemporal superior. Fez, em outro serviço, a frontoplastia pela técnica dos retalhos bipartidos do couro cabeludo e região frontal com o objetivo de diminuir a testa. A técnica utilizada não corrigiu a deformidade estética, e, além do mais, deixou uma cicatriz alargada ao logo da região frontal e temporal superior (Fig. 3-41).

Atualmente, a técnica dos retalhos bipartidos, para encurtar a testa, vem sendo abandonada pela maioria dos cirurgiões plásticos por se tratar de uma cirurgia de alta morbidade, resultado estético limitado, cicatriz resultante em toda extensão da fronte superior e por não corrigir os recessos temporais.

A dissecção do retalho frontal e do couro cabeludo, com descolamento amplo e retirada de fuso da pele na porção superior da fronte, gera uma forca tênsil na fáscia entre os ventres dos músculos frontal e occipital, produzindo tração nas duas direções e alargamento cicatricial a longo prazo.

Na maioria dos casos, a cicatriz resultante é de má qualidade, facilmente visível, agravando o quadro e gerando problemas graves de ordem médica e psicológica nos pacientes.

No preparo pré-operatório da paciente, o tríquio foi pontuado 6 centímetros da glabela, e, a partir dele, fez-se o traçado irregular e assimétrico para o lado, e, na altura da projeção pupilar, tomou a direção para baixo formando uma linha côncava até a altura do ponto C (correspondente ao pico temporal masculino), quando o desenho seguiu diagonalmente para baixo e para trás até encontrar a linha anterior da costeleta, comprometendo as regiões frontotemporal superior e frontotemporal medial (Fig. 3-42).

A área doadora foi preparada para a técnica FUT (preferência do autor no transplante capilar feminino), conforme mostra a Figura 3.43.

A Figura 3-44a mostra a paciente no transoperatório já com bloqueio anestésico local na região frontal (coronal) e a cicatriz evidente nas regiões frontal e temporal superior direita. A Figura 3-44b-d mostra a paciente no pós-operatório imediato.

A Figura 3-45a,b mostra a paciente no pré e no pós-operatório de 8 meses na posição de frente. A Figura 3-45c-f mostra a paciente no pré e pós-operatório nas posições oblíquas direita e esquerda.

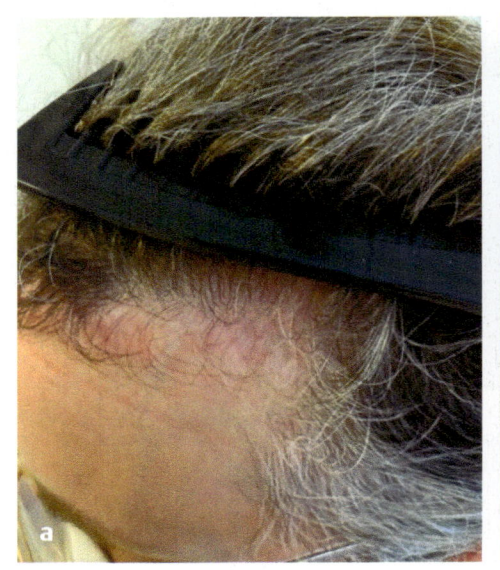

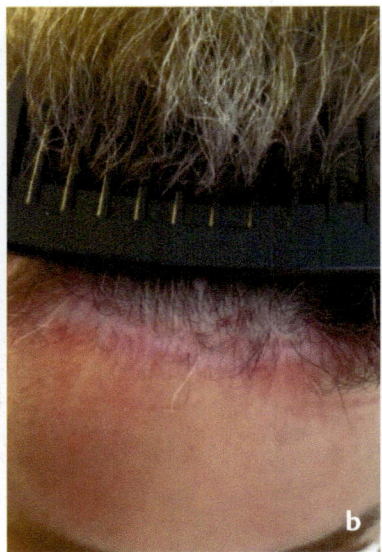

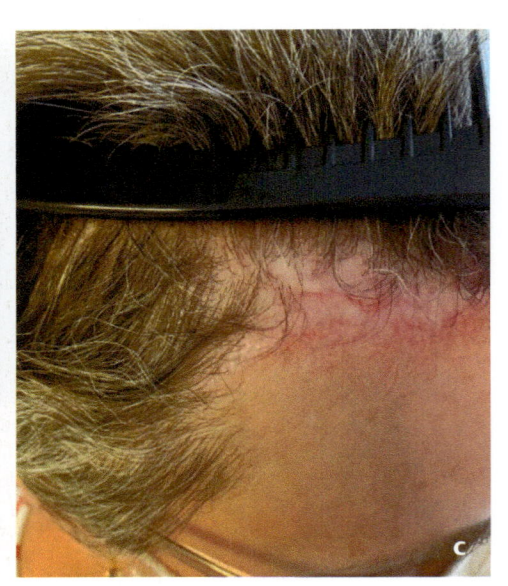

Fig. 3-41. (a-c) Notar a cicatriz resultante na região superior das regiões frontal e temporal. Reparar que a técnica usada não corrigiu as entradas temporais, mantendo a testa alargada horizontalmente.

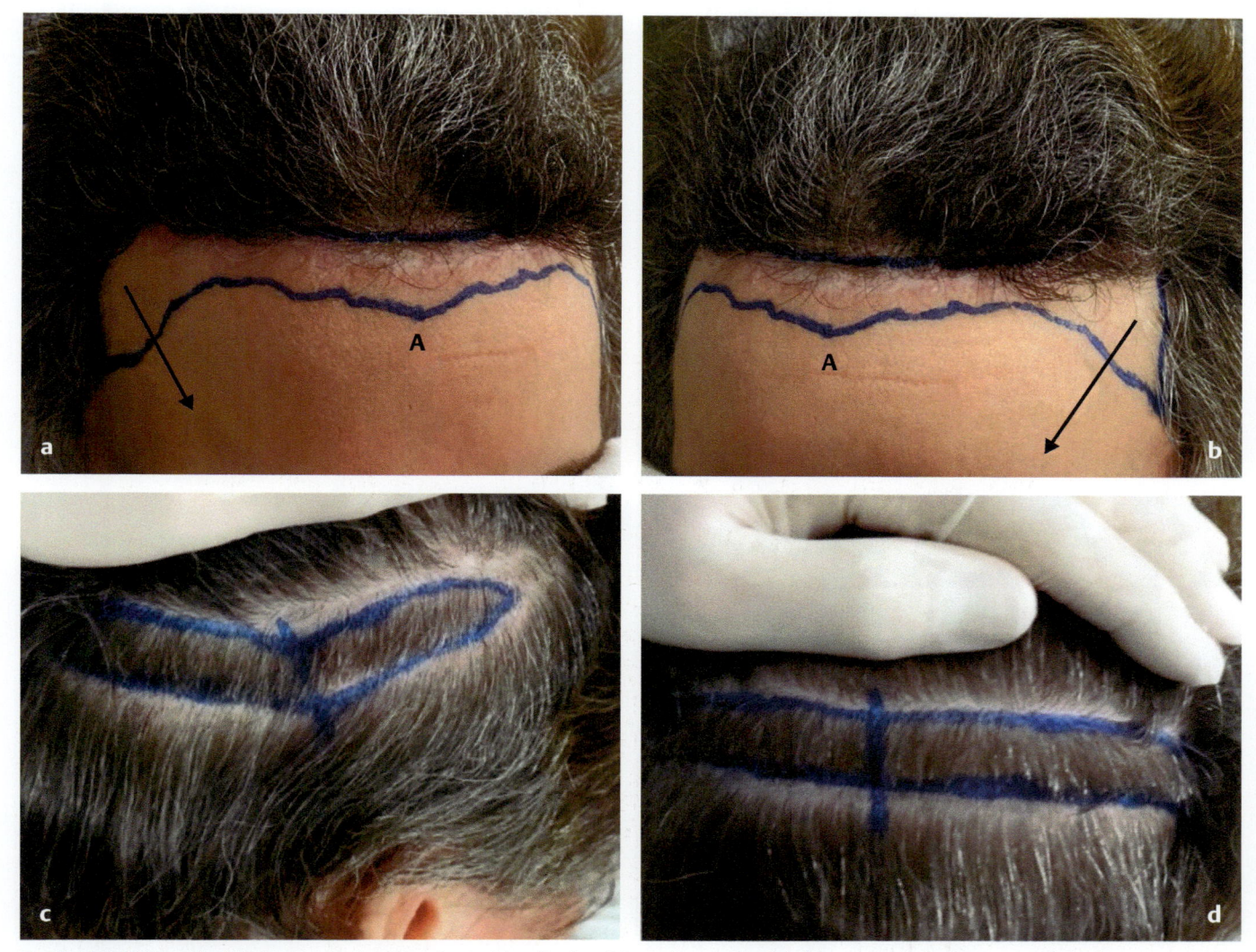

Fig. 3-42. (a,b) Traçado da linha anterior feminina. Ponto A localizado a 6,0 centímetros da glabela e, em azul, destaque para a linha frontotemporal descendente bilateral (traçado côncavo) e para na altura do ponto C, correspondente ao pico temporal masculino (setas), seguir em diagonal para baixo e para trás. Reparar a cicatriz resultante da frontoplastia totalmente incluída no novo traçado.

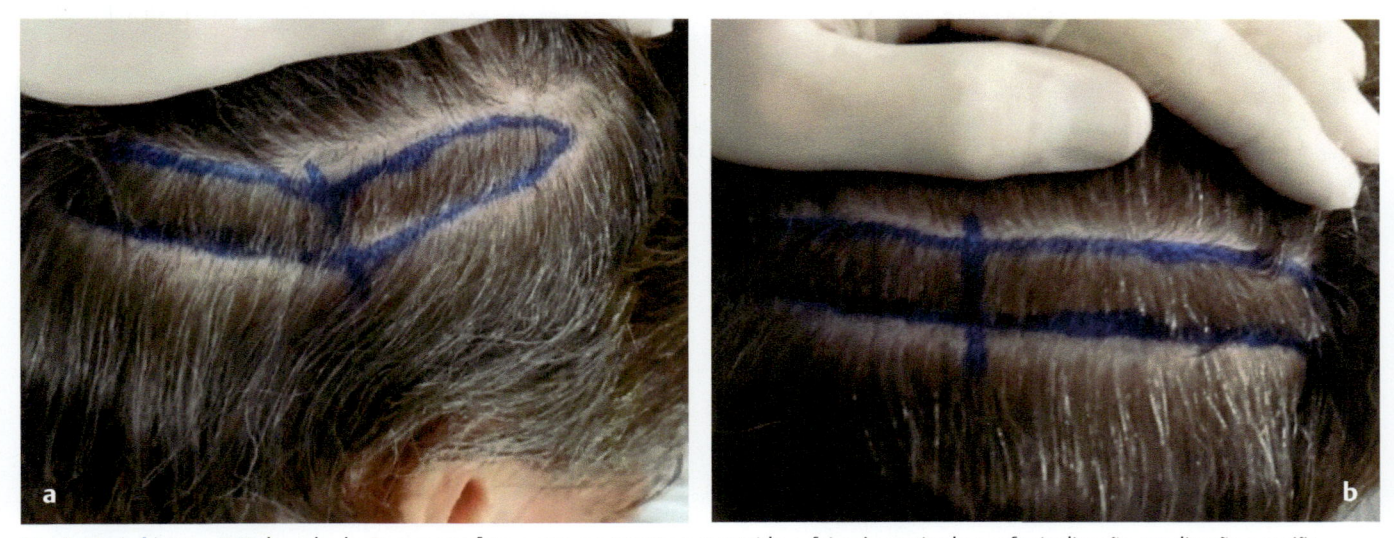

Fig. 3-43. (a,b) Faixa FUT desenhada. Reparar na foto **a** que, no processo mastoide, a faixa é estreitada e sofre inclinação em direção a região supra-auricular, garantindo uma colheita generosa com maior número de unidades foliculares capaz de preencher toda área programada.

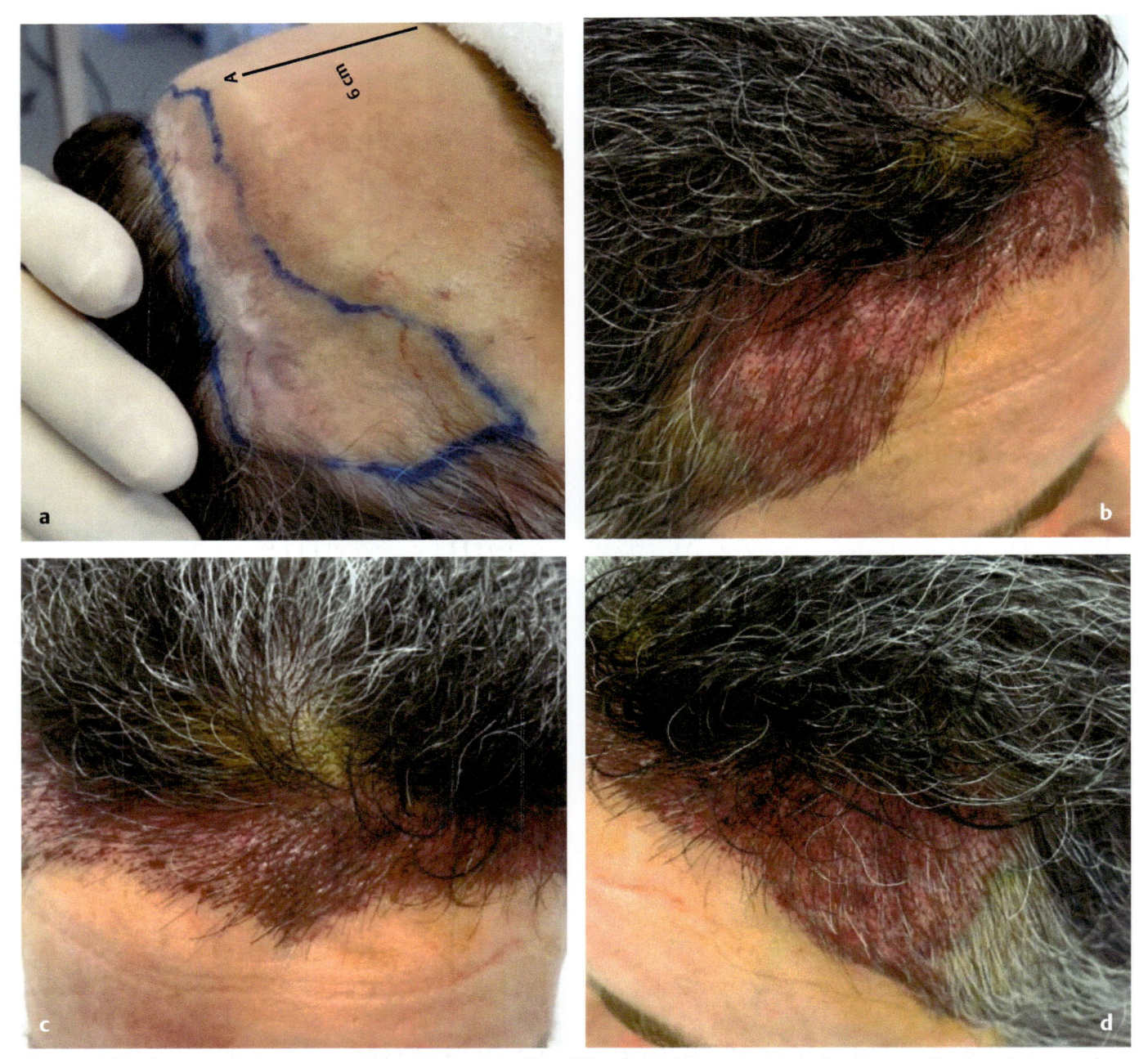

Fig. 3-44. (a) Paciente na sala de cirurgia com bloqueio anestésico frontal já realizado. Notar a cicatriz resultante nas regiões frontal e temporal superior e ponto A 6 cm da glabela. (b-d) Pós-operatório imediato com 3.056 unidades foliculares enxertadas.

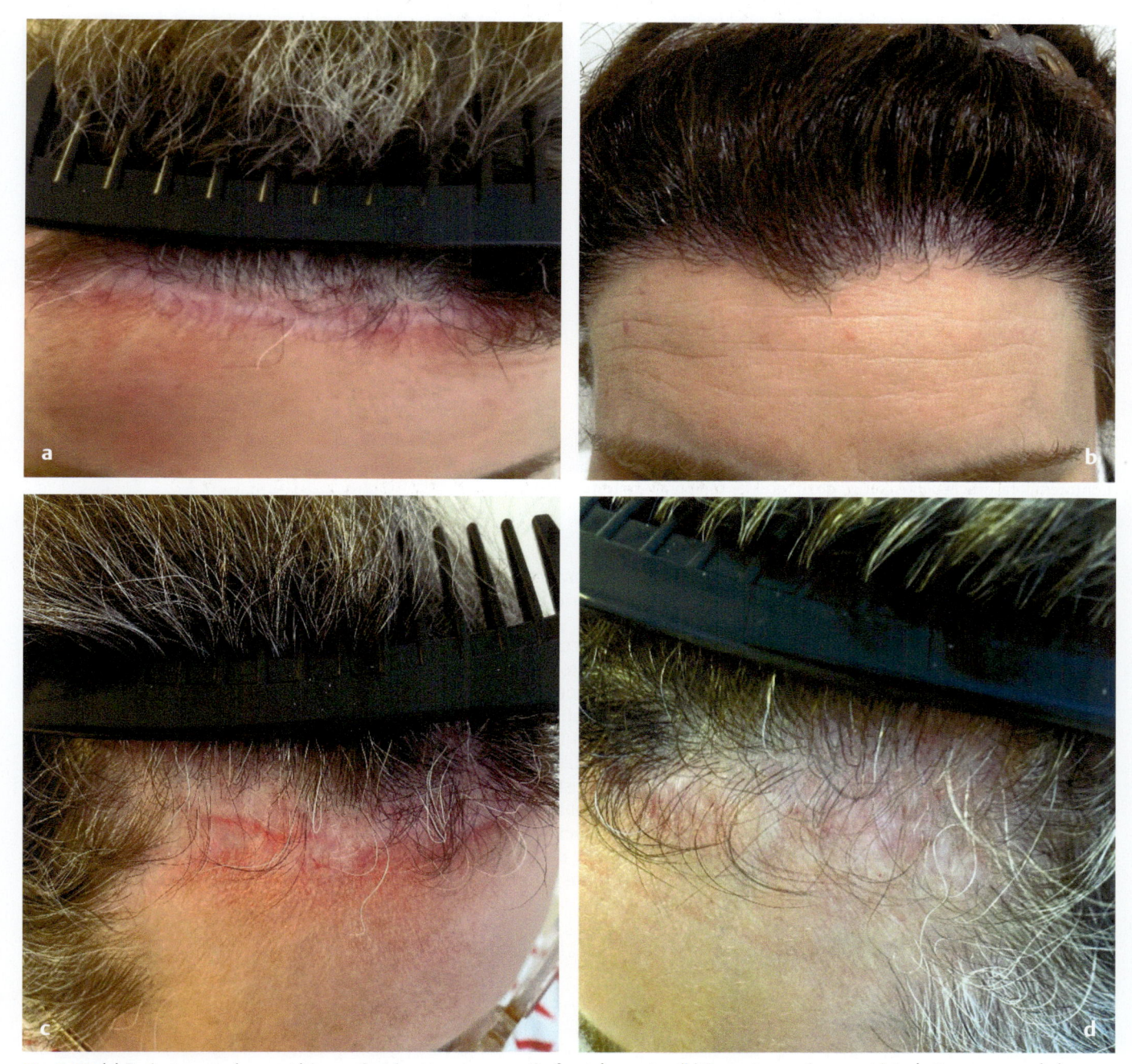

Fig. 3-45. (a) Paciente no pré-operatório e a cicatriz aparente na região frontal superior. **(b)** Paciente no pós-operatório de 8 meses, com linha anterior irregular e assimétrica, cabelos satélites e curva frontotemporal descendente em concavidade com a testa, deixando uma fronte redonda. **(c,d)** Pré-operatório nas posições oblíquas direita e esquerda. Notar a cicatriz alargada nos recessos temporais. *(Continua)*

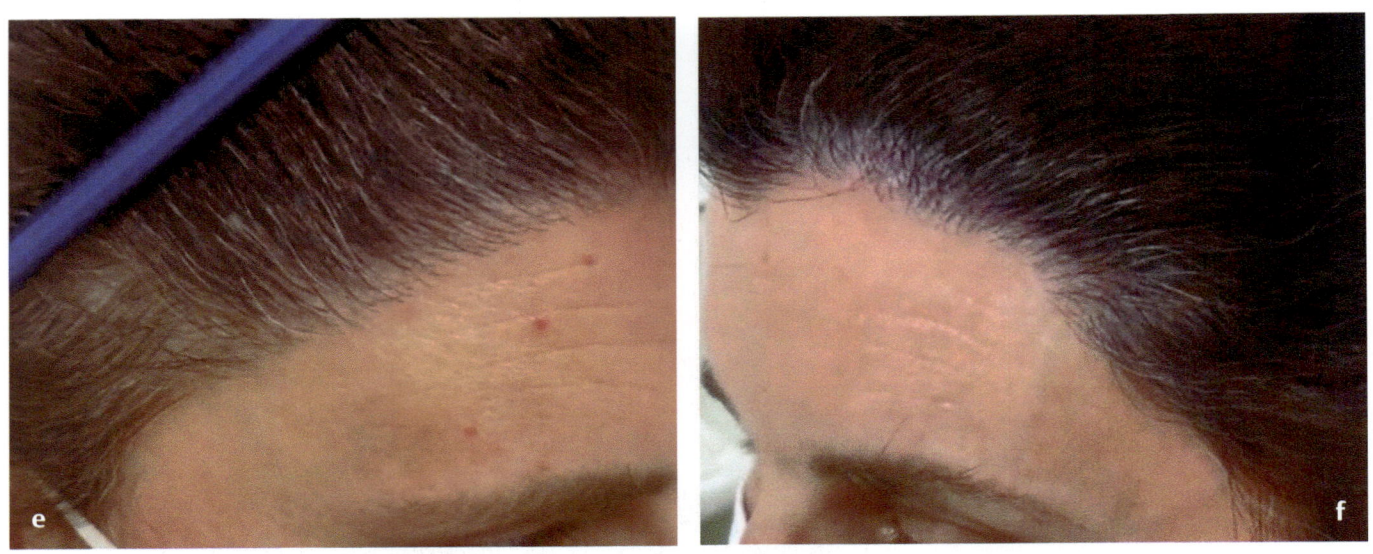

Fig. 3-45. *(Cont.)* **(e,f)** Pós-operatório de 8 meses nas posições oblíquas direita e esquerda. Notar a linha irregular e assimétrica, a curva frontotemporal descendente corrigindo os recessos temporais e a testa redonda.

Caso 2

Paciente com 39 anos de idade portadora de testa alongada e afinamento com queda dos fios nas regiões temporais. Pré-operatório nas posições de frente e perfil direito e esquerdo (Fig. 3-46a-c).

A Figura 3-46d mostra a paciente na metade do procedimento (atentar para a direção da enxertia nas regiões frontal medial, frontotemporal superior e frontotemporal lateral). A Figura 3-46e mostra a paciente no pós-operatório imediato com destaque para a irregularidade e assimetria da linha anterior do cabelo.

A Figura 3-46d-h mostra a paciente com 1 ano da pós-operatório. Observar a mudança de direção dos fios na região frontal média favorecendo o resultado natural.

A enxertia de unidades foliculares na testa alongada da mulher deve seguir a direção dos fios remanescentes na região frontal, sobretudo nas regiões frontotemporais, e principalmente nestas, por necessitarem de incisões agudas, com alta densidade por cm², favorecendo um crescimento capilar praticamente deitado sobre a pele, mimetizando os cabelos da região. O autor preconiza o uso de lâminas, implanters ou agulhas e enxertia pela tática do *stick and place* ou incisões prévias.

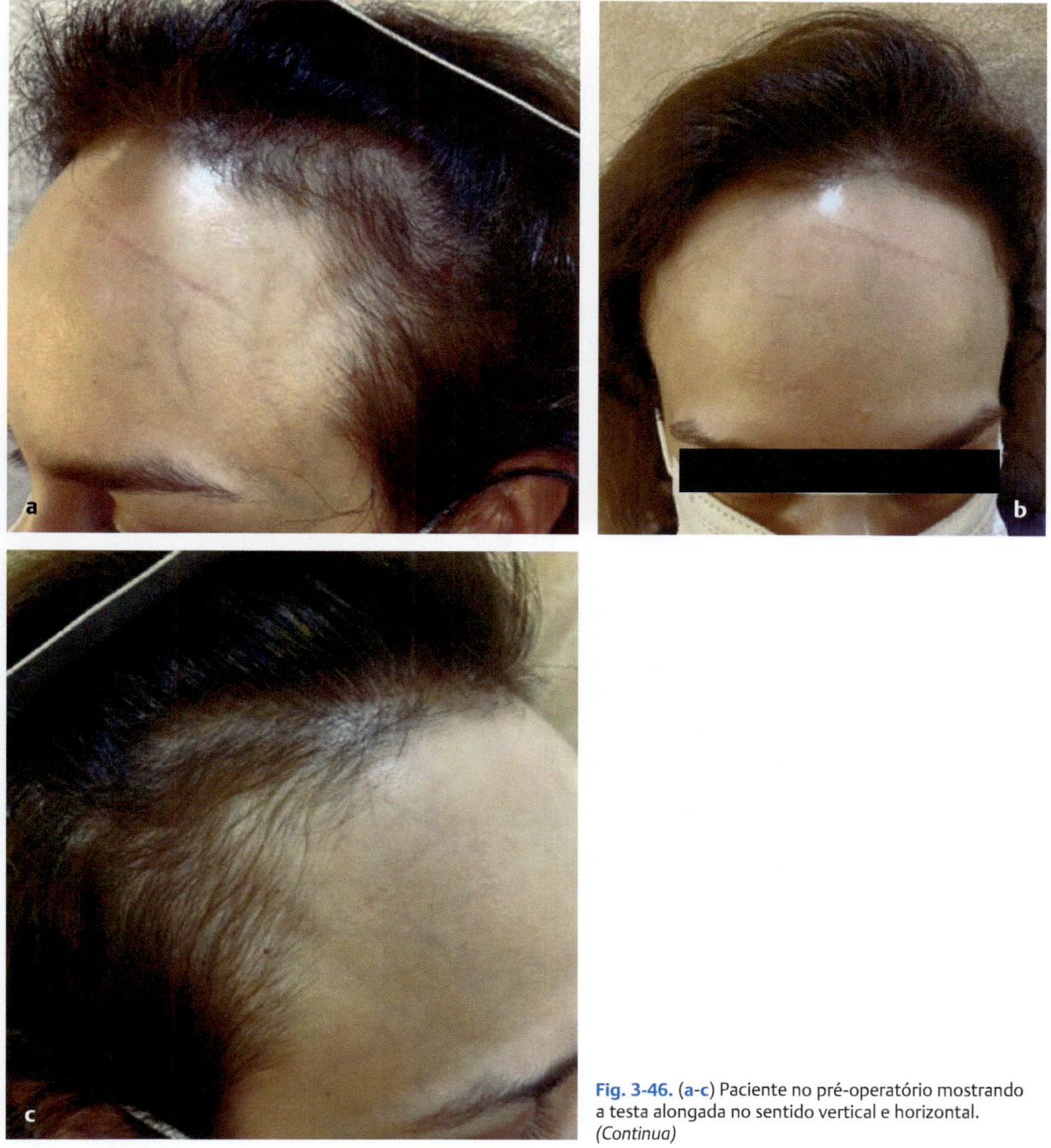

Fig. 3-46. (a-c) Paciente no pré-operatório mostrando a testa alongada no sentido vertical e horizontal. *(Continua)*

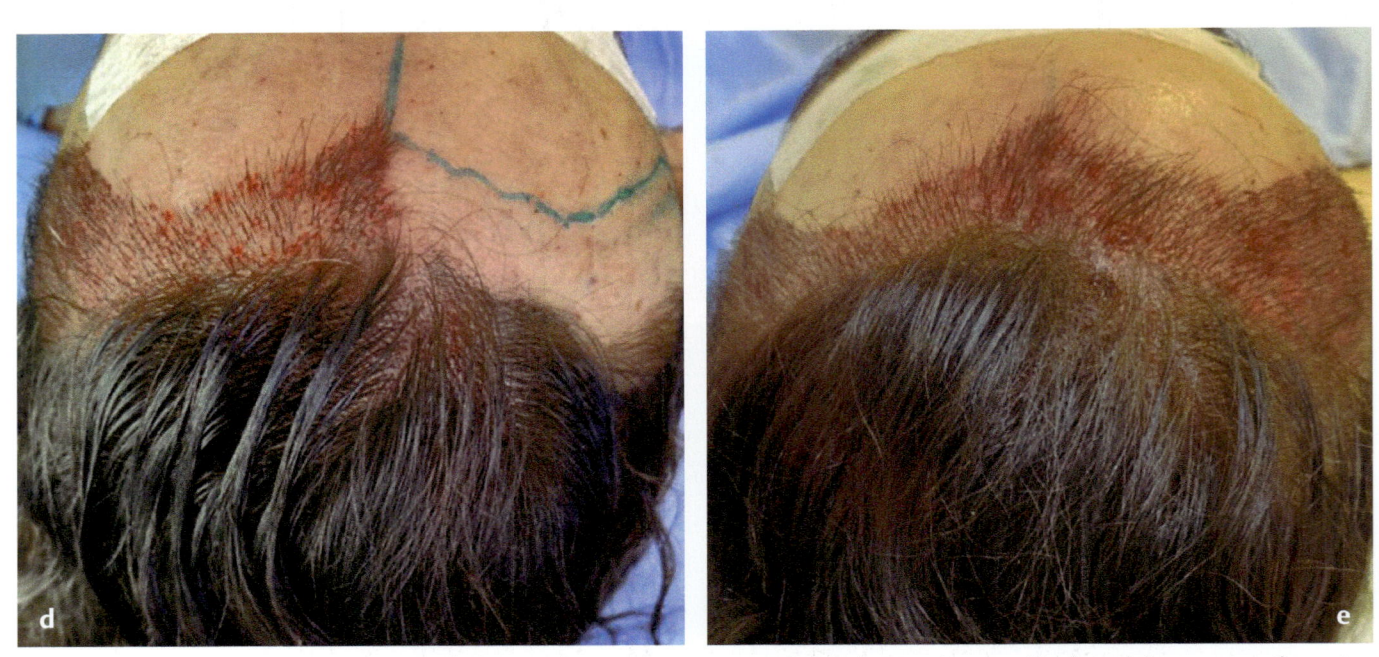

Fig. 3-46. *(Cont.)* (**d**) Mesma paciente na metade do procedimento (atentar para a direção da enxertia nas regiões frontal, frontotemporal superior e frontotemporal lateral). (**e**) Pós-operatório imediato da cirurgia com enxertia de 3.856 unidades foliculares (FUT) e com destaque para a irregularidade e assimetria da linha anterior do cabelo. *(Continua)*

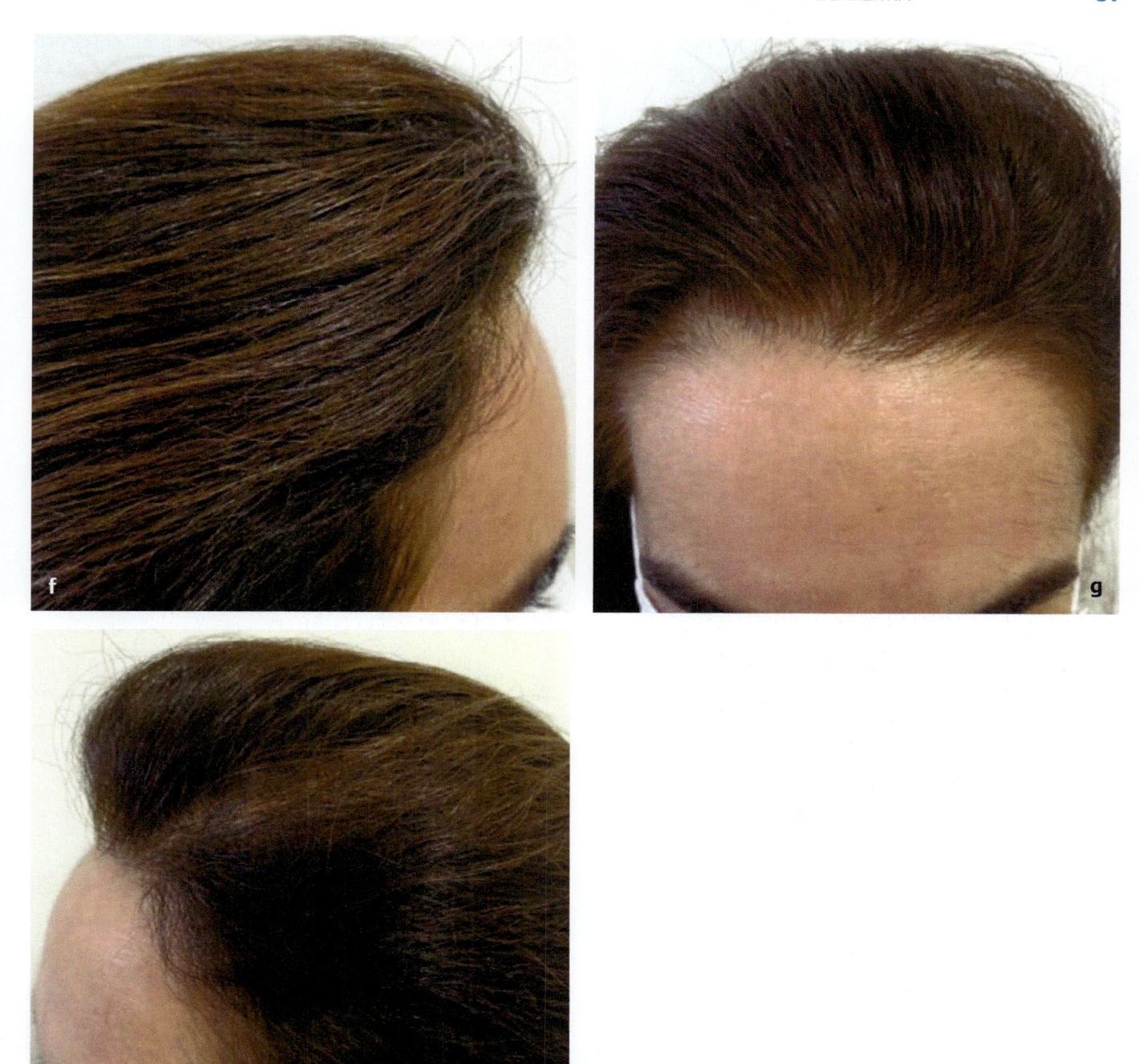

Fig. 3-46. *(Cont.)* **(f-h)** Paciente com 1 ano de operada. Notar a densidade alcançada nas regiões frontotemporais laterais, a irregularidade da linha anterior, a reconstrução do redemoinho na região frontotemporal superior direita e curva descendente frontotemporal bilateral.

TRAÇADO DA LINHA ANTERIOR FEMININA – REGRA DOS 6 CENTÍMETROS – TÉCNICA DE BASTO

A testa alongada nas mulheres causa grande insatisfação pela desarmonia facial que provoca, sobretudo pelo aumento da fronte no sentido vertical, a partir da glabela, e horizontal, pelos recessos temporais. A desproporção dos terços da face, superior, médio e inferior, provocada pela testa alongada, gera um grande impacto psicológico nas mulheres afetadas.

A porção vertical de um rosto visto de frente é harmonicamente dividida em três terços proporcionais: superior (desde a glabela até a linha anterior do cabelo); médio (desde a glabela até a base do nariz); e inferior (desde a base do nariz até o mento) (Fig. 3-47).

A proporção ideal para o terço superior da face é medida pela distância vertical da glabela até a linha do cabelo que deve ser em torno de 6 cm, e o tríquio, ou ponto A, é o ponto mais central da linha anterior do cabelo. O tríquio ou ponto A pode ser deslocado ligeiramente para a direita ou esquerda, desde que não provoque qualquer desarmonia facial.

Para o traçado da linha anterior feminina, com base na técnica dos 6 centímetros proposta pelo autor para facilitar o desenho da testa alongada, em primeiro lugar encontra-se o ponto A, situado a 6 centímetros da glabela (Fig. 3-48).

A partir do ponto **A**, traça-se uma linha irregular para o lado até a linha vertical imaginária da pupila (o ponto B e B').

A linha vertical pupilar pode ser facilmente encontrada a partir de um desenho em forma de "T", 1 centímetro acima da glabela, e cada "braço" do "T" segue lado a lado, margeando a borda superior da sobrancelha D e E (Fig. 3-49).

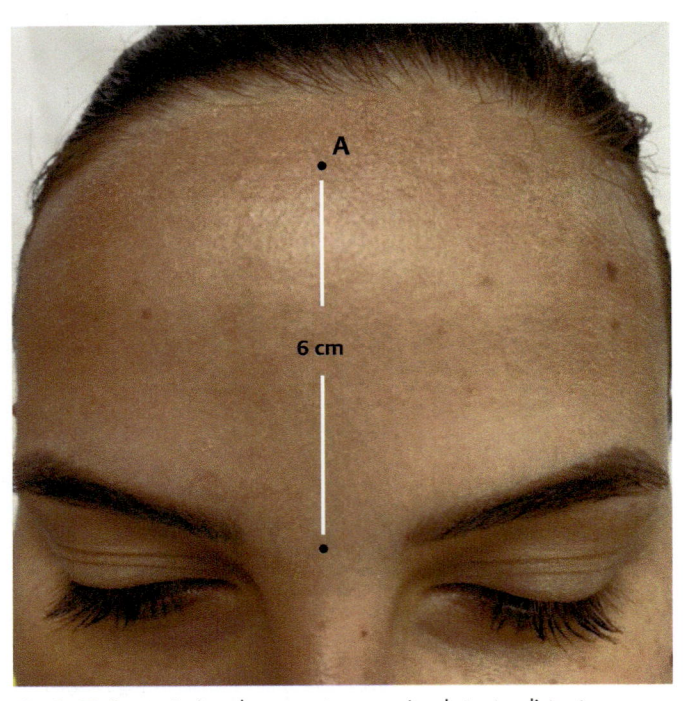

Fig. 3-48. Ponto A situado no centro superior da testa, distante 6 centímetros da glabela.

Fig. 3-47. Trissecção da face descrita, pela primeira vez, pelo artista plástico Leonardo da Vinci.

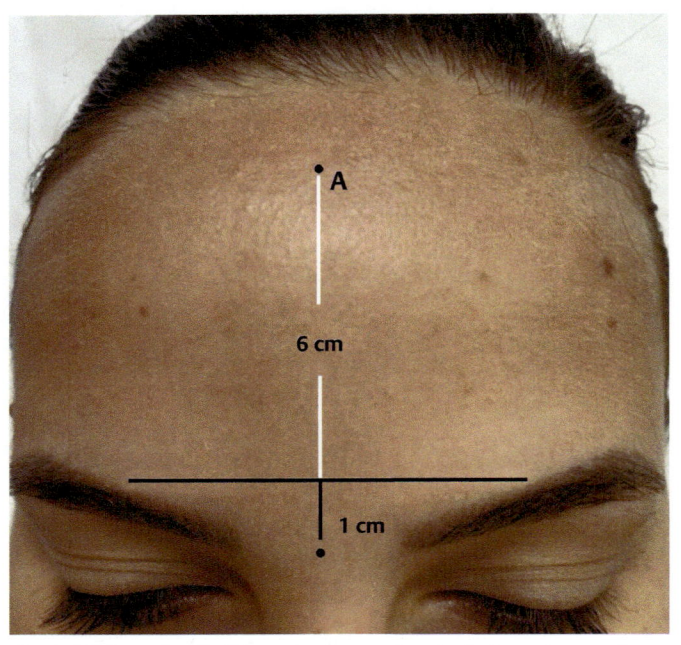

Fig. 3-49. Desenho do "T" na altura aproximada de 1 centímetro da glabela e prolongamentos laterais margeando as bordas superiores das sobrancelhas.

A partir do ponto visual da pupila, orientado pelos braços laterais do T, traça-se uma linha vertical de 6 centímetros em direção cranial até o encontro da linha irregular frontotemporal superior, e, no encontro dessa linha frontotemporal com a linha pupilar vertical, tem-se o ponto B. O ponto B' representa o espelho do ponto B no lado oposto (Fig. 3-50).

Os pontos B e B' têm como referência a linha vertical ascendente da pupila nos dois lados da fronte, e são considerados como pontos de partida para a curva descendente frontotemporal lateral (Fig. 3-51).

A partir dos pontos B e B', iniciam-se as linhas curvas descendentes, em desenhos irregulares, côncavas em cada lado da testa, para baixo, levemente para os lados e assimétricas até o ponto C.

O ponto C equivale aproximadamente ao pico temporal masculino e representa o cruzamento perpendicular entre uma linha imaginária que parte da ponta do nariz passando pela projeção anterior da pupila, cruzando perpendicularmente com uma outra linha imaginária que sai do lóbulo da orelha até o ponto A. A distância entre o ponto C e C' mede cerca de 12 cm de lado a lado, sendo 6 cm para a direita e 6 cm para a esquerda a partir da linha média frontal (linha que parte da glabela até a linha pilosa frontal original). Os traçados a partir dos pontos B e B' até os pontos C e C' representam as futuras linhas pilosas temporais e laterais da testa (Fig. 3-52).

Em alguns casos, a distância entre os pontos C e C' pode chegar até 14 cm de lado a lado, ou seja, 7 centímetros para cada lado da testa. Portanto, devem ser consideradas pequenas variações nas distâncias horizontais ao longo da linha frontotemporal descendente a depender do alargamento horizontal da fronte (Fig. 3-53).

O 4º ponto de referência ou ponto D: A partir dos pontos C e C', desenha-se a linha temporal inferior para baixo e para trás, indo de encontro com a linha anterior da costeleta, ou pontos D e D'. A distância entre a linha pilosa anterior da costeleta e a cauda da sobrancelha mede cerca de 3 cm, metade de 6 cm para melhor memorização (Fig. 3-54).

A interligação desses pontos A, B, C e D formam uma linha frontotemporal descendente que pode, a critério do cirurgião, descer ainda mais até o início da costeleta, como mostra a Figura 3-54b. A Figura 3-54c ilustra o quanto se conseguiu baixar a testa no sentido vertical e o avançar lateralmente em direção ao ponto médio da fronte com o desenho da nova linha anterior feminina pela técnica dos 6 centímetros de BASTO.

Como toda regra tem exceção, em alguns casos, as distancias sofrerão discretas alterações de comprimento e, naqueles com testas superalongadas, a técnica dos 6 centímetros provavelmente não poderá ser aplicada, devendo seguir a sensibilidade artística de cada profissional.

A grande vantagem da técnica dos 6 centímetros de Basto para o traçado da linha anterior feminina é auxiliar os especialistas, sobretudo os mais novos na arte do transplante capilar, a seguirem um norte para o desenho da testa alongada. Provavelmente essa seja a maior contribuição do autor com esta técnica (Fig. 3-55).

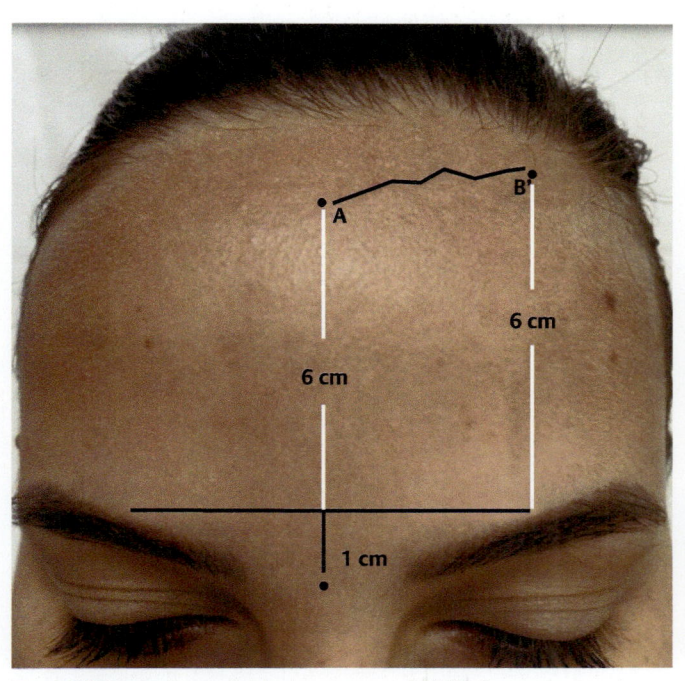

Fig. 3-50. Ponto B, resultado do encontro da linha frontotemporal superior esquerda com a linha vertical pupilar esquerda.

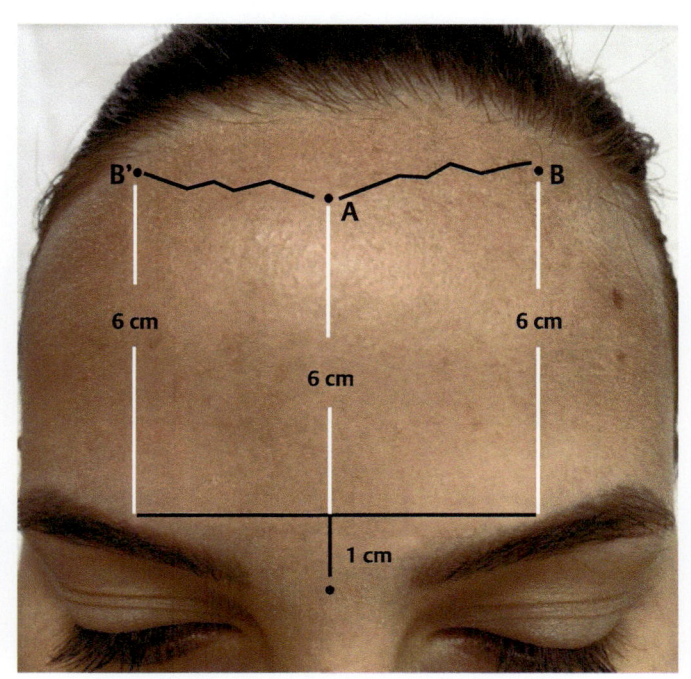

Fig. 3-51. Com os pontos A, B e B', tem-se a linha irregular frontotemporal superior da hairline feminina. A distância de A até os pontos B e B' varia de 6 a 8 centímetros e vai depender do início da curva descendente e da distância interpupilar.

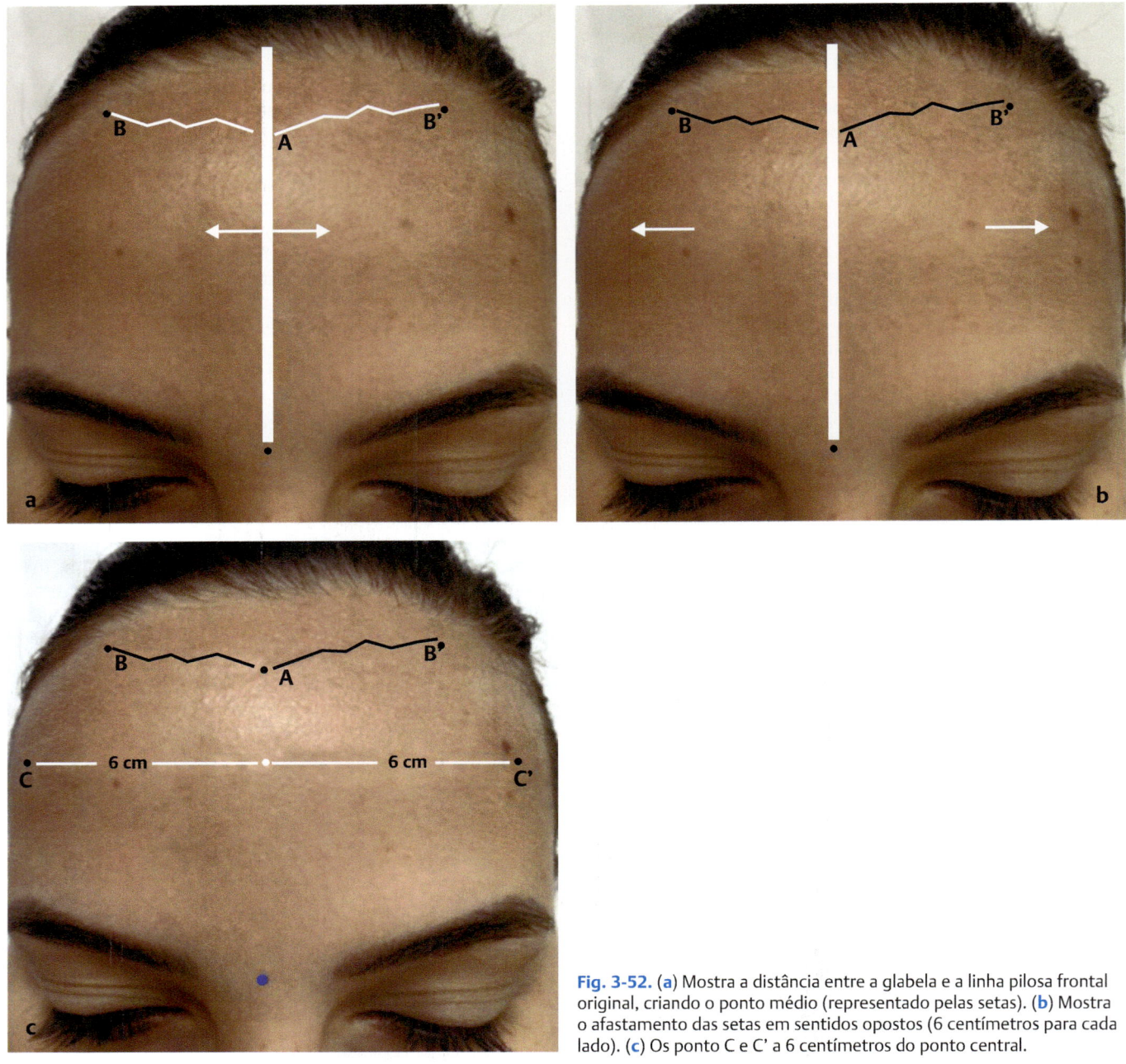

Fig. 3-52. (a) Mostra a distância entre a glabela e a linha pilosa frontal original, criando o ponto médio (representado pelas setas). (b) Mostra o afastamento das setas em sentidos opostos (6 centímetros para cada lado). (c) Os ponto C e C' a 6 centímetros do ponto central.

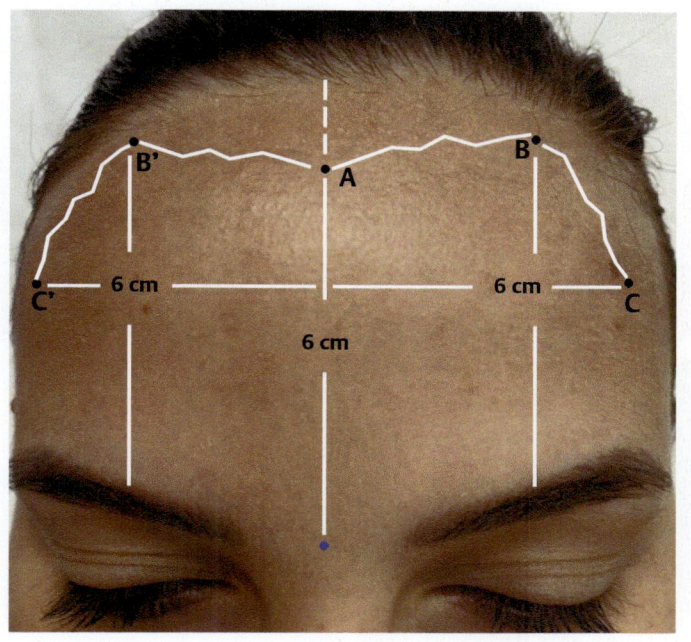

Fig. 3-53. Linha anterior feminina parcialmente definida. O próximo passo é encontrar os pontos D e D' para concluir o desenho da *hairline* feminina.

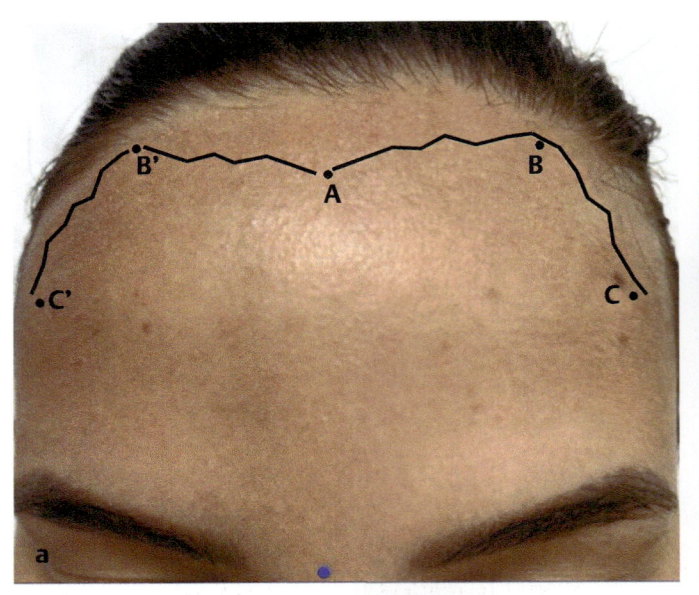

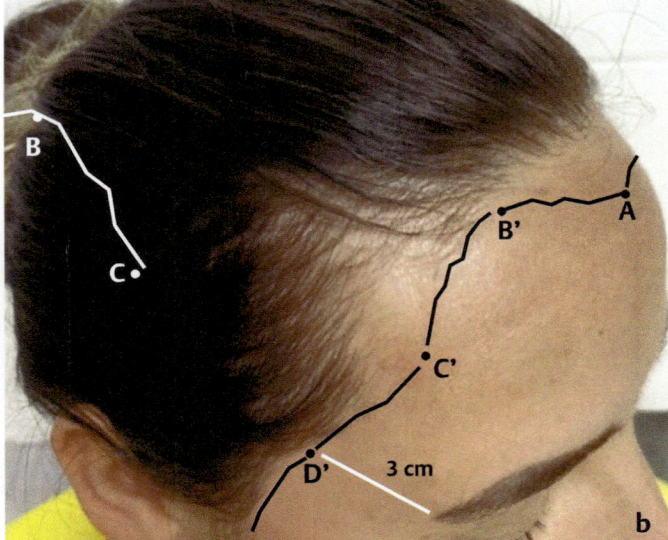

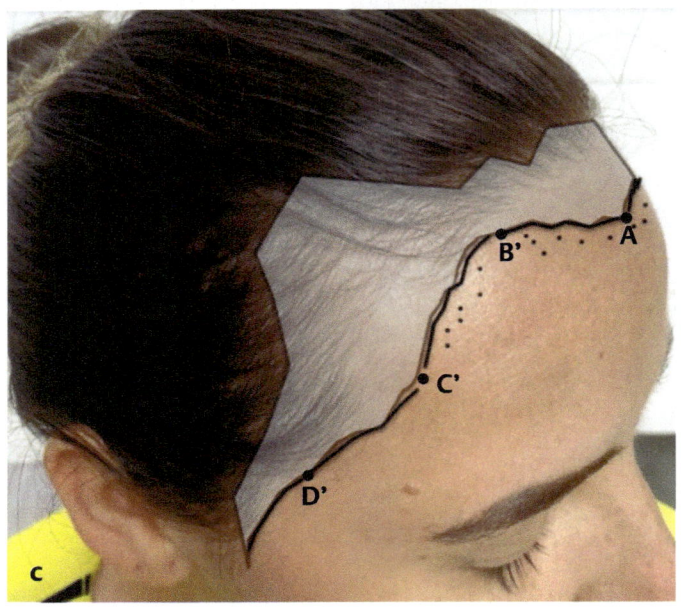

Fig. 3-54. (a) Paciente com a linha anterior praticamente definida restando a ligação entre os pontos C e C' com os pontos D e D'. (b) Mostra o posicionamento do ponto D' correspondente ao ponto D no lado oposto, e a união do ponto C' ao novo ponto D' concluindo o traçado da linha anterior feminina. No caso, ainda houve um complemento do desenho ligando o traço até o início da costeleta. (c) Observar a diminuição da testa pelo encurtamento vertical e longitudinal, deixando a fronte ovalada como deve ser no sexo feminino, conseguido com o novo traçado da regra dos 6 centímetros de Basto.

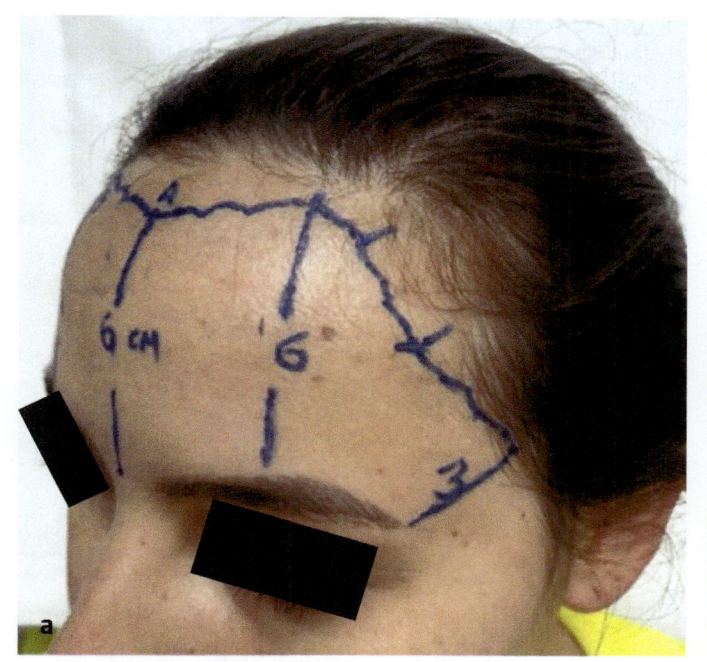

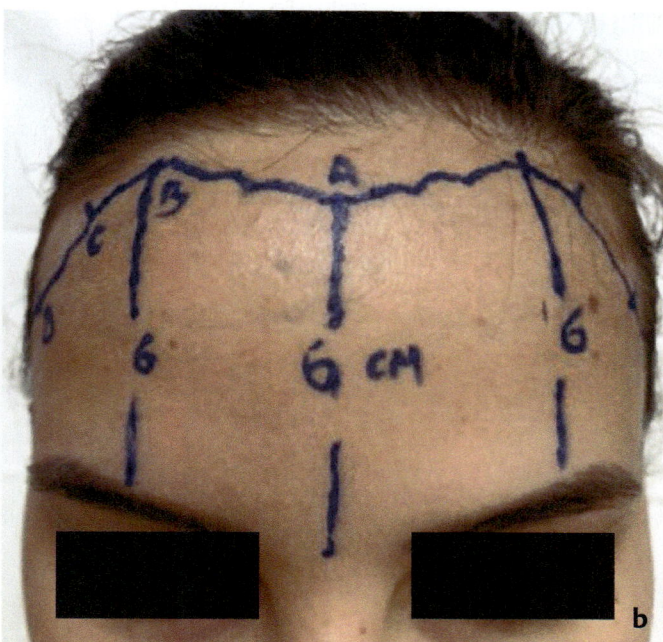

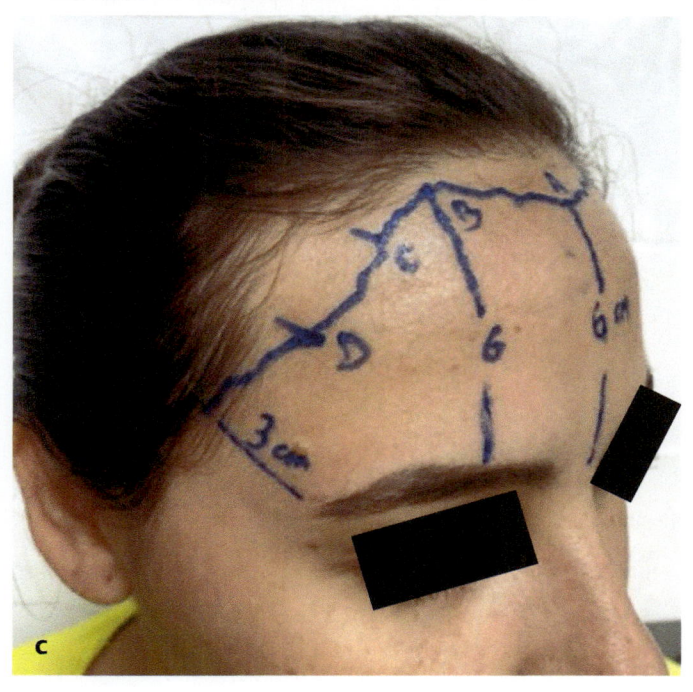

Fig. 3-55. (a-c) Paciente desenhada pela técnica de Basto para linha anterior feminina (regra dos 6 centímetros).

CONCLUSÃO

O padrão irregular e assimétrico da linha anterior do cabelo na mulher pode ser alcançado criando micro e macroirregularidades, passando uma aparência de desigualdade natural global. Usar artifícios métricos ou manuais para encontrar o ponto **A** auxilia o profissional, entretanto a sensibilidade estética do especialista deve prevalecer. Traçar uma linha anterior na mulher criando uma curva frontotemporal descendente, testa arredondada e aparência feminina é o objetivo do especialista em transplante capilar.

Promover densidade alta na zona anterior (área nobre) é fundamental para alcançar o resultado desejado. Realizar incisões com ângulos e direções adequadas, seguindo a direção dos fios remanescentes para cada região trabalhada é condição *sine qua non* para atingir a naturalidade e densidade cosmética ideal.

A técnica de Basto para o desenho da linha anterior feminina, ou regra dos 6 centímetros, torna-se contribuição importante, sobretudo para os especialistas mais novos no campo da restauração capilar.

BIBLIOGRAFIA

Barrera A. Técnica. In: Barrera A, editor. Transplant de cabellos. El arte deal micro y mini injerto. Madrid: Amola; 2002.

Basto F. Dorsal decubitus: Safety for the patient and improved follicular units survival in hair transplant. Hair Transplant Forum Int. 2008;18(1):105-6.

Basto F. Eclectic approach of the donor area in baldness surgery – Use of the preview long hair (PLH) and the hybrid harvesting technique (FUE + FUT): the perfect choice for advanced cases. Applis Pub, Adv Plastic & Recons Surg. 2017;6(3):1-4.

Basto F. Eclectic approach of the donor area in baldness surgery: Use of the preview long hair (PLH) and hybrid harvesting technique (FUE + FUT). Hair Trans Forum Inter J. 2017;27(6):228-30.

Basto F. Linha pilosa irregular e sinuosa na microenxertia capilar. Rev Soc Bras Cira Plást. 1996;11(1):20-2.

Crisostomo M. Untouched strip: FUE and strip surgery. Hair transplant Forum Int. 2012;22(1):12-4.

Muricy MA, Muricy JC. Métodos avançados de transplante capilar FUE. 1a ed. Rio de Janeiro: Dilivros Editora; 2025.

Pichton M. Preview long-hair follicular unit transplantation: An Immediate temporary vision of the best possible final result. Hair Transplant Forum International. 2006;16(4):113-9.

True R, Garg A, Garg S. Pratical guide to hair transplantation: interative study for the beginning practitioner. 1a ed. Delhi, Stuttgart, New York, Rio de Janeiro: Thieme; 2021.

True R. Combining FUE and Strip Harvesting in the same procedure. Presenting at Seventeenth Annual of the ISHRS: Amsterdam; 2009.

Tsilosani A. Expanding graft numbers combining strip and FUE in the same session: Hair Transplant Forum Int. 2010;20(1):121-3.

Uebel CO. Hair restoration micrografts & flaps. São Paulo: OESP Gráfica S/A; 2001.

Unger W, Shapiro R. Hair transplantation. 4th ed. New York: Marcel Dekker; 2004. p. 950.

Unger WP, Shapiro R, Unger R, Unger M. Hair transplantation. 5th ed. New York: Informa Healthcare; 2011.

Visentainer L, Carlesso T. Transplante capilar FUE: Arte e ciência. 1a ed. São Paulo: Editora Dilivros; 2023.

ANATOMIA DA UNIDADE FOLICULAR E DO COURO CABELUDO

Caio Porciúncula Teixeira Basto ■ Gabriel Porciúncula Teixeira Basto
Fernando Teixeira Basto Júnior

ANATOMIA GERAL DO COURO CABELUDO

O couro cabeludo é uma estrutura complexa responsável pela cobertura da calota craniana, desempenhando uma importante função na proteção da cabeça e sustentação dos cabelos. Além disso, os cabelos do couro cabeludo têm um papel significativo na definição da fisionomia e na estética facial.

É fundamental compreender que o couro cabeludo é dividido em camadas, cada uma com funções específicas, e que diferentes regiões possuem origens embriológicas distintas. O estudo detalhado da anatomia e fisiologia do couro cabeludo é essencial para a compreensão das doenças que o acometem, além de fundamentar a escolha de tratamentos adequados.

Couro Cabeludo em Camadas

Examinando o couro cabeludo da camada mais externa para a mais interna, encontramos:

- *Pele*: espessa e altamente vascularizada, contendo folículos pilosos, glândulas sebáceas e sudoríparas, além de uma grande quantidade de terminações nervosas.
- *Tecido* subcutâneo: composto por trabéculas conjuntivas que unem a derme ao tecido musculoaponeurótico subjacente; essa camada também possui uma rede vascular abundante e é responsável pela firmeza e elasticidade do couro cabeludo.
- *Aponeurose epicrânica (gálea aponeurótica)*: estrutura fibrosa que se estende da região frontal à occipital, permitindo o movimento do couro cabeludo e contribuindo para expressões faciais, como a elevação das sobrancelhas.
- *Tecido areolar frouxo*: com poucos vasos, essa camada facilita o deslizamento entre a gálea aponeurótica e o pericrânio, sendo importante na mobilidade do couro cabeludo.
- *Pericrânio*: corresponde ao periósteo do crânio, fornecendo suporte nutricional e estrutural ao osso.

Uma maneira didática de memorizar as camadas do couro cabeludo é usando o mnemônico em inglês **SCALP** (Figs. 4-1 e 4-2).

SCALP
Skin
Connetive tissue
Aponeurosis
Loose areolar tissue
Pericranieum

Fig. 4-1. Mnemônico SCALP.

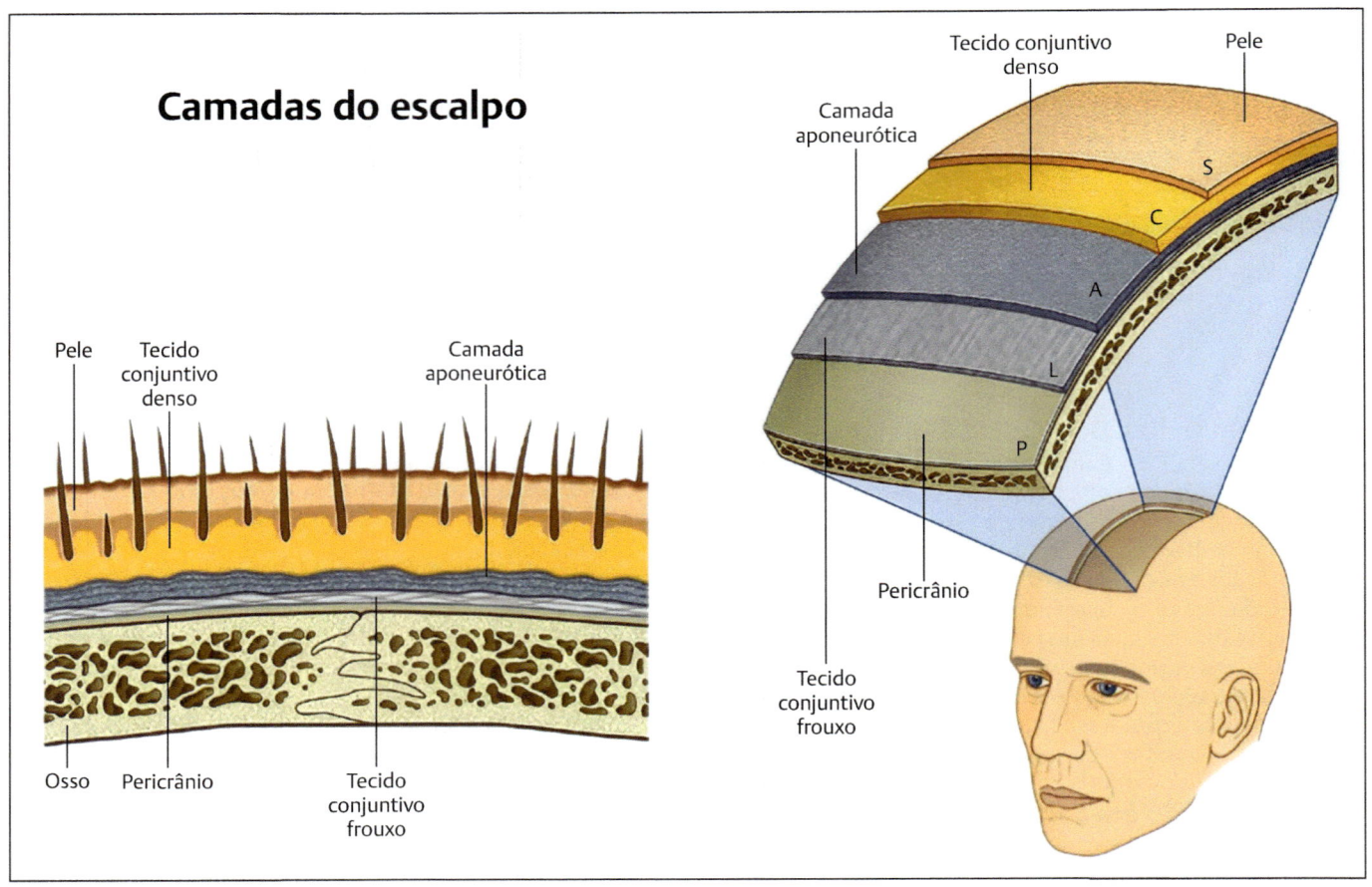

Fig. 4-2. Camadas do escalpo.

Vascularização e Inervação do Couro Cabeludo

O couro cabeludo é uma região ricamente vascularizada e inervada, o que é essencial para a manutenção de sua saúde e para a nutrição dos folículos capilares. A complexidade de seu suprimento sanguíneo e de sua inervação desempenha um papel crucial tanto em cirurgias quanto na fisiologia normal do crescimento capilar.

Vascularização Arterial

O suprimento sanguíneo arterial do couro cabeludo é dividido em dois sistemas principais, que abrangem a irrigação da região frontal e das demais áreas do couro cabeludo:

- *Região frontal*: é irrigada pelas artérias supratroclear e supraorbital, que são ramos da artéria oftálmica, derivada da carótida interna. Essas artérias são responsáveis por fornecer sangue para a parte superior da testa e para a porção anterior do couro cabeludo.
- *Demais regiões*: as áreas temporais, occipital e auricular são irrigadas por ramos da artéria carótida externa, incluindo:
  - Artéria temporal superficial: irriga as regiões laterais do couro cabeludo, especialmente a área temporal.
  - Artéria occipital: fornece sangue para a parte posterior do couro cabeludo, particularmente, na região occipital.
  - Artéria auricular posterior: irriga a área auricular e posterior.

Esse suprimento arterial garante a perfusão adequada do couro cabeludo, mesmo em casos de ferimentos ou cirurgias, uma vez que as anastomoses entre essas artérias permitem uma circulação colateral eficiente. O conhecimento dessa rica rede vascular é crucial em cirurgias capilares, como em transplantes, e que o manejo correto da vascularização pode influenciar a sobrevida dos enxertos.

Drenagem Venosa

O sistema de drenagem venosa do couro cabeludo reflete o percurso das artérias, com as veias supratroclear e supraorbital drenando o sangue da região frontal, enquanto as veias temporais superficial, occipital e auricular posterior drenam as regiões lateral e posterior. Essas veias convergem principalmente para a veia jugular externa, que é a principal responsável pela drenagem do sangue do couro cabeludo.

A drenagem eficiente garante a remoção de produtos metabólicos e contribui para a cicatrização pós-operatória em intervenções cirúrgicas. A estrutura venosa do couro cabeludo, ao possuir numerosas anastomoses, permite a manutenção de um fluxo sanguíneo adequado, mesmo em casos de dano vascular localizado.

Inervação

O couro cabeludo é intensamente inervado, o que explica sua sensibilidade acentuada. A inervação é dividida em dois

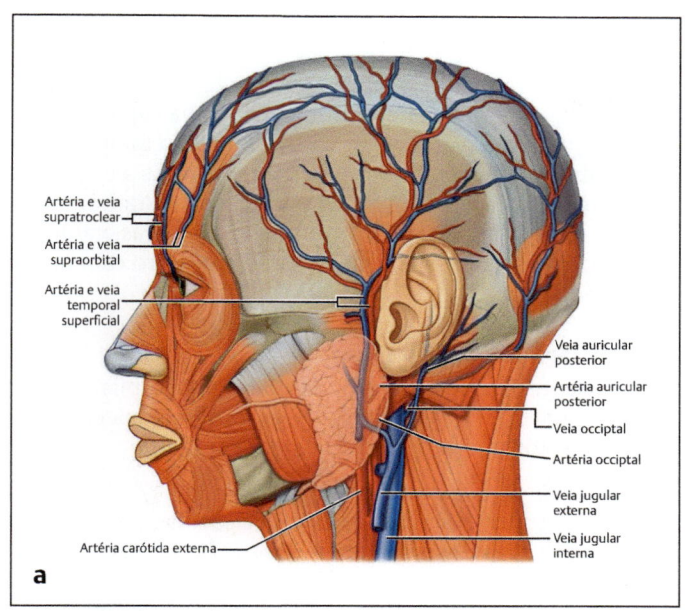

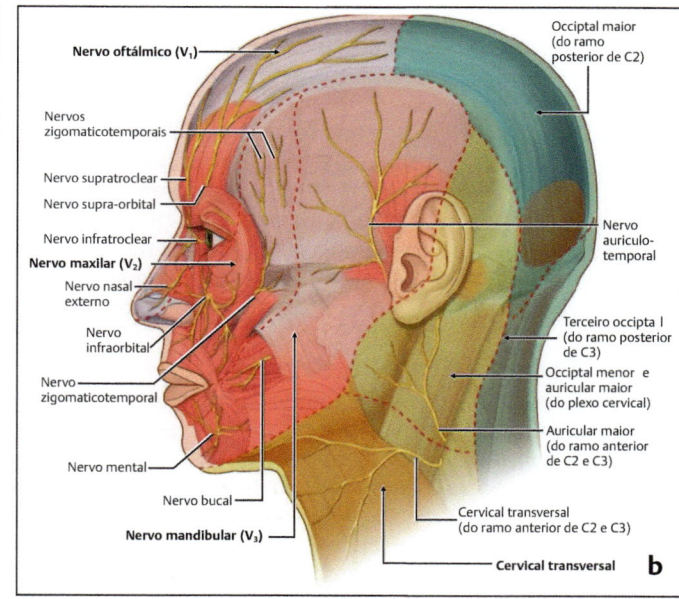

Fig. 4-3. (**a**) Parte anterior e superior. (**b**) Parte lateral e posterior.

grandes grupos: os nervos cranianos e os nervos cervicais, que suprem diferentes regiões do couro cabeludo (Fig. 4-3).

- *Parte anterior e superior*: é inervada pelos ramos do nervo trigêmeo (V par craniano), principalmente pelos nervos supraorbital e supratroclear, responsáveis pela sensibilidade da testa e da porção frontal do couro cabeludo.
- *Parte lateral e posterior*: a inervação é fornecida pelos nervos cervicais, em especial pelos nervos occipitais maior e menor (C2 e C3). O nervo occipital maior supre a região occipital posterior, enquanto o nervo occipital menor inerva as partes laterais do couro cabeludo.

O conhecimento detalhado da inervação do couro cabeludo é essencial para a prática cirúrgica, especialmente no bloqueio anestésico durante procedimentos como transplantes capilares ou cirurgias estéticas, além de ser importante no tratamento de condições como a cefaleia occipital.

Anatomia Cirúrgica do Couro Cabeludo

Anatomicamente, o couro cabeludo pode ser dividido em regiões que desempenham papéis cruciais na avaliação clínica, diagnóstico e tratamento cirúrgico dos pacientes. Cada uma dessas áreas possui características próprias que influenciam as decisões cirúrgicas e a abordagem técnica em transplantes capilares. A compreensão detalhada dessas regiões é essencial para a escolha adequada da área doadora e para a criação de uma linha capilar esteticamente agradável e funcional.

Região Occipitoparietal

A região occipitoparietal está situada na parte posterior do couro cabeludo, abrangendo as áreas occipital e parietal superior. Esta área é reconhecida como a principal área doadora em procedimentos de transplante capilar devido à preservação genética dos folículos pilosos nesta região. Em pacientes com calvície androgenética, os folículos dessa área são menos suscetíveis à ação dos hormônios andrógenos, o que garante que os cabelos transplantados mantenham suas características de crescimento saudável e duradouro após a cirurgia.

A densidade capilar na região occipitoparietal geralmente é maior em comparação com outras áreas do couro cabeludo, proporcionando uma quantidade suficiente de folículos disponíveis para transplante. Além disso, a direção de crescimento dos fios nessa região deve ser considerada durante o transplante, uma vez que a distribuição natural do cabelo doador deve ser preservada para garantir um resultado estético harmonioso.

Vértex

O **vértex**, também conhecido como coroa, está localizado na parte posterior do couro cabeludo, sendo uma área de transição entre as regiões frontal e occipital. Esta região é notoriamente desafiadora em termos de reconstrução capilar, pois os cabelos no vértex crescem em padrões espirais ou de rodamoinho, o que dificulta a replicação precisa da distribuição natural dos fios.

Em termos de classificação da calvície, a área do vértex é um ponto focal, pois é comumente uma das primeiras regiões a ser afetada pela alopecia androgenética em pacientes do sexo masculino. A extensão da calvície no vértex pode variar, e, muitas vezes, é mais pronunciada do que em outras áreas. Devido à densidade capilar mais baixa e à complexidade do padrão de crescimento, é uma das áreas mais difíceis de restaurar cirurgicamente com densidade suficiente.

O planejamento cirúrgico precisa ser meticuloso, considerando tanto a densidade quanto o padrão espiralado, para evitar um resultado visual artificial.

Região Intermédia

A região intermédia é uma área de transição localizada entre o vértex e a região frontal. Esta área desempenha um papel crucial em estabelecer a continuidade entre as regiões anterior e posterior do couro cabeludo. Em casos de calvície avançada, a região intermédia pode mostrar afinamento significativo ou perda completa dos cabelos, criando uma lacuna perceptível entre a linha frontal de implantação capilar e o vértex.

Em termos cirúrgicos, a restauração desta área é importante para garantir uma distribuição homogênea dos fios ao longo do couro cabeludo. A criação de um gradiente suave de densidade capilar, que diminua progressivamente do vértex para a linha frontal, é fundamental para uma estética natural e integrada. Deixar essa área negligenciada pode resultar em um aspecto artificial, com linhas de transição abruptas.

Região Frontal e Temporal Anterior

A região frontal e a região temporal anterior são as mais visíveis e, portanto, as mais importantes do ponto de vista estético. A linha anterior de implantação capilar é a estrutura que mais influencia a aparência do rosto e a percepção de juventude e equilíbrio facial. A precisão na definição dessa linha é crucial para o sucesso estético da cirurgia capilar.

A restauração da linha frontal envolve considerações artísticas e técnicas. A linha de implantação capilar deve ser irregular e não linear, imitando o crescimento natural dos cabelos nessa área. A densidade dos folículos transplantados deve ser cuidadosamente calibrada para fornecer um resultado denso, porém natural. Além disso, a angulação dos folículos implantados deve respeitar a orientação natural dos fios de cabelo preexistentes dessa região, permitindo uma recriação de uma moldura facial harmônica.

A região temporal anterior também desempenha um papel crucial na definição do contorno da linha capilar. A perda de cabelo nessa área pode causar um recuo temporal que altera drasticamente a aparência facial. Durante a cirurgia, o refinamento dessa área é fundamental para restaurar a harmonia entre a linha capilar frontal e as têmporas, garantindo uma transição suave e natural entre o couro cabeludo e as laterais do rosto.

Considerações Cirúrgicas

Durante os procedimentos de transplante capilar, a abordagem para cada uma dessas regiões deve ser específica, levando em consideração fatores como (Fig. 4-4):

- *Densidade de folículos*: áreas com menor densidade natural, como o vértex, exigem técnicas especializadas para garantir um resultado denso, sem criar cicatrizes visíveis.
- *Direção de crescimento dos fios*: a angulação dos folículos implantados deve respeitar o padrão natural de crescimento em cada região.
- *Estética e harmonia facial*: a criação de uma linha capilar frontal e temporal anterior que seja ao mesmo tempo densa e esteticamente agradável é essencial para a satisfação do paciente.

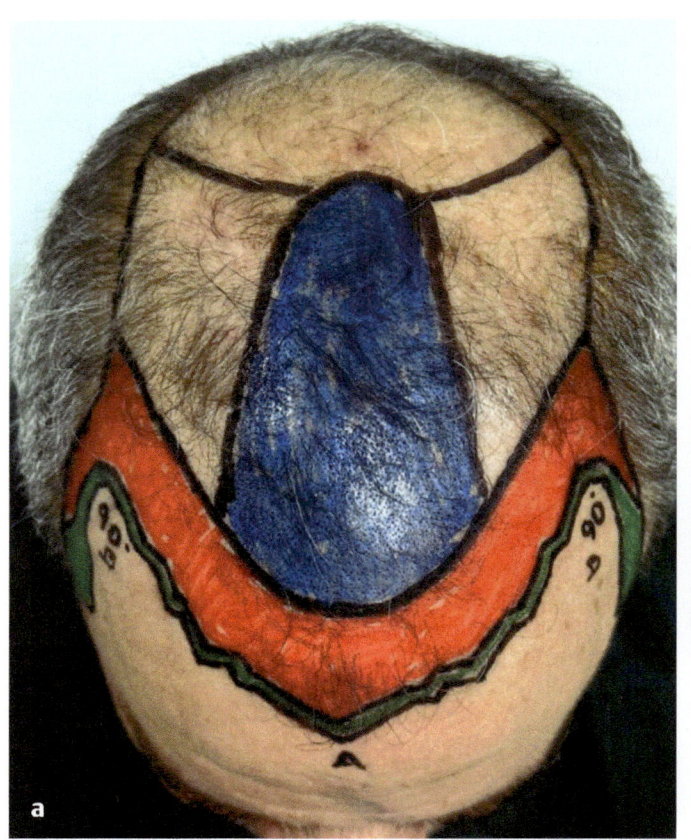

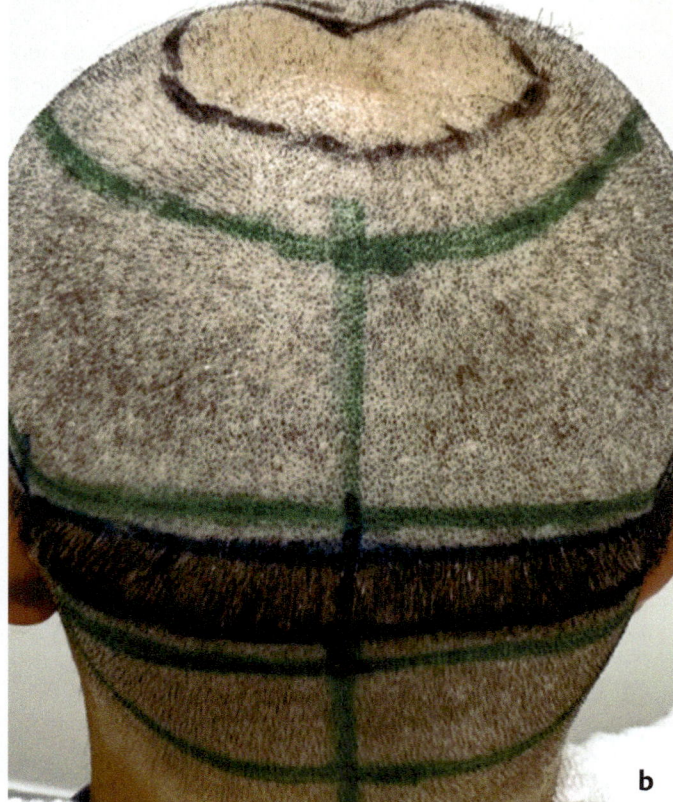

Fig. 4-4. (a,b) Considerações cirúrgicas para cada uma dessas regiões.

EMBRIOLOGIA DO COURO CABELUDO E DO FOLÍCULO CAPILAR

A embriologia do couro cabeludo e dos folículos capilares é um campo fascinante que revela como as diferentes regiões do couro cabeludo e os tipos de cabelo se desenvolvem de maneira distinta ao longo da vida. As diferenças embriológicas têm implicações não apenas no desenvolvimento do cabelo, mas também na predisposição a certas condições, como a alopecia androgenética, e na viabilidade de áreas doadoras em transplantes capilares.

Origem Embriológica das Regiões do Couro Cabeludo

Durante o desenvolvimento embrionário, o couro cabeludo e os cabelos que o cobrem têm origens diferentes, dependendo da localização anatômica.

Regiões Parietal e Frontal

Essas áreas do couro cabeludo derivam da crista neural, uma estrutura embrionária que dá origem a vários tipos de células, incluindo melanócitos e algumas partes do sistema nervoso periférico. A crista neural contribui para o desenvolvimento dos folículos capilares nessas regiões. Como consequência, essas áreas têm maior susceptibilidade à alopecia androgenética, devido à presença de receptores hormonais sensíveis aos andrógenos.

Regiões Occipital e Temporal

As áreas posteriores e laterais do couro cabeludo (regiões occipital e temporal) derivam do mesoderma, a camada intermediária dos três folhetos germinativos embrionários. Diferentemente das regiões frontais, essas áreas são menos afetadas pela ação dos hormônios androgênicos, o que explica a resistência dos folículos capilares dessa região à queda de cabelo relacionada com a calvície. Por isso, a região occipital é comumente utilizada como área doadora em transplantes capilares, pois os folículos transplantados mantêm suas características originais mesmo quando implantados em áreas suscetíveis à calvície.

Essa diferenciação embriológica não apenas define as propriedades fisiológicas das diferentes regiões do couro cabeludo, mas também tem implicações clínicas significativas, principalmente, em termos de predisposição genética à perda de cabelo e na eficácia de tratamentos cirúrgicos.

Desenvolvimento dos Tipos de Cabelo

Ao longo do desenvolvimento embrionário e pós-natal, o cabelo passa por diferentes fases e tipos de estrutura. Esses tipos de cabelo variam em termos de espessura, pigmentação e velocidade de crescimento. Durante a vida, três tipos principais de cabelo se desenvolvem.

Lanugo

O lanugo é o primeiro tipo de cabelo a se desenvolver no feto, começando por volta da 16ª semana de gestação. Trata-se de um cabelo extremamente fino, sem medula e geralmente não pigmentado. O lanugo cobre a maior parte do corpo fetal, sendo essencial para manter o vérnix caseoso (substância protetora que cobre a pele do feto) no lugar. Ele também desempenha um papel importante na termorregulação durante o desenvolvimento intrauterino. Próximo ao final da gestação, por volta da 36ª semana, o lanugo geralmente é substituído por mais finos ou cai completamente, sendo eliminado antes do nascimento ou logo após, no caso de bebês prematuros.

Vellus

Após o nascimento, o lanugo é substituído pelos fios *vellus*, que são finos, sem medula e ocasionalmente pigmentados. Esses pelos são mais curtos, macios e claros, e cobrem áreas do corpo que não possuem cabelo terminal. Nos adultos, o *vellus* é o tipo de cabelo que cobre grande parte do corpo, sendo geralmente chamado de "penugem". Esses fios não possuem capacidade de crescimento significativo e raramente ultrapassam 2 cm de comprimento. Em algumas regiões do corpo, como a barba em homens após a puberdade, ocorre a transformação de fios *vellus* em fios terminais, o que confere características mais grossas e pigmentadas a essas áreas. Contudo, a transformação inversa (de terminal para *vellus*) não é cientificamente comprovada, exceto no processo de miniaturização capilar observado na alopecia androgenética.

Terminais

Os fios terminais são mais grossos, pigmentados e com medula, aparecendo no couro cabeludo, barba, axilas e outras áreas após a puberdade, devido à influência dos hormônios sexuais. No couro cabeludo, os fios terminais são os responsáveis pelo crescimento denso e espesso do cabelo que caracteriza a aparência normal dos indivíduos. Esses fios são diferenciados pela presença de uma bainha radicular mais espessa e por um músculo piloeretor bem-desenvolvido, que responde a estímulos nervosos causando a "ereção" dos pelos em situações de frio ou estresse emocional.

Na fisiopatologia da alopecia androgenética, ocorre um processo conhecido como miniaturização dos fios terminais, em que eles perdem suas características de espessura e comprimento, aproximando-se das características dos fios *vellus*. A miniaturização é progressiva, levando à perda visível de cabelo em áreas geneticamente predispostas.

Formação dos Folículos Capilares

Durante a fase embrionária, aproximadamente 5 milhões de folículos pilosos são formados no corpo humano, dos quais cerca de 100.000 a 150.000 estão localizados no couro cabeludo. Esse número é fixo desde o nascimento até a velhice, e não ocorre formação de novos folículos durante a vida. No entanto, os folículos existentes passam por ciclos repetidos de crescimento, repouso e queda ao longo da vida.

Essa fixação do número de folículos capilares no couro cabeludo tem implicações importantes para a restauração capilar. O sucesso em transplantes capilares, por exemplo, depende da redistribuição eficaz desses folículos limitados entre as áreas doadoras e receptoras.

ANATOMIA DA UNIDADE FOLICULAR E CICLO DO CABELO

O folículo piloso é uma estrutura complexa, que envolve diversas camadas celulares e estruturas anexas, desempenhando funções críticas na produção e manutenção dos cabelos. A estrutura do folículo piloso pode ser didaticamente dividida em dois segmentos principais: o segmento inferior (transitório) e o segmento superior (permanente), cada um com suas particularidades anatômicas e funções específicas.

Estrutura do Folículo Piloso
Segmento Inferior (Transitório)

O segmento inferior do folículo piloso é a porção mais dinâmica e transitória do folículo, sendo ativo durante a fase de crescimento (anágena). Este segmento é constituído por duas partes:

- *Bulbo*: o bulbo capilar é a parte mais profunda do folículo, situado na base do cabelo em crescimento. Ele contém a **papila dérmica**, um conjunto de células mesenquimais especializadas que exercem um papel crucial na regulação do crescimento do cabelo. A papila dérmica está rodeada pela **matriz do bulbo**, que é composta por células altamente proliferativas. Estas células são responsáveis pela produção do cabelo propriamente dito. Além disso, os **melanócitos**, que produzem a pigmentação do cabelo, também estão localizados dentro da matriz.
- *Talo*: a porção do folículo que se estende desde o **músculo piloeretor** até a **franja de Adamson**. Este segmento liga o bulbo à porção superior do folículo e contribui para o crescimento e a sustentação do cabelo. Durante a fase de crescimento ativo, as células da matriz do bulbo migram para cima, formando o **córtex** e a **cutícula** do cabelo.

Segmento Superior (Permanente)

O segmento superior é responsável pela ancoragem do folículo piloso à pele e contém as glândulas associadas ao folículo, sendo menos afetado pelas mudanças no ciclo capilar. Ele é composto pelas seguintes partes:

- *Istmo*: situado entre o músculo piloeretor e a glândula sebácea, o istmo do folículo piloso desempenha um papel importante na regulação da secreção sebácea e na proteção do folículo contra infecções. Abaixo do istmo, o folículo entra em contato com o músculo piloeretor, que tem a função de contrair e erigir os pelos, gerando o conhecido fenômeno da **pele arrepiada**.
- *Infundíbulo*: localizado entre a superfície da pele e a desembocadura da glândula sebácea, o infundíbulo forma o **óstio folicular** ou **acrotríquio**, que é a abertura visível do folículo na superfície da pele. O infundíbulo também está associado à drenagem do sebo e ao papel de proteção imunológica do couro cabeludo.

Unidades Foliculares

O conceito de **unidade folicular** (UF) revolucionou o campo da restauração capilar. Na década de 1980, Headington descreveu que os cabelos não crescem isoladamente, mas sim em agrupamentos. Esses grupos de 1 a 5 fios ficaram conhecidos como unidades foliculares. Esses agrupamentos são compostos por estruturas anexas específicas que incluem:

Folículos Pilosos Individuais
- *Glândulas sebáceas*: responsáveis pela produção de sebo, que lubrifica e protege o cabelo.
- *Glândulas sudoríparas*: produzem suor, que ajuda na regulação da temperatura e hidratação.
- *Músculo piloeretor*: contrai-se em resposta a estímulos, causando a ereção do pelo (arrepio).

As unidades foliculares são agrupadas em densidades que variam de 70 a 100 UF/cm² em um couro cabeludo saudável, dependendo da região anatômica. As áreas mais densamente povoadas de UFs estão geralmente localizadas na região parietoccipital, o que auxilia na escolha dessas regiões como principais áreas doadoras para procedimentos de transplante capilar (Fig. 4-5).

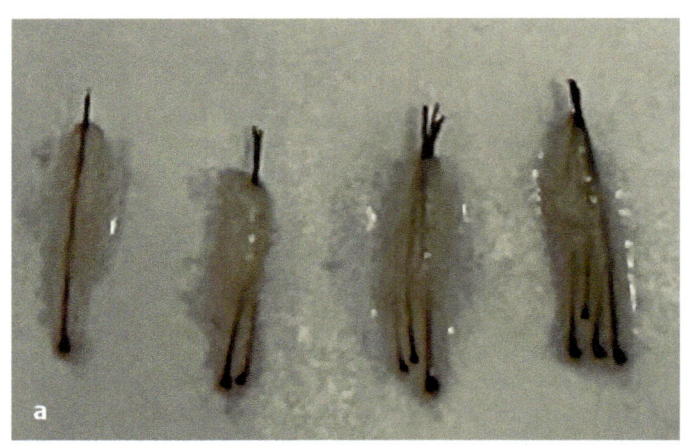

Fig. 4-5. (a-b) Folículos pilosos individuais.

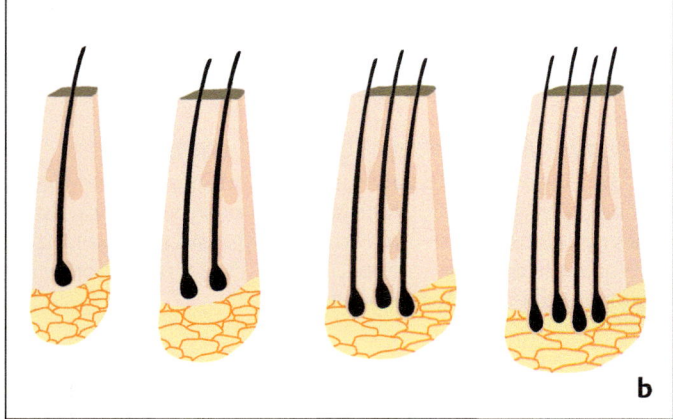

Ciclo do Cabelo

O ciclo fisiológico do cabelo, ou ciclo capilar, é composto por três fases principais: anágena, catágena e telógena, além de uma fase inicial chamada exógena, que marca a liberação do fio de cabelo. Esse ciclo é contínuo e ocorre independentemente em cada folículo piloso, o que significa que, a qualquer momento, diferentes fios de cabelo podem estar em fases distintas do ciclo (Fig. 4-6).

Fase Anágena (Fase de Crescimento)

A fase anágena é a fase mais longa e ativa do ciclo capilar, podendo durar de 2 a 7 anos, dependendo de fatores genéticos e hormonais. Durante essa fase, o folículo piloso está em crescimento ativo, e as células da matriz do bulbo dividem-se rapidamente para produzir o fio de cabelo. Cerca de 85% a 90% dos fios de cabelo no couro cabeludo estão na fase anágena em qualquer momento, o que reflete o ciclo contínuo de crescimento capilar. Quanto mais longa essa fase, maior será o comprimento do cabelo.

Fase Catágena (Fase de Transição)

A fase catágena é uma fase curta, que dura de 2 a 3 semanas, e marca o fim da fase de crescimento ativo. Durante esse período, ocorre uma **regressão** do folículo piloso, em que a atividade celular diminui, e a matriz do bulbo começa a degenerar. O bulbo separa-se da papila dérmica, e o folículo entra em um estado de repouso. Apenas cerca de 1% dos cabelos estão nessa fase em qualquer momento.

Fase Telógena (Fase de Repouso)

A fase telógena dura aproximadamente 3 a 4 meses. Durante essa fase, o folículo piloso está inativo, e o fio de cabelo, agora queratinizado, permanece ancorado na pele até ser expulso ou até que um novo fio em fase anágena o empurre para fora. Cerca de 10% a 15% dos cabelos estão na fase telógena em um momento dado. O cabelo que cai durante essa fase não é sinal de anormalidade, sendo considerado um processo natural de renovação capilar. A perda diária de 50 a 100 fios de cabelo é considerada normal devido a essa fase de renovação.

Fase Exógena (Liberação do Fio)

Embora algumas classificações não considerem a fase exógena, ela é importante porque descreve o processo de liberação do fio telógeno sem comprometimento da unidade folicular. Durante essa fase, o fio antigo é naturalmente liberado e expulso, enquanto um novo fio começa a se formar no mesmo folículo, reiniciando o ciclo anágeno.

Renovação e Manutenção do Cabelo

A quantidade de folículos pilosos no couro cabeludo é determinada no nascimento, e a quantidade de fios não aumenta durante a vida. Alterações no ciclo capilar podem resultar em patologias como a alopecia, em que a transformação de fios terminais em miniaturizados (característicos da alopecia androgenética) resulta em uma aparência de queda capilar progressiva.

Entender a fisiologia do cabelo e conhecer sua anatomia são, portanto, cruciais na formação do cirurgião que deseja se especializar na área de restauração capilar por permitir o domínio do processo de avaliação clínica, diagnóstico preciso e terapêutica a ser empregada.

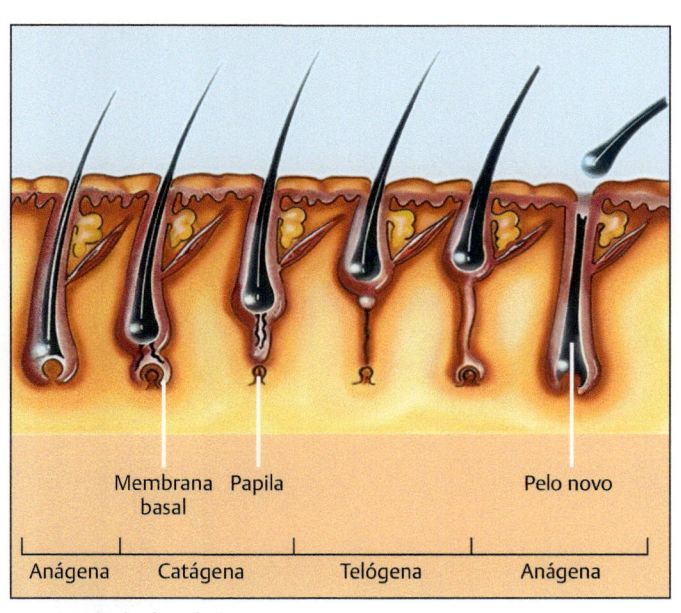

Fig. 4-6. Ciclo do cabelo.

BIBLIOGRAFIA

Avram M, Rogers N. Contemporary hair transplantation. Dermatol Surg. 2009;35(11):1705.

Basto F, Basto C, Basto G. Cirurgia plástica em capítulos - Cabeça e pescoço: capítulo 8.1. 2022.

Headington JT. Transverse microscopic anatomy of the human scalp. A basis for a morphometric approach to disorders of the hair follicle. Arch Dermatol. 1984;120:449-57.

Ludwig E. Classification of the types of androgenetic alopecia (common baldness) occurring in the female sex. Br J Dermatol. 1977;97:247.

Stenn KS, Paus R. Controls of hair follicle cycling. Physiol (embriologia) Rev. 2001;81:449-94.

Unger W, Shapiro R, Unger R, Unger M. Hair transplantation. 5th ed. New York: Informa Healthcare; 2011.

Visentainer L, Machado T, Machado C. Transplante capilar FUE. 2023.

TRICOSCOPIA

CAPÍTULO 5

Otávio Augusto Silva Boaventura Lima ▪ Ana Cecília Lunardelli Bittencourt
Rotsen Caetano Sampaio Martins Frade

INTRODUÇÃO

A tricoscopia é uma técnica não invasiva introduzida inicialmente por Rudnicka e Olszewska em 2006. Para sua realização é utilizado um dermatoscópio para examinar o cabelo e o couro cabeludo em alta magnificação, com o objetivo de melhorar a precisão diagnóstica das doenças que afetam esse segmento. Este método ganhou popularidade nos últimos anos devido à sua eficácia no diagnóstico de diversas afecções capilares e do couro cabeludo, auxiliando médicos na identificação de sinais e estruturas características associadas a diferentes tipos de alopecia (Fig. 5-1) e outras doenças do couro cabeludo.

O procedimento envolve o exame das estruturas morfológicas que não são visíveis a olho nu, permitindo a identificação de descamações e eritema perifoliculares, além de alterações na espessura da haste do fio. Esta técnica é realizada com um dermatoscópio portátil ou um videodermatoscópio que permite a observação detalhada de diversas estruturas e vasos sanguíneos na pele.

Desde que foi introduzida, a tricoscopia tem sido amplamente estudada e aplicada na prática clínica dermatológica. Inúmeras publicações têm focado na descrição das características tricoscópicas dos diferentes tipos de alopecia, ratificando-a como uma ferramenta essencial no arsenal diagnóstico dos dermatologistas. A princípio, a tricoscopia era uma técnica complementar, mas, com o avanço dos dermatoscópios digitais e portáteis, ela se tornou um método padrão para o diagnóstico *in vivo* de doenças do cabelo (Fig. 5-2) e do couro cabeludo.

A importância da tricoscopia reside na sua capacidade de fornecer informações valiosas que contribuem para o raciocínio clínico e diagnóstico. O exame facilita o reconhecimento de estruturas que são cruciais para o diagnóstico e acompanhamento de várias doenças, como a *alopecia areata*, a tricotilomania e a alopecia frontal fibrosante (AFF). A tricoscopia tem-se mostrado útil, também, não apenas para diagnóstico, assim como para monitoramento dos tratamentos, auxiliando o médico em suas decisões clínicas para melhores desfechos.

Fig. 5-1. Eritema, descamação peripilar e áreas de atrofia encontradas no lúpus eritematoso crônico. (Imagem do acervo pessoal do Dr. Rotsen Frade.)

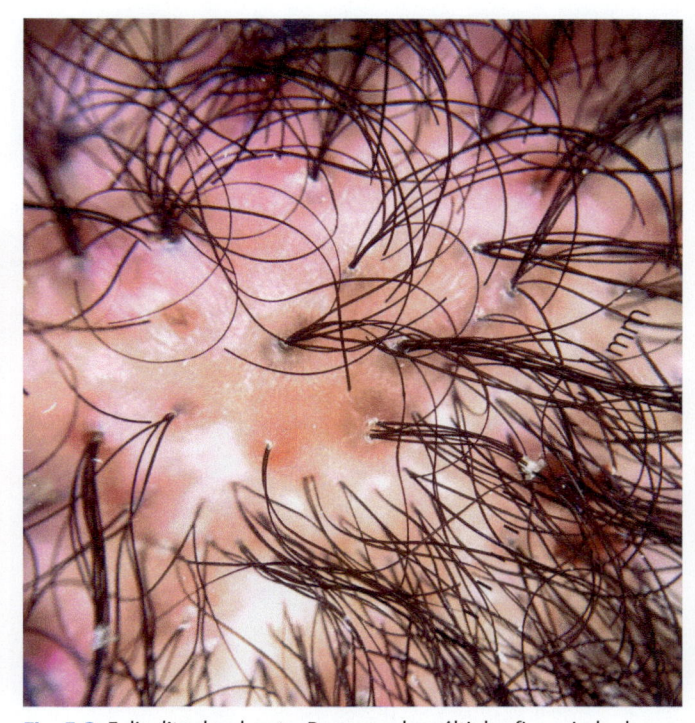

Fig. 5-2. Foliculite decalvante. Presença de múltiplos fios saindo de um único óstio folicular. Aspecto de cabelo de boneca. (Imagem do acervo pessoal do Dr. Rotsen Frade.)

APARELHOS UTILIZADOS NA TRICOSCOPIA

A tricoscopia pode ser realizada com dermatoscópios portáteis (Quadro 5-1), sistemas digitais conectados ao computador ou videodermatoscópios.

Os dermatoscópios portáteis são dispositivos muito utilizados pelos dermatologistas. As desvantagens desses dispositivos são a impossibilidade de armazenamento de imagens e a ampliação limitada, que é geralmente de no máximo 10 vezes. Em contrapartida, tem custo mais acessível quando comparado aos dermatoscópios digitais - mais potentes, possibilitando um aumento de 20 a 100 vezes. Além disso, os dispositivos digitais disponibilizam de um *software* para armazenamento das imagens.

Uma opção adotada por alguns dermatologistas é o uso do dermatoscópio acoplado ao celular por meio de um adaptador específico, o que permite uma ampliação maior da imagem e o armazenamento.

Tantos os dispositivos portáteis quanto os digitais permitem a observação sob luz polarizada e não polarizada. A dermatoscopia com luz não polarizada requer o contato do aparelho com a pele e a utilização de uma interface líquida para reduzir a reflexão da superfície e permitir a visualização de estruturas abaixo da camada córnea. Já a polarização permite a melhor visualização de estruturas mais profundas, como os vasos sanguíneos, e não requer, necessariamente, o contato direto com a pele. Um estudo, comparando ambas as modalidades, concluiu que características como padrões vasculares, descamação e rede pigmentar foram mais bem analisadas sob luz polarizada (Fig. 5-3).

Quadro 5-1. Dermatoscópios portáteis

Aparelho	DermLite DL5	Delta 30 Heine
Fabricante	DermLite LLC (EUA)	Heine (EUA)
Ampliação	10 vezes	10 vezes
Polarização	Polarizada e não polarizada	Polarizada e não polarizada

Com relação aos dispositivos digitais, podemos destacar os aparelhos da FotoFinder® e o HairMetrix™. Ambos possuem tecnologias avançadas para obtenção de imagens nítidas do couro cabeludo. O dispositivo HairMetrix™ oferece um aumento em até 200 vezes da imagem, a foto é avaliada por uma tecnologia de inteligência artificial que, em tempo real, fornece informações como a densidade de fios por cm², o número de fios por unidade folicular, a espessura dos fios, a relação entre os fios terminais e velos e a distância interfolicular.

Atualmente, os aparelhos da FotoFinder® também oferecem um *software* que fornece um relatório com informações sobre a área analisada (Fig. 5-6).

Existe ainda a possibilidade de se utilizar um microscópio digital para a realização da tricoscopia. Destes, o mais conhecido é o Dino-Lite, com a vantagem de ser portátil e conectar-se a um computador ou *iPad*® para visualização e armazenamento das imagens (Fig. 5-4).

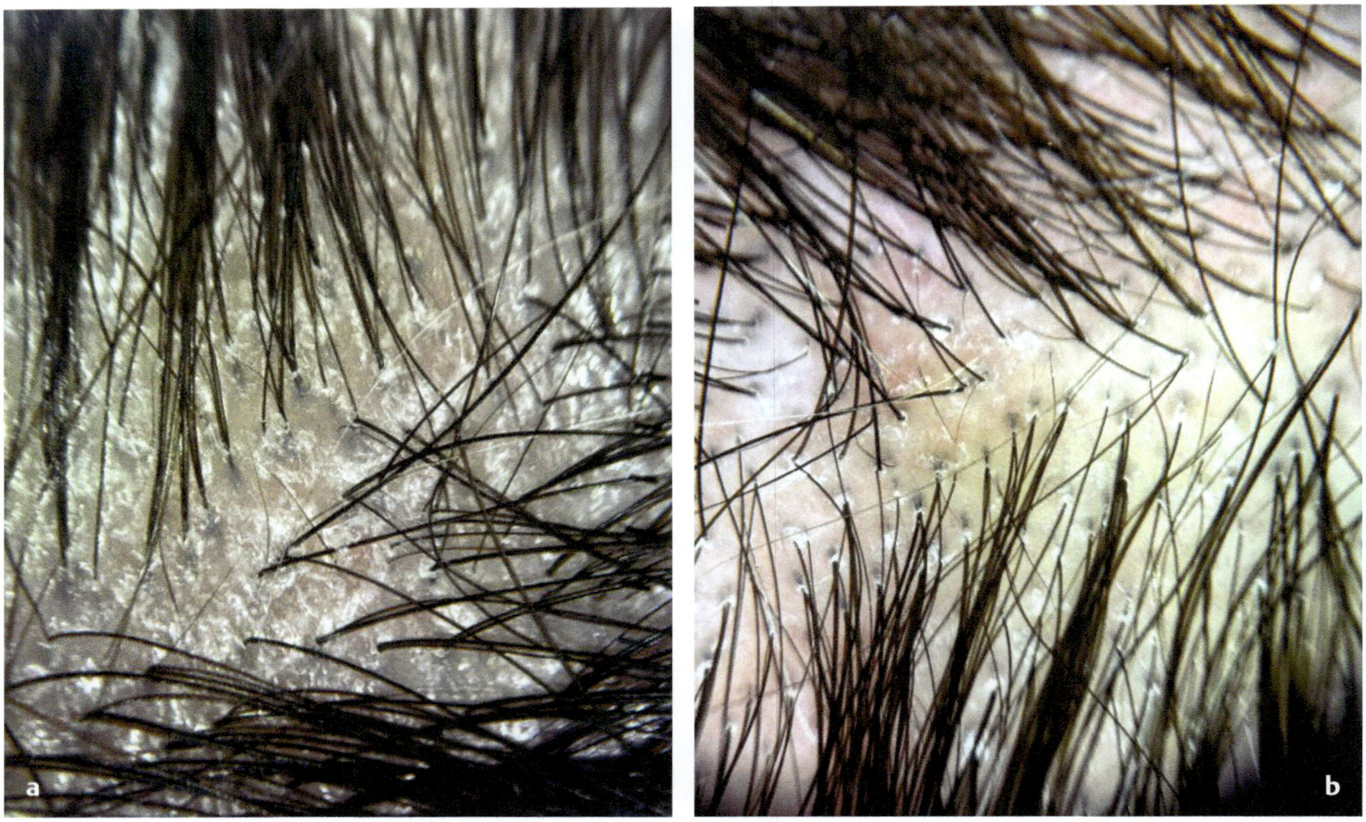

Fig. 5-3. (a) Visualização sob luz não polarizada. (b) Visualização sob luz polarizada.

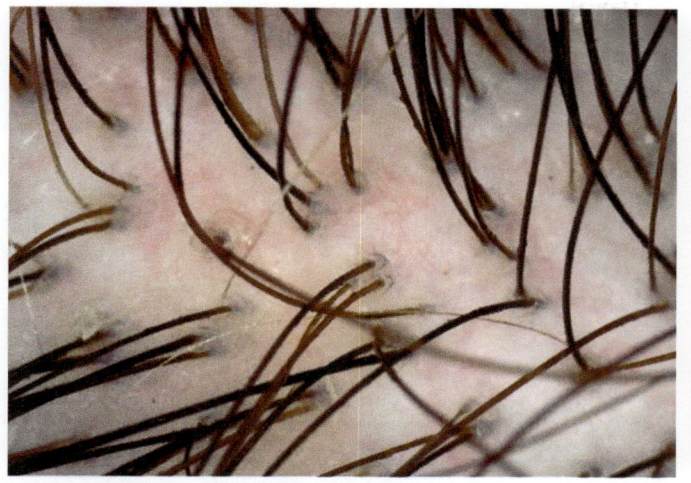

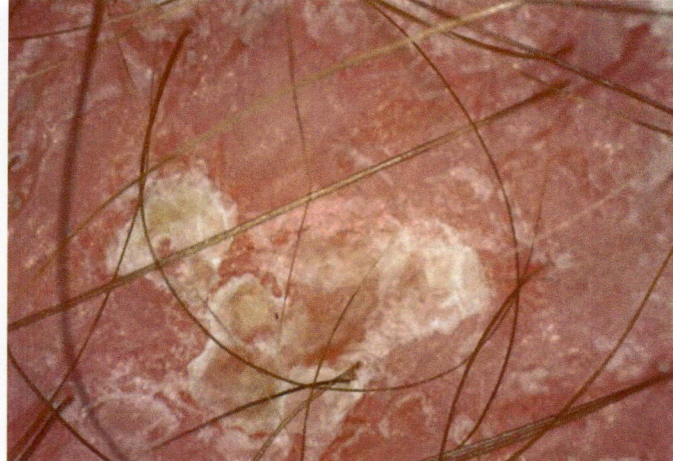

Fig. 5-4. Imagens obtidas com o aparelho.

ALOPECIAS
Alopecia Androgenética

A alopecia androgenética (AAG), popularmente conhecida como calvície, é a causa mais comum de alopecia não cicatricial, afetando até 80% dos homens e 50% das mulheres durante a vida. Na AGA, ocorre miniaturização progressiva dos folículos devido à ação dos andrógenos, especialmente a conversão de testosterona em di-hidrotestosterona (DHT) na papila dérmica. A doença manifesta-se de forma diferente em homens e mulheres: geralmente, nos homens, ocorre afinamento do cabelo nas áreas frontotemporais e no vértice, enquanto as mulheres mostram um afinamento difuso no topo do couro cabeludo, conhecido como padrão de Ludwig ou "árvore de Natal". O diagnóstico de AGA é clínico, mas a tricoscopia pode ser uma ferramenta essencial para o médico confirmar o diagnóstico.

Como dito anteriormente, a tricoscopia é uma técnica não invasiva que utiliza um dermatoscópio para examinar o couro cabeludo e os cabelos em alta magnificação. Diversas características tricoscópicas são típicas da AAG, e serão descritas a seguir.

A variabilidade no diâmetro do cabelo, ou anisotricose, é a principal característica tricoscópica da AAG (Fig. 5-5). Essa condição é marcada por uma heterogeneidade significativa no diâmetro dos fios, resultante da miniaturização progressiva e não sincronizada. Nos homens, uma variabilidade superior a 20% é considerada suficiente para diagnóstico da doença, enquanto, em mulheres, o critério é superior a 10%.

Os fios velos são fios com haste fina, com menos de 0,03 mm de diâmetro e 2-3 mm de comprimento, resultado da sensibilidade anormal dos folículos à DHT. Esses fios são mais visíveis durante a dermatoscopia sem uso de fluido de imersão, e sua presença na linha frontal do cabelo pode ajudar a diferenciar AAG de outras condições, como a alopecia frontal fibrosante. Estudos indicam que pelos velos estão presentes em 66,45% dos pacientes com AAG.

Os pontos amarelos (ou *yellow dots*) consistem nos infundíbulos foliculares preenchidos com material ceratótico

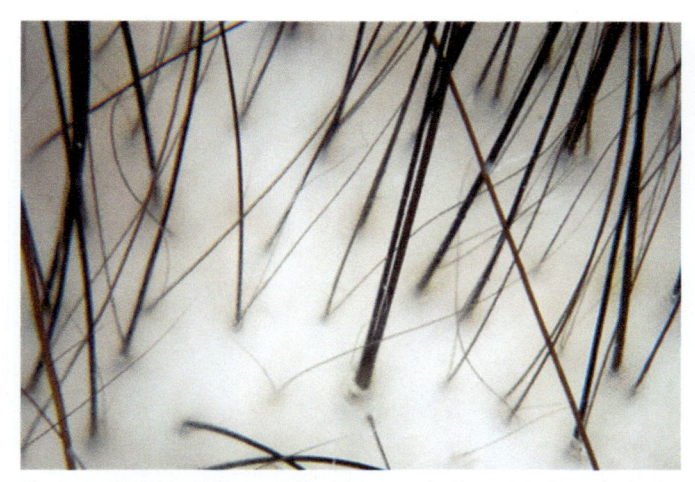

Fig. 5-5. Alopecia androgenética. Presença de fios velos, fios terminais e fios encurtados. (Imagem do acervo pessoal do Dr. Rotsen Frade.)

ou sebo, e são associados à fase telógena na AAG. Esses pontos são mais comuns na área frontal do couro cabeludo e são um dos principais critérios para o diagnóstico de AAG em mulheres.

O padrão em favo de mel é uma característica tricoscópica observada em áreas de afinamento dos fios resultante da exposição ao sol e mais pronunciado em indivíduos com fototipos de pele mais altos. Esse padrão é mais comum em casos avançados de AAG, especialmente, em homens. Esse achado também pode ocorrer em algumas formas de *alopecia areata*, como mostrado na Figura 5-6.

Os pontos brancos (ou *white dots*) podem ser observados como pontos fibrosos esbranquiçados, visíveis na Figura 5-7. Os pontos fibrosos são características peroladas vistas em casos avançados de AAG, enquanto os pontos pontilhados representam aberturas das glândulas sudoríparas. Esses pontos são mais visíveis em pacientes de fototipos mais altos e estão, geralmente, correlacionados com a gravidade da AAG.

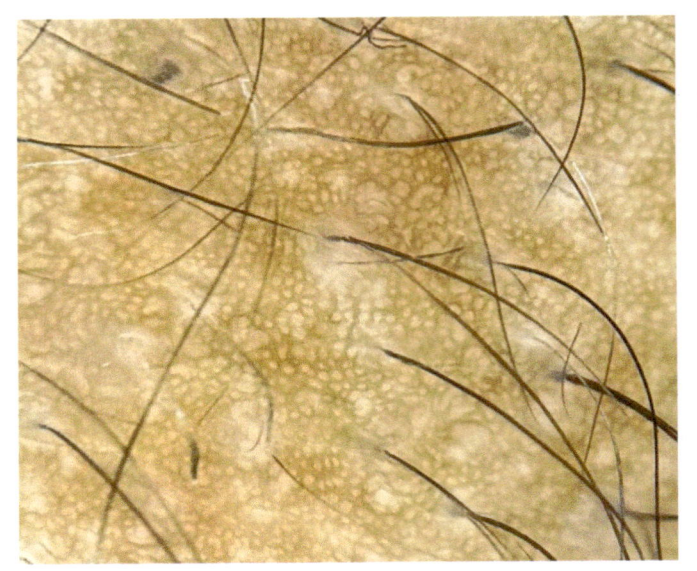

Fig. 5-6. Padrão em favo de mel com pontos brancos em *Alopecia areata*.

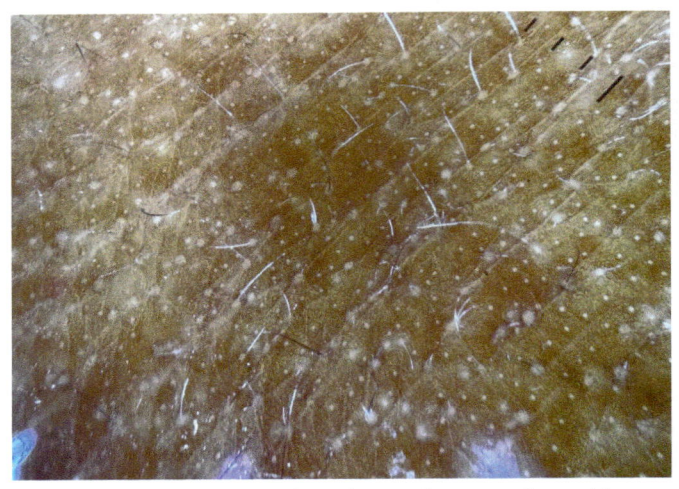

Fig. 5-7. Pontos brancos com fios velos em alopecia androgenética avançada.

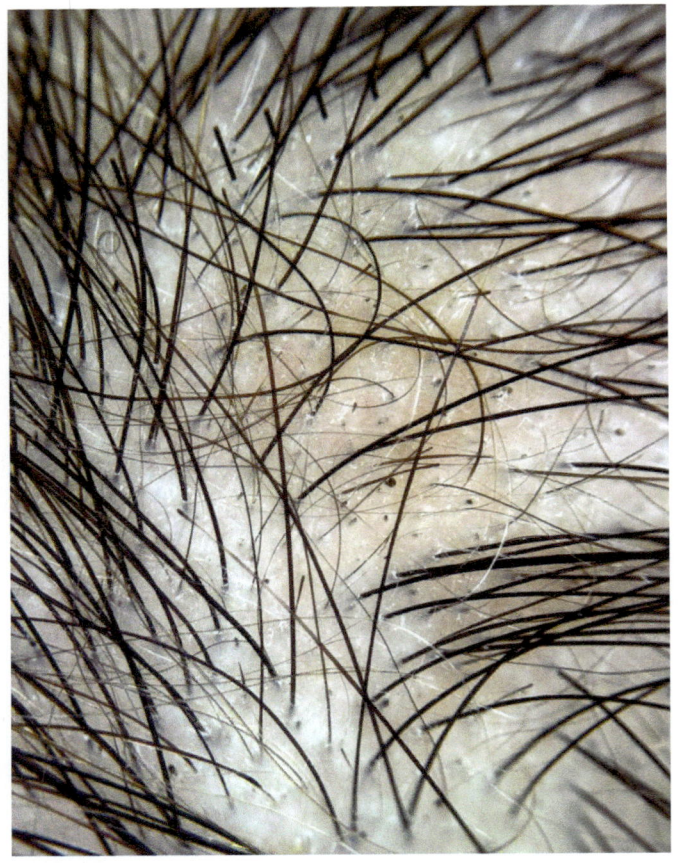

Fig. 5-8. *Alopecia areata* difusa. Nota-se a presença de fios em exclamação e de pontos pretos (*black dots*). (Imagem do acervo pessoal do Dr. Rotsen Frade.)

Alopecias Não Cicatriciais

As características dermatoscópicas das alopecias não cicatriciais são fundamentais para o diagnóstico diferencial e a compreensão dessas doenças. Trata-se de um grupo complexo que inclui a *alopecia areata*, a tricotilomania, a alopecia sifilítica, o eflúvio anágeno, entre outras condições. A avaliação dermatoscópica minuciosa pode permitir que sejam identificados padrões específicos, o que ajuda a distinguir essas diferentes formas de alopecia.

No que se trata de *alopecia areata*, a dermatoscopia pode revelar achados característicos, como os pontos pretos (*black dots*), que representam cabelos fragmentados dentro do folículo (Fig. 5-8). Eles indicam atividade de doença e estão presentes em cerca de 61% dos casos, podendo ser encontrados em todas as formas de *alopecia areata*. Um outro achado comum que pode estar presente na *alopecia areata* são os fios em ponto de exclamação. Trata-se de fios que possuem uma base mais afinada e uma extremidade distal um pouco mais larga, o que é resultado de inflamação no bulbo capilar.

A tricotilomania é uma condição caracterizada pelo hábito compulsivo de arrancar os cabelos. Pode apresentar padrões dermatoscópicos heterogêneos e de difícil diagnóstico para médicos inexperientes. Entre alguns achados mais comuns estão os fios flamejantes (*flaming hairs*), visíveis na Figura 5-9. Esses fios decorrem de resíduos proximais deixados

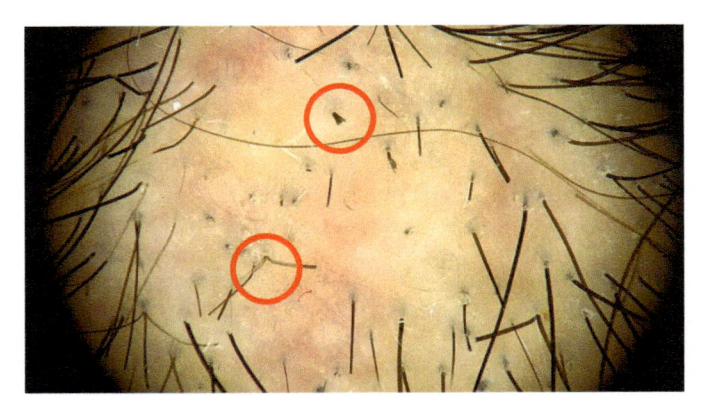

Fig. 5-9. Tricotilomania. Nota-se a presença de fios em "V" (circundados em verde) e *flaming hairs* (circundados em vermelho). (Imagem do acervo pessoal do Dr. Rotsen Frade.)

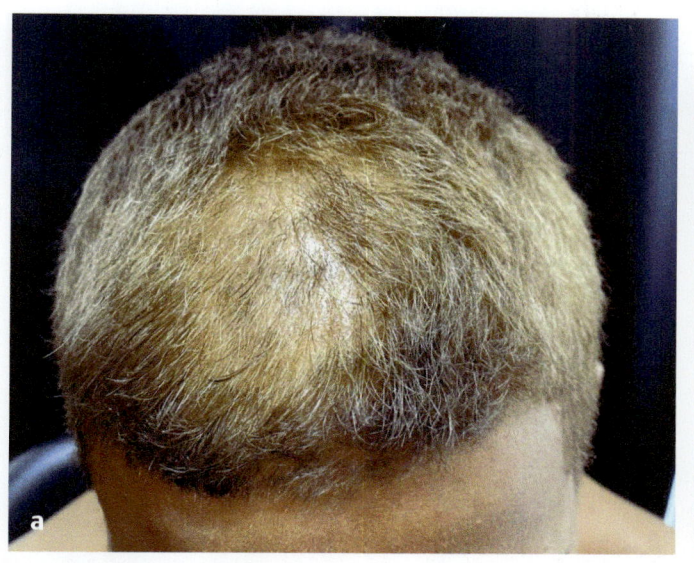

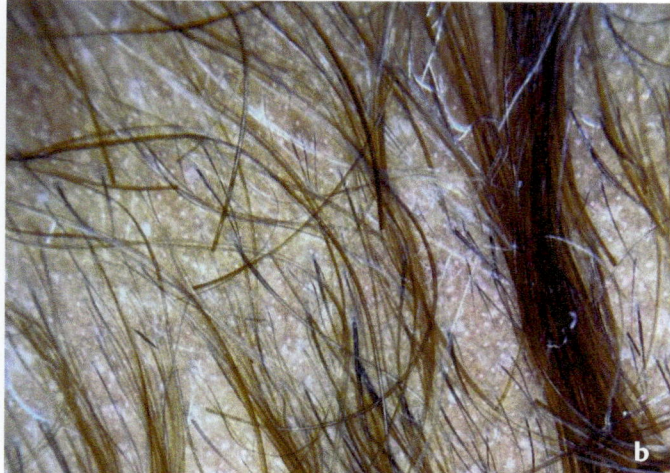

Fig. 5-10. Padrão clínico de roído de traça. (**a**) Paciente com alopecia sifilítica. (**b**) Na tricoscopia, observe a ausência de pontos pretos e fios em exclamação em área com rarefação.

após a tração dos fios. Podem ser encontrados também os fios em "V", resultantes de constantes quebras na haste durante o processo em que o paciente arranca os cabelos. Essas características dermatoscópicas são fundamentais no processo diagnóstico e ajudam a diferenciar a tricotilomania de outras alopecias não cicatriciais. Esta última geralmente não apresenta esses padrões específicos de dano mecânico, ou seja, de arrancar e puxar o cabelo.

Na alopecia sifilítica, que é uma manifestação de Lues secundária, pode haver difusas áreas de alopecia, com padrão de roído de traça (*moth-eaten*), como observado na Figura 5-10. Ainda que esse padrão possa ser confundido com a *alopecia areata*, a ausência de pontos pretos e a presença de sinais clínicos de infecção sifilítica, como erupções cutâneas, são indicadores importantes que auxiliam no diagnóstico diferencial.

Outra entidade importante de ser discutida é o eflúvio anágeno. Essa entidade é frequentemente associada à quimioterapia ou exposição a agentes tóxicos. A tricoscopia pode revelar uma massiva e abrupta perda de fios em fase anágena, como demonstrado na Figura 5-11. Clinicamente pode se manifestar como uma redução importante da densidade capilar, geralmente, sem sinais de inflamação ou cicatrização, o que pode contrastar com as outras formas de alopecia, como as cicatriciais. A miniaturização dos fios é geralmente comum, e a ausência de sinais inflamatórios pode destacar a natureza não cicatricial desta condição.

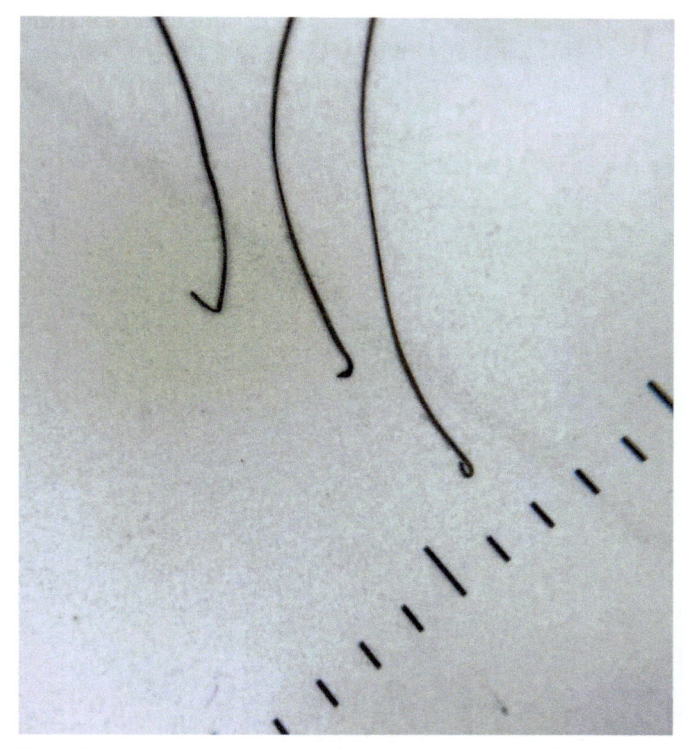

Fig. 5-11. Fios anágenos encontrados em paciente com eflúvio anágeno por quimioterapia para câncer de mama.

Alopecias Cicatriciais

As alopecias cicatriciais são um grupo de distúrbios que acometem o folículo piloso e resultam em ausência permanente da estrutura folicular que é substituída por fibrose. São menos prevalentes que as alopecias não cicatriciais. Dentre as alopecias cicatriciais primárias, a alopecia frontal fibrosante (AFF) tem sido considerada a mais comum, seguida pelo líquen plano clássico.

As alopecias cicatriciais secundárias, geralmente, têm como causa algum agravo bem-estabelecido, como infecções, traumas e processos infiltrativos, como as neoplasias, por exemplo. Já a maioria das alopecias cicatriciais primárias tem etiologia desconhecida e manifestações clínicas diversas. Dessa forma, segundo a North American Hair Research Society (NAHRS), desde 2001, as alopecias cicatriciais primárias são agrupadas em alopecias linfocíticas, neutrofílicas, mistas ou inespecíficas, conforme suas características histopatológicas e tipo de células inflamatórias predominantes (Quadro 5-2).

A realização da tricoscopia é imprescindível nos pacientes com sinais e sintomas de alopecias cicatriciais. É por meio desse exame que se identifica a viabilidade folicular e as particularidades em cada tipo de alopecia cicatricial. Dessa forma, o achado de tricoscopia comum a todas as alopecias cicatriciais é redução ou ausência dos óstios foliculares (Fig. 5-12).

A seguir discutiremos as características tricoscópicas das alopecias mais comuns no dia a dia do médico especialista.

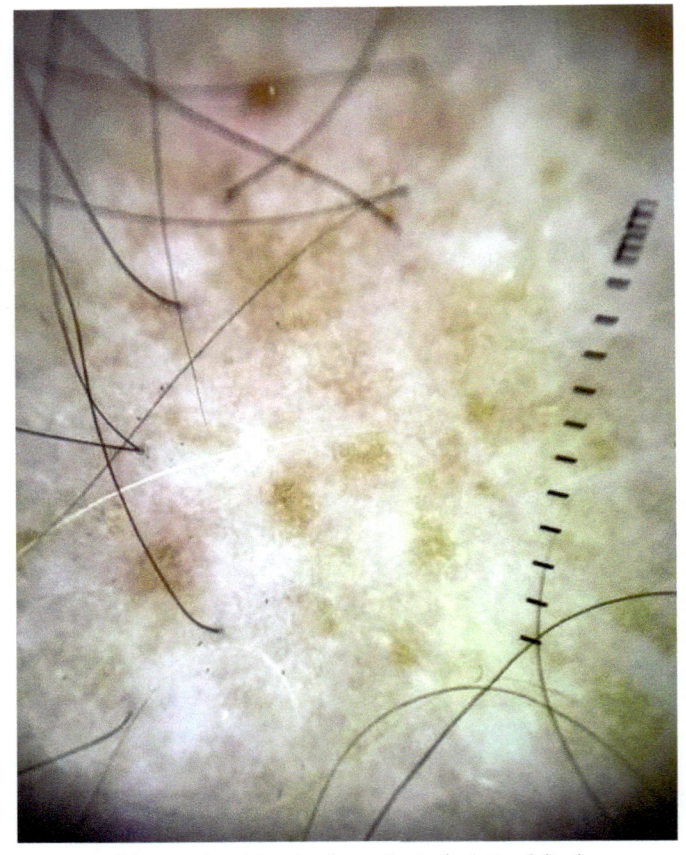

Fig. 5-12. Tricoscopia evidenciando ausência de óstios foliculares. (Imagem do acervo pessoal da Dra. Ana Cecília Bittencourt.)

Quadro 5-2. Classificação das alopecias cicatriciais[11]

Linfocítico	Neutrofílico	Misto
■ Lúpus eritematoso cutâneo crônico ■ Líquen plano pilar 　• LPP clássico 　• Alopecia frontal fibrosante 　• Síndrome de Graham Little ■ Pseudopelada clássica ■ Queratose folicular espinulosa decalvante	■ Foliculite decalvante ■ Celulite/foliculite	■ Foliculite queloidiana ■ Foliculite necrótica ■ Dermatose pustulosa erosiva

LÍQUEN PLANO PILAR (LPP)

O líquen plano pilar (LPP) é um distúrbio inflamatório folículocêntrico que acomete o couro cabeludo. Classificado como uma alopecia cicatricial primária linfocítica.

A patogênese do LPP é pouco compreendida, mas acredita-se que há um processo inflamatório linfocítico contra autoantígenos localizados na região do istmo, com acometimento das células-tronco foliculares, o que resulta em alopecia irreversível.

O LPP é dividido em três variantes clínicas:

1. *LPP clássico:* áreas de alopecia bem-delimitadas ou difusas, únicas ou múltiplas, mais comumente em região de vértice e parietal (Fig. 5-13a).
2. *Alopecia fibrosante frontal (AFF):* perda capilar na linha de implantação frontotemporal, com envolvimento frequente dos supercílios (Fig. 5-13b).
3. *Síndrome de Graham-Little-Piccardi-Lassueur (SGL):* alopecia cicatricial irregular em couro cabeludo, perda de pelos não cicatricial em axilas, região pubiana e sobrancelhas e erupção folicular liquenoide no tronco e extremidades.

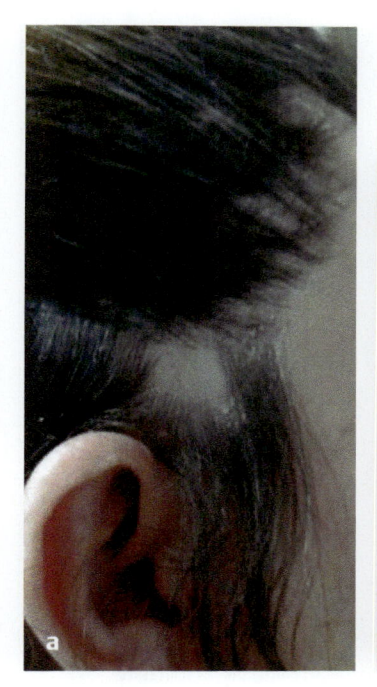

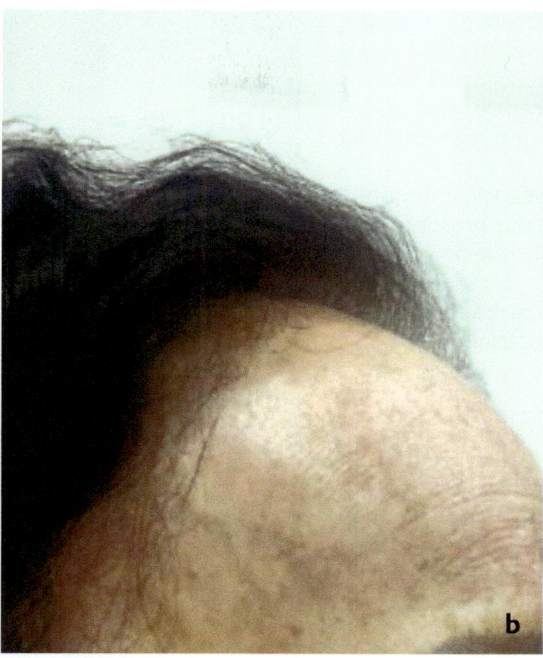

Fig. 5-13. (**a**) LLP clássico. (**b**) AFF. (Imagens do acervo pessoal da Dra. Ana Cecília Bittencourt.)

TRICOSCOPIA

As alterações encontradas na tricoscopia desse grupo de doenças varia conforme a atividade inflamatória e fase da doença.

LPP Clássico

Os achados no centro da área de alopecia incluem a ausência de óstios foliculares, pontos e áreas brancas que significam áreas de fibrose tecidual na histopatologia (Fig. 5-14). Na região periférica os achados mais frequentes são os sinais inflamatórios, como eritema e descamação, mais intensos em região perifoliculares.

Essa descamação pode se desprender da epiderme, delinear a haste do fio e formar o que é chamado de *Hair Casts*. Miteva e Tosti descreveram que as áreas com descamação e eritema peripilar são os locais ideais para biópsia porque representam doença ativa.

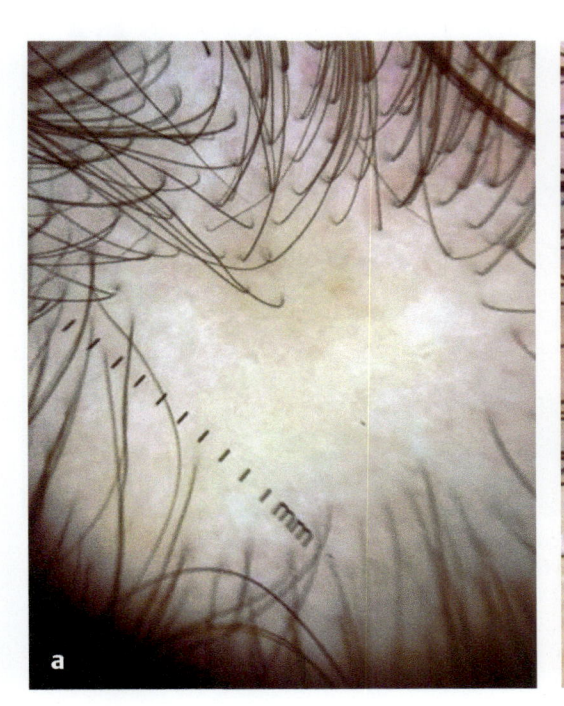

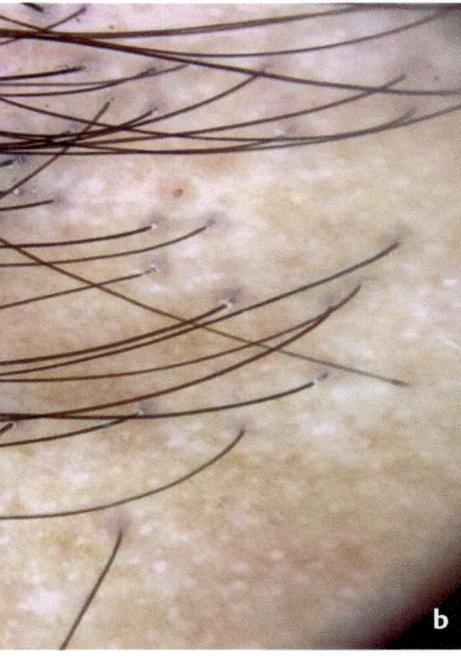

Fig. 5-14. (**a**) Ausência de óstios foliculares no centro da alopecia em LPP clássico. (**b**) Ceratose peripilar na periferia da alopecia em LPP clássico. (Imagens do acervo pessoal da Dra. Ana Cecília Bittencourt.)

Pontos brancos *pinpoint* preservados também foram um achado descrito – vistos com mais facilidade em couro cabeludo de fototipo alto (Fig. 5-15). Pontos azuis acinzentados ao redor de estruturas foliculares, em padrão de "alvo", também foram descritos e representam derrame pigmentar na histopatologia.

Tufos foliculares: cinco ou mais fios de cabelo emergindo de uma única abertura folicular podem estar presentes em fase inicial, em menor número e frequência que na foliculite decalvante (Fig. 5-16).

Com relação aos vasos sanguíneos, três padrões foram encontrados na tricoscopia das alopecias cicatriciais (Fig. 5-17).

1. Vasos em ponto não foliculares.
2. Vasos com ramificação aumentada ou arboriformes.
3. Vasos ramificados tortuosos.

A haste também pode evidenciar distrofia pelo processo inflamatório da região do istmo, gerando o que é chamado de *Pili torti*. Também é possível observar cabelos que ficam obliterados na pele fibrótica, chamados de *ingrown hair*.

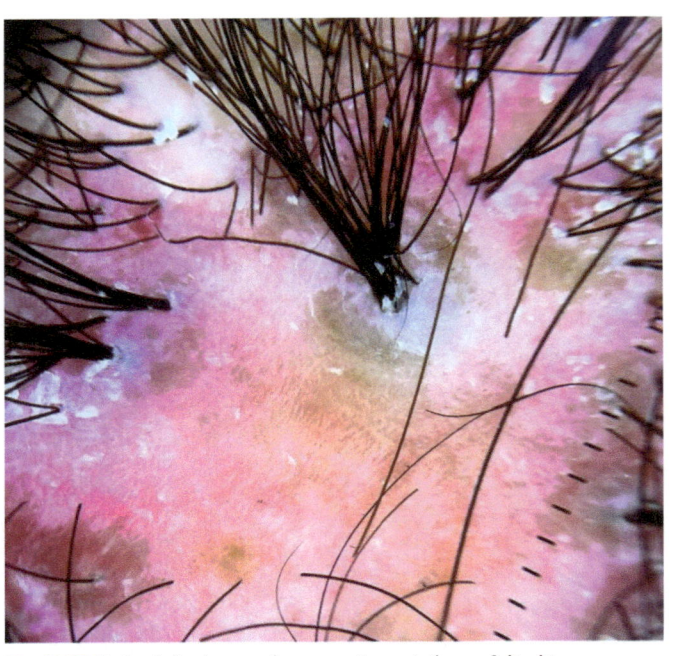

Fig. 5-16. Tufos foliculares e descamação peripilar na foliculite decalvante. (Imagem do acervo pessoal da Dra. Ana Cecília Bittencourt.)

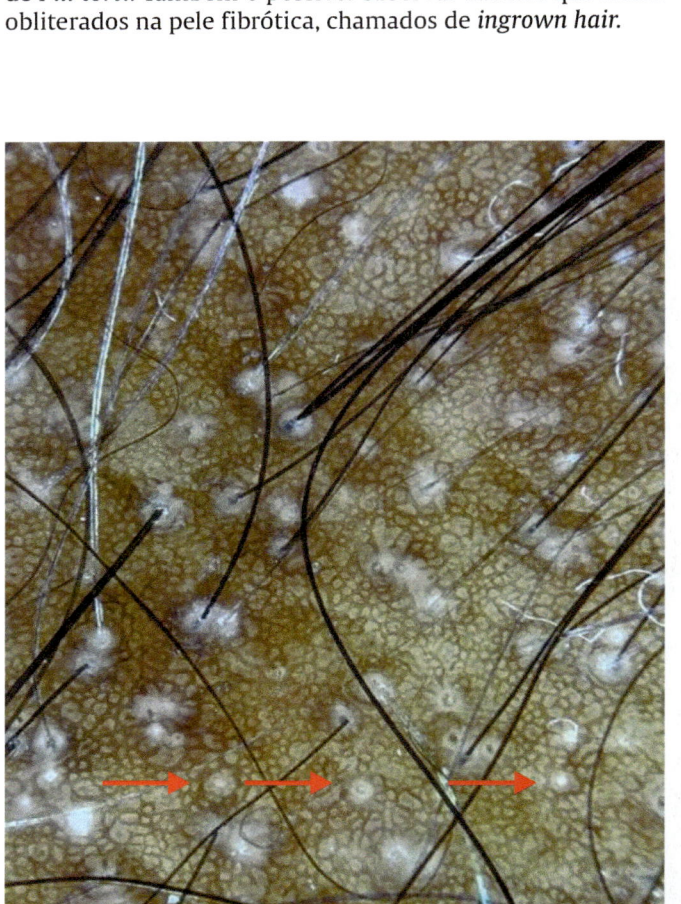

Fig. 5-15. *Pinpoints* preservados (setas). (Imagem do acervo pessoal da Dra. Ana Cecília Bittencout.)

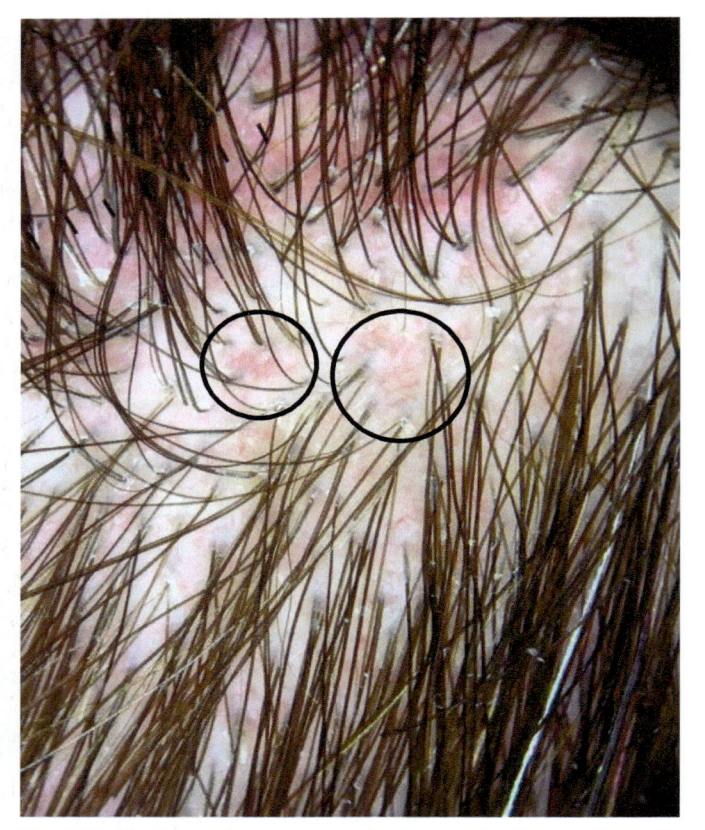

Fig. 5-17. Círculos pretos: vasos ramificados ou arboriformes em paciente com FAPD. (Imagem do acervo pessoal da Dra. Ana Cecília Bittencourt.)

ALOPECIA FIBROSANTE FRONTAL (AFF)

Atualmente é considerada a forma mais frequente de alopecia cicatricial. Foi descrita, em 1994, por Kossard e, desde então, tem aumentado sua prevalência. Afeta principalmente as mulheres no período pós-menopausa, mas não é incomum a apresentação em homens acima de 40 anos de idade.

É uma forma de alopecia cicatricial linfocítica primária que que acomete a linha de implantação do couro cabeludo, com predomínio na região frontotemporal e tendência a evolução lenta para a região parietal (Fig. 5-18). Diminuição ou ausência dos pelos do supercílio pode estar presente, além de outras manifestações cutâneas como pápulas na face que podem acompanhar o quadro.

A etiopatogênese não é totalmente esclarecida. Assim como no líquen plano pilar, a região-alvo do infiltrado inflamatório é o istmo do folículo piloso, de forma que há destruição das células-tronco foliculares.

Essa condição é de difícil diagnóstico em fases iniciais e a tricoscopia é uma ferramenta importante nesses casos. Sinais importantes que podem sugerir essa doença são a ausência de pelos velos na *hairline* e região frontal, perda dos fios das sobrancelhas, presença de pápulas faciais, atrofia do tecido subcutâneo facial com subsequente exposição de veias superficiais.

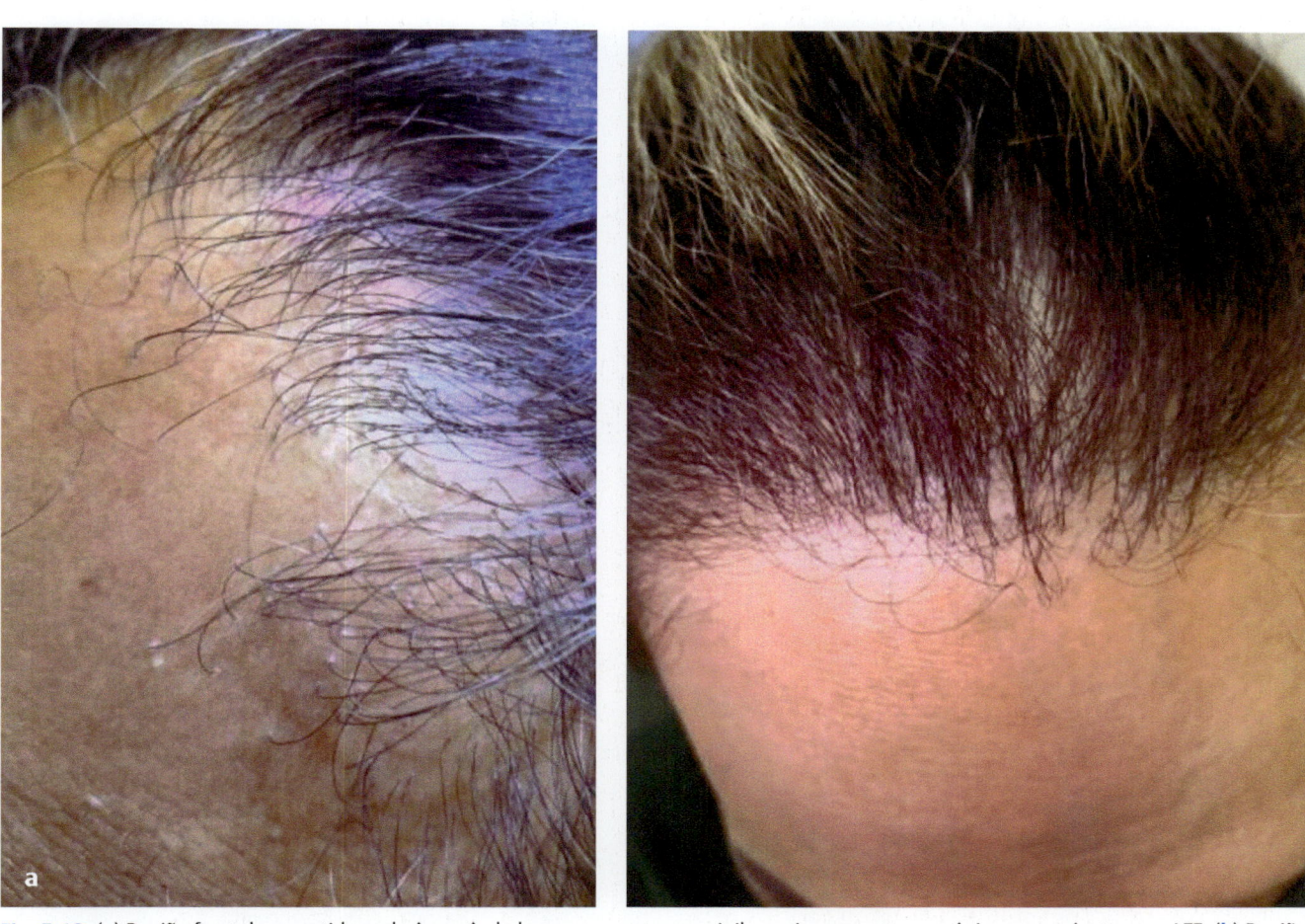

Fig. 5-18. (a) Região frontal acometida onde é possível observar a ceratose peripilar na imagem macroscópica em paciente com AFF. (b) Região frontal acometida em paciente com AFF. (Imagem do acervo pessoal da Dra. Ana Cecília Bittencourt.)

Tricoscopia

Na linha de implantação do cabelo (Fig. 5-19), podemos ver aberturas foliculares ausentes ou reduzidas, ausência de pelos velos, eritema peripilar, descamação peripilar com escamas mais finas e suaves quando comparada ao LPP.

São comuns unidades foliculares com apenas um fio de cabelo, fundo da pele de cor branco-marfim e uma haste: *Pili torti*.

Tricoscopia da área das "costeletas" – *Transparent hair shaft*, uma haste medindo em média 0,55 mm, circundada por uma mancha de pele mais clara foi o achado mais comum neste local. Apesar da AFF ser uma alopecia cicatricial, os achados mais comumente encontrados nas sobrancelhas são característicos de alopecia não cicatricial. Ver descrição detalhada na seção sobre tricoscopia das sobrancelhas.

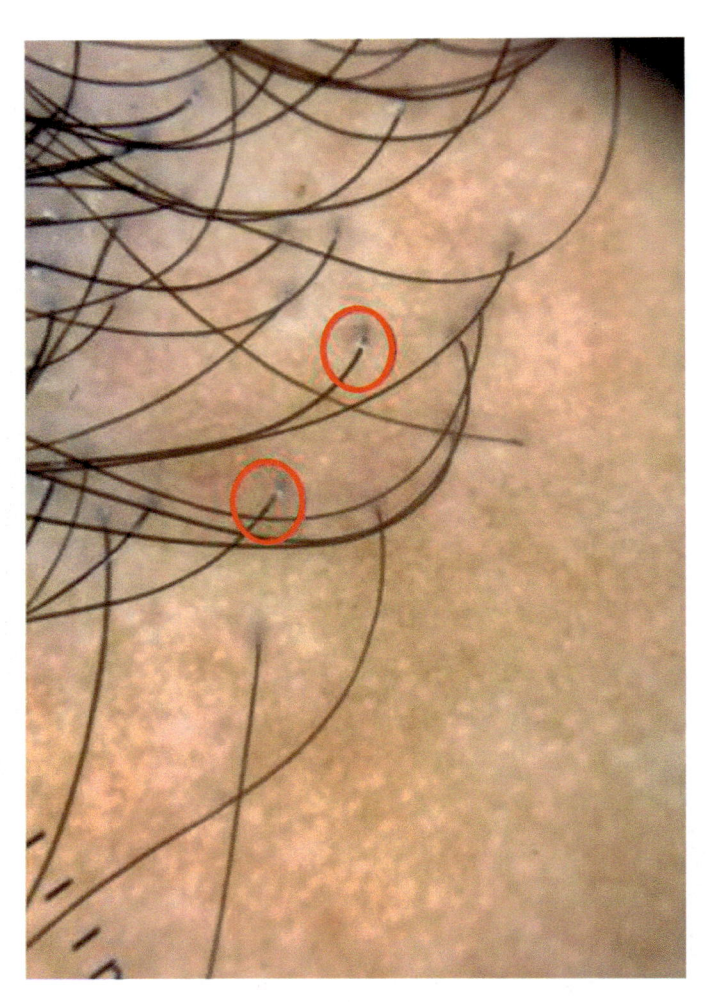

Fig. 5-19. Tricoscopia da linha de implantação em paciente com AFF evidenciando os achados descritos anteriormente. Círculos vermelhos: descamação peripilar. (Imagem do acervo pessoal da Dra. Ana Cecília Bittencourt.)

ALOPECIA FIBROSANTE COM PADRÃO DE DISTRIBUIÇÃO OU EM PADRÃO ANDROGENÉTICO – FAPD – (*FIBROSING ALOPECIA IN A PATTERN DISTRIBUTION*)

Foi descrita pela primeira vez em 2000 por Zinkernagel e Trueb. Alguns autores consideram como um subtipo de LPP. É uma forma de alopecia cicatricial que se manifesta clinicamente com rarefação em áreas andrógeno-dependentes, seguindo o padrão de acometimento de Ludwing nas mulheres e de Hamilton-Norwood nos homens, semelhante a alopecia androgenética (Fig. 5-20). Devido a tal semelhança macroscópica, a tricoscopia cuidadosa e detalhada se faz fundamental para o diagnóstico. Sintomas como dor e prurido em couro cabeludo podem ser relatados.

A tricoscopia é particularmente útil para diferenciar a FAPD de alopecia androgenética (AAG), pois o exame evidencia sinais inflamatórios, que não são observados na AAG. O exame padrão ouro para o diagnóstico é o histopatológico, que apresenta características semelhantes às observadas no líquen plano pilar, como infiltrado linfo-histiocitário ao redor do folículo piloso nas regiões do istmo e infundibular, fibrose lamelar perifolicular concêntrica, perda das glândulas sebáceas e dermatite de interface.

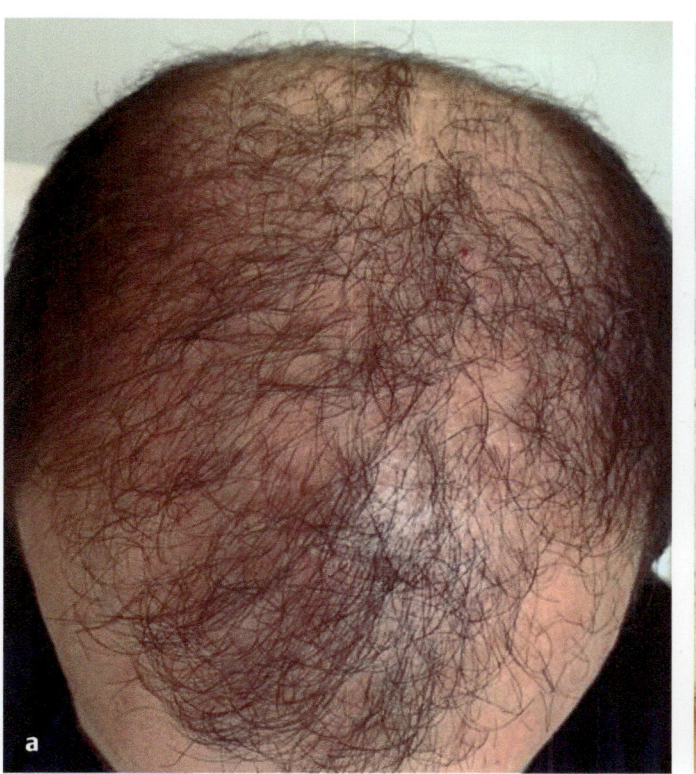

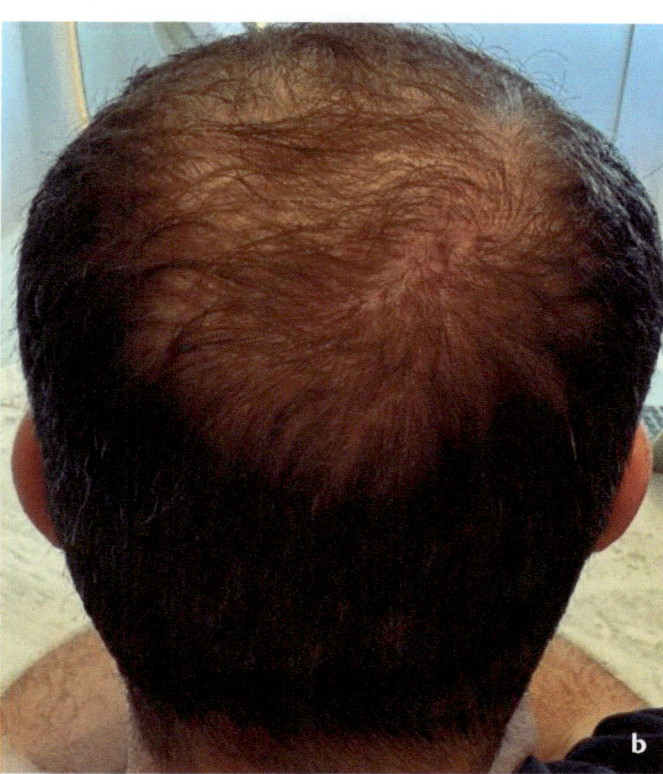

Fig. 5-20. (a,b) FAPD em homem – nota-se a extrema semelhança macroscópica entre FAPD e alopecia androgenética. (Imagem do acervo pessoal da Dra. Ana Cecília Bittencourt.)

Tricoscopia

São importantes sinais de anisotriquia – semelhante a AAG, porém com escamação peripilar e eritema peripilar. São áreas com ausência de aberturas foliculares (Fig. 5-21).

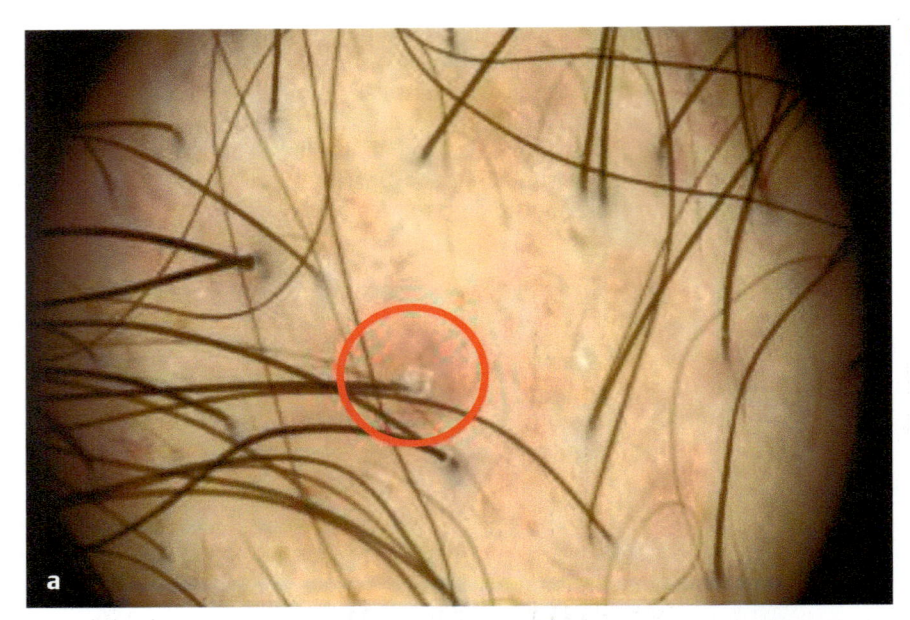

Fig. 5-21. (**a**,**b**) Descamação e eritema peripilar (círculo vermelho). (**c**) Anisotriquia (setas brancas). (Imagem do acervo pessoal da Dra. Ana Cecília Bittencourt.)

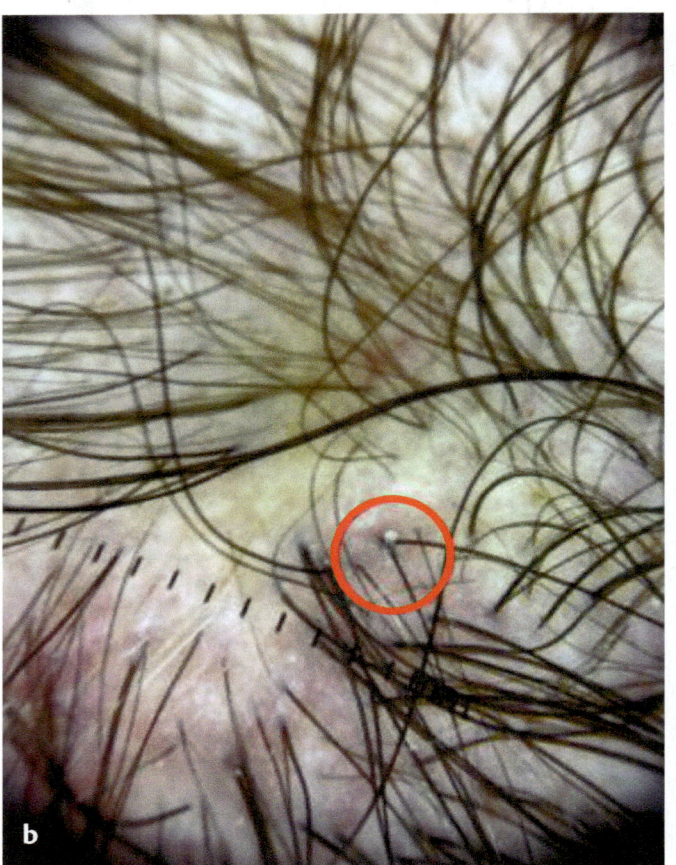

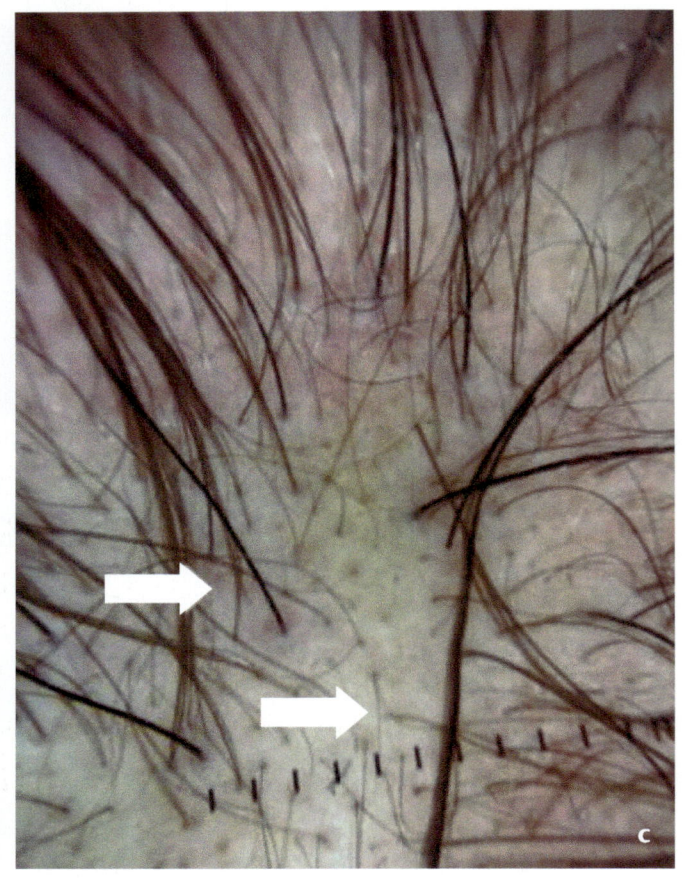

ALOPECIA CICATRICIAL CENTRAL CENTRÍFUGA (CCCA)

A alopecia cicatricial centrífuga central é o tipo mais comum de alopecia cicatricial primária em mulheres negras. A etiopatogenia não é clara, presume-se que seja de etiologia multifatorial, com predisposição genética e fatores ambientais envolvidos. Clinicamente, apresenta-se como uma área de perda de cabelo em vértice, que progride em direção à periferia.

Tricoscopia

Podemos ver ausência de aberturas foliculares, rede pigmentada em favo de mel, halo peripilar branco-acinzentado, presença de pelos velos e eritema peripilar. Menos frequentemente, porém consideradas mais específicas, são as manchas marrons semelhantes a asteriscos, pelos quebrados ou curtos, e halo peripilar escuro (Fig. 5-22).

LÚPUS ERITEMATOSO DISCOIDE (LED)

O lúpus eritematoso discoide é uma doença cutânea autoimune, cujo acometimento folicular ocorre em conjunto com a lesão na epiderme e derme.

As lesões de LED, com frequência, localizam-se no couro cabeludo e resultam em área de alopecia cicatricial. Geralmente, as lesões começam com pequena pápula ou mácula eritematosa ou hipocrômica que evolui para uma placa de alopecia com sinais inflamatórios. Sintomas como dor, prurido e sensação de queimação são relatados.

Tricoscopia

Na doença em atividade temos pontos amarelos grandes (plugues queratóticos), vasos arboriformes espessos – mais espessos que a haste capilar. A pele pode apresentar discromia, coloração salpicada marrom-escura, pontos vermelhos, pontos azuis acinzentados, descamação fina.

Na doença sem atividade inflamatória, veremos ausência de aberturas foliculares, áreas de eritema rósea ou acromia cicatricial (Fig. 5-23).

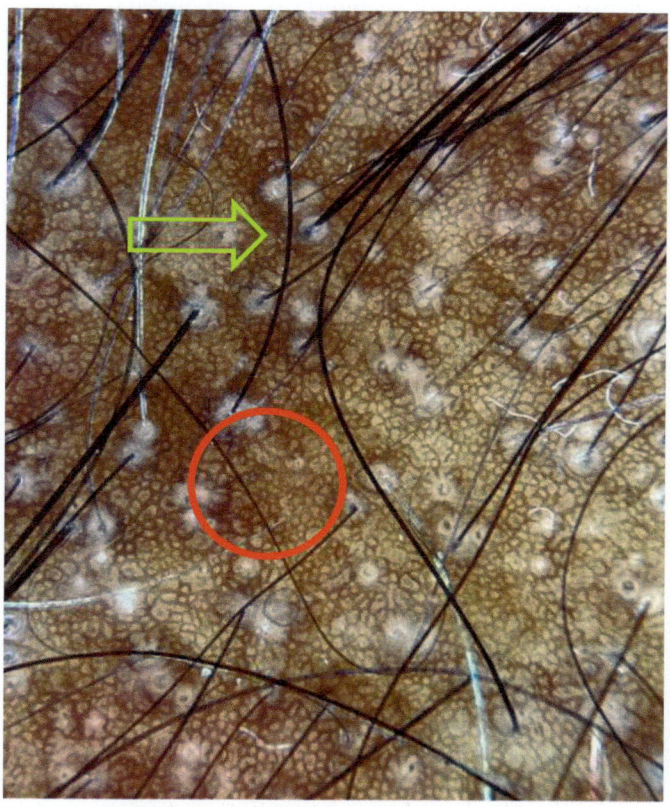

Fig. 5-22. Redução de óstios foliculares. Seta verde: halo peripilar branco-acinzentado. Círculo vermelho: rede pigmentada em favo de mel. (Imagem do acervo pessoal da Dra. Ana Cecília Bittencourt.)

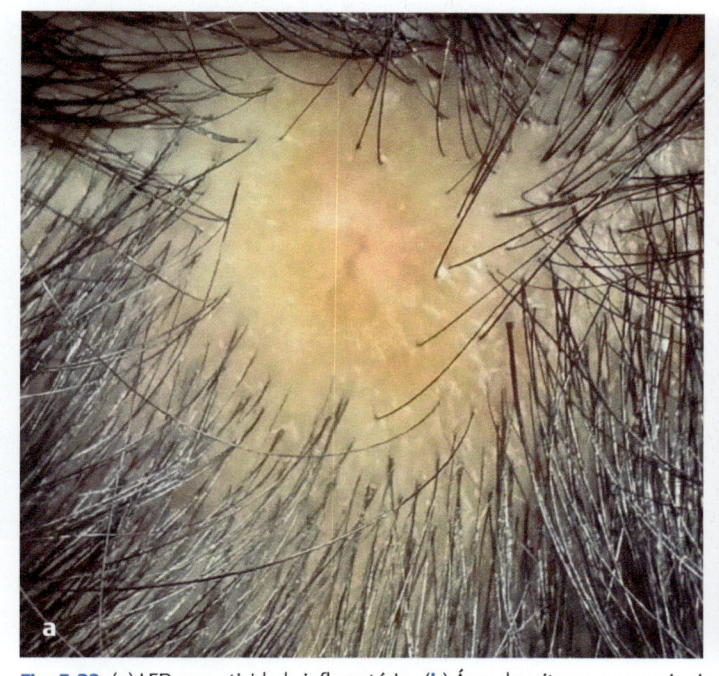

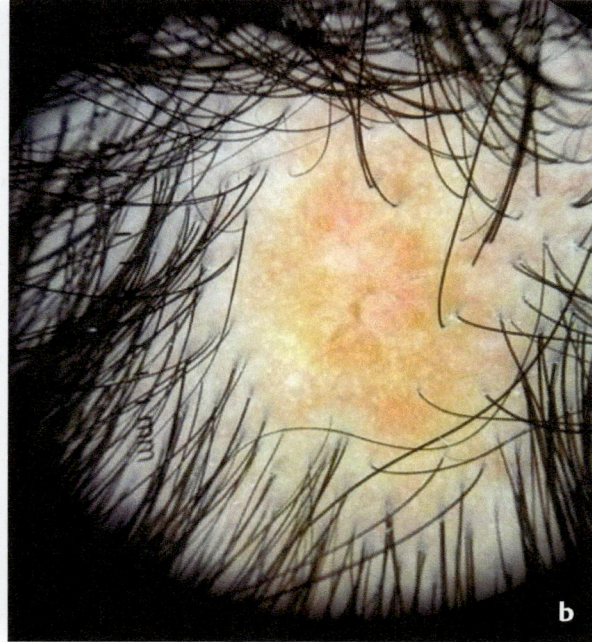

Fig. 5-23. (**a**) LED sem atividade inflamatória. (**b**) Área de eritema e acromia cicatricial. (Imagem do acervo pessoal da Dra. Ana Cecília Bittencourt.)

CELULITE/FOLICULITE DISSECANTE

É considerada uma alopecia cicatricial primária neutrofílica mais prevalente em homens negros. É uma condição crônica e inflamatória, decorrente de um distúrbio de oclusão folicular. Clinicamente, manifesta-se com pústulas, nódulos flutuantes e dolorosos que acometem qualquer área do couro cabeludo (Fig. 5-24).

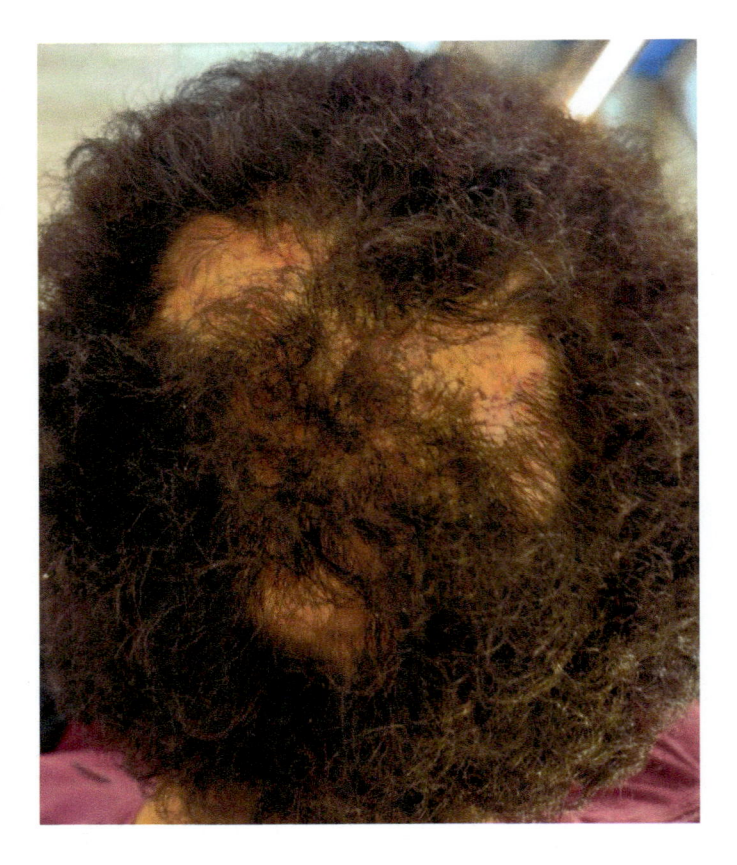

Fig. 5-24. Nódulos e áreas de alopecia. (Imagem do acervo pessoal da Dra. Ana Cecília Bittencourt.)

Tricoscopia

Em estágio inicial – não cicatricial – veremos pontos pretos e amarelos, aberturas foliculares vazias, presença de velos. Na doença avançada, aparecerão fios distróficos, pontos amarelos 3D com aspecto de "bolhas de sabão" que são considerados o sinal mais específico. Pústulas também são achados comuns. Já em estágio final – cicatricial – veremos áreas esbranquiçadas confluentes sem óstios foliculares e pústulas perifoliculares (Fig. 5-25).

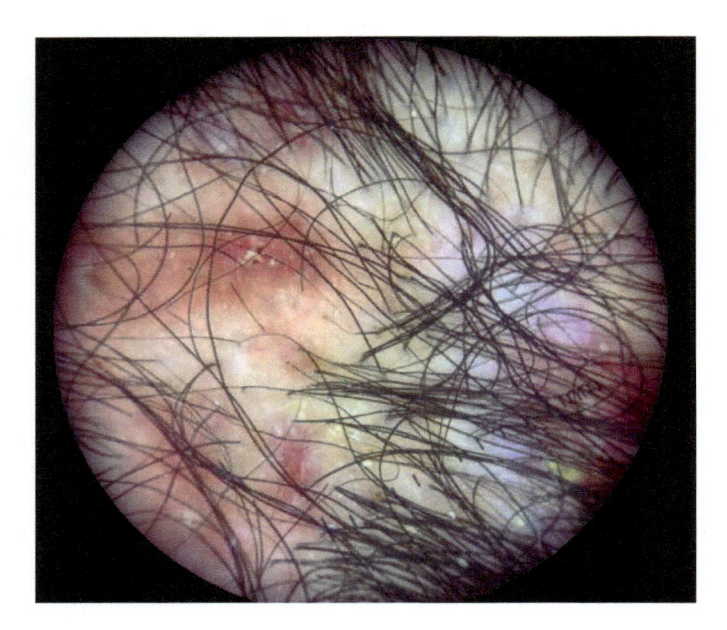

Fig. 5-25. Áreas de eritema e áreas sem óstios foliculares. (Imagem do acervo pessoal da Dra. Ana Cecília Bittencourt.)

FOLICULITE DECALVANTE

Alopecia neutrofílica cicatricial primária, de causa desconhecida, mas com provável participação de bactérias. Acomete predominantemente homens adultos negros e cursa com áreas de alopecia de formato irregular, de evolução centrífuga com aspecto cicatricial no centro, localizada principalmente no vértice. Nas bordas da área sem cabelo, há presença de fios em tufos, pústulas e crostas. Sintomas como dor, prurido e ardor são relatados (Fig. 5-26).

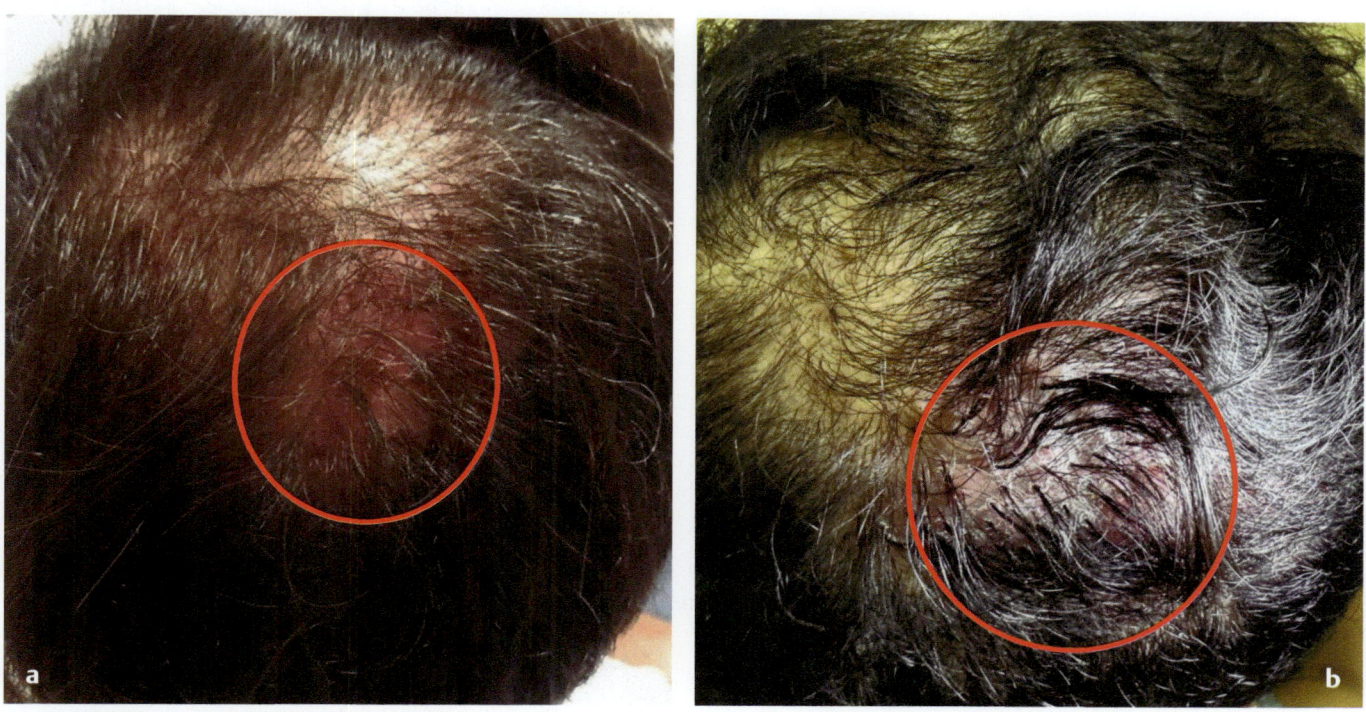

Fig. 5-26. (a) Área de couro cabeludo eritematoso, com crostas centrais e rarefação em região de vértice. (b) Placa eritematosa, com áreas de alopecia, e tufos foliculares presentes em região parietal. (Imagem do acervo pessoal da Dra. Ana Cecília Bittencourt.)

Tricoscopia

Uma variedade imensa de achados pode ocorrer, como fios em tufos, eritema peripilar, hiperceratose folicular, áreas brancas, pontos amarelos e *starburst sing* (hiperplasia epidérmica ao redor do folículo). Outros sinais são pústulas perifoliculares, descamação interfolicular, crostas, vasos alongados e em grampo ao redor do folículo (Fig. 5-27).

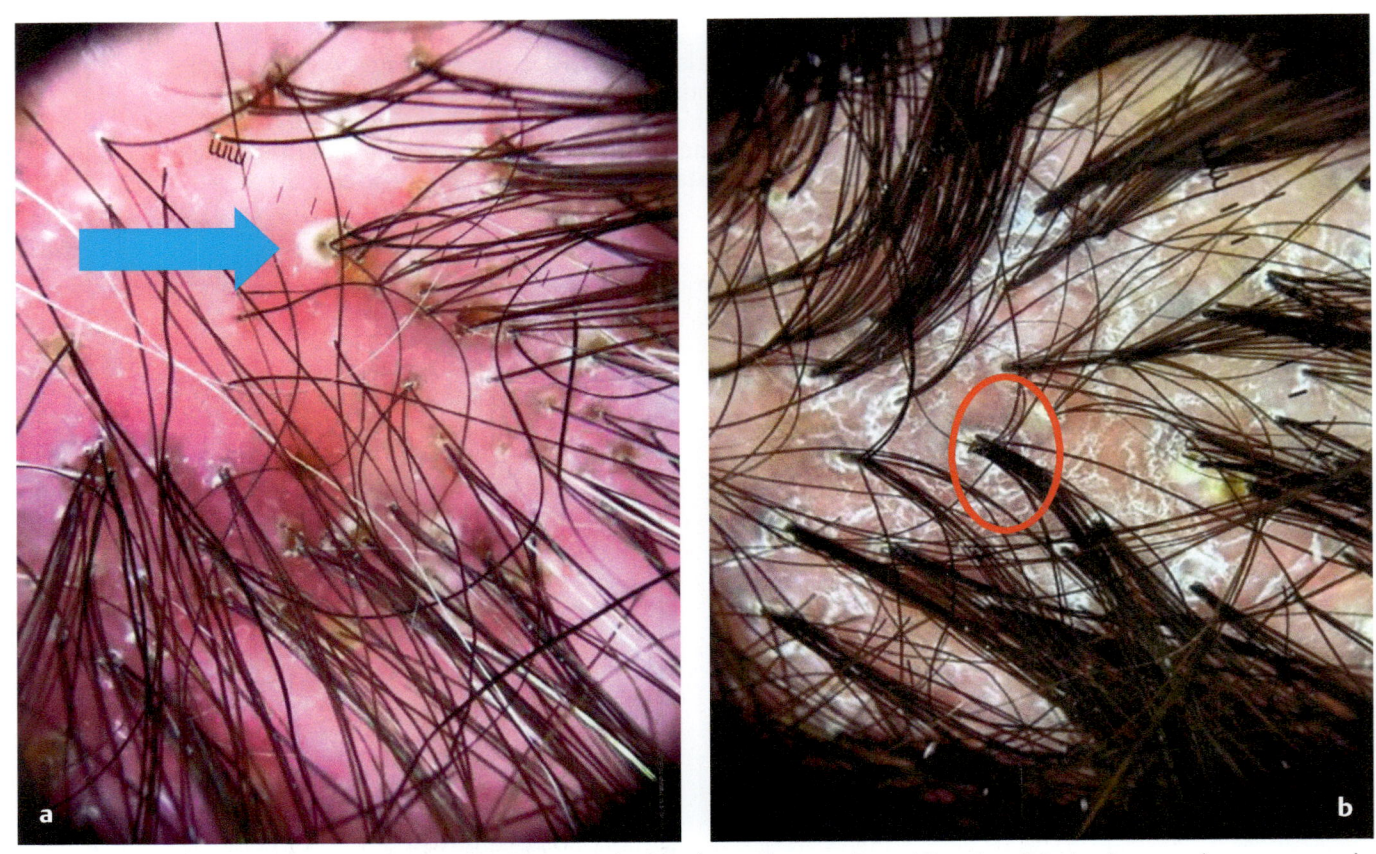

Fig. 5-27. (**a**) Seta azul: pústula perifolicular. (**b**) Círculo preto: tufos foliculares e descamação peripilar e interfolicular. (Imagem do acervo pessoal da Dra. Ana Cecília Bittencourt.)

TRICOSCOPIA DAS SOBRANCELHAS

Os folículos pilosos da região do supercílio podem ser acometidos em algumas alopecias cicatriciais e não cicatriciais. Dessa forma, observa-se redução parcial ou total dos pelos nessa região, o que é chamado de madarose. Os pelos dessa região crescem como fios individuais, diferente do que observamos no couro cabeludo. São fios curtos devido a particularidades do seu ciclo capilar.

Quando falamos de sobrancelhas, merece destaque a alopecia fibrosante frontal (AFF) que tem um comprometimento dos pelos da sobrancelha em 75-94% dos casos. O acometimento dos pelos dos supercílios na AFF pode ser o primeiro sinal da doença, e isso ocorre em 39% dos casos. A *alopecia areata* (AA) também merece ser mencionada devido a maior possibilidade de acometer os pelos da região.

Alopecia Areata

Podemos encontrar nas sobrancelhas fios peládicos, fios cônicos – *tappered hair*, pontos pretos, fios quebrados e pontos amarelos.

Alopecia Fibrosante Frontal

Achados mais comuns serão pontos amarelos, múltiplos *pinpoint dots*, pelos curtos e finos, pontos pretos e fios distróficos.

Menos comumente serão vistos plugues foliculares, telangiectasias, pontos vermelhos, eritema peripilar, área focal de perda folicular, fios com crescimento para direções diferentes, *tappering hair*, hiperpigmentação peripilar e *pili torti* (Fig. 5-28).

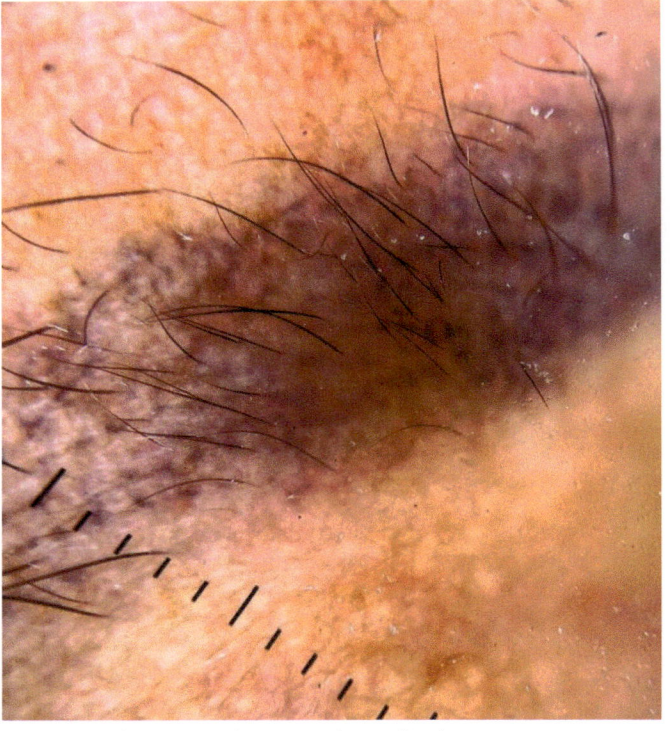

Fig. 5-28. Pelos curtos e finos em sobrancelha de paciente com AFF. (Imagem do acervo pessoal do Dr. Rotsen Frade.)

CONSIDERAÇÕES FINAIS

Os achados dermatoscópicos citados e as diversas técnicas avançadas de imagem oferecem uma base sólida para o diagnóstico dos diversos tipos de alopecia. Um bom conhecimento em tricoscopia permitirá, em última análise, uma terapêutica mais assertiva e, consequentemente, melhor qualidade de vida aos nossos pacientes.

BIBLIOGRAFIA

Abbasi A, Kamyab-Hesari K, Rabbani R, Mollaee F, Abbasi S. A new subtype of lichen planopilaris affecting vellus hairs and clinically mimicking androgenetic alopecia. Dermatol Surg. 2016;42(10):1174-80.

Abedini R, Kamyab Hesari K, Daneshpazhooh M, et al. Validity of trichoscopy in the diagnosis of primary cicatricial alopecias. Int J Dermatol. 2016;55(10):1106-14.

Anzai A, Pirmez R, Vincenzi C, et al. Trichoscopy findings of frontal fibrosing alopecia on the eyebrows: A study of 151 cases. J Am Acad Dermatol. 2021;85(5):1130-4.

Cervantes J, Miteva M. Distinct trichoscopic features of the sideburns in frontal fibrosing alopecia compared to the frontotemporal scalp. Skin Appendage Disord. 2018;4(1):50-4.

Duque-Estrada B, Tamler C, Sodré CT, et al. Dermoscopy patterns of cicatricial alopecia resulting from discoid lupus erythematosus and lichen planopilaris. An Bras Dermatol. 2010;85(2):179-83.

Fernández-Domper L, Ballesteros-Redondo M, Vañó-Galván S. Trichoscopy: An update. Actas Dermosifiliogr (English, Spanish). 2023;114(4):327-33.

Griggs J, Trüeb RM, Gavazzoni Dias MFR, et al. Fibrosing alopecia in a pattern distribution. J Am Acad Dermatol. 2021;85(6):1557-64.

Iorizzo M, Tosti A. Frontal fibrosing alopecia: An update on pathogenesis, diagnosis, and treatment. Am J Clin Dermatol. 2019;20(3):379-90.

Kossard S. Postmenopausal frontal fibrosing alopecia. Scarring alopecia in a pattern distribution. Arch Dermatol. 1994;130(6):770-4.

Kuczara A, Waśkiel-Burnat A, Rakowska A, et al. Trichoscopy of androgenetic alopecia: A systematic review. J Clin Med. 2024;13(7):1962.

Lawson CN, Bakayoko A, Callender VD. Central centrifugal cicatricial alopecia: Challenges and treatments. Dermatol Clin. 2021;39(3):389-405.

Lin J, Saknite I, Valdebran M, et al. Feature characterization of scarring and non-scarring types of alopecia by multiphoton microscopy. Lasers Surg Med. 2019;51(1):95-103.

Mathur M, Acharya P, Karki A, et al. Tubular hair casts in trichoscopy of hair and scalp disorders. Int J Trichology. 2019;11(1):14-19.

Mathur M, Acharya P. Trichoscopy of primary cicatricial alopecias: an updated review. J Eur Acad Dermatol Venereol. 2020;34(3):473-84.

Melo DF, Slaibi EB, Siqueira TMFM, Tortelly VD. Trichoscopy findings in dissecting cellulitis. An Bras Dermatol. 2019;94(5):608-11.

Micali G, Lacarrubba F. Dermatoscopy: Instrumental update. Dermatol Clin. 2018;36(4):345-8.

Miteva M, Tosti A. Dermatoscopic features of central centrifugal cicatricial alopecia. J Am Acad Dermatol. 2014;71(3):443-9.

Miteva M, Tosti A. Dermoscopy guided scalp biopsy in cicatricial alopecia. J Eur Acad Dermatol Venereol. 2013;27(10):1299-303.

Miteva M, Tosti A. Flame hair. Skin Appendage Disord. 20151(2):105-9.

Nikam VV, Mehta HH. A nonrandomized study of trichoscopy patterns using nonpolarized (contact) and polarized (noncontact) dermatoscopy in hair and shaft disorders. Int J Trichology. 2014;6(2):54-62.

Olsen EA, Bergfeld WF, Cotsarelis G, et al. Workshop on cicatricial alopecia. Summary of North American Hair Research Society (NAHRS)-sponsored Workshop on Cicatricial Alopecia, Duke University Medical Center, February 10 and 11, 2001. J Am Acad Dermatol. 2003;48(1):103-10.

Paun M, Tiplica GS. Non-invasive techniques for evaluating Alopecia areata. Maedica (Bucur). 2023;18(2):333-41.

Pirmez R, Tosti A. Trichoscopy Tips. Dermatol Clin. 2018;36(4):413-20.

Rudnicka L, Olszewska M, Rakowska A, et al. Trichoscopy: a new method for diagnosing hair loss. J Drugs Dermatol. 2008;7(7):651-4.

Rudnicka L, Olszewska M, Rakowska A, Slowinska M. Trichoscopy update 2011. J Dermatol Case Rep. 2011;5(4):82-8.

Svigos K, Yin L, Fried L, et al. A practical approach to the diagnosis and management of classic lichen planopilaris. Am J Clin Dermatol. 2021;22(5):681-92.

Vañó-Galván S, Molina-Ruiz AM, Serrano-Falcón C, et al. Frontal fibrosing alopecia: a multicenter review of 355 patients. J Am Acad Dermatol. 2014;70(4):670-8.

Vañó-Galván S, Saceda-Corralo D, Blume-Peytavi U, et al. Frequency of the types of alopecia at twenty-two specialist hair clinics: A multicenter study. Skin Appendage Disord. 2019;5(5):309-15.

Waśkiel-Burnat A, Rakowska A, Kurzeja M, et al. The value of dermoscopy in diagnosing eyebrow loss in patients with Alopecia areata and frontal fibrosing alopecia. J Eur Acad Dermatol Venereol. 2019;33(1):213-19.

Zinkernagel MS, Trüeb RM. Fibrosing alopecia in a pattern distribution: patterned lichen planopilaris or androgenetic alopecia with a lichenoid tissue reaction pattern? Arch Dermatol. 2000;136(2):205-11.

ALOPECIA DE PADRÃO MASCULINO

Anna Cecília Andriolo

ALOPECIA ANDROGENÉTICA

Na alopecia androgenética (AGA) encontramos uma alteração do ciclo capilar andrógeno-dependente, que culmina com a miniaturização folicular progressiva. Os fios terminais vão se tornando finos, curtos e menos pigmentados (fios velos).

É a alopecia mais frequente na população, afetando cerca de 50% dos homens aos 50 anos de idade. Estima-se que 80% dos homens apresentem AGA após os 70 anos.

Além da influência hormonal, principalmente da di-hidrotestosterona (DHT), existe uma clara participação genética na doença, provavelmente de padrão poligênico.

A AGA masculina começa após a puberdade e evolui com o recesso bitemporal simétrico e posterior acometimento difuso do vértex. A progressão é mais exuberante quanto mais cedo for o início do quadro.

Pode levar a um grande impacto negativo na saúde emocional dos pacientes (baixa autoestima) e na qualidade de vida, principalmente nos casos de início mais precoce.

Diagnóstico

O diagnóstico é basicamente clínico por meio da anamnese e do exame físico minucioso dos cabelos e do couro cabeludo.

A dermatoscopia do couro cabeludo (tricoscopia) é peça fundamental para o diagnóstico. Os sinais mais comuns são: anisotricose (variabilidade entre a espessura dos fios – 94,07% dos pacientes), pelos velos (66,45%), hiperpigmentação perifolicular (43,27%). Outros sinais observados na tricoscopia de pacientes com AGA são: rede pigmentada em favo de mel, pontos amarelos e pequenos pontos brancos (*pinpoint white dots*) (Figs. 6-1 a 6-3) As anormalidades dermatoscópicas na AGA ficam mais evidentes com a comparação da região afetada com a occipital (Figs. 6-4 e 6-5).

Exames laboratoriais não são essenciais para o diagnóstico, mas podem ser úteis antes de iniciar o tratamento e para o seguimento medicamentoso (enzimas hepáticas, vitaminas, minerais, testosterona total e livre, DHT). Espermograma deve ser considerado para pacientes jovens sem prole constituída.

O tricograma pode ser utilizado nos casos mais tardios visto que a tricoscopia apresenta sensibilidade superior nos casos iniciais.

A biópsia de couro cabeludo está indicada nos casos de dúvida diagnóstica. O uso dos cortes transversais permite a visualização da densidade dos folículos pilosos. A alteração-chave observada à histopatologia é a miniaturização, com transformação dos pelos terminais em pelos tipo velos. Uma razão terminal/velos menor ou igual a 3:1 (sendo o normal acima de 7:1) é considerada diagnóstica.

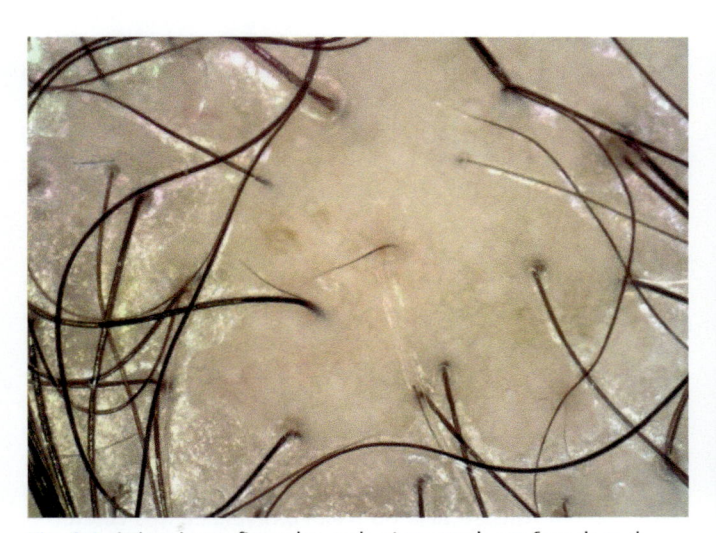

Fig. 6-1. Anisotricose, fios velos, rede pigmentada em favo de mel.

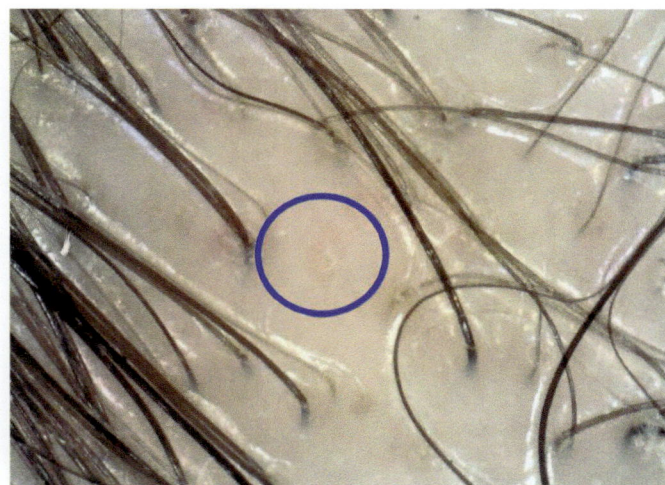

Fig. 6-2. Anisotricose, pontos amarelos.

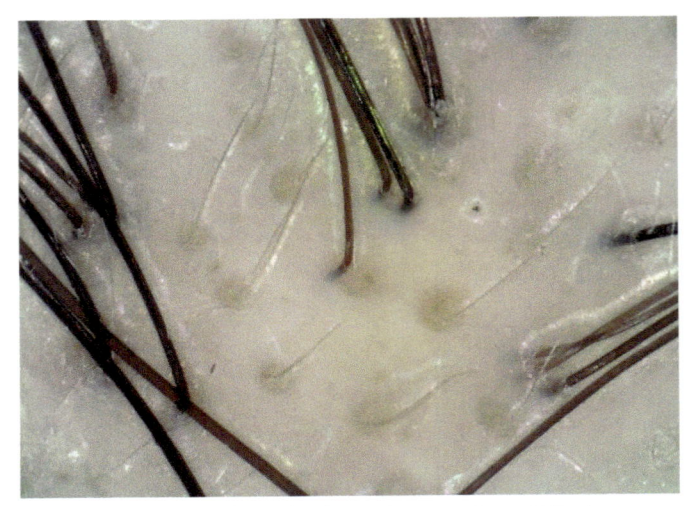

Fig. 6-3. Anisotricose, fios velos, hiperpigmentação perifolicular.

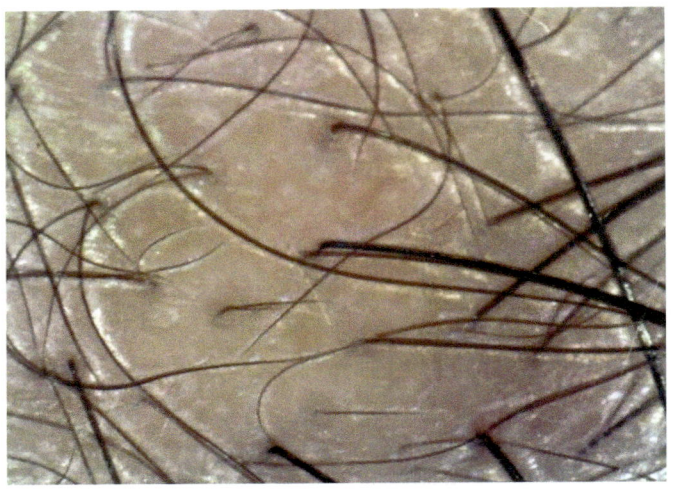

Fig. 6-4. Anisotricose, fios velos, pontos amarelos na região acometida pela alopecia androgenética.

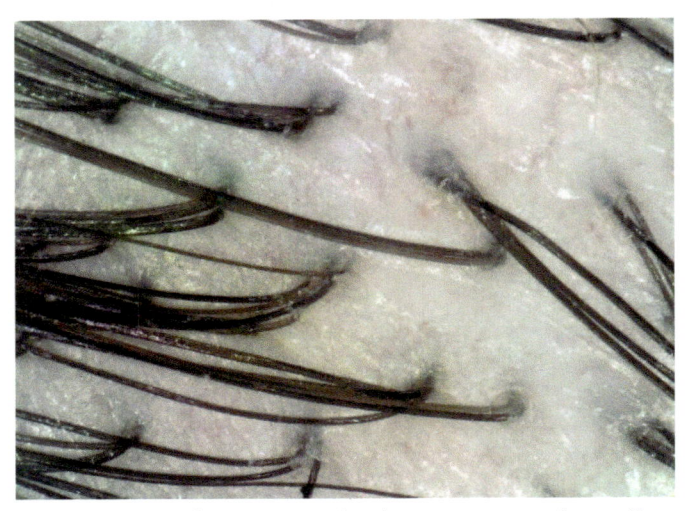

Fig. 6-5. Ausência de anisotricose, fios de espessura normal na região occipital.

Diagnóstico Diferencial

Os principais diagnósticos diferenciais da AGA padrão masculino são as alopecias que acometem a região frontal e biparietal: alopecia frontal fibrosante e alopecia de tração.

Tratamento

O objetivo do tratamento da AGA é retardar a progressão da calvície e restaurar o afinamento (quando possível) diminuindo a área calva.

Atualmente apenas o minoxidil tópico e a finasterida por via oral são aprovados pela Food and Drug Administration (FDA – EUA), porém outros medicamentos demonstraram ser seguros e eficazes no tratamento da AGA em ensaios clínicos e estudos observacionais e são amplamente utilizados em todo o mundo.

A documentação fotográfica padronizada desde o início do tratamento, bem como no seguimento do paciente, permitem decisões terapêuticas mais apropriadas tanto por parte do médico quanto por parte do paciente. Nenhum tratamento é capaz de restaurar toda a perda capilar e deve ser usado de forma contínua para resultados satisfatórios.

Minoxidil Tópico

O minoxidil tópico foi o primeiro medicamento aprovado pela FDA, em 1988. É eficaz na prevenção da progressão da doença, aumentando a densidade e a espessura capilar. Deve ser usado na concentração de 5% e aplicado duas vezes ao dia em toda a área afetada. É comum o aumento da queda de cabelo nas primeiras 4 a 6 semanas de tratamento (efeito *shedding*) devido a liberação telógena, e o paciente deve ser informado desta possibilidade. Efeitos colaterais como irritação local, hipertricose, cefaleia e dermatite de contato alérgica podem ocorrer.

Finasterida Tópica

A finasterida tópica vem sendo utilizada na concentração de 0,25%, duas vezes ao dia com bons resultados em comparação ao placebo. Embora mais estudos sejam necessários para provar eficácia e segurança da finasterida tópica na prática clínica, dados atuais sugerem que este seja um tratamento em potencial pela menor probabilidade de efeitos colaterais comparados com a via oral. Como efeitos colaterais podemos observar irritação, queimação e prurido no local da aplicação, dermatite de contato e eritema local.

Finasterida Oral

A finasterida, um inibidor da 5-alfa-redutase tipo 2, evita a transformação de testosterona em DHT, sem reduzir as ações fisiológicas da testosterona, diminuindo somente as concentrações de DHT. Sua eficácia na AGA masculina já foi comprovada em grandes estudos, incluindo amostras randomizada e controladas por placebo, evidenciando melhora da aparência do vértex (principalmente) e da região frontal, na dose de 1 mg/dia. A eficácia da finasterida oral parece melhorar com o tempo e a consistência do uso. Possíveis efeitos colaterais sexuais (diminuição da libido, disfunção erétil, diminuição do volume da ejaculação, dor testicular) são raros e semelhantes ao uso do placebo. Outros possíveis efeitos colaterais incluem ginecomastia, alteração do humor e depressão.

Dutasterida Oral

A dutasterida é um inibidor não seletivo da 5-alfa-redutase capaz de inibir as isoenzimas tipo 1 e 2. Aprovada para tratamento de AGA masculina no Japão e na Coréia do Sul na dose de 0,5 mg/dia, possui maior eficácia que a finasterida e efeitos colaterais semelhantes, porém devido a sua maior meia-vida (5 semanas *vs.* 6 horas para a finasterida), os possíveis efeitos colaterais são mais duradouros e mais difíceis de serem revertidos.

Minoxidil Oral

O minoxidil via oral pode ser utilizado de forma segura e eficaz em doses iniciais de 0,5 a 1 mg/dia até 5 mg/dia. Existem várias razões pelas quais o minoxidil oral é considerado melhor que a forma tópica. Uma grande desvantagem da via tópica seria o surgimento de efeitos colaterais locais (irritação, prurido, dermatite de contato) além da alteração cosmética dos fios (cosmética pegajosa, alteração da textura e cor dos fios). Recomenda-se iniciar com doses baixas e ir aumentando gradativamente até 5 mg/dia. Efeitos colaterais são dose-dependentes e incluem hipertricose, edema de membros inferiores e tontura. Avaliação cardiológica está recomendada nos casos de cardiopatia e hipotensão.

Minoxidil Sublingual

Opção para a via oral, tem a vantagem de evitar a primeira passagem hepática e com isso reduzir efeitos colaterais. Interessante para casos em que há dificuldade de absorção intestinal.

Tratamentos Minimamente Invasivos

Mesoterapia, microinfusão de medicamentos na pele, toxina botulínica, medicina regenerativa (exossomos, células-tronco derivadas de tecido adiposo, plasma rico em plaquetas), *laser* de baixa potência e toxina botulínica têm sido utilizados em associação ao tratamento clínico com o objetivo de potencializar o tratamento. Entretanto, os efeitos destas técnicas isoladamente ou em associação são variáveis e questionáveis.

Transplante Capilar

Excelente ferramenta suplementar no manejo da AGA. É necessário manter o tratamento medicamento mesmo após o transplante para evitar a progressão da doença ao redor da área transplantada.

BIBLIOGRAFIA

Andriolo AC. Diagnóstico Diferencial da Alopecia Androgenética que o Cirurgião Capilar Não Pode Deixar de Afastar. In: Muricy MA. Muricy JC. Transplante Capilar FUE. 1. ed. Rio de Janeiro: Dilivros; 2025. p. 49-54.

Blume-Peytavi U, Blumeyer A, Tosti A et al. S1 guideline for diagnostic evaluation in androgenetic alopecia in men, women and adolescents. Br J Dermatol. 2011;164(1):5-15.

Dhurat R, Saraogi P. Hair Evaluation Methods: Merits and Demerits. Int J Trichology. 2009;1:108-19.

Donati A, Brenner FM, Kakizaki P et al. Doenças dos pelos. In: Belda Junior W, Di Chiacchio N, Criado PR. Tratado de Dermatologia. 4. ed. São Paulo: Atheneu; 2023. p. 1120-1122.

Gupta AK, Charrette A. Topical Minoxidil: Systematic Review and Meta-Analysis of Its Efficacy in Androgenetic Alopecia. Skinmed. 2015;13(3):185-9.

Kuczara A, KucWaskiel-Burnat A, Rakowska A, Olszewska M, Rudnicka L. Trichoscopy of Androgenetic Alopecia: A Systematic Review. J Clin Med. 2024;13(7).

Melo DF, Cortez de Almeida RF, Frattini SC, Santos LDN, Ramos PM. Minimally Invasive Procedures for the Management of Female Pattern Hair Loss. J Cosmet Dermatol. 2022;21(11):5405-5408.

Panchaprateep R. Medical Treatment for Androgenetic Alopecia. Facial Plast Surg. 2024;40:252-266.

Rathnayake D, Sinclair R. Male androgenetic alopecia. Expert Opinion Pharmacother. 2010;11(8):1295-304.

Tsuboi R, Itami S, Inui S, et al. Guidelines for the Management of Androgenetic Alopecia. J Dermatol. 2012;39(2):113-20.

Werner B, Mulinari-Brenner F. Clinical and histological challenge in the differential diagnosis of diffuse alopecia: female androgenetic alopecia, telogen effluvion and alopecia areata – part II. An Bras Dermatol. 20212;87(6):884-90.

Werner B, Mulinari-Brenner F. Clinical and histological challenge in the differential diagnosis of diffuse alopecia: female androgenetic alopecia, telogen effluvion and alopecia areata – part I. An Bras Dermatol. 2012;87(5):742-7.

ALOPECIA DE PADRÃO FEMININO

Raquel de Melo Carvalho ▪ Paulo Müller Ramos

PONTOS-CHAVE
- A alopecia de padrão feminino (APF) ou alopecia androgenética feminina é a forma mais comum de alopecia não cicatricial em mulheres.
- É uma condição crônica e lentamente progressiva.
- Caracteriza-se pelo afinamento difuso do cabelo na região central do couro cabeludo.
- Na maioria dos casos, o diagnóstico é feito pelo exame clínico e tricoscopia.
- O objetivo da terapia é interromper a progressão e melhorar a densidade capilar.

INTRODUÇÃO

A representação simbólica dos cabelos junto ao sexo feminino é muito importante, apesar de os cabelos não exercerem uma função biológica vital, pois apresentam grande preocupação relacionada com aparência, atratividade e autoestima.

Alopecia de padrão feminino (APF), também conhecida como alopecia androgenética feminina, é a forma mais comum de alopecia em mulheres. A APF manifesta-se como uma alopecia difusa não cicatricial, caracterizada pela miniaturização progressiva dos folículos pilosos e subsequente redução na densidade capilar, predominantemente nas regiões central, frontal e parietal do couro cabeludo. Estudo epidemiológico conduzido em uma população brasileira revelou uma prevalência geral de APF de 32,3% (IC 95% 27,4-36,9%) entre mulheres adultas.

FISIOPATOGÊNESE

Na APF, há uma redução na duração da fase anágena e um processo de miniaturização da papila dérmica, resultando em fios mais finos. Progressivamente, os fios grossos e pigmentados são substituídos por fios miniaturizados, levando a uma diminuição gradual da densidade capilar nas áreas afetadas (Fig. 7-1).

A patogênese da APF ainda não é completamente compreendida, e os fatores que influenciam a morfogênese do folículo miniaturizado permanecem desconhecidos. Além do papel dos androgênios, que é mais bem estabelecido na alopecia androgenética masculina (AAGM), há indícios de que fatores genéticos, hormonais e ambientais também desempenham um papel importante.

Embora a conexão entre a di-hidrotestosterona (DHT) e a AAGM seja bem estabelecida, o papel dos andrógenos na APF ainda não é claramente compreendido. Os andrógenos exercem sua ação por meio de um receptor intracelular de andrógenos (AR) nas células dos folículos pilosos, que estão localizadas na papila dérmica. Tanto a testosterona quanto seu metabólito mais ativo, a DHT, ligam-se ao AR, levando a alterações na transcrição do DNA celular, o que resulta na miniaturização dos folículos. Foi proposto que uma sensibilidade periférica aumentada aos andrógenos pode explicar casos em que os níveis de andrógenos são normais. O estrogênio pode ter uma função protetora no crescimento dos cabelos, como indicado pelo aumento da prevalência de APF após a menopausa.

Além disso, diversas evidências indicam que a inflamação crônica no couro cabeludo pode contribuir para a perda de cabelo.

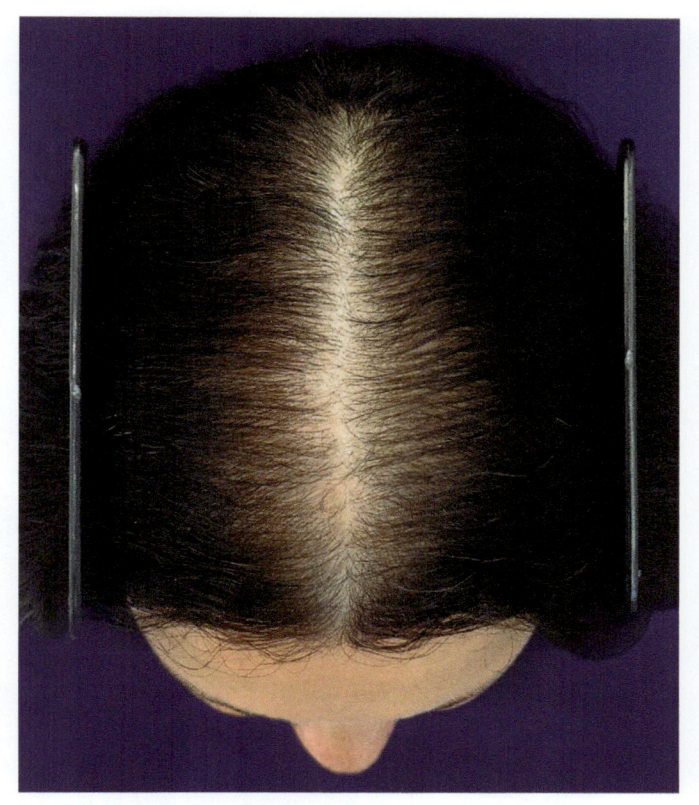

Fig. 7-1. Alopecia de padrão feminino.

DIAGNÓSTICO
Apresentação Clínica

A diminuição na espessura e na densidade dos fios resulta em uma redução no volume total do cabelo. Esse fenômeno pode ser notado pela paciente de diversas formas. Ao repartir o cabelo ao meio, a linha de divisão torna-se mais visível (sinal da risca); à medida que a condição progride, o couro cabeludo pode tornar-se mais visível e, nos casos mais avançados, pode ficar completamente exposto. Em 1977, Ludwig introduziu uma classificação de três graus para a APF, que continua a ser amplamente utilizada hoje (Fig. 7-2):

- *Grau I*: afinamento perceptível do cabelo na região superior, com uma linha de demarcação localizada 1-3 cm atrás da linha frontal do cabelo.
- *Grau II*: rarefação acentuada região superior, dentro da área descrita no grau I.
- *Grau III*: perda completa de cabelo nas áreas identificadas nos graus I e II.

Em 2004, Sinclair apresentou uma escala mais abrangente, composta por cinco figuras. O grau I representa um couro cabeludo com densidade normal, o grau II leve rarefação, o grau III rarefação moderada, o grau IV rarefação grave e o grau V muito grave (Fig. 7-3).

Tricoscopia

A dermatoscopia do couro cabeludo, conhecida como tricoscopia, é um exame não invasivo extremamente útil para o diagnóstico da APF, especialmente nos estágios iniciais. Este procedimento envolve a análise dos padrões dos fios de cabelo (como calibre e número de fios por unidade folicular) e do couro cabeludo (como vasos sanguíneos e descamação) utilizando uma lente de aumento associada a meio de imersão ou luz polarizada. A principal alteração tricoscópica encontrada na APF é a variação na espessura dos fios, com um aumento na quantidade de fios finos e miniaturizados, principalmente na área frontoparietal (Fig. 7-4).

Outro aspecto significativo é a redução na quantidade de fios por unidade folicular. Normalmente, os fios surgem do óstio folicular predominantemente em grupos de 2 a 4. Na APF, esse número reduz para 1 ou 2 fios.

O sinal peripilar, caracterizado por uma área marrom clara e levemente atrófica ao redor do folículo, é frequentemente observado nos estágios iniciais da APF. Esse sinal está associado ao infiltrado inflamatório detectado no exame anatomopatológico.

Nos casos mais avançados, pontos amarelos podem ser observados, possivelmente devido ao acúmulo de sebo e queratina em folículos dilatados. À medida que a rarefação dos cabelos aumenta, há uma maior penetração da radiação ultravioleta no couro cabeludo, o que pode resultar na formação de uma rede pigmentada em favo de mel.

A avaliação combinada desses sinais permite o diagnóstico precoce de APF, antes que ocorra uma redução significativa no volume de cabelos. Em 2009, Rakowska estabeleceu critérios padronizados baseados em achados tricoscópicos para o diagnóstico de APF (Quadro 7-1).

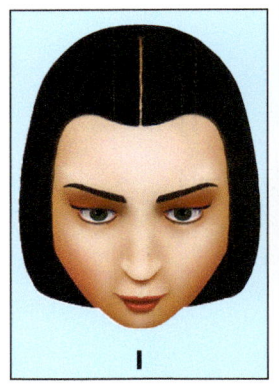

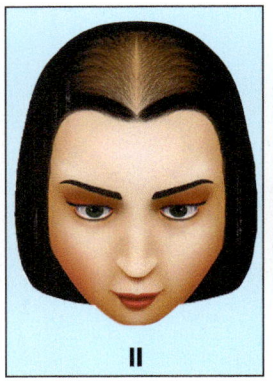

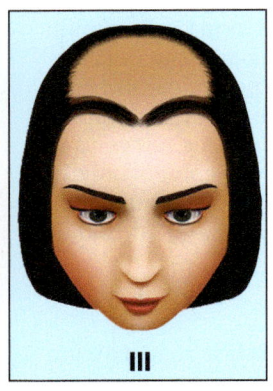

Fig. 7-2. Classificação de Ludwig.

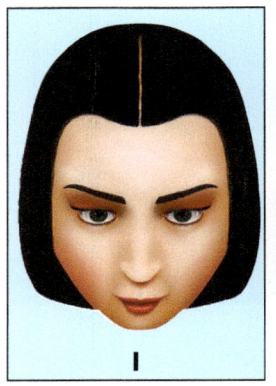

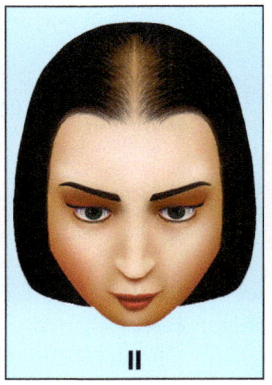

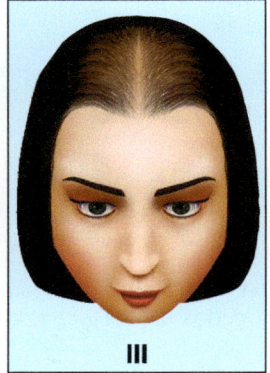

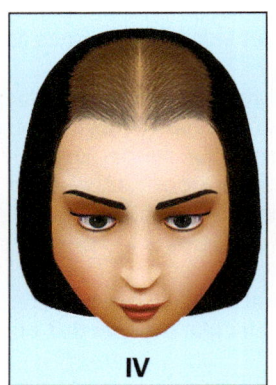

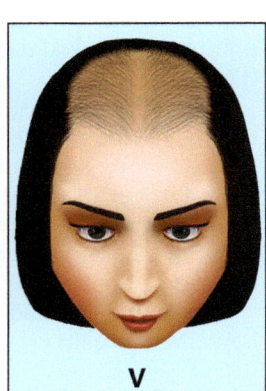

Fig. 7-3. Classificação de Sinclair.

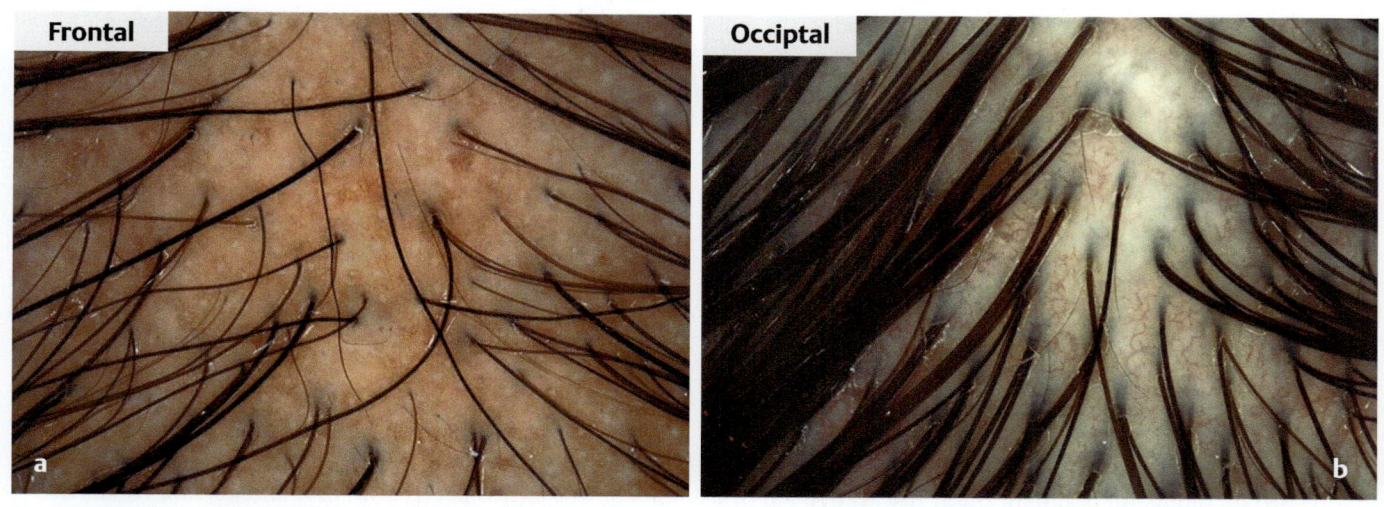

Fig. 7-4. (a,b) Tricoscopia na APF: diminuição da densidade capilar com aumento da proporção de fios finos e unidades foliculares com apenas um fio na região frontal em relação à região occipital.

Quadro 7-1. Critérios dermatoscópicos para o diagnóstico da APF. Dois critérios maiores, ou um critério maior e dois menores, apontam diagnóstico com 98% de especificidade

Critérios maiores	Critérios menores
1. Presença de mais de 4 pontos amarelos em 4 áreas da região frontal (ampliação de 70x)	1. Relação de fios isolados por unidade folicular na região frontal em comparação com a região occipital > 2:1
2. Redução da espessura média dos fios na região frontal em comparação com a região occipital (avaliação de, no mínimo, 50 fios em cada área)	2. Proporção de fios finos na região frontal comparada com a região occipital > 1,5:1
3. Mais de 10% de fios finos (< 0,03 mm) na região frontal	3. Relação de folículos com hiperpigmentação peripilar na região frontal em comparação com a região occipital > 3:1

Biópsia de Pele do Couro Cabeludo

Essa técnica pode ser particularmente útil quando a avaliação clínica/tricoscópica não consegue fornecer um diagnóstico conclusivo e há suspeitas de alopecias cicatriciais ou *alopecia areata*. Sugerimos a biópsia do couro cabeludo utilizando-se *punch* de 4 mm que inclua o subcutâneo. A tricoscopia auxilia na seleção do local mais apropriado para a biópsia. É fundamental o envio do material para dermatopatologista com experiência na avaliação de exames do couro cabeludo.

Também na biópsia da APF, observa-se um aumento na quantidade de folículos miniaturizados, semelhantes a *velus*. Outras características histopatológicas típicas incluem uma elevação da relação telógena/anágena, inflamação perifolicular leve ao redor da parte superior do folículo piloso, além de fibrose perifolicular.

TRATAMENTO

É esperado um comportamento crônico e uma resposta lenta aos tratamentos na APF. Geralmente são necessários 4 a 6 meses para observarmos os primeiros resultados terapêuticos. Efetivamente, faltam estudos randomizados e controlados com acompanhamento longitudinal e desfechos objetivos para avaliar a eficácia dos tratamentos disponíveis e suas combinações. Para fins didáticos, dividiremos os tratamentos atuais em duas categorias: tratamentos clínicos e procedimentos.

Tratamentos Clínicos
Minoxidil Tópico

Embora diversos tratamentos tenham sido propostos para APF, uma metanálise recente indicou que apenas o minoxidil tópico atingiu um nível adequado de evidência. O minoxidil, inicialmente utilizado como vasodilatador oral no tratamento da hipertensão arterial, foi aprovado pela Food and Drug Administration (FDA) para essa finalidade em 1979. Este medicamento ativa o canal de ATP modulado por potássio (K+ ATP), causando hiperpolarização, efluxo de íons de K+ e relaxamento da musculatura lisa dos vasos.

O modo de ação do minoxidil no tratamento da AAG ainda não está totalmente esclarecido. Além de suas propriedades vasodilatadoras, o minoxidil estimula a proliferação de células na papila dérmica em culturas celulares e pode influenciar a expressão gênica e a ativação de vias de sinalização. Isso resulta na regulação positiva de genes que codificam proteínas associadas à queratina.

No Brasil, o minoxidil é comercializado apenas na forma de solução a 5%. Por razões cosméticas e de conveniência, há uma preferência pelo uso do minoxidil 5% uma vez ao dia em vez do minoxidil 2% duas vezes ao dia para tratar a APF, embora a solução a 5% não seja aprovada pelos órgãos regulatórios, como a FDA nos Estados Unidos ou a ANVISA no Brasil, para uso em mulheres. Em 2014, a FDA aprovou o uso do minoxidil 5% em espuma (*foam*) para o tratamento da APF.

Em relação ao minoxidil tópico, os efeitos adversos mais frequentes incluem crescimento excessivo de pelos no rosto e reações locais no couro cabeludo, como prurido, sensação de ardência, eritema, pápulas ou pústulas. Aproximadamente 18% dos pacientes que utilizam minoxidil tópico podem experimentar uma queda temporária de cabelo nas primeiras semanas de tratamento (*shedding*), causada pelo encurtamento da fase telógena. É fundamental que as pacientes sejam informadas sobre essa possibilidade para evitar a interrupção prematura do tratamento pois a adesão é fundamental para o sucesso do tratamento. Os resultados iniciais geralmente começam a aparecer após 4 a 6 meses de tratamento e, para que esses efeitos sejam preservados, o uso do minoxidil precisa ser mantido por tempo indeterminado.

Minoxidil Oral

O uso de minoxidil oral para tratar AAGM e APF tem se tornado mais comum nos últimos anos, devido à sua facilidade de uso e bons resultados clínicos. A opção oral é preferida para APF por ser mais prática e melhorar a adesão ao tratamento em comparação com a aplicação tópica.

No tratamento da hipertensão arterial, a administração de minoxidil oral, variando de 10 a 40 mg por dia, pode resultar em efeitos colaterais como taquicardia, edema e hipertricose. Estes efeitos são proporcionais à dose. Portanto, doses mais baixas do medicamento tendem a reduzir os efeitos adversos enquanto mantêm sua eficácia estimulante sobre o folículo piloso.

Para o tratamento da APF, as doses de medicação oscilam entre 0,25 mg e 2,5 mg diários. A escolha da dose inicial, bem como o ajuste subsequente e a frequência de acompanhamento, podem diferir conforme o critério clínico do médico e as características individuais da paciente.

Inibidores de 5α-Redutase – Finasterida e Dutasterida

Embora a influência dos androgênios na alopecia androgenética tenha sido claramente estabelecida em homens, presume-se que eles também desempenhem um papel nas mulheres.

A finasterida, um inibidor da 5-alfa-redutase tipo 2, na dose diária de 1 mg, reduz aproximadamente 70% do di-hidrotestosterona (DHT) sérico. Já a dutasterida, que inibe os tipos 1 e 2 da 5a-reductase, diminui o DHT em cerca de 90% com uma dose de 0,5 mg/dia, sua maior eficácia sugere que poderia ser uma opção válida; no entanto, as evidências que apoiam seu uso na APF ainda são limitadas.

Um estudo prospectivo, sem grupo-controle, analisou o uso de finasterida em dose de 5 mg em 87 mulheres. Após 1 ano, 81% das participantes mostraram melhora conforme avaliação fotográfica, com um incremento de densidade capilar de 17 fios por cm². Até o momento, não há ensaios clínicos randomizados que tenham investigado doses de 2,5 a 5 mg/dia de finasterida em mulheres.

O uso em mulheres de inibidores de 5-alfa-redutase é *off-label* e exige cautela, especialmente em mulheres em idade fértil, devido ao risco teratogênico, como a feminização de fetos masculinos. Embora não existam evidências claras de aumento nos níveis de estrogênio ou de um risco elevado de câncer de mama, recomenda-se prudência ao prescrever esses medicamentos a mulheres com alto risco de câncer de mama.

Drogas Antiandrogênicas – Espironolactona, Ciproterona, Flutamida, Bicalutamida

Acetato de Ciproterona

Age inibindo o hormônio liberador de gonadotrofina (GnRH) e bloqueando receptores androgênicos (NR3C4), apresentando alta atividade progestacional e fraca ação glicocorticoide. Embora reduza a perda capilar na APF, raramente promove um crescimento de cabelo visualmente notável. Disponível em doses de 50 e 100 mg, também é oferecido em uma dose reduzida de 2 mg, combinado com etinilestradiol em anticoncepcionais hormonais combinados orais.

Espironolactona

Utilizado principalmente como diurético poupador de potássio e anti-hipertensivo, este antagonista da aldosterona também funciona como antiandrogênio, bloqueando os receptores de andrógenos de forma competitiva. É eficaz em doses de 50-200 mg diários para tratar acne e hirsutismo em pacientes femininas. Entre os efeitos colaterais estão hipotensão postural, desequilíbrios eletrolíticos como a hipercalemia—particularmente em casos de insuficiência renal–irregularidades menstruais, fadiga e urticária.

Flutamida

Possui ação antiandrogênica intensa, bloqueia os receptores androgênicos nucleares e é comumente usada no tratamento do câncer de próstata avançado. Em um estudo comparativo, a dose diária de 250 mg foi mais eficaz que o acetato de ciproterona em reduzir o escore de Ludwig em pacientes com APF após 1 ano. Embora anteriormente utilizada para acne, seborreia, hirsutismo e hiperplasia prostática benigna, o uso da flutamida para essas condições foi proibido devido a casos de hepatotoxicidade aguda.

Bicalutamida

Este medicamento é um antagonista de receptores androgênicos que oferece um perfil de segurança e tolerabilidade superior ao da flutamida. Desenvolvido a partir de componentes não esteroidais derivados da flutamida, ele visa ser um antiandrogênio puro e altamente seletivo, sem afetar estrogênios, progestágenos, glicocorticoides ou mineralocorticoides.

Tem sido explorada recentemente como tratamento para a APF. O estudo mais amplo sobre sua segurança e eficácia, conduzido de forma retrospectiva, envolveu 316 pacientes que usaram doses de 10 mg a 50 mg diariamente. O principal efeito adverso identificado foi um leve aumento das transaminases, observado em 2,85% dos casos, nos quais os valores alcançaram no máximo duas vezes o limite superior da normalidade e não apresentaram sintomas. Para aumentar a segurança no tratamento, sugere-se a coleta de exames laboratoriais (hemograma, transaminases, fosfatase alcalina, gamaglutamil transferase, bilirrubinas, tempo de protrombina, creatinina, ureia, sódio, potássio e perfil lipídico) antes do tratamento, após 4, 12 e 24 semanas.

Foi notado que a combinação de minoxidil oral com bicalutamida (10-25 mg/dia) diminui a ocorrência de hipertricose, permitindo o uso de doses mais altas de minoxidil oral. Contudo, essa observação necessita de confirmação por estudos prospectivos.

É importante destacar que nenhum dos antiandrogênicos mencionados é seguro durante a gestação, exigindo o uso de métodos contraceptivos altamente eficazes em mulheres no período pré-menopausa.

Procedimentos
Terapia a *Laser* de Baixa Intensidade (*Low-Level Laser Therapy*/LLLT)

A terapia a *laser*, uma alternativa recente aos tratamentos médicos e cirúrgicos para o cabelo, é considerada de baixo risco e tem mostrado promover o crescimento e a espessura capilar. Os dispositivos de fotobiomodulação utilizam tanto *lasers* de diodo quanto LEDs, emitindo luz de forma contínua ou pulsada. *Lasers* geram uma luz coerente e monocromática com foco mais preciso, enquanto LEDs emitem uma luz incoerente com um espectro mais amplo e campo de irradiação maior. Tradicionalmente, a luz *laser* é vista como mais eficaz, mas ainda é debatido se uma supera a outra em benefícios clínicos.

O tratamento, geralmente feito em casa com o uso de um capacete, varia em duração e frequência conforme o dispositivo. Em termos de energia, as faixas utilizadas variam de 630 a 808 nanômetros. Do ponto de vista biomolecular, a terapia a *laser* de baixa intensidade (LLLT) tem demonstrado aumentar proteínas importantes da matriz extracelular, o que é corroborado clinicamente pelo aumento no diâmetro capilar observado em pacientes com alopecia androgenética. Curiosamente, regimes de menor frequência (menos de 60 minutos por semana) mostraram-se mais eficazes que os de alta frequência (mais de 60 minutos por semana).

Mesoterapia

Envolve injeções de 2 a 4 mm de agentes como dutasterida ou minoxidil na pele, é eficaz para estimular o crescimento capilar e minimizar a absorção sistêmica. Esse método garante alta biodisponibilidade local e pode reduzir efeitos adversos sistêmicos. A dor é uma limitação potencial, mas dispositivos anestésicos vibratórios oferecem uma maneira segura e eficiente de aliviar o desconforto. Complicações, incluindo dor local, cefaleia, edema, e reações mais graves como necrose e alopecia cicatricial, muitas vezes decorrem de práticas inadequadas de assepsia ou execução por profissionais não qualificados. Edema frontal temporário também foi observado, associado ao uso de lidocaína, mas resolvido com compressas geladas em até 4 dias. Apesar das expectativas, mais estudos são necessários para definir os protocolos da mesoterapia como tratamento adjuvante APF.

Microagulhamento

É um procedimento minimamente invasivo que emprega microagulhas estéreis para criar microcanais na pele; sugere-se que estimula o crescimento capilar ao liberar fatores de crescimento, como TGF-alfa e TGF-beta, promovendo a formação de novos vasos sanguíneos e aumentando a produção de colágeno e elastina. Apesar de alguns estudos apontarem resultados promissores na AAG, a qualidade das evidências ainda é limitada. Também há incertezas sobre como a fibrose causada por sessões repetidas pode afetar futuros transplantes foliculares. O microagulhamento, portanto, apresenta-se como uma alternativa para casos de APF refratária ou para aqueles que optam por não seguir o tratamento clínico convencional, mas estudos mais aprofundados são necessários para definir sua eficácia real, a frequência ideal e as especificações do dispositivo.

Microinfusão de Medicamentos na Pele (MMP®)

Esse procedimento realizado com uma máquina de tatuagem visa realizar a impregnação dos medicamentos na pele associada com um efeito de microagulhamento no couro cabeludo. Seu objetivo é otimizar a entrega de medicamentos como minoxidil, dutasterida e finasterida, aplicando-os diretamente na epiderme e na derme superficial.

A técnica distribui uniformemente pequenas quantidades de medicamento na derme superficial, evitando a formação de nódulos e minimizando reações adversas. Embora promissora como terapia adjuvante para APF, a evidência científica ainda é limitada, e muitas recomendações sobre a técnica, incluindo o número de sessões e os intervalos entre elas, permanecem baseadas em experiência empírica.

Plasma Rico em Plaquetas (PRP)

A técnica de PRP envolve injeções intradérmicas de uma preparação autóloga de plaquetas no couro cabeludo, liberando fatores de crescimento como PDGF, TGF-β, VEGF, EGF, e IGF-1. Esses fatores são cruciais para estimular as células-tronco no bulbo capilar, promovendo o crescimento dos folículos. No entanto, os ensaios clínicos apresentam resultados discordantes e ainda faltam padrões para o isolamento de plaquetas, dosagem e frequência das injeções, bem como estudos sobre a combinação do PRP com outros tratamentos. Os efeitos colaterais do PRP podem incluir dor, edema e sensibilidade temporária, com raros casos de sequelas mais graves como tricodinea persistente e infecções.

Atualmente, o uso de PRP em tratamentos dermatológicos está proibido no Brasil pelo Conselho Federal de Medicina.

Camuflagens Capilares

Dentro das estratégias para manejar a APF, os métodos de camuflagem são essenciais, não apenas como recursos cosméticos, mas como suporte psicológico, elevando a autoestima e melhorando a integração social e a qualidade de vida das pacientes. Isso se aplica especialmente quando o tratamento ainda não surtiu efeito ou em casos mais severos. Algumas opções incluem próteses capilares, fibras capilares, *sprays*, maquiagem em pó e tricomicropigmentação, também conhecida como micropigmentação capilar ou tatuagem no couro cabeludo.

DIAGNÓSTICOS DIFERENCIAIS
Eflúvio Telógeno

O eflúvio telógeno ocorre quando cabelos na fase anágena entram prematuramente na fase telógena, resultando em aumento da queda capilar. Esse fenômeno frequentemente sucede a um evento desencadeante como infecções, gravidez, cirurgia, uso de medicamentos, desnutrição ou distúrbios endócrinos. Na forma aguda, a perda de cabelo torna-se notável 2 a 3 meses após o evento desencadeante, com recuperação total esperada em 6 a 12 meses. O eflúvio telógeno crônico apresenta duração superior a 6 meses. A perda de cabelo ocorre em todo o couro cabeludo, embora ela seja mais perceptível no recesso temporal.

Alopecia Areata Difusa

A *alopecia areata* é uma doença autoimune que geralmente leva a formação de áreas lisas de perda capilar no couro cabeludo. Porém podem ocorrer casos com queda difusa sem a formação de placas. Geralmente a paciente queixa-se de intensa queda difusa associada a rarefação capilar. O teste de tração geralmente é positivo, e a tricoscopia pode revelar pontos amarelos difusos, pontos pretos e cabelos distróficos. A realização de uma biópsia é recomendada para a confirmação do diagnóstico.

Alopecia Fibrosante em Distribuição Padrão (FAPD)

A FAPD é uma alopecia cicatricial linfocítica que acomete as mesmas regiões da alopecia androgenética. Clinicamente ocorre rarefação capilar e miniaturização dos folíclos que são característicos da alopecia androgenética, porém associados a sinais de uma alopecia cicatricial como eritema, ausência de folículos, atrofia e descamação peripilar. Esses achados são mais evidentes na tricoscopia (Fig. 7-5). Histologicamente, há miniaturização dos folículos pilosos e um infiltrado inflamatório liquenoide com fibrose lamelar perifolicular, atingindo o istmo e a região infundibular, similar ao líquen plano pilar.

Alopecia Frontal Fibrosante (AFF)

A AFF é uma alopecia cicatricial linfocítica que compromete a linha frontotemporal dos cabelos. É comum a perda de sobrancelhas, cílios e pelos corporais periféricos, sendo a alopecia das sobrancelhas frequentemente a manifestação inicial. Pápulas faciais não inflamatórias ocorrem em cerca de um terço dos casos. A queixa de prurido e tricodinia nas áreas afetadas é comum. A tricoscopia comumente evidencia a ausência de fios velos, eritema perifolicular, hiperceratose folicular, manchas brancas e ausência de óstios foliculares na linha capilar frontotemporal. Histologicamente, observa-se um infiltrado linfocítico liquenoide perifolicular típico e fibrose lamelar perifolicular em torno dos folículos pilosos.

Central Centrifugal Cicatricial Alopecia (CCCA)

CCCA é uma alopecia cicatricial linfocítica comum em afrodescendentes, geralmente iniciando na segunda ou terceira década de vida. Clinicamente, começa na linha média central do couro cabeludo e progride de forma centrífuga. Nos estágios avançados, o couro cabeludo afetado torna-se liso e brilhante, com perda dos óstios foliculares. Coceira e dor são sintomas comuns. A tricoscopia revela halos brancos/cinza peripilares, uma rede pigmentada em favo de mel, pontos brancos, manchas brancas e variabilidade nas hastes capilares. Podem estar presentes sinais inflamatórios como eritema e ceratose perifolicular.

CONCLUSÃO

A APF é determinada por fatores genéticos, hormonais e ambientais. Ela gera importante impacto negativo na qualidade de vida das pacientes. O tratamento deve ser instituído o mais precocemente possível e mantido por período indeterminado.

A estabilização clínica, assim como o afastamento dos possíveis diagnósticos diferenciais são essenciais antes de qualquer programação de restauração cirúrgica.

BIBLIOGRAFIA

Blume-Peytavi U, Hillmann K, Dietz E et al. A randomized, single-blind trial of 5% minoxidil foam once daily *versus* 2% minoxidil solution twice daily in the treatment of androgenetic alopecia in women. J Am Acad Dermatol. 2011;65:1126-34.e2.

Carvalho RM, Santos LDN, Ramos PM et al. Bicalutamide and the new perspectives for female pattern hair loss treatment: What dermatologists should know. J Cosmet Dermatol. 2022;21(10):4171-4175.

Chartier MB, Hoss DM, Grant-Kels JM. Approach to the adult female patient with diffuse nonscarring alopecia. J Am Acad Dermatol. 2002;47:809.

Deloche C, de Lacharrière O, Misciali C et al. Histological features of peripilar signs associated with androgenetic alopecia. Arch Dermatol Res. 2004;295:422-8.

Dodd EM, Winter MA, Hordinsky MK et al. Photobiomodulation therapy for androgenetic alopecia: A clinician's guide to home-use devices cleared by the Federal Drug Administration. J Cosmet Laser Ther. 2018;20:159-67.

Furr BJ, Tucker H. The preclinical development of bicalutamide: pharmacodynamics and mechanism of action. Urology. 1996;47(1A):13-25.

Kim KH, Kwon SH, Lee YJ et al. Efficacy of Finasteride in Female Pattern Hair Loss: A Meta-Analysis. Ann Dermatol. 2021;33:304-7.

Müller Ramos P, Melo DF, Radwanski H et al. Female-pattern hair loss: therapeutic update. An Bras Dermatol. 2023;98(4):506-519.

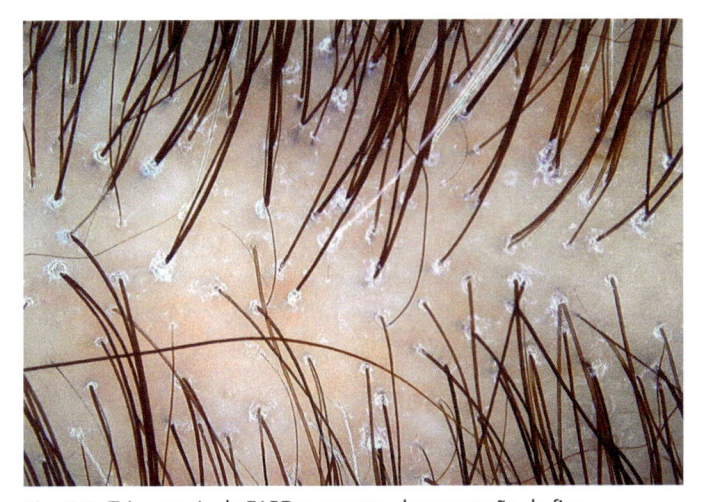

Fig. 7-5. Tricoscopia da FAPD: aumento da proporção de fios miniaturizados associado à descamação peripilar e áreas com ausência de aberturas foliculares.

Park JH, Moh JS, Lee SY, You SH. Micropigmentation: camouflaging scalp alopecia and scars in Korean patients. Aesthetic Plast Surg. 2014;38:199-204.

Rakowska A, Slowinska M, Kowalska-Oledzka E et al. Dermoscopy in female androgenic alopecia: method standardization and diagnostic criteria. Int J Trichology. 2009;1:123-30.

Ramos PM, Miot HA. Female Pattern Hair Loss: a clinical and pathophysiological review. An Bras Dermatol. 2015;90(4):529-543.

Ramos PM, Sinclair RD, Kasprzak M, Miot HA. Minoxidil 1 mg oral versus minoxidil 5% topical solution for the treatment of female-pattern hair loss: A randomized clinical trial. J Am Acad Dermatol. 2020;82:252-3.

Sinclair RD. Female pattern hair loss: a pilot study investigating combination therapy with low-dose oral minoxidil and spironolactone. Int J Dermatol. 2018;57:104-9.

Starace M, Brandi N, Alessandrini A, Bruni F, Piraccini BM. Frontal fibrosing alopecia: a case series of 65 patients seen in a single Italian centre. J Eur Acad Dermatol Venereol. 2019;33(2):433-8.

Tsutsui GM, Ramos PM, Miot HA. Prevalence of female pattern hair loss in a multiracial population. J Am Acad Dermatol. 2022;86(4):862-894.

ALOPECIAS CICATRICIAIS PRIMÁRIAS

Carolina Scaff Haddad Bartos ■ Leopoldo Duailibe Nogueira Santos

INTRODUÇÃO

As alopecias cicatriciais primárias (ACP) são um grupo de doenças que levam à perda permanente do cabelo devido à destruição dos folículos pilosos e subsequente formação de cicatriz na área afetada. Dentre todas elas, que serão abordadas neste capítulo, a alopecia frontal fibrosante representa atualmente a causa mais comum de alopecia cicatricial primária no mundo.

Frente a esse caráter irreversível, o diagnóstico imediato e a intervenção terapêutica precoce são de extrema importância no prognóstico dos pacientes.

A fisiopatologia dessas condições é complexa e envolve uma série de mecanismos imunológicos e inflamatórios.

FISIOPATOLOGIA

A maioria das alopecias cicatriciais primárias começa com infiltração de células inflamatórias, contendo principalmente linfócitos ou neutrófilos, envolvendo o folículo piloso sobretudo no nível do bulge, região que contém o reservatório de células-tronco foliculares. Ao final deste processo ocorre a substituição do folículo por tecido fibroso, levando a destruição permanente do folículo e formação de cicatriz.

A predisposição genética pode desempenhar um papel importante na suscetibilidade às alopecias cicatriciais primárias e pode estar associada também a defeitos autoimunes, com produção de autoanticorpos que atacam e destroem os folículos pilosos.

CLASSIFICAÇÃO

As alopecias cicatriciais são classificadas inicialmente em primárias e secundárias. Nas afecções do grupo primário o dano é específico e direcionado ao folículo piloso. Já o grupo das secundárias, o acometimento do folículo é consequência de um processo externo ou subjacente, que acaba atingido a unidade folicular secundariamente.

De acordo com a North American Hair Research Society (NAHRS), as alopecias cicatriciais primárias são classificadas quanto ao tipo de células inflamatórias que predominam no ataque ao folículo, podendo ser por: linfócitos, neutrófilos, misto ou inespecífica (Quadro 8-1).

Quadro 8-1. Classificação modificada de acordo com North American Hair Research Society (NAHRS)

Infiltrado Inflamatório	Alopecia Cicatricial Primária
Linfocítico	■ Lúpus eritematoso cutâneo crônico ■ Líquen plano pilar ■ Síndrome de Graham-Little ■ Alopecia frontal fibrosante ■ Pseudopelada de Brocq ■ Alopecia cicatricial central centrífuga ■ Alopecia mucinosa ■ Queratose folicular espinulosa decalvante ■ Alopecia fibrosante em padrão de distribuição androgenética
Neutrofílico	■ Foliculite decalvante ■ Foliculite/celulite dissecante
Misto	■ Foliculite/acne queloidiana ■ Foliculite/acne necrótica
Inespecífico	

AVALIAÇÃO DAS ALOPECIAS CICATRICIAIS

Os elementos diagnósticos comuns a todas as formas de alopecia cicatricial primária compreendem perda dos óstios foliculares à tricoscopia e substituição dos folículos pilosos por fibrose (cicatriz) ao exame anatomopatológico.

O diagnóstico clínico das doenças do couro cabeludo nem sempre é claro e objetivo. As características individuais de cada doença nos quadros iniciais podem direcionar para a definição diagnóstica. No entanto, observa-se superposição de muitos achados em entidades distintas. É importante a realização de biópsia de couro cabeludo em muitos casos. O local deve ser escolhido com auxílio da tricoscopia. Somente com o exame histopatológico é possível a documentação incontestável de fibrose e a avaliação do processo inflamatório envolvido, impactando na escolha terapêutica, acompanhamento e prognóstico.

Vale ressaltar que muitas vezes os achados histopatológicos isolados, entretanto, podem não ser suficientes para o diagnóstico correto e, por isso, necessitam da correlação clínica e da tricoscopia.

Por outro lado, alguns centros já estão usando apenas a tricoscopia para definir o diagnóstico de algumas doenças, como a alopecia frontal fibrosante, uma vez que há critérios clínicos e tricoscópicos que podem definir o diagnóstico na maioria dos casos.

Inicialmente a avaliação clínica é feita separando o cabelo em todo o couro cabeludo e procurando sinais de perda capilar e inflamação, como descamação e eritema. Os fios (couro cabeludo, cílios, sobrancelhas e corpo), pele (couro cabeludo e corpo), além das mucosas e unhas devem ser examinadas.

Alterações precoces e sutis podem passar facilmente despercebidas. Pequenas e discretas áreas de alopecia ou apenas afinamento difuso dos fios e descamação perifolicular podem ser os únicos sinais presentes.

A queda de cabelo é um fenômeno natural em pessoas saudáveis que resulta da ciclagem dos fios da fase anágena (crescimento), catágena, telógena (repouso), por fim a teloptose (queda). A avaliação da fase em que o fio caiu é importante para guiar o raciocínio clínico. Se houver queda em quantidade excessiva de fios telógenos, pode-se pensar em eflúvio telógeno. Se o fio, por sua vez, for anágeno ou distrófico, podemos estar diante de uma doença inflamatória em atividade.

A tricoscopia é essencial para guiar ao diagnóstico adequado, para diferenciação de alopecias cicatriciais e não cicatriciais e para identificar sinais de atividade de doença. Os achados tricoscópicos de cada doença serão discutidos de forma objetiva neste capítulo.

TRANSPLANTE NAS ALOPECIAS CICATRICIAS PRIMÁRIAS

A indicação do transplante capilar no contexto de ACP deve ser criteriosa. Se um paciente deseja realizar o procedimento, é importante que sua expectativa esteja alinhada com os possíveis resultados. É recomendado que a doença esteja estável por pelo menos 1 a 2 anos, mantenha o tratamento clínico e que seja indicado em casos com menor chance de progressão, ou seja, subtipos de melhor prognóstico. Por exemplo, em pacientes com AFF o subtipo em placas ou pseudofranja tendem a ter melhor prognóstico.

Após o procedimento há grande chance de se obter uma melhora, mas o benefício a longo prazo não pode ser garantido, podendo evoluir com perda de parte dos folículos e/ou reativação da doença subjacente.

Linfocíticas

Líquen Plano

O líquen plano no couro cabeludo pode manifestar-se de três formas clínicas:

1. Líquen plano folicular ou pilar.
2. Alopecia frontal fibrosante (AFF).
3. Síndrome de Graham-Little-Piccardi.

Líquen Plano Pilar (LPP)

Acomete mais mulheres da meia-idade e cerca de 50% podem desenvolver lesões cutâneas durante o curso do LPP no couro cabeludo. As unhas e mucosas são afetadas em menos de 10% dos pacientes. O curso da doença costuma ser insidioso e lentamente progressivo.

Inicialmente, apresenta-se com áreas irregulares de perda (Fig. 8-1) de cabelo associadas a coceira, dor e sensação de queimação. Estas podem ser multifocais e coalescerem em áreas maiores. Qualquer região do couro cabeludo pode ser acometida, porém o vértex é uma área comum afetada em mulheres. Pode haver também pápulas violáceas, eritema perifolicular e descamação.

Com a evolução da doença são observadas áreas de rarefação capilar levemente atróficas, diminuição de óstios e presença de eritema e descamação foliculares.

Na tricoscopia (Fig. 8-2) deve-se buscar:

- Descamação perifolicular concêntrica e escamas tubulares/cilíndricas (*hair casts*) envolvendo a porção proximal da haste.
- Eritema perifolicular.
- Vasos lineares alongados de disposição concêntrica em torno do folículo.
- Pontos brancos pequenos (aberturas de glândulas écrinas) e grandes (óstio folicular cicatrizado).
- Rede pigmentar em favo de mel.
- Pontos cinza-azulados em alvo (devido a dermatite de interface e consequente derrame pigmentar. Diferente do lúpus discoide que apresenta o mesmo achado, porém de aspecto salpicado).

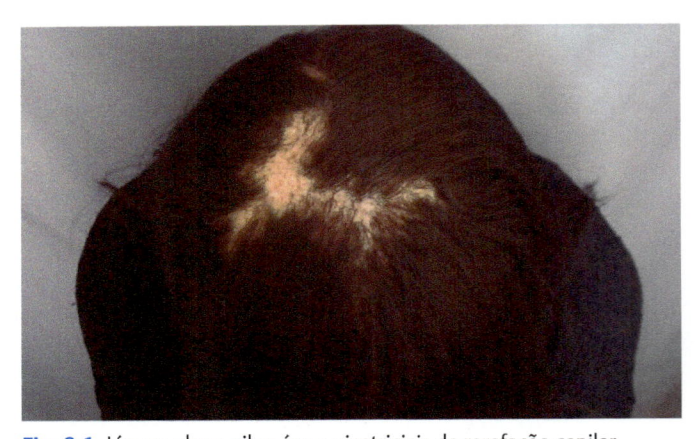

Fig. 8-1. Líquen plano pilar: áreas cicatriciais de rarefação capilar.

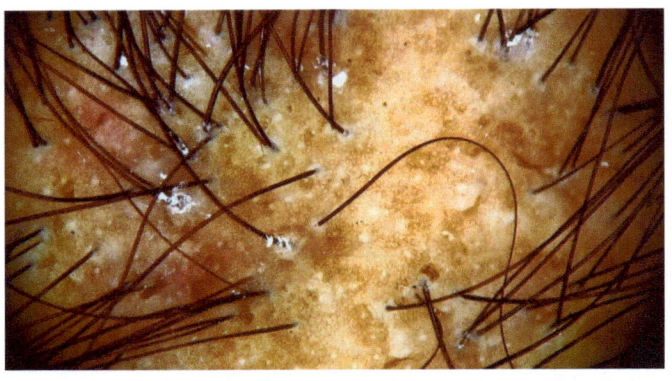

Fig. 8-2. Líquen plano pilar (tricoscopia): descamação peripilar tubular em área de rarefação capilar.

ALOPECIAS CICATRICIAIS PRIMÁRIAS

A biópsia é importante para confirmar o diagnóstico e deve ser realizada com *punch* 4 mm. Os achados mais esperados são:

- Degeneração vacuolar de células basais.
- Queratinócitos necróticos.
- Infiltrado linfo-histiocitário (ou liquenoide) perifolicular mais proeminente na porção superior (istmoinfundibular).
- Fenda artefactual entre o folículo e o manto fibroso perifolicular.
- Fibrose perifolicular separando o infiltrado inflamatório do folículo.
- Redução ou ausência das glândulas sebáceas.
- Destruição de todo folículo piloso, substituído por tecido fibroso.

O tratamento precisa ser iniciado o quanto antes, com o intuito de impedir a progressão da doença e, secundariamente, promover melhor cobertura capilar ao recuperar a qualidade dos folículos ainda existentes.

Os corticoides tópicos e intralesionais são opções terapêuticas em lesões localizadas. Como tratamento sistêmico podem ser usados hidroxicloroquina, metotrexato, ciclosporina, pioglitazona, micofenolato mofetil e inibidores da JAK. Corticoide sistêmico é uma opção em casos graves e rapidamente progressivos.

Alopecia Frontal Fibrosante (AFF)

Atualmente considerada a alopecia cicatricial primária mais comum no mundo. Mulheres menopausadas classicamente são as mais afetadas, porém, com a maior ciência dessa entidade pela comunidade médica, aumentou-se o número de casos diagnosticados em mulheres pré-menopausas e a prevalência em homens é rara.

Acomete sobretudo a região frontotemporal do couro cabeludo de forma progressiva, levando ao recuo da linha de implantação capilar. Mais de 50% dos indivíduos vão cursar com perda das sobrancelhas e menos frequentemente a rarefação de cílios. Perda de outros pelos corporais (p. ex.: braços, axilas, púbis e pernas) é relativamente comum.

A perda de sobrancelhas total ou parcial associada ao recuo da linha de implantação do cabelo (Fig. 8-3) é, portanto, o achado clínico mais comum e que deve já levantar a suspeita diagnóstica.

A pele afetada do couro cabeludo é atrófica, pálida, brilhante e facilmente distinguível da pele da face cronicamente exposta ao sol. Na face podem ser observadas pápulas foliculares bilateralmente. A associação com líquen plano pigmentoso é vista, principalmente, em fototipos mais elevados.

Sintomas como prurido, dor e queimação podem estar presentes, comprometem a qualidade de vida e devem ser monitorados durante o tratamento.

Os achados da tricoscopia (Fig. 8-4) são semelhantes aos do LPP, apresentando algumas diferenças fundamentais:

- Ausência de fios velos na linha de implante capilar.
- Pelos solitários na linha de implantação.
- Descamação perifolicular (mais discreta que no LPP).
- Eritema perifolicular (mais discreta que no LPP).
- Capilares arboriformes.

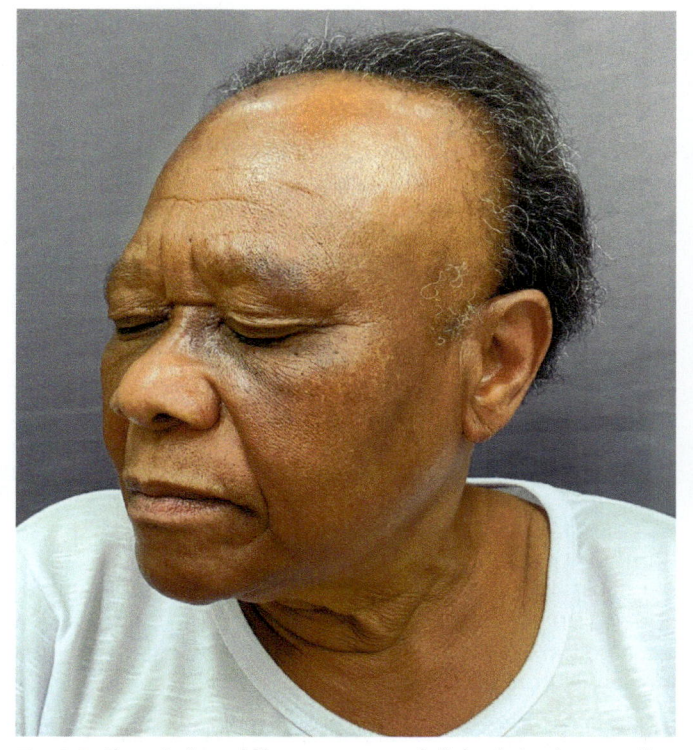

Fig. 8-3. Alopecia frontal fibrosante: recuo da linha de implante capilar e rarefação de sobrancelhas.

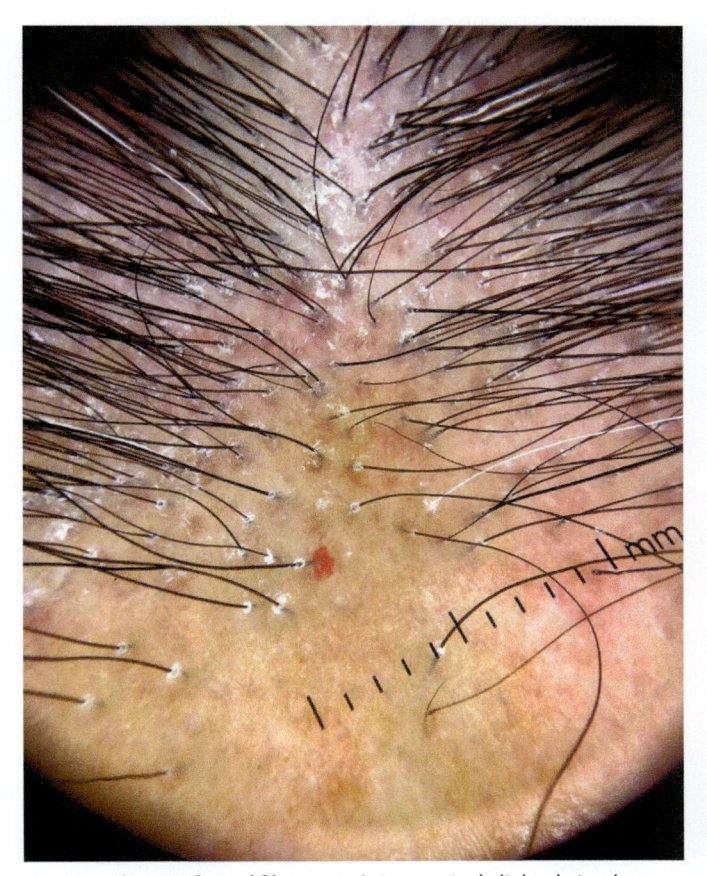

Fig. 8-4. Alopecia frontal fibrosante (tricoscopia da linha de implante capilar): ausência de fios velos e presença de descamação peripilar.

- Sinais de atividade: pontos pretos, fios *pilit torti - like* (tortuosos/distróficos).
- Rede pigmentar em favo de mel.
- Pontos brancos (cicatriz de óstios foliculares).

Os achados histológicos são idênticos ao LPP e o diagnóstico diferencial é essencialmente clínico e tricoscópico.

Quanto ao tratamento, os corticoides tópicos e intralesionais e o tacrolimus podem ser utilizados localmente. Os inibidores da 5-alfa-redutase, finasterida e dutasterida, são as medicações com maior evidência no tratamento da AFF. Além disso, podem-se usar hidroxicloroquina ou doxiciclina por sua ação anti-inflamatória. Os retinoides sistêmicos como a isotretinoína, mostraram-se uma boa opção terapêutica, principalmente no tratamento das pápulas faciais. Outras opções, com menos evidência, incluem metotrexato, micofenolato mofetil, pioglitazona e corticoide sistêmico. Os inibidores da JAK mostram-se uma terapia promissora.

Síndrome de Graham Little

Variante rara e folicular do LPP. Acomete mais mulheres de 30 a 70 anos e a evolução é crônica e lenta. É caracterizada por uma tríade e essas características podem não estar presentes simultaneamente:

- Alopecia irregular e cicatricial do couro cabeludo com *plug* folicular.
- Pápulas foliculares semelhantes à queratose pilar no tronco e nas extremidades.
- Perda de pelos axilares e pubianos.

A alopecia é multifocal e se caracteriza por áreas irregulares de perda capilar, associada a prurido e outros sinais inflamatórios e que precede as lesões semelhantes à queratose pilar em meses ou anos.

A tricoscopia e os achados clínicos no couro cabeludo são similares ao do LPP. Normalmente estão presentes:

- Descamação perifolicular na porção proximal do folículo.
- Pontos azul-acinzentados ao redor do folículo em alvo.
- Eritema perifolicular.
- Vasos arboriformes.

O anatomopatológico mostra atrofia da epiderme, *plug* folicular com infiltrado linfocitário perifolicular e fibrose folicular e dérmica nos casos mais avançados.

O tratamento é semelhante ao LPP, podendo utilizar corticoides tópicos e intralesionais e hidroxicloroquina e doxiciclina como tratamento sistêmico. Ciclosporina e corticoide oral em casos mais graves e de rápida evolução.

ALOPECIA FIBROSANTE EM PADRÃO DE DISTRIBUIÇÃO ANDROGENÉTICA OU *FIBROSING ALOPECIA IN A PATTERN DISTRIBUTION* (FAPD)

É uma forma de alopecia descrita pela primeira vez em 2000. Manifesta-se com perda capilar em área androgenética clássica de miniaturização dos fios, porém com sinais tricoscópicos e histológicos compatíveis com alopecias cicatriciais primárias. Mulheres pós-menopausadas são as mais comumente afetadas.

De patogênese ainda incerta, a FAPD apresenta-se de forma semelhante a uma alopecia androgenética, mas com um infiltrado inflamatório moderado a severo, predominantemente linfocítico, em torno dos folículos acometidos e miniaturizados, que evolui com fibrose e destruição permanente dos fios.

Não há consenso bem-estabelecido quanto a sua classificação. Há discussão se a FAPD é uma entidade distinta de alopecia cicatricial de apresentação particular da AAG ou uma variante do LPP, que pode também coexistir ou se sobrepor à AFF.

O quadro clínico é caracterizado então por perda capilar lentamente progressiva em áreas dependentes de andrógenos, porém, com áreas focais de alopecia cicatricial, além de eritema e descamação peripilar na tricoscopia, semelhante ao LPP. Dor, queimação e prurido podem ser relatados. FAPD também pode apresentar recessão da linha frontal do cabelo, semelhante à AFF.

Comumente diagnosticada como AAG associada a dermatite seborreica, levando a atraso diagnóstico, tratamento incorreto e risco de evolução para alopecia cicatricial.

Nos casos suspeitos em que a descamação não melhorou com o tratamento, não hesitar em biopsiar.

Alguns casos de transplante capilar com pega ruim ou que evoluiu com alopecia cicatricial podem ser, na verdade, casos de FAPD que não foram previamente diagnosticados.

Na tricoscopia:

- Diminuição da densidade capilar.
- Aumento da variabilidade do calibre dos fios.
- Maior quantidade de unidades foliculares com um fio.
- Descamação e eritema perifolicular.
- Perda de aberturas foliculares.

O diagnóstico precisa ser confirmado com biópsia com *punch* 4 mm. Os achados histológicos mais característicos são:

- Dermatite de interface linfocítica.
- Apoptose dos queratinócitos.
- Miniaturização dos folículos pilosos.
- Infiltrado linfocitário ao redor do folículo piloso nas regiões do istmo e do infundíbulo (tanto dos fios miniaturizados quanto dos não miniaturizados).
- Diminuição do número de glândulas sebáceas.
- Fibrose lamelar perifolicular concêntrica.

Existem poucos dados consistentes sobre tratamentos da FAPD. O objetivo principal visa diminuir a inflamação e reverter a miniaturização na tentativa de interromper a progressão da perda capilar o mais rápido possível e, secundariamente, promover o crescimento do cabelo, quando possível.

Pode ser usado corticoide tópico de alta potência, antimaláricos (hidroxicloroquina), antiandrogênicos (ciproterona, finasterida, dutasterida) e minoxidil (Quadro 8-2).

Quadro 8-2. Corticoide tópico de alta potência, antimaláricos

	AAG	LPP	FAPD
Tipo	Não cicatricial	Cicatricial	Cicatricial
Apresentação clínica	■ Alopecia dependente de andrógenos ■ Homens: áreas bitemporais e coroa (padrão de Hamilton-Norwood) ■ Mulheres: áreas da coroa e frontal (padrão de Ludwig) ■ Sem sintomas no couro cabeludo	■ Em qualquer parte do couro cabeludo Sintomas inflamatórios (dor, sensação de queimação) são frequentes	■ Padrão de distribuição semelhante à AAG Sintomas inflamatórios (dor, sensação de queimação) podem ocorrer
Tricoscopia	■ Diversidade do diâmetro do fio ■ Pigmentação perifolicular ■ Pontos amarelos	■ Ausência de pelos velus ■ Perda de aberturas foliculares ■ Eritema perifolicular e/ou queratose perifolicular em áreas multifocais do couro cabeludo ■ Pontos brancos	■ Diversidade do diâmetro do fio ■ Perda de aberturas foliculares ■ Eritema perifolicular e queratose perifolicular
Histopatologia	■ Folículo piloso miniaturizado ■ Ausência de dermatite de interface	■ Inflamação liquenoide predominantemente direcionada à região do istmo e do infundíbulo do folículo piloso terminal ■ Dermatite de interface na epiderme interfolicular	■ Folículo piloso miniaturizado ■ Infiltrado liquenoide que afeta seletivamente o istmo e a região do infundíbulo do folículo piloso miniaturizado ■ Sem dermatite de interface na epiderme interfolicular

ALOPECIA CICATRICIAL CENTRAL CENTRIFUGAL (ACCC)

ACCC é o tipo mais comum de alopecia cicatricial primária em mulheres de ascendência africana. Historicamente relacionada com hábitos agressivos ao cabelo, como dano térmico e químico, sabendo-se hoje que fatores genéticos e imunológicos estão mais associados à sua patogênese.

Inicialmente, acomete o vértex e a região parietal com progressão centrífuga, podendo afetar uma grande área do couro cabeludo. (Fig. 8-5) A progressão é lenta e simétrica e pode assemelhar-se no início à perda capilar de padrão androgenético feminino. Costuma cursar com sinais inflamatórios mais discretos.

Na tricoscopia (Fig. 8-6) observamos:

■ Pontos amarelos.
■ Hiperpigmentação perifolicular.
■ Descamação perifolicular e eritema discretos.

Na doença em atividade podem ser utilizados corticoide tópico e intralesional, minoxidil, antibióticos orais e hidroxicloroquina.

OBS.: Apesar de FAPD e ACCC não serem classificadas pela NAHRS dentro do grupo do LPP, muitos autores as incluem como variante do LPP, pois apresentam características histopatológicas muito semelhantes ao do LPP.

Fig. 8-5. Alopecia central centrífuga cicatricial: rarefação capilar de aspecto cicatricial no topo do couro cabeludo.

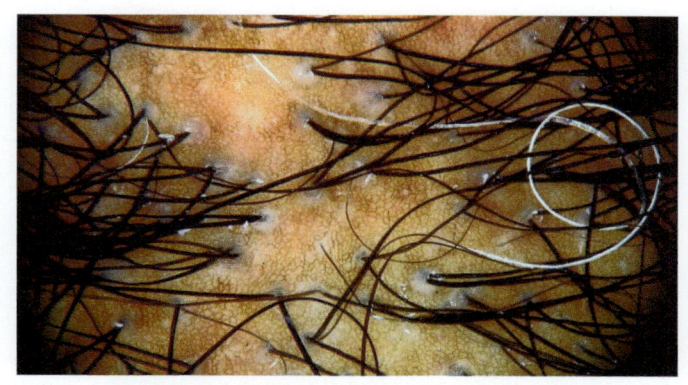

Fig. 8-6. Alopecia central centrífuga cicatricial (tricoscopia): eritema e descamação perifolicular discretos.

LÚPUS ERITEMATOSO CUTÂNEO CRÔNICO (LECC)

A alopecia foi incorporada nos critérios de lúpus eritematoso sistêmico pela Systemic Lúpus International Collaborating Clinics (SLICC) em 2012. A forma de acometimento no LECC é de uma perda de cabelo de padrão cicatricial e o envolvimento do couro cabeludo é um marcador de cronicidade.

Acomete mais mulheres na idade adulta e, além do couro cabeludo, a face e as orelhas são regiões fotoexpostas frequentemente acometidas.

A lesão geralmente começa como uma área de alopecia pruriginosa, bem delimitada e com descamação aderente que evolui para uma placa eritematosa, circunscrita, infiltrada e atrófica. (Fig. 8-7) Podem ser solitárias ou múltiplas. Hiperpigmentação residual mosqueada resulta do derrame pigmentar causado pela dermatite de interface.

Aproximadamente 5-10% dos casos de lúpus eritematoso cutâneo vão evoluir para lúpus eritematoso sistêmico, geralmente em um período de 5 anos.

Na tricoscopia (Fig. 8-8) observamos:

- Ponto amarelos grandes (representam os *plugs* ceratóticos foliculares).
- Pontos vermelhos.
- Pontos cinzas-azulados salpicados (diferente do padrão em alvo do LPP).
- Vasos anômalos e arboriformes.
- Hiper e/ou hipocrômia.
- Escamas finas e aderentes.
- Ausência de óstios foliculares.

A biópsia precisa ser realizada e mostra alterações características:

- Ortoqueratose com rolhas córneas (*plugs* ceratóticos).
- Apoptose de queratinócitos na camada basal (interface vacuolar) principalmente no infundíbulo.
- Espessamento da zona da membrana basal.
- Infiltrado inflamatório superficial e profundo envolvendo o folículo e a glândula écrina.
- Diminuição de glândulas sebáceas.
- Depósito de mucina.
- Fibras elásticas sendo substituídas por fibrose e colágeno.

O tratamento do lúpus cutâneo crônico de primeira linha inclui a fotoproteção e corticoide tópico e intralesional. Tacrolimus e pimecrolimus são tópicos também eficazes. A hidroxicloroquina é a principal droga sistêmica utilizada e é também de primeira linha. Isotretinoína, dapsona e talidomida podem ser considerados em casos refratários. Corticosteroides sistêmicos, azatioprina, ciclosporina e metotrexato podem ser utilizados em doenças rapidamente progressivas ou mais extensas.

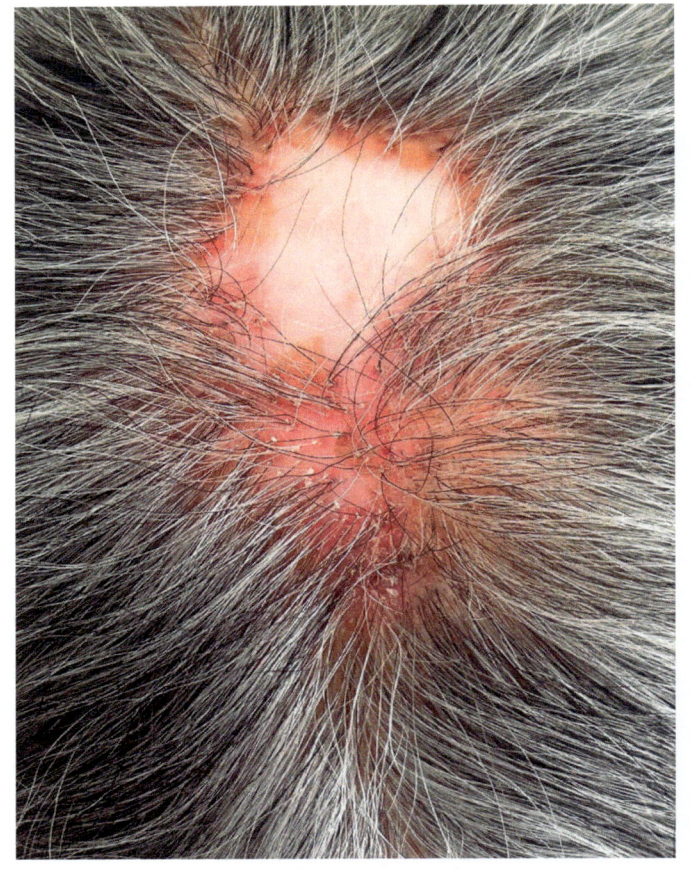

Fig. 8-7. Lúpus dicoide: placa de alopecia cicatricial com centro atrófico a hipocrômico. Bordas eritematosas e descamação perifolicular.

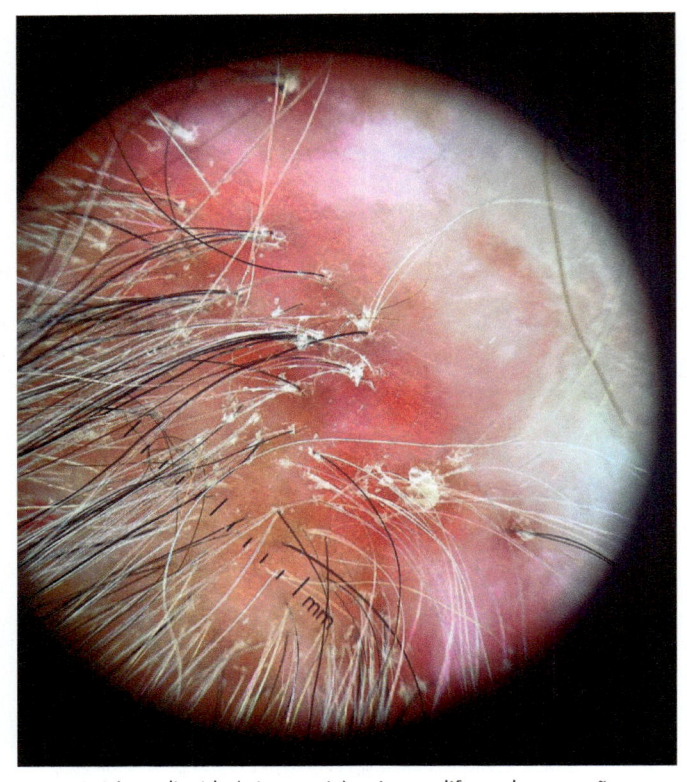

Fig. 8-8. Lúpus dicoide (tricoscopia): eritema difuso, descamação perifolicular e área brancacentas (cicatricial).

PSEUDOPELADA DE BROCQ

É uma alopecia cicatricial primária crônica e lentamente progressiva. Acomete com mais frequência mulheres na terceira e na quarta década de vida.

Manifesta-se com áreas irregulares de alopecia, assintomáticas, sem sinais e sintomas inflamatórios. Ainda se discute se a doença é uma entidade distinta ou se representa o estágio final de algumas alopecias inflamatórias.

Clinicamente observamos pequenas áreas redondas ou ovais de alopecia, brancas a marfim, lisas e atróficas. Podem ser únicas ou múltiplas e se coalescerem em áreas maiores e deprimidas (padrão em "pegada de neve"). O vértex é uma região comumente acometida. Pode afetar a barba e a sobrancelha também. O diagnóstico é clínico e de exclusão.

Na tricoscopia podem-se observar:

- Ausência de óstios foliculares.
- Vasos finos ao redor dos folículos pilosos remanescentes.
- Pontos brancos.
- Folículos remanescentes dispersos e isolados, sem sinais inflamatórios.
- Ausência de *plugs* foliculares.

O tratamento é pouco descrito, tende a ser semelhante ao LPP.

ALOPECIA MUCINOSA

Alopecia mucinosa é um distúrbio raro caracterizado por acúmulo de mucina no interior do folículo piloso. Pode ser primária ou secundária a micose fungoide, lúpus eritematoso e hiperplasia angiolinfoide.

Clinicamente, manifesta-se com placas de alopecia de crescimento lento com presença de aberturas foliculares dilatadas com evidente proeminência folicular e com *plugs* de queratina. Regiões da face e do pescoço podem ser afetadas também. Os fios são frágeis e geralmente quebram com facilidade.

No anatomopatológico podem-se observar mucina dentro dos folículos e das glândulas sebáceas, degeneração reticular das células epiteliais na bainha externa do raiz e das glândulas sebáceas, além de infiltrado inflamatório composto de linfócitos e eosinófilos.

O tratamento realizado depende da causa de base.

QUERATOSE FOLICULAR ESPINULOSA DECALVANTE

Queratose folicular espinulosa decalvante é uma síndrome rara de herança ligada ao X e pode também ter herança autossômico-dominante. Causada pela mutação do gene *SSAt* (spermidina N-acetiltransferase).

As primeiras manifestações surgem na infância ou adolescência e é caracterizada por intensa queratose pilar e alopecia cicatricial progressiva.

O quadro costuma iniciar no couro cabeludo e na face com pápulas queratóticas que progridem posteriormente para tronco e membros e deixam áreas de alopecia permanente em couro cabeludo, sobrancelhas e cílios.

Geralmente o quadro acompanha queratodermia palmoplantar, fotofobia e alterações corneanas.

O tratamento inclui queratolíticos, como ácido salicílico e ureia. Corticoides tópicos e intralesionais nas áreas de alopecia e tratamento sistêmico com isotretinoína, dapsona e antibióticos orais são algumas opções.

Neutrofílica
Foliculite Decalvante

Afeta mais comumente homens adultos jovens, de curso tipicamente crônico e recidivante. A patogênese ainda é incerta. Evidências atuais sugerem que em pacientes com predisposição genética exista uma inter-relação alterada entre a imunidade local e o microbioma (principalmente relacionado com o *Staphylococcus aureus*), culminando na estimulação crônica de células T.

Acomete mais a região de vértex e occipital e se manifesta com pápulas e pústulas foliculares. (Fig. 8-9) Essa agressão leva a destruição permanente do folículo e substituição do mesmo por tecido fibroso. Formando uma grande placa de alopecia eritematosa, espessa e endurecida, de progressão centrífuga. Um sinal clínico característico, porém, não específico, é a presença de tufos capilares formados por cinco ou mais fios terminais emergindo da mesma abertura folicular, com aparência de "cabelo de boneca" (politriquia).

Na tricoscopia podemos observar (Fig. 8-10):

- Tufos capilares.
- Crostas e pústulas foliculares.
- Descamação tubular amarelada.
- Eritema perifolicular em padrão *star-burst*.
- Áreas branco-marfim ou vermelho-leitosas, sem aberturas foliculares no centro e em lesões mais antigas.

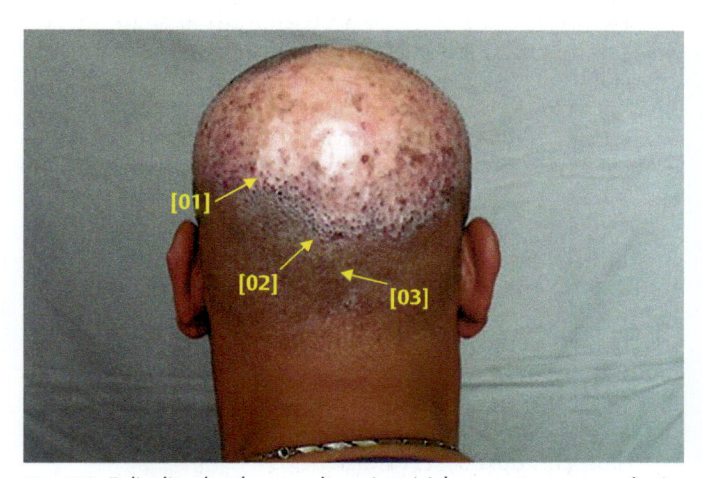

Fig. 8-9. Foliculite decalvante: placa cicatricial em vertex com ausência de fios no centro e presença de tufos na borda.

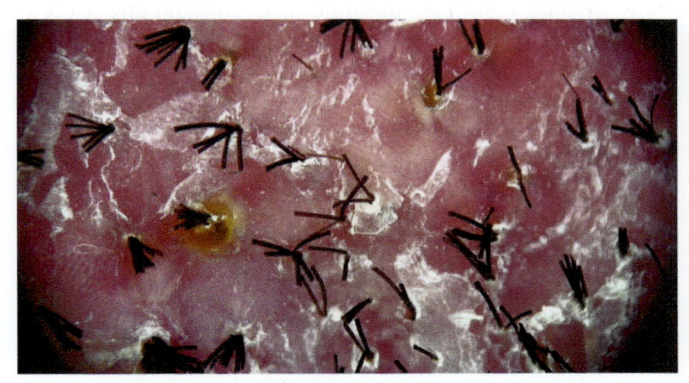

Fig. 8-10. Foliculite decalvante (tricoscopia): presença de tufos com mais de 5 fios, algumas pústula e descamação.

O que procurar no anatomopatológico:

- Atrofia da epiderme.
- Infiltrado neutrofílico peri e intrafolicular.
- Infiltrado misto (linfócitos, histiócitos e plasmócitos) perifolicular e na derme superior (inclusive perivascular).
- Células gigantes perifoliculares e granulomas.
- Fibroblastos e fibrose em lesões mais antigas (centro), com desaparecimento de glândulas sebáceas.

Tratamento

A literatura descreve os antibióticos como sendo o tratamento de primeira linha. Uma opção é a combinação de rifampicina com clindamicina, cefalexina ou doxiciclina.

Antibióticos tópicos como clindamicina, mupirocina e ácido fusídico em casos mais localizados ou como terapia de manutenção, podem ser usados. Pode-se associá-los a corticoides tópicos. Isotretinoína e dapsona são opções terapêuticas também.

Observa-se com frequência a recorrência após a suspensão do tratamento. É uma doença crônica e deve ser tratada continuamente, tentando-se a diminuição da dose após estabilidade do quadro.

Foliculite Dissecante

Doença inflamatória, crônica e recidivante dos folículos pilosos, de etiopatogenia ainda incerta, com provável influência genética e que pode ser desencadeada por gatilhos ambientais. Acomete predominantemente homens jovens negros, no vértex e na região occipital.

Faz parte da tétrade de oclusão folicular, junto com acne conglobata, hidradenite supurativa e cisto pilonidal. Todas essas afecções possuem em comum um distúrbio relacionado com a diferenciação de queratinócitos foliculares.

As lesões inicialmente papulopustulosas discretas evoluem com a formação de áreas de alopecia não cicatriciais muito parecidas com *alopecia areata*. Posteriormente, formam-se nódulos dolorosos multifocais e confluentes e abscessos intercomunicantes, que podem ou não fistulizar. Os nódulos no início são duros e se tornam com o tempo macios e flutuantes. Com a evolução da doença e do processo inflamatório há formação de áreas de alopecia cicatricial.

Na tricoscopia observamos:

- Politriquia.
- Ponto amarelo em 3d (pústulas) ou bolha de sabão: grandes dimensões, coloração amarelo-acastanhada, dupla borda e podem conter ou não hastes distróficas em seu interior.
- Escamas e eritema peri e interfoliculares.
- Aberturas foliculares dilatadas de coloração marrom-escuro (aspecto de macrocomedões).
- Pontos brancos e áreas brancas amorfas.
- Pontos pretos.

Anatomopatológico:

- Infiltrado misto de linfócitos, histiócitos e neutrófilos perifolicular, podendo abarcar a derme superficial e profunda e o tecido celular subcutâneo.
- Abscessos perifoliculares profundos e fístulas.
- Reação granulomatosa, com células gigantes de corpo estranho.

Tratamento

A isotretinoína é a droga de escolha. Outras opções de tratamento incluem antibióticos sistêmicos, corticosteroides (intralesionais e/ou sistêmicos), dapsona, imunobiológicos e excisão cirúrgica.

Infiltração Mista

Foliculite Queloideana da Nuca

É uma condição crônica que geralmente afeta a região occipital ou a nuca e produz, se não tratada, foliculite cicatricial e possivelmente queloideana (Fig. 8-11). Acomete com maior frequência homens de ascendência africana.

Acredita-se que seja iniciada por uma foliculite mecanicamente induzida que gera um processo inflamatório intenso capaz de levar a ruptura folicular, processo granulomatoso e formação de fibrose e cicatrizes. Cortes de cabelo frequentes, trauma com lâmina de barbear e fricção/abafamento com uso de capacetes são fatores desencadeantes conhecidos, apesar da etiologia não ser completamente compreendida até o momento.

Inicialmente vai manifestar-se com pápulas foliculares pruriginosas geralmente associadas a atos de coçadura, em região occipital e nuca. Essas lesões podem coalescer em placas e formar nódulos fibróticos. Pústulas e crostas são frequentemente observadas, sobretudo quando associada a infecções secundárias, podendo inclusive, evoluir com formação de abcessos. Tufos capilares (cinco ou mais fios emergindo da mesma abertura folicular) podem ser vistos também.

Na tricoscopia podemos observar:

- Pápulas fibróticas.
- Pústulas foliculares.
- Tufos capilares.
- Eritema peri e interfolicular.
- Áreas de ausência de óstios foliculares.

No anatomopatológico é visto perifoliculite crônica, fibrose concêntrica lamelar e perda de glândulas sebáceas e reação granulomatosa de corpo estranho.

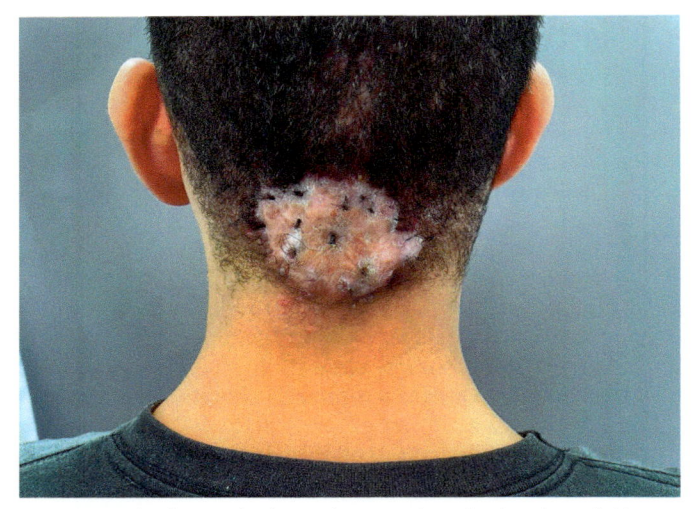

Fig. 8-11. Foliculite queloideana da nuca: placa de cicatriz queloideana na nuca com tufos de fios de permeio.

Tratamento

As orientações de cuidados são essenciais: evitar traumas e cortes repetitivos e fricção com capacetes e chapéus.

Corticoides tópicos potentes e intralesional, antibióticos tópicos e sistêmicos são as principais opções terapêuticas. Em casos avançados, a abordagem cirúrgica pode ser considerada.

ACNE NECRÓTICA

Acne necrótica é uma afecção rara associada a quadro de foliculite crônica e recorrente do couro cabeludo.

Manifesta-se clinicamente com pápulas e pústulas que evoluem com necrose central, formação de crostas e cicatrizes deprimidas.

São opções terapêuticas: corticoides tópicos e intralesionais, antibióticos orais e isotretinoína.

DERMATOSE PUSTULOSA EROSIVA

É uma doença rara que acomete com maior frequência a população idosa e mais frequentemente mulheres.

Está associada a danos solares, traumas locais e procedimentos destrutivos de lesões pré-malignas como queratoses actínicas, que antecedem as lesões semanas a anos. A etiologia exata é desconhecida.

Manifesta-se caracteristicamente com vermelhidão intensa no couro cabeludo associada a pápulas, pústulas, crostas e erosões que evoluem para a formação de áreas de alopecia cicatricial.

Os achados histológicos incluem erosões epidérmicas, atrofia e infiltrado misto em derme superficial. Pode ser observada a progressão para fibrose e destruição de unidades foliculares.

O principal tratamento é corticoide tópico de alta potência. Outras opções incluem tacrolimus e calcipotriol tópico, corticoide oral, doxiciclina, zinco oral e isotretinoína.

BIBLIOGRAFIA

Alexis A, Heath CR, Halder RM. Folliculitis keloidalis nuchae and pseudofolliculitis barbae: are prevention and effective treatment within reach? Dermatol Clin. 2014;32(2):183-91.

Bolduc C, Sperling LC, Shapiro J. Primary cicatricial alopecia: Lymphocytic primary cicatricial alopecias, including chronic cutaneous lúpus erythematosus, lichen planopilaris, frontal fibrosing alopecia, and Graham-Little syndrome. J Am Acad Dermatol. 2016;75(6):1081-1099.

Bolduc C, Sperling LC, Shapiro J. Primary cicatricial alopecia: Other lymphocytic primary cicatricial alopecias and neutrophilic and mixed primary cicatricial alopecias. J Am Acad Dermatol. 2016;75(6):1101-1117.

Estrada BD, Tamler C, Sodré CT et al. Padrão dermatoscópico das alopecias cicatriciais causadas por lúpus eritematoso discoide e líquen plano pilar. An Bras Dermatol [Internet]. 2010Mar;85(2):179-83.

Griggs J, Trüeb RM, Reis Gavazzoni Dias MF et al. Fibrosing Alopecia in a Pattern Distribution. Journal of the American Academy of Dermatology. 2020.

Ramos J, Silva AM, António AM, Alves J. Recalcitrant folliculitis decalvans successfully controlled with adalimumab, Anais Brasileiros de Dermatologia. 2024;99(3):480-482.

Kerkemeyer KLS, Eisman S, Bhoyrul B et al. Frontal fibrosing alopecia. Clinics in Dermatology. 2020.

Kumar AR, Ishii LE. Hair Transplantation for Scarring Alopecia. Facial Plastic Surgery Clinics of North America. 2020;28(2):177-179.

Madureira LS, Gatti RF, Guzzo G et al. Síndrome de Graham-Little-Piccardi-Lassueur: relato de caso. Revista De Medicina. 2020;99(6):626-628.

Malki L, Sarig O, Romano MT et al. Variant PADI3 in Central Centrifugal Cicatricial Alopecia. N Engl J Med. 2019;380(9):833-841.

Marcos-Pinto A, De Caprio G, Oliveira Soares R. Fibrosing Alopecia in a Pattern Distribution: Pathogenesis, Diagnosis and Treatment. Revista Da Sociedade Portuguesa De Dermatologia E Venereologia. 2020;78(3):245-249.

McDonald KA, Shelley AJ, Colantonio S, Beecker J. Hair pull test: Evidence-based update and revision of guidelines. Journal of the American. 2017.

Mysore V, Shashikumar BM. IADVL Textbook of Trichology. 1st ed. New Delhi: Jaypee Brothers Medical Publishers; 2018.

Shahsavari A, Riley CA, Maughan C. Graham-Little-Piccardi-Lasseur Syndrome. [Updated 2024 May 7]. In: StatPearls [Internet]. Treasure Island (FL): StatPearls Publishing; 2024.

COMO MONTAR UM CENTRO DE TRANSPLANTE CAPILAR E REALIZAR FOTOGRAFIAS PROFISSIONAIS DOS PACIENTES

Hudson Alex Lázaro

INTRODUÇÃO

A fotografia médica é um componente indispensável na prática do transplante capilar, pois permite documentar a evolução clínica, comunicar resultados com pacientes e pares, além de garantir uma análise objetiva das intervenções realizadas. Uma padronização fotográfica eficaz é fundamental para assegurar a consistência e a comparabilidade entre imagens pré e pós-operatórias, reduzindo vieses na avaliação e fortalecendo a credibilidade científica, além de proteger o cirurgião em caso de litígios

IMPORTÂNCIA DA FOTOGRAFIA MÉDICA NO TRANSPLANTE CAPILAR

No transplante capilar, a documentação fotográfica serve a múltiplos propósitos:

- *Análise clínica detalhada*: as imagens ajudam a avaliar a densidade, a linha de implantação e a harmonia estética antes e após o procedimento.
- *Comparabilidade de resultados*: fotografias consistentes permitem uma análise objetiva da eficácia técnica e estética.
- *Educação e* marketing: o uso ético de imagens auxilia na educação de pacientes e promoção profissional.
- *Aspectos legais*: as fotos representam evidências documentais importantes em caso de processos médicos

CRITÉRIOS DE PADRONIZAÇÃO FOTOGRÁFICA

A padronização fotográfica no transplante capilar requer atenção a quatro fatores principais:

Configuração da Câmera
- Câmera DSLR ou *mirrorless* com lente macro (85 mm ou 100 mm).
- Configurações fixas: ISO 100-200, abertura entre f/8 e f/11, e luz controlada para minimizar sombras.
- Balanço de branco consistente para evitar variações de cor.
- Em caso de uso de celulares colo iPhone sugere-se que a foto frontal seja realizada no modo foto com aumento de 4×, tamanho que mais se assemelha à visão real.

Iluminação
- Uso de iluminação difusa para evitar reflexos no couro cabeludo, como *softboxes* ou luz anular.
- Evitar luz natural direta que pode criar sombras ou inconsistências de tom.

Posicionamento do Paciente
- Cabeça alinhada com o plano horizontal de Frankfurt.
- Registro das seguintes vistas: frontal, perfil direito e esquerdo, oblíqua direita e esquerda, superior e posterior.
- Uso de marcadores visuais (p. ex.: grade ou régua) para garantir reprodutibilidade.

Cenário e Fundo
- Fundo neutro, preferencialmente branco ou cinza fosco, para destacar a região capilar.
- Ambiente controlado, evitando distrações ou elementos visuais que prejudiquem a análise.

TÉCNICA DE FOTOGRAFIA: PASSO A PASSO

A) *Preparação do equipamento*: certifique-se de que a câmera está configurada corretamente e a iluminação foi ajustada.
B) *Posicionamento do paciente*: oriente o paciente sobre a necessidade de manter a mesma postura para cada etapa do tratamento.
C) *Sequência de capturas*:
  - Capturar cada ângulo com *zoom* consistente (p. ex.: 1:1 para *close-ups*).
  - Documentar a área doadora e receptora com foco claro nos detalhes.
D) *Armazenamento e catalogação*: use *software* específico para catalogar as imagens com data, descrição e número do prontuário.

VANTAGENS DA PADRONIZAÇÃO FOTOGRÁFICA

- *Confiabilidade diagnóstica:* facilita a comparação objetiva do antes e do depois dos tratamentos capilares clínicos e cirúrgicos.
- *Educação profissional:* promove o aprendizado entre colegas ao permitir análise crítica.
- *Marketing ético:* a padronização evita manipulações ou apresentações enganosas dos resultados.

DESAFIOS E CONSIDERAÇÕES ÉTICAS

- Garantir o consentimento informado do paciente para uso das imagens.
- Evitar edições que distorçam ou manipulem os resultados reais.
- Respeitar a privacidade do paciente, mantendo dados e imagens protegidos.

COMO MONTAR UM CENTRO CIRÚRGICO DE TRANSPLANTE CAPILAR

O transplante capilar é uma intervenção cirúrgica, sendo, portanto, um ato privativo do médico. É disto que trata o Parecer CFM nº 3/2023, que estabelece parâmetros relacionados com publicidade médica, estrutura e responsabilidade técnica de estabelecimentos voltados à realização deste procedimento.

Parecer CFM nº 3/2023 https://sistemas.cfm.org.br/normas/visualizar/pareceres/BR/2023/3

O Parecer esclarece, também, que a divulgação publicitária e o exercício de responsabilidade técnica dos serviços médicos especializados nesses procedimentos são privativos dos médicos especialistas em dermatologia ou cirurgia plástica com o devido Registro de Qualificação de Especialista (RQE) junto ao CRM. Estabelece, ainda, que tais procedimentos podem ser realizados em clínicas especializadas ou hospitais que atendam à complexidade do procedimento.

A legislação também esclarece sobre as condições para que o procedimento seja realizado e que devem ser adequadas à legislação sanitária vigente e a Resoluções do CFM. De acordo com o parecer, o transplante capilar deve ser realizado em ambiente cirúrgico com estrutura física, equipamentos, materiais e medicamentos compatíveis com os procedimentos médicos propostos (cirúrgico e anestésico), considerando as características de longa duração, necessidades específicas de posicionamento do paciente e monitoramento dos parâmetros ao longo de toda a assistência no estabelecimento.

Como a maioria das cirurgias dura de 8 a 10 horas, o que vai exigir a presença de um médico auxiliar, bem como que a sedação seja realizada preferencialmente por um anestesista que não seja componente da equipe cirúrgica. O parecer também especifica como deve ser preenchido o prontuário médico e estabelece a obrigatoriedade de uma estrutura adequada para o atendimento de intercorrências.

Após entender a legislação citada, o profissional responsável pela abertura do bloco cirúrgico simplificado terá que fazer uma consulta de viabilidade junto à contabilidade para saber se o endereço está liberado para atividade de estabelecimento de saúde.

Em relação à estrutura física é necessário contratar um profissional arquiteto que irá realizar o desenho do projeto arquitetônico e protocolar nos órgãos sanitários conforme a RDC 50/2002 ANVISA, que dispõe sobre o regulamento técnico para planejamento, programação, elaboração e avaliação de projetos físicos de estabelecimentos assistenciais de saúde. Importante também no projeto atentar para a LEI Nº 10.098/2000 que estabelece normas e critérios para promover a acessibilidade de pessoas com deficiência ou mobilidade reduzida

Unidade Funcional: 4 – TERAPIA CENTRO CIRÚRGICO Centros cirúrgicos exclusivamente ambulatoriais (CCA) podem ter programa simplificado em relação ao centro cirúrgico não ambulatorial: Programa mínimo de centros cirúrgicos ambulatoriais: área de recepção e preparo de paciente, área de escovação, sala pequena ou média de cirurgia (pode ser única). Área de recuperação pós-anestésica com posto de enfermagem (uma ou mais macas), sala de espera para pacientes e acompanhantes (anexa à unidade), sala de utilidades, vestiários/sanitários masculino e feminino para funcionários/pacientes (barreira à entrada da unidade). Quando o CCA for composto de uma única sala de cirurgia, o vestiário/sanitário pode ser único. Depósito de limpeza, sala administrativa/área de registro (*in loco* ou não). Obs.: Centro cirúrgico ambulatorial – unidade destinada ao desenvolvimento de atividades cirúrgicas que não demandam internação dos pacientes.

Caso tenha CME Unidade Funcional: 5 – APOIO TÉCNICO CENTRAL DE MATERIAL ESTERILIZADO – SIMPLIFICADA. Sala de lavagem e descontaminação (4,8 m2). A sala de utilidades pode substituir esta sala ou vice-versa. Sala de esterilização/estocagem de material esterilizado (4,8 m^2).

Atentar às normas de ar condicionado de acordo com a Resolução Nº 9, a ANVISA determina que, para melhor conforto térmico, a temperatura ideal do ar condicionado deve ficar entre 23°C e 26°C no verão e 20°C e 22°C no inverno. Como PMOC e instalação dos aparelhos.

Junto com esses processos solicitar à contabilidade os documentos contábeis conforme o CNAE das atividades executadas:

- Contrato social.
- FIC.
- CNPJ.
- Alvará de localização.
- Alvará sanitário.
- CNES
- CRM PJ.

Todos esses documentos serão solicitados no momento da vistoria sanitária, o qual será organizado junto com um profissional consultor em vigilância sanitária que irá preparar a empresa para a vistoria sanitária conforme o Quadro 9-1 e Fig. 9-1.

Quadro 9-1. Check list para o Roteiro de Inspeção Sanitária

Ordem dos serviços	Serviços	Responsável	Executado
Documentos contábeis Pessoa física/Jurídica	• Contrato social • FIC • CNPJ • Alvará de localização • Alvará sanitário (7dias antes) • CNES • CRM PJ	Contabilidade	
Projeto arquitetônico	• Projeto arquitetônico • Protocolo o mesmo na prefeitura local (consulta de viabilidade, memorial descritivo, RT, planta física) • Finalizar a obra (CLAUDIA)	Arquiteta	
Documentos do condomínio	• AVCB • Dedetização do condomínio (alvará sanitário da empresa que prestou o serviço de dedetização) • Limpeza da caixa d'agua (alvará sanitário da empresa que prestou o serviço de limpeza da caixa d'agua)	Condomínio	
Documentos do consultório	• Dedetização da clínica • Teste microbiológico da água ponto de coleta sala de cirurgia, expurgo e desinfecção		
Documentos	• POPs • NUSP • Manual de Normas e Rotinas • PGRSS		
Documentos dos equipamentos	• Manutenção preventiva (ou nota fiscal validade 1 ano) de todos os equipamentos e consulta Anvisa • Manutenção do Ar-condicionado/PMOC • Manutenção do bebedouro		
Documentos dos profissionais	• PCMSO • PPRA • Cartão de vacina (Hepatite b, antitetânica, tríplice viral, COVID) • Exame admissional	Empresa de segurança do trabalho	
Contratos de terceiros	• Empresa que recolhe os resíduos de saúde (para fazer o PGRSS)		
Biossegurança	• Colocar próximo das pias orientação ilustrativa quanto à correta higienização das mãos água e sabão e álcool (rdc 63/11, art.8°, inc.ii) afixadas em locais visíveis, próximo ao aos lavatórios • Lixeiras com tampa e pedal de material lavável identificadas com simbologia • EPI para diaristas e para a profissional que irá lavar os instrumentos cirúrgicos (Luva de cano longo, avental de manga longa, sapato fechado, óculos) • Afixar na recepção alusivos quanto à proibição da prática do tabagismo (lei 12903/98 art.4°)		
Infraestrutura	• Exaustor em pontos que não tem ventilação natural (como sala de desinfecção, copa, local que armazena os resíduos)		

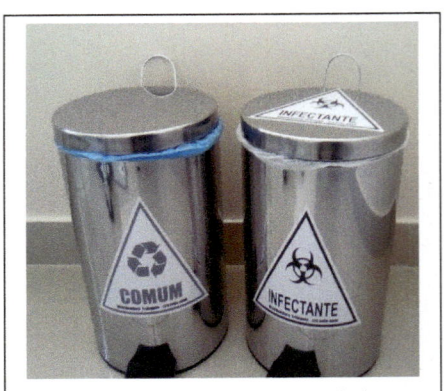

Fig. 9-1. (**a**) Lixeiras identificadas e com simbologia: saco de lixo para lixeira comum, saco de lixo azul ou verde, saco de lixo branco com simbologia de resíduos infectantes. (**b**) Caixa de perfurocortante 1 m e 20 cm do chão no suporte. (**c**) Caixa de resíduos químicos (medicamentos vencidos) pode ficar dentro do armário (somente uma para o estabelecimento). (**d**) Termômetro para a geladeira de medicamentos com três leituras (momento, mínimo e máximo). (**e**) EPI (*dois kits*), EPC (placa), hipoclorito de sódio 1%. (**f**) Detergente enzimático. (**g**) Pontos de água em jato na área de expurgo e ponto de ar comprimido na sala de esterilização. *(Continua)*

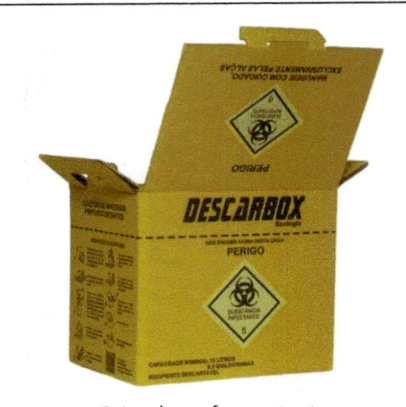

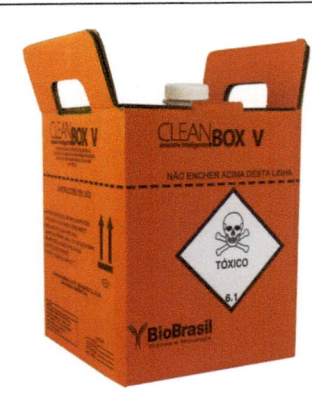

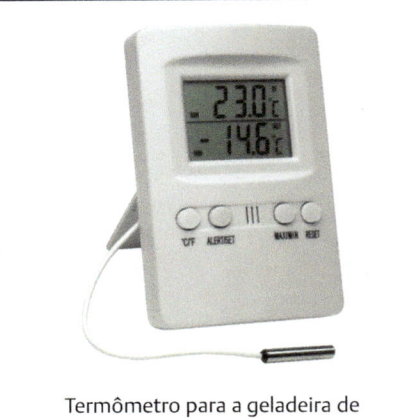

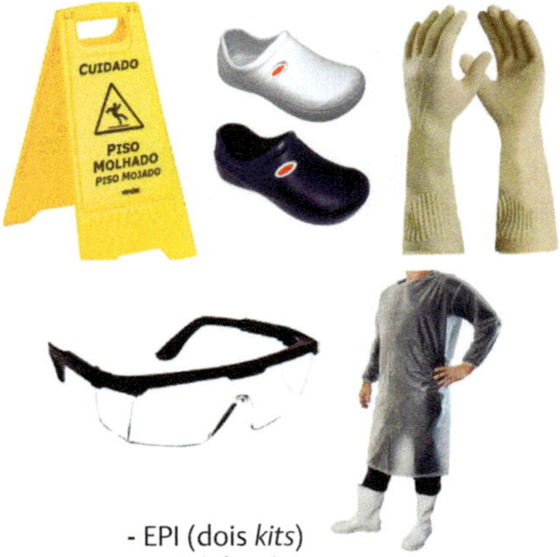

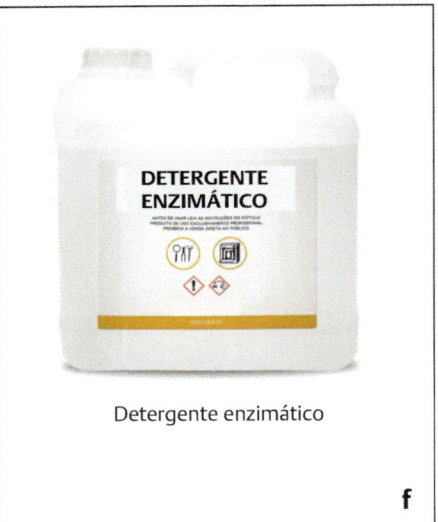

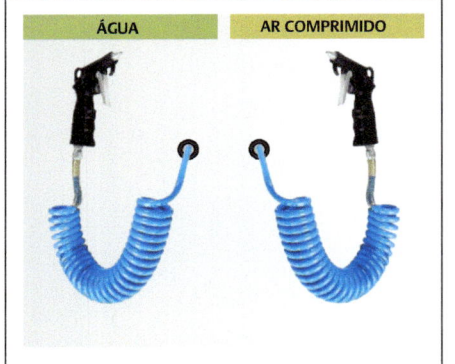

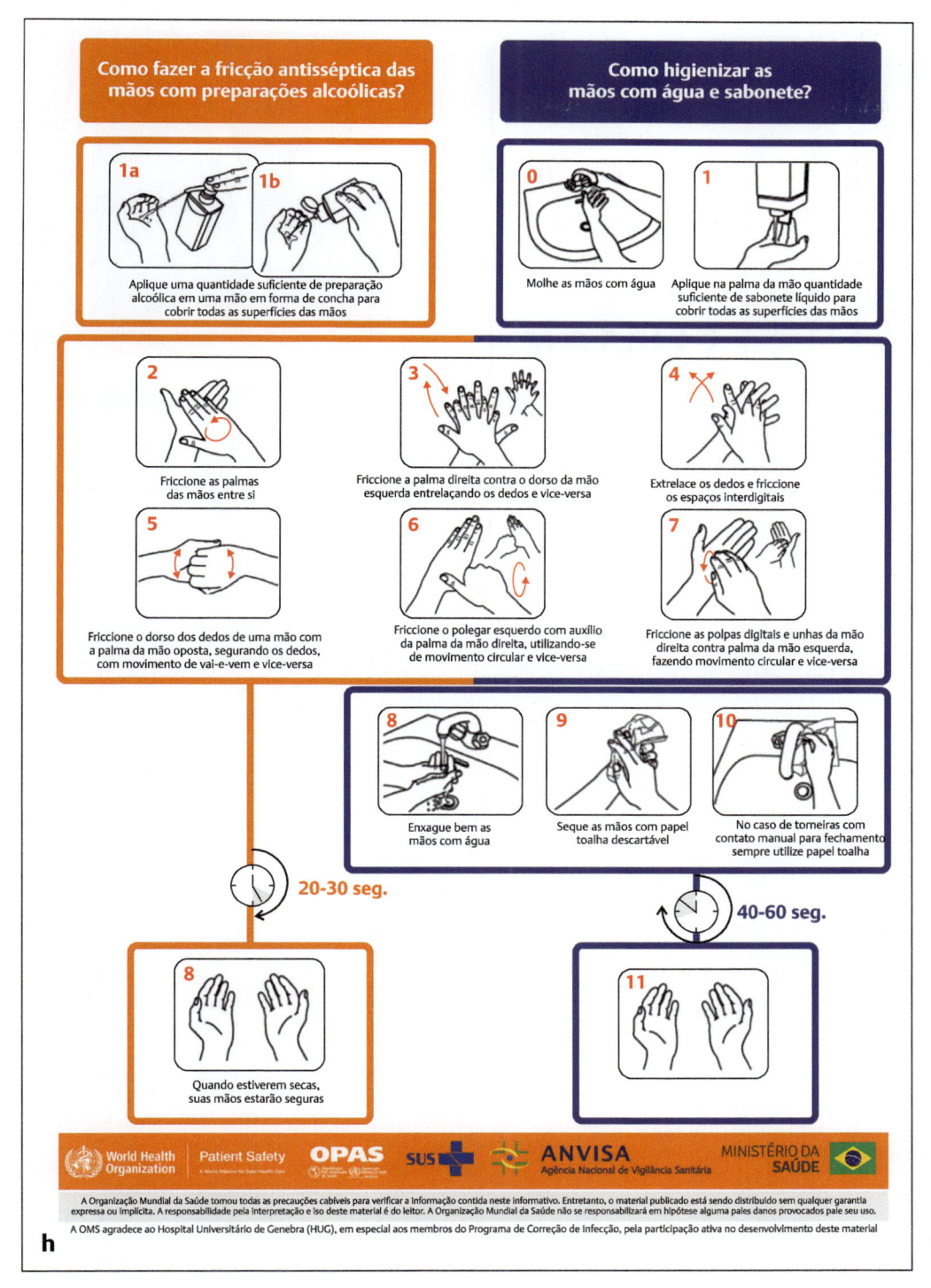

Fig. 9-1. *(Cont.)* (**h**) Passo a passo de higienização para as mãos. *(Continua)*

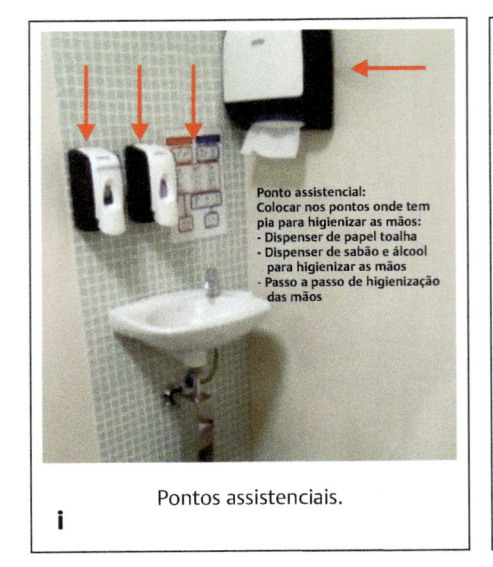

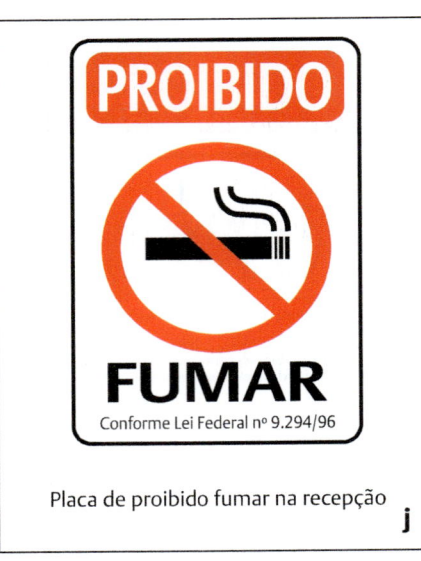

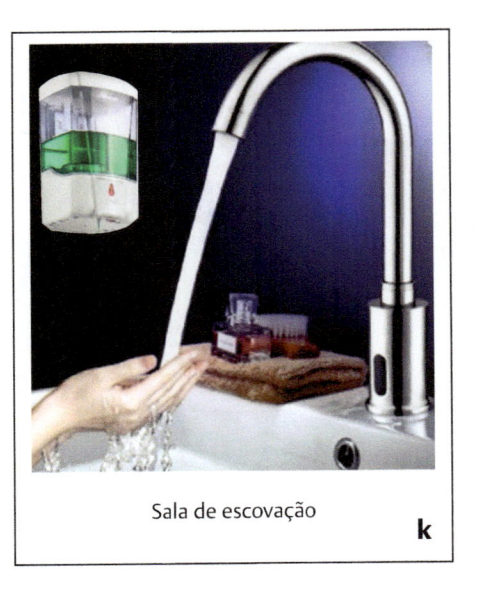

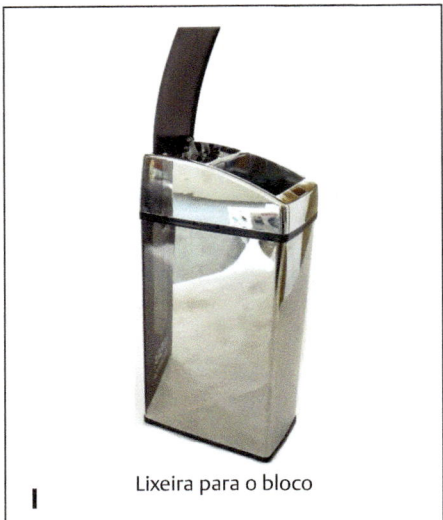

Fig. 9-1. *(Cont.)* (**i**) Pontos assistenciais. (**j**) Placa de proibido fumar na recepção. (**k**) Sala de escovação. (**l**) Lixeira para o bloco.

CONCLUSÃO

A padronização fotográfica é um pilar técnico e ético no transplante capilar. Além de possibilitar uma avaliação precisa dos resultados, promove a comunicação clara entre profissionais e pacientes, fortalecendo a credibilidade e o impacto do trabalho médico.

BIBLIOGRAFIA

American Academy of Dermatology (AAD). Guidelines on Medical Photography. 2022.
Harris JA. Standardized Photography in Hair Restoration Surgery. International Society of Hair Restoration Surgery. 2016.
Park JH, Kim JH. Photography in Hair Transplantation. Facial Plastic Surgery Clinics of North America. 2019;27(4):399-408.
Shapiro R, Unger WP. Hair Transplantation. FALTA CIDADE: Taylor & Francis; 2004.
Spiegel JP. The Art and Science of Hair Transplantation. Springer; 2021.

TÉCNICAS DE IMPLANTAÇÃO DAS UNIDADES FOLICULARES E TREINAMENTO DA EQUIPE NO TRANSPLANTE CAPILAR MODERNO

CAPÍTULO 10

Alan Wells

INTRODUÇÃO

A implantação dos cabelos tem evoluído muito na última década, e essa evolução nos permitiu três melhorias essenciais que influenciam no sucesso cirúrgico:

1. A melhor integração dos enxertos pela colocação sem trauma.
2. Maior rapidez na colocação.
3. A possibilidade de maiores densidades pela técnica aprimorada.

A precisão com que os enxertos são inseridos no couro cabeludo, a angulação correta e a distribuição harmoniosa dos fios são fatores determinantes para dar a naturalidade que queremos. Irei descrever aqui como a técnica de implantação foi melhorando ao longo do tempo e como novos aparelhos nos ajudaram a evoluir muito nesta importante etapa cirúrgica.

A implantação se destaca para o sucesso global do transplante capilar, exigindo habilidade técnica, conhecimento profundo da anatomia do couro cabeludo e um senso estético apurado por parte do cirurgião.

CARACTERÍSTICA DAS UNIDADES FOLICULARES

A diversidade na morfologia dos folículos leva-nos a diferentes táticas para a implantação. As unidades foliculares podem ser:

- Curvas ou retas pela característica intrínseca dos fios (Fig. 10-1).
- Mais robustas, com mais tecido ao redor, ou mais finas, e isso resulta da técnica de extração.

No caso da extração no método FUT, naturalmente os enxertos ficam com mais tecido ao redor, protegendo o folículo. Neste caso fica mais fácil a colocação com pinças, pois podemos segurar o fio pelo tecido adiposo logo ao redor do bulbo e assim colocá-lo. Porém, se a unidade for retirada pelo método FUE, provavelmente teremos um folículo mais esqueletizado, e assim fica mais difícil o uso da pinça, sendo necessário mais delicadeza na pega.

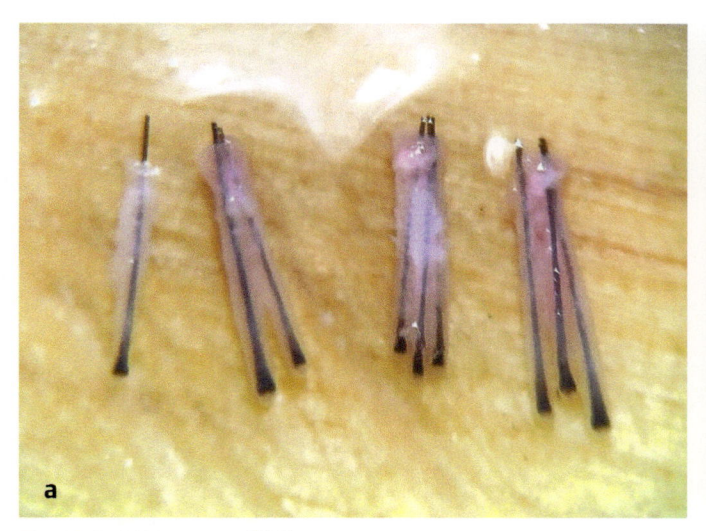

Fig. 10-1. (**a**) Fios retos. (**b**) Fios curvos.

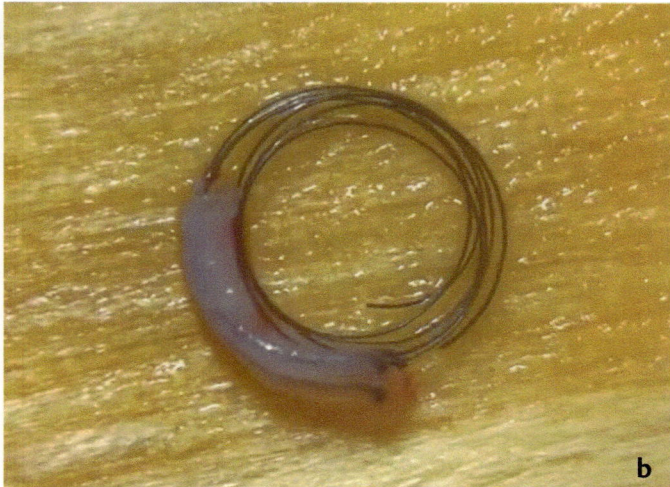

MÉTODO DE COLOCAÇÃO COM AS PINÇAS

As pinças foram o método de escolha para a colocação dos folículos por muitas décadas. De alguma forma precisamos colocar uma estrutura muito delicada em um orifício pequeno que será o leito do nosso enxerto. Para a colocação ideal:

- O enxerto deve entrar no seu orifício sem dobrar.
- O folículo não pode ser esmagado na colocação.
- O leito deve estar condizente com o tamanho do folículo, ou seja, não pode estar apertado, curto ou longo.

Assim teremos o ambiente ideal para a integração da unidade folicular. Deve-se lembrar que o folículo é muito frágil, e se qualquer um desses tópicos for transgredido, podemos ter uma baixa integração dos folículos. Por isso este passo cirúrgico é tão importante. Várias pinças foram desenvolvidas para aprimorar esta etapa. Pinças muito delicadas, muitas vezes fabricadas para cirurgias oftalmológicas, são muito usadas no transplante capilar. Uma pinça com um milimétrico dente na ponta por muito tempo foi a minha preferida, pois podia agarrar os tecidos com o mínimo trauma. Assim podíamos captar os tecidos logo ao redor do bulbo sem apertar esta estrutura tão nobre.

A curva de aprendizado para uma assistente conseguir manipular delicadamente as unidades com rapidez é longa e geralmente demora mais de um semestre de treinamento. Deve-se levar em consideração que fazemos milhares de micro-orifícios e precisamos acelerar o tempo cirúrgico para que os folículos não fiquem muito tempo fora do corpo. Desta forma, precisamos ter uma equipe muito bem treinada para que a manipulação dos enxertos seja adequada.

Neste método das pinças, o assistente leva o enxerto a um orifício já feito a algum tempo ou leva o enxerto ao mesmo tempo em que o cirurgião faz o orifício com uma agulha ou uma pinça, prática conhecida como *stick and place* (Figs. 10-2 e 10-3).

Por décadas usei as pinças como instrumentos de escolha para a colocação dos fios. E até hoje muitos cirurgiões usam esta técnica com grande sucesso. No final da década de 1990, foram desenvolvidos na coreia do Sul os *implanters*, a princípio para serem usados na técnica FUT, e depois dos anos 2000 também para a técnica FUE. Em 2013 em congressos na Europa vi vários cirurgiões usando os *implanters* com grande destreza e dessa data em diante comecei a usá-los também.

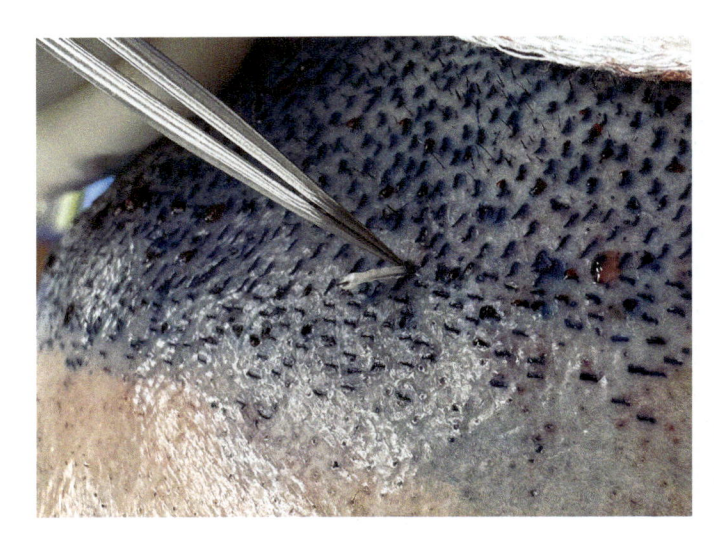

Fig. 10-2. Colocando o enxerto reverso: pegamos o enxerto da parte de cima. Assim, precisamos que o folículo seja mais rígido para entrar sem dobrar.

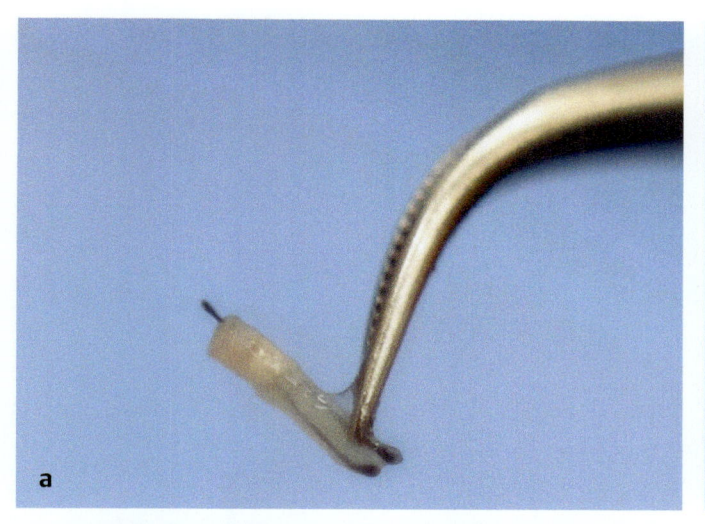

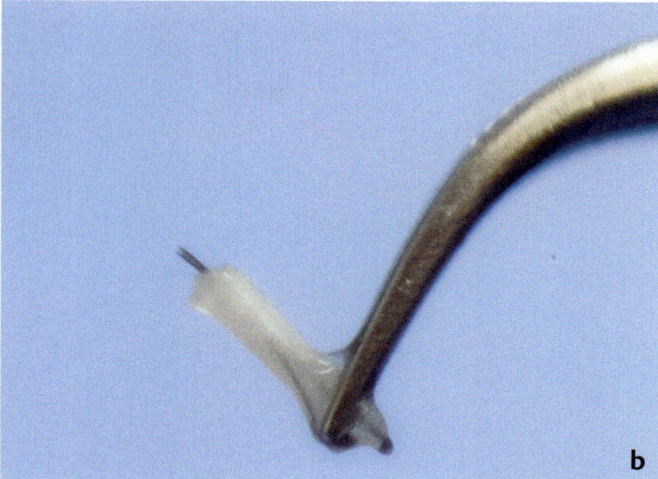

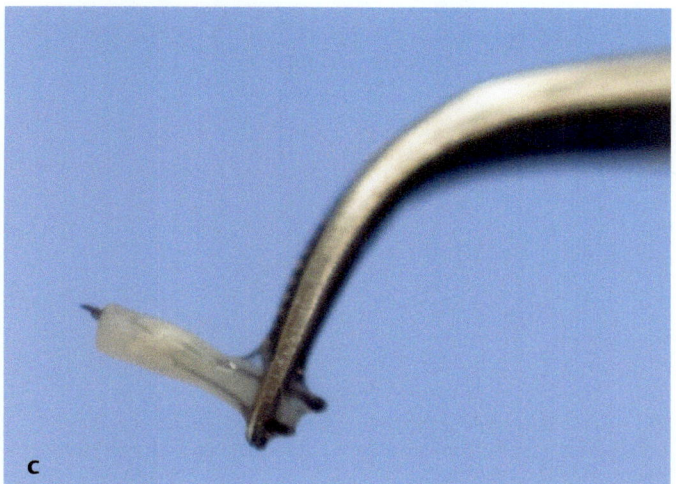

Fig. 10-3. Nesta sequência vemos a dificuldade de se pegar o folículo com delicadeza. (**a**) Veja que não estamos amassando as estruturas. (**b,c**) Veja que estamos traumatizando os bulbos.

MÉTODO DE COLOCAÇÃO COM OS *IMPLANTERS*

Estes aparelhos mostram algumas vantagens em relação às pinças:

- Protegem o folículo quando estão entrando na pele.
- O folículo não é manipulado em suas estruturas nobres para ser carregado.
- Rápida curva de aprendizagem para os assistentes.
- Versátil para a técnica com incisões prévias e com incisão direta.

A primeira coisa que chama a atenção com os *implanters* é que o folículo está completamente protegido dentro na estrutura de aço da agulha e é depositado sem trauma nenhum dentro do seu leito. E esse passo pode ser feito rápido, sem a preocupação que tínhamos com as pinças de dobrar ou traumatizar o enxerto na hora da colocação (Fig. 10-4).

Desta forma podemos acelerar o tempo do nosso transplante capilar e por isso uso este método de implantação em todas as minhas cirurgias.

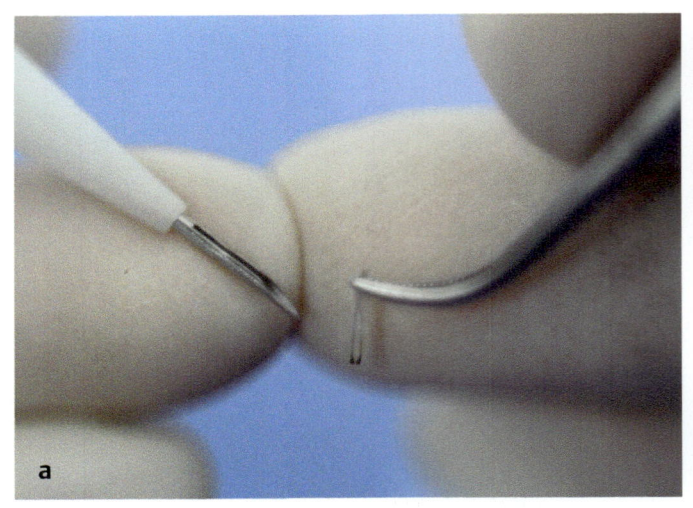

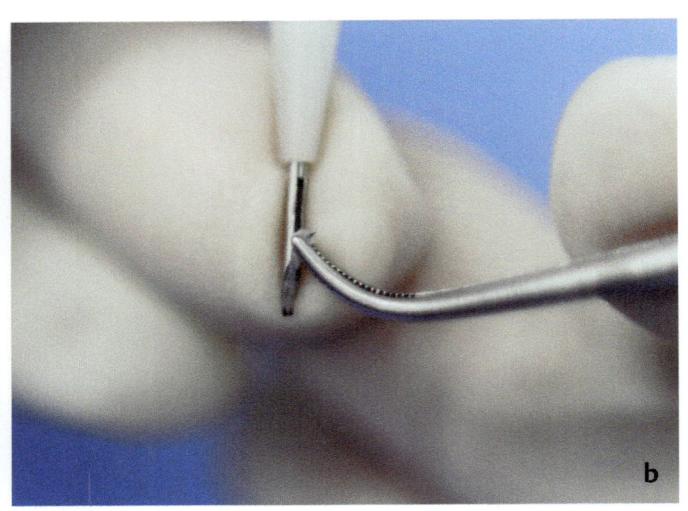

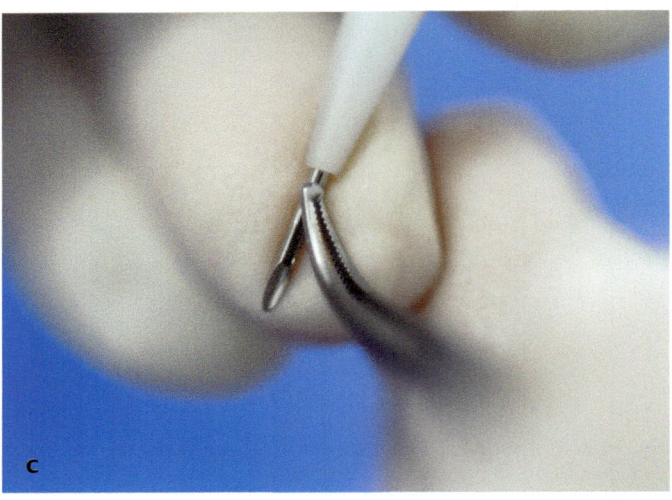

Fig. 10-4. Carregando o *implanter*. (**a-c**) Estes são os três passos para colocarmos a unidade folicular dentro da agulha do *implanter*. Note que não se toca no bulbo capilar

TÉCNICA DIRETA OU COM INCISÕES PRÉVIAS

Com os *implanters* podemos usar as duas técnicas citadas a seguir.

Direta

Nesta técnica não foi realizada uma incisão anteriormente. A agulha acoplada no aparelho é cortante e, portanto, ela mesmo realiza o orifício. Este sistema é muito versátil pois elimina a etapa de alguém fazer um orifício antes (Fig. 10-5). Usei por muitos anos exclusivamente esta técnica com grande sucesso. Além da vantagem de cortar uma etapa, este método funciona muito bem para ângulos mais difíceis.

Se temos múltiplos ângulos em uma região como a coroa, por exemplo, depois de realizarmos as incisões prévias, o assistente nem sempre acerta precisamente o ângulo que fizemos, pois pode existir uma certa subjetividade na posição das incisões feitas.

Com a agulha do *implanter* fazendo a incisão, o cirurgião tem controle absoluto do ângulo que vai colocar o enxerto, não depende de o assistente depois acertar a mesma direção.

Uma desvantagem é que o cirurgião deve realizar todas as colocações, pois não se pode delegar as incisões. Também precisamos trocar as agulhas com certa frequência, pois vão perdendo o corte. Quanto mais afiado o instrumento, menos pressão precisamos fazer para inserir a agulha, e assim temos menos *popping* nos enxertos ao redor.

Pela minha experiência, se tracionamos a pele, a agulha entra com melhor corte e assim aplicamos menos pressão. Quanto menor a pressão colocada, menor a expulsão dos folículos ao redor e assim ficamos confiantes para dar altas densidades.

Com Incisões Prévias

Atualmente é minha técnica de escolha. Vejo duas vantagens neste método:

1. Posso delegar a colocação para minha equipe após confeccionar as incisões.
2. Menor pressão na colocação, pois o orifício já está feito. Assim posso dar maior densidade com menos expulsão dos folículos ao redor.

A desvantagem que vejo é o tempo a mais que preciso para realizar as incisões. Vale dizer que uso instrumentos delicados para confeccionar os orifícios, as lâminas não passam de 0,76 mm de largura.

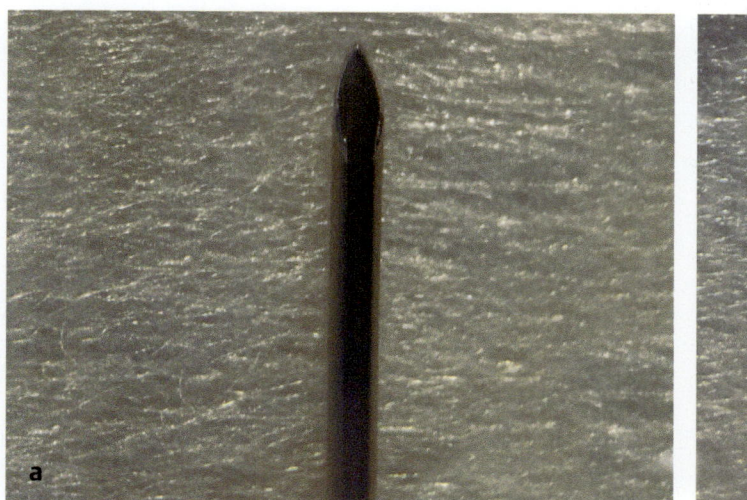

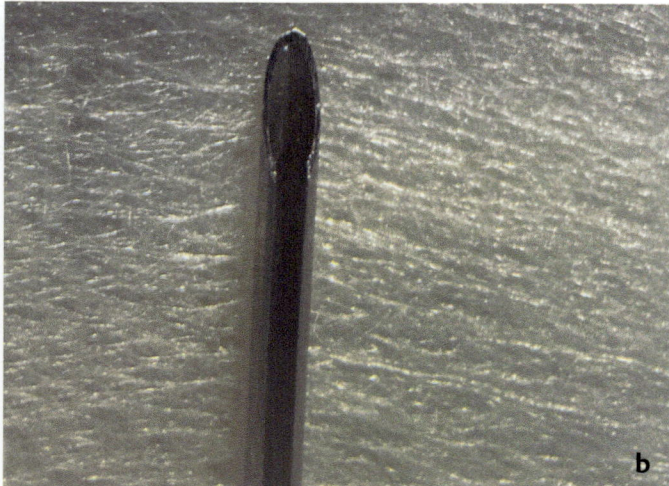

Fig. 10-5. (**a**) A agulha cortante é para a incisão direta. (**b**) A agulha romba para as pré-incisões.

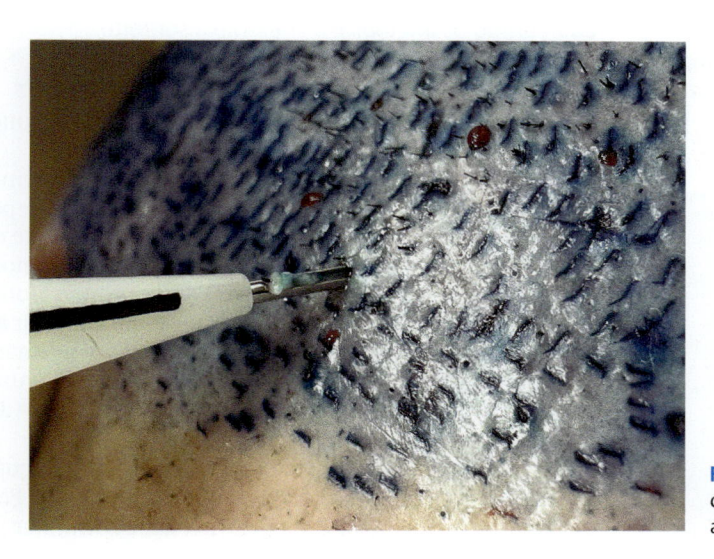

Fig. 10-6. Colocando o implanter na incisão: a agulha do *implanter* entra na incisão feita pelo cirurgião e ao apertar o êmbolo, o folículo fica no seu leito.

Coramos as incisões com azul de metileno e aí toda a equipe entra para a colocação. Os *implanters* neste caso estão equipados com agulhas rombas (Figs. 10-5b e 10-6).

TAMANHO DAS INCISÕES

Devemos fazer incisões o menor possível para tratar gentilmente os tecidos, e do tamanho necessário para que o folículo entre de forma atraumática. Com os *implanters*, temos a vantagem de que o microcilindro pode dilatar a incisão e mesmo sendo um pouco maior entra no orifício.

Assim, nossas incisões podem ser um pouco menores que o *implanter*. Por exemplo, podemos encaixar um *implanter* 0,7 mm em uma incisão de 0,6 mm.

O MÉTODO COM KEEP

O KEEP é um instrumento interessante que protege o folículo, assim como o *implanter*, mas não tem o mecanismo de deixar o enxerto dentro do leito. Pode ser manipulado pela equipe de instrumentação pois os orifícios devem ser feitos antes pelo cirurgião. Foi inventado pelo Dr. Koray Erdogan da Turquia.

Uma vantagem dele é que não precisa de outra pessoa para carregar o instrumento. A própria pessoa encaixa o folículo dentro da ranhura, leva o KEEP para o orifício receptor e, depois de encaixado, com uma pinça que está na outra mão, empurra o folículo dentro do leito.

É mais um instrumento feito para proteger o enxerto da manipulação e assim otimizar a integração dos folículos.

A COLOCAÇÃO INVERSA

Também com o intuito de não apertar a região do bulbo com a pinça, alguns grupos têm este método de colocação. Ele é muito difícil de executar, por isso não é nada comum.

Abrimos um orifício para o leito receptor e captamos o enxerto pela sua parte superior, da pele. E assim o direcionamos para entrar no leito. A dificuldade grande está em que o enxerto se dobra e na maioria das vezes não é rígido o suficiente para entrar. Os fios mais grossos têm uma melhor probabilidade de serem inseridos com esta técnica (Fig. 10-7).

TREINAMENTO DA EQUIPE

Não realizamos sozinhos o transplante capilar. O cirurgião precisa de uma equipe para ajudar em vários passos da cirurgia. Já na extração dos folículos, um auxiliar ajuda a colher as unidades foliculares que vão sendo soltas pelo médico. Separamos as unidades e identificamos quais são de um, dois ou três fios. Na minha prática o grupo de instrumentadoras é grande pois sempre realizamos megassessões e precisamos separar, colher e lapidar milhares de folículos.

Uma das funções principais da equipe é ajudar na implantação. É um passo importante, pois se falharmos tecnicamente podemos ter um baixo crescimento dos fios.

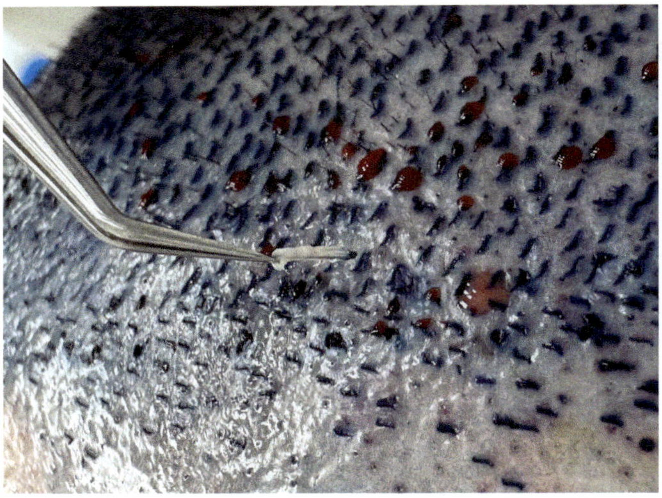

Fig. 10-7. Colocação com pinça: deve-se colocar muito gentilmente o folículo dentro do seu leito, sem que a pinça aperte o bulbo capilar.

Estamos sempre treinando a equipe para melhorar a *performance* e o fazemos com maquetes de isopor que tem o formato de uma cabeça. Este modelo ajuda muito a simular a fase da colocação, e ensina os seguintes aspectos:

Treinamento de Como Usar as Lupas Cirúrgicas

Esta etapa é importante pois na implantação dos fios a equipe tem que usar lupas. Existe uma fase de adaptação, e algumas pessoas demoram a enxergar bem, outras quase que imediatamente já se adaptam. Por isso damos o suporte para quem demora mais, para treinar frequentemente na maquete.

Treinamento da Habilidade Oculomotora

Encaixar os *implanters* nas incisões prévias demanda um tempo de aprendizado. Devem sentir a delicadeza ao encaixar a ponta da agulha no orifício e treinar bastante os ângulos de colocação. Os orifícios feitos têm um ângulo que varia mais frequentemente entre 30 e 45 graus, e encaixar perfeitamente, detectando os ângulos é o trabalho a ser feito.

Treinamento de Colocar Fios nos *Implanters*

Com fios cirúrgicos de algodão, simulamos as unidades foliculares e assim treinam a colocação na agulha.

Assim, a equipe vai treinando vários passos, principalmente a colocação dos fios na maquete de isopor. Depois de alguns meses de treinamento, o instrumentador pode entrar alguns minutos no campo cirúrgico para ajudar. Sempre começa na função de carregar os *implanters* com os folículos. Após ter aprendido bem esta etapa (que pode demorar alguns meses), começa a entrar na colocação dos folículos nas incisões prévias. Somente alguns minutos por dia, monitorado sempre pelo cirurgião. Também temos uma curva de aprendizado de meses.

Importante identificar na fase de treinamento, que nem todos têm a mesma habilidade em todas as etapas. Por isso devemos individualizar cada profissional e estimular o treinamento nas áreas que têm dificuldade. E alguns membros da equipe vão ser designados a somente algumas funções, enquanto estão na fase de evolução.

O treinamento é muito importante e mesmo com a equipe experiente estamos sempre nos exercitando para melhorar nossa *performance*. Assim podemos sempre dar o melhor para nossos pacientes (Fig. 10-8).

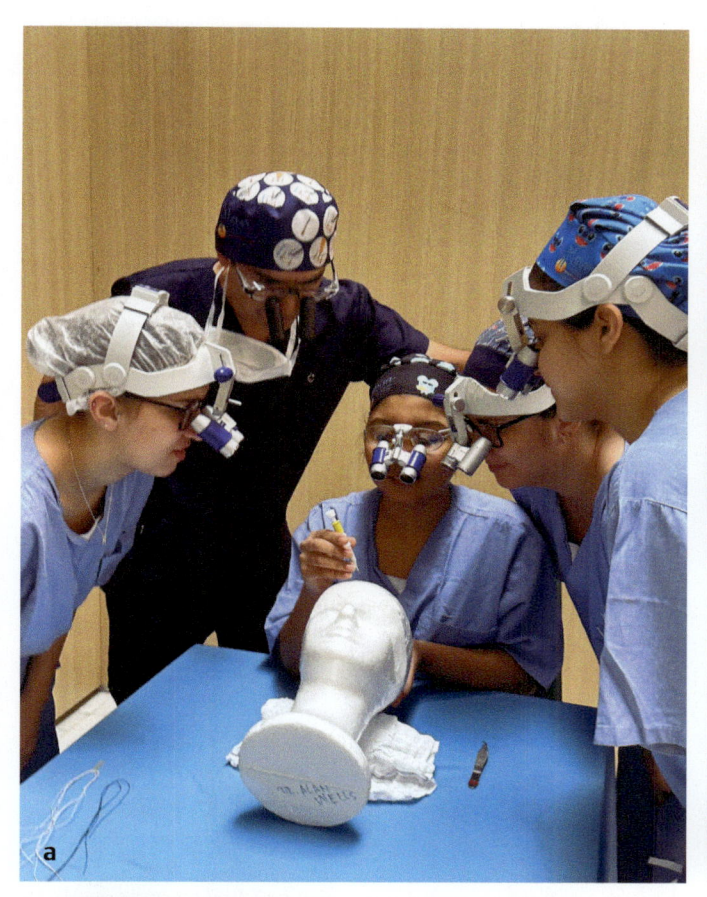

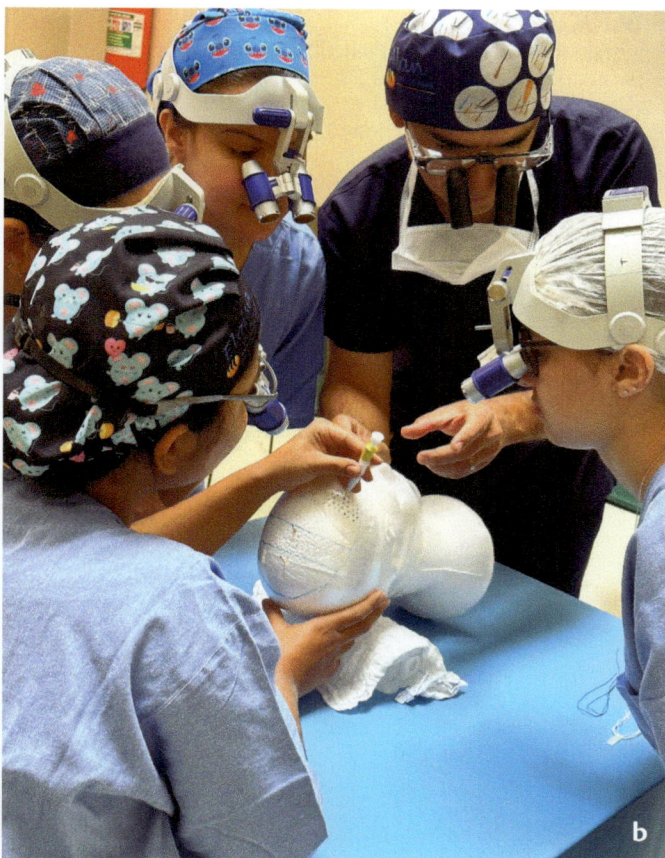

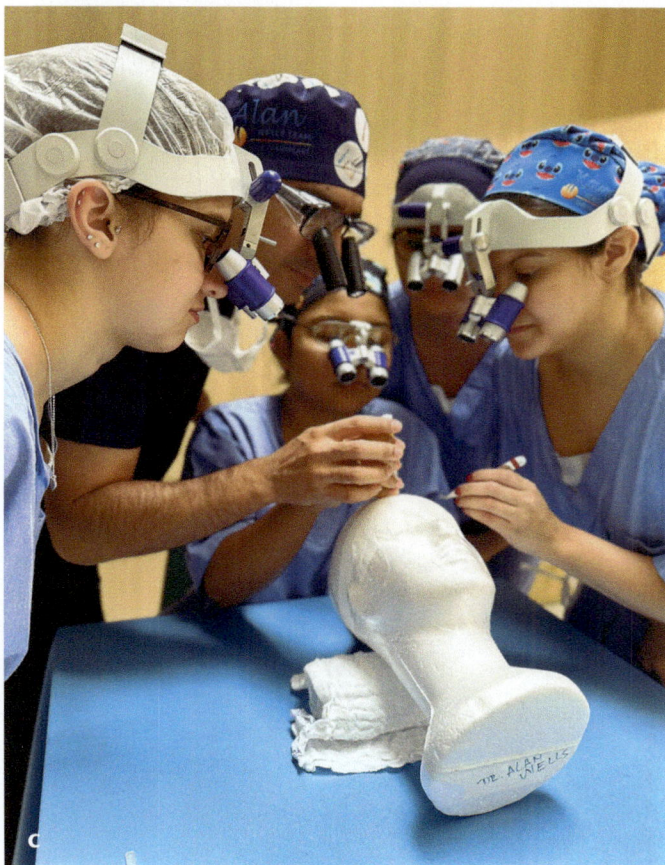

TÉCNICAS DE IMPLANTAÇÃO DAS UNIDADES FOLICULARES E TREINAMENTO DA EQUIPE NO TRANSPLANTE CAPILAR ... 125

Fig. 10-8. (a-c) Treinamento da equipe: estamos constantemente em treinamento para aumentar nossa velocidade de forma delicada e atraumática.

BIBLIOGRAFIA

Bernstein RM, Rassman WR. Follicular unit transplantation: 2005. Dermatologic Surgery. 2002;28(9):778-785.

Jiménez-Acosta F, Paredes-Suárez C. Hair transplantation: current concepts and techniques. Actas Dermo-Sifiliográficas. 2011;102(9):648-658.

Limmer BL. Elliptical donor stereoscopically assisted micrografting as an approach to further refinement in hair transplantation. Dermatologic Surgery. 1994;20(12):789-793.

Rose PT, Shapiro R. Hairline design and frontal hairline restoration. Dermatologic Surgery. 2004;30(6):819-828.

True RH. Follicular unit extraction: the expanding role of FUE harvesting in hair transplantation. Hair Transplant Forum International. 2006;16(4):133-134.

ANESTESIA EM TRANSPLANTE CAPILAR

Juarez Lopes da Silva Junior ▪ Luiz Felipe Castro de Andrade
Carlos Henrique Viana de Castro ▪ Walter Henrique Morandi Guimarães

INTRODUÇÃO

O ato anestésico para os transplantes capilares desempenha um papel fundamental para o sucesso do procedimento. Os objetivos principais são proporcionar analgesia adequada, minimizar a ansiedade do paciente, permitir que o cirurgião realize o procedimento com precisão e sem interrupções, além de proporcionar uma alta hospitalar precoce com segurança.

A avaliação completa prévia do paciente, a escolha adequada do método anestésico, juntamente com uma monitorização eficaz são fundamentais para a realização segura e eficiente do transplante capilar.

Este capítulo explorará as técnicas anestésicas, as recomendações e as melhores práticas para garantir a segurança e a satisfação dos pacientes submetidos a transplantes capilares.

AVALIAÇÃO PRÉ-ANESTÉSICA

A avaliação pré-anestésica é uma etapa importante para garantir a segurança e o sucesso de qualquer procedimento anestésico-cirúrgico, e não seria diferente nos transplantes capilares. Ela envolve a coleta detalhada do histórico médico do paciente, a realização de exames físico e laboratoriais, e a orientação sobre o preparo para o procedimento. Este processo ajuda a identificar possíveis riscos, otimizar o manejo das comorbidades e planejar a anestesia de forma personalizada. É nesse momento também que se explica e aplica o termo de consentimento livre e esclarecido (TCLE), em que o paciente entende e concorda com o ato anestésico a ser realizado.

Primeiro avalia-se o histórico médico, com uma coleta detalhada de informações sobre doenças crônicas, alergias, cirurgias anteriores, reações adversas a medicamentos e histórico familiar de problemas anestésicos.

No exame físico, realiza-se uma avaliação geral do estado de saúde, com atenção especial ao sistema cardiovascular e respiratório. Medição de sinais vitais, incluindo pressão arterial, frequência cardíaca e saturação de oxigênio é de extrema importância para avaliar a condição basal do paciente. Nesse exame é de suma importância atentar para a possibilidade de uma via aérea difícil, ventilação por bolsa-válvula-máscara e/ou intubação orotraqueal difícil, mesmo sendo um procedimento normalmente feito com sedação venosa.

Exames pré-operatórios são solicitados de maneira indiscriminada e sem necessidade na maioria das vezes. Abaixo deixamos uma sugestão baseada na Diretriz de avaliação cardiovascular perioperatória da Sociedade Brasileira de Cardiologia e nas literaturas mais atuais.

De acordo com a idade em pacientes sem comorbidades:

- *Menos de 45 anos*: nenhum exame adicional.
- *De 45 a 54 anos*: eletrocardiograma para os homens.
- *De 55 a 69 anos*: eletrocardiograma e hemograma completo.
- *Mais de 70 anos*: eletrocardiograma, hemograma completo, sódio sérico, potássio sérico e creatinina sérica.

E em caso de comorbidades associadas, independentemente da idade, solicitam-se, também, outros exames de acordo com a doença:

- *Tabagismo*: radiografia de tórax e hemograma completo.
- *Diabetes*: eletrocardiograma, hemograma completo, sódio sérico, potássio sérico e creatinina sérica, glicemia sérica e hemoglobina glicada (HbA1C).
- *História de sangramento*: hemograma completo e coagulograma (RNI, a razão normalizada internacional, e TTPa, o tempo de tromboplastina parcial ativada).
- *Pneumopatia*: eletrocardiograma e radiografia de tórax.
- *Nefropatia*: hemograma completo, sódio sérico, potássio sérico e creatinina sérica.
- *Hepatopatia*: AST (aspartato aminotransferase), ALT (alanina aminotransferase), fosfatase alcalina e coagulograma (RNI e TTPa).
- *Cardiopatia*: eletrocardiograma, radiografia de tórax, hemograma completo, sódio sérico, potássio sérico, glicemia sérica e creatinina sérica. Ecocardiograma (se não conseguir subir 2 andares de escada ou história de sopros).

Diversos medicamentos podem estar presentes na rotina diária dos pacientes, sendo que alguns necessitam de um manejo especial no peroperatório.

O Quadro 11-1 traz alguns dos principais medicamentos com seu tempo de suspensão recomendado.

O jejum pré-operatório para a realização dos procedimentos é essencial para reduzir o risco de aspiração durante a anestesia. As recomendações gerais incluem:

- *Sólidos:* suspensão da ingestão de alimentos sólidos por 8 horas antes do procedimento.
- *Líquidos sem resíduos:* permitidos até 2 horas antes da cirurgia, incluem água, chá, café sem leite e sucos sem polpa.

Quadro 11-1. Ajuste de medicações no pré-operatório

Medicamento	Tempo suspensão
IECA/BRA (enalapril, captopril, losartana, valsartana)	Tomar no dia
Bloqueadores de canal de cálcio (anlodipina, nifedipina, verapamil, diltiazem)	Tomar no dia
Betabloqueadores (atenolol, carvedilol, bisoprolol, propranolol)	Tomar no dia
Diuréticos (hidroclorotiazida, furosemida)	Tomar no dia
Sulfonilureias (gliclazida, glimeperida, glipzida)	Suspender 24 horas
Glinidas (nateglinida e repaglinida)	Suspender 24 horas
Metformina	Omitir dose do dia
Lixisenatida	Suspender por 1 dia
Liraglutida	Suspender por 2 dias
Dulaglutida	Suspender por 15 dias
Tirzepatida	Suspender por 15 dias
Semaglutida (oral e subcutânea)	Suspender por 21 dias
Inibidores do SGLT2 (Dapagliflozida, Empagliflozina, Ertugliflozina, Canagliflozina)	Suspender por 3-4 dias
Inibidores da DPP4 (vidagliptina, sitagliptina e saxagliptina)	Omitir dose diária
Insulina ultrarrápidas e rápidas (regular, lispro, aspart e glulisina)	Omitir as doses durante jejum. Usar apenas para eventuais correções
Insulina NPH	Redução da dose da manhã em 50% no dia do procedimento
Insulinas longas (detemir e glargina)	Redução de 20-30% da dose basal a partir da noite anterior ao procedimento
Antidepressivos – Triciclos, ISRS, ISRSN (sertralina, fluoxetina, amitriptilina, nortriptilina, bupropiona, imipramina, paroxetina, escitalopram, velafaxina)	Tomar no dia
Estatinas (sinvastatina, rosuvastatina, atorvastatina)	Tomar no dia
Levotiroxina	Tomar no dia
AAS	Tomar no dia
Clopidogrel	Suspender por 5 dias
Rivaroxabana, edoxabana, apixabana	Suspender por 48 horas
Dabigratana	Suspender por 72 horas (se clearance de creatinina maior que 80 mL/min)
Naltrexona	Suspender por 3 dias

Adaptado de Clinical Anesthesia. 9th ed.
* Entre parênteses estão exemplos, não sendo apenas essas de cada umas das classes apresentadas.
** IECA: enzima conversora da angiotensina; BRA: bloqueador do receptor de angiotensina; SGLT@: cotransporte glicose sódio; DPP4: dipepitilpeptidase 4; ISRS: inibidor seletivo receptação serotonina; ISRSN: inibidor seletivo decapitação de sertania e noradrenalina; AAS: ácido acetilsalicílico.

A avaliação geral do risco cirúrgico pode indicar a necessidade de realizar o procedimento em um ambiente hospitalar, onde há maior disponibilidade de recursos para manejo de emergências. De maneira geral, algumas condições contraindicam o procedimento em nível ambulatorial.

Doença cardiovascular instável, como pacientes com angina instável, insuficiência cardíaca descompensada ou recente infarto do miocárdio e doença respiratória grave, como DPOC descompensado, asma não controlada ou qualquer condição que exija suporte ventilatório intensivo, estão entre as condições que excluem os pacientes aptos a realizarem o transplante capilar em ambiente ambulatorial.

Pacientes com doenças cardíacas estáveis podem prosseguir com a cirurgia em ambiente ambulatorial. Aqueles com insuficiência cardíaca descompensada ou arritmias não controladas devem ser estabilizados antes do procedimento, ou mesmo avaliar a real necessidade de realizar esse tipo de procedimento. Pacientes com DPOC ou asma devem ter suas condições otimizadas e bem controladas. Já em pacientes portadores de diabetes melito, o controle rigoroso da glicemia no pré-operatório e ajuste das medicações é necessário.

A avaliação pré-anestésica detalhada é fundamental para a realização segura do transplante capilar. A identificação e o manejo adequado das comorbidades, a orientação sobre jejum e a revisão dos medicamentos são passos fundamentais para minimizar riscos e garantir o sucesso do procedimento. O cuidado em determinar quando o ambiente ambulatorial é apropriado contribui significativamente para a segurança do paciente e a eficácia da cirurgia.

MONITORIZAÇÃO

A monitorização durante qualquer ato anestésico é de grande importância para garantir a segurança do paciente e a detecção precoce de quaisquer complicações intraoperatórias. Embora o transplante capilar geralmente seja considerado um procedimento de baixo risco, a monitorização adequada é necessária para identificar e diminuir potenciais problemas antes que eles se tornem críticos.

As diretrizes atuais para monitorização em procedimentos ambulatoriais enfatizam a importância de monitorar continuamente os sinais vitais do paciente. Os parâmetros essenciais incluem:

A cardioscopia (eletrocardiografia – ECG), a pressão arterial não invasiva (PANI) em intervalos regulares para detectar alterações hemodinâmicas, e a oximetria de pulso ($SatO_2$) contínua são itens obrigatórios durante um ato anestésico segundo a resolução 2174/2017 do CFM. A temperatura medida por um termômetro axilar também é recomendada visto que a hipotermia pode prolongar os tempos dos anestésicos além de aumentar o sangramento cirúrgico e causar desconforto ao paciente.

A capnografia é empregada para monitorar a ventilação e garantir que o paciente esteja adequadamente ventilando durante a anestesia geral, sendo um item obrigatório se uma anestesia geral for praticada segundo a resolução 2174/2017 do CFM.

A resolução do CFM nº 2.174/2017 estabelece normas para a prática da anestesiologia, incluindo a monitorização durante procedimentos anestésicos, que foi o que abordamos anteriormente.

TÉCNICA ANESTÉSICA

O ato anestésico para o transplante capilar pode variar desde técnicas infiltrativas locais até bloqueios regionais, ambos associados ou não a uma ansiólise/sedação, dependendo do caso clínico, das preferências do cirurgião e do anestesiologista e da solicitação do paciente. A escolha da técnica anestésica deve ser baseada em uma avaliação criteriosa dos riscos e benefícios, sempre respeitando as diretrizes e regulamentações para garantir a segurança e a eficácia do procedimento.

A ansiedade é o componente mais importante desse tipo de procedimento. Medicações pré-anestésicas são de grande valia para trazer maior conforto aos pacientes. As drogas e doses recomendadas estão no Quadro 11-2.

O acesso venoso periférico não precisa ser calibroso. Um jelco 20 G ou 22 G normalmente é suficiente para a infusão

Quadro 11-2. Drogas pré-anestésicas

Droga	Dose
Midazolam	5-15 mg VO
Clonazepam	1-2 mg VO
Diazepam	5-15 mg VO
Lorazepam	2-4 mg (2 horas antes da cirurgia)

Adaptado de Ciências básicas em anestesia: farmacologia.

de volume, normalmente uma reposição volêmica restritiva, e das medicações para manter a sedação e a analgesia.

O posicionamento do paciente durante o procedimento é etapa importante. Em muitos serviços a mudança de decúbito é realizada, sendo que a colaboração do paciente é fundamental para que essas mudanças de posicionamento ocorram. O decúbito ventral normalmente é feito para a extração dos folículos da região doadora, normalmente a região posterior da cabeça, seguido de um decúbito dorsal horizontal para a implantação nas regiões anteriores do couro cabeludo. Uma sedação profunda durante essa movimentado pode prejudicar o andamento do procedimento e trazer riscos aos pacientes.

Por se tratar de procedimentos longos, podendo durar 10-12 horas, podem-se tornar extremamente desconfortáveis e dolorosos ao paciente. Usar macas confortáveis, proteger as extremidades ósseas da pressão e manter o paciente aquecido, associado a uma sedoanalgesia, ajuda a manter o paciente calmo e colaborativo durante todo o tempo do procedimento.

O momento crítico durante o transplante capilar é a anestesia local infiltrativa do couro cabeludo ou o bloqueio dos nervos que inervam a cabeça, momento esse que provoca maior desconforto e dor ao paciente. Um nível anestésico mais profundo, um RASS (*Richmond Agitation-Sedation Scale*) -5, em que o paciente não apresenta nenhuma resposta ao estímulo verbal ou físico, é desejado, mas desde que o paciente não apresente apneia ou dessaturação.

Infusão de opioides de rápido início como fentanil, 1 mcg/kg em *bolus* ou remifentanil, 0,05 mcg/kg/h em bomba de infusão contínua (BIC), ajudam a diminuir a resposta ao estímulo. Uma dose de cetamina 0,15-0,45 mg/kg pode auxiliar na analgesia. Associado a isso, um benzodiazepínico, como midazolam (5-15 mg) ou diazepam (5-15 mg), em *bolus,* ou um alfa-2 agonista, como a dexmedetomidina 0,3-0,7 mcg/kg/h em BIC, associado ao opioide promovem essa sedação profunda inicial sem apneia. O propofol também é uma opção, com dose de 25-75 mcg/kg/min.

Oxigenoterapia por cateter nasal pode auxiliar para evitar uma dessaturação.

As doses de manutenção são tituladas para que se mantenha o paciente confortável com um RASS -1 (paciente abre os olhos e mantém contato visual por mais de 10 segundos), sonolento, mas cooperativo, visto que durante o procedimento será necessária a movimentação na maca cirúrgica para o melhor posicionamento cirúrgico, ora em decúbito ventral, ora em decúbito dorsal. Essa manutenção anestésica pode ser feita com drogas em bombas de infusão ou em repiques das drogas em *bolus* à medida que seja necessário para o conforto do paciente.

Quadro 11-3. Concentrações anestésicas e doses máximas dos anestésicos locais

Anestésico	Concentração (%)	Dose máxima (mg/kg)
Lidocaína	0,5-1,0	3,0-4,0
Lidocaína com epinefrina	0,5-1,0	7,0-8,0
Bupivacaína/levobupivacaína	0,25-0,5	2,0-3,0
Bupivacaína com vasoconstritor	0,25-0,5	2,0-3,0
Ropivacaína	0,2-0,5	2,0-3,0

Adaptado de Miller's Anesthesia. 9th ed. e Ciências básicas em anestesia: farmacologia.

A técnica infiltrativa é amplamente utilizada em transplantes capilares devido à sua simplicidade e eficácia. Esta técnica envolve a infiltração de anestésico local, normalmente pelo próprio cirurgião, diretamente no couro cabeludo, proporcionando anestesia adequada para a extração e implantação dos folículos capilares.

A solução anestésica frequentemente utilizada inclui lidocaína a 1 ou 2%, associada à epinefrina em uma concentração de 1:200.000 para vasoconstrição, prolongando o efeito anestésico e reduzindo o sangramento. Preparações com bupivacaína, levobupivacaína e ropivacaína também podem ser usadas, com a desvantagem do maior tempo de latência dessas drogas, mas com a vantagem da maior duração. As doses tóxicas sempre devem ser respeitadas conforme o Quadro 11-3.

A solução anestésica é infiltrada de forma subcutânea no couro cabeludo usando agulhas finas. A infiltração deve ser realizada lentamente para minimizar a dor associada ao procedimento.

Os bloqueios regionais podem ser utilizados como alternativa ou complemento às técnicas infiltrativas, proporcionando anestesia mais prolongada e, potencialmente, menos desconforto para o paciente.

O *scalp block* (Fig. 11-1), que é o bloqueio do couro cabeludo, inclui os nervos occipital maior, occipital menor, nervos supraorbital e supratroclear, o nervo auriculotemporal e o nervo auriculotemporal.

O bloqueio dos nervos occipitais promove anestesia da região posterior do couro cabeludo. O nervo occipital maior é bloqueado infiltrando-se anestésico local subcutaneamente a meio caminho entre a protuberância occipital e o processo mastoide, 2,5 cm lateral à linha mediana nucal. O melhor marco é palpar a artéria occipital (encontrada cerca de 3 a 4 cm

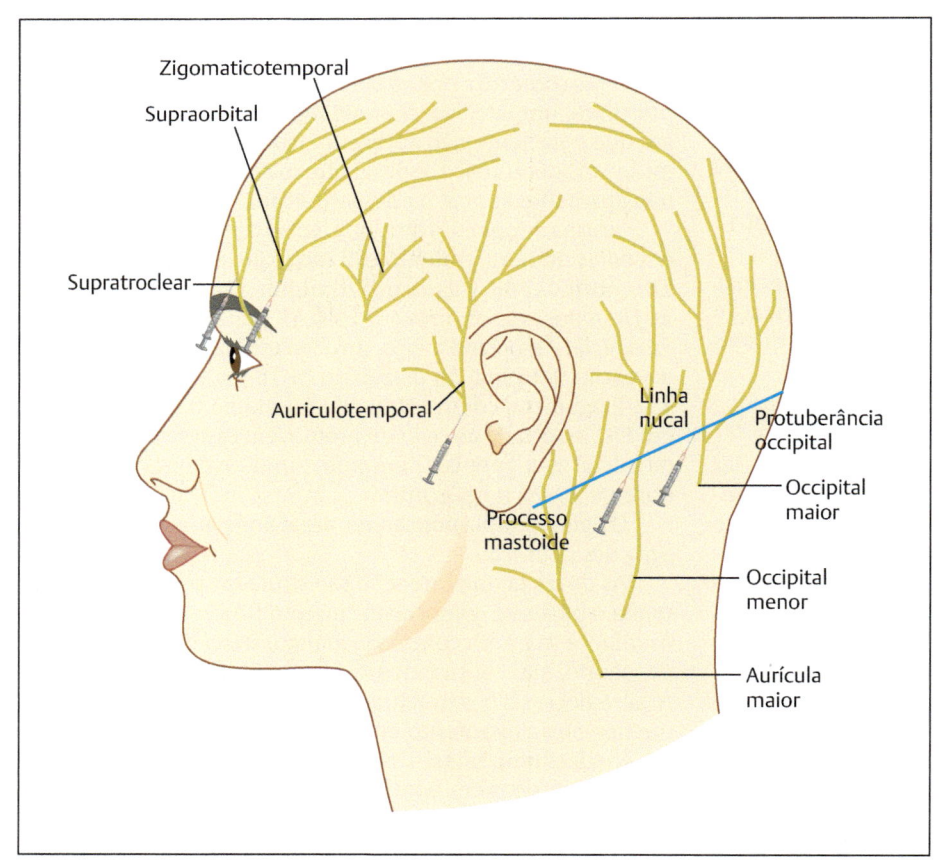

Fig. 11-1. Bloqueio do couro cabeludo.

lateral à protuberância occipital externa ao longo da linha nucal superior), injetando o anestésico medialmente à artéria após a aspiração cuidadosa. A agulha é inserida em direção ao occipital até que se encontre o osso, depois retirada para fazer uma injeção subcutânea. O nervo occipital menor é bloqueado injetando-se anestésico local por via subcutânea 2,5 cm lateral ao nervo occipital maior, ao longo da linha nucal superior. Como desvantagem, pode ser tecnicamente mais desafiador e requer conhecimento anatômico detalhado para evitar injeção intra-arterial.

O bloqueio dos nervos supraorbital e supratroclear promove anestesia da região frontal do couro cabeludo. A injeção é realizada na borda superior da órbita, onde esses nervos emergem. A grande desvantagem é que necessita de precisão anatômica.

O bloqueio do nervo auriculotemporal promove anestesia da região lateral do couro cabeludo. Para anestesiar esse nervo palpa-se a artéria auriculotemporal correndo normalmente 1 cm à frente do meato acústico externo e acima da articulação temporomandibular, injetando-se o anestésico local posterior à artéria.

Todos esses bloqueios podem ser realizados guiados por ultrassonografia, mas dependem de treinamento para essa realização.

Em casos raros, a anestesia geral pode ser considerada, especialmente para pacientes que não toleram a anestesia local ou em procedimentos combinados com outras cirurgias. Como se trata de uma anestesia ambulatorial, deve-se dar preferência a anestésicos com meia-vida mais curta, visto que a alta hospitalar, normalmente, é no mesmo dia.

Como vantagens tem-se o conforto do paciente com controle total da via aérea e respiração. Entretanto, apresentam risco maior de complicações anestésicas, como aquelas associadas ao manejo da via aérea, maior tempo de recuperação, mesmo usando drogas de meia-vida curta e custos mais elevados.

A reposição de volume no peroperatório é um tema ainda polêmico. A tendência atual é para uma reposição volêmica restritiva, visto que grande parte dos pacientes é hígida, além do que a necessidade de diurese dos pacientes no peroperatório, secundária à infusão de volumes maiores, causa bexigoma, que leva a desconforto e interrupções frequentes do procedimento para o paciente urinar. Sondagem vesical de demora ou alívio podem ser opções, mas tem complicações associadas e esse tende a ser um procedimento em que se evita qualquer tipo de procedimentos invasivos.

Restringir a infusão a 2.000 mL de cristaloide, dando preferência aos cristaloides balanceados, lactato de Ringer e Plasma Lyte, tem sido a prática clínica com bons resultados, mas sem níveis de evidência para tal recomendação.

A dor no pós-operatório geralmente é de leve a moderada. Uma analgesia preemptiva é realizada com um analgésico comum, como dipirona ou pacaretamol, associado a um anti-inflamatório de escolha do anestesiologista. Caso necessário, um opioide fraco também pode ser usado. A profilaxia de náuseas e vômitos é realizada, com um ou dois antieméticos, seguindo as recomendações dos critérios de Apfel simplificado.

PÓS-OPERATÓRIO

O manejo pós-operatório dos pacientes também é essencial para garantir uma recuperação rápida, segura e eficaz. Após a conclusão do transplante capilar, os cuidados no pós-operatório focam na estabilização do paciente e recuperação da função normal.

Os critérios para a alta da SRPA são essenciais para garantir que o paciente esteja estável e pronto para a transferência para um ambiente menos monitorado. A Escala de Aldrete e Kroulik é amplamente utilizada e avalia cinco parâmetros: atividade, respiração, circulação, consciência e cor. Cada parâmetro recebe uma pontuação de 0 a 2, com uma pontuação total de 9 ou 10 necessária à alta da SRPA (Quadro 11-4).

Para a alta ambulatorial, os pacientes devem atender aos critérios adicionais que asseguram uma recuperação segura em casa. A Escala de PADS (*Postanesthesia Discharge Scoring*) frequentemente é utilizada para avaliar a prontidão do paciente para a alta ambulatorial, sendo que todos os critérios do Quadro 11-5 devem estar presentes para que este paciente esteja apto a continuar seus cuidados no domicílio, e a nota mínima deve ser 9.

Avaliando os critérios, os pacientes devem estar totalmente despertos e orientados, com capacidade de ingerir líquidos e alimentos leves sem náuseas ou vômitos significativos, dor controlada com analgésicos orais e capazes de deambular com assistência mínima ou sem assistência.

Não está representado, na escala citada anteriormente, mas pela resolução nº 2.174/2017 do CFM, a presença de um acompanhante para monitorar o paciente nas primeiras 24 horas é condição *sine qua non*. Essa resolução também cita como critério de alta a presença de diurese espontânea.

Quadro 11-4. Escala de Aldrete e Kroulik

Atividade Muscular	Move 4 membros	2
	Move 2 membros	1
	Não move os membros	0
Respiração	Profunda	2
	Limitada ou dispneia	1
	Apneia	0
Circulação	Até 20% do nível basal	2
	20-49% do nível basal	1
	50% nível basal	0
Consciência	Acordado	2
	Desperta ao chamado	1
	Não responde ao chamado	0
Saturação de Oxigênio	$SatO_2$ > 92% em ar ambiente	2
	$SatO_2$ > 90% com oxigênio	1
	$SatO_2$ < 90% com oxigênio	0

Adaptado de Miller's Anesthesia. 9th ed.

Quadro 11-5. Escala de PADS

Sinais vitais (estáveis e consistente com idade e nível basal)	PNI e FC até 20% basal	2
	PNI e FC entre 20-40% basal	1
	PNI e FC > níveis basais	0
Nível de atividade (capazes de deambular como no pré-operatório)	Iguais pré-operatório	2
	Assistência para deambular	1
	Incapaz de deambular	0
Náuseas e vômitos (ausente ou mínima queixa antes da alta)	Tratado com medicação VO	2
	Tratado com medicação IM	1
Dor (dor leve, descrita como suportável e controlada com medicação VO, ou inexistente)	Sim	2
	Não	1
Sangramento (consistente com o esperado pelo procedimento)	Não requer troca de curativo	2
	Até duas trocas de curativo	1
	Três ou mais trocas de curativos	0

Orientações claras e escritas sobre cuidados domiciliares, sinais de alerta e informações de contato em caso de complicações, assim como o encaminhamento para uma unidade de pronto-atendimento completam os critérios para liberação do paciente após um ato anestésico cirúrgico a nível ambulatorial.

BIBLIOGRAFIA

Aldrete JA. The post-anesthesia recovery escore revisited. Journal of Clinical Anesthesia. 1995;7(1):89-91.

American Society of Anesthesiologists (ASA). Practice guidelines for preoperative fasting and the use of pharmacologic agents to reduce the risk of pulmonary aspiration: application to healthy patients undergoing elective procedures. Anesthesiology. 2017;126(3):376-393.

American Society of Anesthesiologists (ASA). Standards for Basic Anesthetic Monitoring [S.l.]. 2018.

Barash PG, Cullen BF, Stoelting RK. Clinical anesthesia. 9th ed. Philadelphia: Wolters Kluwer; 2023.

Barrington MJ, Kluger R. Ultrasound guidance for peripheral nerve blockade. Continuing Education in Anaesthesia Critical Care & Pain. 2013;13(5):185-8.

Chin KJ, Tsui B, Perlas A, et al. Ultrasound-guided blocks for the management of pain: a practitioner's guide to 17 essential techniques. Canadian Journal of Anesthesia/Journal Canadien d'Anesthésie. 2015;62(8):822-42.

Ciências Básicas em Anestesia: Farmacologia [recurso eletrônico] Editores, Marcius Vinicius M. Maranhão, Eduardo Bianchini, Erick Freitas Curi, Alexandre Guedes, Thiago Lima Barreto da Serra e Silva, Marcos Antonio Costa de Albuquerque, Augusto Key Karazawa Takaschima, Rogean Rodrigues Nunes, Maria Angela Tardeli. – Rio de Janeiro: Sociedade Brasileira de Anestesiologia – (Série Ciências básicas em anestesia, v. 1). 2022.

Conselho Federal de Medicina (CFM). Resolução CFM nº 2.174/2018. Brasília; 2018.

Miller RD, Cohen NH, Eriksson LI, et al. Miller's Anesthesia. 9th ed. Philadelphia: Elsevier; 2020.

Parker RK, Hurford WE, Akin TJ. Postanesthesia care and pain management. In: Barash P.G, Cullen BF, Stoelting RK. Clinical anesthesia. 8th ed. Philadelphia: Wolters Kluwer; 2019.

CUIDADOS PRÉ E PÓS-OPERATÓRIOS

Luiza Ramos Leão ▪ Marcelo Marafon Maino

CONSULTA MÉDICA

Embora o cabelo não seja essencial para a sobrevivência, sua condição tem um impacto profundo no contexto cultural contemporâneo, especialmente nas esferas sociais, estéticas e psicológicas. A autoestima dos pacientes com calvície, frequentemente marcada por insegurança e insatisfação, influencia diretamente em seu bem-estar geral e saúde.

A consulta médica é uma arte da comunicação essencial. É a perfeita harmonia entre as expectativas do paciente e as opções oferecidas pelo médico. Quando esse equilíbrio é alcançado, uma das etapas mais cruciais em direção ao sucesso é vencida. A Figura 12-1 reflete totalmente esse pensamento.

No caso da calvície, especialmente a masculina, que representa um dos maiores traumas estéticos ao longo da história masculina, a relação médico-paciente deve ser profundamente empática, exigindo uma abertura sincera por parte do paciente, muitas vezes com expectativas além das possibilidades técnicas. Embora menos comum, a calvície feminina também causa sofrimento clínico significativo.

Os pacientes mais jovens, cada vez mais presentes nas consultas, são particularmente importantes. Além daqueles que, devido ao impacto psiquiátrico severo, necessitam de transplante capilar para mitigar pensamentos suicidas, os pacientes entre 17 e 21 anos requerem uma abordagem cautelosa devido à urgência percebida em resolver seus problemas capilares.

Uma investigação clínica detalhada antes da cirurgia é essencial durante a primeira consulta. Um diagnóstico diferencial cuidadoso entre calvície e outras causas de queda de cabelo é o primeiro passo para um tratamento eficaz. Condições como anemia por deficiência de ferro, dietas restritivas, distúrbios hormonais, doenças da tireoide, problemas no couro cabeludo, uso de certos medicamentos, estresse emocional, condições ambientais adversas e mudanças hormonais associadas a diversos tipos de trauma cirúrgico devem ser excluídas antes de se considerar a calvície como uma causa genética definitiva, tanto em homens quanto em mulheres, embora a expressão genética tenda a ser menos marcante nas mulheres.

É conhecido que apenas 20% das mulheres com calvície têm histórico familiar positivo, destacando a importância de fatores hormonais disruptivos, tanto intrínsecos quanto extrínsecos, como início ou suspensão do uso de contraceptivos, pós-parto e períodos pré e pós-menopausa, como agentes etiológicos significativos no desenvolvimento da calvície feminina.

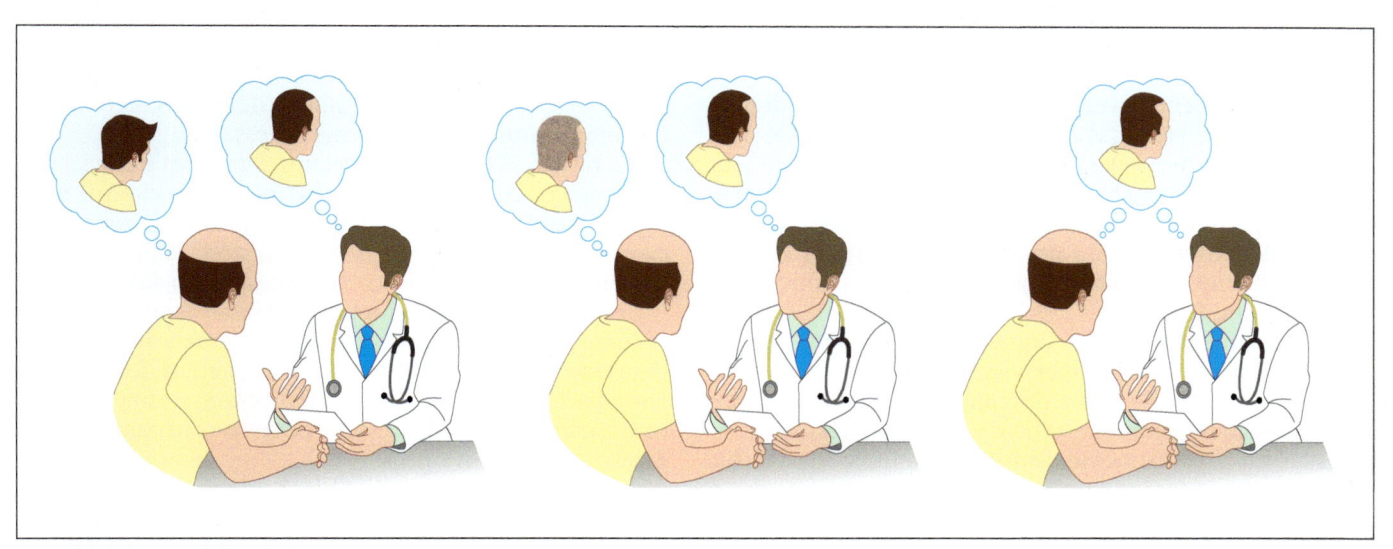

Fig. 12-1. Etapas de uma consulta pré-operatória bem-sucedida.

AVALIAÇÃO DO PACIENTE

São diversas as preocupações apresentadas por aqueles que consideram um transplante capilar. A testa alta, muitas vezes o primeiro sinal de envelhecimento facial em homens e mulheres jovens, lidera a extensa lista de desconfortos enfrentados pelos calvos. As entradas profundas e a perda de cabelo na área do vértex, pejorativamente conhecida como "coroa", também são questões significativas. Expressões como "careca reluzente", a sensação de parecer mais velho do que se é, a redução da autoestima, o distanciamento social, a importância da imagem profissional e o sentimento inevitável de perda e desesperança completam esse conjunto impressionante de queixas e sentimentos experimentados por pacientes que enfrentam os desafios da calvície.

Diante dessas questões, é evidente a fragilidade emocional de cada paciente e a grande responsabilidade associada ao tratamento. Este, por sua vez, depende de um diagnóstico preciso e das opções terapêuticas adequadas.

PLANEJAMENTO

O primeiro passo crucial para o sucesso é assegurar que o paciente compreenda que a cirurgia para tratar a calvície, independentemente do número de sessões necessárias, não irá restaurar completamente seu cabelo original. Os recursos técnicos atuais têm como objetivo transformá-lo de "calvo" para "não calvo", o que representa uma diferença significativa.

Em seguida, após avaliar a extensão da área calva e a qualidade da área doadora com critérios como sua extensão, densidade, elasticidade, tamanho da faixa a ser retirada e tipo de cabelo, analisa-se a real possibilidade de sucesso do tratamento em uma única sessão ou a necessidade de sessões adicionais para alcançar o resultado desejado pelo paciente. Pacientes com densidades capilares inferiores a 50 raízes/cm² geralmente apresentam resultados limitados, levando à necessidade de uma avaliação cuidadosa antes de indicar a cirurgia. Por outro lado, pacientes com densidades superiores a 80 raízes/cm² têm maiores chances de obter uma cobertura satisfatória da área calva.

O planejamento cirúrgico é simulado com desenhos da linha frontal e divisão das áreas a serem preenchidas com diferentes tipos de unidades foliculares, sendo essencial discutir detalhadamente esses planos com o paciente. Este momento é crucial, permitindo ao especialista não apenas demonstrar sua habilidade técnica para alcançar resultados naturais, mas também discutir os limites técnicos e humanos diante de casos mais complexos.

É fundamental que o cirurgião de calvície saiba recusar solicitações dos pacientes que possam comprometer a naturalidade do resultado, como desenhos pouco convencionais que não seguem padrões estéticos aceitos. Um resultado insatisfatório, especialmente devido a uma linha frontal mal planejada, pode ter um impacto muito mais severo do que o mais belo dos resultados.

A busca por uma densidade capilar máxima, comum nos consultórios especializados, deve ser equilibrada por um profissional experiente, sem comprometer a naturalidade. A cirurgia moderna da calvície tem se concentrado em unidades foliculares cada vez menores e em maior número, buscando alcançar uma aparência natural sem os sinais visíveis de enxertos anteriores. Aqui, a experiência do médico na análise do tipo de cabelo é crucial. A classificação do fio de cabelo, seja ele normal, fino, grosso, ondulado, crespo ou afro, orienta a previsão da densidade qualitativa que deve ser minuciosamente explicada ao paciente. Fios mais grossos, crespos ou ondulados tendem a criar uma impressão de maior densidade, enquanto cabelos mais finos podem parecer menos densos, ainda que com o mesmo número de enxertos em áreas calvas similares.

A decisão pela técnica a ser adotada em cada caso específico é um momento muito importante e fundamental para o entendimento do paciente. Em mais de 90% dos casos de nossa casuística as técnicas FUE e FUT podem ser indicadas. Nesse caso, normalmente oferecemos a decisão para o paciente desde que não haja nenhum tipo de comprometimento com o resultado. O FUT, hoje em dia, limita-se aos pacientes que definitivamente recusam-se a raspar a cabeça, muito embora, nas calvícies menores, possa-se optar pelo FUE sem raspagem, uma técnica muito trabalhosa, extremamente demorada e por essa máxima razão reservada aos transplantes capilares menores.

CUIDADOS, INFORMAÇÕES E PROCEDIMENTOS
Pré-Operatório

A dermatite seborreica, a mais comum, e outras condições do couro cabeludo devem ser tratadas antes da cirurgia para evitar complicações. A história médica detalhada, incluindo o uso de medicamentos regulares, alergias a certos medicamentos, histórico de tabagismo ou consumo de álcool, é essencial para avaliar o risco cirúrgico e garantir a segurança do paciente durante o procedimento. Medicamentos como minoxidil, finasterida, dutasterida e outros não precisam ser obrigatoriamente suspensos antes da cirurgia, embora haja controvérsias sobre seu potencial de interferência no processo cirúrgico.

Corticosteroides usados para reduzir o edema pós-operatório devem ser evitados especialmente em pacientes com diabetes ou glaucoma. Pacientes com imunossupressão, doenças valvulares, próteses e diabetes devem receber antibioticoterapia profilática, conforme necessário.

A história de cirurgias capilares anteriores é crucial para determinar a estratégia cirúrgica. O início e o padrão de perda capilar, o uso prévio de tratamentos específicos, como medicamentos para controle da calvície, e história familiar são fundamentais para o diagnóstico e o planejamento do tratamento.

O paciente deve ser amplamente informado sobre o procedimento cirúrgico, que normalmente é realizado sob anestesia local com sedação assistida por anestesista. É importante que o paciente leia e assine o termo de consentimento informado, que inclui a possibilidade de conversão para anestesia geral em casos específicos.

A preparação da área doadora, incluindo o corte ou a raspagem do cabelo na sala de cirurgia, deve ser explicada detalhadamente ao paciente antes do procedimento para evitar surpresas e potenciais inseguranças durante o procedimento. A possibilidade de queda temporária dos cabelos transplantados no primeiro mês pós-operatório deve ser cuidadosamente discutida para mitigar ansiedades pós-cirúrgicas.

A documentação fotográfica precisa e detalhada é crucial para acompanhar a evolução do procedimento e deve ser realizada com orientação técnica profissional para garantir a qualidade e precisão das imagens.

Pós-Operatório

O uso de curativos imediatos após a cirurgia de calvície praticamente desapareceu. Esse avanço não alterou a evolução clínica e fisiológica dos pacientes, mas facilitou significativamente a decisão precoce pela cirurgia. Anteriormente, muitos pacientes sentiam certa resistência em deixar o hospital usando turbantes de crepom ou toucas personalizadas e continuar usando-os por pelo menos 24 horas.

O edema na região frontal, geralmente discreto a moderado, ocorre em aproximadamente 12% dos pacientes operados e desaparece completamente em até 48 horas. Apenas 8% dos casos necessitam de analgésicos no pós-operatório imediato. O uso de antibióticos varia conforme o protocolo de cada serviço médico.

A lavagem do cabelo já é permitida no dia seguinte à cirurgia, utilizando sabonetes líquidos à base de triclosano ou clorexidine, intercalados com xampus especiais para o pós-operatório de transplante capilar.

A drenagem linfática do couro cabeludo começa no dia seguinte à cirurgia e deve ser realizada diariamente por pelo menos 12 sessões. Atualmente, utiliza-se também o *laser* de baixa potência 3 vezes por semana, durante 4 semanas. Esse *laser*, com potência de 1 a 500 miliwatts, não aquece os tecidos, evitando danos aos enxertos. Ele estimula a mitose celular no bulbo capilar e promove neovascularização nas áreas transplantadas.

Foliculites esparsas, que aparecem como espinhas inflamadas devido a pelos encravados, são tratadas com antissepsia seguida de drenagem manual.

Com a introdução do FUE como técnica preferencial em relação ao FUT com unidades foliculares com diâmetros entre 0,8 a 1,0 reduziu significativamente a formação de crostas no pós-operatório imediato, que anteriormente eram causadas pela necrose da pele excessiva ao redor de cada unidade folicular. Fibrina e sangue residual também contribuem para a formação de crostas, mas o uso de *sprays* de soro fisiológico durante a cirurgia e no pós-imediato ajuda na limpeza da área operada, reduzindo esse problema. Xampus anticrostas e o uso de *laser* são eficazes na remoção das crostas restantes.

A remoção dos pontos, caso o FUT seja a técnica escolhida, é realizada entre o 10° e 12° dia após a cirurgia, com cuidados especiais para a cicatrização da área doadora. Para novas sessões cirúrgicas, recomenda-se esperar pelo menos 1 ano após o procedimento inicial.

Procedimentos complementares desempenham um papel crucial no pós-operatório moderno de restauração capilar, incluindo a presença de um cabeleireiro especializado na clínica de calvície. Estimular o crescimento do cabelo é a primeira recomendação. Cortes precisos, uso de produtos específicos e técnicas de penteados adequadas são essenciais para alcançar ótimos resultados, influenciando diretamente na cultura de cuidado contínuo com o cabelo que os pacientes transplantados adotam.

Embora rara, a insatisfação com os resultados, que é totalmente esperada pelo médico, deve ser tratada com cuidado. Revisar a anamnese, o planejamento cirúrgico, as expectativas de resultados e as fotos pré-operatórias geralmente esclarece qualquer preocupação, promovendo uma relação médico-paciente positiva desde a primeira consulta.

O impacto positivo de um transplante capilar bem-sucedido traduzido no aumento da autoconfiança do paciente, tanto em homens quanto em mulheres, reflete-se maior autoestima e reintegração social completa. Os desconfortos causados pela calvície se tornam parte do passado, permitindo uma nova fase na vida do paciente.

BIBLIOGRAFIA

Basto F, Lemos P. Linha pilosa anterior irregular e sinuosa na microenxertia capilar. Rev Bras Cir Plast. 1996;11(2):20-2.

Bolduc C, Shapiro J. Management of androgenetic alopecia. Am J Clin Dermatol. 2001;1:151-8.

Curi MM, Nacache FA, Iaconelli LM, Singer MJM. Tratamento da calvície masculine com minienxertos. Rev Soc Bras Cir Plast. 1990;5(2,3):65.

Leão CEG, Miranda ES, Rodrigues FHC. Conduta pessoal em cirurgia da calvície. Rev Soc Bras Cir Plást. 2008;23(1): 61-6.

Leão CEG. Cirurgia da calvície: uma nova abordagem e um novo instrumento cirúrgico. Rev Soc Bras Cir Plást. 1999;14(1):23-34.

Pitchon M. Preview long-hair follicular unit transplantation: an immediate temporary vision of the best possible final result. Hair Transplant Forum International. 2006;16(4):113-5.

Shapiro R. Principles and techniques used to create a natural hairline in surgical hair restoration. Facial Plast Surg Clin North Am. 2004;12(2):201-17.

Stough DB, Haber RS (eds.). Hair replacement: surgical and medical. St. Louis: Mosby, 1996:26-30.

Uebel CO. Micrografts and minigrafts: a new approach for baldness surgery. Ann Plast Surg. 1991;27(5):476-87.

QUARENTA PASSOS DA EXCISÃO FOLICULAR

Mauro Speranzini ▪ Solon Eduardo Gouveia Souza

RESUMO

Os passos da excisão folicular têm sido descritos superficialmente na literatura médica nas últimas duas décadas. De maneira mais detalhada e didática, este capítulo identifica a sequência necessária para a escolha dos parâmetros ideais para a obtenção de unidades foliculares (UFs) para cada paciente em cada região do couro cabeludo.

Compreender e executar os passos sequenciais de excisão de uma UF intacta são componentes essenciais para o sucesso do procedimento. As primeiras UFs colhidas ajudam a identificar e estabelecer os parâmetros necessários e fundamentais para a obtenção subsequente dos enxertos.

É fundamental entender que ao longo da cirurgia é necessário ajustar os parâmetros da técnica devido às mudanças anatômicas que existem nas diferentes regiões da área doadora (AD).

Um único passo equivocado pode ser a diferença entre o sucesso e o fracasso.

INTRODUÇÃO

Desde a sua descrição na literatura médica em 2002, muitos anos foram necessários para que a excisão de UFs (*follicular unit excision* – FUE) se tornasse a técnica de obtenção de enxertos mais popular da atualidade. A maturação e o avanço da FUE foram alavancados, principalmente, por conta da evolução da técnica cirúrgica e de equipamentos como aparelhos de excisão, diferentes *punches* e o uso de implantadores (*implanters*).

Para o cirurgião inexperiente, a ilusão de que a técnica FUE é simples de ser realizada em muitos casos levará a maus resultados: lesão das UFs, destruição da AD em função das repetidas tentativas malsucedidas e baixa taxa de crescimento dos fios transplantados. Ao contrário do que muitos imaginam, os maus resultados da técnica FUE são decorrentes do conhecimento inadequado da anatomia folicular e das técnicas de excisão.

Os **40 passos da excisão folicular** são descritos como sendo fundamentais na escolha e excisão da UF, minimizando ao máximo eventuais lesões. Para o cirurgião, esses passos cruciais ajudam a reconhecer e prevenir lesões foliculares e estabelecer estratégias para evitar as complicações. As primeiras UFs obtidas e cuidadosamente analisadas orientam o cirurgião para estabelecer as estratégias ideais para cada caso.

Os 40 passos foram divididos em 5 grupos de acordo com a fase do procedimento:

- *Fase da consulta:* Passos 1 a 4:
  - Passo 1: Dimensão da área doadora, densidade e características do cabelo.
  - Passo 2: Corte do cabelo.
  - Passo 3: Tintura do cabelo.
  - Passo 4: Dermatoscopia.
- *Fase do pré-operatório imediato (preparação):* Passos 5 a 16:
  - Passo 5: Ambiente adequado.
  - Passo 6: Lupa de aumento.
  - Passo 7: Distância de trabalho do cirurgião.
  - Passo 8: Iluminação.
  - Passo 9: Altura da mesa de operação.
  - Passo 10: Posição do paciente na mesa.
  - Passo 11: Altura da cadeira e suporte de cotovelos.
  - Passo 12: O aparelho de FUE.
  - Passo 13: Posição do pedal do aparelho de FUE.
  - Passo 14: Tipo de *punch*.
  - Passo 15: Diâmetro do *punch*.
  - Passo 16: Manter o *punch* afiado.
- *Fase de incisão:* Passos 17 a 36:
  - Passo 17: Anestesia e vasoconstrição.
  - Passo 18: Suporte do punho da mão dominante.
  - Passo 19: Como segurar a *handpiece* com a mão dominante.
  - Passo 20: Gaze e tração na mão não dominante.
  - Passo 21: Seleção de UFs de dois ou três fios de cabelo.
  - Passo 22: Seleção de UFs pela cor.
  - Passo 23: Seleção de UFs com fios paralelos.
  - Passo 24: Seleção de UFs sem fios miniaturizados.
  - Passo 25: Seleção de UFs sem divisão *in vivo*.
  - Passo 26: Ajuste da posição da cadeira do cirurgião.
  - Passo 27: Limpeza da pele.
  - Passo 28: Centralização da UF na punção.
  - Passo 29: Comprimento do *punch*.
  - Passo 30: Ajuste do ângulo do *punch*.
  - Passo 31: Pressão da *handpiece* na pele.
  - Passo 32: Siga a curvatura da UF durante a dissecção.
  - Passo 33: Manter a mão firme.
  - Passo 34: Sensação tátil na dissecção.
  - Passo 35: Padrão de sequência de UFs.
  - Passo 36: Determine uma direção da retirada.

- *Fase de coleta:* Passos 37 a 39:
  - Passo 37: Observe a elevação da epiderme.
  - Passo 38: Observe a cor da haste do cabelo dentro da derme.
  - Passo 39: Coleta das UFs.
- *Fase pós-excisão:* Passo 40:
  - Passo 40: Avaliação da integridade da UF para ajustes.

O sucesso da excisão folicular tem início antes mesmo de o paciente entrar na sala operatória. A observação das características das UFs da AD apresenta as primeiras informações necessárias para uma dissecção segura e eficiente.

FASE DA CONSULTA: PASSOS 1 A 4
Passo 1: Dimensão da Área Doadora, Densidade e Características do Cabelo

Antes de raspar a cabeça (parcial ou totalmente) é importante observar a dimensão, densidade e cor do cabelo de cada região da AD. O tipo de cabelo, que pode ser liso, encaracolado, fino ou grosso, pode direcionar a escolha do aparelho de FUE, assim como o tipo e diâmetro do *punch* que será utilizado. Pode ser necessário evitar áreas com baixa densidade para não acentuar a aparência de pouco volume ou afinamento (Fig. 13-1). A diferença de cor entre o cabelo da AD e do cabelo na área receptora (AR) pode levar a resultados artificiais, como mostrado na Figura 13-2. Identificar regiões da AD com fios de menor espessura pode ser recomendável para obtenção de uma linha anterior mais natural. O padrão de perda de cabelo e a relação entre a AR e a AD são importantes na escolha das regiões mais seguras para obtenção de UFs.

Ponto-chave: *antes de raspar o cabelo, preste atenção às características do cabelo de cada região. Isso ajudará na escolha do aparelho de FUE, parâmetros do aparelho, tipo e diâmetro do* punch *e as estratégias ideais para aquele paciente durante a cirurgia.*

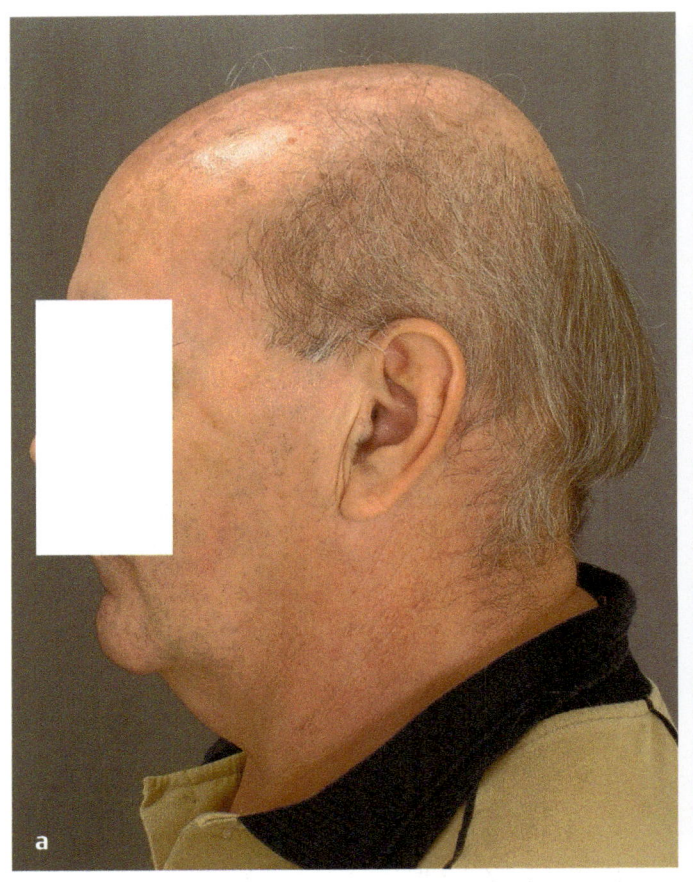

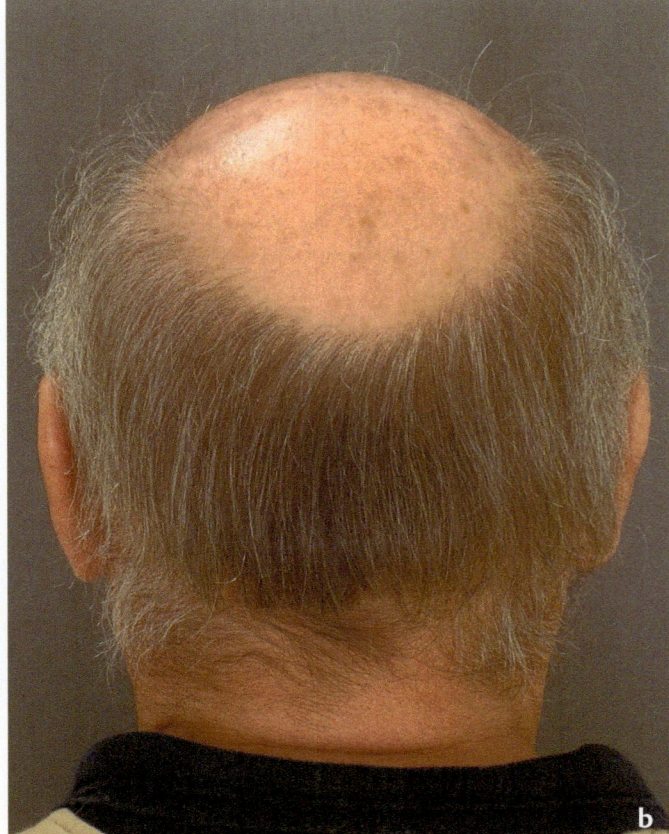

Fig. 13-1. AD com baixa densidade: (**a**) vista lateral e (**b**) vista posterior.

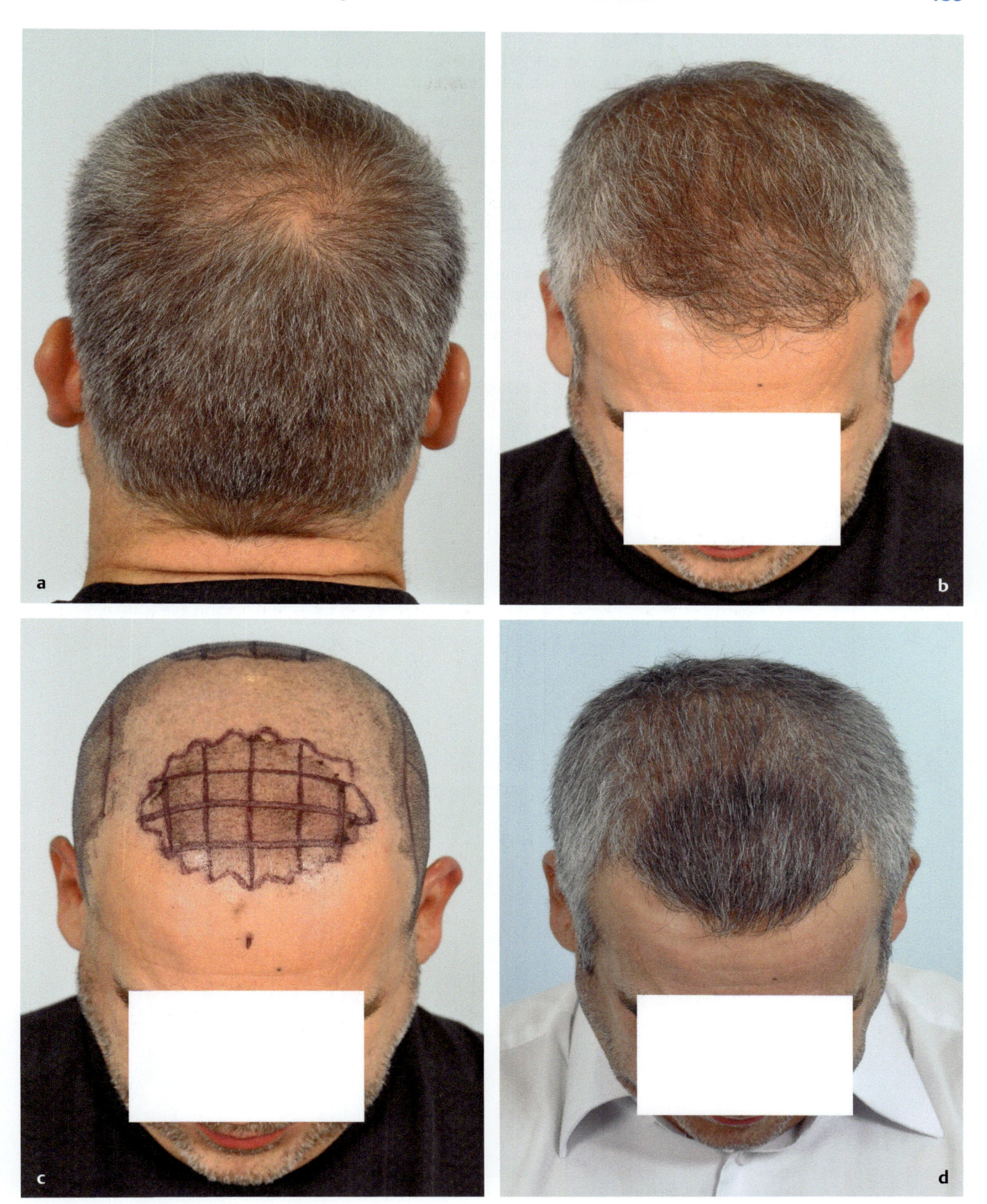

Fig. 13-2. (a,b) Cabelo occipital é mais escuro que o cabelo frontal. **(c,d)** Cabelo mais escuro da AD occipital foi transplantado para uma AR de cabelo mais claro (frente). Note a diferença de cor entre o cabelo nativo e o transplantado.

Passo 2: Corte do Cabelo

Ao preparar a AD para a coleta das UFs, raspa-se o cabelo com comprimento próximo de 1 mm. O comprimento ideal permite a correta centralização do *punch* em relação à UF, levando a melhores taxas de sucesso na excisão dos enxertos. Idealmente utilizamos um cortador de cabelo motorizado para cortar a haste do cabelo no comprimento correto. Nem todas as máquinas cortam o cabelo no mesmo comprimento. Se o comprimento for muito curto, pode ser difícil observar o ângulo de saída da UF, impedindo uma avaliação correta deste parâmetro durante a fase de punção. Se o comprimento do cabelo for muito longo, também pode ser difícil determinar o ângulo correto da UF (Fig. 13-3). Nos casos em que se opta pela obtenção de UFs não raspadas (técnica do fio longo), este passo não é necessário (Fig. 13-4).

Ponto-chave: *escolha uma máquina que corte o cabelo na altura ideal: nem muito longo nem muito curto. Em casos excepcionais, pode ser necessário ter uma máquina (ou um kit de pentes para encaixe na máquina) que deixe o cabelo mais longo, por exemplo para transplante de sobrancelhas.*

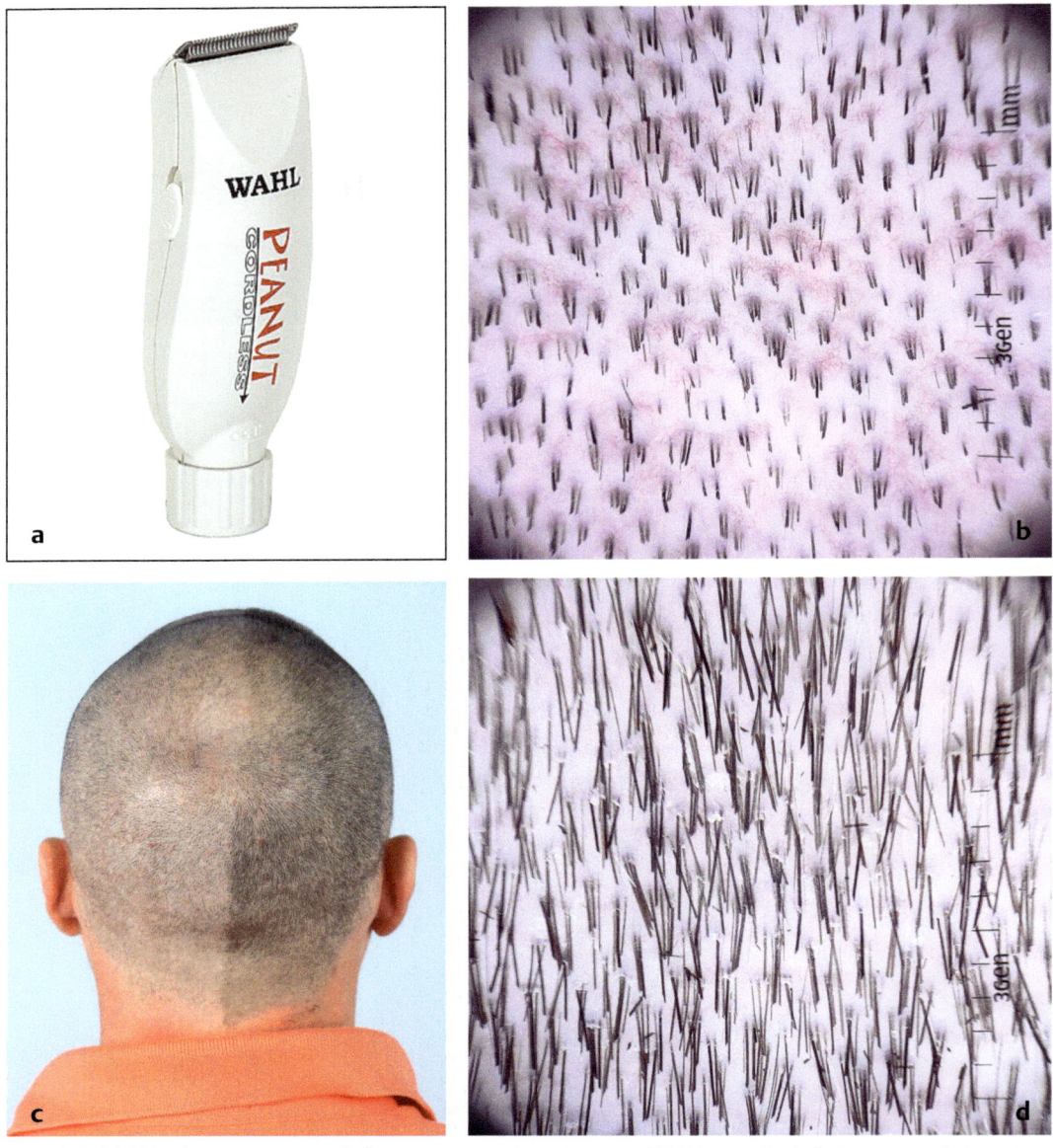

Fig. 13-3. (**a**) Máquina que corta o cabelo em um comprimento curto. (**b**) Tricoscopia do lado com o cabelo curto. (**c**) O cabelo do lado esquerdo foi raspado curto, o cabelo do lado direito foi raspado mais longo. (**d**) Tricoscopia do lado com o cabelo mais longo. *(Continua)*

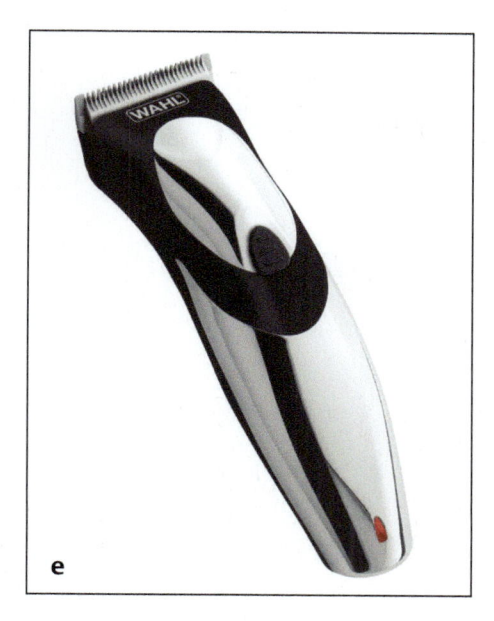

Fig. 13-3. *(Cont.)* (**e**) Máquina que corta o cabelo em um comprimento mais longo.

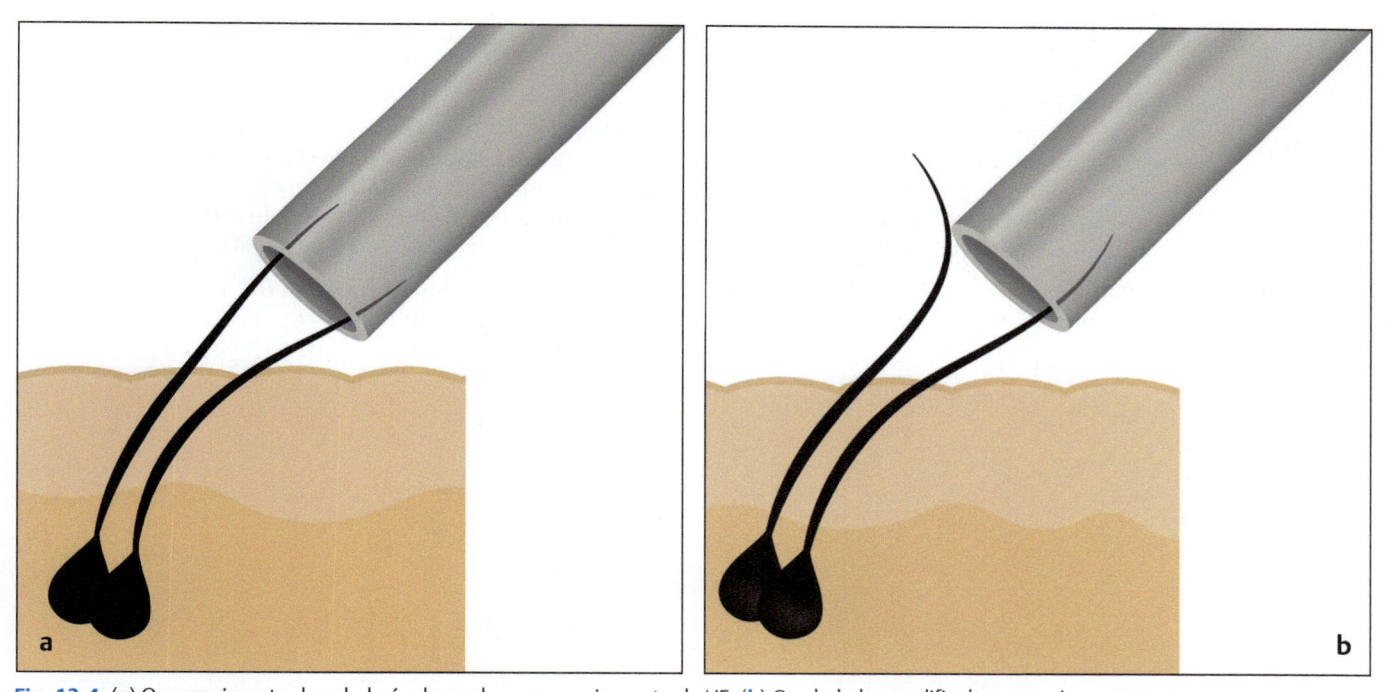

Fig. 13-4. (**a**) O comprimento do cabelo é adequado para engajamento da UF. (**b**) O cabelo longo dificulta o engajamento.

Passo 3: Tintura do Cabelo

Cabelos brancos, loiros ou castanhos claros podem ser difíceis de observar sob uma forte luz. Nesses casos é aconselhável aplicar uma tintura após raspar o cabelo (Fig. 13-5). Tonalizante preto de barba ou cabelo é aplicado por 10 minutos nas AD e AR. O tingimento do cabelo pode ser feito no dia anterior à cirurgia ou imediatamente antes do início do procedimento. Para pacientes com cabelo preto ou muito escuro este passo não é necessário.

Ponto-chave: *tingir cabelos brancos ou loiros para melhorar a visualização da UF, diminui a fadiga visual e aumenta a precisão e a velocidade da excisão folicular.*

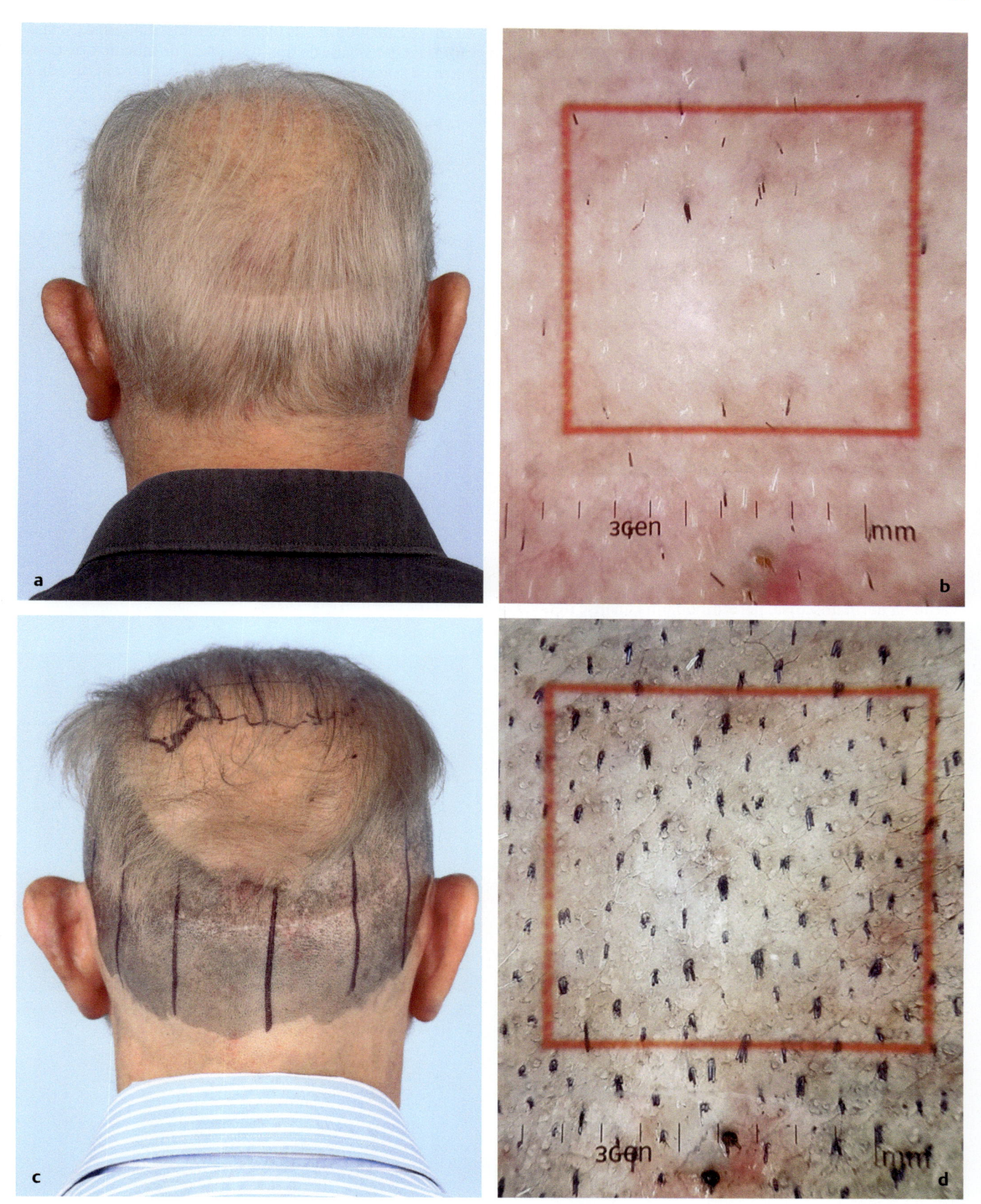

Fig. 13-5. (**a**) Pré-operatório com cabelo branco. (**b**) Dermatoscopia. (**c**) Cabelo da AD raspado e tingido. (**d**) Dermatoscopia da mesma região após o tingimento.

Passo 4: Dermatoscopia

Após a raspagem da AD, observe e fotografe esta região com um dermatoscópio para identificar as qualidades da UF. O dermatoscópio revela as características como a espessura do cabelo, tipo de agrupamento folicular, complexidade da AD e o número de fios por UF. Essas informações ajudam a determinar o aparelho mais indicado para o caso, o tipo de *punch* a ser utilizado e seu diâmetro. Folículos paralelos e próximos, por exemplo, permitem *punches* de diâmetros menores (Fig. 13-6). UFs maiores, com fios mais grossos ou que saem da pele em configuração mais espaçada requerem diâmetros maiores (Fig. 13-7). Um agrupamento complexo de folículos na AD pode requerer divisão *in vivo*. Dividir as UFs durante a punção requer habilidades e confiança adquiridas ao longo do tempo. A divisão *in vivo* aumenta a chance de lesão e transecção folicular (Fig. 13-8). Essas características obtidas na dermatoscopia são importantes para criar e planejar uma estratégia ideal de excisão folicular. A Figura 13-8 mostra a relação entre as diferentes regiões da AD e as características da UF. Por exemplo, o cabelo temporal geralmente é mais fino e tem menor densidade, enquanto o cabelo occipital costuma ser mais grosso e mais denso, principalmente na sua região mais cranial.

É possível associar uso da inteligência artificial (IA) na avaliação pré-operatória do couro cabeludo, facilitando o planejamento cirúrgico e a avaliação dermatoscópica. Ferramentas como o HairMetrix (Canfield Scientific) e o FotoFinder (FotoFinder Systems GmbH) podem ser empregadas para a realização da dermatoscopia, permitindo uma análise detalhada do couro cabeludo. Essas tecnologias possibilitam a medição rápida da densidade de fios, densidade de folículos, distância entre os folículos e espessura da haste capilar em micrômetros, dentre outros parâmetros.

Ponto-chave: *use um dermatoscópio para obter melhor compreensão das características da UF do paciente para planejar a excisão e escolher o aparelho de FUE apropriado.*

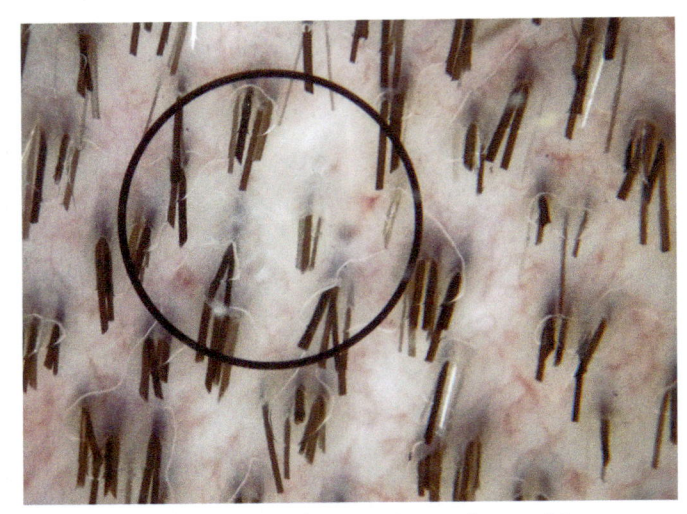

Fig. 13-7. Diâmetro de *punch* de 1,0 a 1,05 mm é necessário para a largura da base mais ampla da UF.

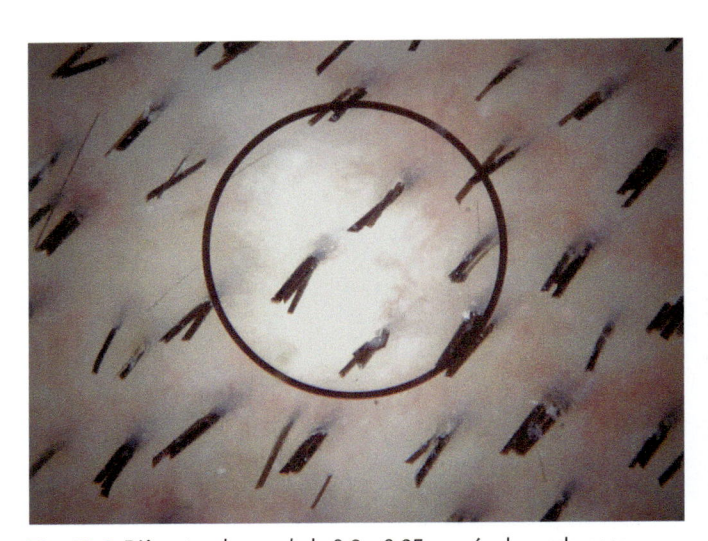

Fig. 13-6. Diâmetro de *punch* de 0,9 a 0,95 mm é adequado para hastes de cabelo mais paralelas.

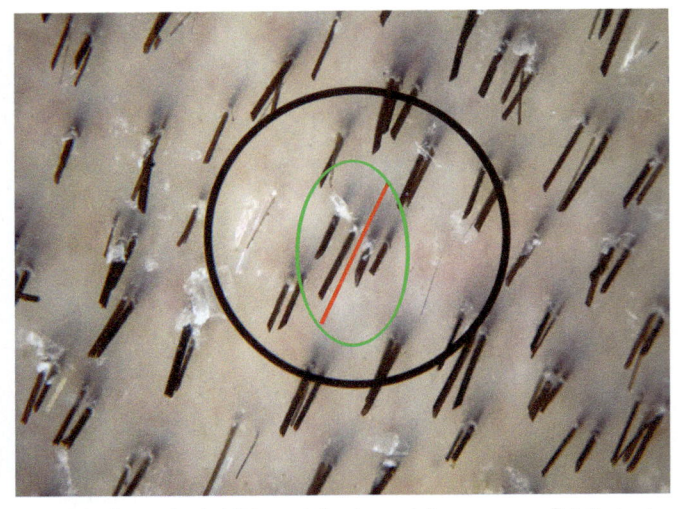

Fig. 13-8. Exemplo de UF larga (círculo verde) que requer divisão *in vivo* (linha vermelha).

FASE DO PRÉ-OPERATÓRIO IMEDIATO (PREPARAÇÃO): PASSOS 5 A 16
Passo 5: Ambiente Adequado

Um bom início de cirurgia depende do nível de conforto do paciente e de um ambiente acolhedor. Princípios básicos incluem o conhecimento por parte da equipe cirúrgica do nome do paciente, alergias a medicamentos/alimentos, histórico médico relevante, objetivos da cirurgia, propriedades das AR e AD e sedação apropriada. Iluminação ambiente, aparência da sala cirúrgica, organização, limpeza, temperatura e umidade adequadas, som ambiente e conversas entre os membros da equipe são críticos para a experiência do paciente. Conversas interpessoais excessivas ou inadequadas podem ser percebidas como perturbadoras, atrapalhando o relaxamento e aumentando o estresse. A seleção musical deve ser apropriada ao ambiente cirúrgico e agradável ao paciente. Em algumas clínicas, uma televisão pode servir para distrair o paciente de maneira positiva e oferecer um ambiente mais leve. Durante o procedimento, é essencial verificar rotineiramente as necessidades do paciente, como fome, sede, dor e necessidade de pausa para ir ao banheiro.

> ***Ponto-chave:*** *tenha uma sala de operação com excelentes condições de higiene, iluminação, equipamento e temperatura, para que tanto o paciente quanto a equipe médica possam operar em condições ideais para uma boa cirurgia.*

Passo 6: Lupa de Aumento

A visualização do couro cabeludo com ampliação adequada é imperativa, pois melhora a percepção dos detalhes e diminui a taxa de transecção das UFs, ao mesmo tempo em que aumenta a velocidade do procedimento.

Recomendamos uma ampliação de 5× a 6× com lupas de alta qualidade, embora alguns cirurgiões prefiram ampliações ainda maiores, de 8× a 10×. Também é uma decisão pessoal usar lupas em óculos retráteis (*flip-up loupe*), em óculos coladas nas lentes (*through the lens* – TTL), naquelas montadas em capacetes (Fig. 13-9).

As assistentes também devem usar lupas tanto para coleta das UF após excisão e dissecção pelo cirurgião, quanto para o carregamento rápido e eficiente dos *implanters* ou para colocação com pinças. Nossa preferência é pela ampliação de 5×, embora algumas equipes utilizem ampliações menores (apenas 2× ou 2,5×).

Hoje estão disponíveis lupas chamadas de ergonômicas, que têm a proposta de reduzir o desconforto físico e a fadiga do cirurgião durante procedimentos prolongados, ajudando a manter uma postura adequada e minimizando o risco de lesões da coluna cervical por esforço repetitivo. A lupa possui uma lente prismática que permite ao cirurgião olhar para frente enquanto visualiza o campo cirúrgico abaixo, eliminando a necessidade de inclinar o pescoço. Isso contribui para maior eficiência e conforto ao longo da cirurgia.

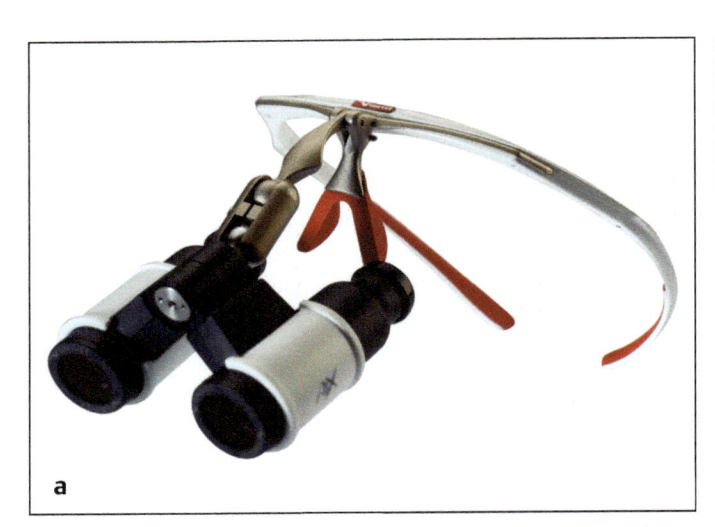

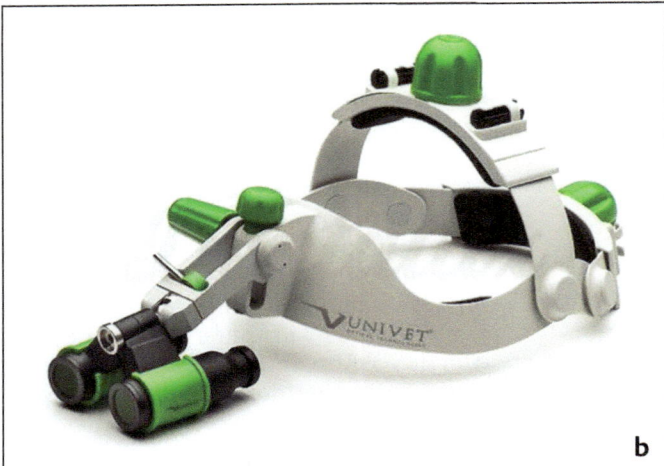

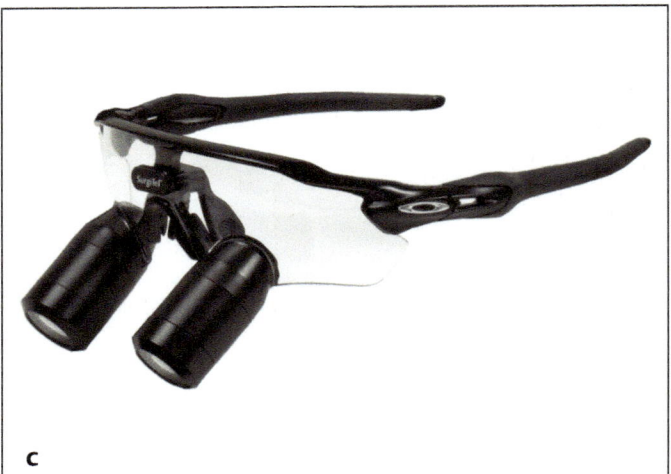

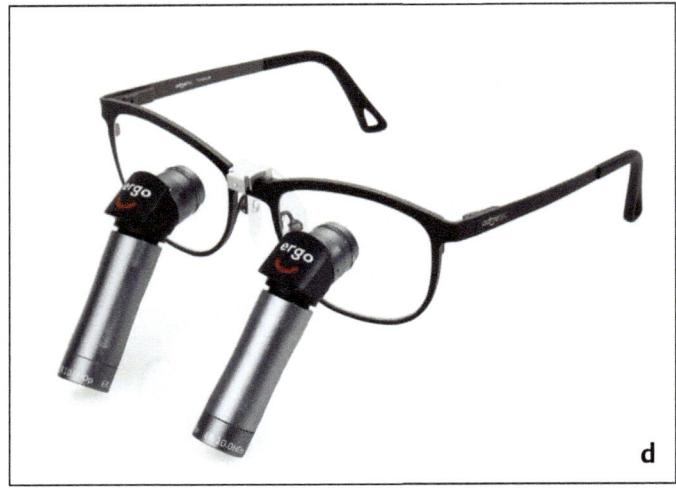

Fig. 13-9. (a) Lupa prismática tipo *flip-up*. (b) Lupa prismática com capacete (FLM). (c) Lupa montada na lente de uma armação de óculos (TTL). (d) Lupas ergonômicas montadas na lente (TTL).

Passo 7: Distância de Trabalho do Cirurgião

Lupas de qualidade têm maior profundidade de campo e muitas opções de distância de trabalho. O cirurgião deve estar familiarizado e confortável com a distância de trabalho da lupa e deve se posicionar adequadamente (Fig. 13-10). A escolha da distância de trabalho é uma decisão pessoal e a nossa preferência é uma distância de 30 cm. Lupas com a mesma ampliação e distâncias de trabalho diferentes, entretanto, exibem imagens diferentes. Uma distância de trabalho maior diminui o tamanho dos objetos, exige braços estendidos e pode causar fadiga nos ombros (Fig. 13-11). Além disso, pequenos movimentos da cabeça dificultam a estabilização da imagem e aumentam o tremor visível que é exacerbado sob a ampliação. Em distâncias de trabalho mais curtas, por exemplo, com a lupa Zeiss 8×, a distância de trabalho é de apenas 18 cm. Dessa forma, a cabeça do cirurgião precisa ficar muito próxima do objeto, exigindo maior esforço da região cervical, que pode levar à fadiga muscular.

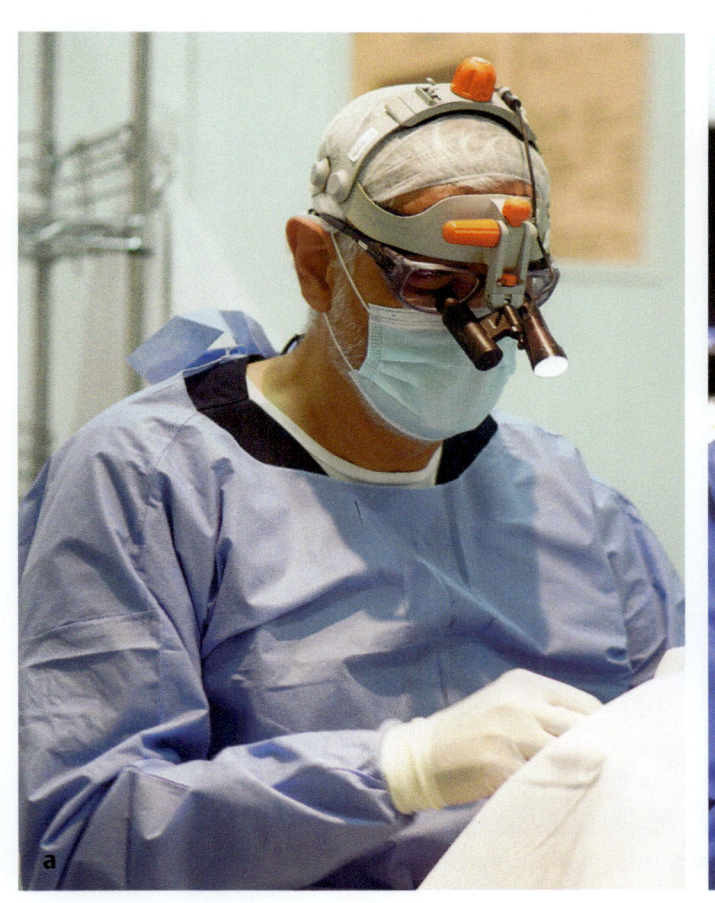

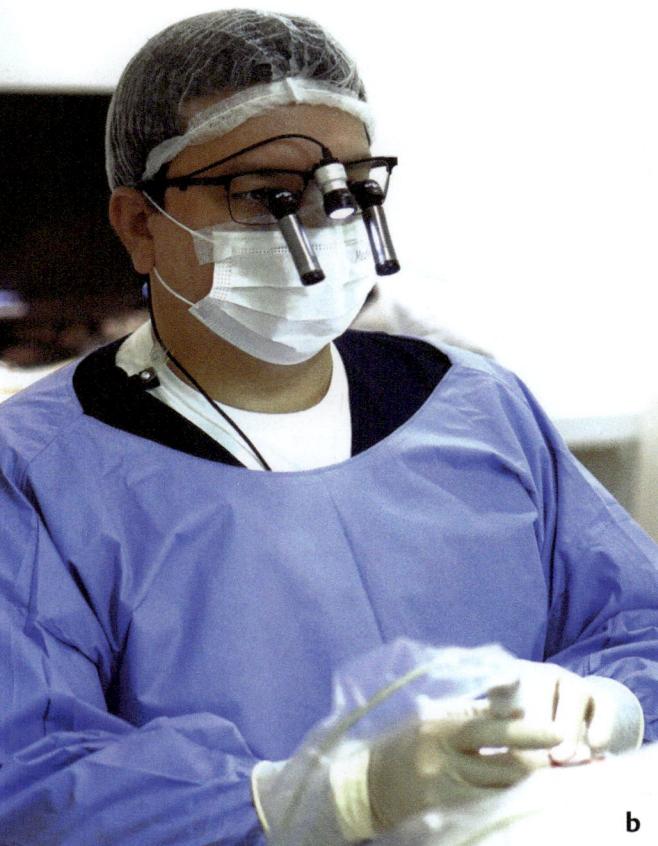

Fig. 13-10. (a) Uso de lupa tipo capacete com distância de trabalho de 30 cm e aumento de 6×. (b) Uso de lupa LLT tipo ergonômica com distância de trabalho de 45 cm e aumento de 10×.

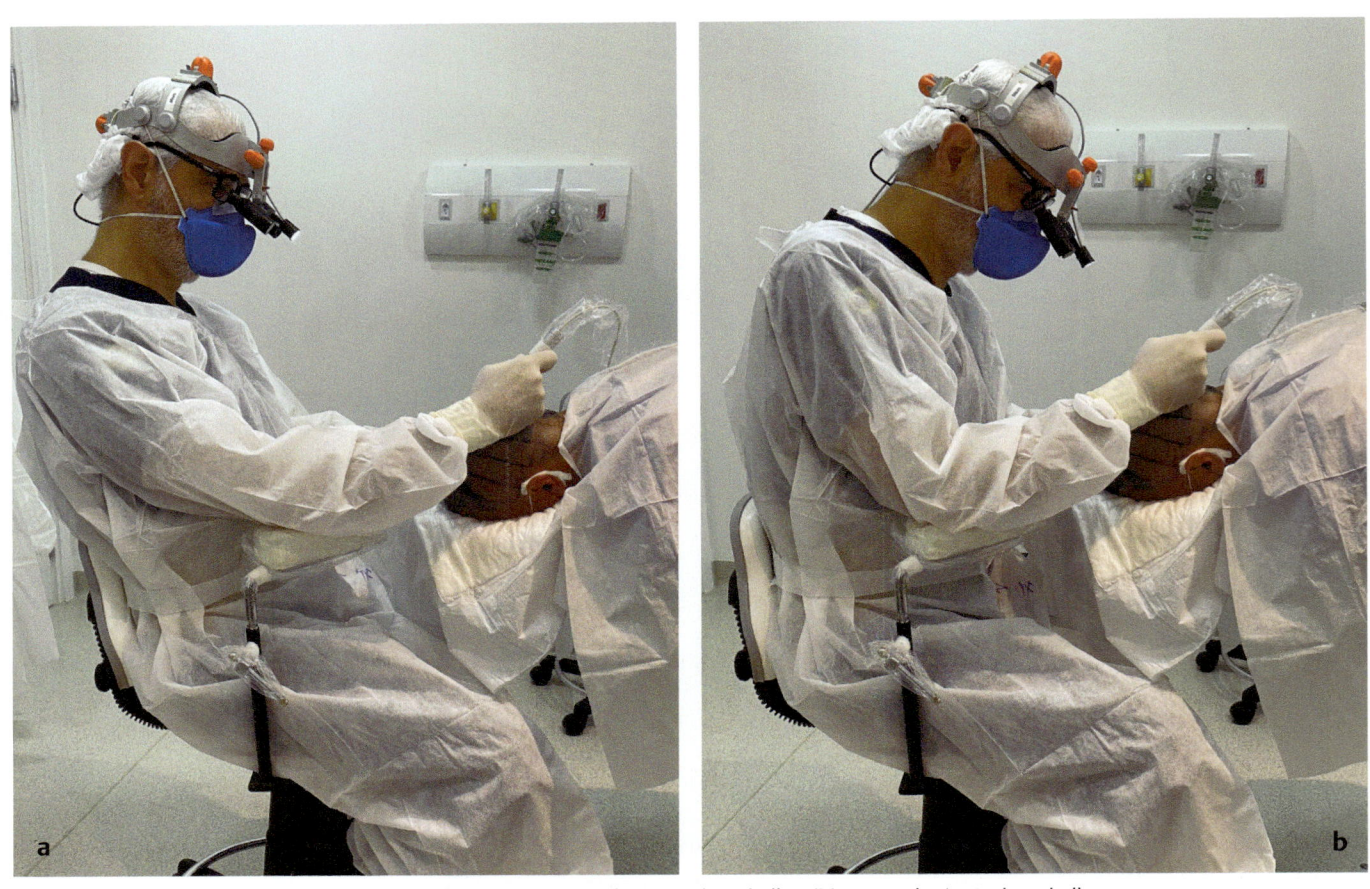

Fig. 13-11. Lupas com distância de trabalho diferente. (a) Maior distância de trabalho. (b) Menor distância de trabalho.

Passo 8: Iluminação

A escolha da iluminação é igualmente importante. Pode-se usar luz de teto, de chão ou de LED individual acoplada à lupa (Fig. 13-12). Esta é nossa preferência, pois tem uma relação custo-benefício favorável e pode ser usada tanto por cirurgiões quanto por assistentes. A intensidade da luz pode ser fixa ou variável. Idealmente, deve ser polarizada, o que reduz o brilho indesejado e pode aumentar o conforto visual. Isso só é possível com uma luz de LED potente, pois a polarização reduz o brilho.

Ponto-chave: *escolha o tipo e a intensidade de luz que melhor atendam às necessidades de todos os membros da equipe.*

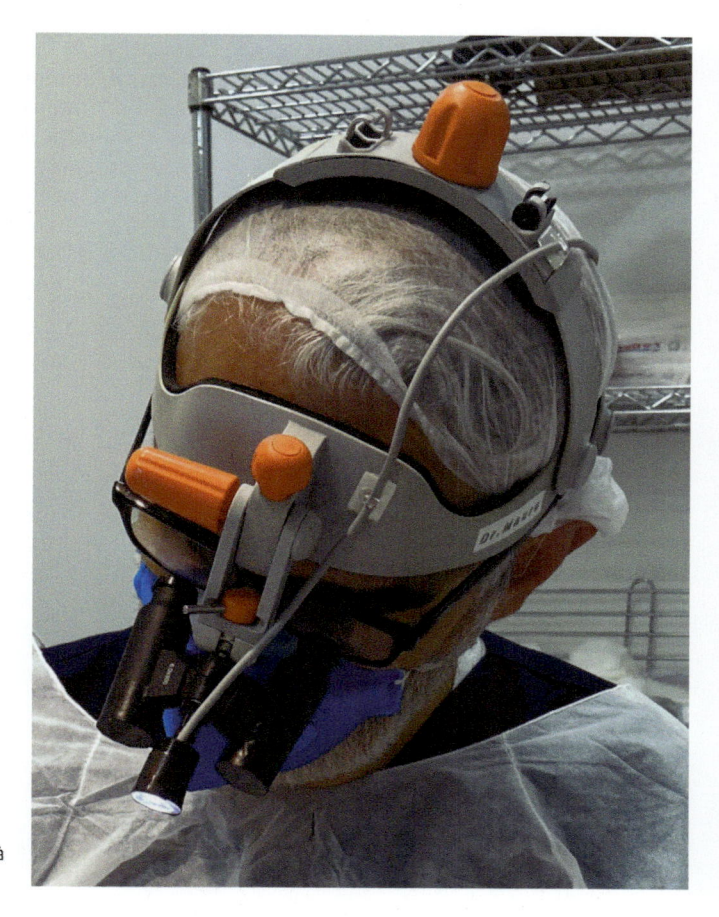

Fig. 13-12. Luz de LED acoplada à lupa com lentes polarizadas.

Passo 9: Altura da Mesa de Operação

A altura da mesa de operação deve ser adequada para cada etapa da cirurgia, garantindo conforto e eficiência para o cirurgião e os assistentes. É preferível escalar assistentes com alturas semelhantes para cada cirurgia, de modo que a altura da mesa seja adequada para todos na equipe (Fig. 13-13).

Ponto-chave: *ajuste a altura da mesa de operação para que seja confortável tanto para o cirurgião quanto para os assistentes.*

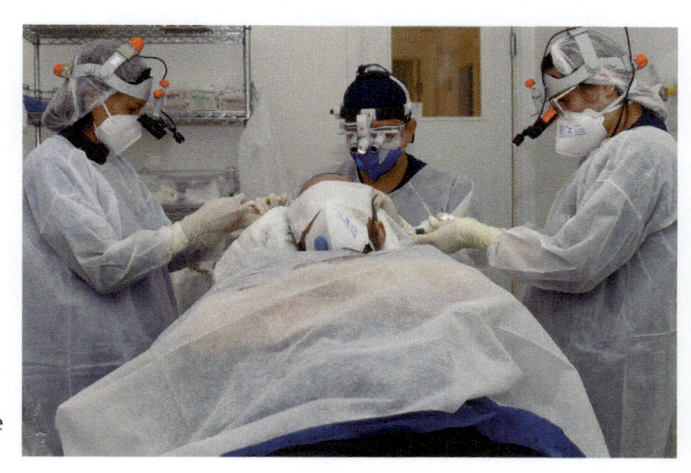

Fig. 13-13. A altura da mesa de operação deve ser idealmente apropriada para toda a equipe.

Passo 10: Posição do Paciente na Mesa

O paciente será colocado em diferentes posições durante a cirurgia, como decúbito lateral, dorsal e ventral (Fig. 13-14). Alguns cirurgiões preferem operar o paciente sentado. Nossa preferência é iniciar a primeira punção em decúbito lateral para estabelecer os parâmetros de excisão. Para cada posição utilizada, deve-se utilizar almofadas adequadas e confortáveis. Na posição de decúbito lateral, recomenda-se uma almofada alta e estreita para a cabeça e um rolo ou almofada para os joelhos. Na posição ventral, pode-se usar uma almofada vazada facial além de uma almofada de rolo sob os pés.

Ponto-chave: *ao escolher a posição, leve em consideração a fadiga potencial do paciente e da equipe, os riscos de hipotensão, a rapidez e a eficiência do procedimento.*

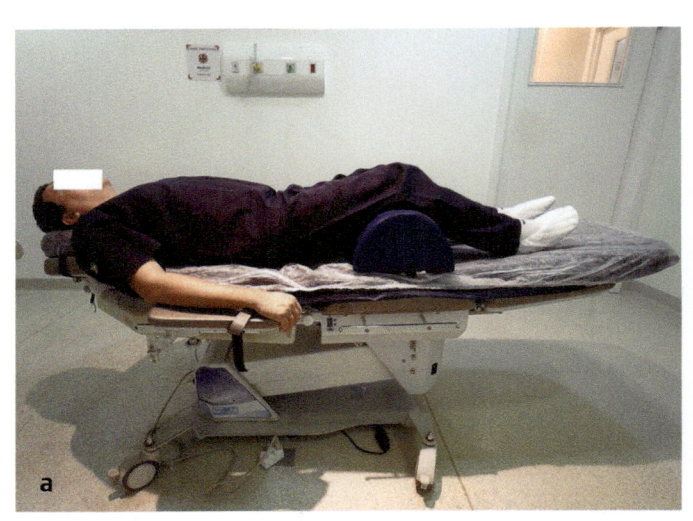

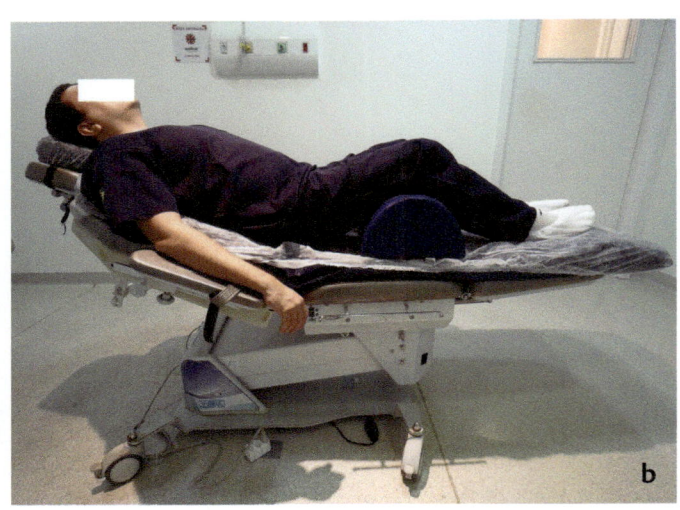

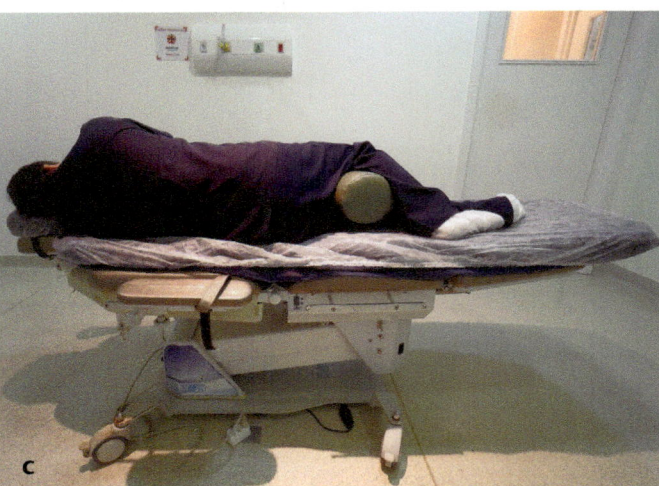

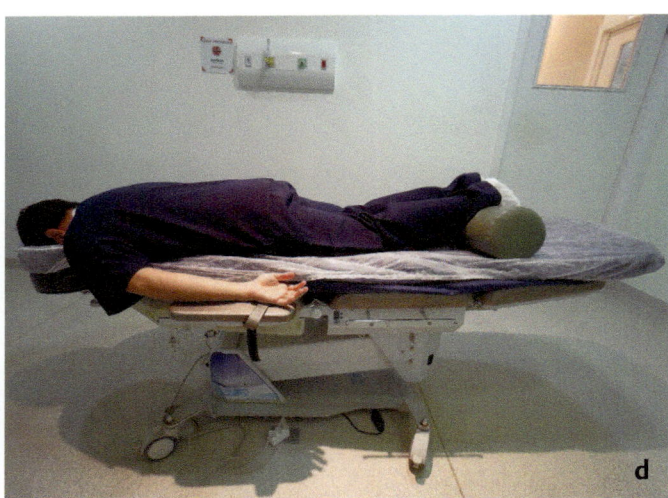

Fig. 13-14. Posições do paciente durante a cirurgia: (**a**) decúbito dorsal, (**b**) decúbito dorsal com elevação do dorso, (**c**) decúbito lateral e (**d**) decúbito ventral.

Passo 11: Altura da Cadeira e Suporte de Cotovelos

Igualmente importante é ter uma cadeira com altura variável e suporte para os cotovelos (Fig. 13-15). Esses ajustes são essenciais porque cada cirurgião tem necessidades diferentes de acordo com sua altura. O ajuste apropriado permite posicionar corretamente os pés, pernas, costas, braços e pescoço.

Ponto-chave: *escolha uma cadeira confortável com ajustes de altura variáveis tanto para o assento quanto para o suporte de cotovelos.*

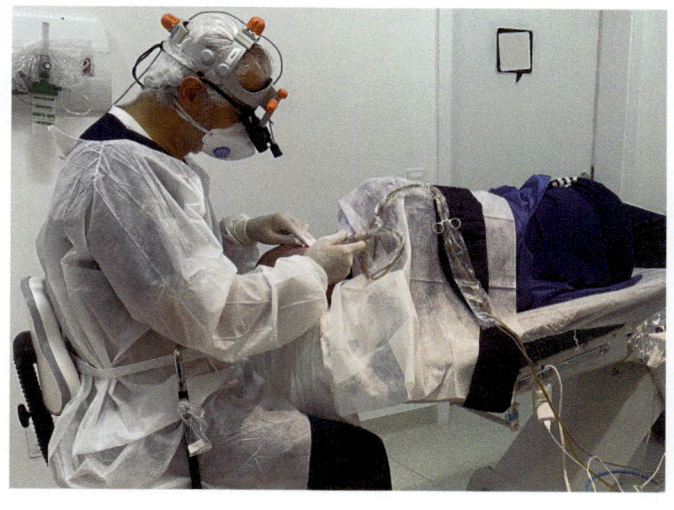

Fig. 13-15. O suporte de cotovelos e costas é importante para o conforto e a estabilidade do cirurgião.

Passo 12: O Aparelho de FUE

Se o aparelho de FUE tiver um *display* e parâmetros que possam ser alterados durante a operação, ele deve ser posicionado ao alcance do cirurgião (Fig. 13-16). É necessário definir o aparelho mais apropriado, o tipo de movimento (rotação, oscilação ou roto-oscilação), a sequência, a duração e a velocidade dos movimentos (no caso de aparelhos multifásicos). Como já demonstrado, nenhum aparelho é sempre o melhor para todos os pacientes. Muitas vezes, um aparelho e um tipo específico de *punch* podem ser melhores em uma região e piores em outra no mesmo paciente. Por exemplo, em pacientes mais idosos a UF pode ser mais frágil. Nesses casos, aparelhos que permitem dissecção com baixas velocidades de rotação/oscilação são preferíveis. Em casos mais fáceis, é possível usar aparelhos que permitam excisões mais rápidas.

Ponto-chave: *mantenha o aparelho de FUE ao seu alcance para que as alterações necessárias nos parâmetros possam ser feitas rapidamente a qualquer momento.*

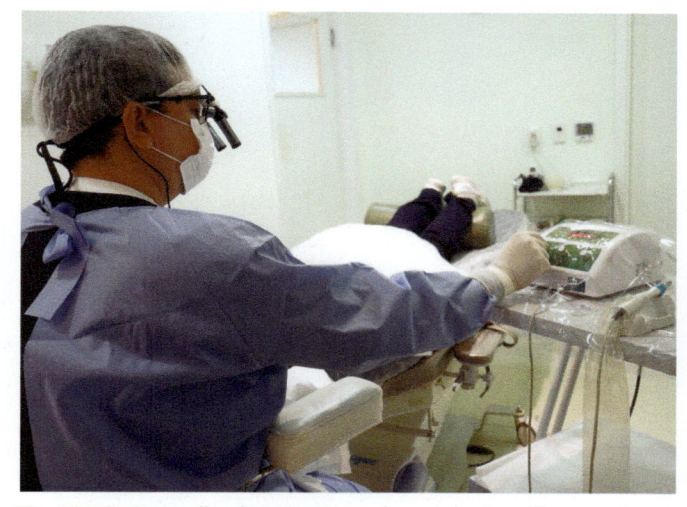

Fig. 13-16. O aparelho de FUE está ao alcance do cirurgião para alterar os parâmetros a qualquer momento.

Passo 13: Posição do Pedal do Aparelho de FUE

O pedal do aparelho de FUE deve ser posicionado de modo que o pé do cirurgião acione o movimento do *punch* com o menor estresse. A coxa do cirurgião deve estar apoiada e em total contato com o banco ou assento, enquanto o calcanhar deve descansar no chão e o pé sobre o pedal (Fig. 13-17). No caso de aparelhos de FUE sem fio não há pedal e, portanto, este passo não se aplica.

Ponto-chave: *posicione o pedal em um local de fácil alcance do pé e reposicione-o conforme necessário.*

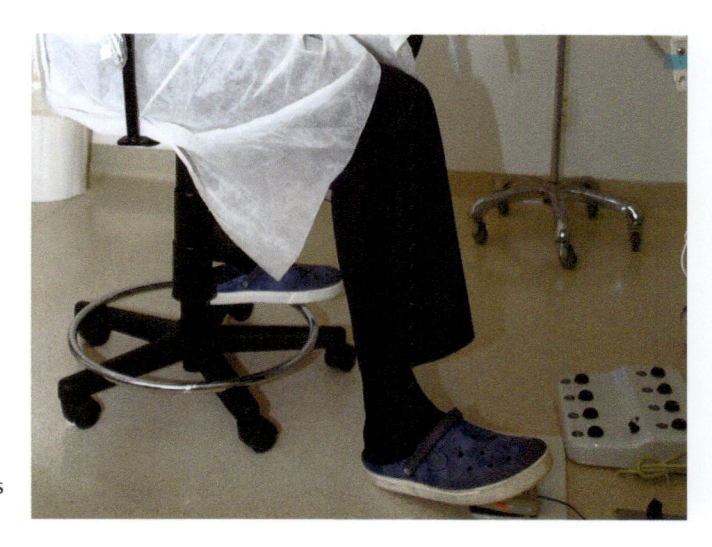

Fig. 13-17. Apoiar apenas a ponta do pé no pedal e apoiar as coxas no assento da cadeira permite uma posição confortável.

Passo 14: Tipo de *Punch*

A escolha do tipo e diâmetro do *punch* deve ser personalizada para cada paciente. Nossa preferência é por *punches* híbridos, que combinam os benefícios dos *punches* afiados e rombos. A escolha do diâmetro do *punch* depende das características da UF, densidade, textura do cabelo e a área do couro cabeludo onde será feita a punção. O *punch* deve ser suficientemente afiado para cortar com precisão a pele e suficientemente largo para envolver a UF sem causar danos (*paring*).

Existem *punches* afiados, rombos e híbridos (Fig. 13-18), com diferentes diâmetros (Fig. 13-19). Para uma derme mais fibrosa e difícil de penetrar durante a punção, *punches* afiados podem ser preferíveis. *Punches* híbridos podem ser melhores para UFs com curvatura acentuada, com cruzamento ou com divergência das hastes. No início de cada caso, um teste de 5-10 tentativas de excisão deve ser realizado para identificar o aparelho ideal, o tamanho e o tipo de *punch*. Em diferentes regiões da AD, o teste deve ser repetido, pois frequentemente as características podem variar de modo significativo.

Ponto-chave: *escolha o punch correto com base nas características da UF observadas no dermatoscópio para minimizar a transecção e otimizar a extração.*

Ponto-chave: *escolha o tipo e o diâmetro do punch e o comprimento ideal para cada região da AD.*

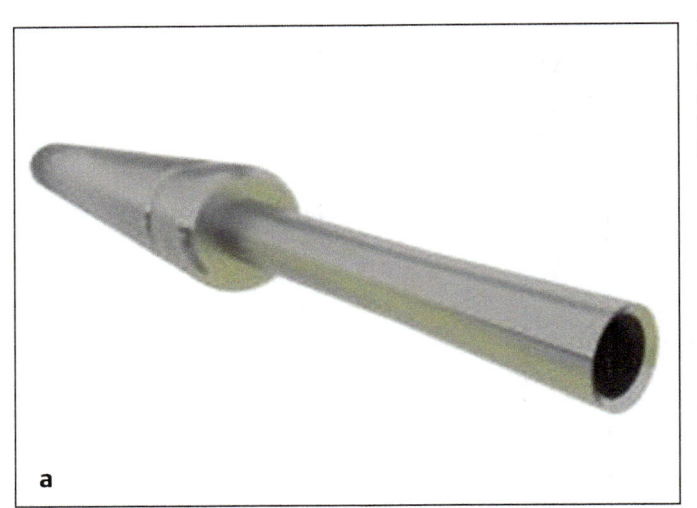

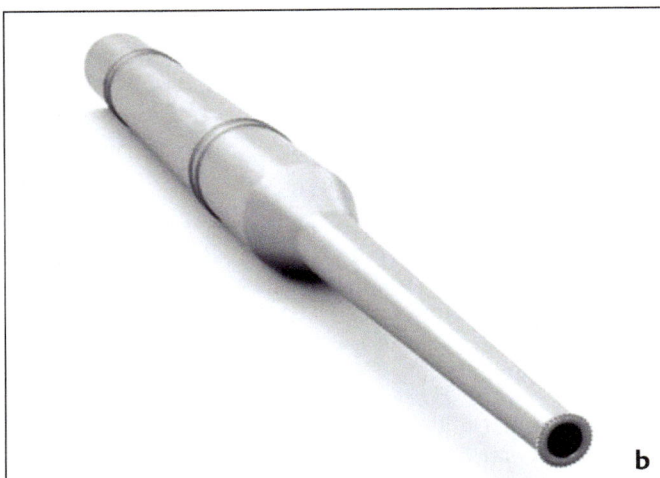

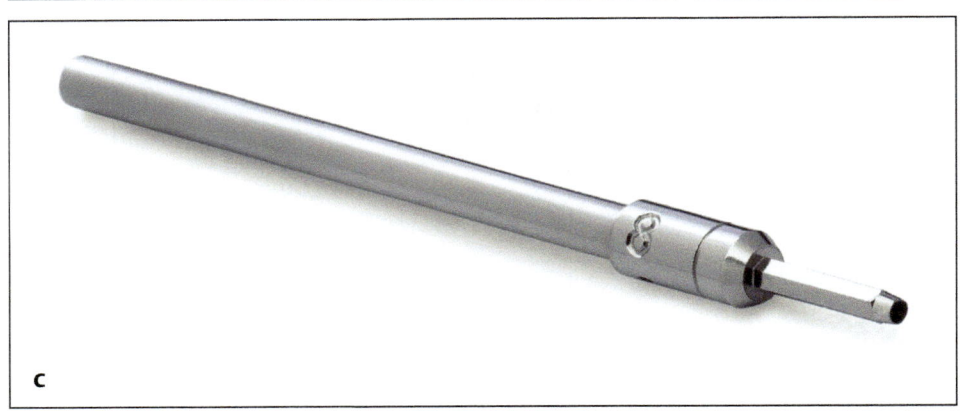

Fig. 13-18. (**a**) *Punch* afiado. (**b**) *Punch* rombo. (**c**) *Punch* híbrido.

Passo 15: Diâmetro do *Punch*

UFs mais compactas permitem *punches* de menores diâmetros (0,90 mm). Diâmetros ainda menores são preconizados por alguns autores (0,75 a 0,85 mm), mas, em nossa experiência, enxertos extremamente delicados (*skinny grafts*) aumentam a taxa de lesões, levam à redução na taxa de integração e assim não trazem benefícios justificáveis. Para ADs com agrupamentos familiares mais complexos, UFs com maiores diâmetros, hastes capilares com curvatura acentuada ou com cruzamento dos fios, um *punch* com diâmetro ainda maior (0,95 a 1,05 mm) pode ser preferível (Fig. 13-19). Para excisão de pelos da barba, que geralmente têm UF com haste única, o diâmetro do *punch* ideal varia de 0,7 a 0,9 mm. Pequenas variações no diâmetro podem levar a grandes diferenças na taxa de transecção parcial e total. Embora diâmetros maiores possam causar maior sangramento durante a operação e ter maior tendência de pior cicatrização, parece não haver relação direta entre o aumento do diâmetro e a ocorrência de pontos brancos (*white dots*). Predisposição individual e genética parecem ser os fatores mais importantes.

Ponto-chave: ao escolher o diâmetro do punch, *leve em consideração o índice de transecção, mas também tenha em mente a transecção oculta e as cicatrizes resultantes na AD.*

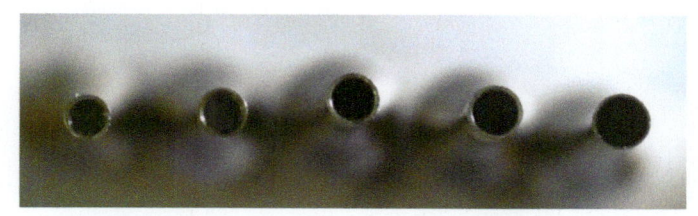

Fig. 13-19. *Punch* de 0,8 mm, 0,9 mm, 0,95 mm, 1,0 mm e 1,05 mm.

Passo 16: Manter o *Punch* Afiado

Punchs novos de boa qualidade geralmente permitem a extração de todas as UFs de uma cirurgia capilar. Se o *punch* for tratado termicamente e fabricado com um tipo de aço de grau superior, ele pode ser afiado e reutilizado para novos procedimentos. Nesses casos a margem livre do *punch* pode ser afiada durante a cirurgia com uma broca de diamante.

Para *punches* híbridos, uma pedra de amolar com baixo teor abrasivo é preferível. Nesse caso, o *punch* é desgastado gentilmente na pedra, realizando movimentos rotativos em um ângulo de 90 graus (Fig. 13-20).

Ponto-chave: *punches têm maior durabilidade se puderem ser afiados durante a cirurgia.*

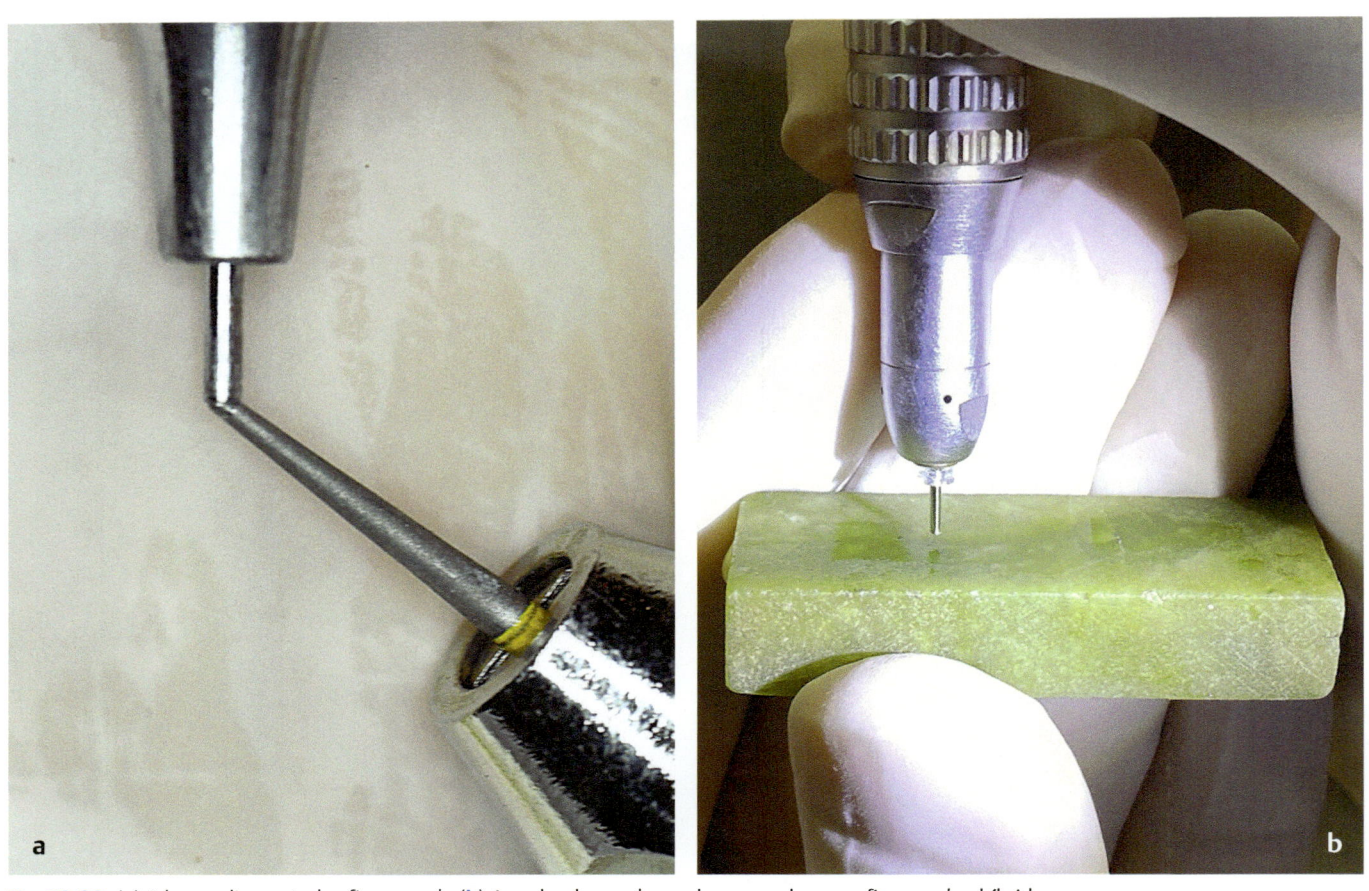

Fig. 13-20. (**a**) A broca diamantada afia o *punch*. (**b**) A pedra de amolar pode ser usada para afiar *punches* híbridos.

FASE DE INCISÃO: PASSOS 17 A 36

Passo 17: Anestesia e Vasoconstrição

O primeiro enxerto retirado deve ser excisado em uma região com anestesia e vasoconstrição adequadas (Fig. 13-21). Anestesia insuficiente leva à dor e resulta em aumento do sangramento na AD. A vasoconstrição adequada também aumenta o contraste de cor entre a pele e o cabelo, tornando a pele de aparência branca pálida, facilitando assim a visualização dos enxertos.

> ***Ponto-chave:*** *mantenha a AD com anestesia e vasoconstrição adequadas para evitar sangramentos ou movimentos involuntários do paciente. O aumento do turgor também retifica a UF e facilita a dissecção.*

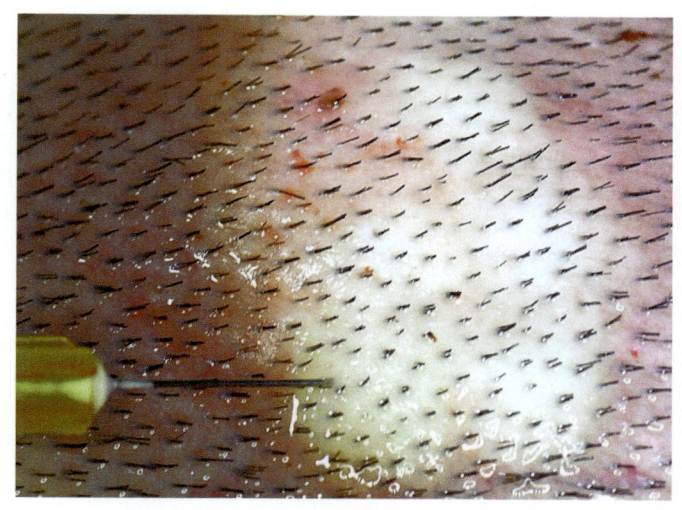

Fig. 13-21. Observe que na área com anestesia e vasoconstrição adequadas a pele fica mais pálida.

Passo 18: Suporte do Punho da Mão Dominante

Além dos cotovelos nos braços da cadeira, a estabilidade das mãos também depende do suporte dos punhos, usando o couro cabeludo do paciente como elemento de suporte (Fig. 13-22).

> ***Ponto-chave:*** *apoie o punho da mão dominante sobre a cabeça para proporcionar a estabilidade necessária para uma excisão folicular eficiente.*

Passo 19: Como Segurar a *Handpiece* com a Mão Dominante

O polegar é colocado à frente da *handpiece* e o segundo e o terceiro dedos são posicionados atrás para estabilizá-la (Fig. 13-22). Além do controle que limita a profundidade de penetração do *punch* na pele, o dedo médio e o anelar também ajudam a limitar a velocidade de progressão do *punch* durante a dissecção.

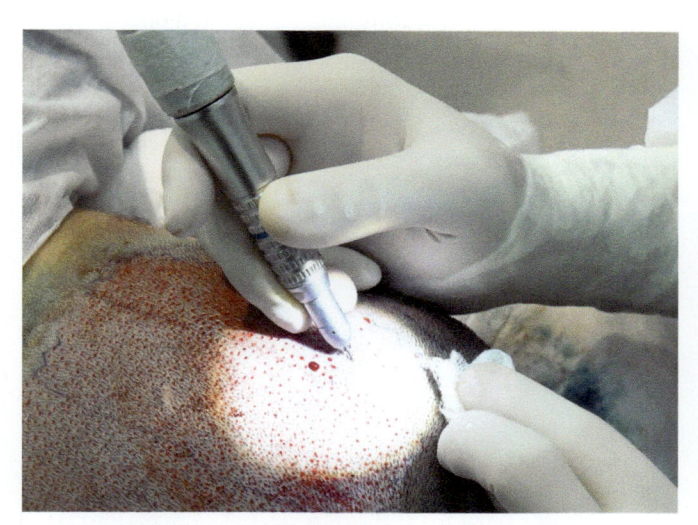

Fig. 13-22. Descansar as mãos e punhos do operador sobre o couro cabeludo do paciente aumenta a estabilidade das mãos durante a dissecção. A mão dominante segura a *hand piece*, e o dedo médio limita a profundidade da incisão. Mão não dominante segura uma gaze para tração da pele e remoção de sangue

Passo 20: Gaze na Mão Não Dominante

O cirurgião deve segurar uma gaze com a mão não dominante, tanto para remover sangue do campo operatório quanto para realizar a tração da pele (Fig. 13-22). Essa tração retifica as UFs e diminui o sangramento, facilitando a excisão.

Passo 21: Seleção de UFs de Dois ou Três Fios de Cabelo

Normalmente iniciamos a retirada das UFs com 2 ou 3 fios de cabelo (Fig. 13-23). UFs de 1 fio não permitem avaliar adequadamente o diâmetro ideal do *punch* para incisões subsequentes. Após se estabelecer os parâmetros de dissecção pode-se obter UFs com qualquer número de fios.

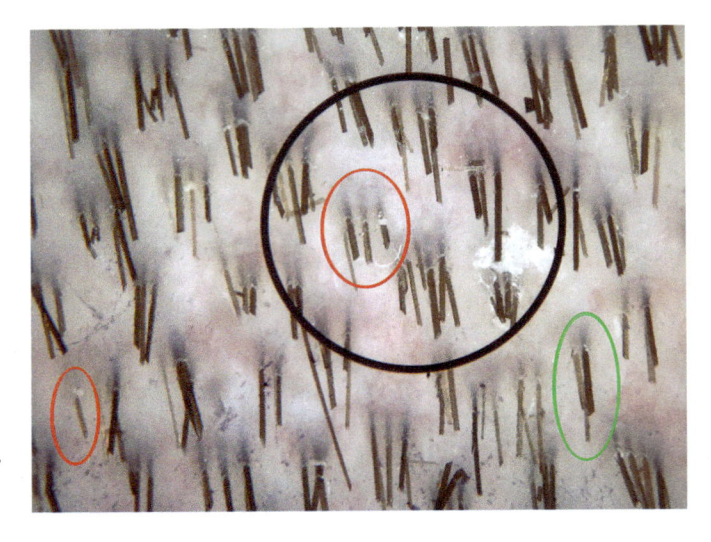

Fig. 13-23. No círculo verde, a UF tem dois fios de cabelo. UFs com 1 ou 4 fios de cabelo (círculo vermelho) devem ser evitadas nas primeiras extrações.

Passo 22: Seleção de UFs Pela Cor

Evite a excisão de UFs com cabelos brancos no início do procedimento (Fig. 13-24), pois é mais difícil identificar lesões neste tipo de UF e, desta forma, realizar os ajustes técnicos necessários para aumentar a taxa de sucesso. Após se estabelecer os parâmetros de dissecção, pode-se buscar UFs com o padrão de cores desejado.

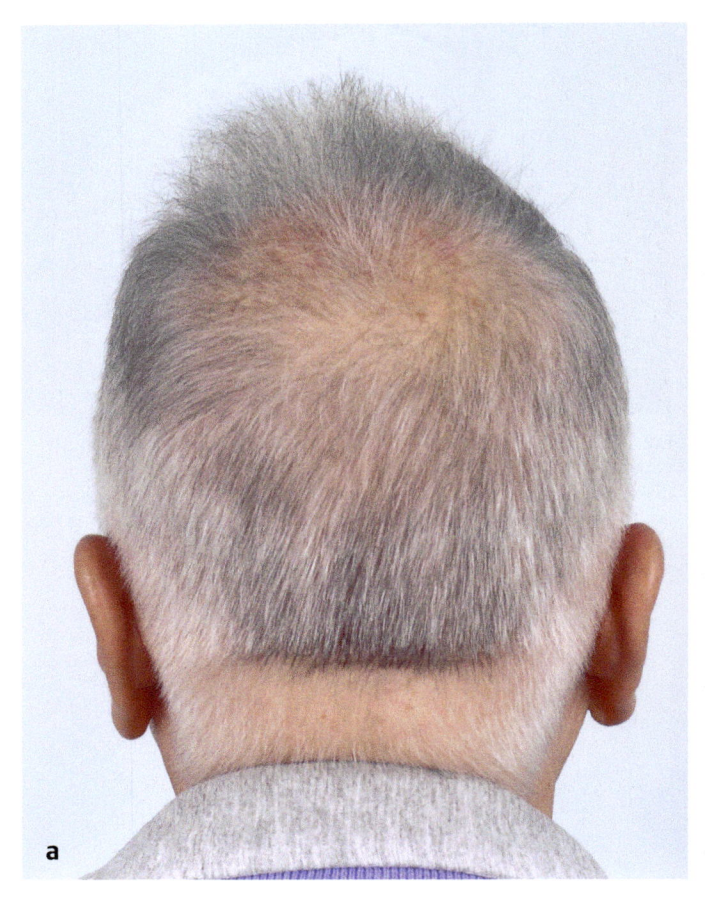

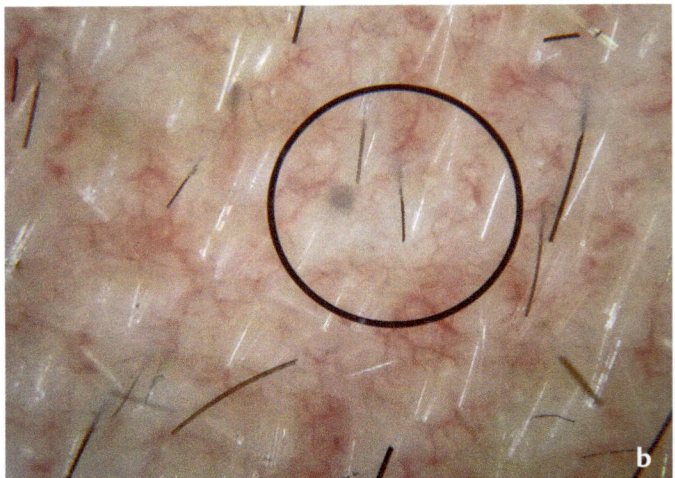

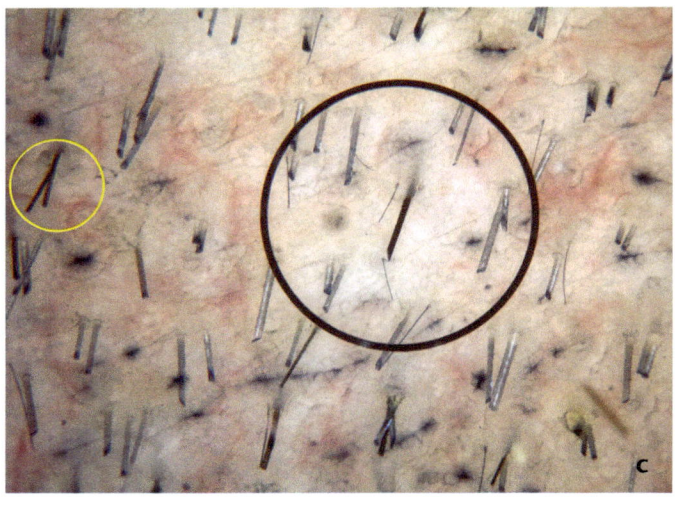

Fig. 13-24. (a) Cabelo branco. (b) Antes de tingir. (c) Mesmo após tingir, é possível identificar as UFs com cabelo preto que devem ser colhidas na primeira incisão (no círculo amarelo).

Passo 23: Seleção de UFs com Fios Paralelos

Para o cirurgião iniciante ou intermediário, UFs com hastes de cabelo paralelas devem ser preferidas àquelas com fios com emergência divergente ou cruzada (Fig. 13-25). Nessas UFs a dissecção é mais difícil e muitas vezes resultam em lesão ou transecção mesmo com uma técnica cuidadosa e precisa.

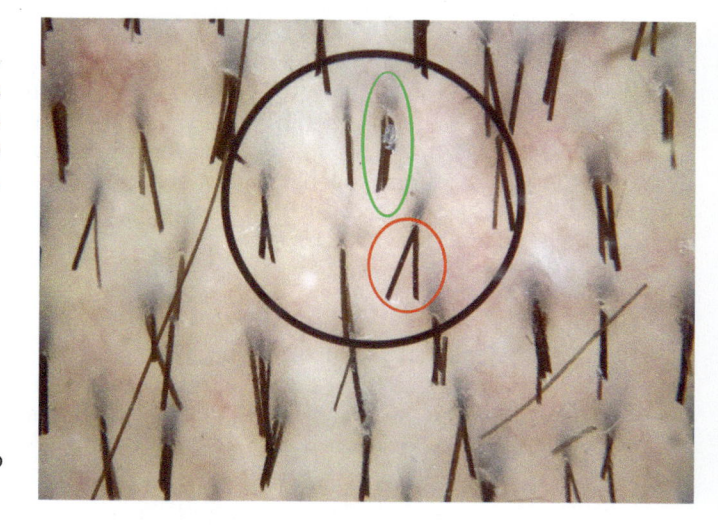

Fig. 13-25. A UF ideal com fios paralelos (no círculo verde). As UFs com fios cruzados (no círculo vermelho) devem ser evitadas devido ao maior risco de lesão ou transecção durante a dissecção.

Passo 24: Seleção de UFs sem Fios Miniaturizados

Evite a excisão de UFs com cabelo miniaturizado. Além de serem fios com grande potencial de queda em curto prazo, são naturalmente mais frágeis e mais sujeitos ao trauma da dissecção (Fig. 13-26).

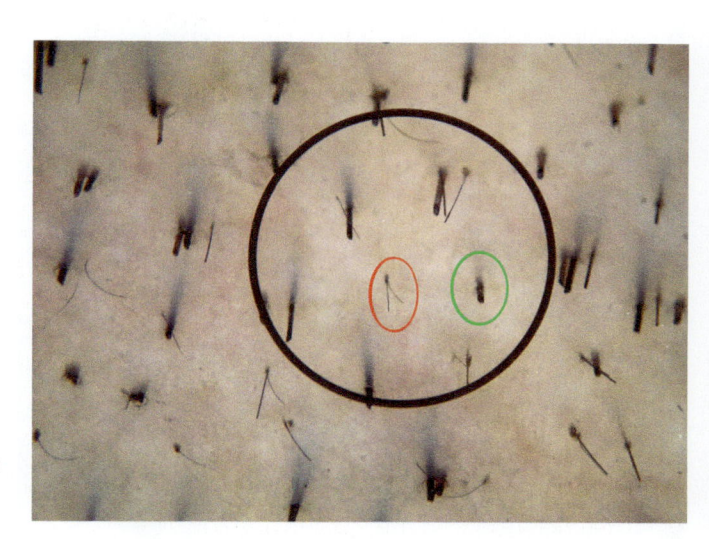

Fig. 13-26. UF com fio miniaturizado deve ser evitada (círculo vermelho). De preferência escolhemos fios terminais anágenos (círculo verde).

Passo 25: Seleção de UFs sem Divisão *In Vivo*

Evite a divisão *in vivo* das UFs nas ADs mais complexas. Ao escolher as UFs, prefira as que apresentem fios com saída paralela e compacta, sem cruzamento e sem afastamento. A divisão *in vivo* de enxertos é mais difícil e leva a maiores taxas de transecção para o cirurgião operador iniciante (Fig. 13-8), aumentando o risco de transecção oculta (*hidden transection*) nas UFs que permaneceram na AD.

Passo 26: Ajuste da Posição da Cadeira do Cirurgião

A cadeira do cirurgião deve estar alinhada com a direção da UF escolhida. Esta direção varia nas diversas regiões do couro cabeludo. À medida que a direção muda, a posição da cadeira deve ser alterada de acordo, facilitando a centralização e alinhamento da UF no *punch*.

Passo 27: Limpeza da Pele

Resíduos de sangue e tinta (azul de metileno ou violeta de genciana, quando usados) diminuem o contraste entre a pele e as UFs, dificultando sua visualização. Portanto, a superfície deve ser mantida limpa (Fig. 13-27).

Ponto-chave: não se deve perder tempo limpando a AD a todo momento, nem insistir em manter a velocidade de punção se a visão estiver prejudicada pela presença de sangue ou tinta.

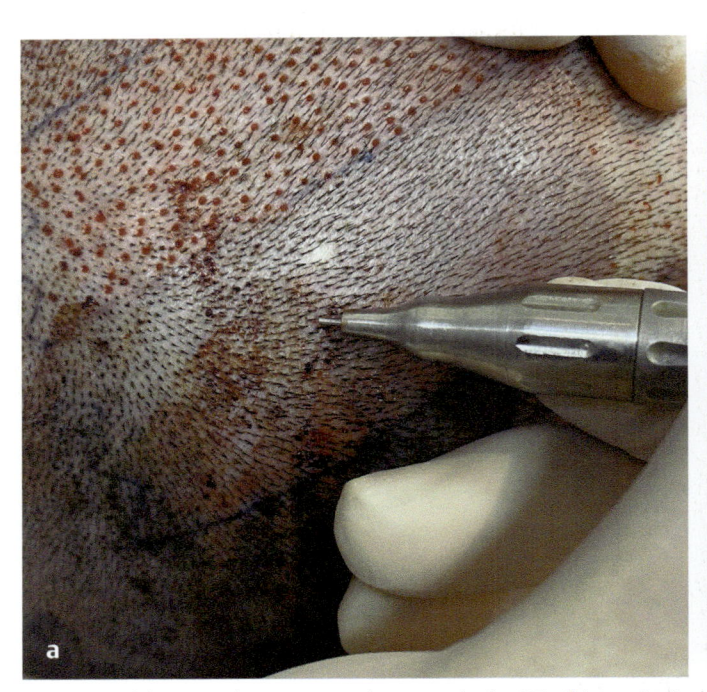

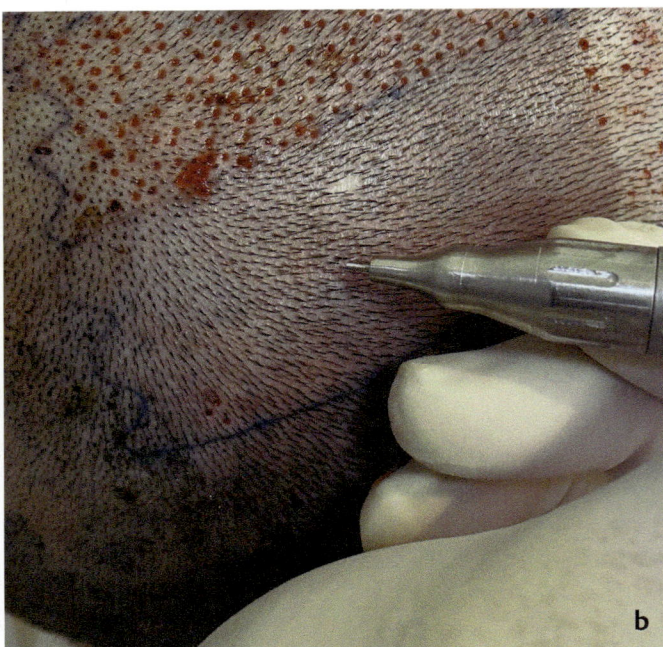

Fig. 13-27. (a) AD imediatamente após a retirada das UFs. (b) Aparência da AD após a remoção do sangue.

Passo 28: Centralização da UF na Punção

Ao escolher a UF a ser excisada, tenha especial atenção a centralização anteroposterior e laterolateral da mesma no interior do *punch*, pois isto evitará danos à UF (Fig. 13-28). Em alguns casos, mesmo que o ângulo de punção pareça estar correto, todo o eixo do cabelo pode estar próximo às margens anterior ou posterior do enxerto (Fig. 13-29). Se o *punch* entrar em um ângulo anteroposterior maior do que o ideal, será observada lesão na porção dorsal da UF. Se, pelo contrário, o *punch* penetrar em um ângulo muito agudo, a lesão será observada na parte ventral da UF (Fig. 13-30). Desvios excessivos no ângulo lateral-lateral causarão lesão na porção lateral da UF (Fig. 13-31).

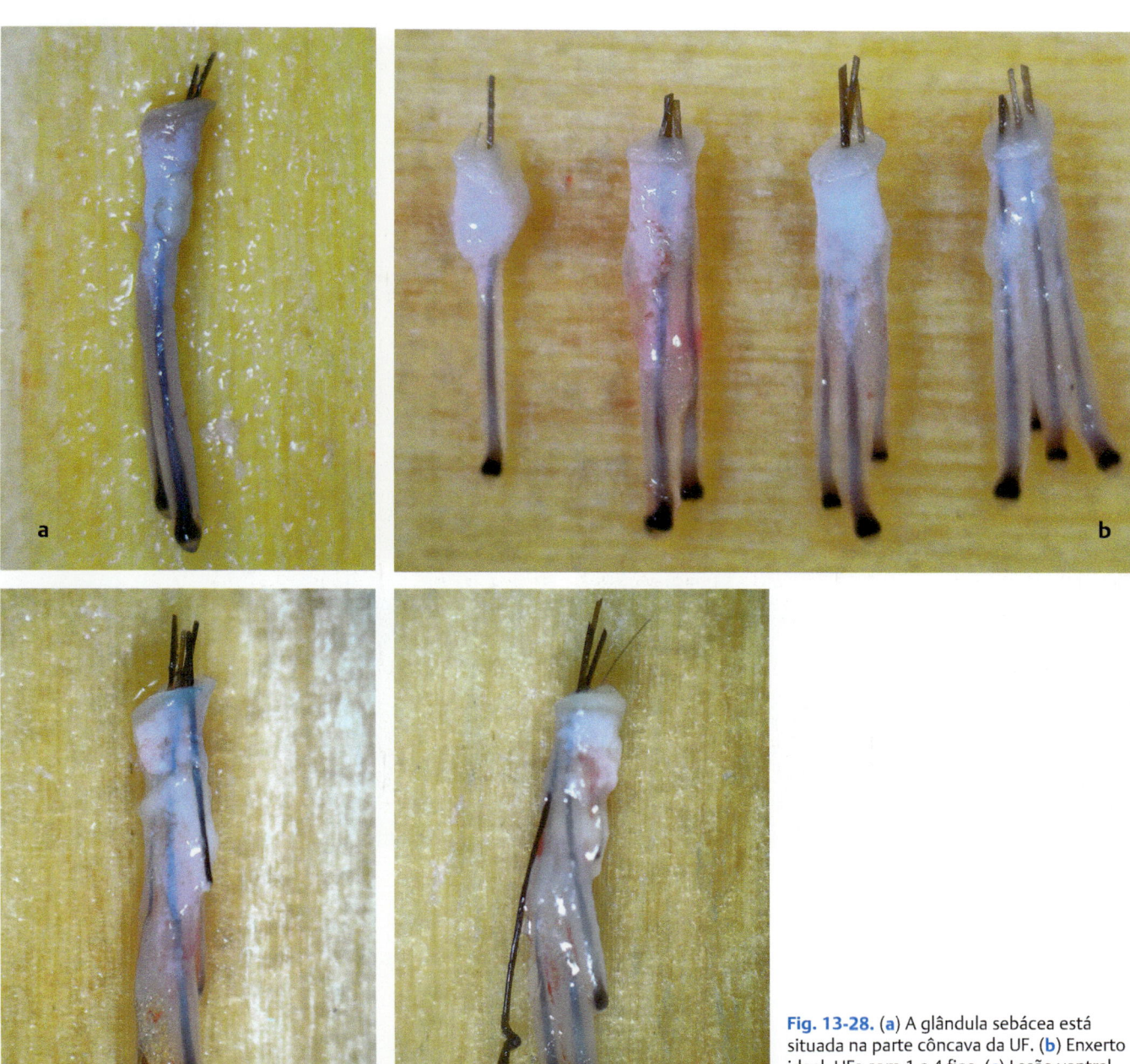

Fig. 13-28. (**a**) A glândula sebácea está situada na parte côncava da UF. (**b**) Enxerto ideal, UFs com 1 a 4 fios. (**c**) Lesão ventral devido ao ângulo de punção muito agudo. (**d**) Lesão dorsal devido ao ângulo de punção mais obtuso do que o ideal.

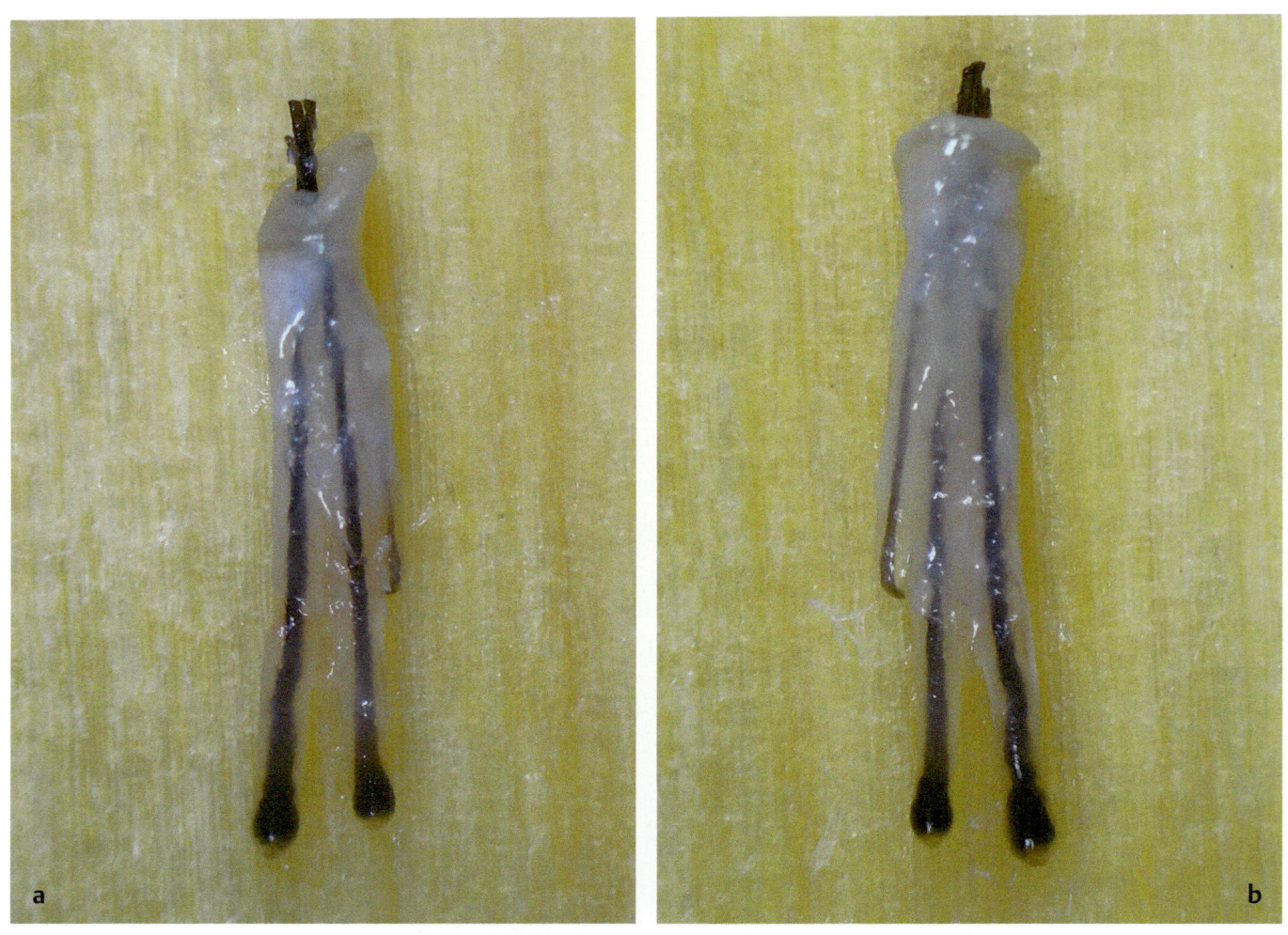

Fig. 13-29. (a) Vista dorsal – transecção lateral. (b) Vista anterior – transecção lateral.

QUARENTA PASSOS DA EXCISÃO FOLICULAR 161

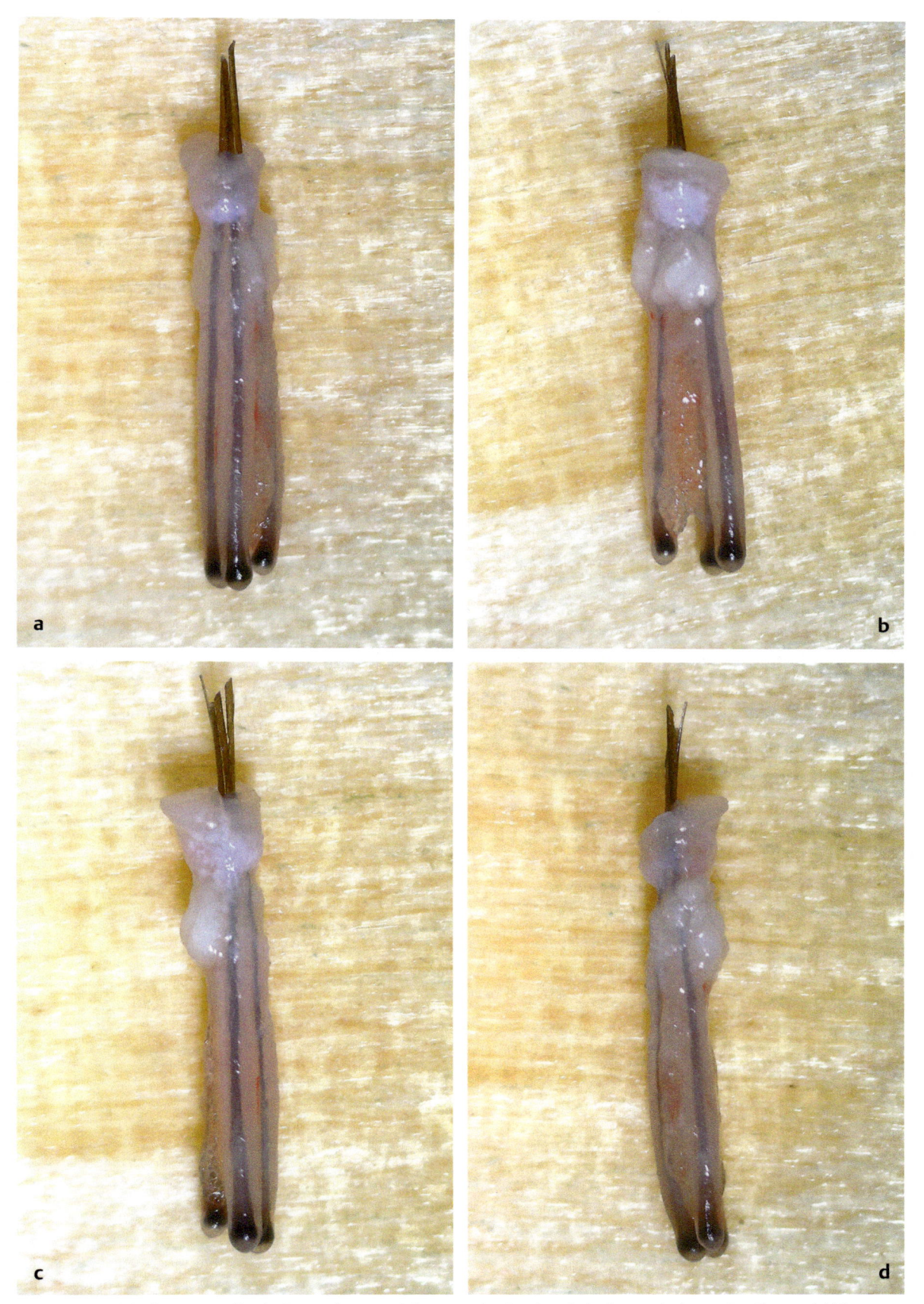

Fig. 13-30. Excisão bem-centralizada. Em qualquer posição, a cor do eixo do cabelo dentro da derme é uniforme. (**a**) Vista dosal. (**b**) Vista ventral. (**c**) Vista lateral esquerda. (**d**) Vista lateral direita.

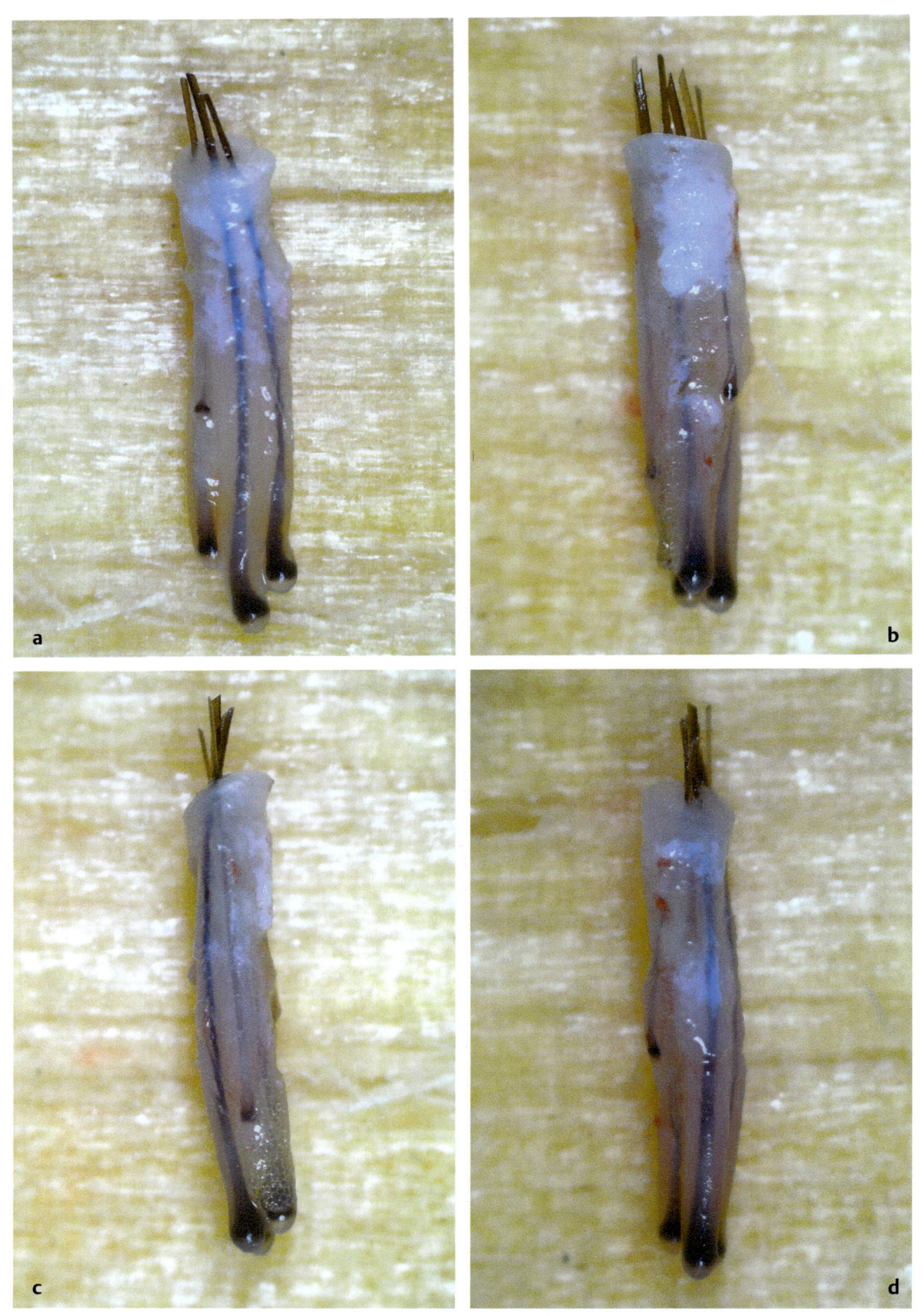

Fig. 13-31. O ângulo da excisão estava correto, mas a UF não estava centralizada: os fios estão na margem da região dorsal. (**a**) Vista dorsal. (**b**) Vista ventral. (**c**) Vista lateral direita (**d**) Vista lateral esquerda.

Passo 29: Comprimento do *Punch*

A extração bem-sucedida requer profunda compreensão da anatomia da UF. O comprimento do *punch* deve ser suficiente para permitir a incisão da pele e a subsequente dissecção dos tecidos circundantes à UF que permita sua retirada sem grande dificuldade. Uma dissecção muito superficial vai requerer maior pressão das pinças para puxar a UF, aumentando as chances de esmagamento ou de decapitação. A profundidade da incisão varia de paciente para paciente. Também pode haver variações nas diferentes regiões da AD.

Normalmente o comprimento do *punch* e, consequentemente, a profundidade da incisão deve ser discretamente menor do que a comprimento da UF (Fig. 13-32).

Caso haja dificuldade na retirada da UF em função de fortes aderências profundas, recomenda-se aprofundar a dissecção até o comprimento total da UF.

Se houver sinais de fragilidade e lesão do bulbo, mantemos uma dissecção mais superficial seguida de uma pressão adicional com o *punch* sem movimento (um soco).

Ponto-chave: *deixe o punch com comprimento suficiente para liberar os anexos profundos, sem necessidade de exercer muita pressão nas pinças para puxar o enxerto e evitar a decapitação. Lembre-se de que o comprimento pode variar dependendo da região da AD do paciente.*

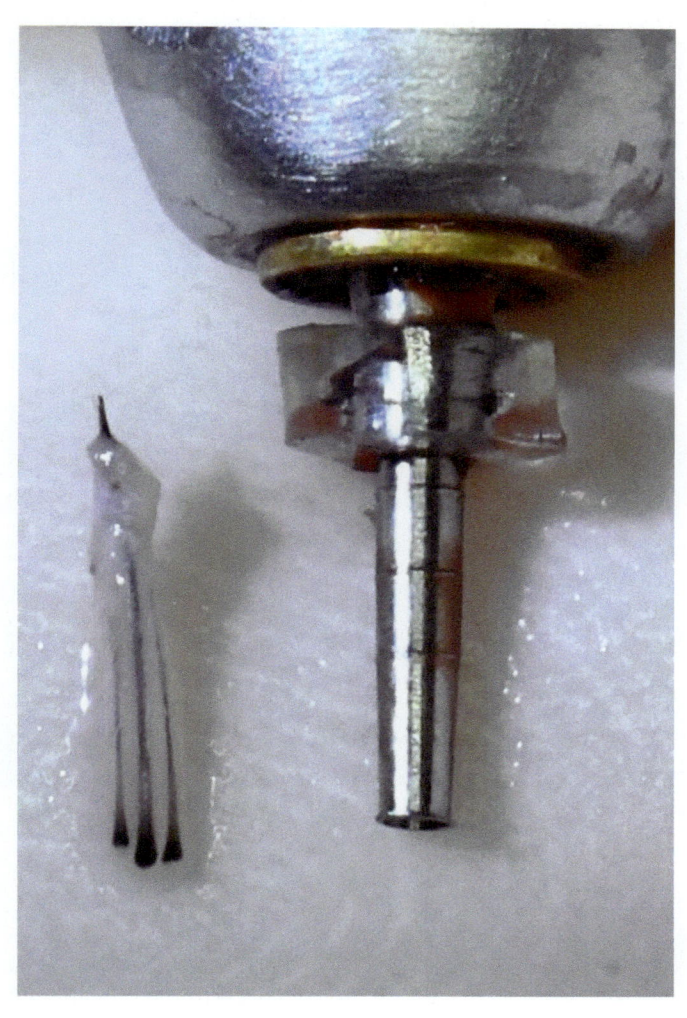

Fig. 13-32. O comprimento do *punch* é menor do que o comprimento da UF.

Passo 30: Ajuste do Ângulo do Punch

O ângulo externo do cabelo nem sempre é idêntico ao ângulo abaixo da superfície da pele. No início da cirurgia, as primeiras UFs coletadas devem ser examinadas ao microscópio ou com lupas de grande magnificação. Este passo serve para verificar se o ângulo de punção estava correto ou se serão necessários ajustes nas tentativas subsequentes. As UFs podem ter ângulo mais agudo nas regiões temporais, e ângulos mais obtusos no restante da AD, principalmente nas regiões mais craniais. Cicatrizes prévias de FUE ou de FUT podem alterar o ângulo de saída das UFs adjacentes.

Passo 31: Pressão da Handpiece na Pele

Centralize o *punch* sobre a UF no ângulo desejado. Aplique certa pressão do *punch* sobre a superfície da pele, deprimindo-a antes de iniciar o movimento de rotação ou oscilação. A pressão na pele varia de paciente para paciente (Fig. 13-33) e de região para região no mesmo paciente. Quando o movimento do *punch* começa, a pele é cortada e eleva-se lentamente em torno do *punch*.

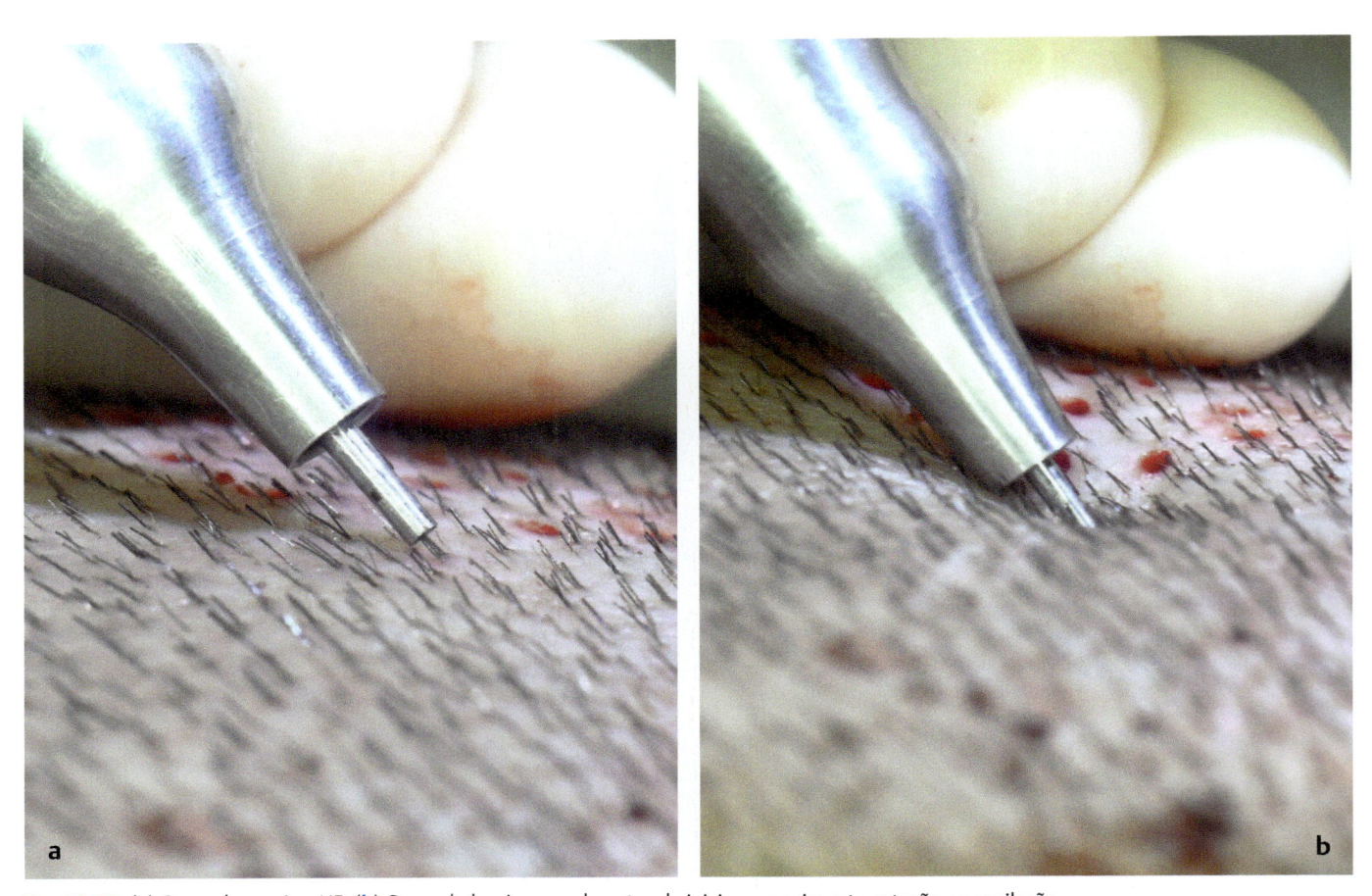

Fig. 13-33. (a) O *punch* engaja a UF. (b) O *punch* deprime a pele antes de iniciar o movimento rotação ou oscilação.

Passo 32: Siga a Curvatura da UF durante a Dissecção

Cabelos lisos geralmente têm uma UF com trajeto linear nos tecidos profundos. Cabelos ondulados crespos e afro apresentam uma curvatura discreta, moderada ou acentuada. A curva começa na derme superficial, ultrapassa a derme profunda e termina no bulbo no plano subcutâneo. A dissecção deve seguir essa curvatura para evitar o trauma ou até a transecção folicular (Fig. 13-34). Em geral, quanto mais crespo é o cabelo, maior deve ser o diâmetro do *punch*. Pode ser necessário usar *punches* com mais de 1 mm, dependendo das características do tecido do paciente e da habilidade do cirurgião.

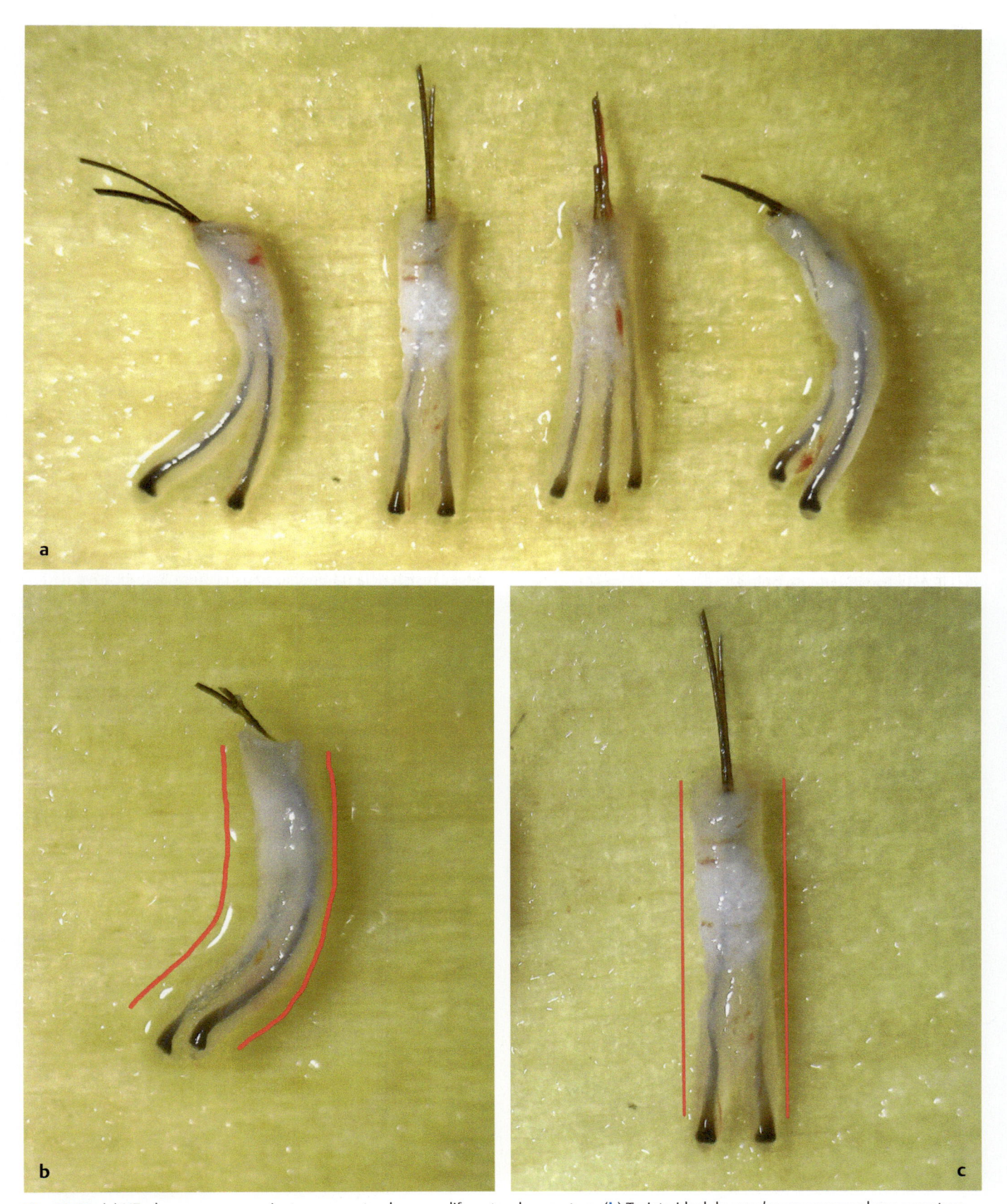

Fig. 13-34. (a) UFs de um mesmo paciente, apresentando graus diferentes de curvatura. (b) Trajeto ideal do *punch* para acompanhar a curvatura da UF durante a punção marcada em vermelho. (c) Trajeto ideal do *punch* para excisão de uma UF reta marcado em vermelho.

Passo 33: Manter a Mão Firme

Manter a mão em uma posição estabilizada auxilia na punção bem-sucedida e evita mudanças no trajeto da dissecção nos tecidos profundos. Em alguns casos é necessário aplicar um movimento de pressão adicional (semelhante a um pequeno soco) ao final da excisão, já com o *punch* sem movimento, para liberar as conexões profundas da UF. A intensidade desse movimento pode variar dependendo do tipo de *punch* usado, do aparelho de FUE, do tipo de pele, do tipo de UF e da fragilidade do bulbo.

Passo 34: Sensação Tátil na Dissecção

Desde a primeira punção deve-se prestar atenção à sensação tátil na mão que segura a *handpiece*. Essa sensação depende do aparelho e do tipo de *punch* utilizado. Geralmente há maior resistência nos primeiros milímetros de dissecção (epiderme e derme) e menor resistência na porção mais profunda (tecido subcutâneo).

A percepção experimentada ao avançar o *punch* nos tecidos que circunda a UF deve ter uma progressão suave, sem grandes variações. Mudanças súbitas na progressão do *punch* geralmente indicam transecção da UF. Após algumas punções seguidas de retiradas bem-sucedidas das UFs o cirurgião deve memorizar a sensação tátil e procurar diferenciá-las da sensação experimentada nos casos de transecção. Isso cria uma memória muscular que será usada durante toda a cirurgia. É importante notar que em diferentes regiões do couro cabeludo pode haver mudanças sutis nessa sensação. Daí a importância de reavaliar a taxa de sucesso de tempos em tempos. Muitas vezes o *punch* é facilmente conduzido através do tecido subcutâneo sem a necessidade de pressionar muito o *punch*. Também pode haver resistência na porção mais profunda, indicativo de fortes aderências locais. Assim, pode ser necessária uma pressão (um soco) no momento em que o *punch* finaliza sua oscilação.

Passo 35: Padrão de Sequência de UFs

Após a excisão de uma UF para a primeira avaliação, a UF adjacente deve ser evitada. O gerenciamento da AD e as tentativas subsequentes de excisão devem se concentrar na criação de um padrão estético e natural. Deve-se ter muito cuidado para evitar uma redução excessiva da densidade da AD. A excisão de UFs muito próximas ou com padrões artificialmente lineares resultam em resultado cosmético ruim, perceptível a olho nu (Fig. 13-35).

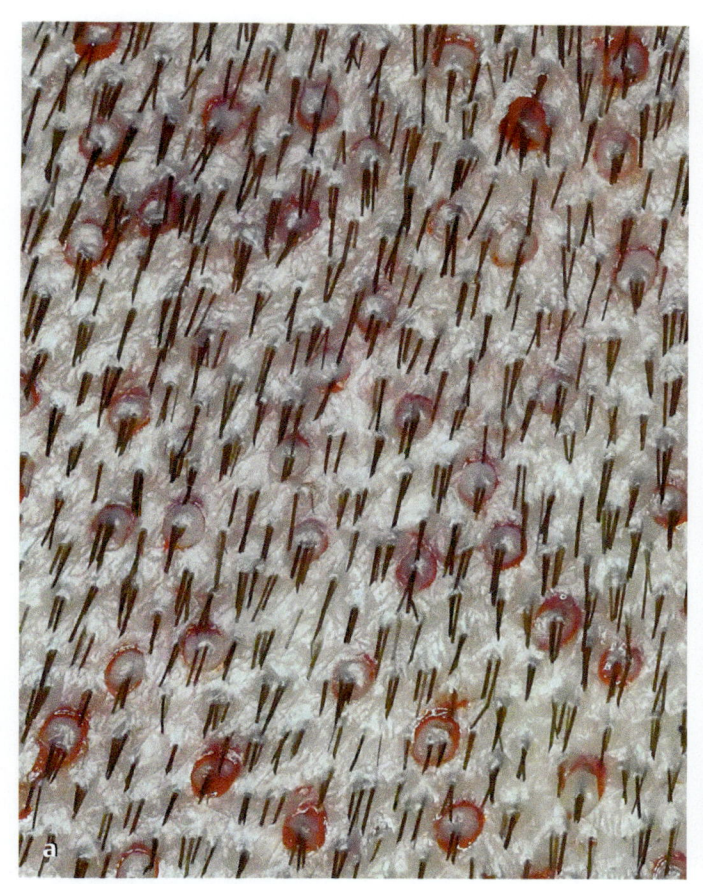

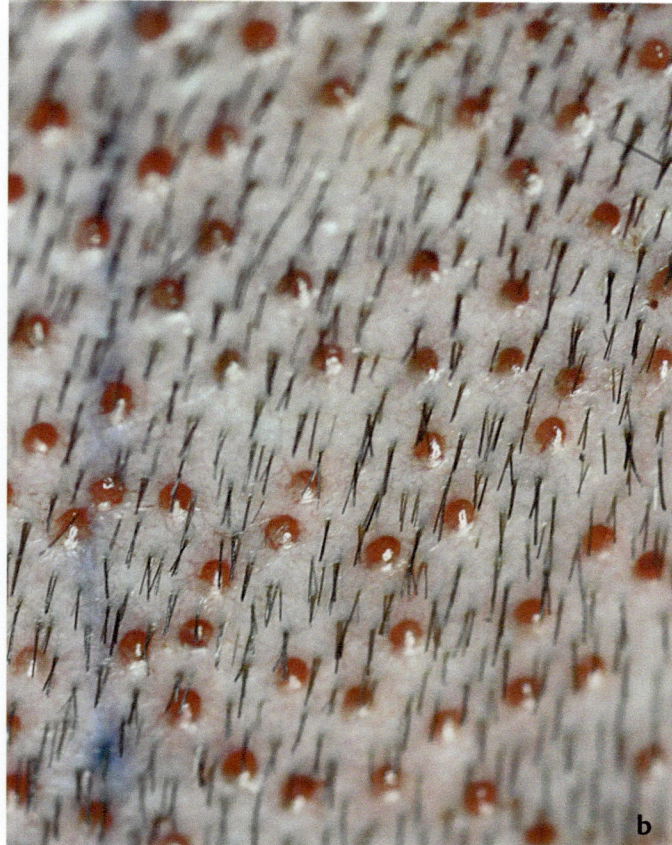

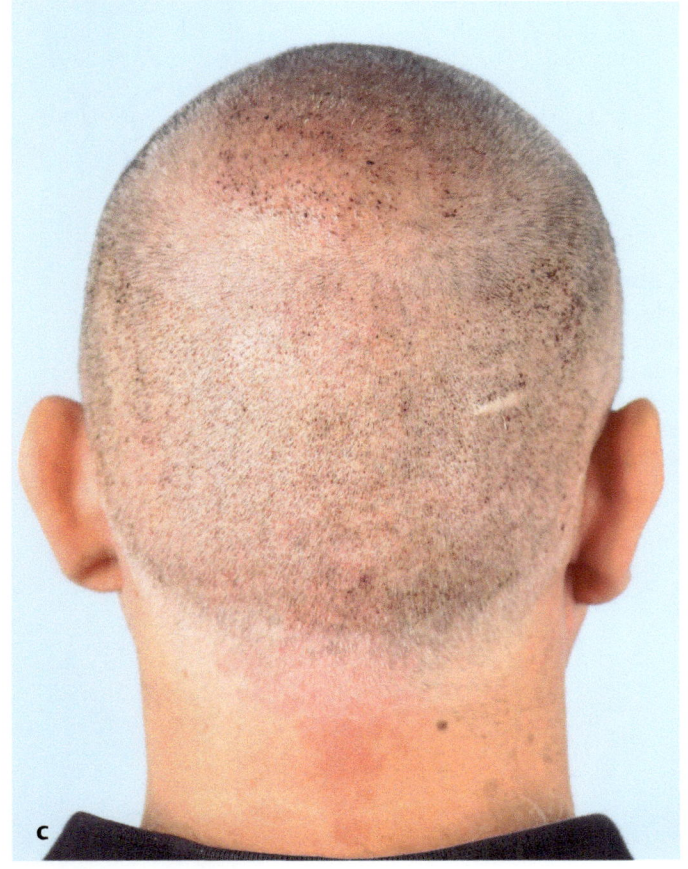

Fig. 13-35. (a) Distribuição não linear das UFs após a punção.
(b) Aspecto após a coleta das UF. (c) Aparência pós-operatória de 3 dias da AD.

Passo 36: Determine uma Direção da Retirada

Um cirurgião destro geralmente realiza a excisão da esquerda para a direita, da região mais caudal para a mais cranial, deixando ao assistente espaço suficiente para extrair as UFs de forma simultânea (Fig. 13-36). Cirurgiões canhotos devem fazer o oposto. Qualquer anormalidade na coleta das UFs deverá ser comunicada ao cirurgião, que avaliará então a adequação da técnica e a melhor conduta para a obtenção de UFs íntegras.

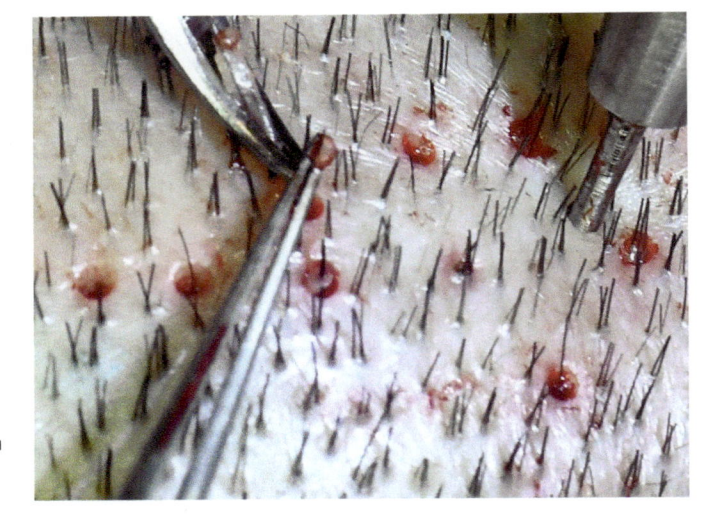

Fig. 13-36. Para cirurgiões destros, a punção da esquerda para a direita e de baixo para cima permite a coleta simultânea das UFs pelo(s) assistente(s).

FASE DE COLETA: PASSOS 37 A 39
Passo 37: Observe a Elevação da Epiderme

Um indicativo de excisão bem-sucedida e de dissecção adequada do tecido folicular é a observação das UFs logo após a punção: o enxerto deve se elevar de 1 a 2 mm acima da superfície da pele (Fig. 13-37).

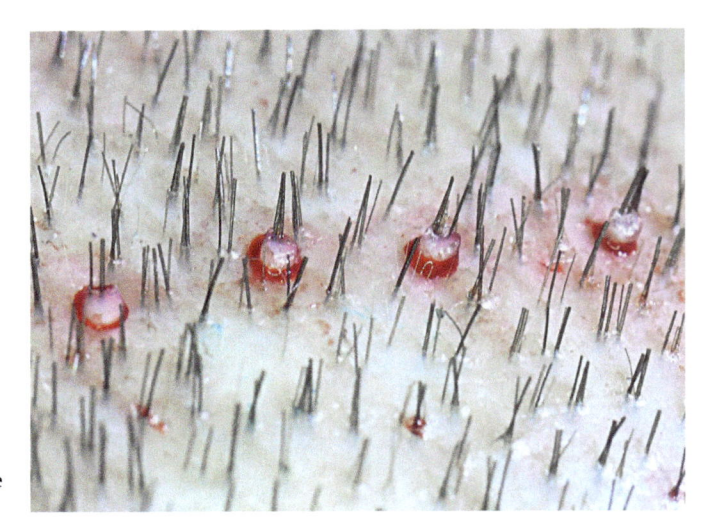

Fig. 13-37. Na dissecção bem-sucedida, a epiderme é tipicamente elevada acima do nível da pele de 1 a 2 mm.

Passo 38: Observe a Cor da Haste do Cabelo dentro da Derme

Após remover o *punch*, observa-se certa elevação da UF acima do plano epidérmico. Idealmente, a haste do cabelo dentro da derme deve ser uniformemente opaca em relação à cor da haste do cabelo que se encontra acima da epiderme. Se a cor for vívida e muito próxima à da haste do cabelo acima da epiderme, é um sinal de que há maior chance de lesão na superfície dorsal do enxerto. Da mesma forma, se a haste do cabelo for muito opaca ou nem mesmo visível, pode indicar proximidade excessiva à margem periférica da UF na sua superfície mais ventral (Fig. 13-38).

QUARENTA PASSOS DA EXCISÃO FOLICULAR

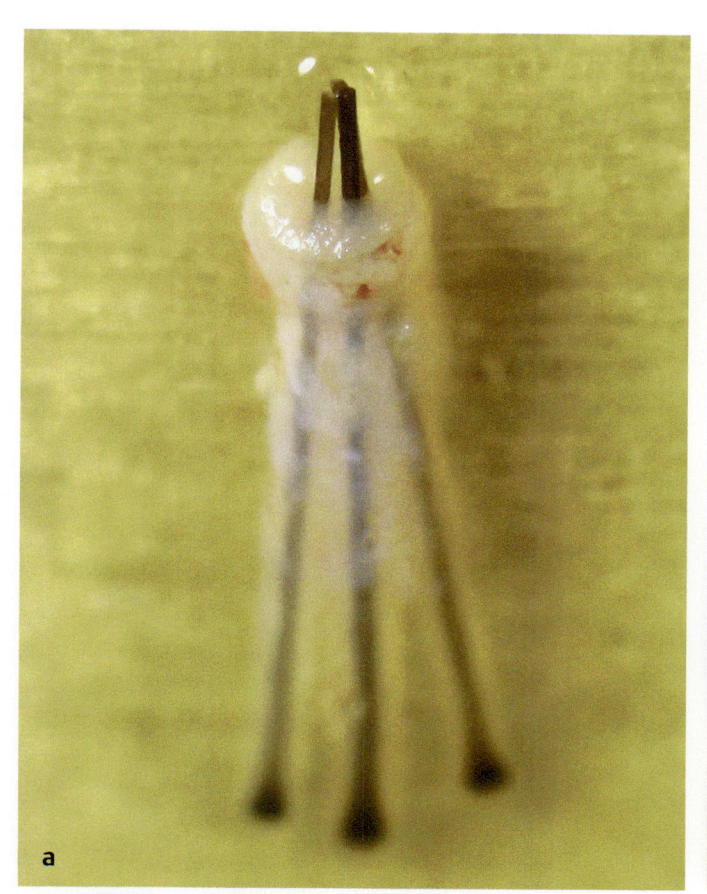

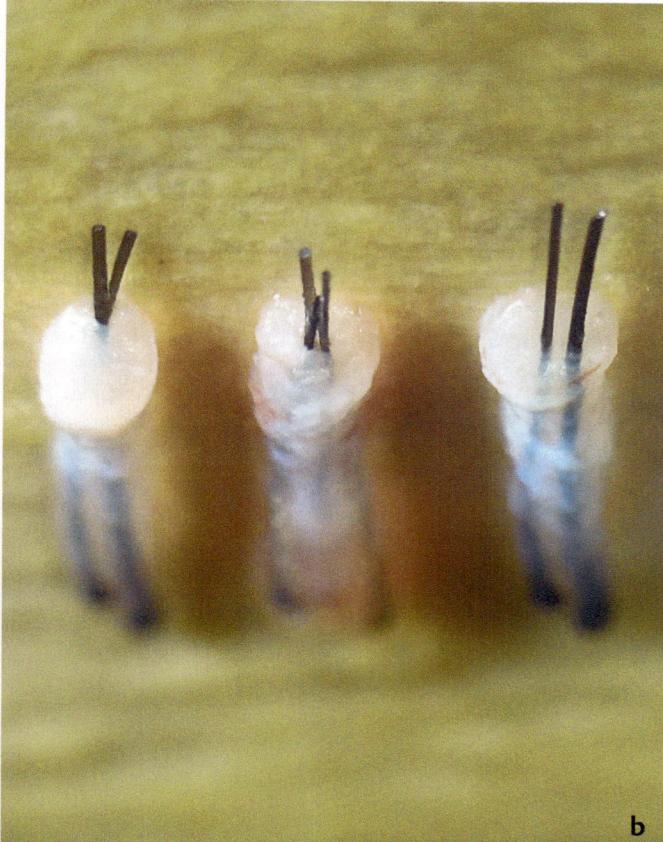

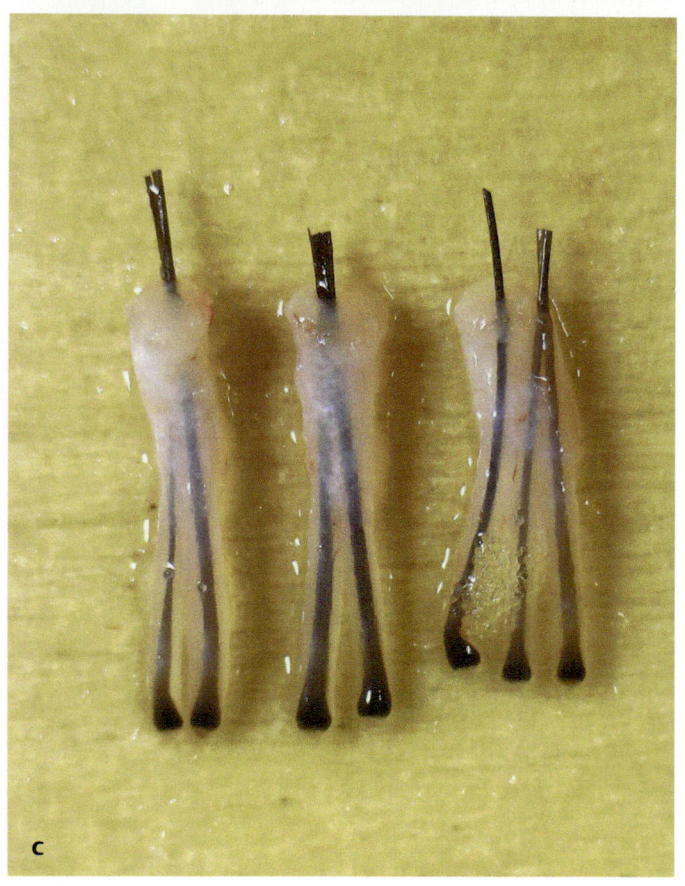

Fig. 13-38. (a) No enxerto ideal os fios estão centralizados e têm uma cor uniformemente opaca dentro da derme. **(b)** Vista superior de enxertos com fios em diferentes posições em relação ao eixo do enxerto. Na UF da esquerda os fios estão deslocados ventralmente. Na UF do meio, os fios estão centralizados. Na UF da direita os fios estão deslocados dorsalmente. **(c)** Vista dorsal das UFs.

Passo 39: Coleta das UFs

Existem diferentes técnicas para a coletas das UFs excisadas na AD. A retirada dos enxertos pode ser feita em um tempo (Fig. 13-39), dois tempos (Fig. 13-40) ou três tempos (Fig. 13-41). Se as UFs tiverem pouca aderência profunda, é possível puxá-las num único movimento com uma pinça. Apreende-se a UF em sua porção superficial e uma tração delicada é aplicada, na direção da haste do cabelo. Entretanto, o método é mais seguro com a retirada em dois tempos. A epiderme é levantada com uma pinça com a mão não dominante enquanto a segunda pinça (na mão dominante) apreende o enxerto mais profundamente, puxando-o suavemente na direção da UF.

A retirada pode ser mais difícil quando há aderências profundas ou quando a punção foi excessivamente superficial. Nesses casos a coleta deve ser realizada em três tempos: a primeira pinça segura a porção superficial (com a mão dominante), tracionado a UF. A segunda pinça segura uma porção mais profunda da UF e aplica mais tração (mão não dominante). A primeira pinça, então, é posicionada abaixo da anterior, aplicando tração e removendo a UF (com a mão dominante).

É prática comum permitir que assistentes coletem os enxertos previamente excisados após o cirurgião ter completado a dissecção das UFs. O cirurgião deve retirar e observar algumas UFs para determinar a necessidade de alguma mudança de estratégia de punções subsequentes. Uma técnica de coleta inadequada pode levar à decapitação (*capping*) do enxerto, principalmente se uma punção muito superficial tiver sido realizada e/ou se existirem aderências foliculares profundas. O processo de excisão da UF pode ser realizado simultaneamente à coleta das mesmas na AD: enquanto o cirurgião faz a excisão o assistente vai coletando as UFs para acelerar o processo cirúrgico total e reduzir o tempo operatório.

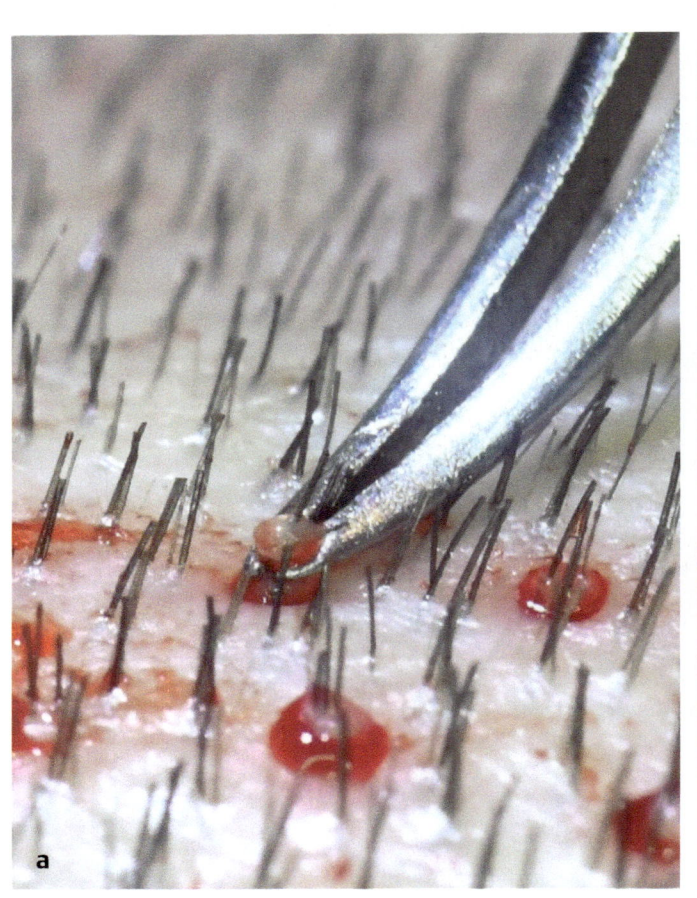

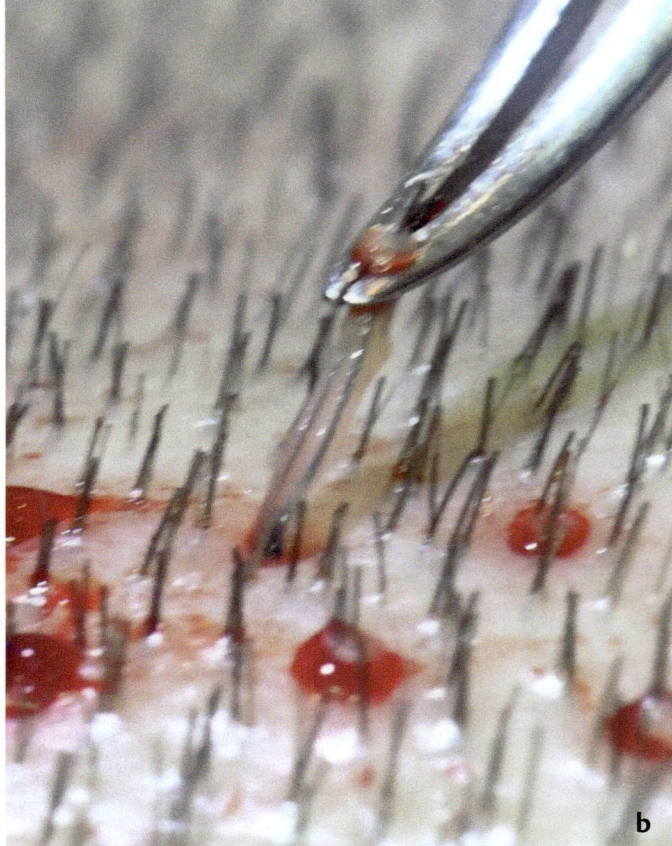

Fig. 13-39. (a,b) Método de extração em um tempo.

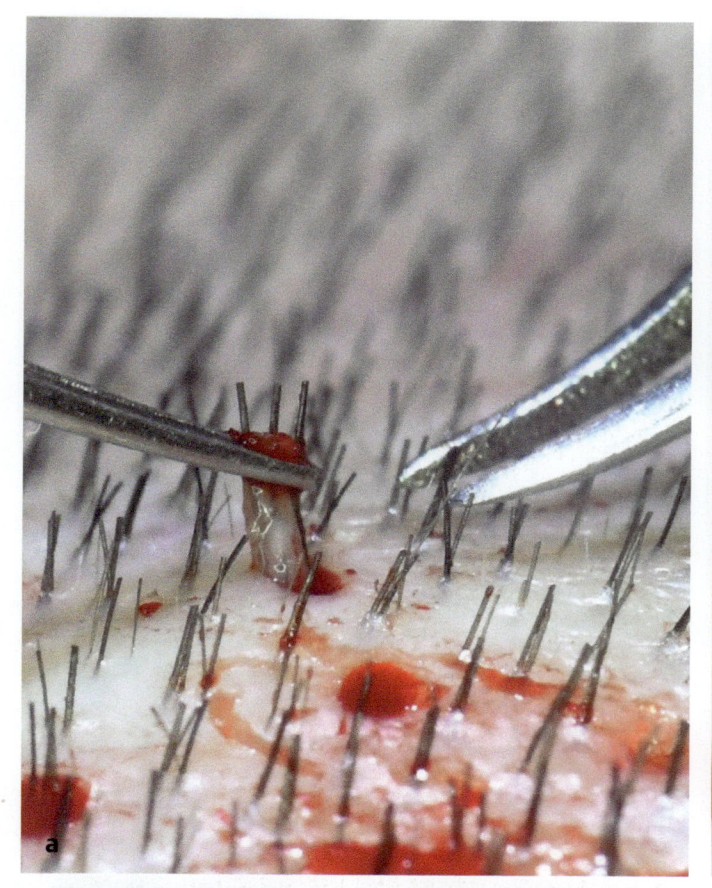

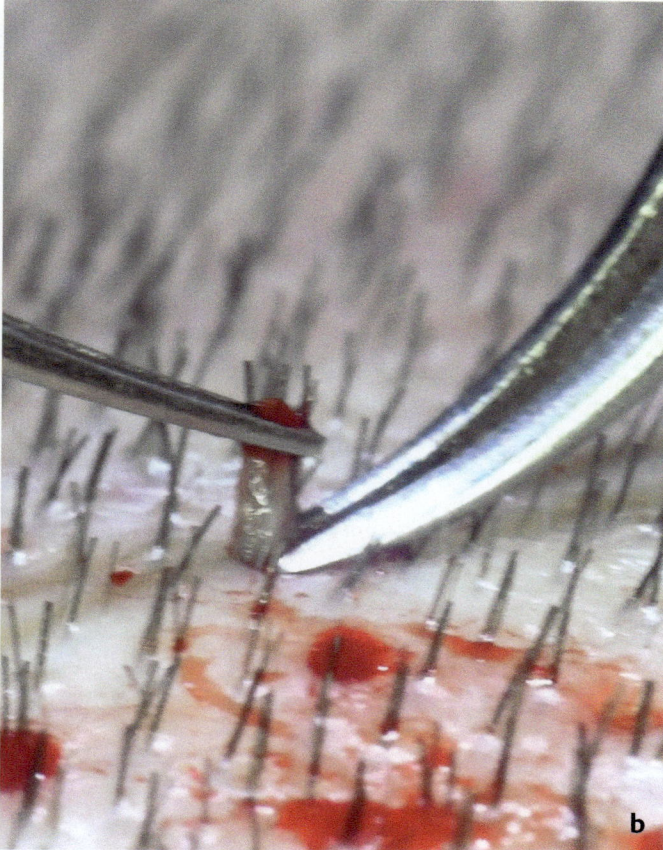

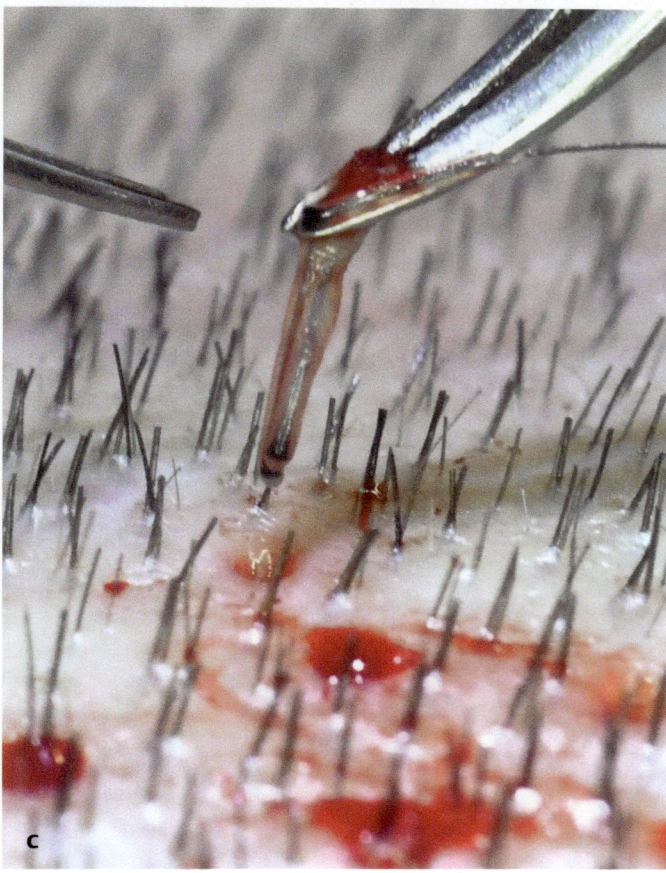

Fig. 13-40. (a-c) Método de extração em dois tempos.

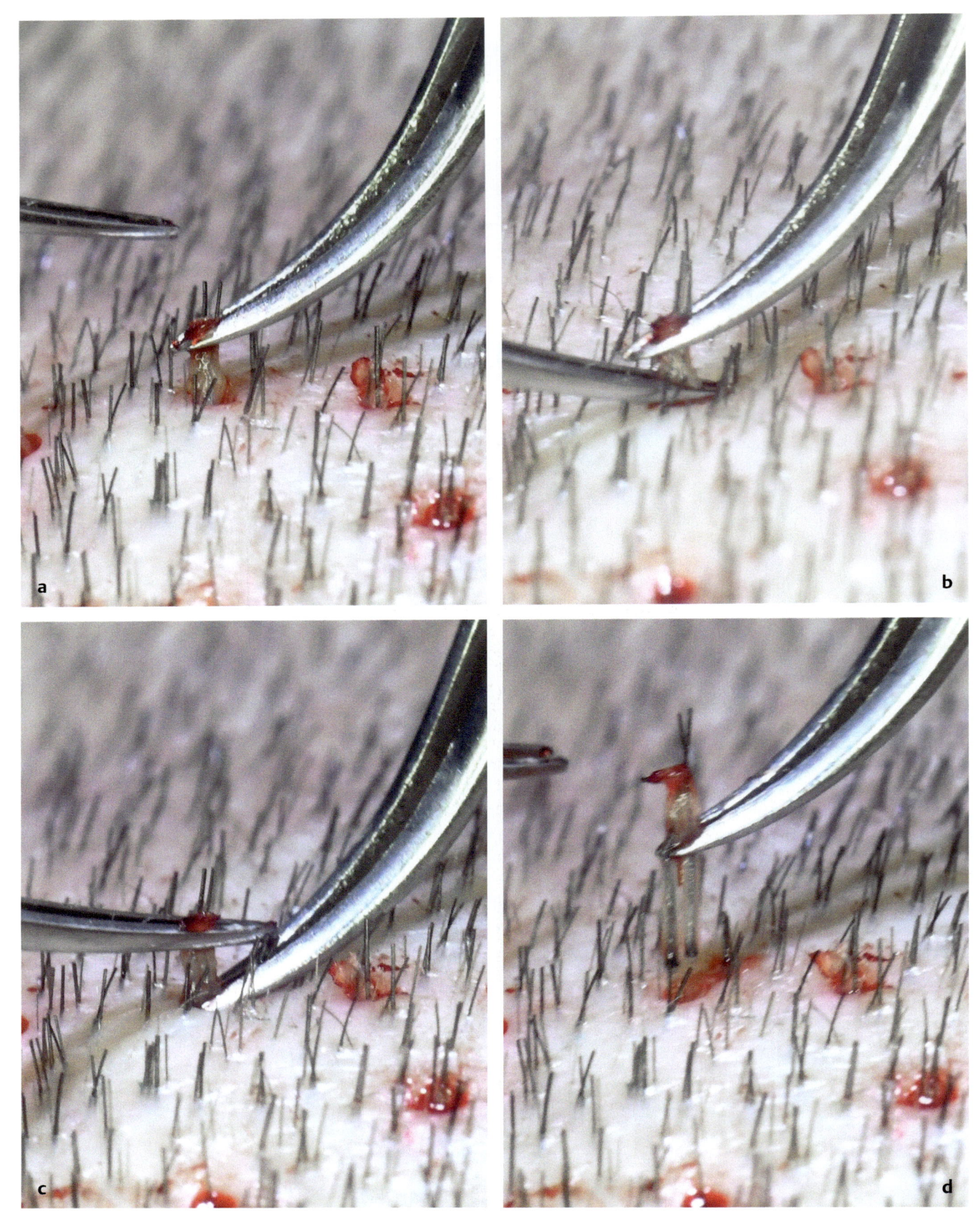

Fig. 13-41. (a-d) Método de extração em três tempos.

FASE PÓS-EXCISÃO: PASSO 40
Passo 40: Avaliação da Integridade da UF para Ajustes

As primeiras UFs devem ser analisadas com lupas com uma ampliação de pelo menos 5× ou, alternativamente, sob um microscópio (Fig. 13-42). Nossa preferência é pelo uso de um microscópio digital, tanto para melhorar a ergonomia quanto para possibilitar o monitoramento da qualidade da UFs pelo cirurgião. Geralmente o enxerto obtido pelo método FUE não necessita de dissecção adicional, exceto quando a manipulação das UFs é necessária para remover fios de cabelo inviáveis, nos casos de transecção parcial ou na divisão de UFs com o intuito de obtenção de enxertos de um fio de cabelo. Este controle de qualidade aplicado aos enxertos também facilita melhor avaliação da natureza de quaisquer lesões nas UFs. Assim verifica-se a posição dos fios na UF; a existência de transecção total ou parcial; lesões anterior, posterior ou lateral; a curvatura do cabelo; decapitação etc. (Fig. 13-43). Quando qualquer uma dessas imperfeições é identificada, o cirurgião deve iniciar as mudanças apropriadas na estratégia de dissecção para melhorar a qualidade dos próximos enxertos excisados.

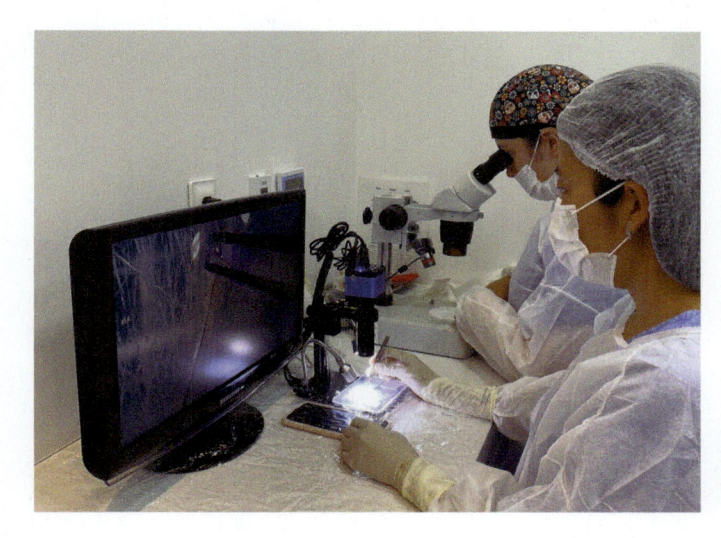

Fig. 13-42. À esquerda, microscópio digital e, à direita, microscópio óptico binocular.

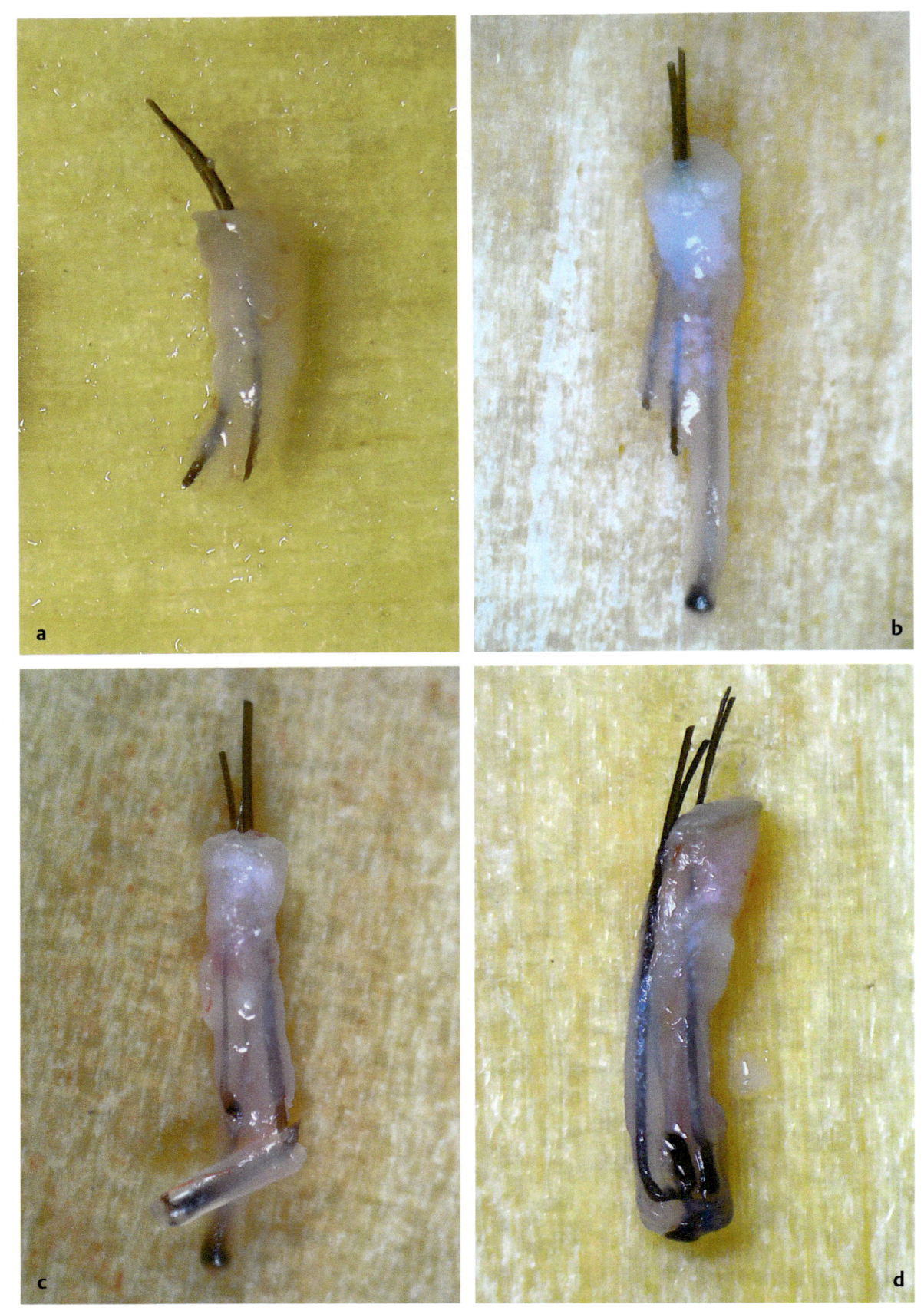

Fig. 13-43. Exemplos de lesão na UF. (**a**) Transecção total. (**b**) Transecção parcial. (**c**) Fratura. (**d**) Esmagamento. *(Continua)*

QUARENTA PASSOS DA EXCISÃO FOLICULAR 175

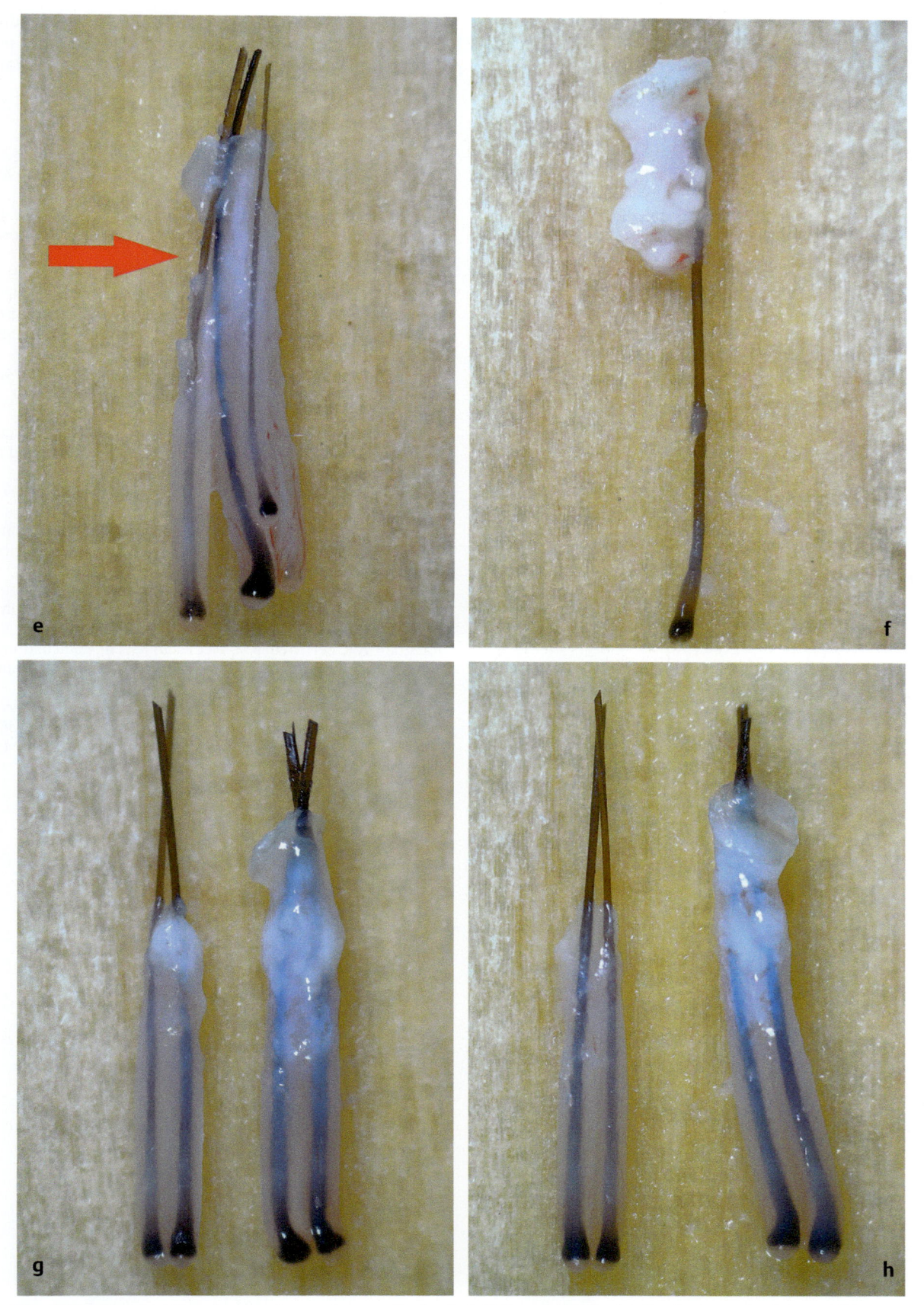

Fig. 13-43. *(Cont.)* (**e**) Desenluvamento na seta vermelha (*paring*). (**f**) Esqueletização. (**g**) *Capping* supraglandular na UF à esquerda junto à UF íntegra à direita. (**h**) *Capping* infraglandular na UF à esquerda junto à UF íntegra à direita.

REFLEXÕES E DICAS

A excisão das UFs da AD é um passo crucial no transplante capilar. A repetição de tentativas incorretas leva à destruição progressiva e irreversível da AD e à consequente perda da capacidade de corrigir a calvície. O cirurgião deve buscar a técnica perfeita, que varia de paciente para paciente e até mesmo em diferentes regiões do próprio couro cabeludo do paciente. Descrevemos os 40 passos que devem ser seguidos para alcançar o melhor resultado possível. Reavaliações são necessárias ao longo da operação para que mudanças e correções necessárias sejam adotadas. Observar cuidadosamente as lesões nas UFs e entender suas causas é essencial para mudar estratégias em busca da excisão perfeita. O diagnóstico deve ser rápido e preciso. O conhecimento das estratégias de correção e a capacidade de implementá-las são essenciais. Apenas com muito treinamento, repetição, persistência e busca pela perfeição é possível diminuir as perdas e maximizar as taxas de sucesso. Tentamos reunir de forma didática, neste capítulo, informações normalmente dispersas, outras sem os detalhes necessários e outras que aparentemente ainda não haviam sido descritas. Após ler e entender cada um dos passos, o cirurgião deve colocá-los em prática. Treine, treine e treine. Alguns pontos importantes merecem destaque:

- A maioria dos pacientes está mais preocupada com um bom resultado (cabelo cheio e volumoso) e raramente se importa com a qualidade e tamanho das cicatrizes na AD. Como os melhores resultados comprovadamente são obtidos com enxertos gordinhos (*chubby grafts*) e não com enxertos esqueletizados, evite *punches* muito finos. Diâmetros menores aumentam as taxas de lesões e transecções e comprometem o crescimento dos fios transplantados. O diâmetro externo ideal geralmente varia entre 0,9 e 1,05 mm. Cuidado com *punches* vendidos com base no diâmetro interno que nominalmente são iguais, mas na prática são muito maiores.

- O cirurgião deve coletar parte das UFs durante toda a operação para identificar as eventuais dificuldades e lesões. Só assim é possível mudar as estratégias e melhorar a taxa de sucesso.

BIBLIOGRAFIA

Cole JP. An analysis of follicular punches, mechanics and dynamics in follicular unit extraction. Facial Plast Surg Clin North Am. 2013;21(3):437-47.

Devroye J. An overview of the donor area: basic principles. In Unger W, Shapiro R, Unger R, Unger M, eds. Hair transplantation. 5th ed. London: Informa Heathcare, 2011.

Harris J. Analysis of measured area of FUE extraction zones and FUE sites utilizing dissecting punches or different sizes. Presented at the Nineteenth Annual Scientific Meeting of the International Society of Hair Restoration Surgery, Anchorage, Alaska, Sept. 2011.

Harris JA. Follicular unit extraction. Fac Plast Surg. 2008;24:404-13.

Harris JA. Follicular unit extraction: the SAFE System. Hair Transplant Forum Intl. 2004;14:157,163-4.

Harris JA. New methodology and instrumentation for follicular unit extraction: lower follicle transection and expanded patient candidacy. Dermatol Surg. 2006;32:56-62.

International Society of Hair Restoration Surgery: Practice Census Results. 2011.

Onda M, Igawa HH, Inoue K, Tanino R. Novel technique of follicular unit hair transplantation with a powered punching device. Dermatol Surg. 2008;34:1683-8.

Rassman W, Harris J, Bernstein R. Follicular unit extraction. In: Haber R, Stough DB, eds. Hair transplantation. Philadelphia: Elsevier Saunders, 2006:133-7.

Rassman WR, Bernstein RM, McClellan R, et al. Follicular unit extraction: minimally invasive surgery for hair transplantation. Dermatol Surg. 2002;28:720-8.

Speranzini, M. Forty steps to harvest a graft. In: Lam SM, Williams K (Eds.). Hair transplant 360: follicular unit excision (FUE). 2nd ed. New Delhi: Jaypee Brothers Medical Publishers, 2024;51-Cap.

Speranzini M, Souza SEG. Forty steps to harvest a graft. International Society of Hair Restoration Surgery. 2021;31(2):37-49.

TRANSPLANTE DE BARBA

Carlos Eduardo Guimarães Leão ■ Luiza Ramos Leão

INTRODUÇÃO

Desde a sua marcante presença nas faces masculinas através dos tempos, a barba tem sido vaidosamente cultivada, prazerosamente adorada e admirada por civilizações, sejam da antiguidade ou mesmo contemporâneas. Ao contrário senso, em outros povos, nos mesmos períodos, ela tem sido obstinadamente difamada, odiada e até publicamente criticada. Portanto, a barba é um atributo estético do homem definitivamente polêmico desde Adão.

Adão, o primeiro varão dos humanos, frequentemente é representado pela arte como tendo um rosto imberbe até sua saída do paraíso, quando aparece com uma barba cheia no seu julgamento por Deus, igualmente representado com barba farta, no episódio do fruto proibido, na clássica simbologia bíblica de transição do menino para o homem.

A importância da barba no transcorrer dos tempos é incomensurável para a humanidade. Michelângelo não teria esculpido o extraordinário Moisés com aquela barba de perfeição divinal nem Rossini teria a transcendental inspiração para escrever sua obra-prima, Il Barbiere di Seviglia. Esse pensamento se aplica à boa parte de pensadores e filósofos através da história. Talvez sem a sua imponente barba para apoiá-lo, as contradições dialéticas de Marx poderiam ter sido muito menos impactantes não fossem o poder de intimidação e persuasão que os longos pelos da face transmitem aos oponentes.

É muito interessante como os homens, independentemente da idade, classe social ou ideologia, orgulham-se em comparar suas barbas com os atributos naturais dos leões, tigres e outros felinos numa clara analogia aos símbolos que estes animais representam, tais como poder, dominância, masculinidade, imponência, agressividade, *status*, força, ousadia e, sobretudo, coragem, características tão apreciadas pelos homens por uma latente cultura machista que resiste impiedosamente ao tempo.

É certo, pois, que a cultura da barba através dos tempos e da história frequentemente é modificada por tendências culturais, religiosas, regionais, políticas e até mesmo por modismo. Apesar das mudanças em estilo, tendências e razões outras, uma coisa se percebe entre todas elas e perdura na percepção psicológica através da cultura e dos tempos: barba é sinônimo de masculinidade e este título não lhe poderá ser tirado tão facilmente.

Muito embora a procura pela epilação a *laser* para os fios indesejados da barba tenha crescido nos últimos anos entre os aficionados pela fisionomia imberbe, não há termos de comparação com o contrário. O homem do século XXI quer ter barba ou corrigir suas falhas. E esse é um fenômeno cultural mundo afora que enxerga no visual "barba por fazer", representado por 4 a 5 dias sem barbear-se, o padrão contemporâneo de beleza masculina, adotada por celebridades do cinema, esporte e *showbiz* internacional.

O modismo não é e nunca será indicação de qualquer cirurgia, mesmo as de cunho iminentemente estético. Porém, o desejo de ter barba ou de corrigir suas falhas é legítimo e, dada a extraordinária evolução técnica da restauração capilar nos mais diversos segmentos corporais, passou a ser um procedimento cirúrgico em ascensão na especialidade. Em recentes estudos da Universidade de Southern Queensland, na Austrália, 55% dos homens do planeta usam barba, bigode, ou ambos, e estas áreas cobertas ficam um terço menos expostas à radiação solar.

Reitera-se, portanto, a importância atual e a grande evolução atingida pelas técnicas e táticas da restauração capilar, principalmente no segmento facial, levando o transplante de barba a uma importância sem precedentes no arsenal cirúrgico da cirurgia plástica em todo o mundo.

AVALIAÇÃO, DIAGNÓSTICO E INDICAÇÃO

A indicação do transplante de barba passa pela criteriosa avaliação da etiologia e do diagnóstico diferencial. Na atribulação do cotidiano vivido pelo homem moderno é comum a perda de fios da barba motivada por estresse extremo.

Doenças mais comuns como as dermatites seborreicas da face, foliculites de variadas causas, *alopecia areata* e tinha da barba cursam com perda de pelos, circunscritos ou difusos, causando falhas inestéticas na face do homem.

Disfunções hormonais, falhas na dieta ou, ainda, dietas mal planejadas, muito comuns na atualidade, além do uso de anabolizantes e outras drogas de efeitos similares, podem, igualmente, levar a perda dos fios da barba, causando falhas e raleamento.

O diagnóstico correto, portanto, baliza o sucesso do tratamento. Os problemas genéticos são efetivamente a grande indicação para a restauração cirúrgica da barba. As cicatrizes da face, se de boa qualidade e localização, podem ser camufladas com transplante de unidades foliculares (UFs), mimetizando os transtornos estéticos e sociais causados por elas.

A idade, na casuística do autor, varia entre 23 e 60 anos. Os pacientes imberbes representam 60%. Trinta por cento queixam-se de barba falhada e 10% procuram a cirurgia para camuflagem de cicatrizes, sendo a maioria para lábio leporino.

PLANEJAMENTO

O planejamento é fundamental para o sucesso do ato cirúrgico. O mapeamento da barba nos diferentes segmentos da face, sempre incluindo o bigode e cavanhaque, mostra que a direção do crescimento dos fios é individual (Fig. 14-1). Existe, porém, um padrão que se repete numa significativa amostragem (Fig. 14-2), o que facilita enormemente o planejamento e o desenho da nova barba junto ao paciente imberbe durante a consulta (Fig. 14-3). Na maioria das vezes os pacientes optam por um padrão tradicional, mais comportado, cujo traçado inferior, mais angulado, ultrapassa 0,5 a 1,0 cm a linha da mandíbula, saindo da região pré-auricular até encontrar-se com a região do cavanhaque. Uma linha imaginária que sai do ângulo da mandíbula até o canto interno do olho serve de referência para a marcação de um ponto A, 6 cm acima do referido ângulo em direção superior, que determina a largura da nova barba. Para aqueles pacientes que desejam um desenho mais arrojado, este ponto pode estar, no máximo, 7 cm do ângulo. O traçado superior em curva começa na região pré-auricular, determinando aqui a largura da nova costeleta (em torno de 2 cm), passando pelo ponto A e terminando na mesma altura da comissura labial. Nessa região específica é também importante unir a lateral do bigode ao cavanhaque. Frequentemente é solicitado um preenchimento triangular central de base superior unindo o lábio inferior ao cavanhaque (Fig. 14-4). Esquadrinha-se cada hemiface em um número igual de pequenos quadrados de 1 cm² para que uma correta densidade possa ser igualmente conseguida em ambos os lados com o mesmo número de UFs dispostas por espaço (Fig. 14-5). Alguns fios esparsos, soltos na região geniana acima da linha de marcação superior, conferem naturalidade e podem ser raspados, se necessário. Naqueles com barba falhada, faz-se mister acompanhar o desenho e a direção dos fios remanescentes, facilitando o entendimento pré-operatório.

Exames pré-operatórios de rotina fazem-se necessários. Clínicas bem aparelhadas ou hospitais são a preferência. Anestesia local com sedação assistida por anestesiologista é a primeira opção do autor e seus anestesiologistas, muito embora a anestesia geral balanceada possa ser utilizada em casos específicos. Por se tratar de ato cirúrgico longo, minucioso, altamente laborioso, cansativo tanto para o paciente quanto para a equipe cirúrgica, encontra-se na anestesia geral balanceada uma técnica mais segura, mais eficaz, mais confortável em se tratando de pacientes muito agitados e com história pregressa de agitação em cirurgias anteriores o que levaria não apenas a um aumento significativo no tempo operatório, mas grande dificuldade técnica na execução do ato cirúrgico. O transplante de barba exige um time treinado, experiente, tecnicamente bem preparado e um arsenal totalmente adequado para o sucesso do ato.

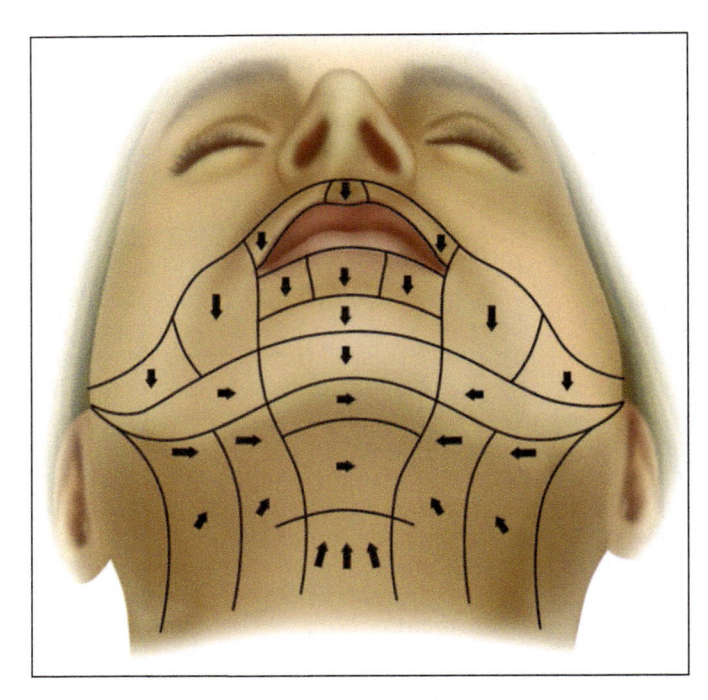

Fig. 14-1. Mapa individual da direção do crescimento dos fios da barba.

TRANSPLANTE DE BARBA

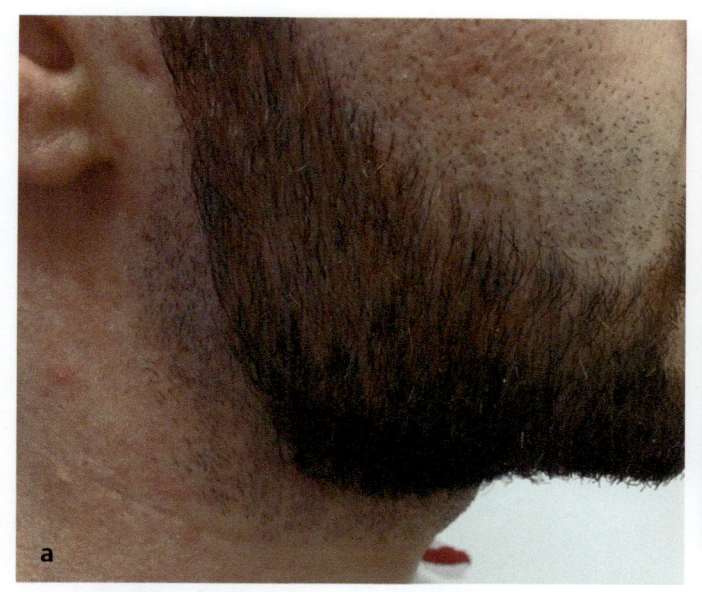

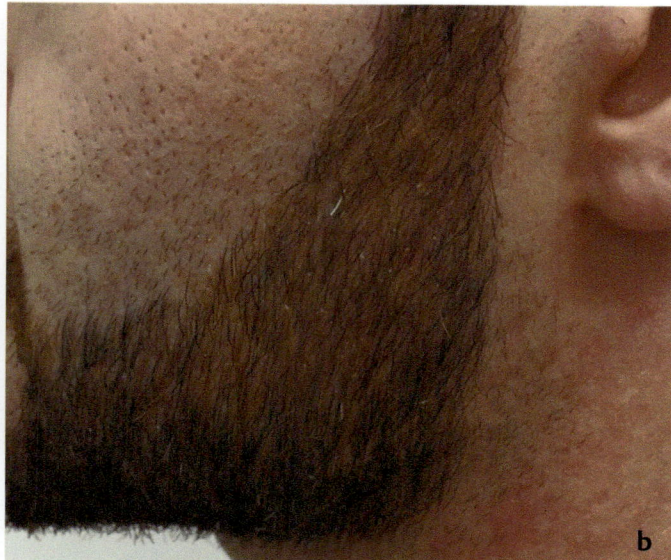

Fig. 14-2. (a,b) Padrão mais comum da direção dos fios da barba.

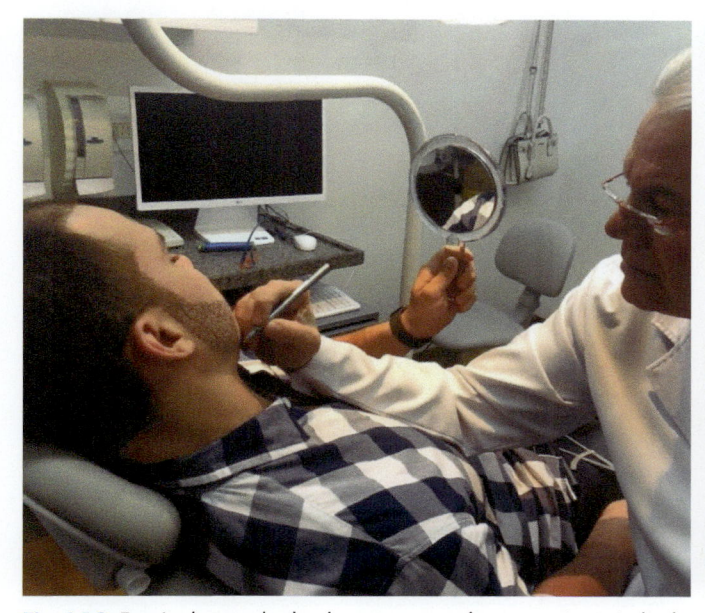

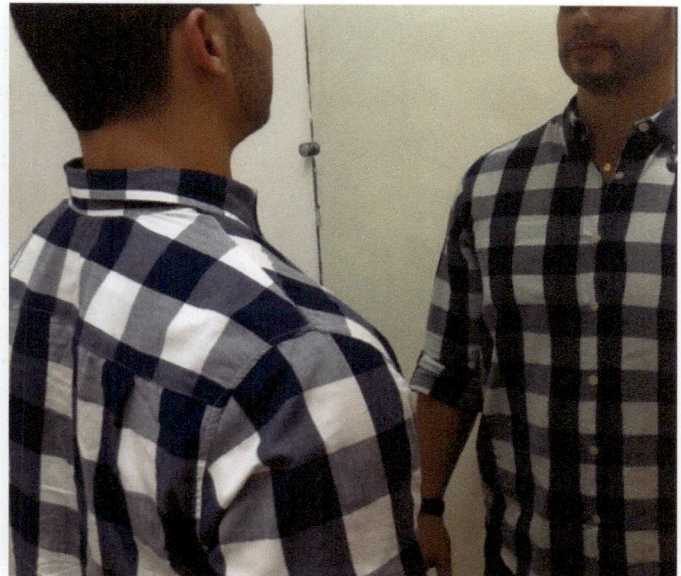

Fig. 14-3. Ensaio da nova barba durante a consulta em paciente imberbe.

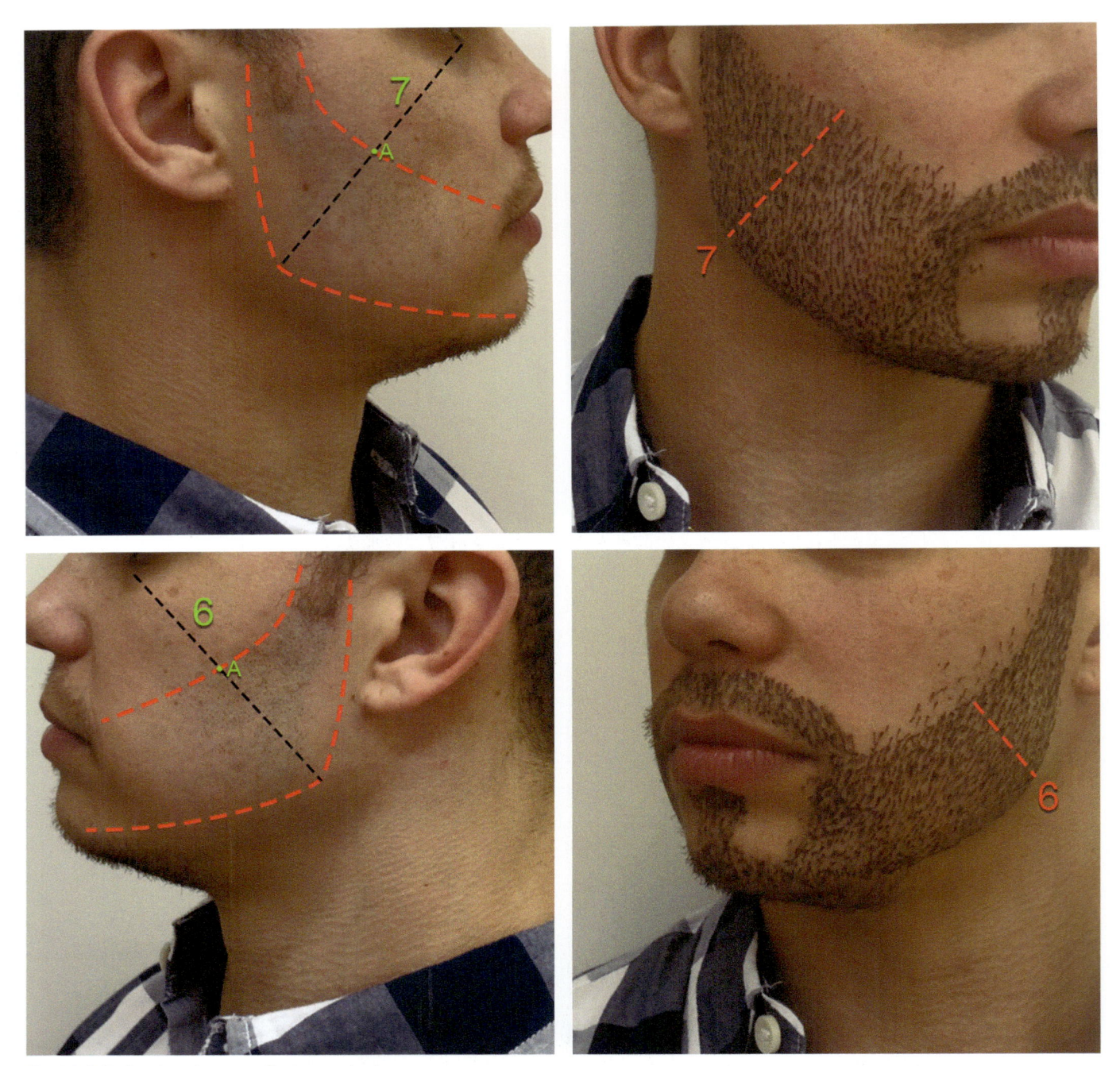

Fig. 14-4. Parâmetros de marcação da nova barba.

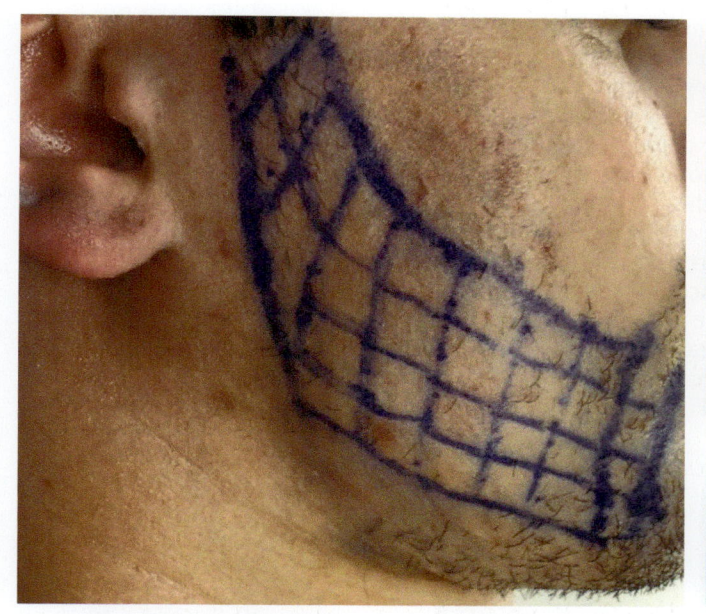

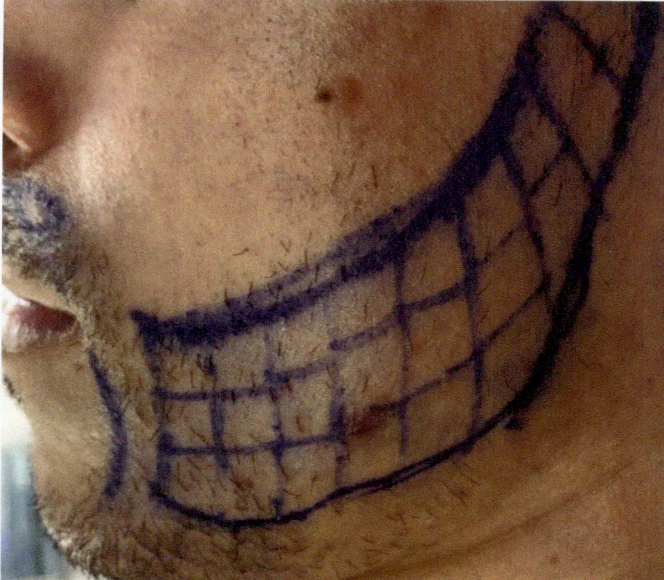

Fig. 14-5. Esquadrinhamento de 1cm² para a correta densidade.

MÉTODOS E TÉCNICAS

A ergonomia, o conforto e o posicionamento do paciente e da equipe são diferenciais importantes no andamento da operação. Quando a escolha é o FUT, o cirurgião permanece sentado durante todo o tempo da enxertia, cotovelos protegidos e apoiados, levantando a cada 40 minutos para alogamentos. A cabeça do paciente fica literalmente no colo do cirurgião, o que facilita as manobras de enxertia em cada hemiface. Inicia-se a enxertia de inferior para superior, o que facilita as manobras cirúrgicas principalmente pelo fato da utilização de fios longos (1 cm, em média). Já no FUE, a dinâmica é diferente já que a equipe tem uma participação mais efetiva. As incisões prévias são feitas pelo cirurgião e seu primeiro auxiliar em ambas as hemifaces, concomitantemente, bem como a enxertia das UFs que podem, num time muito bem entrosado, ser feita até mesmo a quatro mãos em cada hemiface. Uma tática cirúrgica muito eficiente idealizada pelo autor é a utilização de um artefato de gaze em forma de uma bola de tênis de mesa que se introduz pela boca do paciente esticando a pele da região geniana e facilitando sobremaneira os procedimentos cirúrgicos, incisões e enxertias, nessa difícil região (Fig. 14-6). Independentemente da técnica escolhida, a atuação entrosada de toda a equipe durante o ato cirúrgico permite uma dinâmica mais eficiente para o correto posicionamento dos enxertos, facilitando manobras precisas do cirurgião e auxiliares exigidas pela cirurgia da barba que, em mãos experientes, não dura menos que 6 horas.

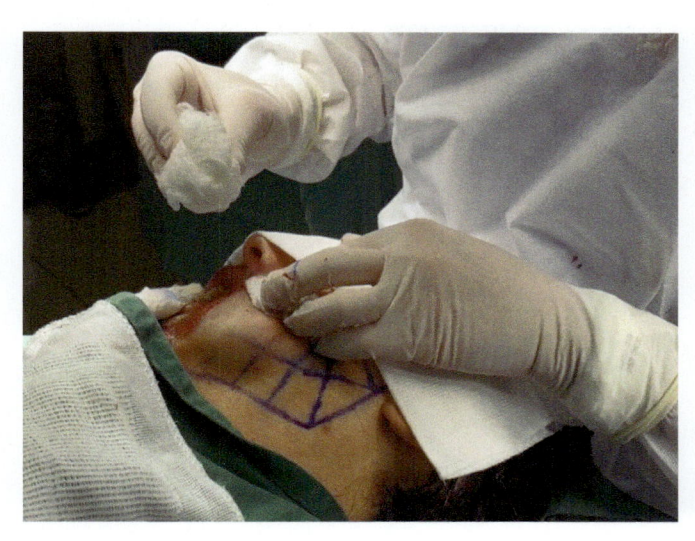

Fig. 14-6. Tática cirúrgica para facilitar a enxertia de UFs na região geniana.

Tanto o FUT (*follicular unit transplantation*) (em que se retira uma faixa de couro cabeludo na região temporo-occipital dando lugar a uma fina cicatriz linear), quanto o FUE (*follicular unit extraction*) (em que, na mesma a região, centenas de orifícios são realizados com micro-*punches*, resultando no mesmo número de pequenas cicatrizes, as chamadas *white dots*), podem ser utilizados como método de obtenção das UFs para a restauração da barba (Fig. 14-7). A escolha por esse ou aquele método é individual e não influencia no resultado final da operação. Quando não há contraindicações para qualquer uma das técnicas, 90% dos pacientes escolhe o FUE. Muito embora a colheita das UFs seja mais demorada com o FUE, a utilização das incisões prévias e enxertia das UFs, ambas feitas a quatro mãos, diminui sobremaneira o tempo cirúrgico em relação ao FUT. Para isso é necessária uma equipe muito bem treinada, capacitada e altamente entrosada. Nas pequenas falhas da barba ou cicatrizes inestéticas da face, a barba cervical, quando presente, pode ser utilizada como área doadora, numa decisão compartilhada com o paciente, e aqui o FUE é também o método de eleição para a obtenção das raízes (Fig. 14-8).

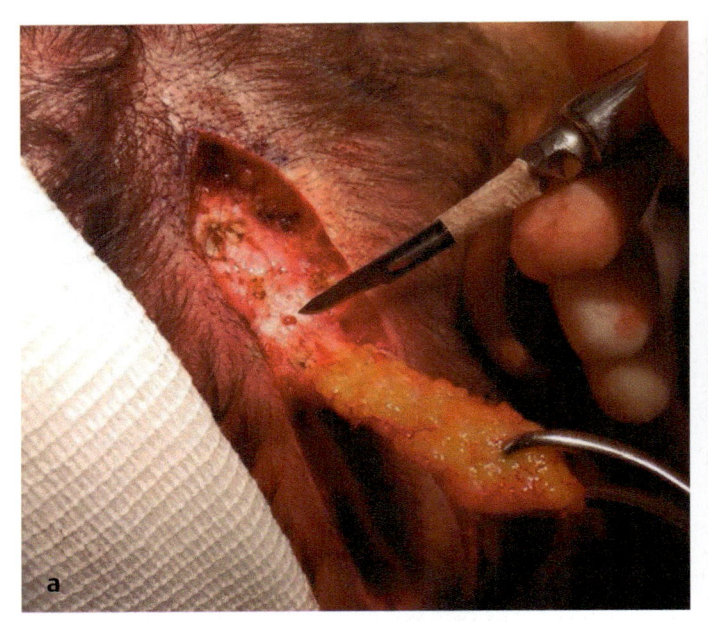

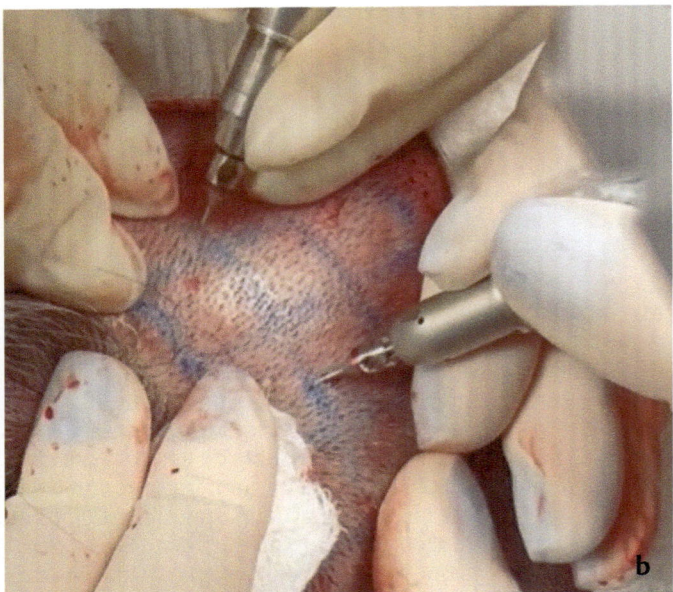

Fig. 14-7. (**a**) Métodos de colheita de UFs. (**b**) FUT, FUE.

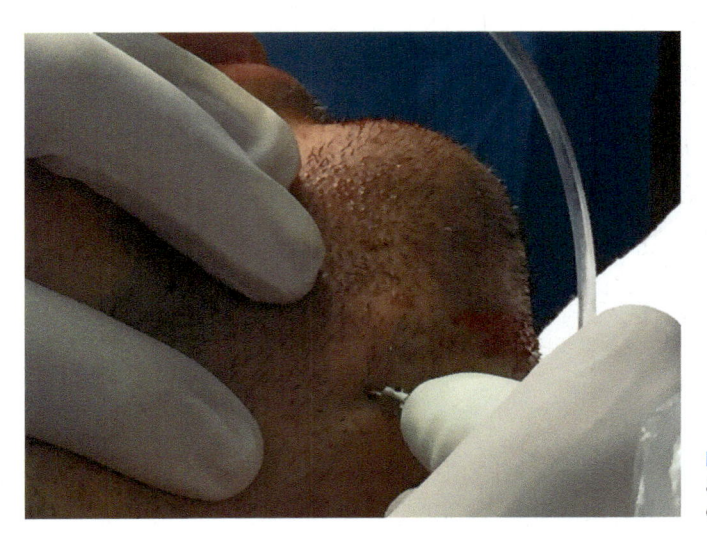

Fig. 14-8. Região cervical como área doadora para pequenos complementos.

TRANSPLANTE DE BARBA

As UFs devem conter 1 a 2 raízes. Quando a tática adotada é o FUT, as UFs são obtidas com fios mais longos, mínimo de 1 cm (Fig. 14-9). O fio longo, principalmente na cirurgia da barba, ajuda muito na visualização da correta direção e angulação dos enxertos em relação à pele da face que, na barba, deve ter uma inclinação de 20 graus (Fig. 14-10). Na técnica FUE, em razão da raspagem dos cabelos na área doadora, essa visualização necessita de lupas com aumentos maiores que 3 vezes.

A pogonologia (estudo da barba) prevê que um homem normal possui entre 20 a 25 mil fios numa barba completa e cerrada, incluindo aqui bigode, cavanhaque e região cervical. A densidade cosmética aceitável para uma boa restauração capilar em paciente imberbe gira em torno de 8 a 10 mil fios numa média estimada entre 50 a 60 UFs por cm^2, ressalvando-se que a região cervical raramente entra no planejamento cirúrgico como área a ser transplantada.

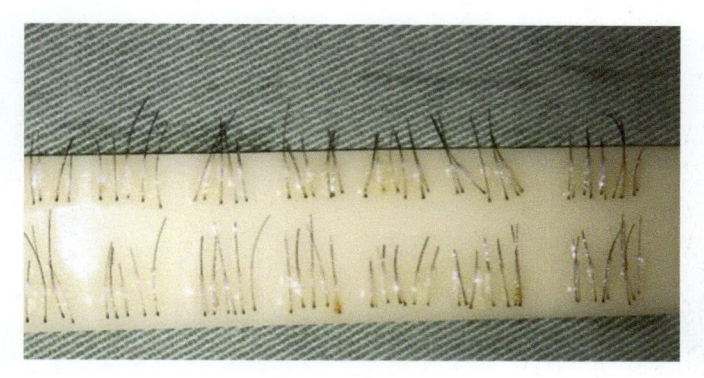

Fig. 14-9. UFs contendo 1 a 2 raízes com 1 cm de comprimento.

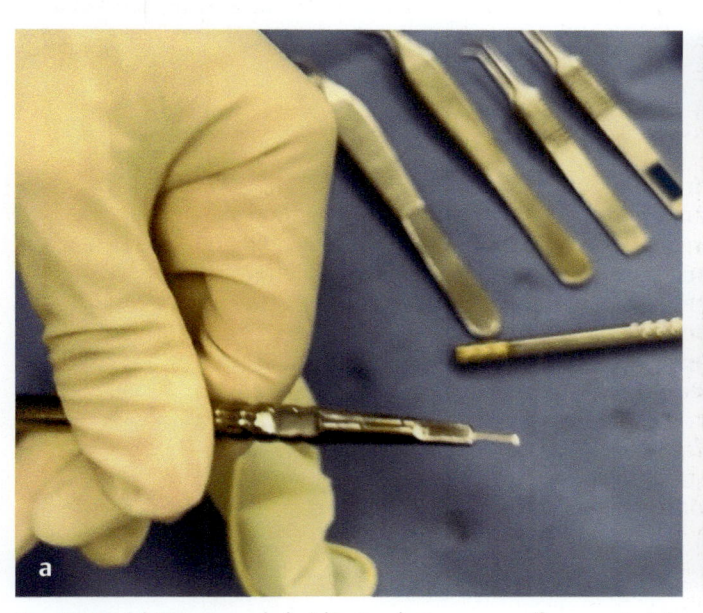

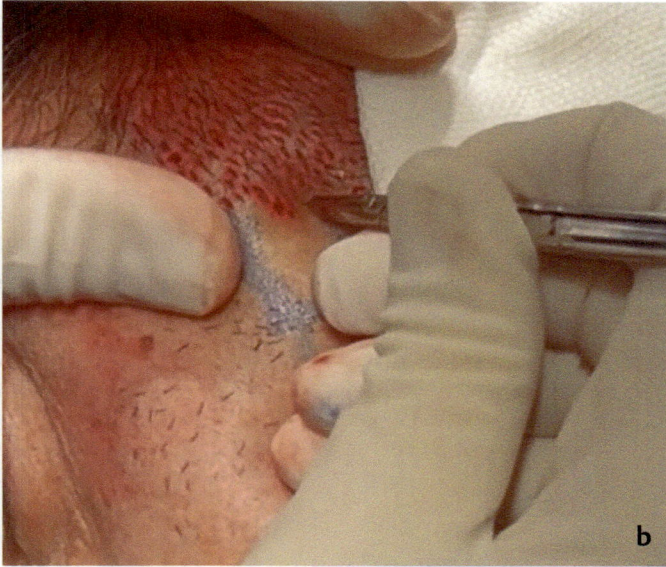

Fig. 14-10. (a) Bisturi acoplado à lâmina de 1 mm específico para incisões prévias. (b) A execução das incisões prévias por cm^2.

Para colocação dos enxertos, a preferência do autor, na técnica FUT, é pelo *stick and place* (perfura-se e enxerta-se em sequência) utilizando-se o bisturi Leão, idealizado pelo autor, para as manobras de enxertia. Os implantes, instrumentos que, num único golpe, perfuram e introduzem os enxertos ao mesmo tempo, mostram-se muito eficientes e de grande aceitação entre os cirurgiões de restauração capilar (Fig. 14-11). Dá-se preferência, em qualquer dos dois instrumentos, às agulhas com diâmetros entre 0,8-0,9 milímetros.

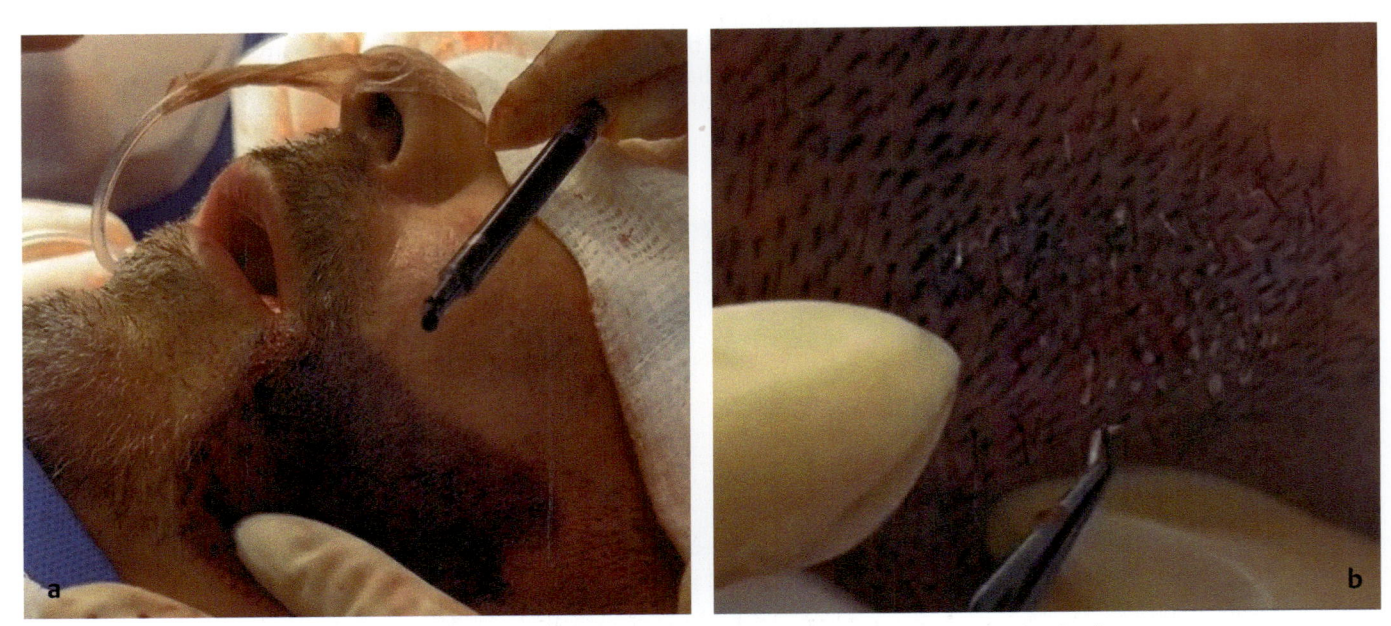

Fig. 14-11. (a) Aplicação de azul de metileno para realçar as incisões prévias. (b) Enxertando as UFs com pinças ultrafinas.

Quando se opta pelas incisões prévias, procedimento mais usual na técnica FUE, essas podem ser feitas com a utilização de microlâminas de 01 mm acopladas a um bisturi específico que realiza um número de incisões predeterminado, normalmente em torno de 60 por cm^2 (Fig. 14-12). Para que melhor se visualizem as incisões, utiliza-se azul de metileno para marcá-las, o que facilita imensamente a enxertia das UFs feita com delicadíssimas pinças, preferência do autor, ou ainda com *implanters* (Fig. 14-13).

O pós-operatório imediato é simples e não afasta o paciente de suas principais atividades diárias. Os pelos transplantados seguem a mesma evolução daqueles destinados ao tratamento da calvície e caem ao longo dos primeiros 30 dias de pós-operatório, voltando a aparecer em torno de 3 meses após a queda. Equimose e edema discretos (Fig. 14-14), foliculites esparsas e prurido são queixas comuns e facilmente resolvidas. A utilização de aparelhos de barbear, manuais ou elétricos está liberada assim que os pelos definitivos aparecerem.

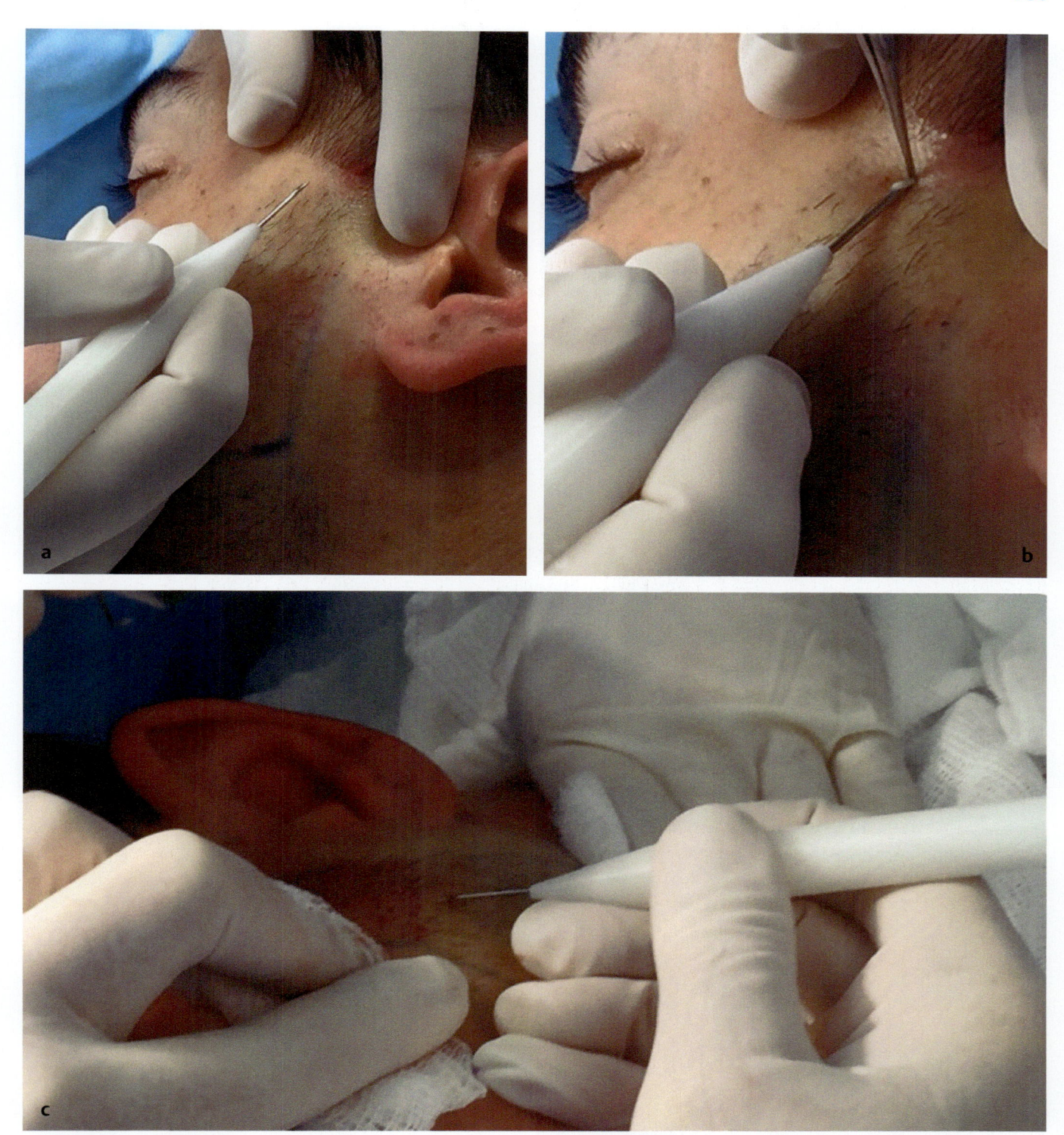

Fig. 14-12. (a-c) Correta inclinação da agulha em relação à pele. Perfeita introdução da unidade folicular (UF) observando a angulação e a direção do pelo. Competente atuação do auxiliar na tração da pele quando a tática utilizada é o *Stick and Place*.

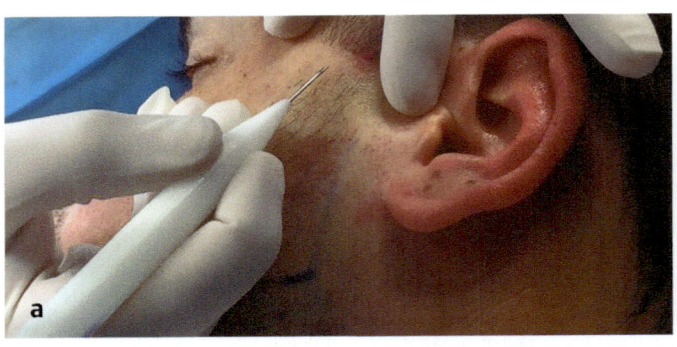

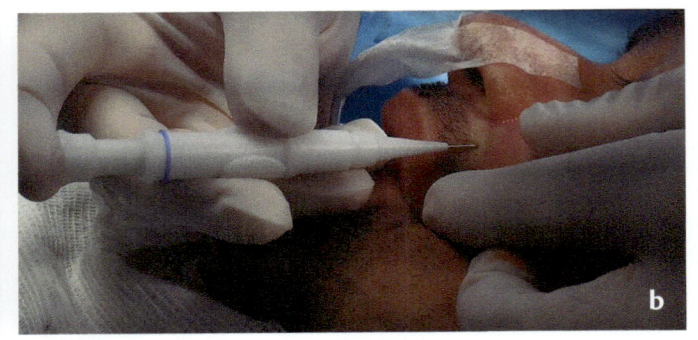

Fig. 14-13. (**a**) Bisturi Leão. (**b**) *Implanters*, ambos acoplados à agulha 0,8 mm.

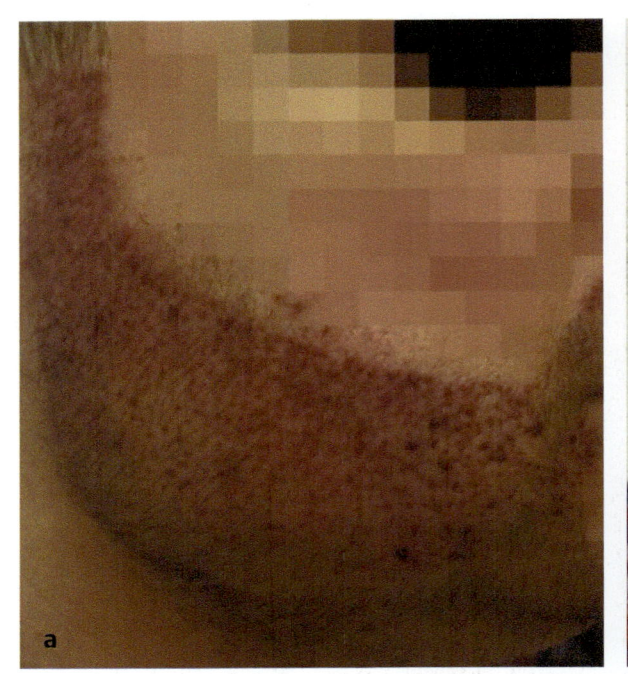

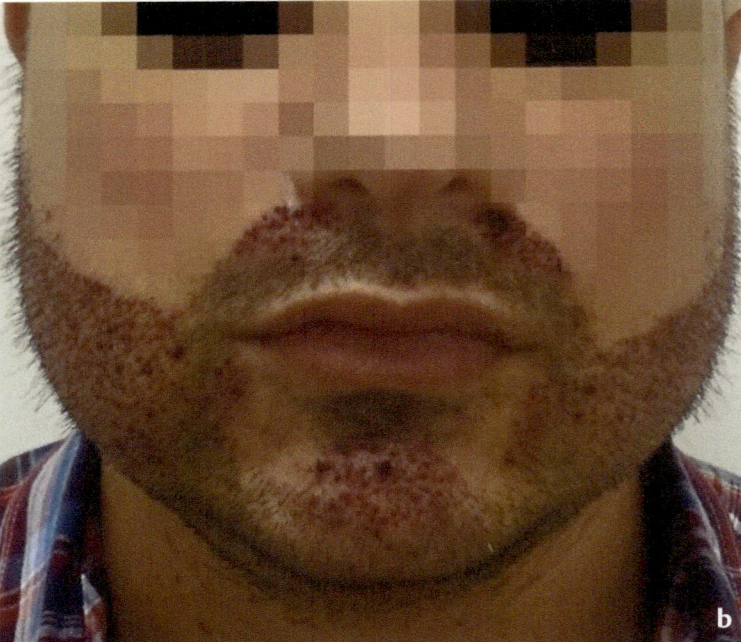

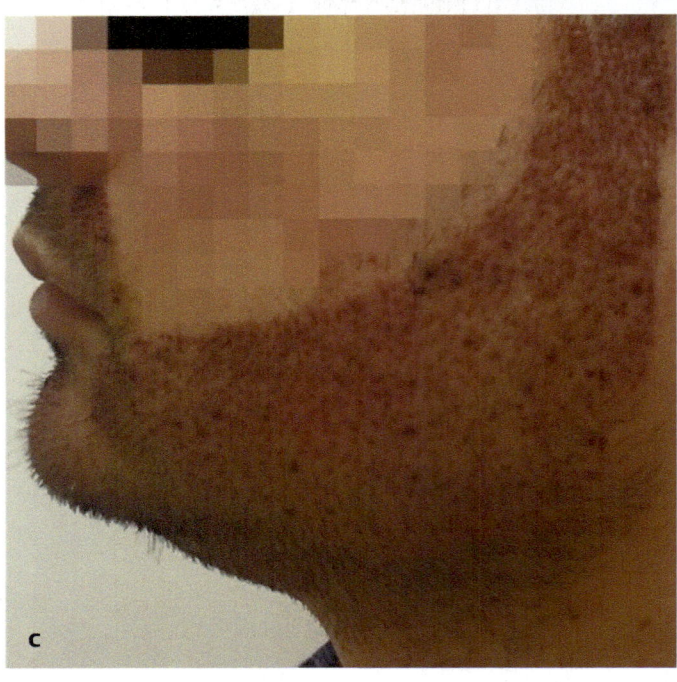

Fig. 14-14. (**a-c**) Aspecto 24 horas após a cirurgia. Edema e equimose discretos.

RESULTADOS

O desenho da nova barba deve ser realizado em comum acordo com o paciente, ainda na sala pré-operatória, diante de um espelho, antes de entrar no bloco cirúrgico, repetindo tudo aquilo anteriormente combinado na primeira consulta. O paciente deve sentir-se seguro sobre todo planejamento traçado já que a mudança por vir é dramática.

O resultado do transplante de barba depende de alguns fatores, sendo a maioria inerente ao paciente. Os cabelos crespos e negroides são de preparo mais difícil e de aparência cosmética menos interessante em comparação com as raízes lisas e retas.

A densidade cosmética conseguida com a enxertia, em torno de 50-60 UFs por cm², e que agrada a maioria absoluta dos transplantados, pode ser questionada por alguns pacientes por não satisfazer suas expectativas e um repasse de novos enxertos não está descartado, podendo-se dobrar a quantidade de raízes obtidas na primeira etapa. Esta possibilidade deve ser sempre aventada na primeira entrevista.

Reforça-se a necessidade de informações detalhadas sobre o resultado da cirurgia em pacientes com barba falhada. Embora os resultados sejam sempre satisfatórios, os fios transplantados não são idênticos aos remanescentes. Esses cuidados evitam questionamentos por parte dos pacientes mais detalhistas e exigentes (Figs. 14-15 a 14-18).

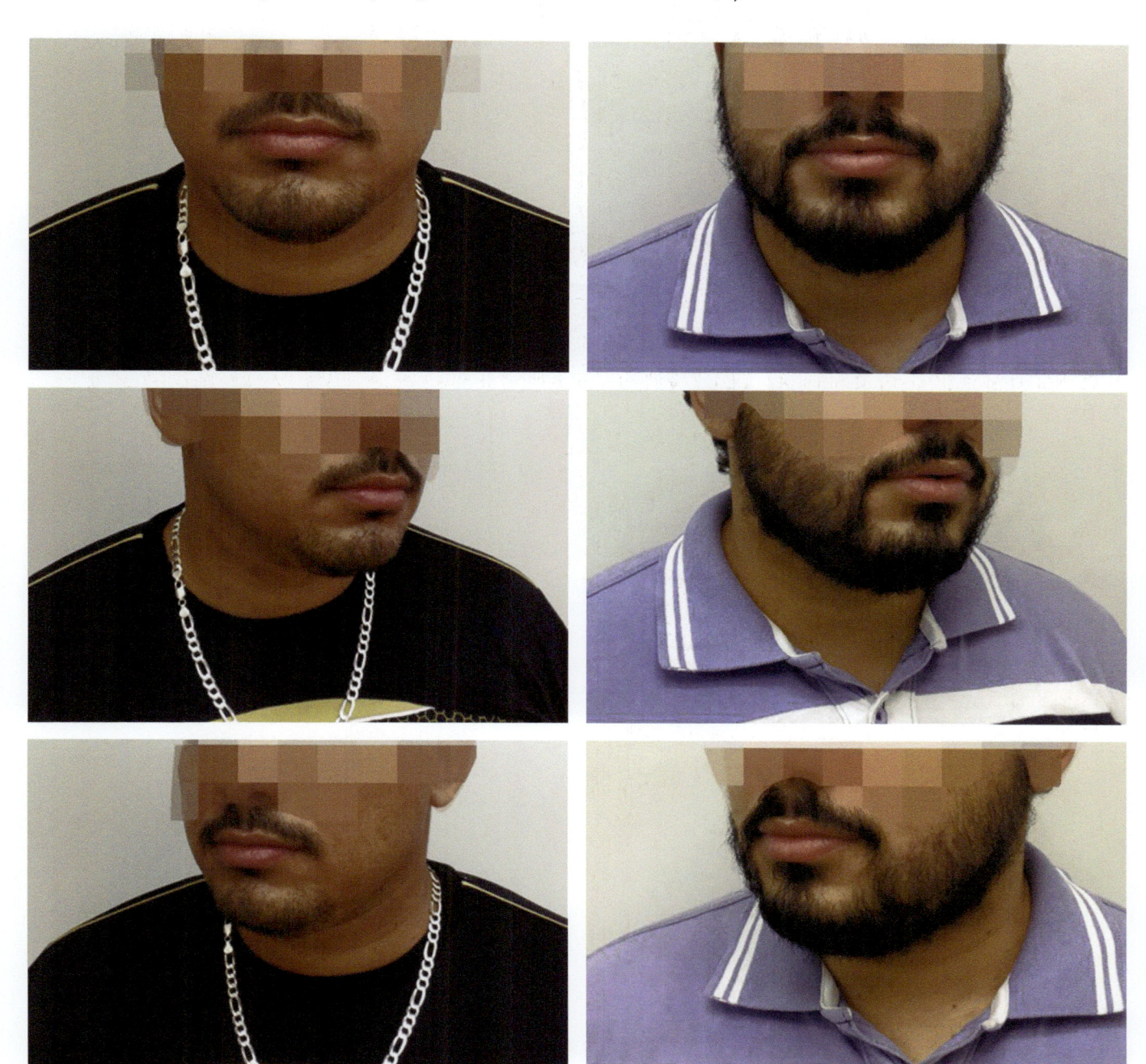

Fig. 14-15. Pré e pós-operatório com 11 meses de evolução.

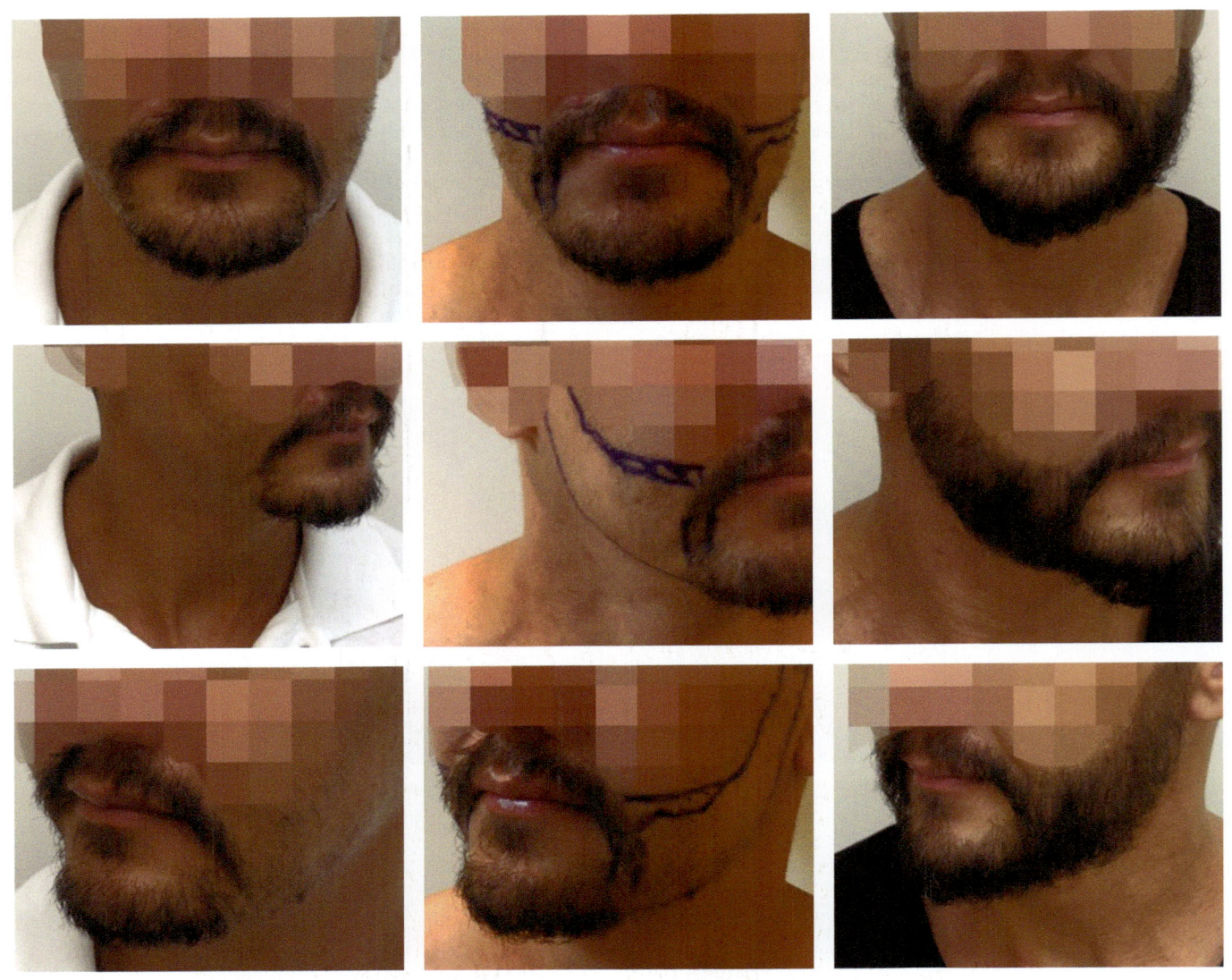

Fig. 14-16. Pré e pós-operatórios com 18 meses de evolução.

TRANSPLANTE DE BARBA 189

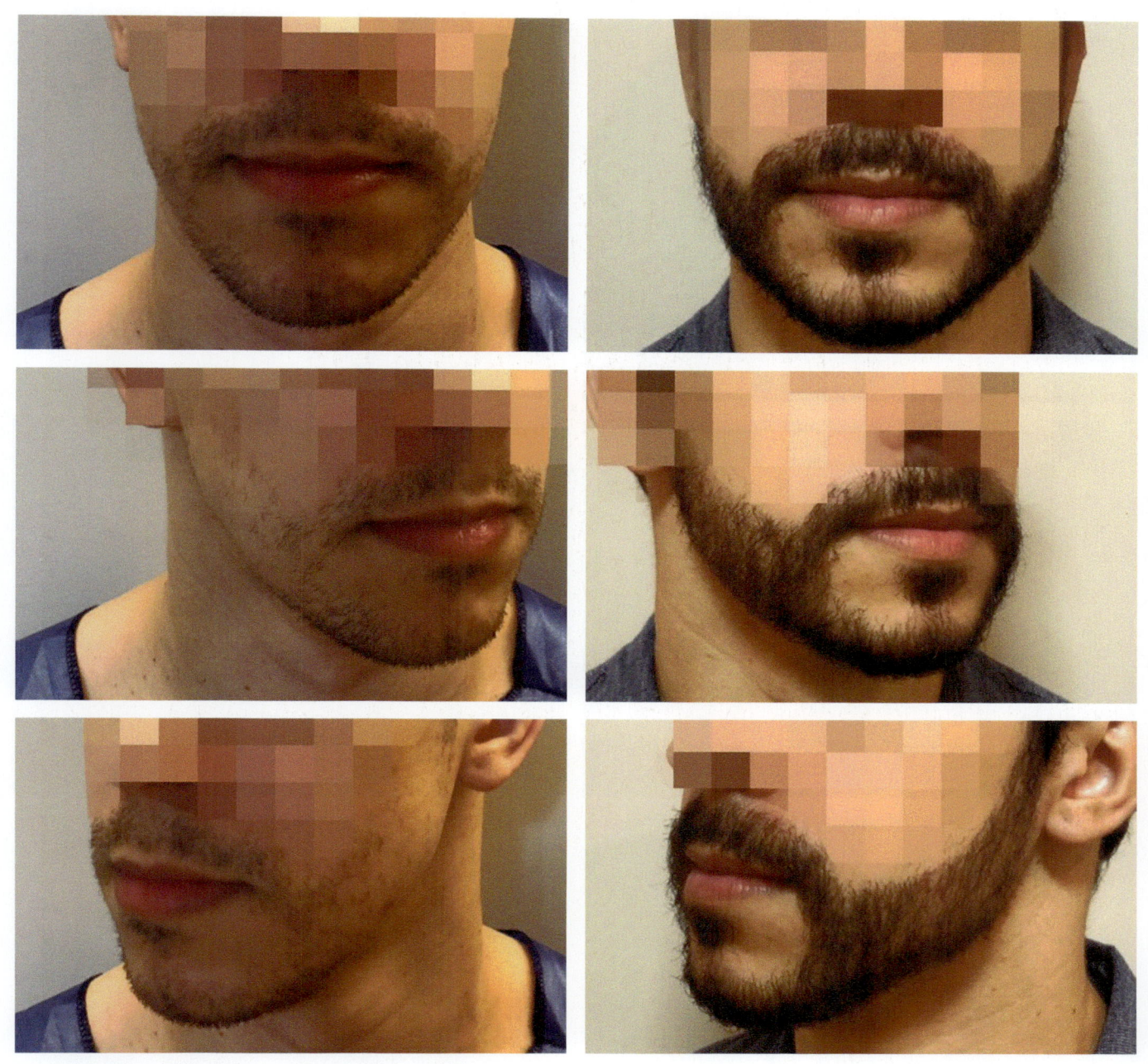

Fig. 14-17. Pré e pós-operatórios com 12 meses de evolução.

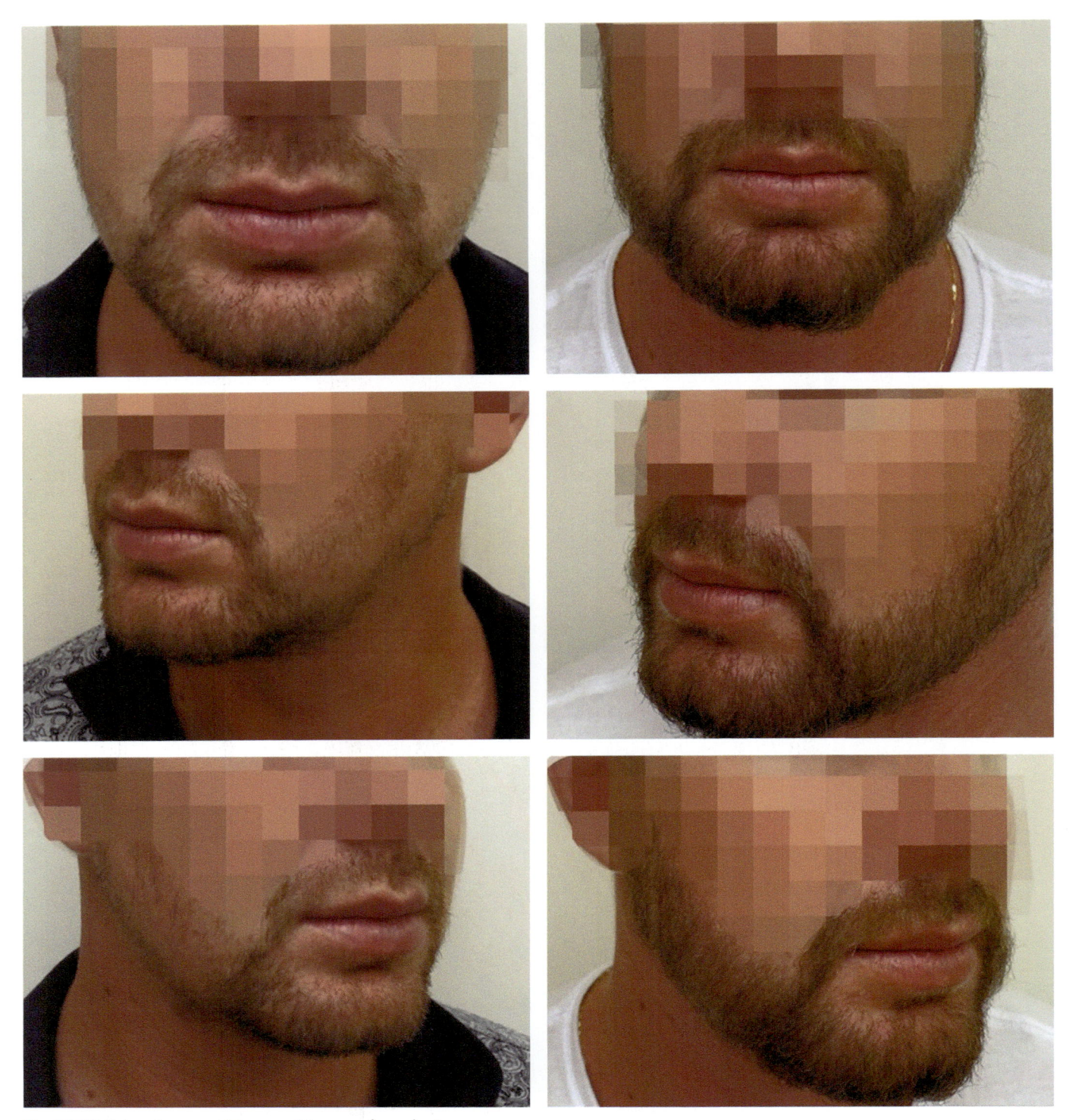

Fig. 14-18. Pré e pós-operatórios com 16 meses de evolução.

DISCUSSÃO

A mudança que o transplante de barba promove no paciente imberbe deve ser exaustivamente discutida com ele. Muito embora ao barbear-se o paciente retorne à sua aparência física de antes, a barba passa a fazer parte de sua nova vida podendo influenciar indelevelmente em sua personalidade. Pacientes muito jovens devem ser observados com cautela por parte do cirurgião e mais de uma entrevista se faz necessária para a correta decisão pela cirurgia, se possível compartilhada com pais ou responsáveis.

Os pacientes com tendência familiar à calvície devem ser alertados sobre a necessidade de área doadora para tratá-la. A cirurgia da barba, que utiliza a mesma região doadora, certamente diminuirá a chance de mais etapas cirúrgicas para um ou outro problema. A decisão sobre essa ou aquela cirurgia, ou até mesmo ambas devem ser exclusivamente do paciente.

Os benefícios psicológicos refletidos no aumento da autoestima, na reafirmação da masculinidade, na segurança nos relacionamentos interpessoais e, sobretudo, na satisfação da nova aparência, encorajam os cirurgiões plásticos especialistas em restauração capilar a evoluírem na técnica do transplante de barba que cresce exponencialmente em todo o mundo.

Faz-se mister salientar sobre as indicações do tansplante de barba em transgêneros. A decisão pela cirurgia deve passar por rigorosas avaliações psicológicas e todos os cuidados jurídicos exigidos pela medicina séria, essencial, necessária e, sobretudo, ética, devem ser tomados e documentados pelo cirurgião no período pré-operatório.

CONCLUSÃO

O transplante de barba é hoje uma realidade e se apresenta como grande opção para todos aqueles que desejam ter um dos mais marcantes atributos estéticos do homem desde sempre. Os pacientes geneticamente imberbes ou que têm suas barbas falhadas ou, ainda, querem camuflar cicatrizes inestéticas da face em regiões de barba, encontram nessa cirurgia a realização de um sonho que influenciará definitiva e positivamente na sua autoestima, melhorando, em última análise, sua vida em todos os âmbitos da convivência.

AGRADECIMENTO

Ao Dr. Munir Curi, primeira mão estendida em minha formação como cirurgião de restauração capilar.

BIBLIOGRAFIA

Cestari SCP, Azulay DR, Azulay RD. Eczemas e dermatites afins. In: Azulay RD, Azulay DR. Dermatologia. 4. ed. Rio de Janeiro: Guanabara Koogan, 2006:162-5.

Cooley JE, Vogel JE. Follicle trauma and the role of the dissecting microscope in hair transplantation. Semin Cutan Med Surg. 2002;21(2):153-8.

Seckin D, Gurbuz O, Akin O. Metronidazole 0.75% gel vs. Ketoconozole 2% cream in the treatment of facial seborrheic dermatitis: a randomized, double-blind study: JEAD. 2007:345-50.

Leão CEG, Miranda ES, Rodrigues FHC. Conduta pessoal em cirurgia da calvície. Rev Soc Bra Cir Plas. 2008;23(1):1-6.

Leão CEG. Transplante de barba. Rev Soc Bra Cir Plas. 2017;32(3):314-20.

Leão, CEG. Cirurgia da calvície. In: Cirurgia plástica. Ed. Sérgio Carreirão. Atheneu, 2011:1009-21.

Norwood OT, Sffiell RC. Hair transplant surgery. 2nd ed. Springfield, ILL, Charles C. Thomas, 1984.

Pitchon M. Preview long-hair follicular unit transplantation: An immediate temporary vision of the best possible final result. Hair Transplant Forum International. 2006;16(4):113-5.

Rassman WR, Bernstein RM, McClellan R, et al. Follicular unit extraction: minimally invasive surgery for hair transplantation. Dermatol Surg. 2002;28:720-8.

Sampaio SAP, Rivitti EA. Erupções eritêmato-escamosas. In: Sampaio SAP, Rivitti EA (eds). Dermatologia. 3. ed. São Paulo: Artes Médicas, 2007:227-31.

Uebel C. Micrografts and minigrafts: A new approach for baldness surgery. Ann Plastic Surg. 1991;27:476-87.

TRANSPLANTE DE SOBRANCELHAS

Christine de Campos Graf Guimarães

INTRODUÇÃO

As sobrancelhas são fundamentais para a proteção dos olhos, mas não menos importantes para a expressão facial e mesmo para o reconhecimento de um indivíduo. Falhas nas sobrancelhas, sobrancelhas muito transparentes ou ausentes chamam a atenção e causam baixa autoestima e isolamento social.

A perda das sobrancelhas não pode ser avaliada de forma isolada. É necessária a história clínica detalhada, uma avaliação da saúde como um todo, uso de medicações e saber como ocorreu a perda das sobrancelhas.

O exame físico além da avaliação das sobrancelhas deve incluir pelo menos a face e o couro cabeludo, sempre com lupa e dermatoscópio.

Quando a micropigmentação está presente é importante saber se o desenho agrada ou não o(a) paciente, avaliar a simetria e se este seria o desenho que seguiria na correção das sobrancelhas. Não existe impedimento para a realização do transplante de sobrancelhas sobre a micropigmentação. Caso esteja assimétrico e/ou o desenho desagrade o(a) paciente e se o transplante planejado não cobrir esta micropigmentação por completo, pode ser feita a remoção do pigmento com *laser* de picossegundos.

As possíveis causas de perda dos pelos das sobrancelhas devem ser conhecidas e descartadas antes de uma correção cirúrgica. A ausência das sobrancelhas pode ter causas hereditárias, podem ser perdidas por doenças, como a sífilis e a alopecia frontal fibrosante, que são diagnósticos cada vez mais frequentes nos dias de hoje. A perda de sobrancelhas sem explicação deve ser investigada, inclusive com a biópsia do local e exame anatomopatológico em serviço de patologia especializado na avaliação de patologias foliculares. Trauma local e complicação da micropigmenatação também são causas de madarose. Mas de todas as causas, a remoção dos pelos para modelar as sobrancelhas e acompanhar artistas, a moda e os influenciadores é a maior causa da perda permanente dos pelos das sobrancelhas. Como a implantação dos pelos das sobrancelhas é muito superficial, ao arrancar estes pelos, o trauma causa uma cicatrização e eliminação deste folículo.

A correção estética das sobrancelhas pode ser realizada com maquiagem, mas deve ser refeita diariamente. A micropigmentação tem boa indicação quando existem pequenas falhas e o resultado pode ser muito bom e duradouro. Muitas vezes as mulheres tentam corrigir a perda total das sobrancelhas com micropigmentação mas com o tempo o pigmento muda de cor, para um tom normalmente cinza-azulado, com o aprofundamento do pigmento e o efeito *tyndall*, e fica muito evidente e inestético.

Várias técnicas cirúrgicas foram utilizadas na correção da madarose, como o uso de enxertos grandes de couro cabeludo, rotação de retalhos de couro cabeludo e da sobrancelha contralateral. O transplante de unidades foliculares do couro cabeludo para as sobrancelhas é uma cirurgia menos agressiva e oferece resultados superiores e muito naturais. Além de seguir a posição anatômica, o transplante capilar com unidades foliculares tem a vantagem do efeito tridimensional pela presença dos pelos, o resultado é permanente e a manutenção é simples, cortar os pelos (cabelos) a cada 10 dias.

ANATOMIA

As sobrancelhas têm a implantação relacionada com a borda orbital e aos músculos corrugador do supercílio, depressor do supercílio, orbicular do olho, prócero (depressores das sobrancelhas) e músculo frontal (elevador das sobrancelhas). A reconstrução das sobrancelhas deve levar em conta sua função na expressão facial e por isso sua relação com a musculatura é de extrema importância.

As sobrancelhas das mulheres normalmente são mais altas sobre a borda orbital e formam um arco mais arredondado, enquanto as masculinas tendem a ser mais baixas e mais retificadas.

CONSIDERAÇÕES FISIOLÓGICAS

As sobrancelhas têm um papel único na expressão facial, podendo transmitir os sentimentos como tristeza, raiva, cansaço e alegria. A reconstrução das sobrancelhas deve seguir com precisão o padrão adequado para cada pessoa, pois se mal executada pode passar para sempre uma expressão facial inadequada.

Estudos demonstraram que o reconhecimento facial está muito mais relacionado com as sobrancelhas que com qualquer outra característica do rosto.

A função de proteção ocular que têm os pelos das sobrancelhas contra o suor e a poeira não pode ser substituída por pigmentos.

INDICAÇÕES

O transplante de sobrancelhas está indicado para corrigir a perda ou ausência permanente dos pelos da região, quando os pelos são muito transparentes ou quando existe um desejo de melhorar o desenho das sobrancelhas.

CONTRAINDICAÇÕES DA TÉCNICA

A cirurgia está contraindicada na perda das sobrancelhas por doença autoimune em atividade e deve ser muito bem discutida com o(a) paciente quando a doença estiver controlada, pois pode ocorrer recidiva afetando, inclusive, os pelos transplantados, por exemplo, na alopecia frontal fibrosante.

Alopecia areata e outras causas de perdas temporárias dos pelos das sobrancelhas podem ser recuperados com tratamentos clínicos.

Incapacidade de manter ao longo da vida o corte dos cabelos transplantados para a região das sobrancelhas.

PLANO PRÉ-OPERATÓRIO E MARCAÇÃO CIRÚRGICA

A marcação das sobrancelhas para a cirurgia deve acompanhar o rebordo orbital, a musculatura da mímica e o formato do rosto.

Uma face alongada se beneficia com sobrancelhas mais horizontalizadas, com ângulos mais suaves, já rostos mais arredondados ficam mais harmônicos com arco mais elevado.

Para o desenho das sobrancelhas, alguns pontos anatômicos que servem de referência foram adotados a partir de artigos científicos, que analisaram o posicionamento das sobrancelhas para cirurgias plásticas faciais, desenhos de *designers* de sobrancelhas com publicações na internet, a experiência de mais de 20 anos de reconstrução de sobrancelhas da autora deste capítulo e *feedback* de pacientes. A marcação das linhas é feita com lápis dermográfico ou lápis de maquiagem. As sobrancelhas são divididas didaticamente em cabeça, corpo e cauda (Fig. 15-1). A cabeça é a parte mais medial, mais delicada, o corpo tem uma densidade de pelos maior e é mais retificado e termina no ponto mais alto das sobrancelhas, e a cauda parte deste ponto, afinando gradualmente. A Figura 15-2 mostra as linhas utilizadas para o desenho pré-operatório para homens e mulheres, levando em conta que as sobrancelhas masculinas serão mais retificadas e as femininas terão um arco mais marcado. A linha vermelha deve ser a primeira marcada, do centro do mento, passando pelo centro dos lábios, centro do nariz e centro da glabela. As linhas azuis são verticais a partir das incisuras nasais, lateralmente e equidistantes à linha vermelha. As linhas pretas partem do centro do arco do cupido, centro das pupilas com o(a) paciente olhando para frente, marcam o ponto mais alto das sobrancelhas, associando sua posição à musculatura e ao rebordo ósseo subjacente. As linhas verdes são paralelas, para a comparação dos bordos superiores e inferiores. As amarelas partem lateralmente às asas nasais e aos sulcos dos ângulos laterais dos olhos e delimitam o final das sobrancelhas. As linhas lilases são coincidentes com as linhas horizontais inferiores verdes e destacam a parte inferior das cabeças, que é horizontalizada. As linhas vermelhas comparam a espessura do início das sobrancelhas.

Com as linhas traçadas, a espessura das sobrancelhas definida, as medidas são conferidas. Com caneta marcadora permanente são pintadas as sobrancelhas, conforme serão realizadas no transplante, utilizando lupa com iluminação. Nova conferência é feita junto ao paciente com o espelho, permitindo, além da aprovação da marcação, a observação de detalhes do desenho, da simetria, que possam ter passado despercebidos. Pode ser utilizado um molde de uma sobrancelha, invertido para a marcação da segunda, mas como os lados não são iguais, a preferência é pela marcação conforme descrita.

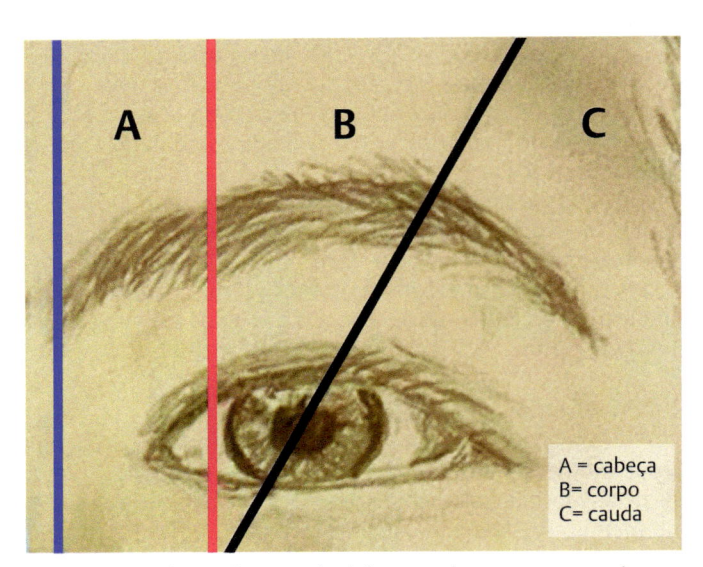

Fig. 15-1. As sobrancelhas são divididas em cabeça, corpo e cauda.

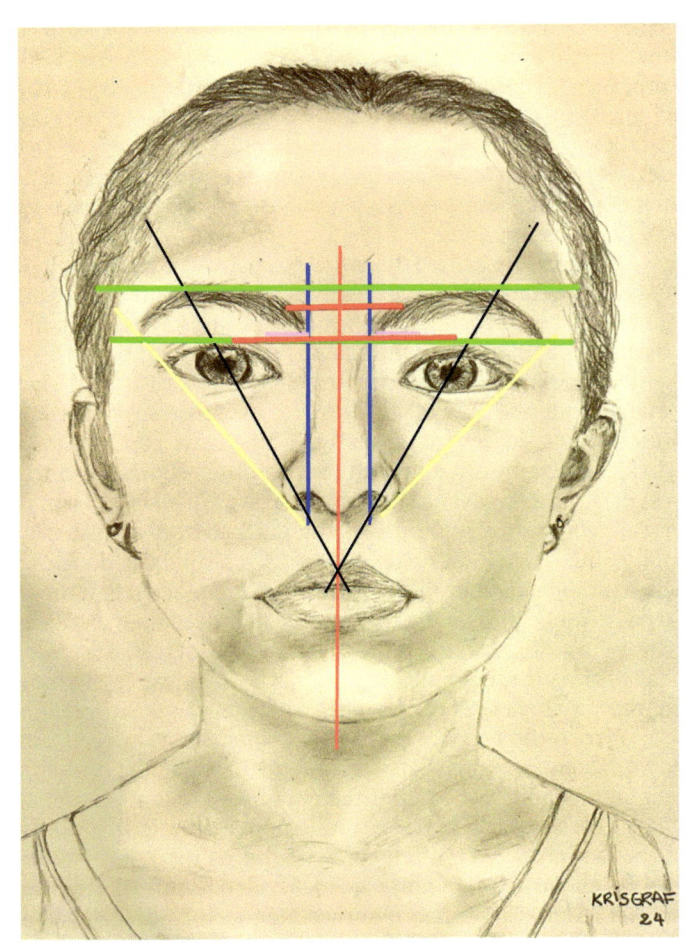

Fig. 15-2. Marcação para o transplante de sobrancelhas.

TÉCNICA CIRÚRGICA

Já utilizamos outras técnicas cirúrgicas como a faixa (FUT) com o preparo das unidades foliculares (UFs) sob microscópio, sem raspar os cabelos, ou com a técnica FUE com cabelos raspados na área doadora e também a técnica FUE retirando os enxertos sem corte prévio dos fios. Todas estas técnicas são possíveis e atuais, mas a que descreverei é a que escolhemos para a nossa rotina.

Para o transplante de sobrancelhas não é necessário raspar os cabelos da área doadora. A técnica que mais utilizamos é cortar os cabelos que serão utilizados no procedimento com 0,5 cm de comprimento para canular com o *punch*. Este preparo pode ser realizado com o(a) paciente na mesa de cirurgia ou na véspera. Desta forma podemos realizar a implantação das UFs com precisão, corrigir mais facilmente a direção e angulação e temos a ideia do resultado final do transplante de sobrancelhas no pós-operatório imediato.

Realizamos a cirurgia em centro cirúrgico hospitalar, mantendo a monitorização de frequência cardíaca, oximetria e pressão arterial, com medicações orais, midazolam 15 mg e diazepam 10 mg, dipirona 500 mg, nimesulida 100 mg e omeprazol 20 mg. Para a área doadora, bloqueio anestésico dos nervos occipitais com solução de bupivacaína e adrenalina 1:200.000 e tumescente com solução de lidocaína e adrenalina 1:240.000. Para a região receptora, anestesia local com a mesma solução de bupivacaína.

Em nossa prática, o aparelho Mamba, com sucção, foi o de melhor adaptação; *punches* de 0,75 a 0,85 mm são os escolhidos para a obtenção dos enxertos desta cirurgia, pois o objetivo é selecionar UFs de 1 a 2 folículos.

O(a) paciente inicia o procedimento em decúbito ventral. É realizada uma marcação com aparelho de micropigmentação e azul de metileno, para dividir a área doadora em quadrados e melhor distribuir a excisão das UFs.

As cirurgiãs e a equipe utilizam lupas de grande aumento.

A cirurgiã excisa as UFs de um quadrado, passa para o próximo, liberando a área para uma instrumentadora coletar os enxertos com uma pinça delicada e a pinça atoe. As UFs retiradas são armazenadas em uma placa de Petri com lactato de Ringer sobre uma placa gelada. São avaliadas sob microscópio estereoscópico, a epiderme é removida das UFs de 1 folículo, os demais são somente avaliados e classificados quanto ao número de folículos por UF e mantidos sempre no lactato de Ringer resfriado.

Terminada a etapa de excisão das UFs, o(a) paciente muda para o decúbito dorsal. É feita a anestesia local nas sobrancelhas. São feitas as incisões prévias nas sobrancelhas com agulha 26 G para UFs de 1 folículo e 22 G para UFs de 2 folículos. As agulhas são anguladas a 90 graus, com o auxílio de um porta-agulhas, para permitir incisões mais paralelas à pele. Para isso alguns enxertos são usados como medida da dobra, que deve incluir todo o enxerto até abaixo da epiderme.

As incisões prévias nas sobrancelhas são feitas seguindo a direção e angulação dos folículos presentes na área e conforme o desenho marcado.

Geralmente na cabeça das sobrancelhas os pelos têm uma direção mais vertical, angulando em direção à cauda à medida que se dirige para o corpo, o corpo tem no seu início em direção oblíqua inferossuperior e de medial para lateral, e depois pode manter esta direção ou ter direção centrípeta, com a linha de encontro dos pelos variável; mais raramente a direção pode ser oblíqua superoinferior.

CUIDADOS PÓS-OPERATÓRIOS

O paciente recebe uma esponja com clorexidina 2% para lavar as áreas doadora e receptora no segundo dia pós-operatório. Para a área receptora a orientação é que aplique a esponja com pressão suave, sem esfregar lateralmente. Fará a lavagem 2 vezes ao dia por 10 dias,

A partir do 15°dia de pós-operatório tem início o uso de pomada modeladora capilar nas sobrancelhas para dormir e de minoxidil 5% tópico 2 vezes ao dia, devendo-se manter seu uso por 1 ano.

RESULTADOS PÓS-OPERATÓRIOS

Os cabelos implantados crescem no primeiro mês, mas a partir de 15 dias já podem começar a cair. A troca dos fios pode ser completa ou parcial. O brotamento das UFs implantadas se inicia a partir de 2 a 3 meses. Após 5 a 6 meses o resultado aparece, pois neste período uma quantidade razoável de cabelos já nasceu. Haverá brotamento de cabelos até 1 ano de pós-operatório; depois desse período acontecerá pouca mudança (Figs. 15-3 a 15-7).

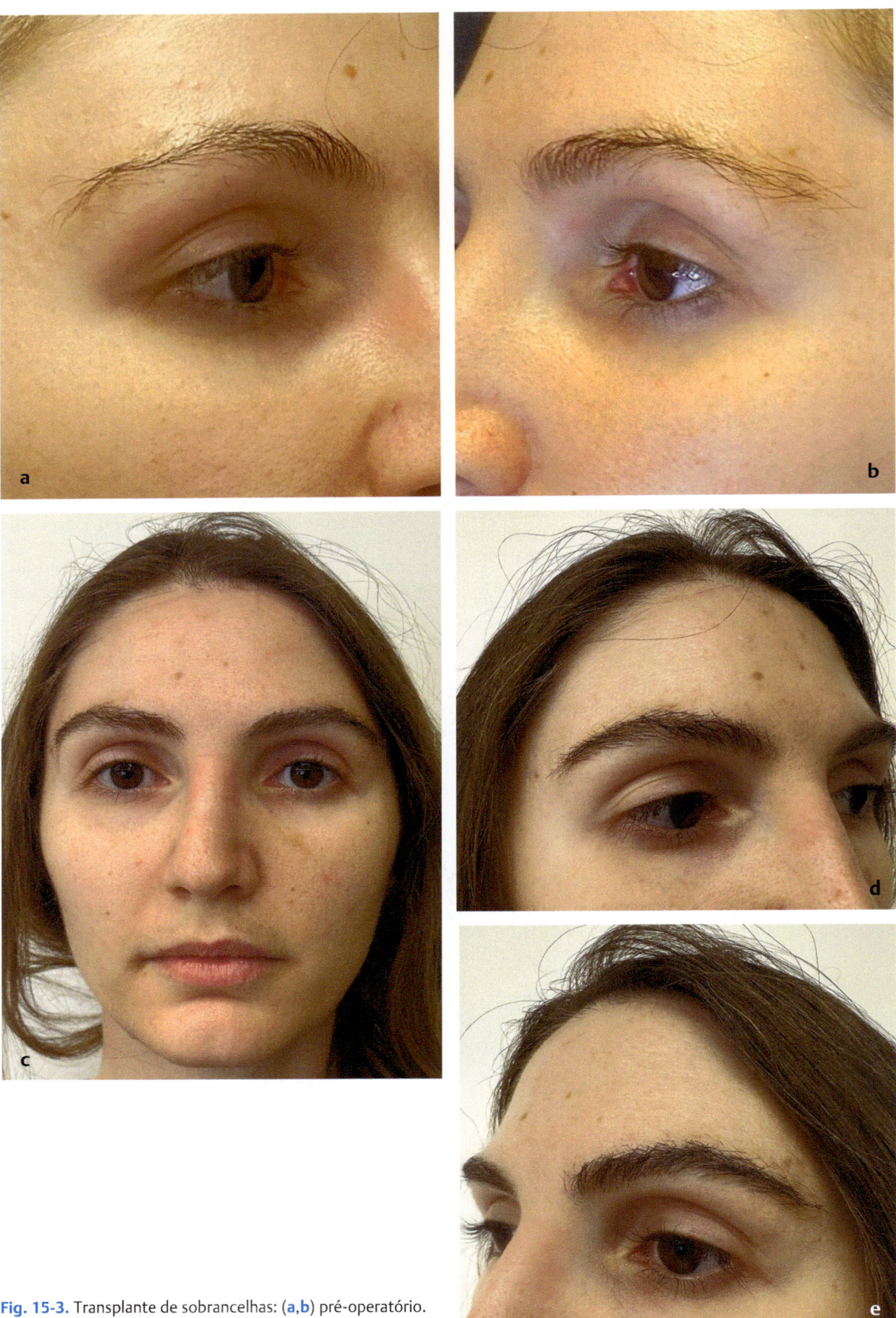

Fig. 15-3. Transplante de sobrancelhas: (**a,b**) pré-operatório. (**c-e**) Resultado após 1 ano.

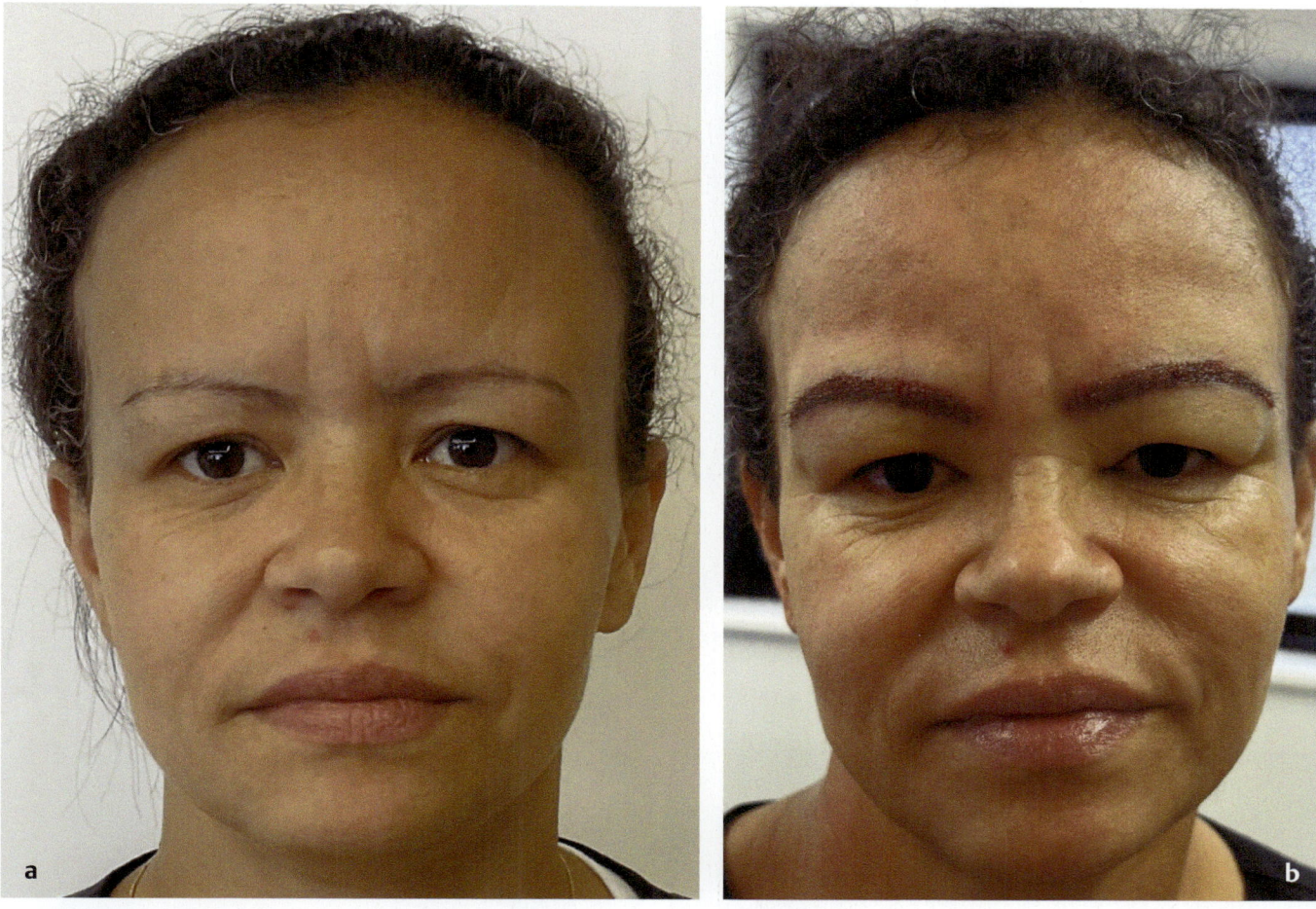

Fig. 15-4. Transplante de sobrancelhas: (**a**) Pré-operatório. (**b**) Pós-operatório imediato.

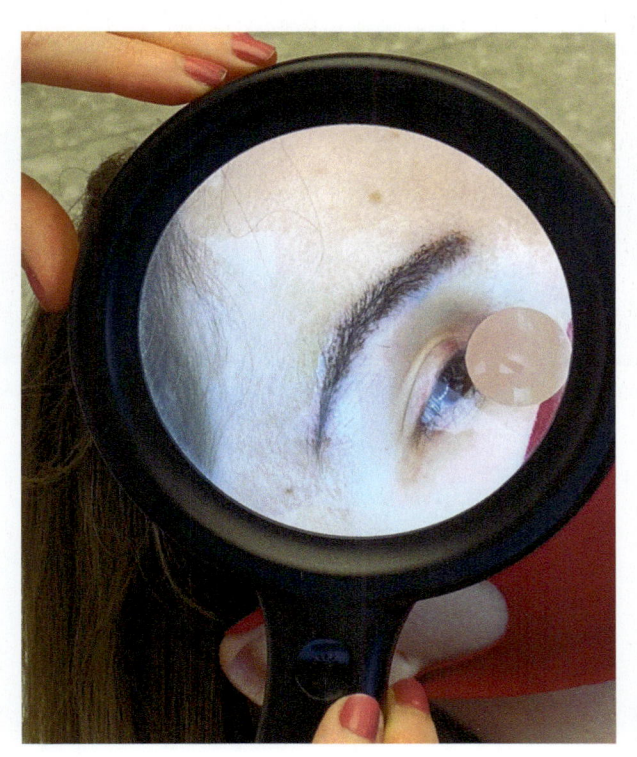

Fig. 15-5. Transplante de sobrancelhas, primeiro dia de pós-operatório.

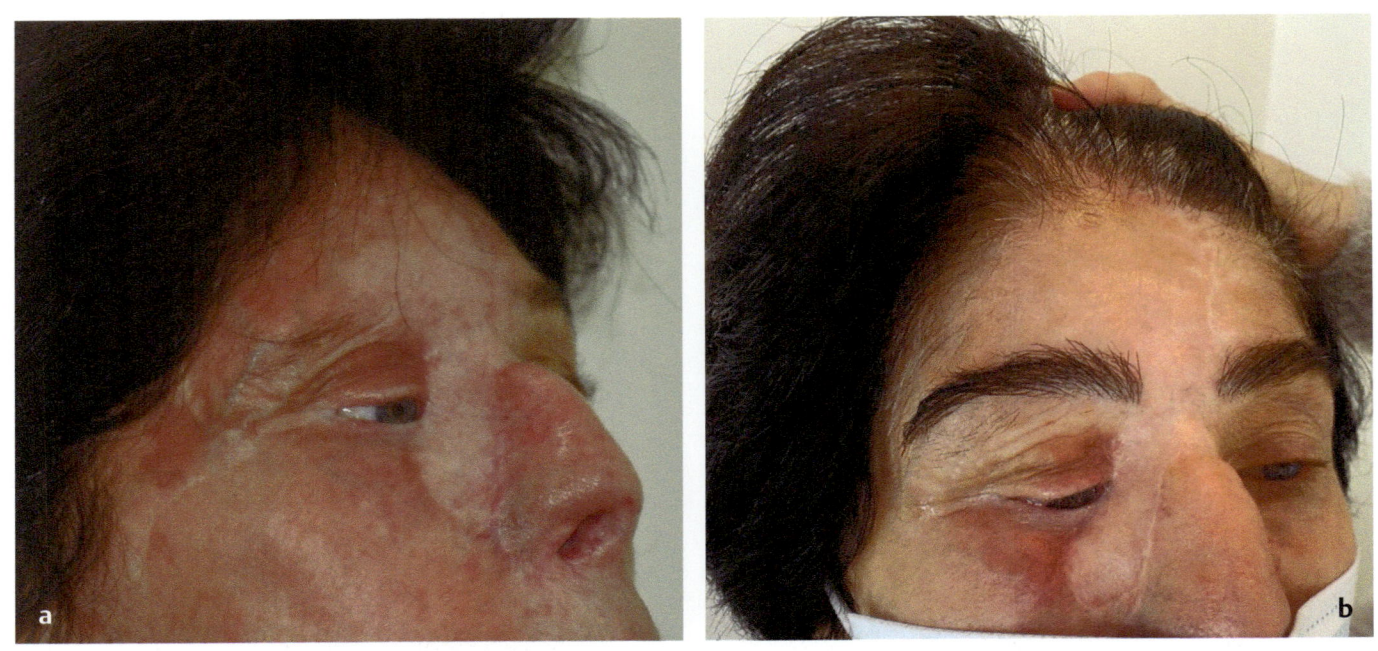

Fig. 15-6. (**a**) Pré-operatório de transplante de sobrancelhas em área cicatricial, pós-rotação de retalho e pós-radioterapia. (**b**) Resultado do transplante de sobrancelhas em área cicatricial.

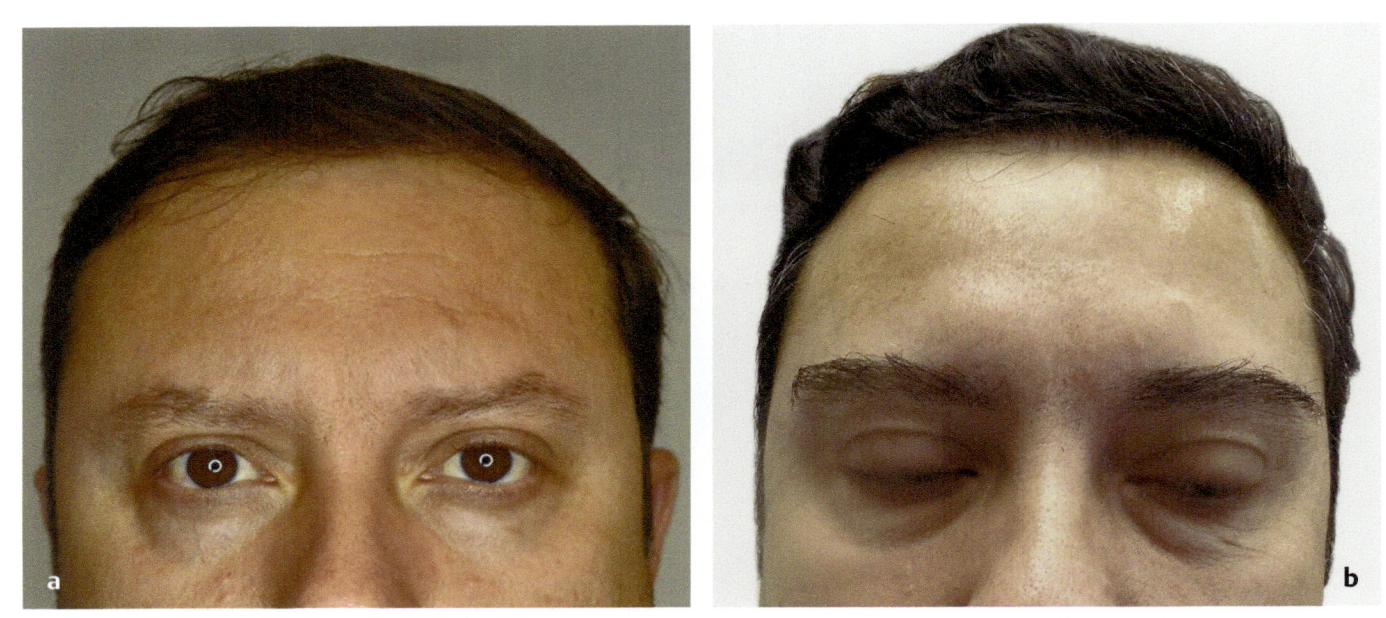

Fig. 15-7. (**a**) Pré-operatório de transplante de sobrancelha masculina. (**b**) Resultado do transplante de sobrancelhas e cabelos, técnica FUE com cabelos raspados.

PROBLEMAS E COMPLICAÇÕES

O transplante de sobrancelhas pela técnica FUE é uma cirurgia de baixo risco de complicações.

Edema e equimoses ocorrem pela anestesia local e microincisões realizadas nas sobrancelhas; não é necessário fazer qualquer intervenção e não se deve aplicar gelo. Resolve em 3 a 5 dias. Pode disfarçar com óculos.

Foliculite no pós-operatório imediato não é comum e geralmente é muito superficial e de drenagem com leve pressão com cotonete.

Foliculite tardia pode ocorrer no brotamento dos pelos implantados ou pelos encravados, o uso de um gel com peróxido de benzoíla e clindamicina traz rápida resolução do quadro.

Crescimento de pelos mal direcionados ocorre por erro na implantação dos folículos, mas desvios de angulação de paralelos à pele a mais angulados podem acontecer no processo de cicatrização. Incisões menores para a implantação ajudam a prevenir esta complicação.

Falha de crescimento dos pelos implantados acontece por trauma aos enxertos, enxertos ressecados que não foram mantidos em soro enquanto aguardavam implantação, ou excessiva densidade de implantação das UFs. Podem necessitar de retoque com a implantação de UFs após 1 ano do transplante.

DISCUSSÃO E CONCLUSÃO

O transplante de sobrancelhas teve grandes avanços desde o seu início, há quase 1 século. A técnica FUE para a obtenção das UFs com hastes capilares de 0,5 cm de comprimento permite também a seleção das UFs de 1 e 2 folículos, sem manipulação destes no preparo para a implantação. São UFs mais finas que as obtidas pela técnica FUT e preparadas sob microscópios, assim exigem menores incisões para a implantação, com microincisões paralelas à pele e seguindo exatamente o desenho desejado e o direcionamento dos fios para formar as novas sobrancelhas, trazendo resultados completamente naturais. O uso de implantes também trouxe grande avanço na proteção das UFs na implantação, evitando o trauma de UFs implantadas com pinças. Dessa forma, hoje, o transplante de sobrancelhas não tem indicação somente para cirurgias reparadoras, para cicatrizes, pode ser indicado para o embelezamento das pessoas. Substitui, com a vantagem do efeito tridimensional, a micropigmentação, que vem sendo ainda muito utilizada para a correção da perda parcial ou total das sobrancelhas e técnicas de transposição de retalhos ou de grandes enxertos.

BIBLIOGRAFIA

Ali RA, Fayek M, Noureldin M, El-Essawy NM. Eyebrow restoration in deep facial burn: follicular unit extraction hair transplantation after nanofat graft. Plast Reconstr Surg Glob Open [Internet]. 2023;11(10):e5331.

De Jongh FW, Sanches EE, Pouwels S. et al. An overview of surgical techniques and non-surgical treatments in lifting the eyebrow including current treatments available. Eur J Plast Surg [Internet]. 2023;46:1-8.

Gandelman M. A technique for reconstruction of eyebrows and eyelashes. Semin Plast Surg. 2005;19(2):153-8.

Goldstein SM, Katowitz JA. The male eyebrow: a topographic anatomic analysis. Ophthalmic Plast Reconstr Surg. [Internet]. 2005;21(4):285-91.

Gupta J, Kumar A, Chouhan K, et al. The science and art of eyebrow transplantation by follicular unit extraction. J Cutan Aesthet Surg[Internet]. 2017;10(2):66-71.

Harris JA. Eyebrow hair restoration surgery and eyelash surgery [Internet]. Chicago: International Society of Hair Restoration Surgery. [Internet]. 2015.

Lionnie R, Apriono C, Gunawan D. Eyes versus eyebrows: a comprehensive evaluation using the multiscale analysis and curvature-based combination methods in partial face recognition. Algorithms [Internet]. 2022;15(6):208.

Mally P, Czyz CN, Wulc AE. The role of gravity in periorbital and midfacial aging. Aesthet Surg J. [Internet]. 2014;34(6):809-22.

Park JH, Kim NR, Manonukul K. Eyebrow transplantation using long hair follicular unit excision technique. Plast Reconstr Surg Glob Open [Internet]. 2021;9(5):e3598.

Pitchon M. Preview long-hair follicular unit transplantation: an immediate temporary vision of the best possible final result. H Transpl F Int [Internet]. 2006;16(4):13-119.

Pontes LT, Moraes AM, Ruston A. Eyebrow transplant with long hair FUE technique. Surg Cosmet Dermatol [Internet]. 2020;12(2):173-6.

Rajput RJ. Hair transplant for eyebrow restoration. Indian J Plast Surg [Internet]. 2021;54(4):489-94.

Sadr J, Jarudi I, Sinha P. The role of eyebrows in face recognition. Perception. 2003;32(3):285-93.

Schreiber JE, Singh NK, Klatsky SA. Beauty lies in the eyebrow of the beholder: a public survey of eyebrow aesthetics. Aesthet Surg J. 2005;25(4):348-52.

Yalçınkaya E, Cingi C, Söken H, et al. Aesthetic analysis of the ideal eyebrow shape and position. Eur Arch Otorhinolaryngol. [Internet]. 2016;273(2):305-10.

TRANSPLANTE DE CABELO (FUT)

Alfonso Barrera ■ Eric Ruff

INTRODUÇÃO

O cabelo é e sempre foi um componente muito importante da estética facial, tanto em homens quanto em mulheres. Considerando a importância atribuída ao cabelo, é fácil entender por que a perda de cabelo, muitas vezes, causa grande sofrimento emocional e por que muitas pessoas buscam a restauração capilar.

A alopecia androgênica (calvície de padrão *baldness* e alopecia de padrão feminino) é caracterizada pelo afinamento progressivo e visível dos cabelos nas áreas afetadas em homens e em algumas mulheres. A genética geralmente vem do lado materno, mas também pode vir do lado paterno e, às vezes, de ambos os lados, e parece estar ligada a um cromossomo X.

Há também outros casos de perda de cabelo, incluindo: alopecia cicatricial (pós-lesões, queimaduras), alopecia congênita, também iatrogênica (pós-cirúrgica), condições autoimunes, ou seja, lúpus eritematoso sistêmico, alopecia fibrosante frontal, líquen plano, para citar alguns.

Quanto à coleta de cabelos de doadores para transplante capilar, há duas principais escolas de pensamento atualmente:

1. O transplante de unidade folicular (FUT) envolve a coleta de uma elipse de cabelo do doador das áreas occipital e/ou temporal do local doador, fechando-a primariamente e, em seguida, dissecando-a cuidadosamente, sob ampliação e iluminação de fundo, com precisão, em fatias de 1-2 mm e, posteriormente, em enxertos de unidades foliculares de cabelo individuais, a serem transplantados um a um no local receptor.
2. A extração de unidades foliculares (FUE) envolve unidades foliculares individuais colhidas diretamente do local doador de forma aleatória, usando lâminas de punção redondas muito pequenas e afiadas (0,85-1 mm de diâmetro), sem a necessidade de colher uma elipse do couro cabeludo e sem incisões lineares.

Minha preferência pessoal nas últimas três décadas tem sido o transplante de unidades foliculares (FUT). Descreverei, em detalhes, a seleção de pacientes, os cuidados pré-operatórios, a técnica, os cuidados pós-operatórios e o acompanhamento de longo prazo.

Há cerca de 30 anos, incorporei o transplante capilar em minha prática, a princípio tratando principalmente casos de calvície masculina, mas logo depois comecei a encontrar outras aplicações, como o aprimoramento da estética na reconstrução da face e do couro cabeludo, por exemplo, em: alopecia cicatricial após cirurgia de rejuvenescimento facial (a perda da linha temporal do cabelo e da costeleta), alopecia devido a traumas, queimaduras, radioterapia e, até mesmo, defeitos congênitos (aplasia da cútis ou, no paciente masculino, lábio leporino bilateral), melhorando significativamente o resultado estético final.

Meu interesse em transplante capilar começou quando tomei conhecimento do trabalho de Carlos O. Uebel, do Brasil. Ele foi o primeiro a fazer enxertos de unidades foliculares (1-2 enxertos de unidades foliculares de cabelo) em grandes quantidades, 1.000 ou mais por sessão. Sua técnica finalmente permitiu obter resultados de aparência natural. Ele colheu uma elipse horizontal do couro cabeludo, da qual dissecou as unidades foliculares. Isso é o que conhecemos hoje como FUT.

Conheci o Dr. Carlos O. Uebel pessoalmente em um curso de demonstração ao vivo que ele ministrou em San Diego, Califórnia, organizado pelo nosso Dr. Carson Lewis em sua clínica particular, creio que em 1994. Logo depois disso, fui visitá-lo no Brasil para aprender mais sobre sua técnica e pedi que ele fizesse o procedimento em mim. Depois voltei para casa (Houston) e comecei a fazer transplantes capilares em minha clínica particular, pouco a pouco. Alguns anos depois, esse se tornou o procedimento mais frequente em minha clínica.

BREVE REVISÃO HISTÓRICA SOBRE O TRANSPLANTE DE CABELO

Inicialmente, Norman Orentreich, de Nova York, em 1959, introduziu sua técnica de transplante capilar, os chamados *Punch Grafts* (plugues de cabelo), que logo se tornaram o padrão em transplante capilar. O problema, na época, era que os enxertos eram muito grandes, muitas vezes criando uma aparência artificial de plugues e grumos. Naquela época, os enxertos eram extraídos das áreas doadoras por meio de punções redondas de 4 a 5 mm de diâmetro contendo várias unidades foliculares de cabelo. No entanto, aprendemos muito com ele, principalmente o conceito de "dominância do doador". O que é fundamental para o transplante capilar bem-sucedido hoje em dia, basicamente, afirma que cada folículo capilar individual tem suas próprias características genéticas exclusivas. Quando transplantado para outro local, essas propriedades genéticas exclusivas são preservadas independentemente do local de transplante do receptor, permitindo que o cabelo cresça na área receptora com a genética e a longevidade do cabelo do local doador. O que precisávamos, então, era de uma técnica que permitisse que esses enxertos proporcionassem um resultado estético natural por meio do transplante de enxertos de unidades foliculares, ou seja, 1, 2 ou 3 fios de cabelo por enxerto, evitando assim uma aparência desordenada. Rolph E. Nordstrom, de Helsinque, na Finlândia, descreveu, em 1981, o uso de enxertos muito pequenos (unidades foliculares individuais) na linha frontal do cabelo para camuflar o *plug look* (enxertos maiores com aparência de aglomeração). Foi muito trabalhoso fazer isso, pois, nessa época, o foco era apenas na linha frontal do cabelo.

Posteriormente, como mencionado acima, Carlos O. Uebel descreveu sua técnica FUT transplantando um número muito maior de folículos capilares individuais (mais de 1.000) em toda a área de calvície. Finalmente, foi possível obter resultados naturais e esteticamente agradáveis.

SELEÇÃO DE PACIENTES

Até o momento, não podemos criar folículos capilares. Podemos fazer apenas uma redistribuição dos folículos capilares ativos existentes no próprio paciente. Portanto, para ser um candidato ao transplante capilar, precisamos ter uma boa relação entre oferta e demanda. Idealmente, queremos uma área doadora (áreas occipital e temporal) com alta densidade de cabelos saudáveis em crescimento para que tenhamos folículos capilares suficientes para distribuir sobre a área afetada pela calvície.

Infelizmente, a calvície é uma condição progressiva, tanto em homens quanto em mulheres. A taxa de perda de cabelo pode diminuir após os 40 anos de idade, mas nunca para completamente. Uma boa comunicação com os pacientes é essencial para estabelecer expectativas realistas.

Os especialistas concordam que o cabelo médio de uma cabeça cheia e saudável tem uma densidade de cerca de 200 fios/cm² (faixa de 130 a 280). Aprendemos que cerca de 50% desse número é o que precisamos para dar uma aparência de densidade esteticamente agradável, ou seja, cerca de 100 cabelos/cm² (na faixa de 65 a 140 cabelos/cm²) parece razoavelmente bom.

Certifique-se de que o paciente entenda de antemão que em uma sessão podemos obter uma boa melhora, mas, para obter um grau mais ideal de densidade capilar, muitas vezes, serão necessárias 2 sessões; ocasionalmente (em um paciente mais exigente), supondo que haja cabelo de doador suficiente disponível, poderão ser realizadas até 3 sessões de transplante. Recomendo esperar um ano entre os procedimentos (mínimo de 10 meses).

Lembre aos pacientes também que precisamos trabalhar com o que temos, não podemos criar cabelos, só podemos redistribuir os cabelos do próprio paciente e, se forem limitados, privilegiaremos as áreas mais importantes, ou seja, a linha frontal do cabelo. Ocasionalmente, o suprimento de cabelo do doador é muito baixo e, nesses casos, é melhor não operar.

Ao fazer o FUT, eu colho uma elipse horizontal da área doadora das áreas occipital e/ou temporal e faço um fechamento estético muito cuidadoso (sem tensão), quase sempre resultando em uma cicatriz minimamente detectável, mesmo que se procure por ela. Felizmente, a maioria dos meus pacientes usa o cabelo com pelo menos ¾ de polegada ou mais nas áreas doadoras.

Entretanto, se o paciente planeja raspar a área doadora ou usar o cabelo muito curto, eu o alerto de que a cicatriz do doador pode ser ligeiramente detectável, especialmente após vários procedimentos. Se o paciente estiver planejando usar o cabelo muito curto depois, recomendo que tenhamos muito cuidado com a técnica de coleta FUE.

Como em qualquer outro procedimento eletivo, certifique-se de que o paciente esteja em boas condições de saúde e não esteja tomando anticoagulantes.

Marcação Pré-Operatória

É importante ser conservador com relação ao desenho da linha frontal do cabelo. Todos nós envelhecemos e devemos planejar uma linha de cabelo madura; algum grau de recessão frontotemporal é fundamental no paciente masculino (Fig. 16-1a).

Quanto à elipse do doador, geralmente a faço com 1 cm de largura e 20 cm de comprimento, às vezes mais longa, até 28-30 cm, dependendo do número de enxertos planejados. Dessa forma, ela se fecha com tensão mínima ou nenhuma tensão, sem a necessidade de tracionar, resultando em uma cicatriz minimamente detectável, mesmo quando se procura por ela (Fig. 16-1b).

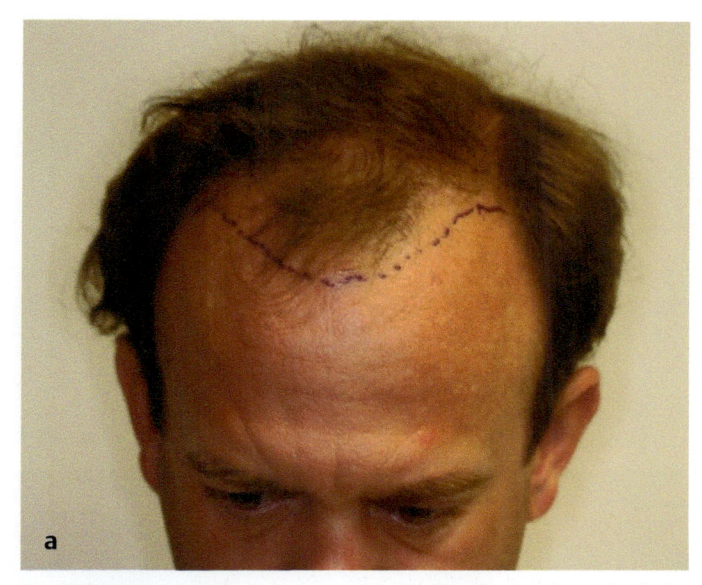

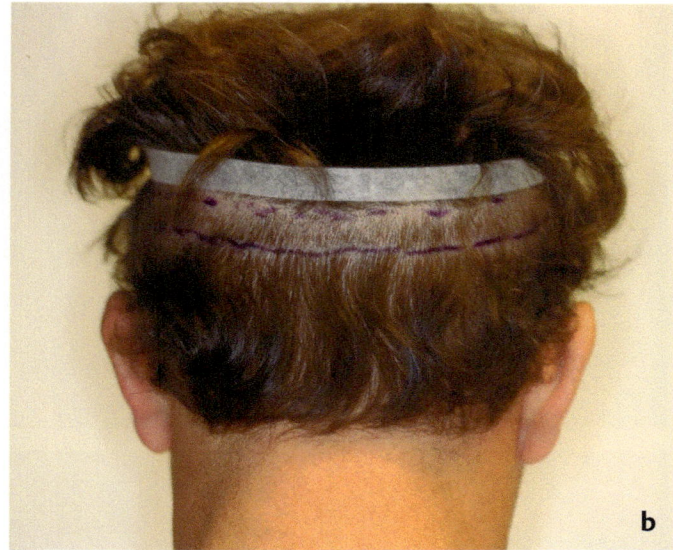

Fig. 16-1. (a) Marcações pré-operatórias. Aqui está um esboço do *design* da linha do cabelo proposta. É importante fornecer uma linha do cabelo madura com algum grau de recessão frontotemporal. Isso pode variar dependendo do fator de oferta e demanda. (Se o grau de calvície for leve e houver muitos cabelos de doadores, poderá ser feito um desenho mais agressivo.) (b). Esboço da incisão elíptica da área doadora. O comprimento varia de acordo com o número de enxertos planejados. Com relação à largura, geralmente, faço uma incisão de 1 cm e, às vezes, de até 1,5 cm se o couro cabeludo da área doadora for frouxo e móvel. Quero poder fechar com o mínimo ou nenhuma tensão e sem a necessidade de tracionar as bordas.

Técnica FUT

Descreverei agora minha técnica preferida (FUT). Com o paciente em posição supina e sob sedação intravenosa com midazolam (Versed) e fentanil, localizamos confortavelmente as áreas operatórias por meio de bloqueios dos nervos occipital e supraorbital com bupivacaína (Marcaína) a 0,5% e epinefrina 1:200.000 (Fig. 16-2).

Uma vez que a área esteja localmente bem anestesiada, usamos a infiltração de tumescência na elipse do doador e ao longo dela, o que proporciona hemostasia e ajuda na dissecção do enxerto (Fig. 16-2).

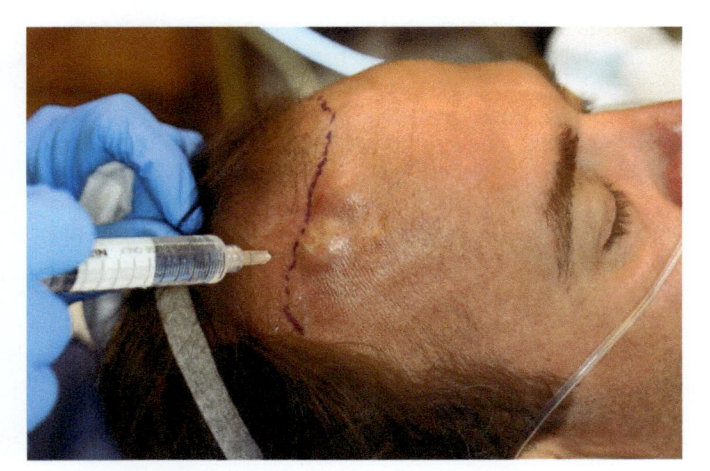

Fig. 16-2. Com o paciente muito confortável sob sedação intravenosa (Versed e Fentanil), injeto cerca de 10 cc de marcaína a 0,5% com epinefrina 1:200.000 (logo antes da linha do cabelo proposta). Em seguida, injeto na margem caudal da elipse do doador cerca de 15-20cc da mesma solução anestésica.

Minha solução de tumescência consiste em: 120 cc de solução salina normal com 20 cc de xilocaína pura a 2% mais 1 cc de epinefrina 1:1.000 mais 40 de triancinolona (Kenalog); a mesma solução é usada para infiltrar a área doadora e a área receptora. Ao adicionar Kenalog, observamos uma redução significativa da dor pós-operatória e do edema pós-operatório.

Uma elipse horizontal do couro cabeludo é retirada da área occipital, muitas vezes estendendo-se para as áreas temporais, frequentemente acima da orelha de um lado até acima da orelha do outro lado. Procuro a área de maior densidade, mantendo-me afastado da progressão cefálica potencial da margem de perda de cabelo, bem como da margem caudal da área doadora (Fig. 16-3a).

As dimensões da elipse variam de acordo com o número de enxertos planejados e a densidade da área doadora. Na minha prática, ao planejar 2.000 ou mais enxertos, a elipse geralmente mede de 20 a 25 cm por 1 cm. Deve-se sempre evitar a tensão no fechamento, o que permite a cicatrização ideal. Depois de injetar a solução de tumescência, uso uma lâmina de bisturi nº 10 para extrair a elipse do doador sob uma ampliação de lupa de 3,5× e, com muito cuidado, faço uma incisão precisamente paralela aos fios de cabelo.

Com relação à profundidade, o plano de dissecção é profundo até os folículos pilosos e superficial o suficiente para evitar lesões em vasos e nervos sensoriais importantes. Em geral, deixa-se um pouco de tecido adiposo subcutâneo sobre a gálea ou a fáscia (Fig. 16-3b).

Sempre nos certificamos de fazer o fechamento sem tensão indevida e sem a necessidade de tracionar as bordas da incisão. Usamos suturas simples de Prolene de 3-0. Não há necessidade de suturas enterradas (Fig. 16-3c).

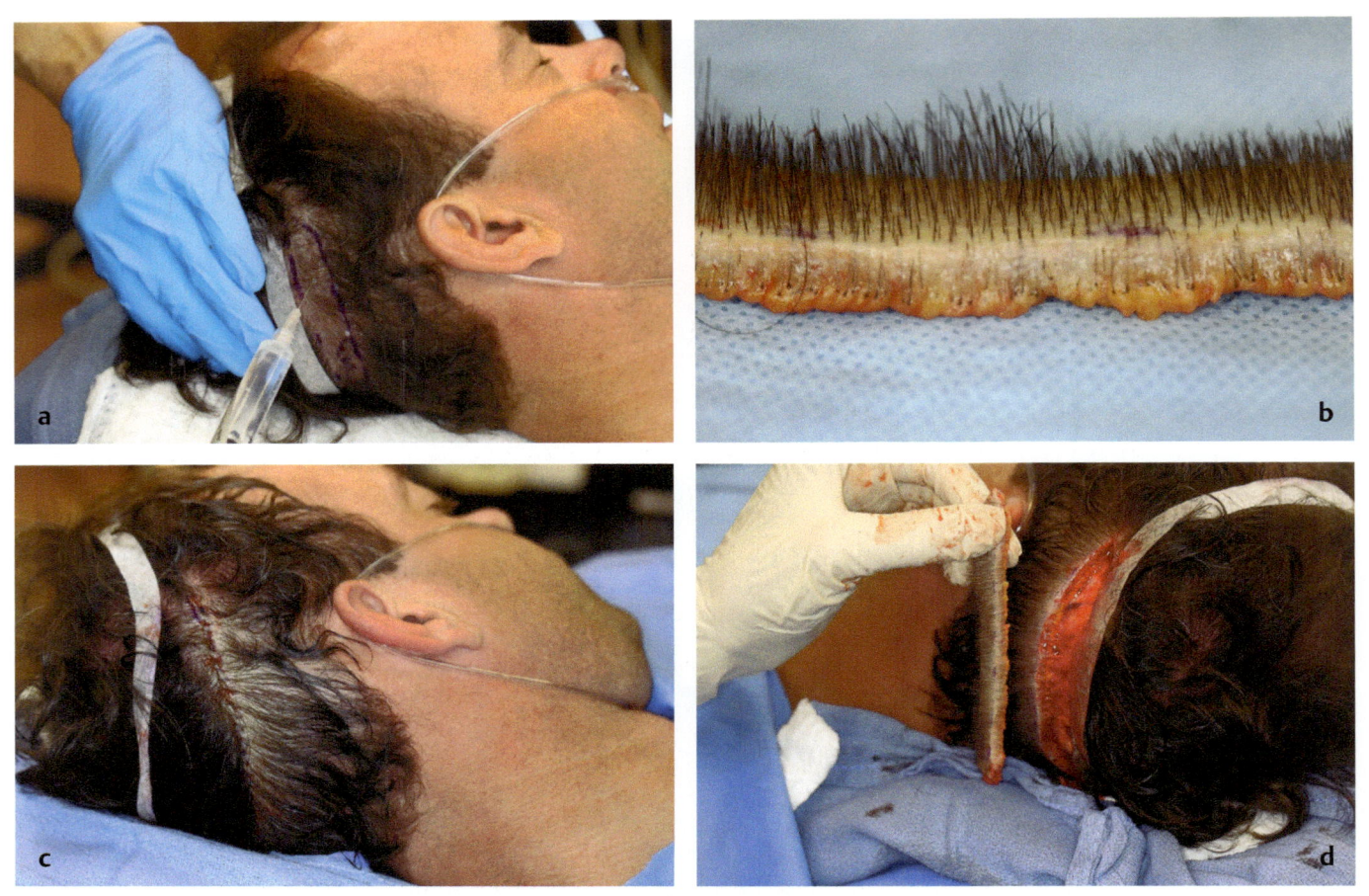

Fig. 16-3. (**a**) Paciente em posição supina e sua cabeça virada para a esquerda: Injetamos cerca de 20 cc de solução de tumescência por via intradérmica e uma pequena quantidade por via subcutânea. Colho primeiro a metade direita da elipse doadora. Com muito cuidado, sob uma lente de aumento de 3,5, "faço uma incisão paralela aos folículos capilares". (**b**) Colheita em uma profundidade que não atinge as raízes do cabelo e é superficial à fáscia subjacente, aos nervos sensoriais e aos vasos. (**c**) Para fechar o local doador, sem a necessidade de tracionar, utilizo uma sutura Prolene® de 3-0 de curso contínuo. (**d**) Em seguida, colhemos a metade esquerda da mesma forma.

Normalmente, colhemos a metade direita e fechamos, e, enquanto meus assistentes começam a dissecar os enxertos de unidade folicular a partir dela, continuamos a colher a metade esquerda e fechamos da mesma forma (Fig. 16-3d).

Meus assistentes, sob um microscópio com aumento de 10× (Mantis Microscope), processam a elipse do doador em fatias de 1,5 mm de espessura e a dissecam em enxertos de unidades foliculares enquanto o cirurgião continua a coleta e o fechamento da área doadora (Fig. 16-4a e b).

O couro cabeludo colhido e todos os enxertos são mantidos resfriados em solução salina normal (4 graus Celsius) até o transplante.

A dissecção cuidadosa das fatias finas em 1 a 2 microenxertos de unidades foliculares capilares e 3 a 4 minienxertos de unidades foliculares capilares continua e é feita com iluminação de fundo, usando lâminas de bisturi nº 10 e ampliação (Fig. 16-5a). Essa é a parte mais tediosa do procedimento e uma das etapas mais importantes; os enxertos obviamente precisam ser manuseados com cuidado e de forma atraumática. Quanto mais escuros e grossos forem os fios de cabelo individuais, mais fácil será dissecá-los. Os enxertos ideais têm hastes capilares intactas desde o tecido adiposo subcutâneo até a superfície do couro cabeludo e contêm de um a quatro fios de cabelo cada um, como ocorre na natureza.

Nesse ponto, várias centenas de enxertos terão sido dissecados. Eles são alinhados em fileiras em uma toalha cirúrgica verde ou azul úmida e agora estão prontos para serem inseridos (Fig. 16-5b). O processo de dissecção e inserção do enxerto continua até que todos os enxertos sejam transplantados.

É imperativo manter os enxertos úmidos; a dessecação danifica os bulbos capilares (Fig. 16-5c).

TRANSPLANTE DE CABELO (FUT)

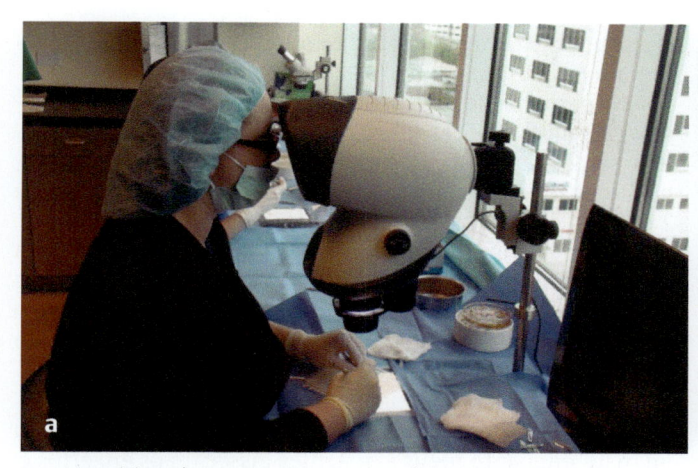

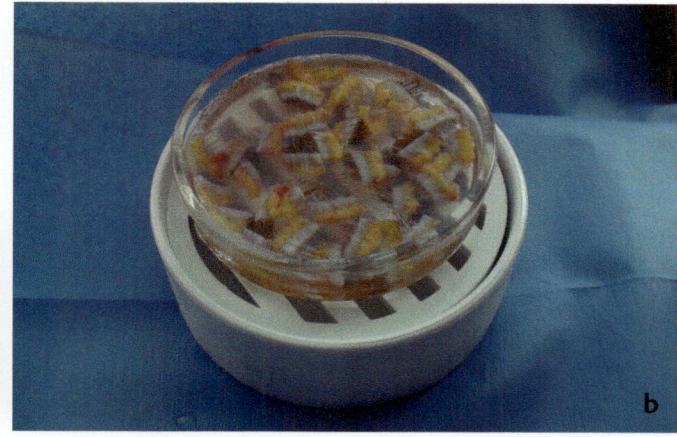

Fig. 16-4. (a) Minha equipe cirúrgica usando os microscópios Mantis com ampliação de 10× e iluminação de fundo. **(b)** Dissecar cuidadosamente a elipse em fatias de 1-2 mm de espessura com lâminas nº 10, incisando paralelamente aos folículos pilosos e mantendo-os intactos de cima para baixo.

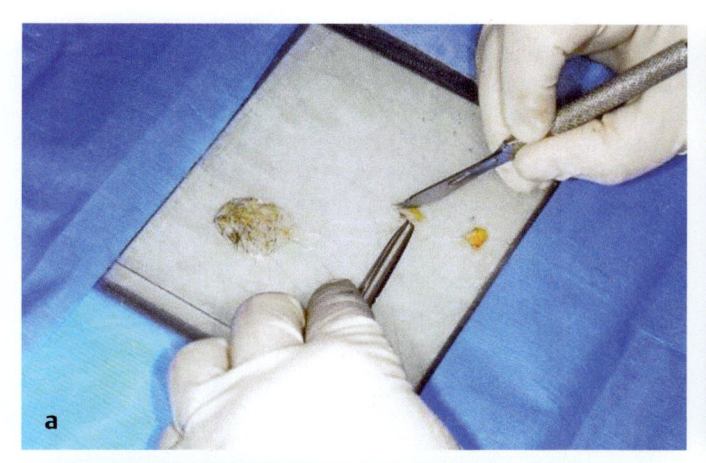

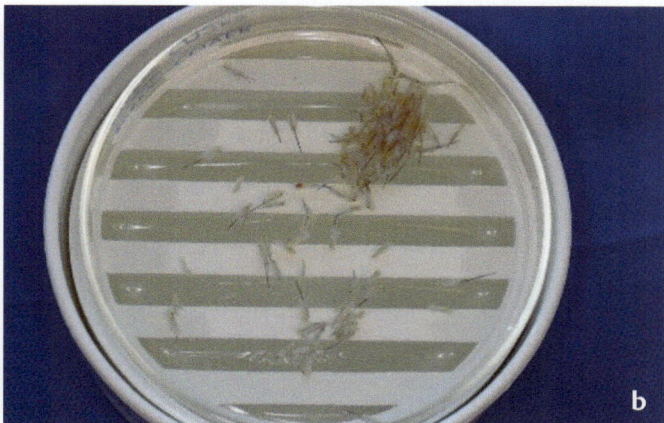

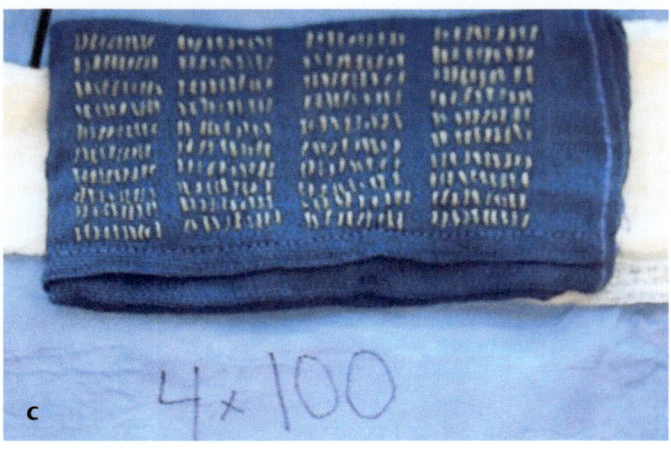

Fig. 16-5. (a) Em seguida, dissecamos as fatias em unidades foliculares capilares individuais sob microscópios Mantis (10×) ou lupas de aumento de 3,5×. **(b)** Nós os mantemos resfriados em solução salina normal. **(c)** Em seguida, os enxertos são alinhados em grupos de 10 por 10 (100) em uma toalha cirúrgica úmida, prontos para serem inseridos.

Quanto à inserção do enxerto no local receptor, minha preferência é a técnica *Stick and Place*. Uma pequena incisão é feita na direção em que desejo que o cabelo cresça e imediatamente o enxerto é inserido (Fig. 16-6 e 16-7a,b). Minha lâmina cirúrgica preferida é a Sharpoint 22,5.

Em um determinado caso, geralmente usamos um total de cerca de 150 mL de solução de tumescência durante todo o procedimento, incluindo tanto o local doador quanto o receptor (Fig. 16-7).

Na parte frontal de 10 a 15 mm da linha do cabelo, devemos usar apenas 1-2 enxertos de unidades foliculares de cabelo (microenxertos). Posteriormente a isso e na área da coroa, podemos usar uma mistura de unidades foliculares com 1 a 2 ou 3 a 4 cabelos (minienxertos) (Fig. 16-7c).

É muito importante ter uma boa equipe cirúrgica para que esses casos ocorram sem problemas e obtenham ótimos resultados. Tenho dois enfermeiros e um assistente cirúrgico na minha equipe, sendo que eu mesmo insiro cada enxerto em todos os meus pacientes.

Eu colho a tira doadora com um assistente e, em seguida, geralmente vejo alguns acompanhamentos por uma hora ou mais, enquanto meus assistentes dissecam os enxertos e, depois que eles têm 500 enxertos prontos e alinhados, começamos a transplantá-los. Estou presente em cada inserção de enxerto; seleciono onde os enxertos serão colocados e inclino a lâmina na direção em que quero que eles cresçam. Eu crio a incisão receptora e um dos meus assistentes insere o enxerto. Esse processo continua até que todos os enxertos estejam inseridos. Em geral, levamos de 4 a 6 horas, dependendo do número de enxertos que estão sendo realizados. Normalmente, fazemos de 1.500 a 2.800 enxertos por sessão, dependendo do tamanho da área a ser enxertada e da quantidade de cabelo doador disponível. Você não pode ter pressa, nós gostamos (meus assistentes e eu) desse procedimento. Geralmente nós,

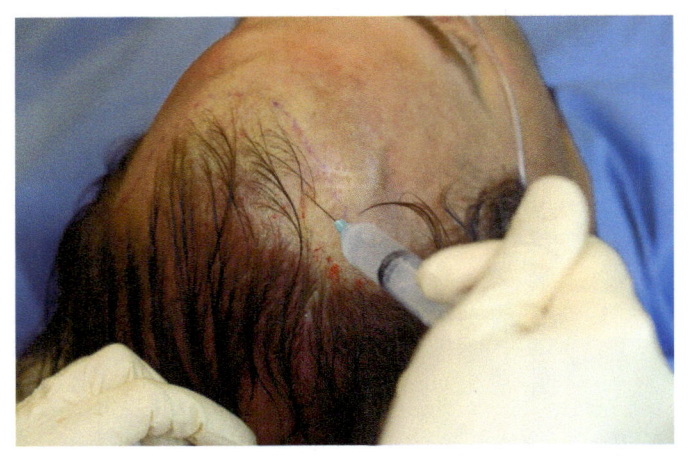

Fig. 16-6. A infiltração da solução tumescente na área receptora é importante por vários motivos, sendo os mais importantes promover a hemostasia e produzir um edema temporário do couro cabeludo, o que facilita a inserção do enxerto.

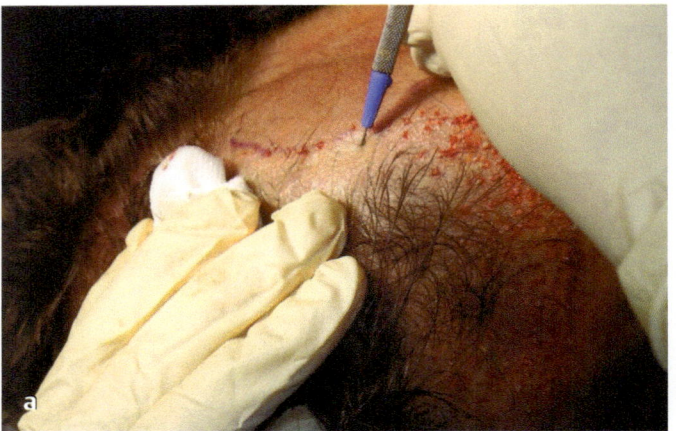

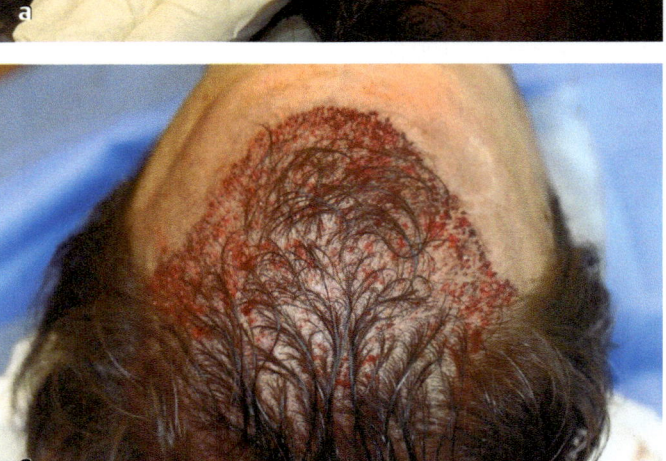

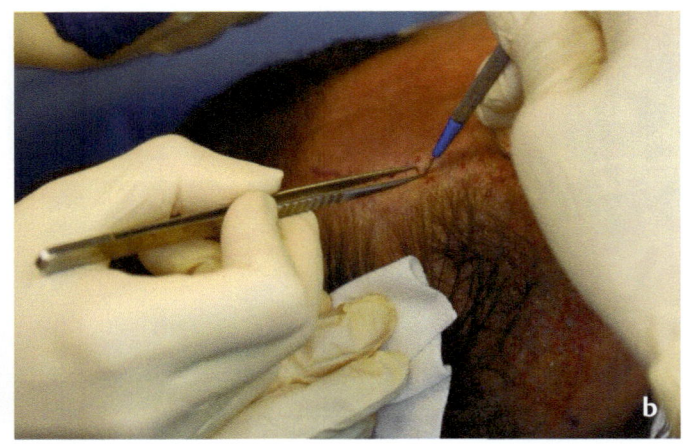

Fig. 16-7. (a) Para a inserção do enxerto, utilizo a técnica *Stick and Place*, na qual o cirurgião faz a incisão no local receptor. Minha lâmina cirúrgica preferida é a Sharpoint 22,5. **(b)** Em seguida, o assistente insere imediatamente o enxerto, usando uma pinça de joalheiro. **(c)** Aparência no final do procedimento, cerca de 25 enxertos por cm quadrado.

incluindo o paciente, dependendo da duração do procedimento, fazemos uma pequena pausa para o almoço e depois continuamos com o procedimento. Os pacientes estão prontos para deixar nossa sala de cirurgia assim que terminamos e não sentem dor alguma.

CUIDADOS PÓS-OPERATÓRIOS

Para o curativo, usamos Adaptic impregnado com pomada de Polisporina ou Bactroban, Kurlex e uma bandagem Ace de 3 polegadas nas primeiras 48 horas. Depois disso, permitimos que o paciente aplique xampu diariamente com cuidado. As suturas são removidas após 10 a 12 dias (Fig. 16-8).

Os cuidados posteriores são simples e seguros: o principal é instruir o paciente a ser gentil com o couro cabeludo nas primeiras duas semanas; depois disso, nada de especial é necessário, apenas tempo. Grande parte do cabelo transplantado entrará em fase telógena (fase de repouso) e cairá nas primeiras 2 a 3 semanas, e é claramente importante garantir que o paciente entenda isso. Em seguida, por volta de 12 a 14 semanas, o cabelo passa para a fase anágena (fase de crescimento) e começa a crescer. Por volta do terceiro ou quarto mês, fica evidente que o cabelo começa a crescer e, depois de 6 meses, geralmente vemos uma melhora muito boa no que diz respeito ao crescimento, comprimento e espessura do cabelo. O resultado geralmente ocorre em cerca de um ano de pós-operatório; posteriormente, se o paciente desejar maior densidade capilar, poderá ser feita uma sessão adicional.

VANTAGENS DA TÉCNICA FUT

O comprimento da elipse do doador varia de acordo com o número de enxertos necessários em cada paciente. A propósito, essa área doadora fica completamente oculta e imediatamente (no mesmo dia) coberta por cabelo. Gosto do fato de que, ao observar com precisão a direção dos folículos capilares na área doadora sob uma ampliação de 3,5×, posso colher a elipse doadora fazendo com que a minha ação seja bastante paralela aos fios de cabelo, dessa forma, tendo o mínimo de dano ou desperdício de folículos capilares nas bordas da elipse. O fechamento é então feito sem a necessidade de descolamento. Os enxertos de unidade folicular reais são dissecados posteriormente sob o microscópio Mantis (ampliação de 10×) e ampliação de lupa de 4,5, colhendo com precisão a faixa doadora, incisando paralelamente aos folículos capilares sob ampliação e fechando sem tensão. Explico isso a todos os meus pacientes no pré-operatório, e a maioria deles concorda em fazer o procedimento com essa técnica que eu mesmo já fiz três vezes nas últimas três décadas.

Ao realizar o FUT, a colheita é feita na parte mais segura, onde se encontram os cabelos mais fortes e mais duráveis (geneticamente falando). A FUE extrai o cabelo de uma área muito mais ampla, de áreas que, à medida que envelhecemos, vão caindo.

A maioria dos meus pacientes não usa o cabelo muito curto ou raspa a área doadora e prefere que possamos camuflar imediatamente a área doadora ao fazer o FUT.

DESVANTAGENS DO FUT

Os pacientes seletivos (muito poucos dos meus), que usam cabelos muito curtos na área doadora, podem-se beneficiar da técnica FUE, cuidadosamente executada, para eliminar qualquer risco de uma cicatriz linear na área doadora. Tanto na coleta da FUE quanto no FUT, é melhor não usar cabelos muito curtos na área doadora.

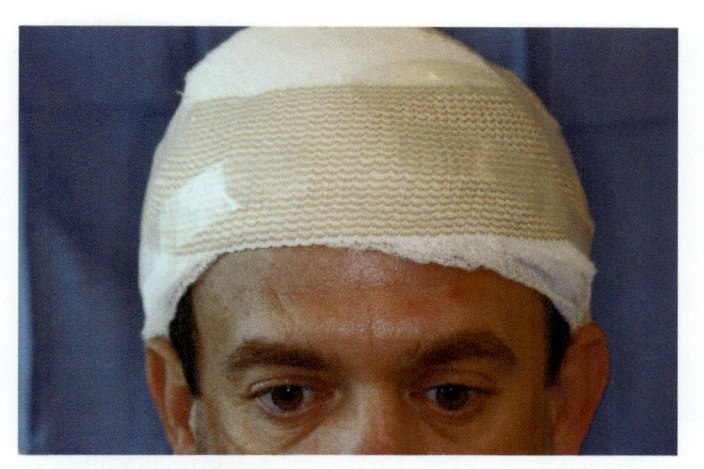

Fig. 16-8. Usamos Adaptic, com Bactroban ou pomada de Polisporina, 2 a 3 bandagens Kurlex e uma bandagem Ace por 48 horas, após as quais o próprio paciente remove a bandagem em casa e começa a usar xampu suavemente.

EXEMPLOS

Quatro exemplos de acompanhamentos de longo prazo são apresentados nas Figuras 16-9 a 16-12.

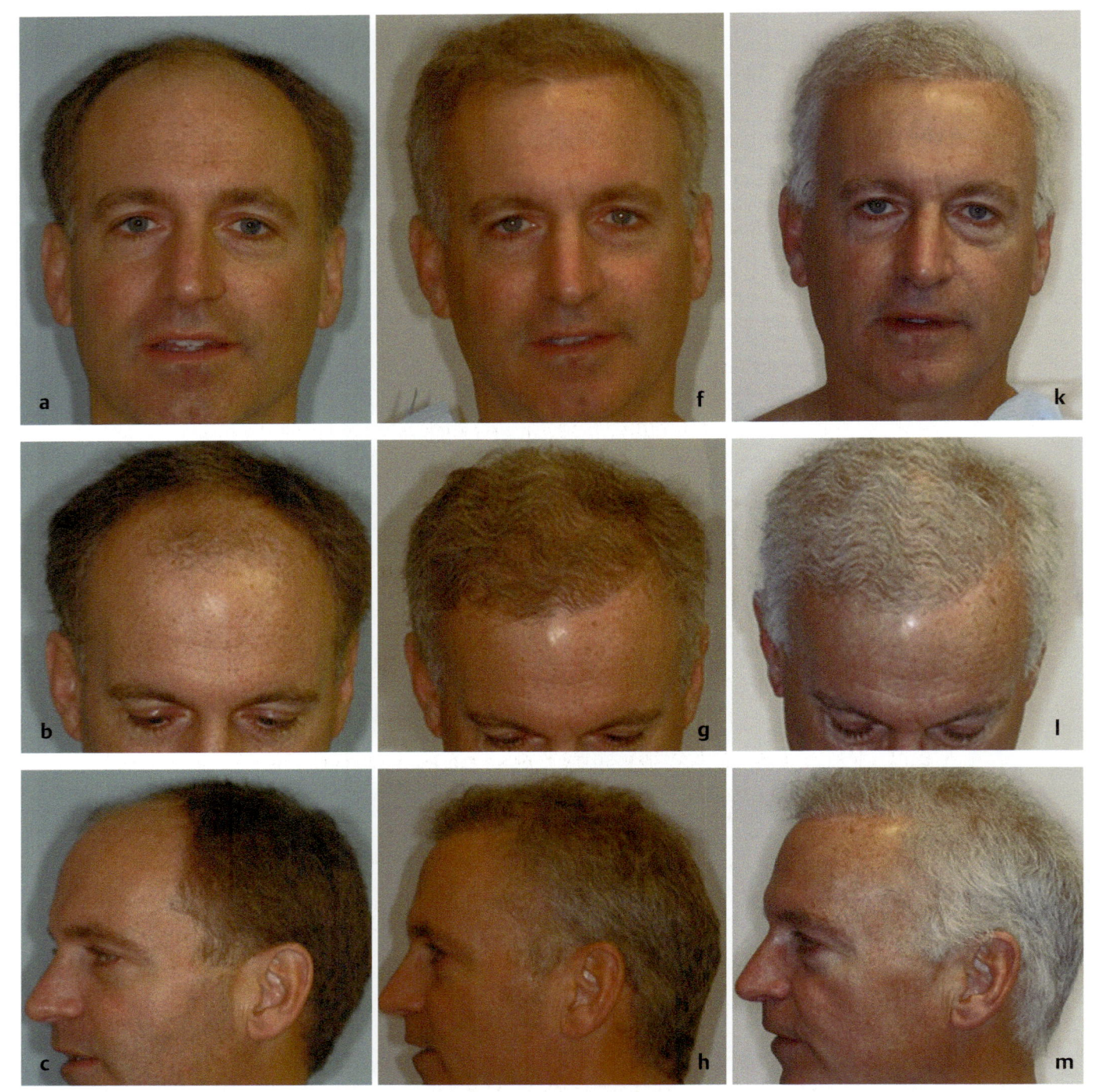

Fig. 16-9. Exemplo de acompanhamento de longo prazo. Neste homem, fiz um transplante capilar (2.100 enxertos) quando ele tinha 48 anos, e um segundo transplante capilar 10 anos depois, aos 58 anos (2.000 enxertos). Ele veio após 7 anos, 17 anos da primeira sessão, para terceira sessão. (**a-e**) Antes dos procedimentos. (**f-j**) Com 10 anos de pós-operatório do primeiro procedimento. (**k-o**) Antes da 3ª sessão. Na época, ele tinha 65 anos de idade. O cabelo nativo continua a cair, mas o cabelo transplantado, em sua maior parte, continua a crescer pelo tempo que deveria crescer na área doadora. (Acervo pessoal do Dr. Alfonso Barrera, M.D., F.A.C.S.) *(Continua)*

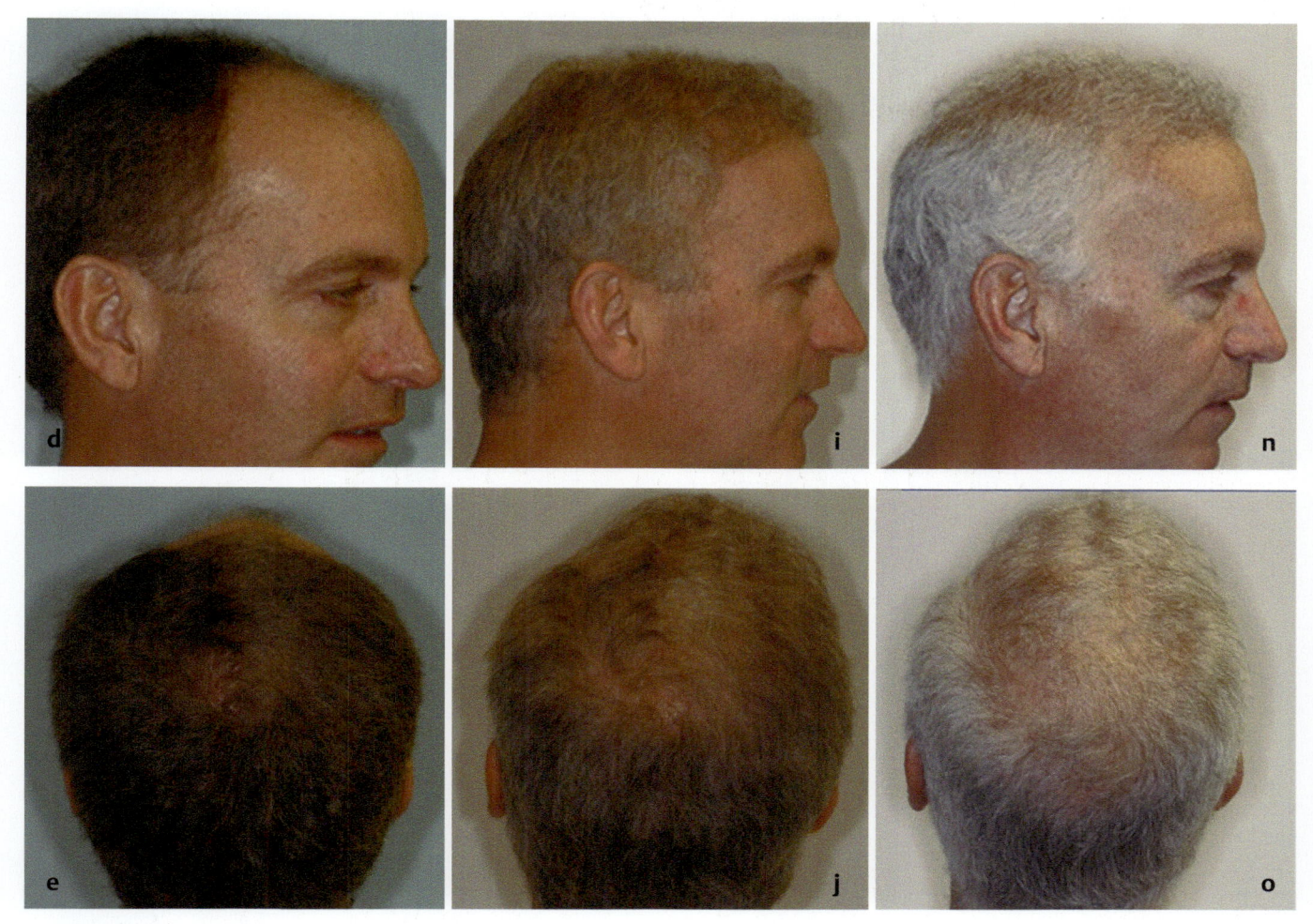

Fig. 16-9. *(Cont.)*

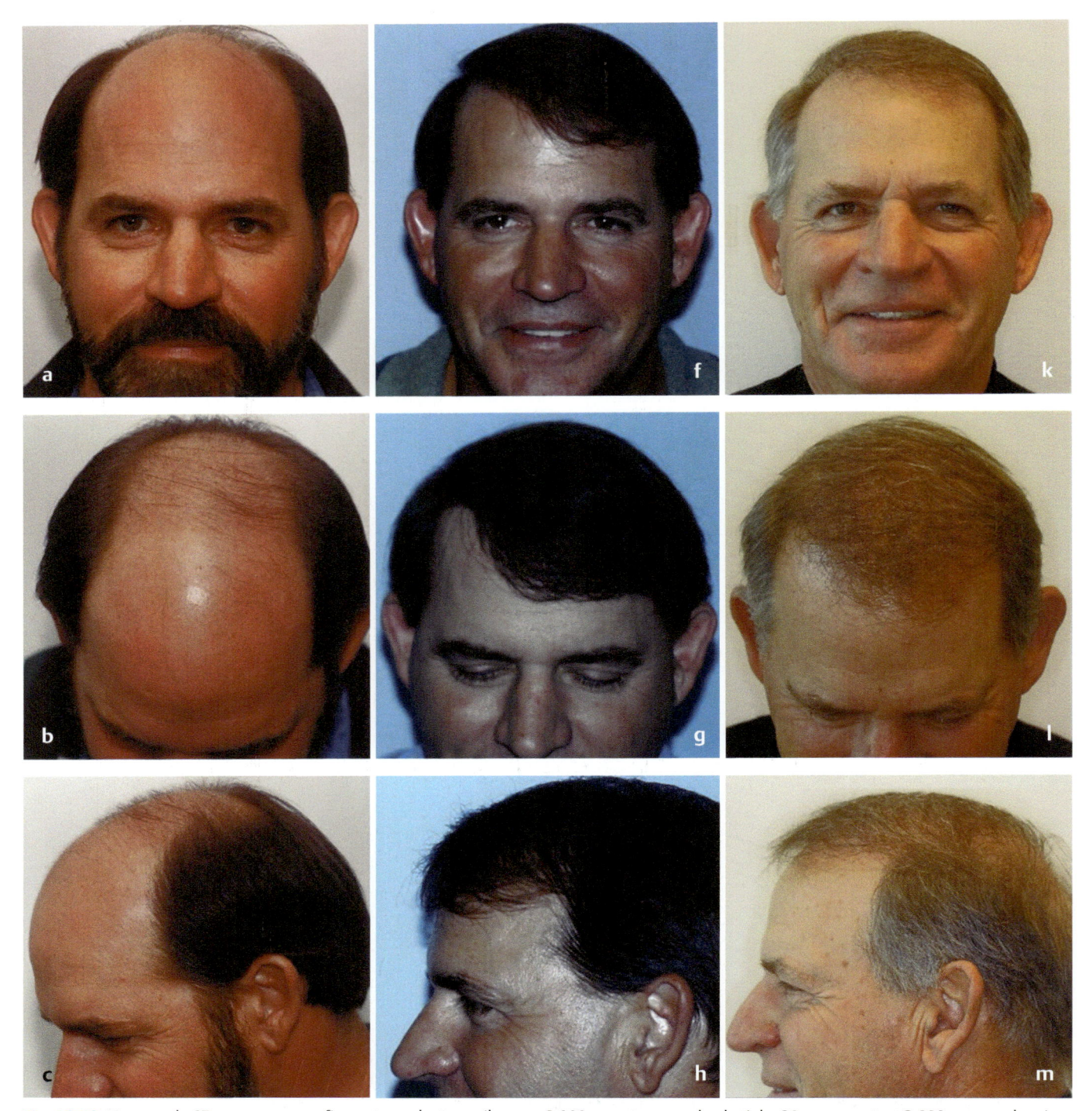

Fig. 16-10. Homem de 65 anos em quem fiz um transplante capilar com 2.000 enxertos quando ele tinha 39 anos e outros 2.000 um ano depois. (**a-e**) Antes dos procedimentos. (**f-j**) Com 1 ano de pós-operatório de duas sessões. (**k-o**) Com 26 anos de pós-operatório. (Acervo pessoal do Dr. Alfonso Barrera, M.D., F.A.C.S.)

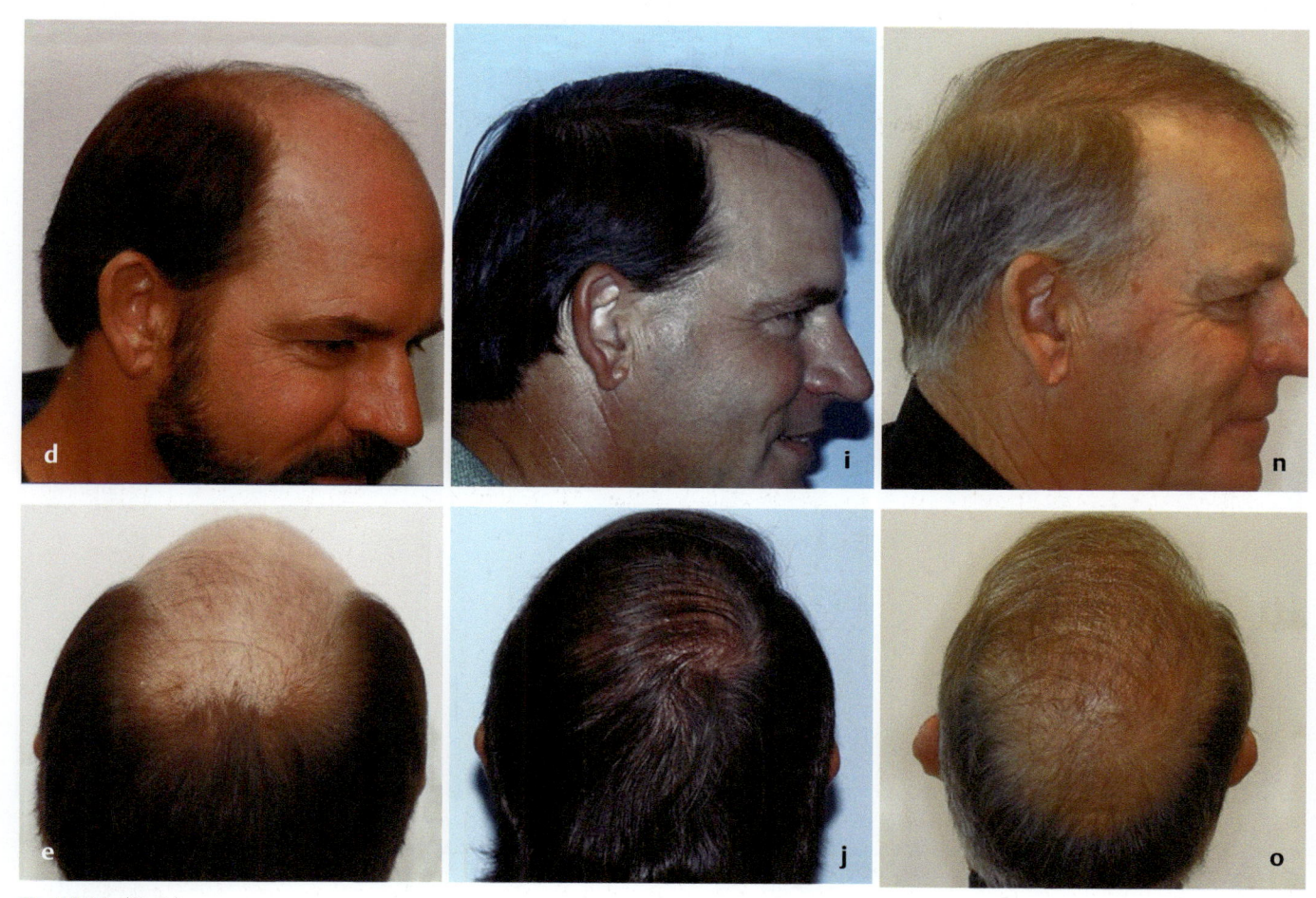

Fig. 16-10. (Cont.)

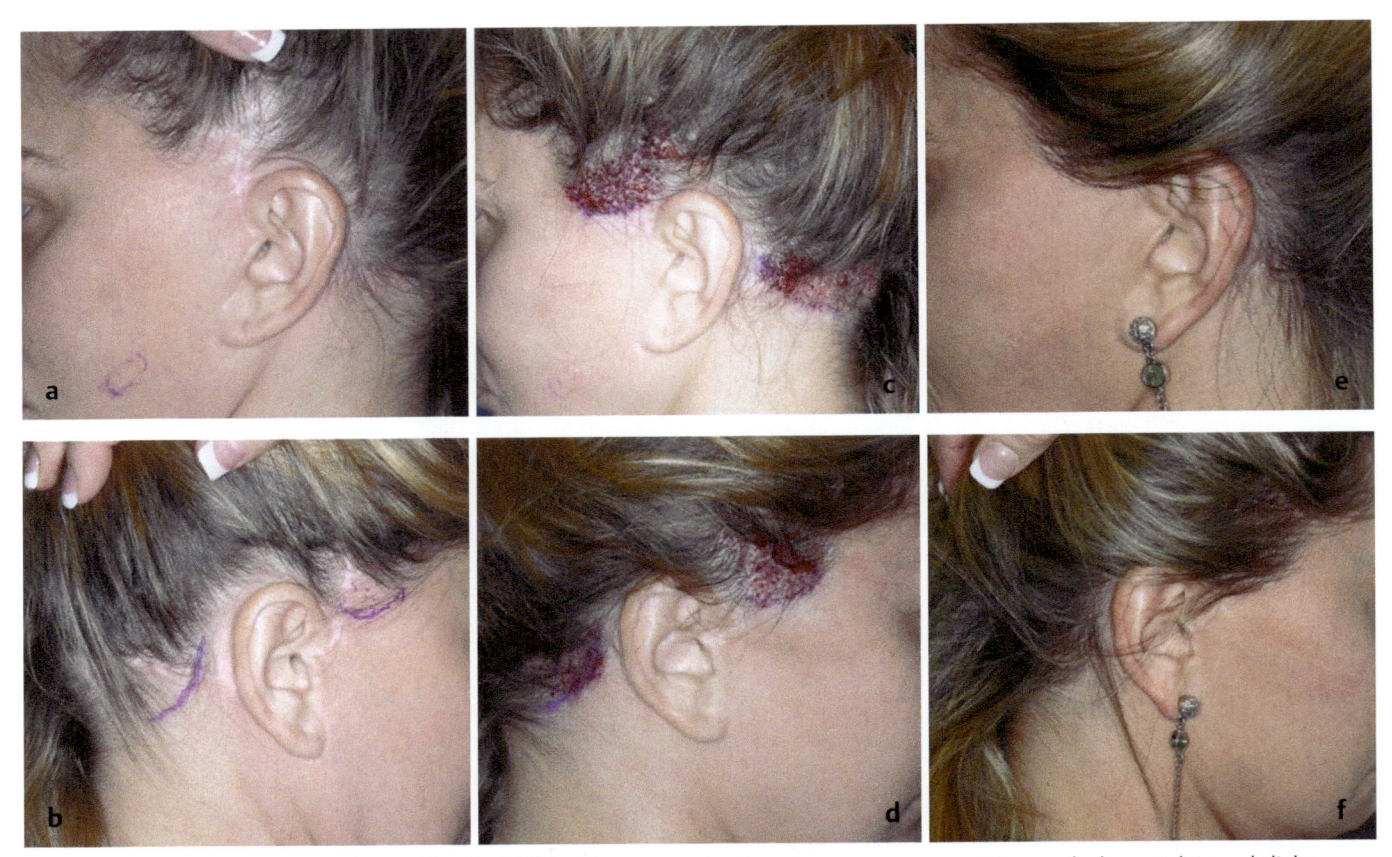

Fig. 16-11. Mulher de 50 anos que fez um *lifting* facial (operada em outro local) e me procurou para corrigir a perda das costeletas e da linha do cabelo retroauricular (alopecias iatrogênicas). (**a,b**) Pré-operatório, (**c,d**) pós-operatório imediato e (**e,f**) um ano após uma única sessão de 750 enxertos de unidades foliculares. Observe a direção do crescimento do cabelo bastante natural.

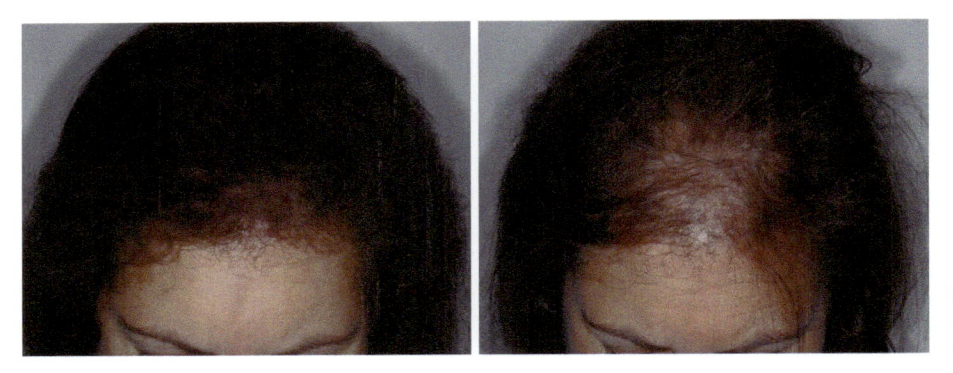

Fig. 16-12. Mulher de 64 anos com alopecia de padrão feminino (Ludwig II). Resultado em um ano após 1.200 enxertos.

DISCUSSÃO

O transplante capilar funciona muito bem tanto em homens quanto em mulheres. Também costumo tratar casos de alopecias cicatriciais de várias causas, incluindo aquelas secundárias a procedimentos anteriores de *lifting* facial ou de elevação da testa. Nesses casos reconstrutivos, a técnica é a mesma: o principal é imitar a direção natural do crescimento do cabelo; por exemplo, nas costeletas, os enxertos de unidade folicular crescem para baixo e um pouco para trás. Quando ainda há algum cabelo nativo, nós o imitamos para que ele se misture naturalmente.

Com relação às direções futuras, muitos esforços continuam na bioengenharia para que um dia seja possível clonar folículos capilares em laboratório. Até o momento, ninguém conseguiu fazer isso.

BIBLIOGRAFIA

Barrera A., Uebel C. Hair transplantation - The art of follicular unit micrografting and minigrafting (Transplante capilar - A arte do microenxerto e minienxerto de unidades foliculares). 2nd ed. Textbook Quality Medical; 8 Publishing Inc., St Louis MO. St Louis MO: Thieme; 2014.

Barrera A. Correção da deformidade da linha do cabelo retroauricular após o lifting facial. Aesth Surg. J. 2004;24(2):176-8.

Barrera A. Micrograft and minigraft megasession hair transplantation: Revisão de 100 casos consecutivos. Aesthetic Surgery Journal. 1997;17(3):165.

Barrera A. Micrograft and minigraft megasession hair transplantation results after a single session (Resultados do transplante capilar de microenxerto e minigraft em megassessão após uma única sessão). Plast Reconstr Surg. 1997;100(6):1524.

Barrera A. Refinamentos no transplante capilar: Micro and Minigraft Megasession. Perspectivas em Plast Surg. 1998;11(1):53.

Barrera A. The use of micrografts and minigrafts for the correction of the postrhytidectomy lost sideburn (O uso de microenxertos e minienxertos para a correção da patilha perdida pós-tireoidectomia) Plast Reconstr Surg. 1998;102(6):2237-40.

Barrera A. The use of micrografts and minigrafts for the treatment of burn alopecia (O uso de microenxertos e minienxertos para o tratamento da alopecia por queimaduras). Plast Reconstr Surg. 1999;103(2):581-4.

Barrera A. The use of micrografts and minigrafts in the aesthetic reconstruction of the face and scalp (O uso de microenxertos e minienxertos na reconstrução estética da face e do couro cabeludo). Plast Reconstr Surg. 2003;112(3):883-90.

Barrera A. Hair transplantation - The art of micrografting and minigrafting (Transplante de cabelo - A arte do microenxerto e do minienxerto). 1 ed. Quality Medical Publishing Inc; 2002.

Nordstrom REA. Micrigrafts for improvement of the frontal hairline after hair transplantation (Microenxertos para melhorar a linha do cabelo frontal após o transplante capilar). Aesthetic Plast Surg. 1981;5:97.

Orentreich N. Autografts in alopecias and other selected dermatological conditions (Autoenxertos em alopecias e outras condições dermatológicas selecionadas). Ann NY Acad Sci. 1959;83:463.

Uebel CO. Micrografts and minigrafts: A new approach to baldness surgery (Uma nova abordagem para a cirurgia da calvície). Ann Plast Surg. 1991;27:476.

TÉCNICA FUE – CONCEITOS

Fernando Teixeira Basto Júnior ▪ Caio Porciúncula Teixeira Basto
Gabriel Porciúncula Teixeira Basto

INTRODUÇÃO

À primeira vista, a técnica FUE (extração de unidades foliculares) pode parecer simples e fácil de executar. No entanto, trata-se de um procedimento altamente complexo, que exige não apenas habilidade técnica e concentração, mas também uma avaliação constante das manobras e um senso estético apurado por parte do cirurgião e de toda a equipe assistente envolvida na operação. A remoção das unidades foliculares das áreas doadoras e sua enxertia nas áreas receptoras requer uma repetição de movimentos altamente precisos, raramente observada em outros procedimentos cirúrgicos, o que torna a FUE um verdadeiro desafio científico, técnico e artístico.

A técnica FUE tem evoluído rapidamente, impulsionada tanto pelas inovações dos cirurgiões quanto pelos avanços tecnológicos, que proporcionam uma melhor compreensão da dinâmica da pele e do comportamento das unidades foliculares durante o transplante.

O marco inicial para o entendimento da FUE ocorreu em 1984, com a publicação de um artigo seminal pelo histologista americano Robert Headington. Nesse estudo, Headington apresentou cortes histológicos do couro cabeludo que revelaram informações cruciais sobre a estrutura do folículo piloso. Ele demonstrou que os folículos capilares do couro cabeludo emergem em agrupamentos fisiológicos de 1 a 4 raízes, e não fios de cabelo isolados. Esses agrupamentos, denominados unidades foliculares (UF), são compostos por cabelos terminais e, ocasionalmente, associados a cabelos velos (*vellus*), cada um nutrido por uma rede de glândulas sebáceas, responsáveis pela secreção de óleo do couro cabeludo, e por feixes de músculos piloeretores que se conectam às hastes dos fios de cada unidade.

Headington denominou esse complexo capilar de unidade folicular, caracterizado pela presença de seus anexos, todos envolvidos por uma membrana que organiza os folículos em grupos com um número variável de 1 a 4, eventualmente 5 ou mais raízes (Fig. 17-1).

A descoberta da unidade folicular pelo Dr. Headington foi um marco que impulsionou o avanço da cirurgia de transplante capilar, levando ao desenvolvimento de técnicas inovadoras. O FUT (transplante de unidades foliculares), introduzido pelo Dr. Limmer, em 1988, revolucionou o conceito de transplante capilar ao permitir a utilização de enxertos menores e mais precisos. Posteriormente, em 2002, o Dr. Rassman apresentou a FUE (extração de unidades foliculares), uma técnica que expandiu as opções de áreas doadoras ao possibilitar o uso de folículos não apenas do couro cabeludo, mas também de outras regiões do corpo, como barba, peito, costas, abdome, entre outras, ampliando as possibilidades de cobertura capilar em pacientes com áreas doadoras limitadas no couro cabeludo.

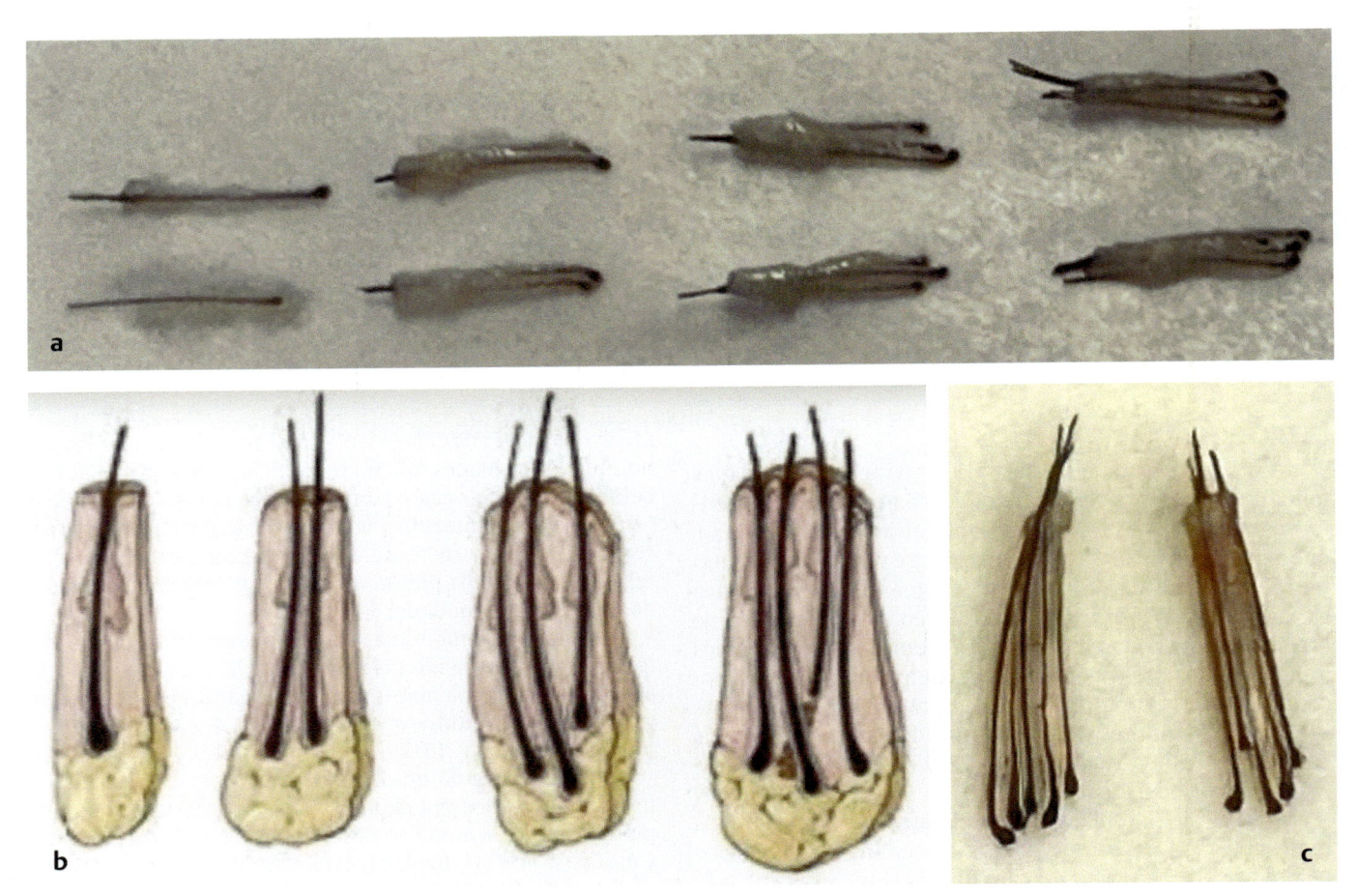

Fig. 17-1. (a) Unidades foliculares de 1, 2, 3 e 4 raízes refinadas extraídas com o aparelho WAW e *punch* trompete de 0,8, 0,9 e 0,95 mm. **(b)** Ilustração das unidades com 1, 2, 3 e 4 raízes. **(c)** Eventualmente vamos encontrar unidades com 5 e até 6 raízes.

EVOLUÇÃO DA TÉCNICA FUE

Em 2002, os cirurgiões americanos Rassman e Bernstein apresentaram, pela primeira vez, a técnica FUE durante o congresso da International Society of Hair Restoration Surgery (ISHRS) em Chicago, EUA. Originalmente denominada FOX pelos autores, a técnica envolvia a extração individual de unidades foliculares do couro cabeludo por meio de *punches* manuais serrilhados e afiados, com diâmetros variando de 1 a 1,2 mm. Posteriormente, essa técnica foi renomeada como FUE, abreviação de *follicular unit extraction* (extração de unidades foliculares).

No início, a técnica FUE foi recebida com ceticismo e considerada por muitos como um retrocesso científico. As críticas concentravam-se no uso de *punches* manuais, nas altas taxas de transecção das unidades foliculares, na longa curva de aprendizado, no tempo cirúrgico prolongado, no caráter laborioso do procedimento e nos custos elevados em comparação com a técnica FUT. O método manual exigia um esforço considerável do cirurgião, que precisava girar o *punch* enquanto aplicava pressão axial para introduzir o instrumento na pele, o que frequentemente resultava em uma alta taxa de transecção e em enxertos de baixa qualidade, produzindo resultados insatisfatórios. Esses desafios iniciais, aliados ao natural ceticismo em relação a novas técnicas, geraram uma resistência significativa entre os especialistas da área.

Apesar dessas dificuldades, a técnica FUE com *punches* manuais começou a demonstrar eficácia nas mãos de cirurgiões experientes a partir de meados dos anos 2000. Profissionais, como o espanhol José Lorenzo, utilizaram *punches* manuais para a colheita de unidades foliculares (UFs) e implantadores para a enxertia, demonstrando que, com habilidade, era possível alcançar bons resultados. Simultaneamente, o americano John Cole e colaboradores publicaram estudos evidenciando a importância dos *punches* manuais afiados com regulagem de profundidade, que ajudaram a reduzir a taxa de transecção das unidades foliculares.

O verdadeiro avanço na técnica FUE, no entanto, ocorreu com a introdução de dispositivos motorizados durante o mesmo período (Fig. 17-2). Esses dispositivos facilitaram o aprendizado, aumentaram a eficiência da excisão, reduziram o tempo necessário para a colheita e diminuíram significativamente as taxas de transecção das unidades foliculares. Com isso, a técnica FUE passou a ser amplamente adotada pelos especialistas.

Além disso, o uso de dispositivos motorizados tornou o ato cirúrgico mais confortável e menos cansativo, permitindo cirurgias mais rápidas e com um espaçamento adequado entre as unidades extraídas, o que favoreceu uma melhor camuflagem da área doadora. Esses avanços contribuíram para uma maior aceitação e popularização da técnica FUE entre cirurgiões e pacientes.

TÉCNICA FUE – CONCEITOS

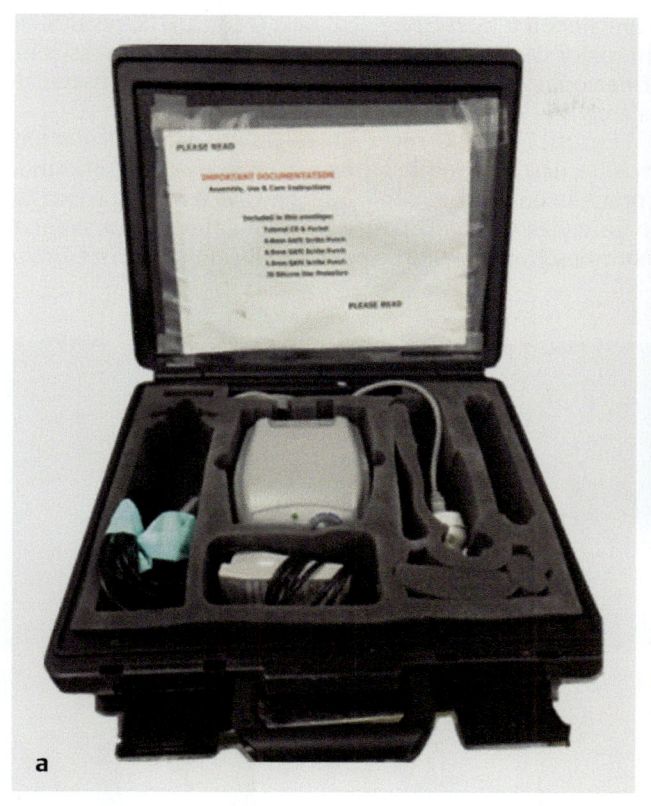

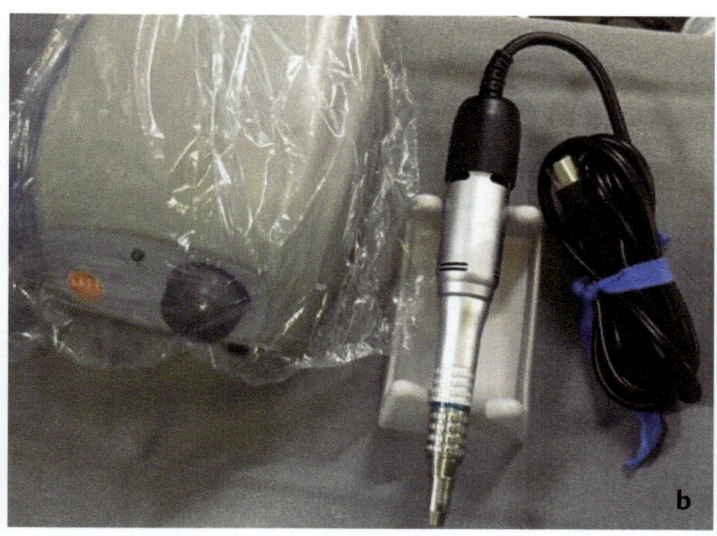

Fig. 17-2. (a,b) Aparelho motorizado Safe System desenvolvido pelo Dr. James Harris. Este sistema utiliza um mecanismo de punção rotatória motorizada que minimiza o trauma ao tecido circundante e melhora a precisão na extração dos folículos, maximizando o rendimento da área doadora segura.

Paralelamente, em 2011, a Food and Drug Administration (FDA) aprovou o uso de um sistema robótico para a cirurgia da calvície, trazendo a técnica FUE como destaque do equipamento (Fig. 17-3). O robô oferecia benefícios, como maior precisão na seleção e extração de unidades foliculares, reduzindo a taxa de transecção e eliminando a fadiga do cirurgião. A tecnologia empregava dois *punches* sequenciais: o primeiro, um *punch* interno com movimento perfurante não rotatório, utilizado para incisões e estabilização do tecido; o segundo, um *punch* externo cego, que dissecava a pele ao redor da unidade folicular.

Apesar das vantagens, o uso do robô ARTAS apresenta desvantagens significativas, incluindo:

- Custo elevado.
- Limitações com alguns tipos de cabelo.
- Dependência de operador humano.
- Velocidade inferior em alguns casos.
- Rigidez em áreas mais complexas e de difícil alcance no couro cabeludo.
- Incapacidade de realizar excisão de pelos corporais (BHT).

Com as limitações do sistema ARTAS, os micromotores manuais ganharam relevância, impulsionando o desenvolvimento de *punches* mais avançados. Atualmente o mercado oferece *punches* afiados, cegos e híbridos, projetados para atender a diferentes necessidades de precisão na extração folicular. O *punch* afiado varia entre bisel externo, interno ou duplo, enquanto o híbrido combina bordas cegas e afiadas, maximizando a eficiência e minimizando traumas. Inovações incluem *punches* hexagonais, fenestrados e outros formatos adaptados às condições anatômicas.

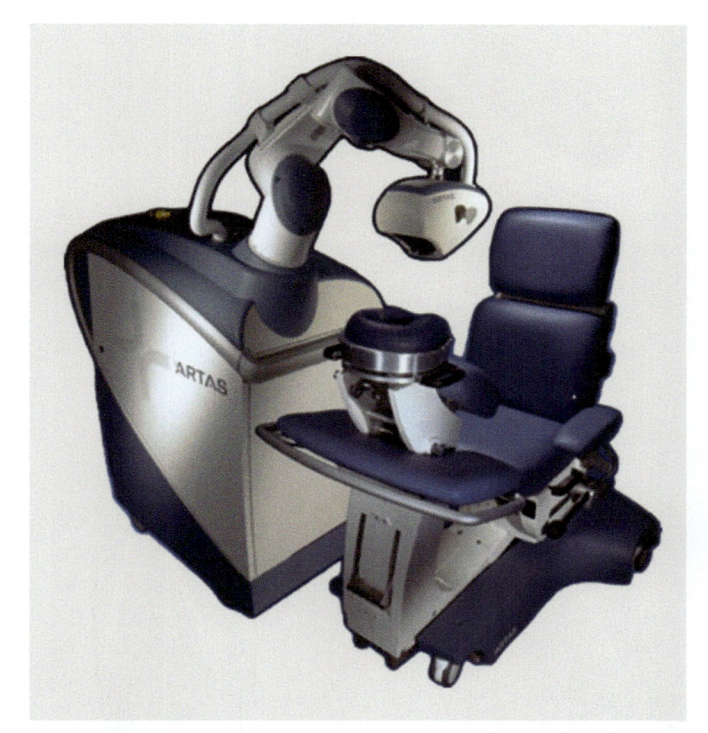

Fig. 17-3. O sistema robótico ARTAS é uma tecnologia avançada para transplante capilar que utiliza inteligência artificial para ajudar na extração precisa de unidades foliculares. Projetado para minimizar o risco de erro humano, o ARTAS oferece vantagens e desvantagens no transplante de cabelo.

O Dr. Harris desenvolveu o *punch* cego hexagonal, que facilita o descolamento folicular, e o Dr. Dua, o *punch* plano, ideal para pacientes asiáticos. Recentemente, foram introduzidos *punches* serrilhados e fissurados para a técnica FUE Fio Longo (Fig. 17-4).

O desenvolvimento de *punches* com diferentes diâmetros (0,6 a 1,2 mm) ampliou as possibilidades de extração das unidades foliculares em diferentes regiões do corpo, como barba, tórax, dorso, axilas, púbis, entre outras. Essa evolução técnica impulsionou o interesse global pela técnica FUE, resultando em maior demanda por cursos, *workshops* e congressos internacionais focados no aperfeiçoamento dos profissionais da área.

Em 2017, a ISHRS redefiniu a sigla FUE para *follicular unit excision*, destacando sua conexão com a cirurgia e refletindo a precisão do procedimento, que envolve a incisão e excisão de unidades foliculares. Nesse mesmo ano, houve avanços com o desenvolvimento de *punches* híbridos pelos Drs. Umar,

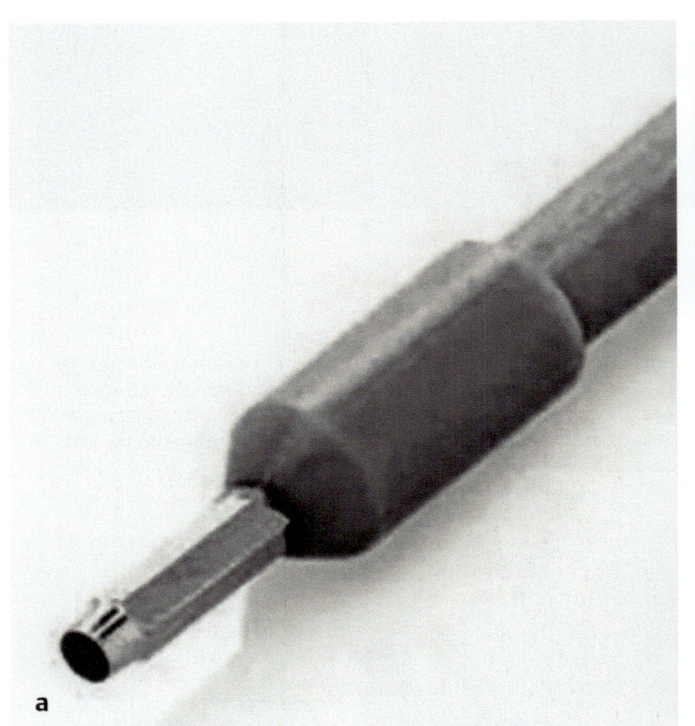

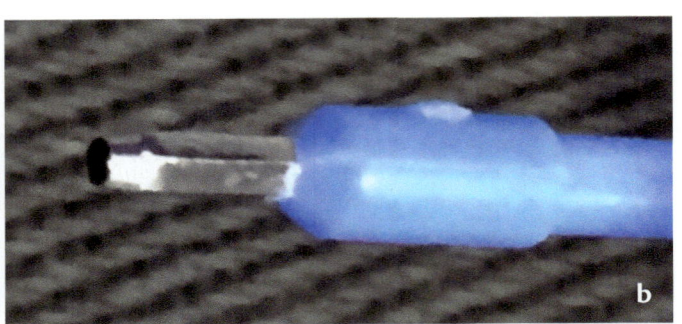

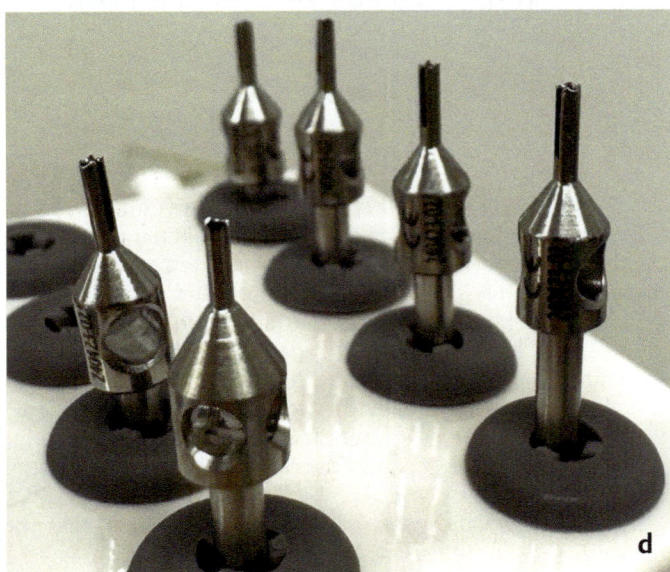

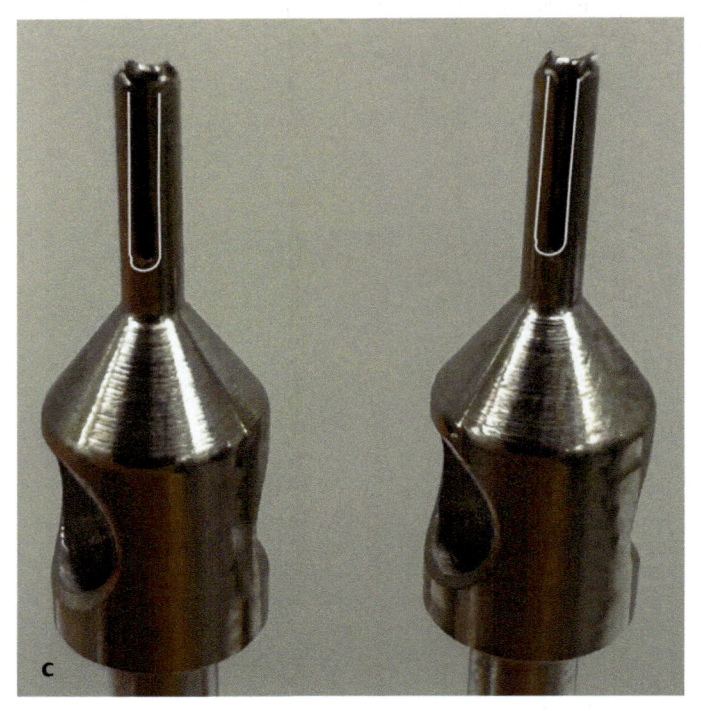

Fig. 17-4. (a,b) *Punch* hexagonal transverso, desenvolvido pelo Dr. James Harris, parte do sistema SAFE. Este tipo de *punch* apresenta um *design* hexagonal único desenhado para otimizar a precisão na excisão de unidades foliculares, reduzindo o trauma tecidual e minimizando a taxa de transecção dos folículos. Sua geometria foi desenvolvida para proporcionar maior estabilidade durante a excisão, melhorando a eficiência do procedimento. (c,d) *Punch* serrilhado com fenda, especialmente desenvolvido para a técnica FUE de Fio Longo. Este *design* diferenciado apresenta uma borda serrilhada e uma fenda de comprimento estratégico, permitindo uma excisão mais precisa das unidades foliculares. Esse formato facilita a remoção dos folículos com os fios longos sem causar danos significativos ao tecido circundante, preservando a integridade das unidades.

Devroye e Trivellini. Esses *punches* combinam bordas afiadas e cegas, minimizando o trauma folicular. Exemplos incluem o Punch Trompete Flared Ring™, o Punch Edge Out Ring™, o Zero-T Punch, o Dr. UPunch i™ e o Hybrid Tornado Punch (Fig. 17-5).

Apesar das vantagens dos *punches* híbridos, a necessidade de raspar os cabelos da área doadora tornou-se um obstáculo para pacientes que buscam um pós-operatório discreto. Isso levou ao desenvolvimento da técnica FUE Fio Longo, que permite a extração sem raspar os cabelos, facilitando a rápida reintegração social. *Punches* específicos para essa técnica incluem o UPunch Stealth™, do Dr. Umar, e o Trivellini Long Hair™, que é parcialmente afiado e possui partes arredondadas para proteger a haste do fio durante a excisão (Fig. 17-6).

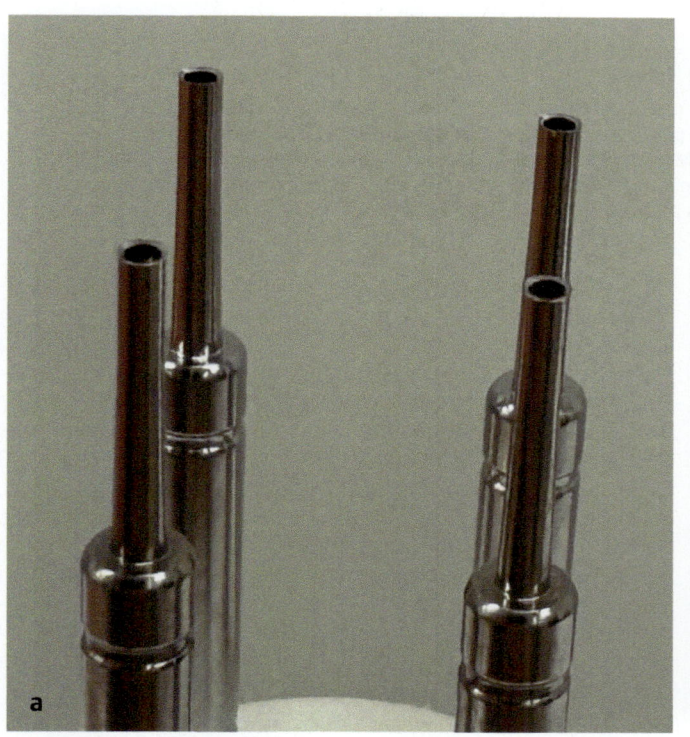

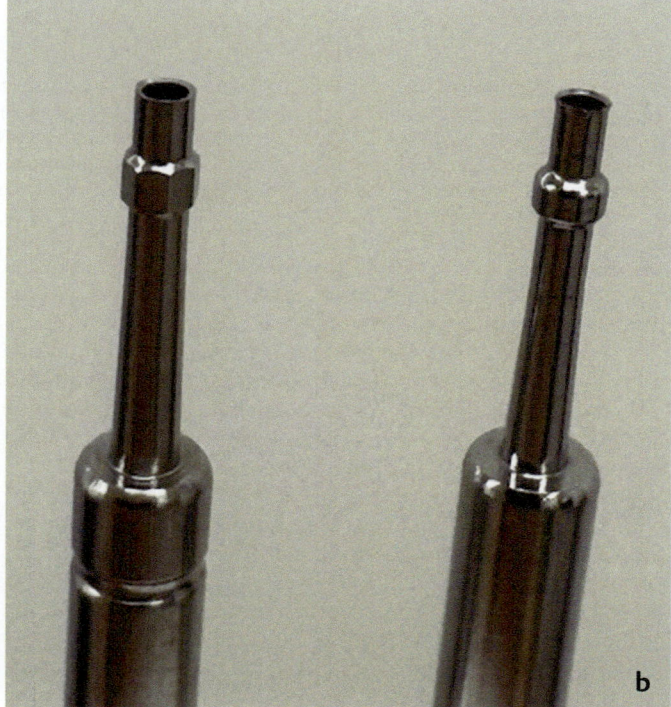

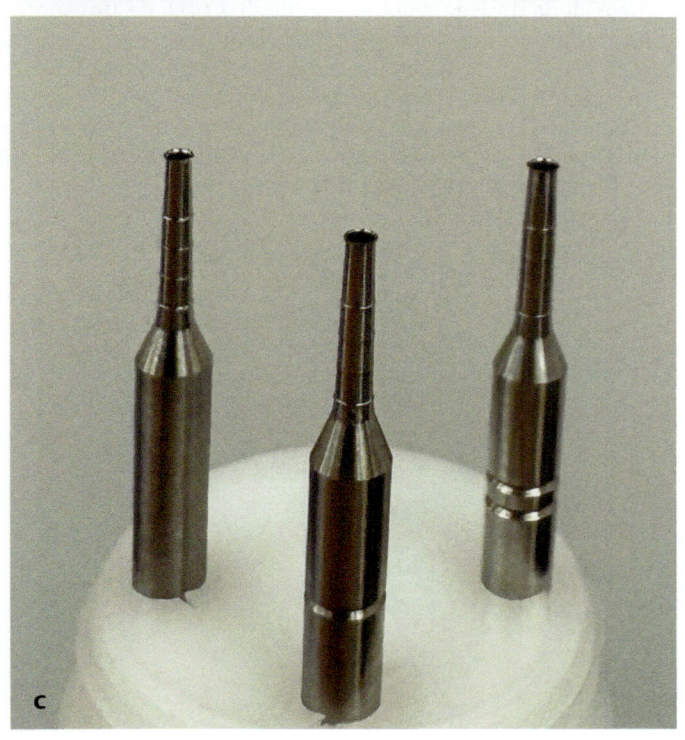

Fig. 17-5. (a) Ilustração mostra os *punches* híbridos utilizados no sistema Trivellini Tech, que combinam diferentes geometrias de corte para otimizar a eficiência da excisão folicular. **(b)** Imagem apresenta os *punches edge out ring* e *flared ring*, que incorporam um anel dilatador projetado para facilitar o descolamento das unidades foliculares durante o procedimento de excisão, reduzindo o trauma tecidual e melhorando a precisão. Ambos os dispositivos foram desenvolvidos pelo Dr. Trivellini. **(c)** A ilustração exibe os *punches* híbridos em formato de trompete, desenvolvidos pelo Dr. Devroye. Este tipo de *punch* possui uma geometria diferenciada que otimiza a excisão das unidades foliculares ao minimizar o trauma no tecido circundante e preservar a integridade dos folículos durante o procedimento de excisão.

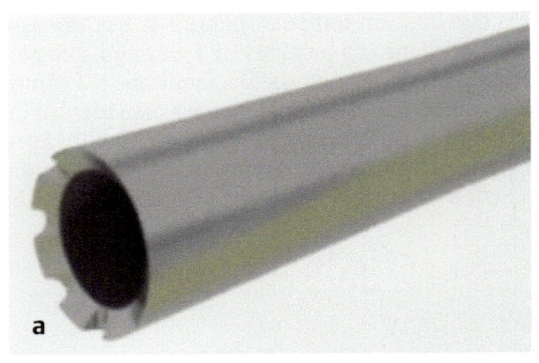

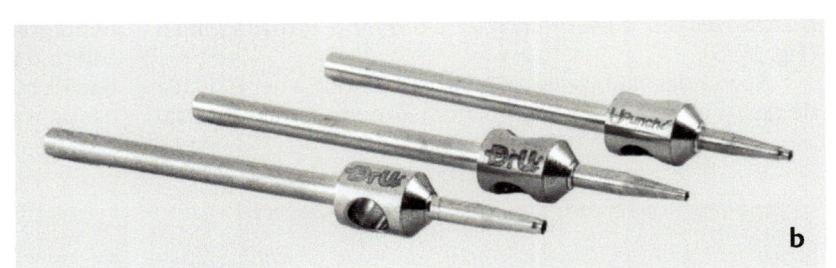

Fig. 17-6. (a) O Trivellini Long Hair Punch™ é uma ferramenta inovadora projetada para a técnica de transplante capilar sem a necessidade de raspar o cabelo do paciente. Este *punch* é especificamente concebido para excisar unidades foliculares de cabelos longos, preservando o comprimento dos fios e minimizando o dano ao tecido circundante. **(b)** Modelos dos *punches* UPunch Stealth™, desenvolvidos pelo Dr. Umar. Esses instrumentos são projetados para otimizar a excisão folicular com mínima cicatrização visível e maior preservação dos tecidos adjacentes, utilizando uma técnica que reduz significativamente o trauma no couro cabeludo durante o procedimento.

Apesar dos avanços significativos na técnica FUE Fio Longo, ela ainda apresenta desafios notáveis. Entre eles, destacam-se uma maior taxa de transecção das unidades foliculares, tempo cirúrgico mais prolongado e um menor número de enxertos extraídos por sessão. Além disso, o procedimento demanda um nível elevado de coordenação e precisão por parte do cirurgião, o que o torna intrinsecamente mais complexo em comparação com a FUE tradicional.

O desenvolvimento dos *punches* híbridos, combinado com aparelhos motorizados de última geração, tem proporcionado uma colheita de unidades foliculares mais segura, reduzindo significativamente a taxa de transecção. Além disso, esses avanços favoreceram uma curva de aprendizado mais rápida e eficiente, ao mesmo tempo que minimizaram a sobrecarga física associada ao procedimento. Isso tornou o processo consideravelmente mais confortável, não apenas para o cirurgião, mas também para a equipe e o paciente.

O suporte oferecido por fabricantes e representantes de materiais cirúrgicos no Brasil tem, de fato, impulsionado os especialistas na área de transplante capilar, garantindo o acesso a tecnologias inovadoras e equipamentos de alta precisão. Essa colaboração técnica tem sido crucial para o aprimoramento dos procedimentos, como evidenciado nas ilustrações da Figura 17-7.

A habilidade técnica, o treinamento rigoroso, a precisão artística e o uso de um arsenal cirúrgico variado são fundamentais para assegurar a colheita de unidades foliculares de alta qualidade no transplante capilar. A obtenção de muitos enxertos, acima de 4.000 folículos, com aproximadamente 70 a 80% de unidades foliculares robustas contendo 3 a 4 raízes, 20 a 30% com 2 raízes, e entre 2 e 5% com apenas 1 raiz (Fig. 17-8), reflete o domínio completo da técnica cirúrgica, assim como o uso adequado do dispositivo, seja ele motorizado ou manual. Na prática do autor, as unidades foliculares são cuidadosamente distribuídas em placas de Petri, com 100 unidades por placa, uma estratégia simples e eficaz que facilita a contagem precisa dos enxertos ao final do procedimento.

A seleção adequada do *punch* é crucial para preservar a integridade da área doadora e reduzir a taxa de transecção durante o procedimento cirúrgico, que pode ser parcial ou total (Fig. 17-9). A escolha do *punch* ideal para o caso deve ser baseada em fatores como a espessura, comprimento e características específicas dos fios na região doadora, com o objetivo de otimizar a excisão folicular e minimizar os danos às unidades foliculares e áreas doadoras.

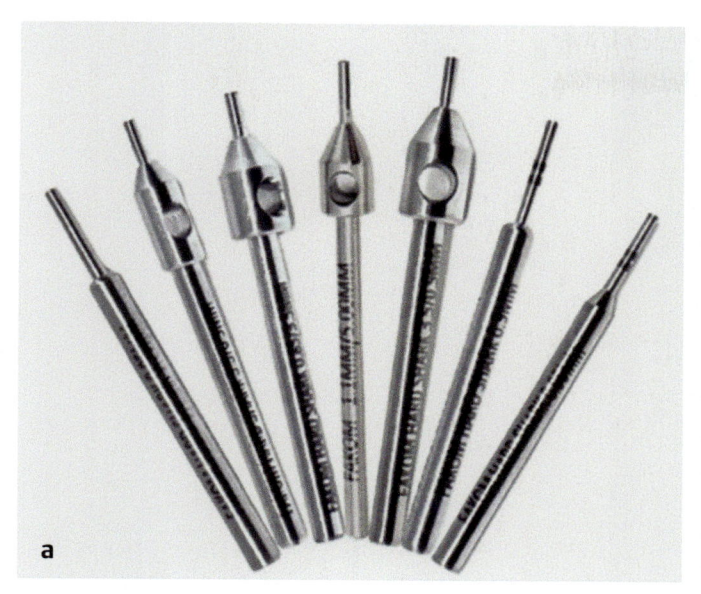

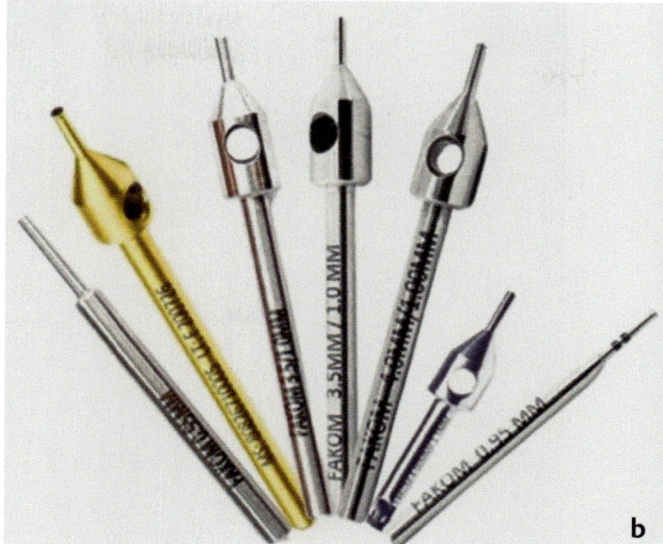

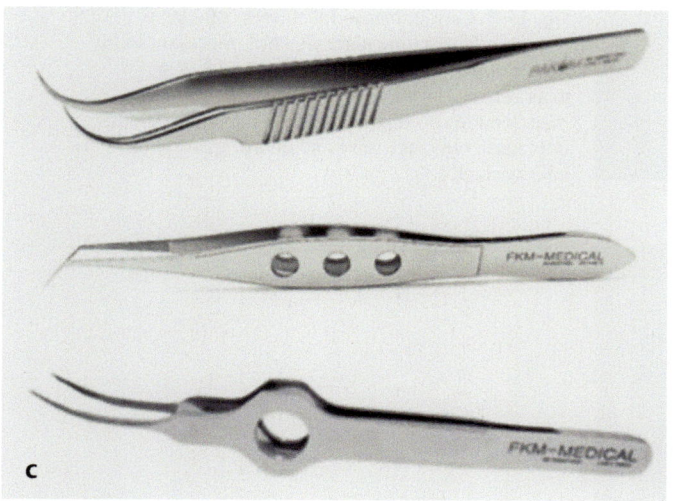

Fig. 17-7. Instrumentos fornecidos por fabricantes de material cirúrgico no Brasil, refletindo o avanço tecnológico e a alta qualidade dos materiais disponíveis no país. (**a,b**) Diversos tipos de *punches*, variando em diâmetros e arquiteturas, adaptados para diferentes necessidades cirúrgicas. (**c**) Pinças utilizadas tanto na excisão quanto na enxertia das unidades foliculares.

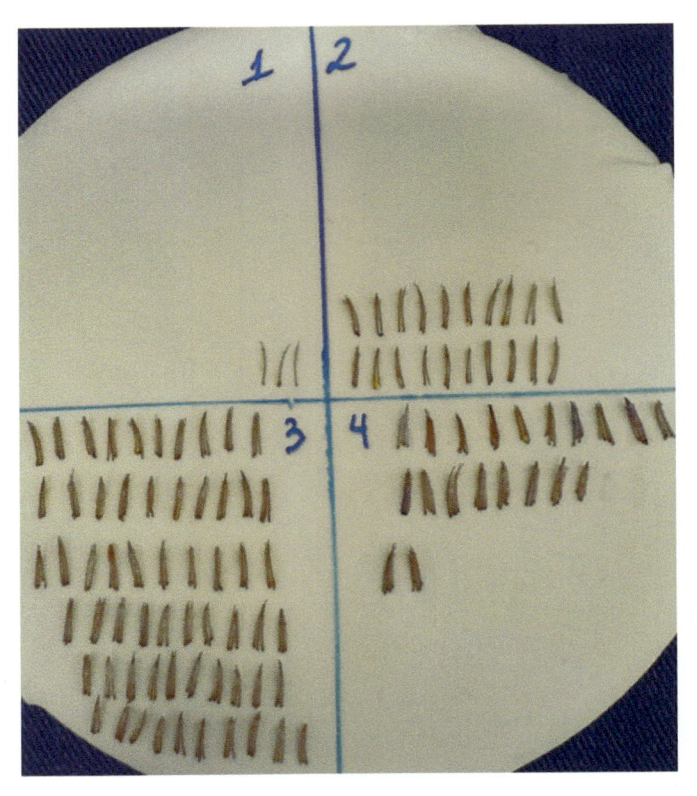

Fig. 17-8. Cem unidades foliculares colhidas e organizadas em uma placa de Petri, representando a distribuição ideal de colheita com 1, 2, 3, 4 e, às vezes, 5 raízes, conforme os percentuais mencionados no texto. Nota-se a presença de duas unidades com cinco raízes no quarto quadrante inferior direito.

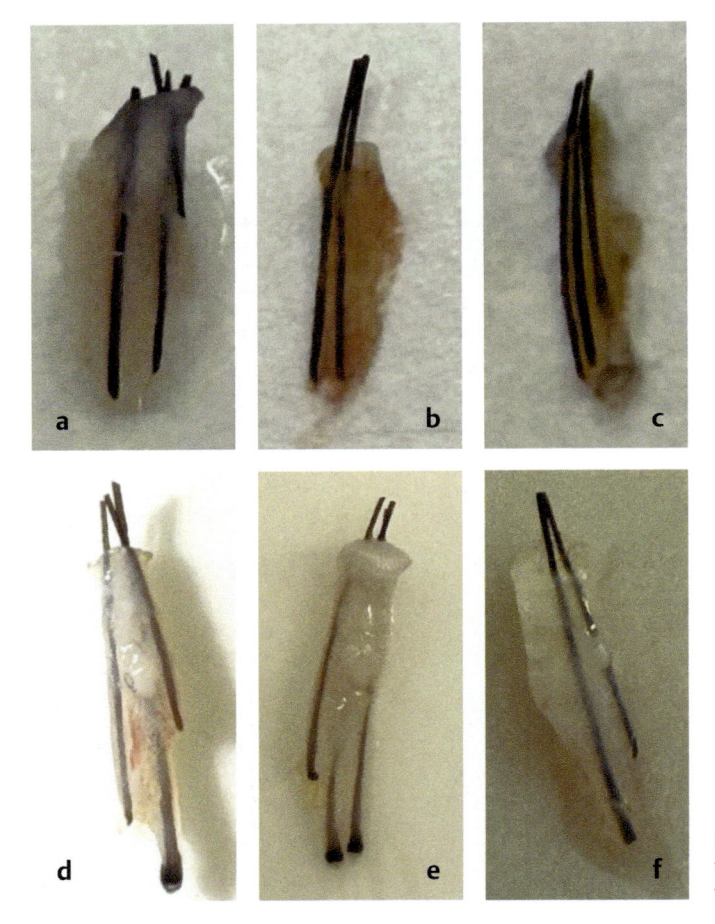

Fig. 17-9. (a-c) Unidades foliculares com transecção total das raízes. (d-f) UFs com transecção parcial.

CLASSIFICAÇÃO DOS *PUNCHES* (FIG. 17-10)

Recomenda-se que o cirurgião tenha disponível *punches* de diferentes tipos, diâmetros e comprimentos. Essa variedade permite a troca durante a excisão dos enxertos, possibilitando uma melhor adaptação às características específicas das unidades foliculares do paciente, além de contribuir para a redução das taxas de transecção. É indicado o uso de *punches* com diâmetro de até 1,05 mm, a fim de evitar a formação de cicatrizes alargadas na área doadora.

Também é importante considerar os *punches* quanto aos seus movimentos, que podem ser giratórios (rotatórios e oscilatórios) ou axiais. Os axiais podem variar entre modelos com duas pontas afiadas ou múltiplas pontas. As pontas podem ser retas, acompanhando a parede do *punch*, ou abertas, alargando-se na extremidade. Em suma, há uma grande diversidade de *punches* disponíveis no mercado mundial. Para facilitar a compreensão, o autor, com base em publicações do Dr. Sanusi Umar, classifica os diferentes tipos de *punches* (Fig. 17-11) que serão detalhados nas ilustrações a seguir:

- *Punches* afiados (Fig. 17-11a-c)
- *Punches* rombos (Fig. 17-11d-f)
- *Punches* híbridos (Fig. 17-11g-i)

Outros exemplos de *punches* híbridos, predominantemente cegos ou afiados, podem ser observados na Figura 17-11J.

Os *punches* fissurados e serrilhados, utilizados na técnica FUE de Fio Longo, são ilustrados na figura 17-11k e l. Esses instrumentos foram desenvolvidos para evitar o corte dos fios durante a incisão e posterior excisão das unidades foliculares, preservando o comprimento dos fios. Essa característica permite a realização da cirurgia sem a necessidade de raspar o couro cabeludo, garantindo uma abordagem segura sem o impacto visual dos cabelos raspados (Fig. 17-12).

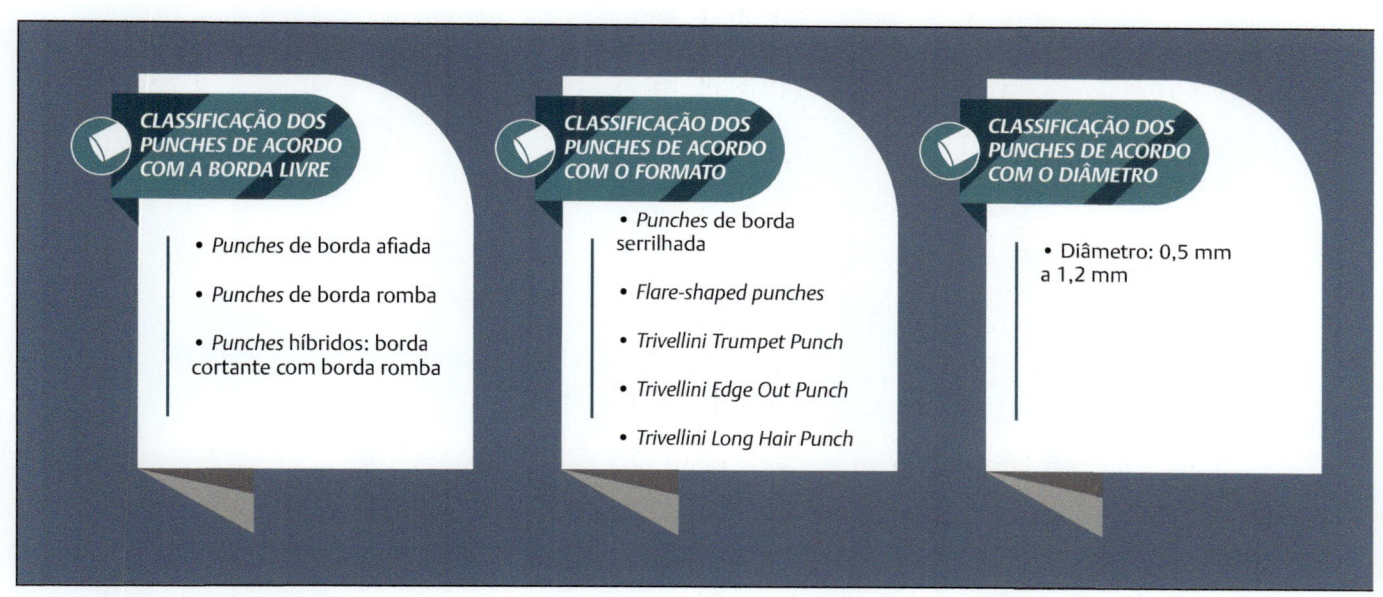

CLASSIFICAÇÃO DOS PUNCHES DE ACORDO COM A BORDA LIVRE
- *Punches* de borda afiada
- *Punches* de borda romba
- *Punches* híbridos: borda cortante com borda romba

CLASSIFICAÇÃO DOS PUNCHES DE ACORDO COM O FORMATO
- *Punches* de borda serrilhada
- Flare-shaped punches
- Trivellini Trumpet Punch
- Trivellini Edge Out Punch
- Trivellini Long Hair Punch

CLASSIFICAÇÃO DOS PUNCHES DE ACORDO COM O DIÂMETRO
- Diâmetro: 0,5 mm a 1,2 mm

Fig. 17-10. Classificação dos *punches*.

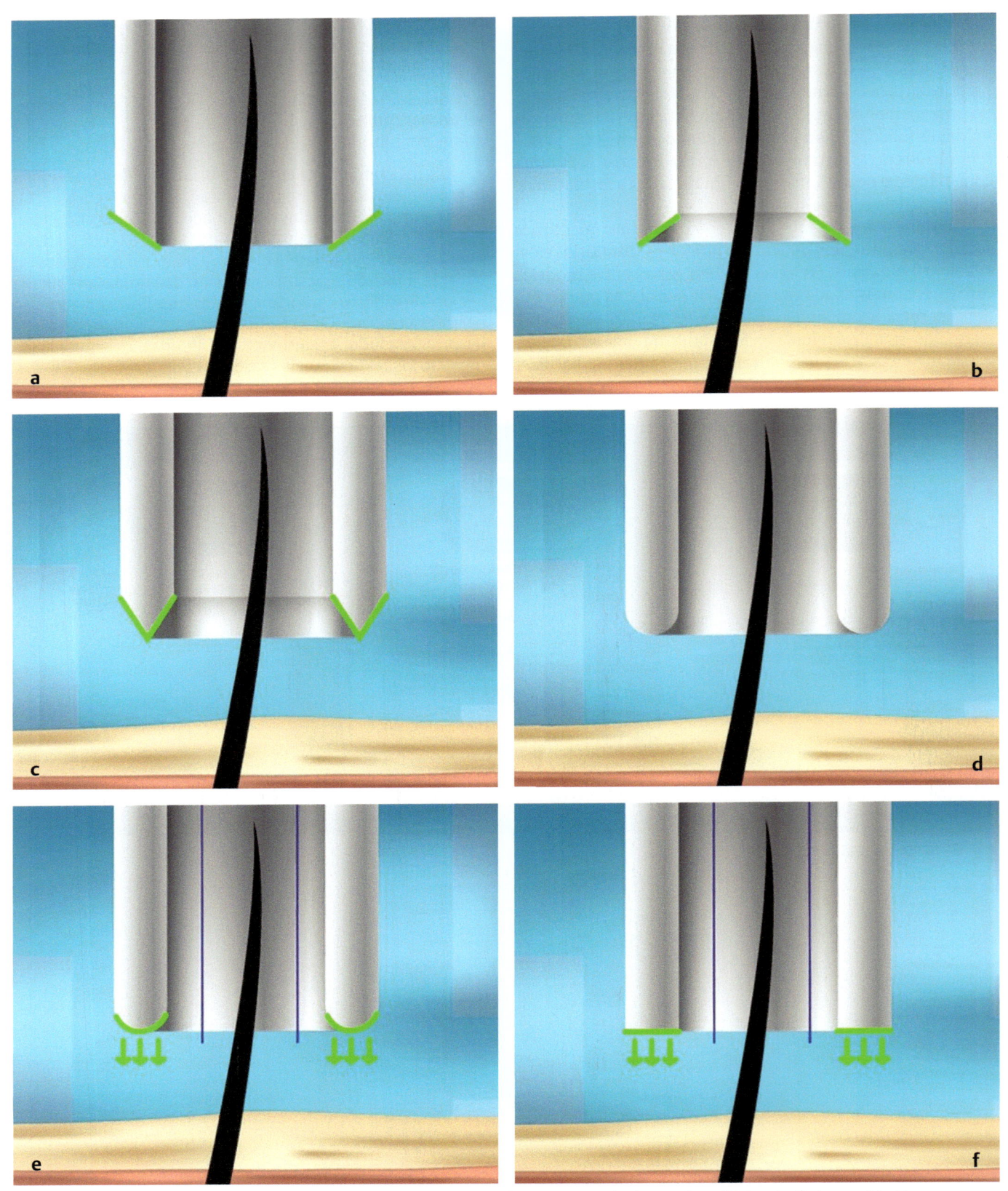

Fig. 17-11. (**a-c**) Diferentes tipos de *punches* afiados. (**a**) *Punch* com bisel externo ou voltado para fora. (**b**) *Punch* afiado com bisel interno ou voltado para dentro. (**c**) *Punch* afiado com bisel duplo, tanto interno quanto externo, ou seja, com a extremidade cortante voltada para dentro e para fora. (**d-f**) Diferentes tipos de *punches* cegos, descritos, pela primeira vez, pelo Dr. James Harris. (**d**) *Punch* cego com bordas arredondadas (JH - US 9044262B2). (**e**) Movimento do *punch* cego envolvendo o folículo. (**f**) *Punch* cego com extremidade plana (JH - US 20150018844A1). *(Continua)*

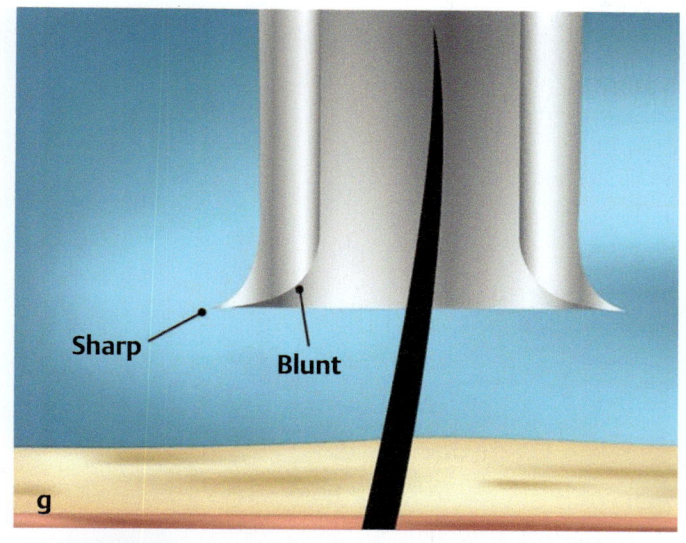

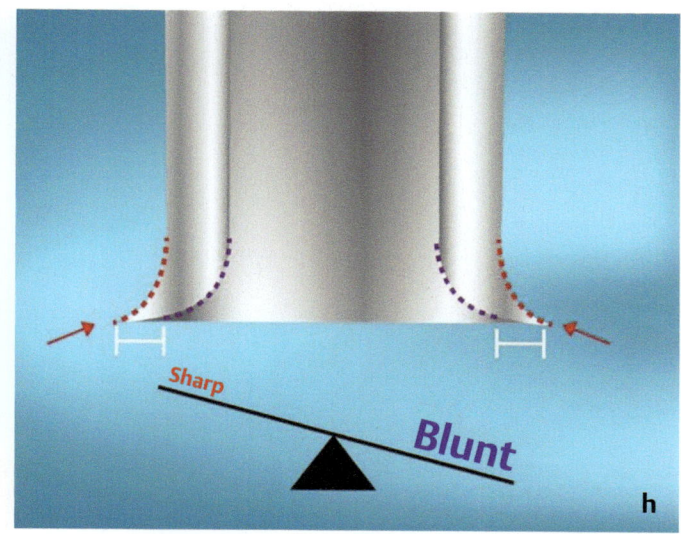

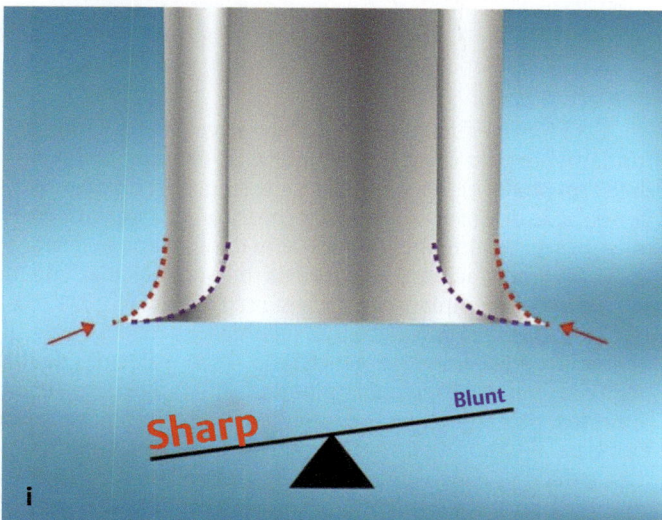

Fig. 17-11. *(Cont.)* (**g-i**) Diferentes tipos de *punches* híbridos, desenvolvidos pelo Dr. Sanusi Ulmar (US – 8876847B2). (**h**) *Punch* híbrido com predomínio da borda cega. (**i**) *Punch* híbrido com predomínio da extremidade cortante. (**j**) Exemplos de *punches* híbridos predominantemente afiados ou cegos. (Fonte: Dr. Sanusi Ulmar – Dr. U Explains FUE Hair Transplant Tools.) *(Continua)*

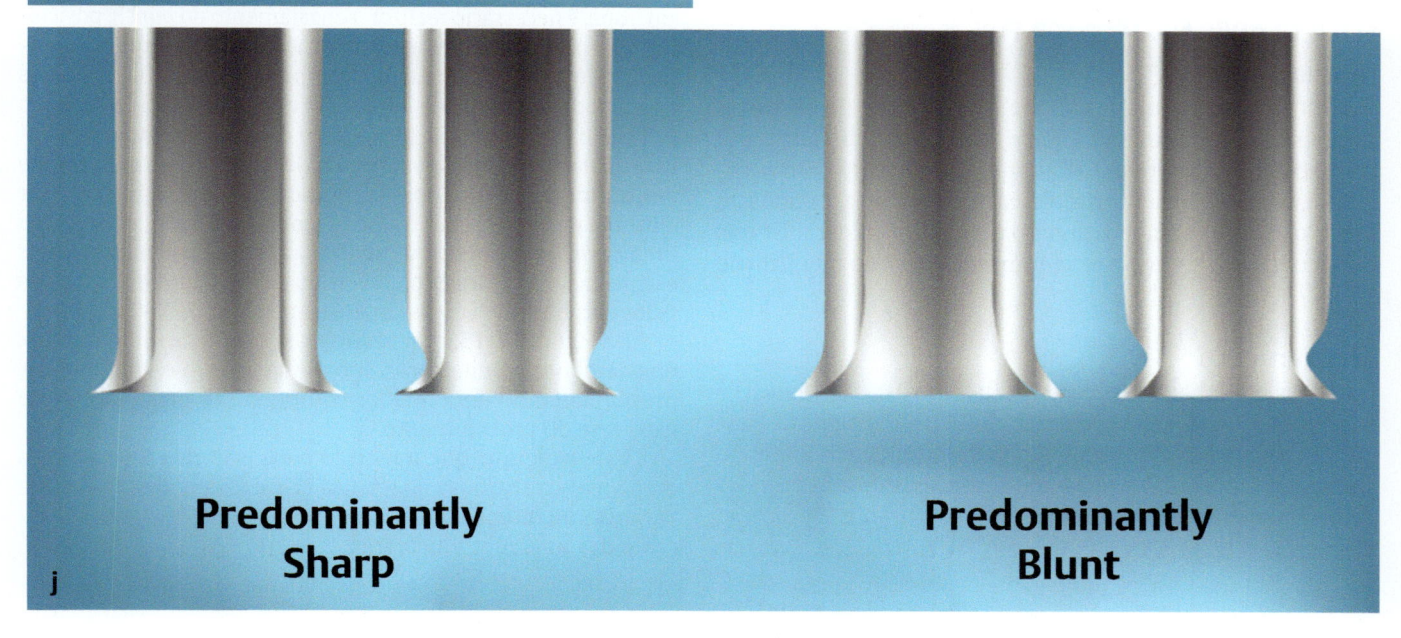

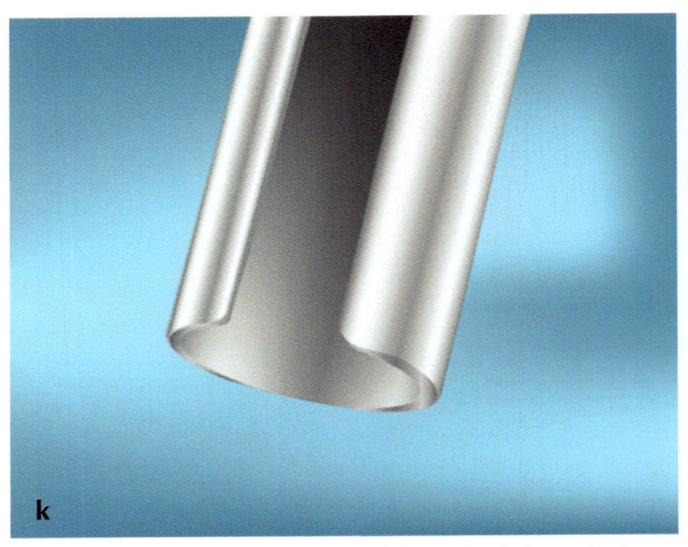

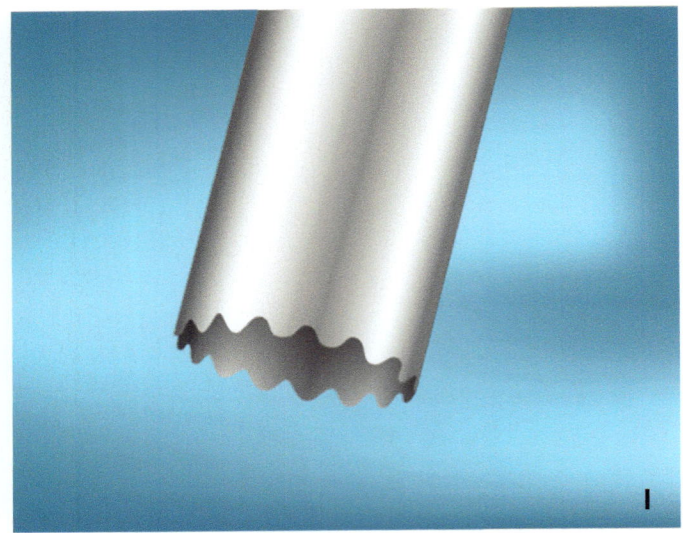

Fig. 17-11. (Cont.) (k) Ilustração do *punch* fissurado. (l) Ilustração do *punch* serrilhado, ambos empregados na técnica FUE de Fio Longo.

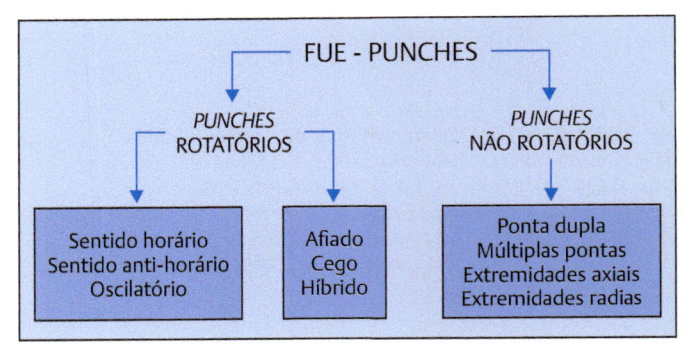

Fig. 17-12. FUE (*punches*).

ETAPAS PARA EXCISÃO DE UNIDADES FOLICULARES NA TÉCNICA FUE

Alinhamento

Esta é a etapa inicial em que o dispositivo de excisão é posicionado corretamente em relação à unidade folicular a ser extraída. O objetivo é alinhar o instrumento com o ângulo natural de crescimento do cabelo para evitar danos ao folículo. Um alinhamento preciso é crucial para garantir que o folículo seja removido sem comprometer sua integridade (Fig. 17-13a).

Engajamento

Após o alinhamento, o dispositivo de excisão (*punch*) é suavemente engajado na pele ao redor do folículo piloso. Nesta fase, o *punch* corta a pele superficialmente, circundando a unidade folicular. O engajamento correto minimiza o risco de cisalhamento ou ruptura do folículo durante o processo de excisão (Fig. 17-13b).

Penetração

Esta é a fase final em que o dispositivo penetra mais profundamente para completar a separação da unidade folicular do(s) musculo(s) piloeretor(es) e tecidos circunjacentes. A penetração deve ser controlada e precisa para garantir que o folículo seja totalmente liberado sem danos. Uma penetração bem executada facilita a remoção da unidade folicular intacta, pronta para ser implantada na área receptora (Fig. 17-13c-e).

As três etapas para a excisão de unidades foliculares — alinhamento, engajamento e penetração — são realizadas de maneira contínua e ininterrupta, garantindo um fluxo suave e eficaz durante o procedimento. O alinhamento do *punch* deve ser de forma paralela ao ângulo de emergência dos cabelos, que geralmente depois de raspado possuem um comprimento visível de aproximadamente 1 a 2 milímetros. Em seguida, de maneira síncrona, é necessário realizar o engajamento do *punch*, posicionando a ponta do instrumento de modo que ela toque a superfície do couro cabeludo e cubra completamente os fios expostos da unidade folicular que ainda está aderida ao tecido dérmico profundo. Na sequência, procede-se com a penetração controlada do *punch*, mantendo o ângulo de inserção correspondente ao do afloramento dos fios. A profundidade de inserção deve ser ajustada de acordo com o tipo de couro cabeludo, permitindo uma dissecção precisa que separe a unidade folicular de suas estruturas de ancoragem, incluindo os músculos eretores dos pelos e as fibras teciduais circunjacentes (Fig. 17-14).

Na Figura 17-15, observam-se as etapas de alinhamento, engajamento e penetração sob outro ângulo e em *close-up*, proporcionando uma melhor compreensão dos detalhes de cada fase do procedimento.

Vale salientar que a incisão e excisão dos folículos é a etapa mais trabalhosa da técnica FUE e isso se deve a grande variação na direção, ângulo de emergência, curvatura e arranjo das unidades foliculares.

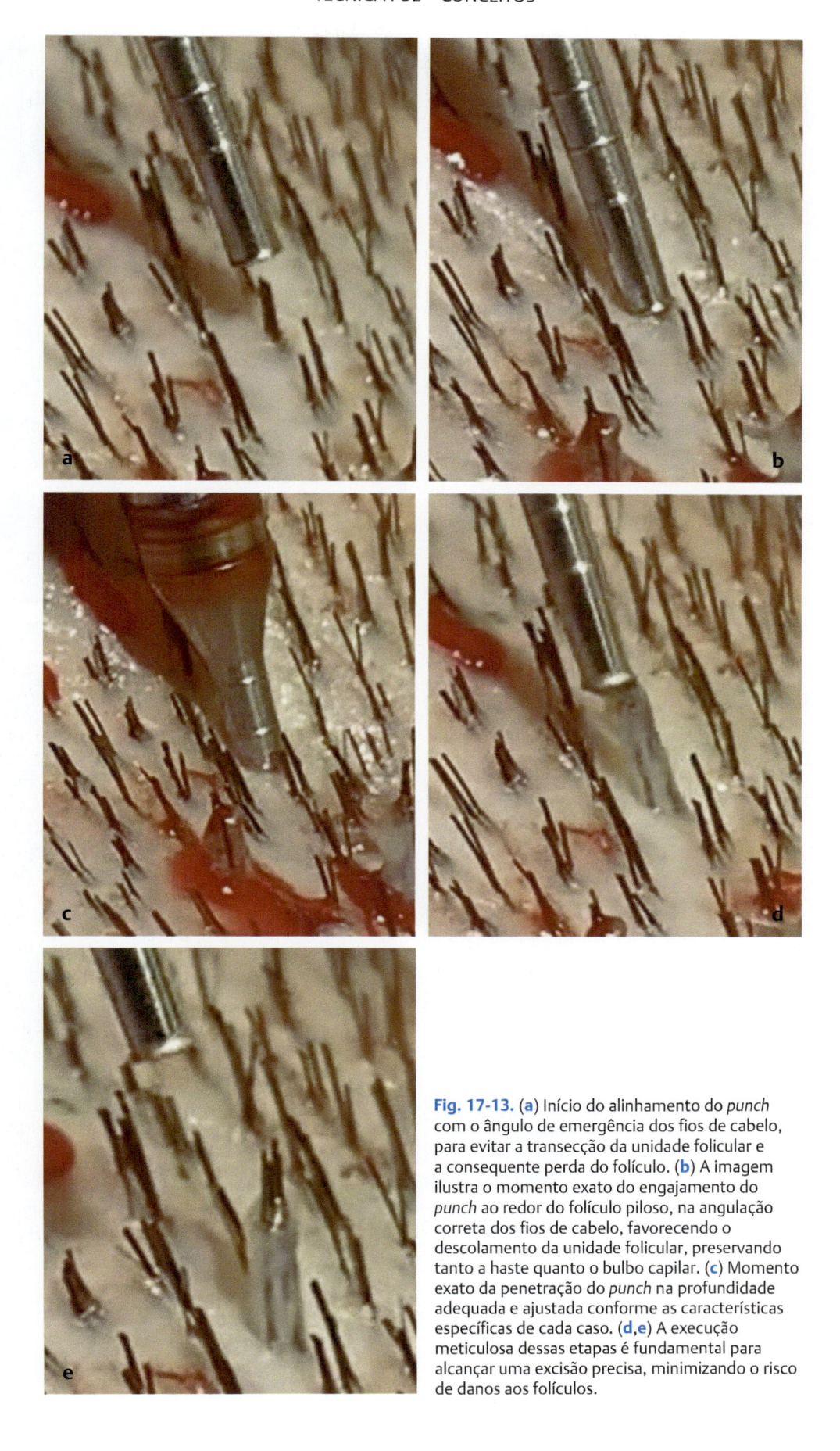

Fig. 17-13. (a) Início do alinhamento do *punch* com o ângulo de emergência dos fios de cabelo, para evitar a transecção da unidade folicular e a consequente perda do folículo. **(b)** A imagem ilustra o momento exato do engajamento do *punch* ao redor do folículo piloso, na angulação correta dos fios de cabelo, favorecendo o descolamento da unidade folicular, preservando tanto a haste quanto o bulbo capilar. **(c)** Momento exato da penetração do *punch* na profundidade adequada e ajustada conforme as características específicas de cada caso. **(d,e)** A execução meticulosa dessas etapas é fundamental para alcançar uma excisão precisa, minimizando o risco de danos aos folículos.

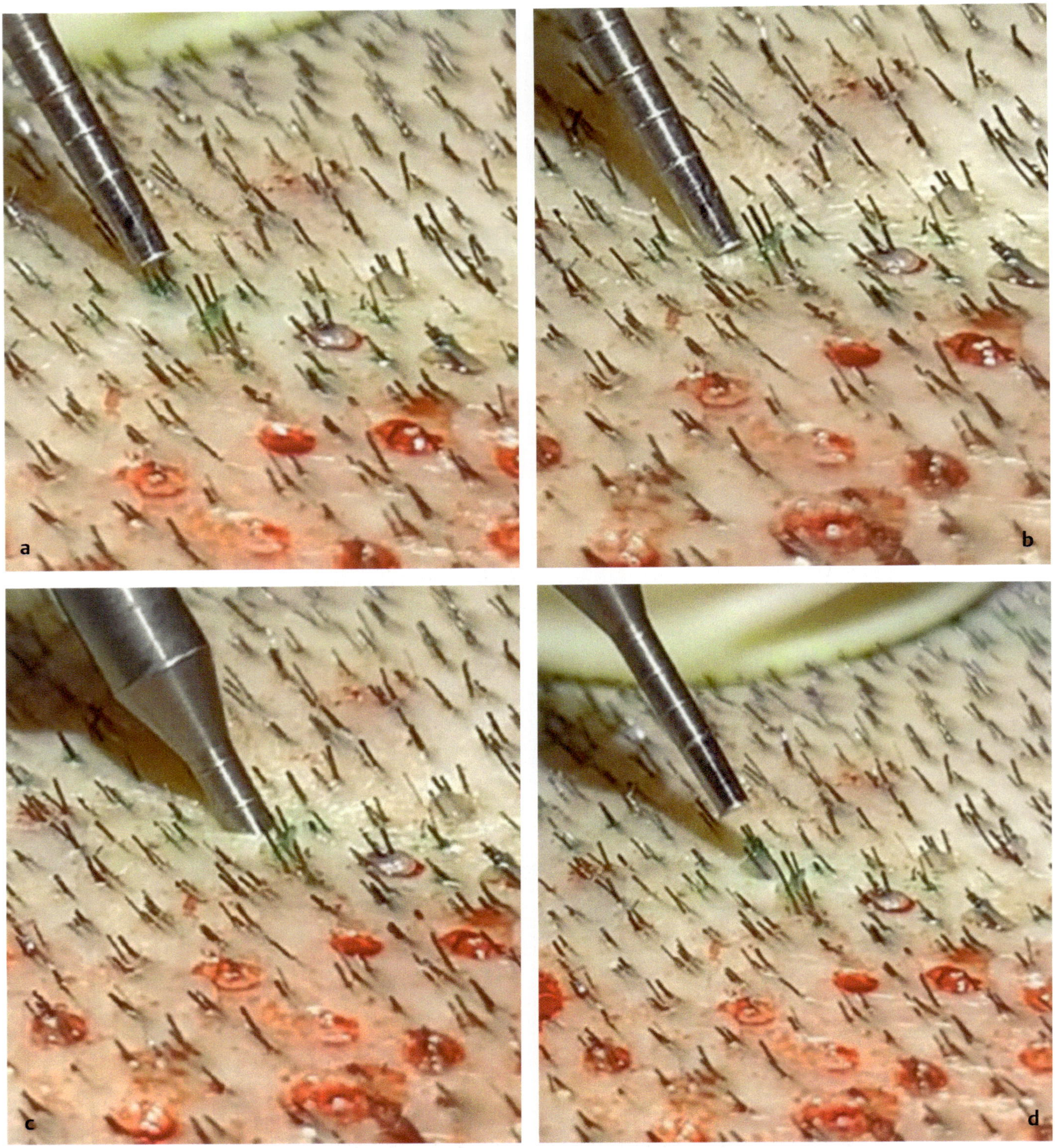

Fig. 17-14. (a-d) As imagens ilustram as manobras de alinhamento, engajamento e penetração adequada do *punch*. Essas são manobras síncronas e repetitivas que devem ser realizadas com precisão e concentração para garantir a extração de folículos íntegros, reduzindo ao máximo o índice de transecção.

TÉCNICA FUE – CONCEITOS

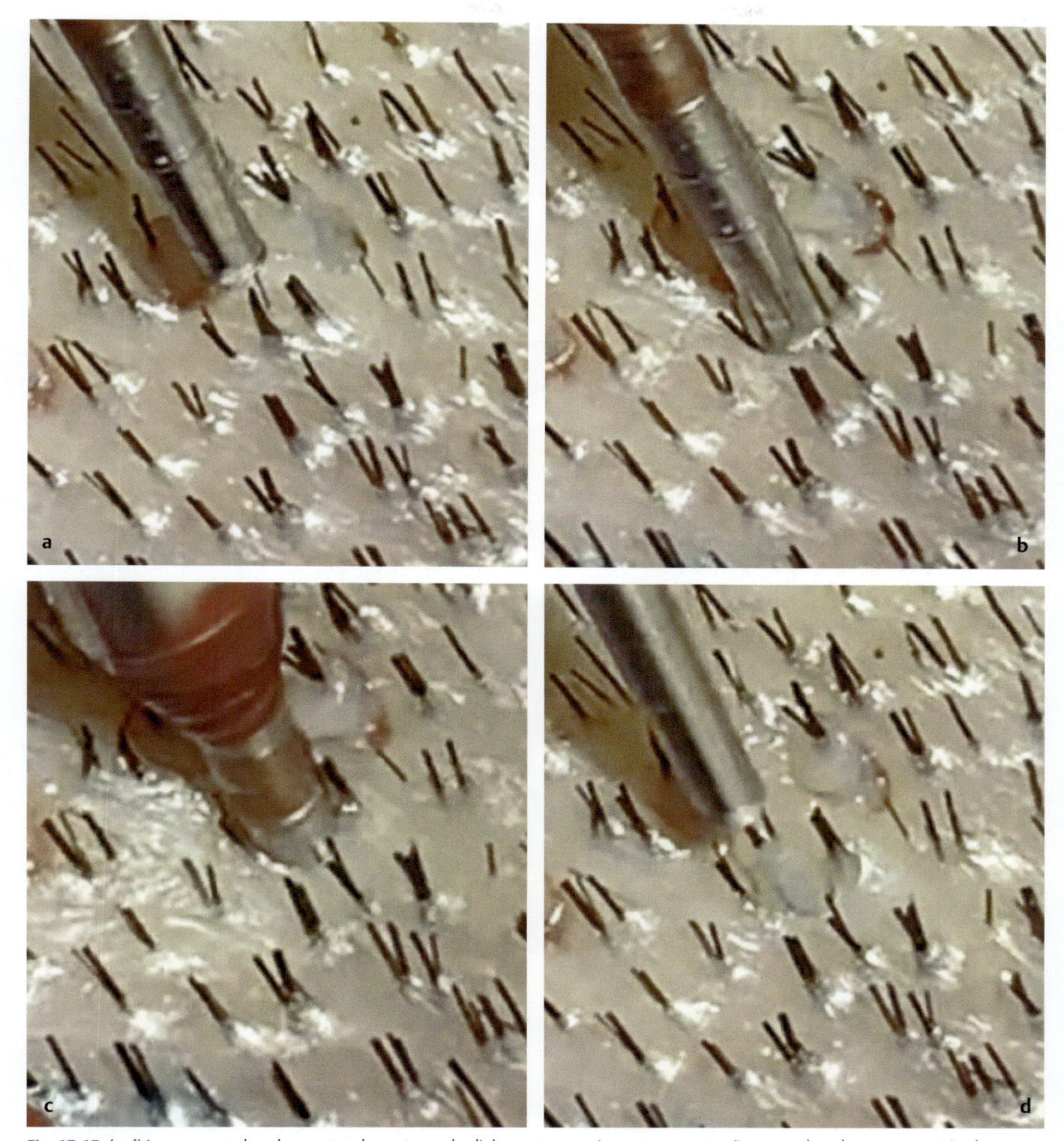

Fig. 17-15. (a-d) Imagens em *close* demonstrando as etapas de alinhamento, engajamento e penetração para o descolamento e excisão das unidades foliculares.

DISPOSITIVOS MOTORIZADOS E MULTIFÁSICOS

Paralelamente à evolução dos *punches*, os fabricantes desenvolveram dispositivos multifásicos cuja interação de *hardware* com o *punch* do próprio fabricante facilitou o descolamento e excisão das unidades foliculares. A principal diferença entre os dispositivos tradicionais e os multifásicos é que, nos sistemas tradicionais, o profissional controla apenas a velocidade e o movimento durante a excisão; já os dispositivos multifásicos permitem a configuração personalizada de múltiplos movimentos, adaptados ao tipo de pele e às características específicas dos folículos de cada paciente.

Os dispositivos multifásicos aumentaram a precisão e a eficiência durante os procedimentos cirúrgicos, aprimorando o controle do *punch* acoplado à peça reta de mão. Eles oferecem ao cirurgião maior domínio sobre o alinhamento, engajamento e a profundidade de penetração do *punch*, reduzindo a distorção do plano epitelial e diminuindo os danos aos folículos durante o descolamento e a colheita das unidades foliculares.

O autor destaca alguns dispositivos multifásicos de grande relevância para o avanço da técnica FUE, a citar:

Mamba

O Sistema Trivellini Tech (Mamba), desenvolvido pelo Dr. Roberto Trivellini, é um dispositivo multifásico e a vácuo que combina movimentos de rotação, oscilação e vibração, além de uma oscilação assíncrona. O Mamba permite ajustes personalizados de acordo com as características individuais do couro cabeludo e dos folículos pilosos. O sistema de vácuo integrado estabiliza o couro cabeludo, minimizando a deformação da pele durante a excisão folicular e proporcionando maior precisão ao procedimento. Além disso, o controle da velocidade, intensidade dos movimentos e profundidade de inserção do *punch* reduz a transecção folicular e favorece a preservação e viabilidade dos enxertos (Fig. 17-16). As características detalhadas desse dispositivo são abordadas no capítulo deste livro escrito pelo Dr. Roberto Trivellini.

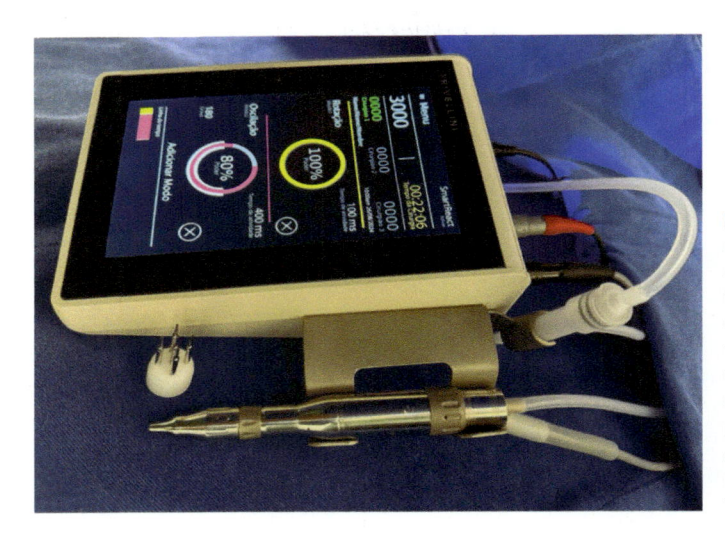

Fig. 17-16. Dispositivo multifásico Trivellini Tech (Mamba) desenvolvido pelo Dr. Trivellini para a excisão de unidades foliculares na técnica FUE. Este aparelho combina modos de rotação, oscilação e vibração ajustáveis, permitindo melhor adaptação às características do tecido e reduzindo o risco de transecção folicular.

PCID

O PCID (*Programmable Cole Isolation Device*), desenvolvido pelo Dr. John Cole, é um dispositivo controlado por computador, acoplado a um *punch* afiado, que permite ajustes de velocidade e rotação durante a incisão e excisão dos folículos. O sistema proporciona uma melhor adaptação às características individuais do couro cabeludo, como espessura e densidade, proporcionando maior controle no procedimento (Fig. 17-17).

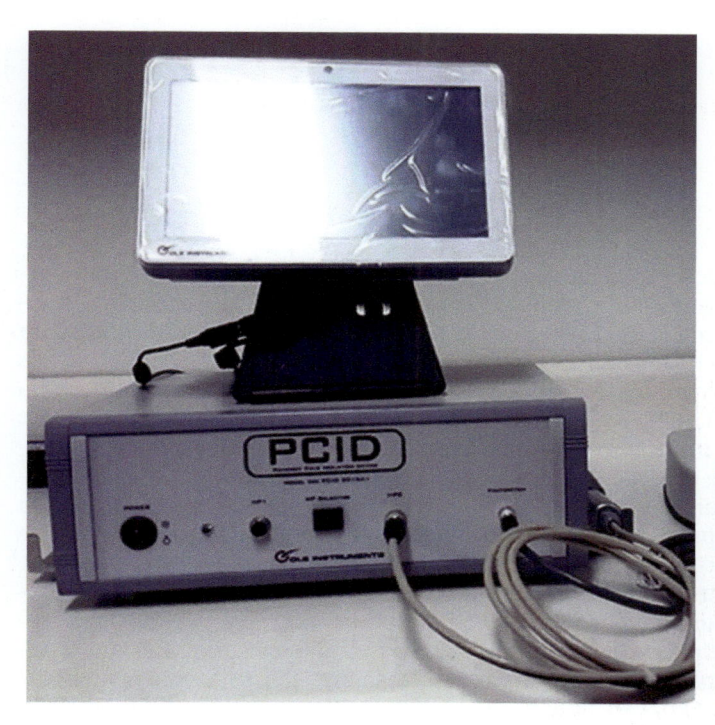

Fig. 17-17. PCID (Programmable Cole Isolation Device): dispositivo desenvolvido pelo Dr. John Cole para extração de unidades foliculares, com ajustes personalizados de velocidade e rotação para otimizar resultados no transplante capilar.

Zeus

O UGraft™ Zeus, desenvolvido pelo Dr. Sanusi Umar, é eficaz em diferentes tipos de cabelo, incluindo o cabelo afrodescendente, que apresenta desafios adicionais devido à sua curvatura e fragilidade. O UGraft™ Zeus permite excisões com menos trauma ao couro cabeludo, tornando o procedimento mais seguro e eficiente (Fig. 17-18). As características detalhadas desse dispositivo estão descritas no capítulo deste livro escrito pelo Dr. Sanusi Umar.

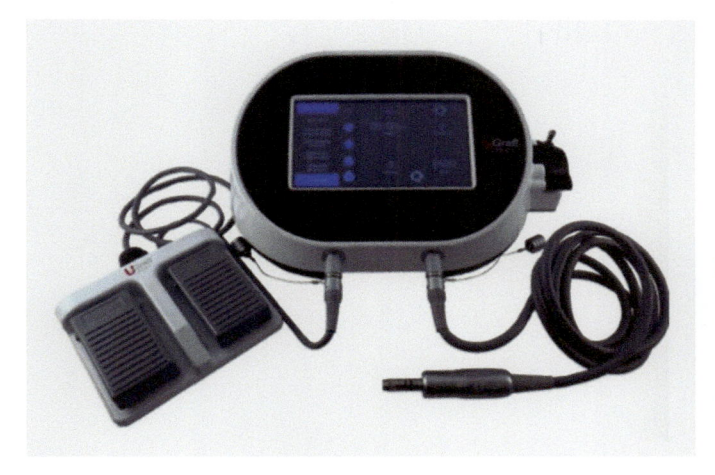

Fig. 17-18. Dispositivo UGraft Zeus: desenvolvido pelo Dr. Sanusi Umar, projetado para dar maior precisão e adaptabilidade, especialmente em casos de cabelos afro-texturizados e difíceis de extrair.

WAW FUE System

O WAW FUE System, desenvolvido pelo Dr. Jean Devroye, é conhecido por seu mecanismo exclusivo de oscilação e rotação. A versão atualizada, o WAW Duo FUE System, aprimora essas características com a introdução de um modelo sem fio, proporcionando maior mobilidade e conforto ao cirurgião. Este sistema sem fio mantém o controle preciso dos movimentos, facilitando o manuseio durante procedimentos prolongados e minimizando a fadiga do cirurgião (Fig. 17-19). As características detalhadas desse dispositivo também são discutidas no capítulo deste livro escrito pelo Dr. Jean Devroye.

O sucesso na excisão de unidades foliculares não depende apenas da qualidade do equipamento, mas, principalmente, do treinamento contínuo do cirurgião. A habilidade técnica é essencial para realizar o procedimento com precisão, minimizando danos aos folículos e otimizando os resultados.

No Brasil, os fabricantes e representantes de dispositivos médico-cirúrgicos oferecem aparelhos motorizados como o Cap Five e o Diamond. O Cap Five incorpora o sistema Dual Movement System e o Diamond, dispositivo multifásico equipado com sistema a vácuo, programado para executar, conforme o caso, rotação, oscilação e vibração, com tempos e sequências variáveis para cada fase. O painel de controle digital torna o aparelho acessível durante o procedimento cirúrgico e facilita o ajuste para diferentes tipos de pele (Fig. 17-20).

TÉCNICA FUE – CONCEITOS

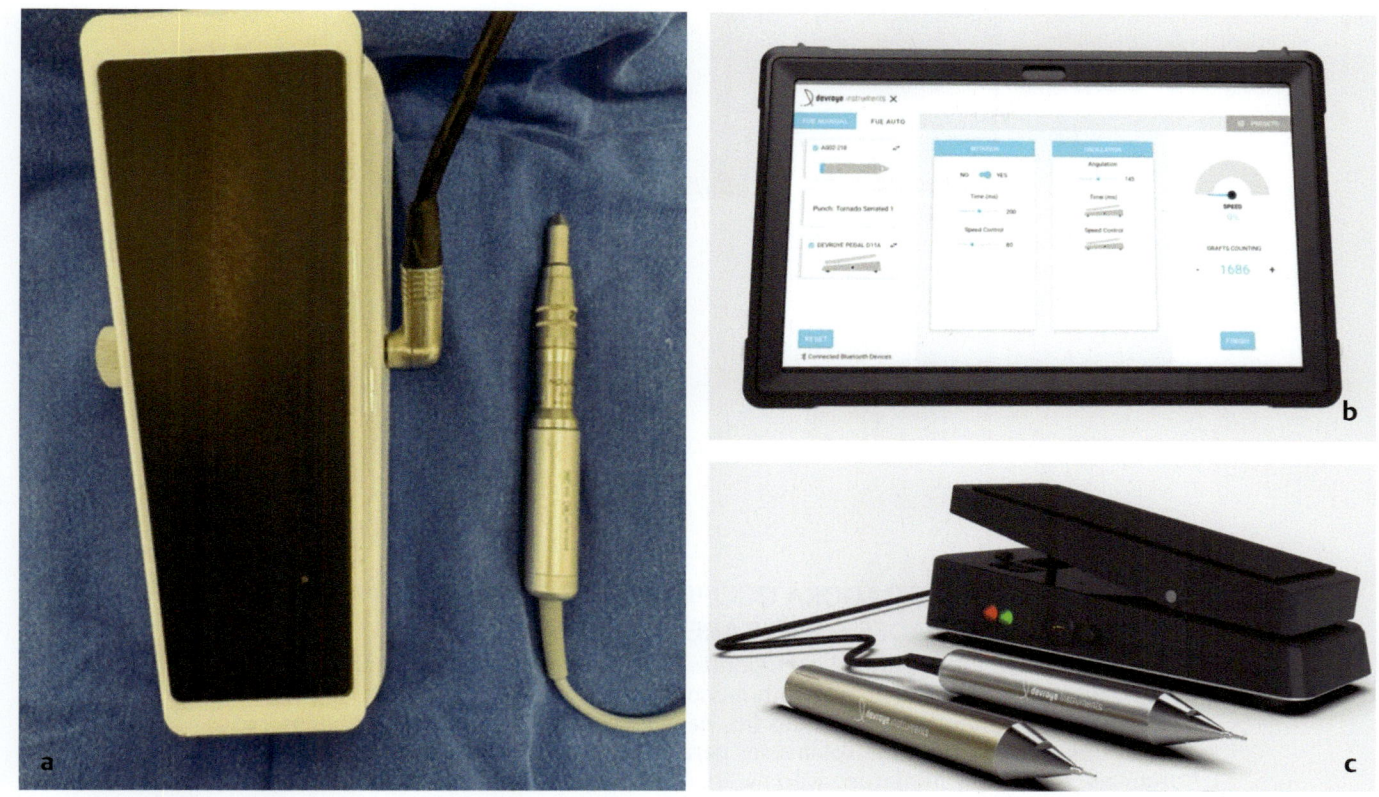

Fig. 17-19. WAW FUE System, dispositivo motorizado criado pelo Dr. Devroye que combina oscilação e rotação. (**e**) Modo multifásico digital, que permite personalizar as configurações de velocidade, oscilação, rotação e duração do movimento do *punch*. (**f**) WAW Duo FUE System sem fio, dispositivo avançado para extração de unidades foliculares, oferecendo mobilidade, conforto e controle preciso para procedimentos prolongados.

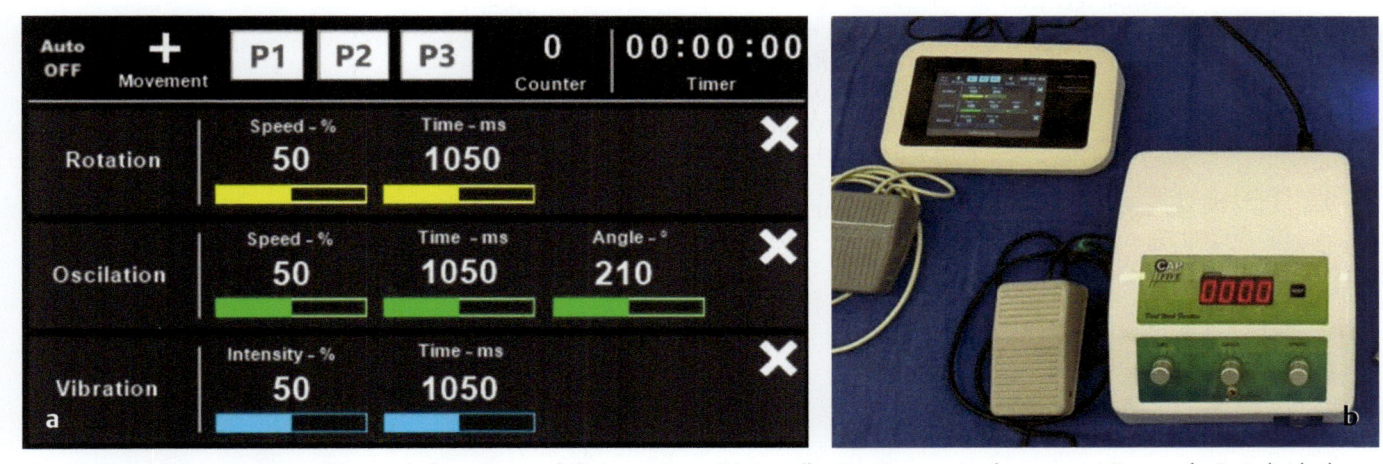

Fig. 17-20. (**a**) Painel do sistema Diamond, dispositivo multifásico a vácuo. (**b**) Aparelho Cap Five, equipado com rotação e oscilação individual ou combinada.

PREPARO DA ÁREA DOADORA OCCIPITOPARIETOTEMPORAL PARA A EXCISÃO DAS UNIDADES FOLICULARES NA TÉCNICA FUE

As regiões occipital, parietal e temporal são consideradas áreas doadoras seguras para o transplante capilar, pois apresentam menor sensibilidade aos hormônios androgênicos responsáveis pela miniaturização dos fios na alopecia androgenética. Os folículos excisados dessas áreas, quando transplantados para regiões calvas, mantêm suas características originais, sem sofrer miniaturização na área receptora. Esse fenômeno, conhecido como "dominância da área doadora", foi descrito pelos Drs. Okuda e Orentrich (Fig. 17-21a), sendo fundamental para o sucesso dos transplantes capilares, garantindo enxertos de longa durabilidade e integridade.

Principais abordagens para a colheita de unidades foliculares do couro cabeludo utilizando a técnica FUE:

Área Doadora Totalmente Raspada

A raspagem dos cabelos da área doadora com tricótomo, no comprimento entre 0,5 mm e 2 mm, é amplamente utilizada por sua praticidade e eficiência na técnica FUE. Esse método facilita a visualização e o acesso à área doadora, permitindo uma distribuição homogênea das incisões e uma execução mais rápida do procedimento. Embora o visual imediato possa ser impactante, a aceitação por parte dos pacientes tem aumentado significativamente (Fig. 17-21b-d).

TÉCNICA FUE – CONCEITOS

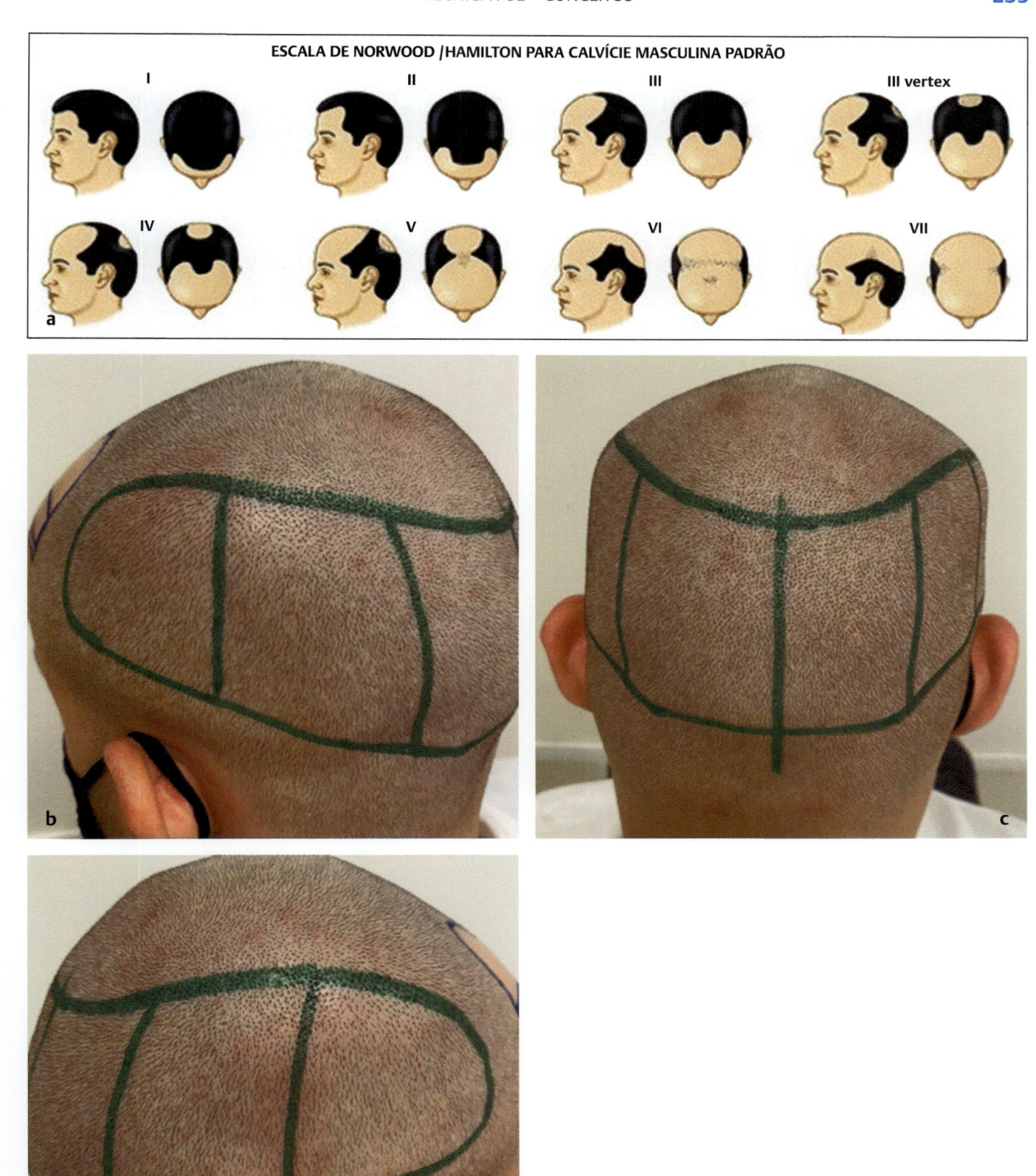

ESCALA DE NORWOOD /HAMILTON PARA CALVÍCIE MASCULINA PADRÃO

Fig. 17-21. (**a**) Observar a preservação dos cabelos nas regiões laterais e occipital da cabeça, onde os fios dessas áreas permanecem estáveis ao longo do tempo na calvície masculina, caracterizando-as como uma área doadora segura. (**b-d**) Área doadora totalmente raspada para a técnica FUE, destacando a importância da definição precisa da zona doadora segura para garantir a viabilidade dos enxertos e o resultado estético final.

Área Doadora Parcialmente Raspada

Neste método, podem ser raspadas faixas paralelas ou pontos na área doadora, permitindo que o cabelo remanescente cubra as zonas raspadas. Embora ofereça a vantagem de disfarçar a área doadora logo após a cirurgia, a principal desvantagem é a possibilidade de densidade irregular, que pode se tornar visível com cortes de cabelo mais curtos no futuro (Fig. 17-22).

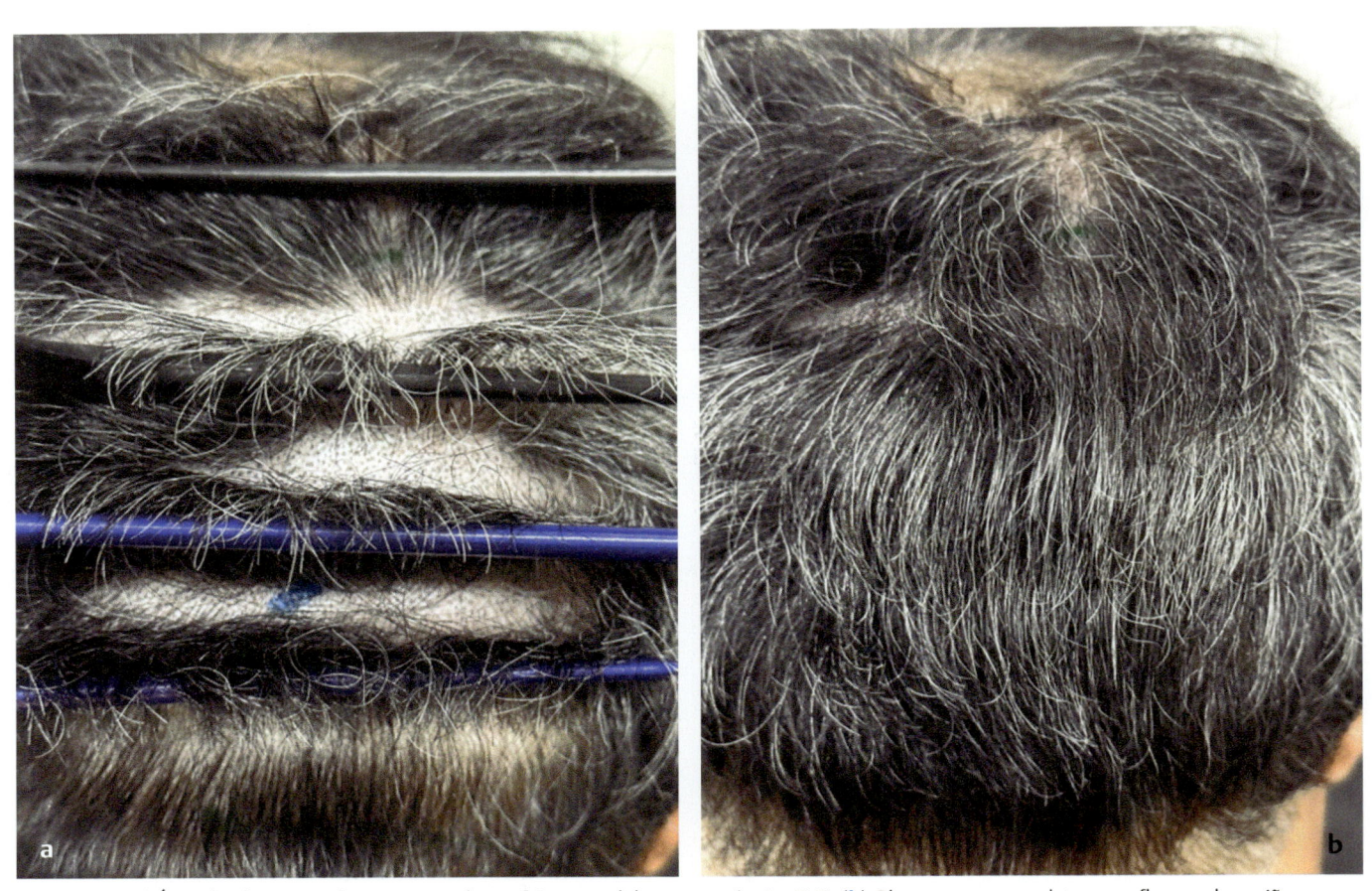

Fig. 17-22. (**a**) Área doadora parcialmente raspada em faixas paralelas para a técnica FUE. (**b**) Observa-se a completa camuflagem da região ao pentear os fios logo após o preparo.

Área Doadora não Raspada Com Pré-Corte dos Fios

Nesta técnica, os fios das unidades foliculares são previamente aparados, evitando a raspagem total. A desvantagem é o tempo prolongado de preparo e extração, devido à dificuldade de visualização causada pelos fios longos ao redor dos enxertos (Fig. 17-23).

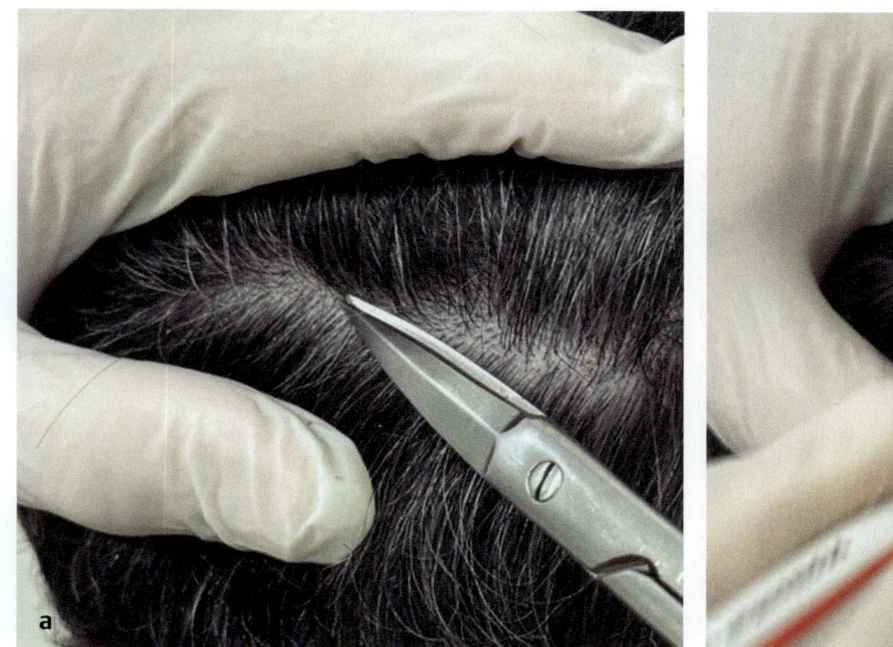

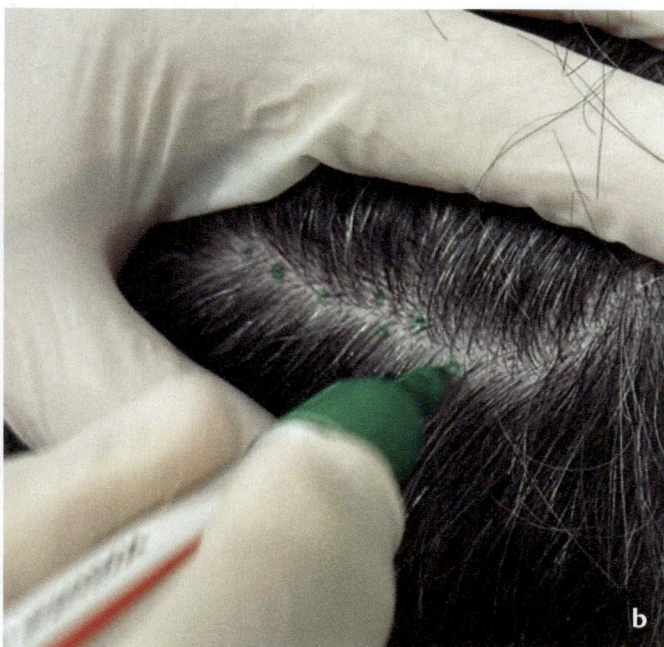

Fig. 17-23. (a) Preparação da área doadora com o pré-corte dos fios utilizando uma tesoura de ponta fina. (b) Destacam-se os fios cortados e marcados em verde, facilitando a localização e punção das unidades foliculares durante a cirurgia.

Área Doadora não Raspada (*Nonshaven* FUE)

Nesta técnica, o cabelo é mantido em seu comprimento natural e a FUE é realizada com *punches* específicos. As principais desvantagens são a dificuldade na excisão folicular devido aos fios longos, o risco de extração desigual e a maior duração do procedimento (Fig. 17-24).

Nesta técnica, a área doadora aparenta estar preservada após a cirurgia. Em casos selecionados, é possível enxertar cabelos com fios longos, oferecendo uma prévia do resultado imediato no pós-operatório (*Preview Long Hair* **ou PLH**). Características detalhadas da técnica PLH são discutidas no capítulo deste livro escrito pelo Dr. Marcelo Pitchon.

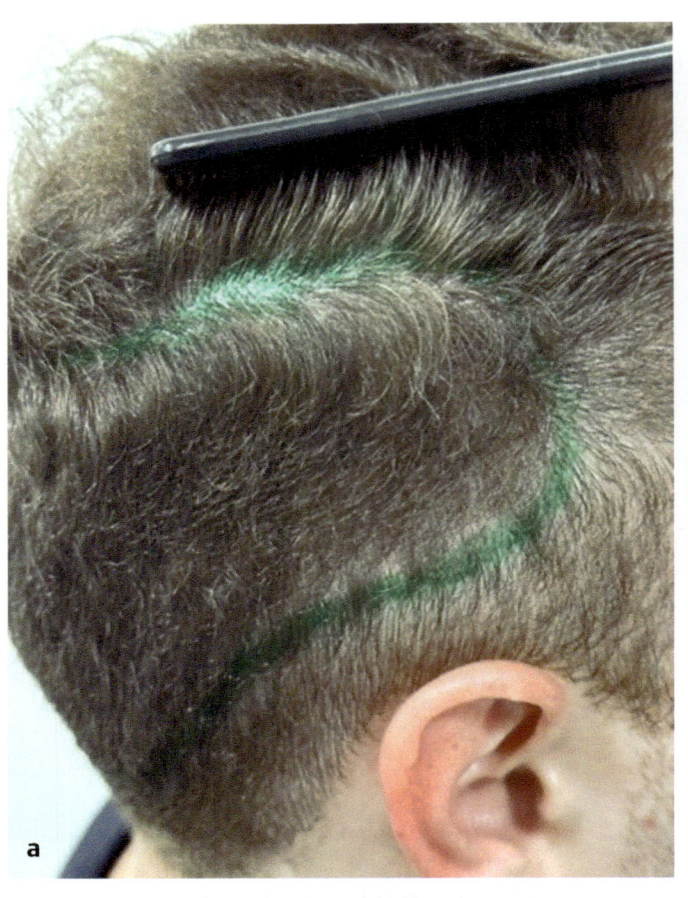

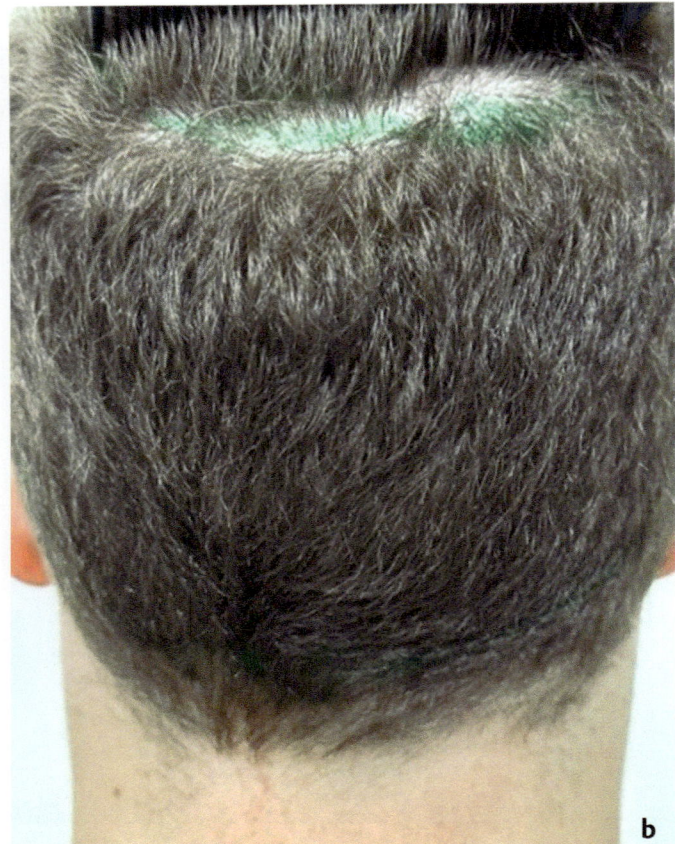

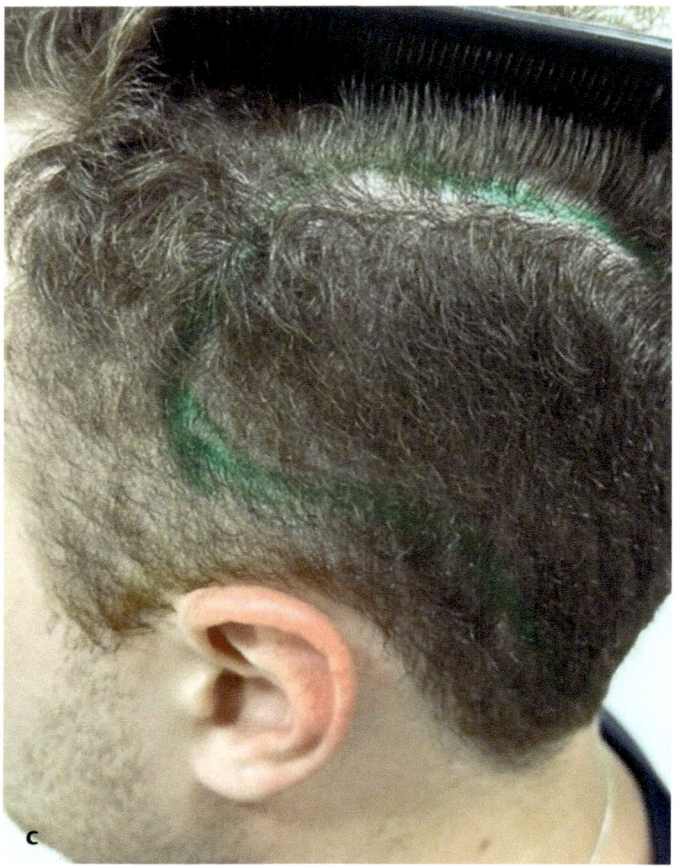

Fig. 17-24. (a-c) Área doadora preservada, com os fios mantidos longos, em seu tamanho natural, para a execução da técnica FUE *Preview Long Hair*.

PREPARO DA ÁREA DOADORA CORPORAL PARA A EXCISÃO DAS UNIDADES FOLICULARES NA TÉCNICA FUE (BHT)

A utilização de regiões pilosas do corpo como área doadora em transplantes capilares tem-se mostrado uma estratégia eficaz para complementar os fios do couro cabeludo, especialmente nos casos em que a quantidade de folículos disponíveis nas regiões temporal e occipital é insuficiente para alcançar a densidade desejada. Essa abordagem é particularmente vantajosa em pacientes com calvície avançada, classificados como grau VI ou VII na escala de Norwood-Hamilton, quando a área doadora do couro cabeludo já foi amplamente utilizada, aproxima-se de seu limite ou apresenta cabelos finos e baixa densidade.

Conhecida como *Body Hair Transplantation* (BHT), essa técnica envolve a extração de unidades foliculares de áreas corporais, oferecendo uma solução alternativa para aumentar a densidade capilar na correção da calvície. Embora os pelos do corpo, em geral, não possuam as mesmas características ideais dos cabelos do couro cabeludo, sua contribuição pode ser valiosa para melhorar os resultados estéticos (Fig. 17-25a-e).

As Figuras 17-25f e g mostram o paciente no pré-operatório e o resultado 7 meses após o procedimento. Observa-se uma melhora significativa na cobertura capilar, com aumento da densidade e distribuição homogênea das unidades foliculares implantadas. O paciente apresentou boa resposta ao transplante pela técnica BHT, com evidências de crescimento consistente dos enxertos, o que contribuiu para uma restauração mais natural e esteticamente satisfatória da linha anterior do cabelo e da alopecia no topo da cabeça.

Entre as diversas opções de pelos corporais, os fios da barba são frequentemente preferidos devido ao seu diâmetro mais grosso e crescimento prolongado, características que favorecem sua aplicação no transplante. Na ausência de uma barba densa, outras regiões do corpo, como peito, abdômen, costas, axilas, púbis e até mesmo áreas menos comuns podem ser utilizadas, desde que apresentem densidade capilar adequada. A correta seleção e preparação dessas áreas doadoras, incluindo a raspagem dos fios e o tingimento com pigmento escuro em pacientes com cabelos brancos, são essenciais para maximizar os benefícios da técnica BHT e proporcionar resultados satisfatórios (Fig. 17-26a-h).

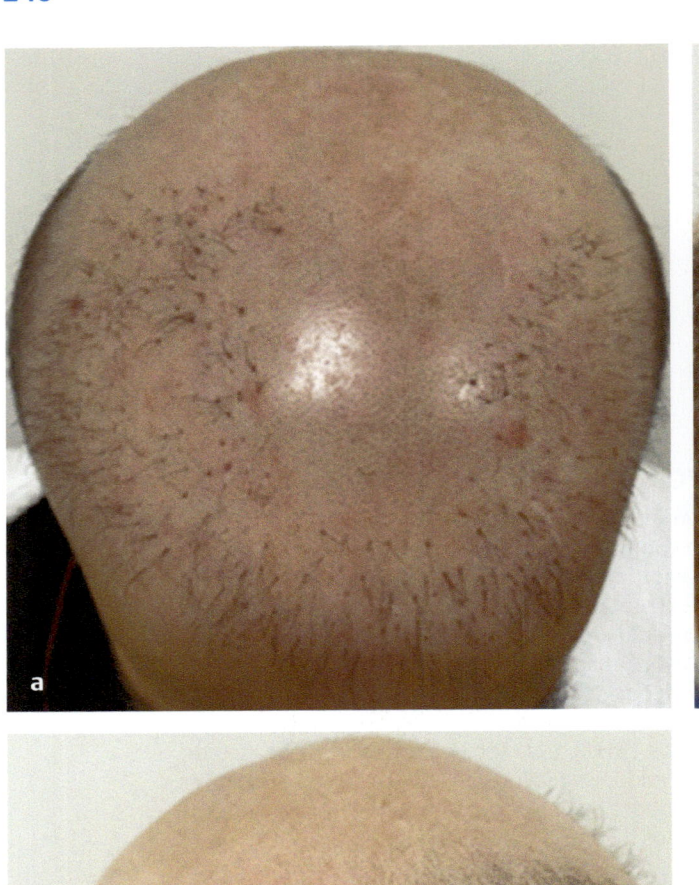

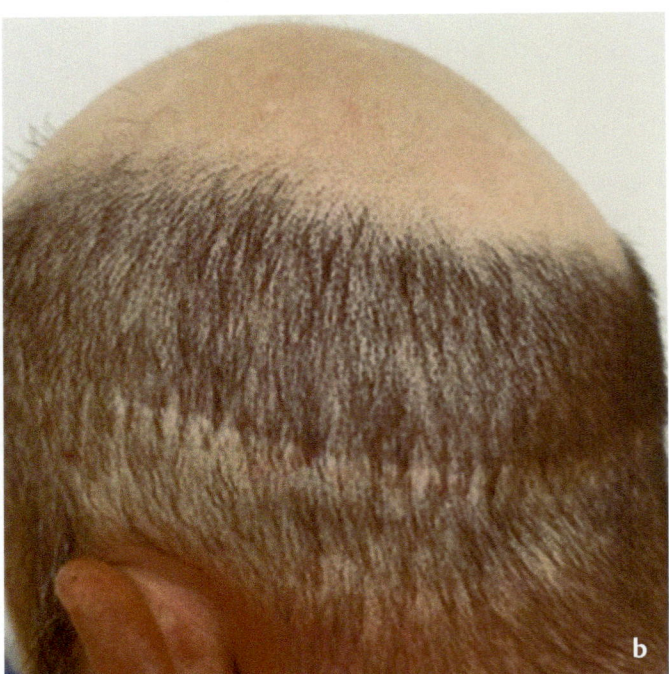

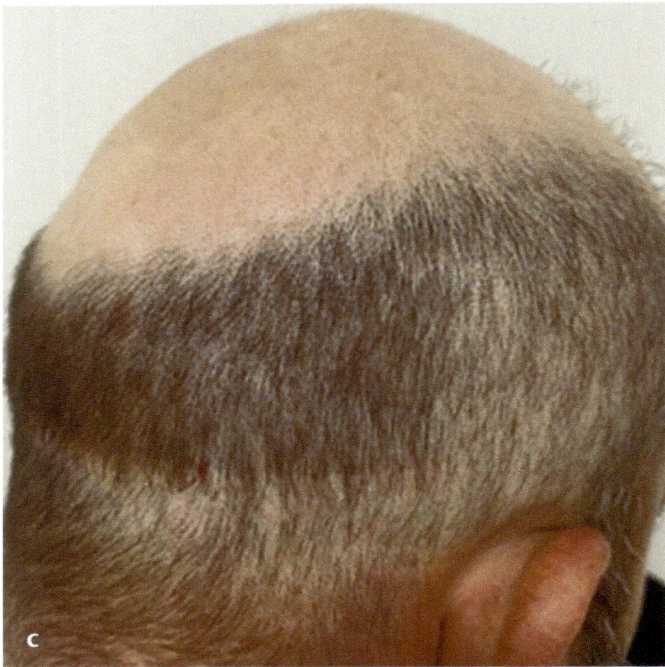

Fig. 17-25. (a-c) Paciente com calvície tipo VII, secundária, submetido a cirurgia em outro serviço, em 1999, pela técnica dos micros e minienxertos, obtendo um resultado insatisfatório. O couro cabeludo apresenta uma cicatriz alargada na área doadora, além de cabelos finos, de baixa qualidade e com densidade reduzida por cm². *(Continua)*

TÉCNICA FUE – CONCEITOS

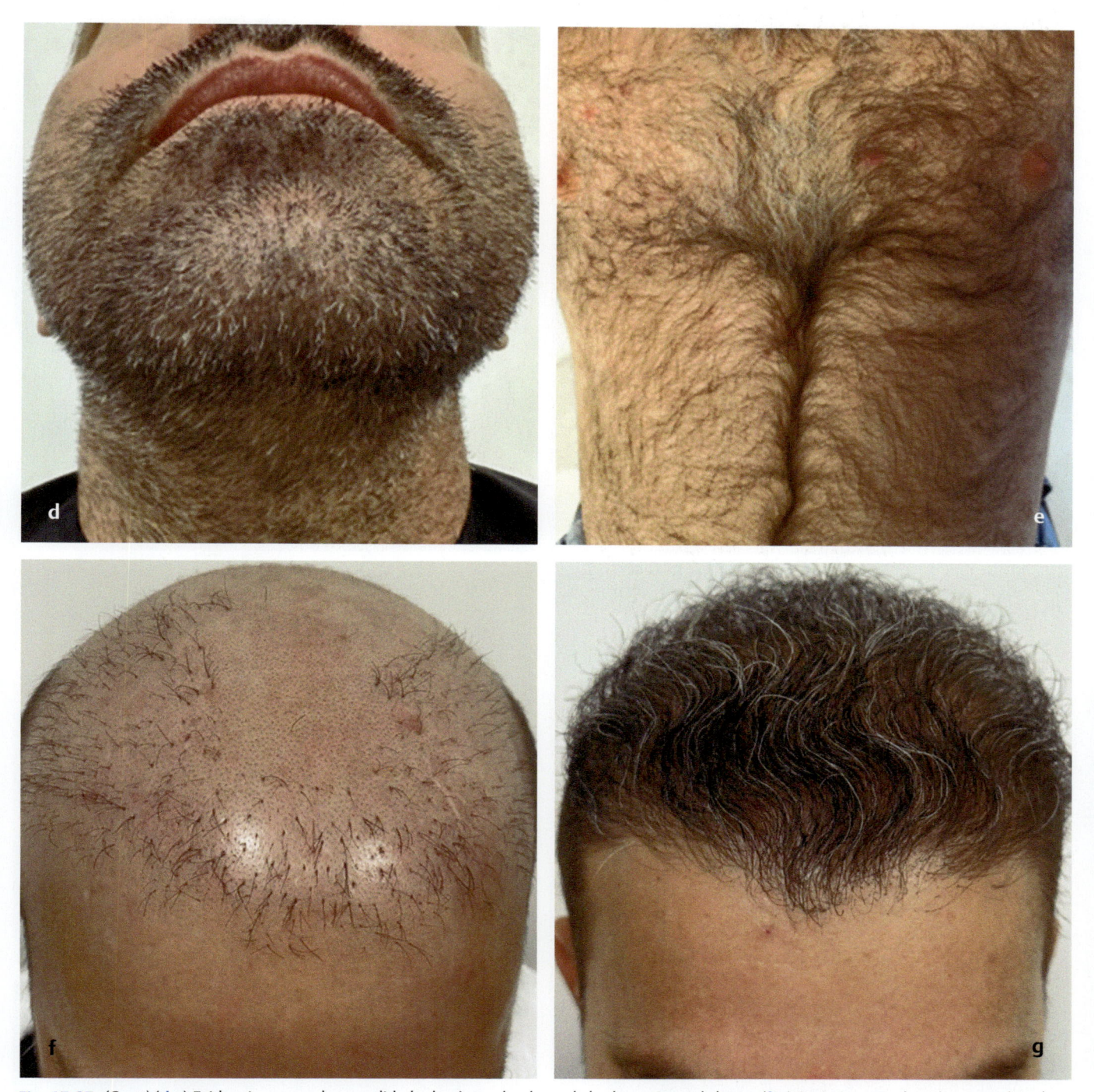

Fig. 17-25. *(Cont.)* (**d,e**) Evidencia-se uma boa qualidade das áreas doadoras da barba, peito e abdome. (**f-g**) Paciente no pré e pós-operatório de 7 meses. O resultado foi alcançado pelo elevado número de unidades foliculares colhidas (6.347 UFs), graças à associação das áreas doadoras do couro cabeludo, barba, peito e abdome. A cirurgia foi realizada em dois dias consecutivos.

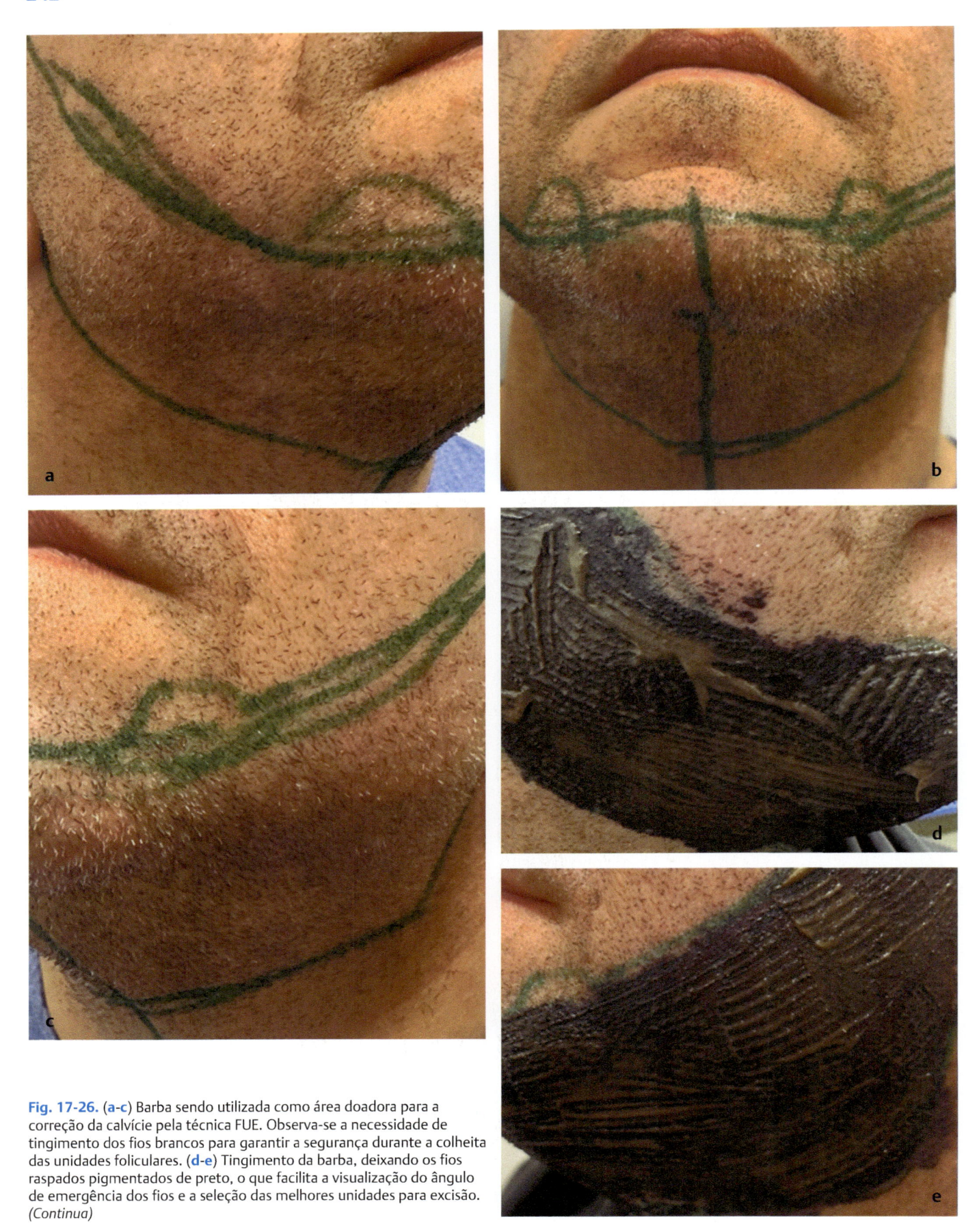

Fig. 17-26. (a-c) Barba sendo utilizada como área doadora para a correção da calvície pela técnica FUE. Observa-se a necessidade de tingimento dos fios brancos para garantir a segurança durante a colheita das unidades foliculares. (d-e) Tingimento da barba, deixando os fios raspados pigmentados de preto, o que facilita a visualização do ângulo de emergência dos fios e a seleção das melhores unidades para excisão.
(Continua)

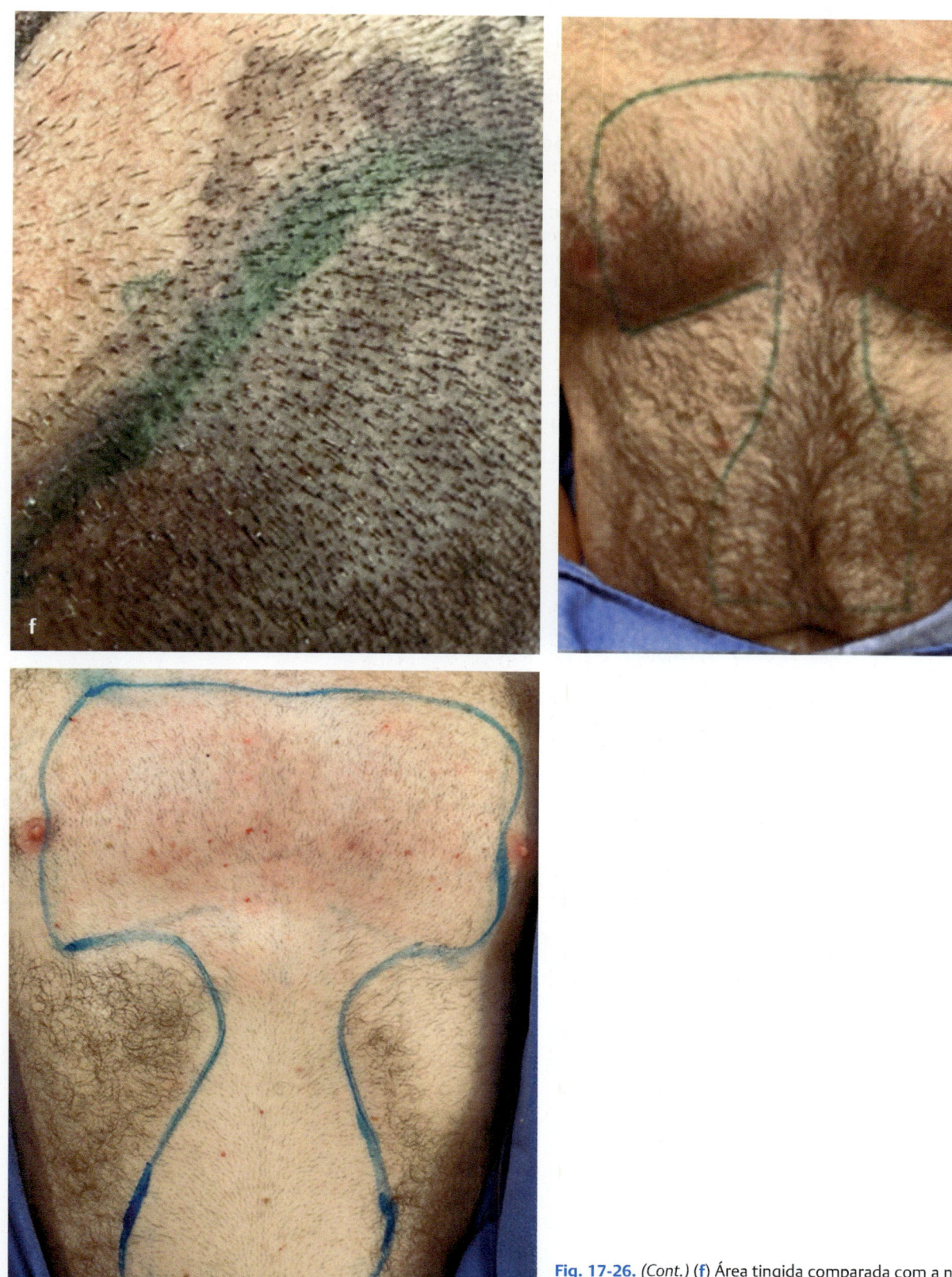

Fig. 17-26. *(Cont.)* **(f)** Área tingida comparada com a não pigmentada, destacando a melhoria alcançada com a tintura, que favorece a colheita dos folículos com menor índice de transecção das unidades foliculares. **(g-h)** Regiões do peito e abdome sendo utilizadas como áreas doadoras para a correção da calvície pela técnica FUE.

QUANDO TINGIR A ÁREA DOADORA

Para otimizar a visualização e excisão das unidades foliculares na técnica FUE em pacientes com cabelos brancos ou grisalhos, recomenda-se a aplicação de um pigmento escuro no couro cabeludo previamente raspado. Esse método realça os fios de 1 a 2 mm de comprimento, facilitando sua identificação e permitindo uma melhor análise do ângulo de emergência dos fios, aumentando a precisão do procedimento. Além disso, permite uma contagem mais precisa do número de fios por unidade folicular e a densidade capilar por centímetro quadrado (Fig. 17-27a-d).

Essa tática melhora a precisão e segurança na obtenção das unidades foliculares, minimizando o risco de sobrecarga na área doadora do couro cabeludo mostrada em *close-up* na Figura 17-27e. A preservação adequada dessa região é fundamental para evitar exaustão, que pode comprometer o resultado estético ao expor a pele no pós-operatório tardio.

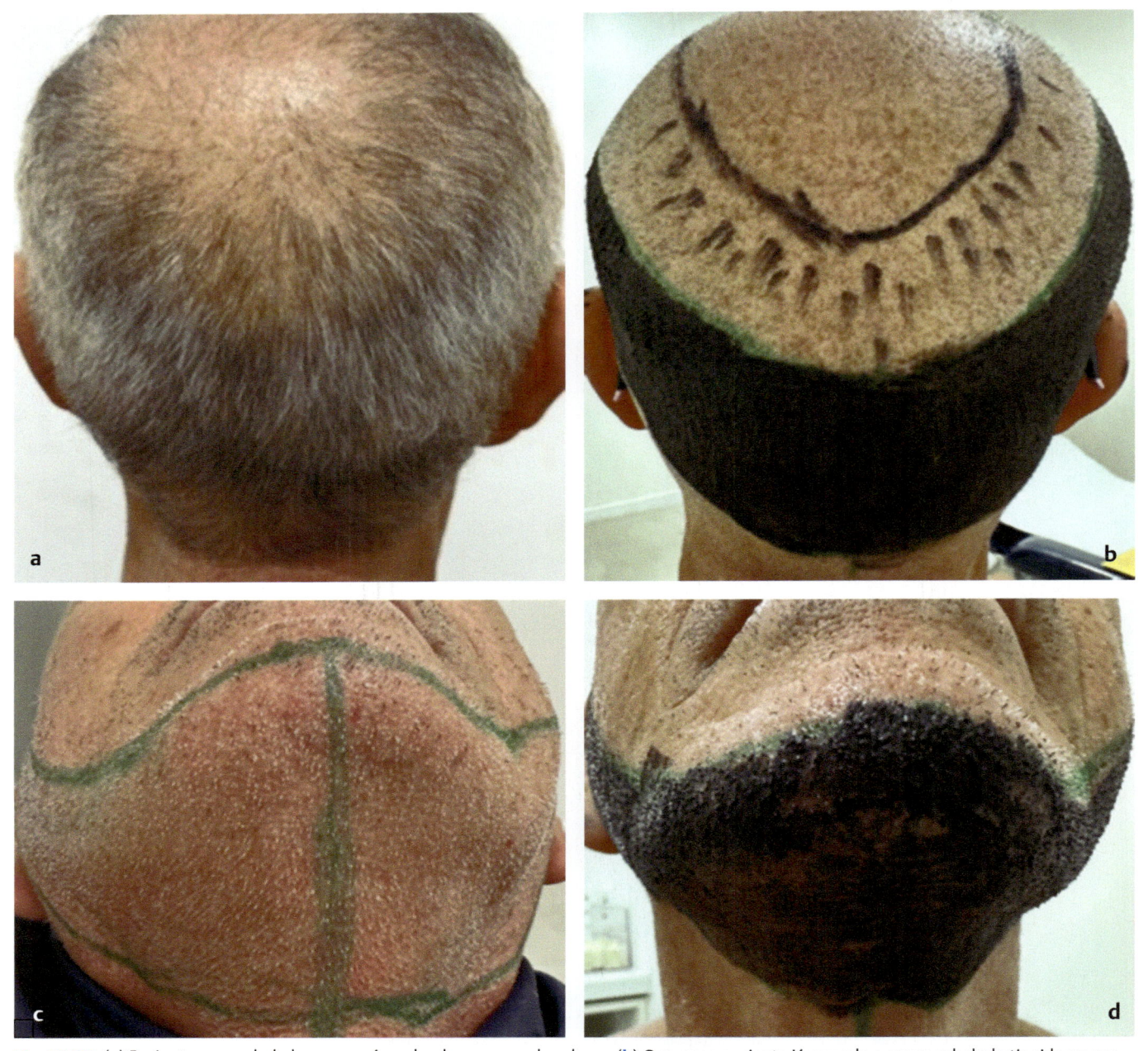

Fig. 17-27. (a) Paciente com cabelo branco na área doadora segura da cabeça. (b) O mesmo paciente já raspado e couro cabeludo tingido na cor preta. (c-d) O mesmo paciente com área doadora da barba selecionada e tingida. *(Continua)*

TÉCNICA FUE – CONCEITOS

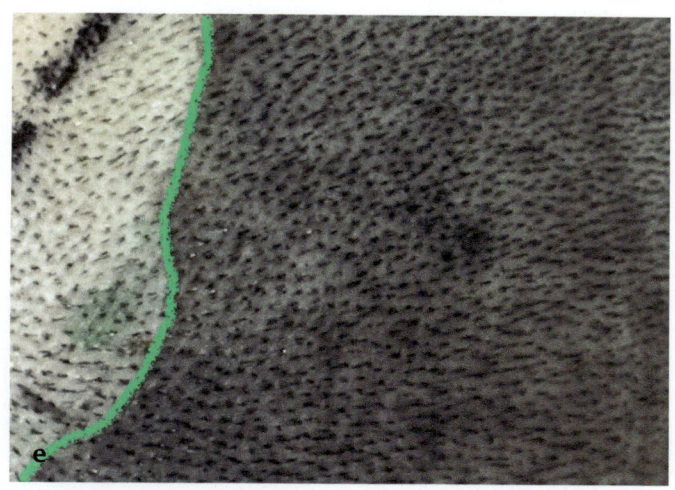

Fig. 17-27. *(Cont.)* (**e**) A área doadora do couro cabeludo do paciente foi tingida para melhorar a visibilidade durante a excisão FUE, permitindo uma extração mais precisa e eficiente. A imagem destaca a diferença entre a parte tingida e a parte não tingida do couro cabeludo. Embora a tintura facilite a visualização dos folículos, as hastes e bulbos dos fios, por não conterem melanina, permanecem brancos.

ÁREA DOADORA SEGURA

Após mapear as regiões receptoras, procede-se à avaliação da(s) área(s) doadora(s) conforme o caso específico. Sem raspar o couro cabeludo, o autor observa a parte posterior da cabeça (região occipital) e as laterais (regiões temporal e parietal) para identificar possíveis progressões da alopecia que possam comprometer a área doadora segura.

Áreas do couro cabeludo próximas à zona doadora que apresentem afinamento progressivo dos fios não devem ser consideradas parte da "zona doadora segura" para o transplante capilar. Essas regiões devem ser avaliadas com cautela e, quando possível, tratadas cirurgicamente com enxertia de unidades foliculares durante a cirurgia, além de receberem tratamento clínico antes e após o procedimento.

FORMAS DE COMPROMETIMENTO DA ÁREA DOADORA DO COURO CABELUDO

Quando a alopecia androgenética de coroa avança na direção craniocaudal, o afinamento dos fios pode comprometer o número de unidades foliculares viáveis na região occipital, que normalmente é considerada uma área doadora segura. Com a progressão da alopecia, os fios da região superior, antes considerados "permanentes", começam a perder sua espessura e densidade, limitando a quantidade de unidades foliculares para o transplante. Esse fenômeno reduz a extensão da zona doadora, afetando a qualidade e a quantidade de enxertos disponíveis para o transplante capilar (TC) (Fig. 17-28).

Regiões occipital, mastoide, retroauricular e supra-auricular podem ser afetadas quando a alopecia progride de maneira ascendente, no fenômeno conhecido como calvície retrógrada. Esse processo compromete a integridade da zona doadora segura, reduzindo as áreas viáveis para a colheita de unidades foliculares (Fig. 17-29).

Ademais, pode ocorrer miniaturização dos folículos pilosos nas regiões occipital, mastoide e temporal superior e inferior, um fenômeno que compromete ainda mais a qualidade da área doadora do couro cabeludo. Essa miniaturização, caracterizada pela diminuição no diâmetro e comprimento dos fios, reduz o número de unidades foliculares viáveis para o TC, limitando o procedimento. Além disso, esse processo pode ocorrer de maneira difusa, afetando tanto a densidade quanto a aparência estética da área doadora, tornando a colheita de folículos uma tarefa desafiadora, especialmente em pacientes com alopecia avançada (Fig. 17-30).

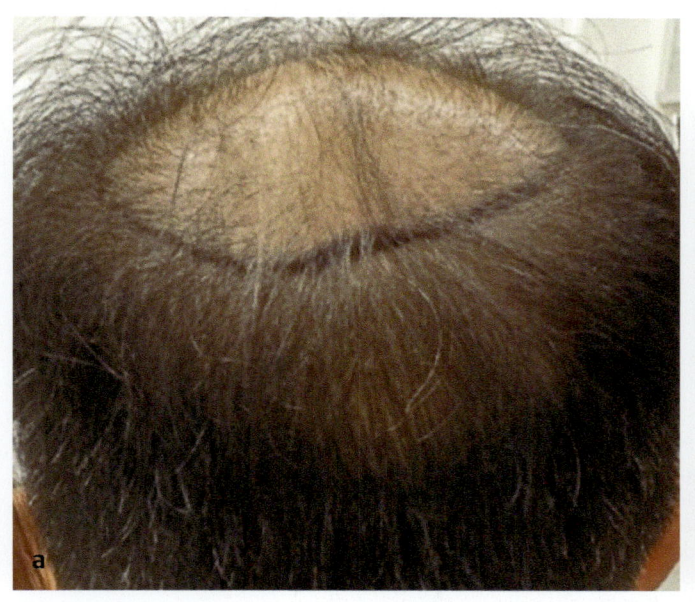

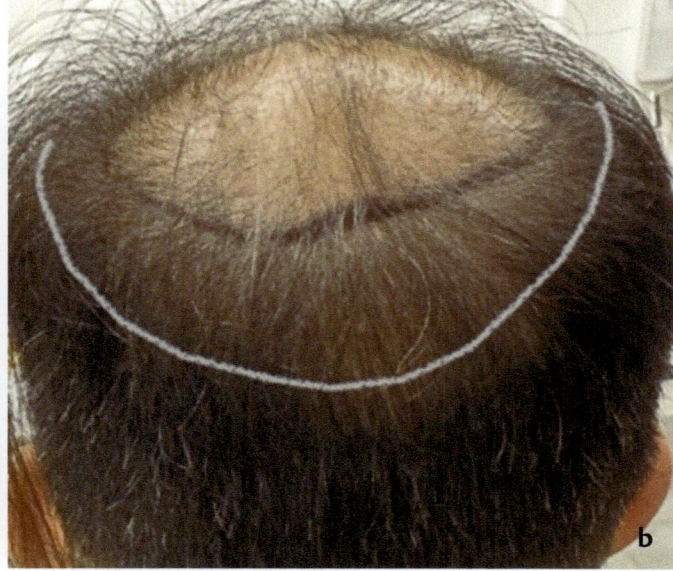

Fig. 17-28. (**a**) Paciente com calvície na coroa e afinamento dos fios em progressão craniocaudal, comprometendo a "zona doadora segura" na região occipital. (**b**) A área afetada é delimitada, evidenciando a extensão do comprometimento da zona doadora.

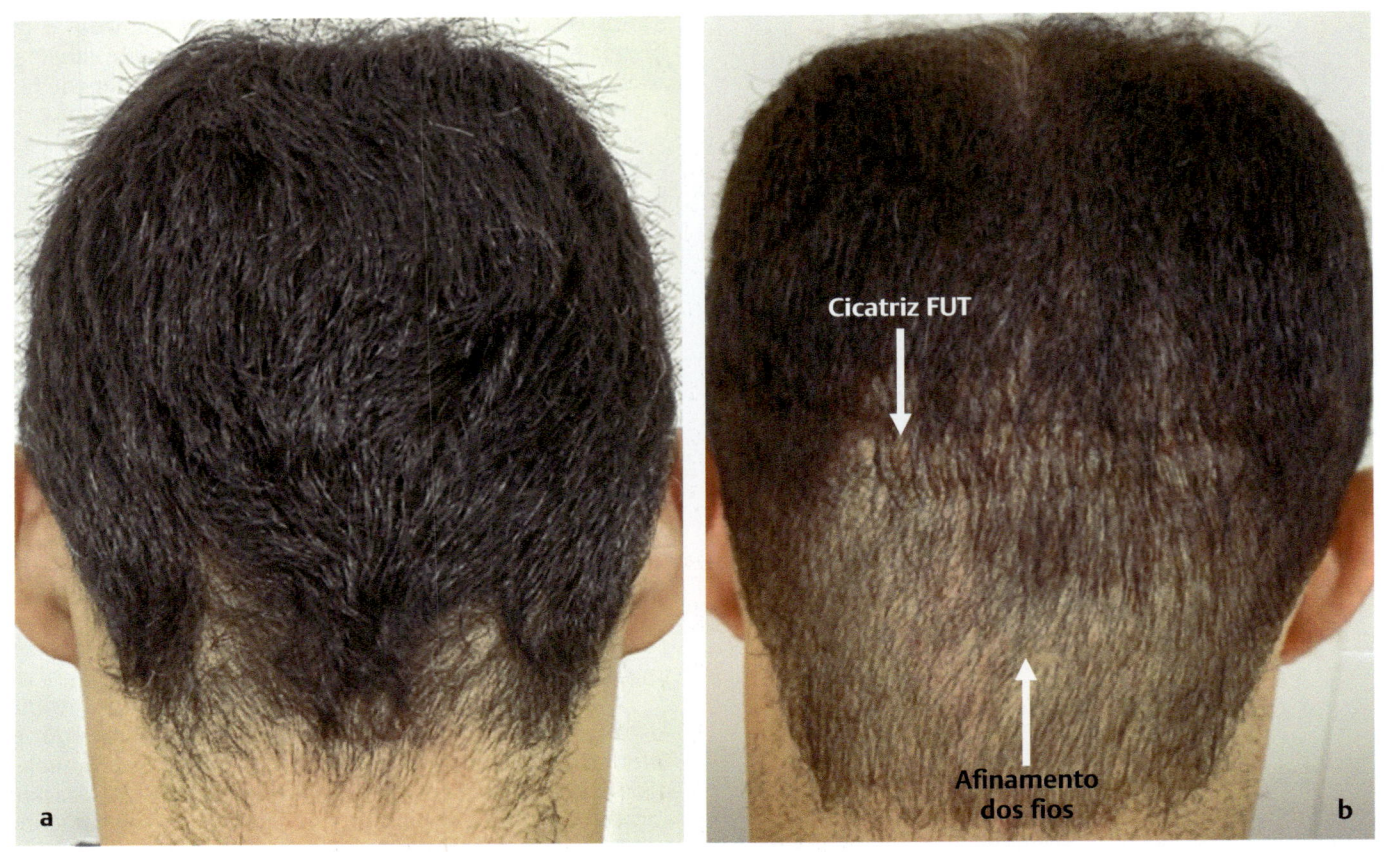

Fig. 17-29. (a) Paciente com calvície retrógrada e afinamento dos fios em progressão ascendente comprometendo a "zona doadora segura" na região occipital. (b) Outro paciente com calvície retrógrada apresentando exposição da cicatriz pela técnica FUT, comprometendo significativamente a zona doadora segura occipital.

Fig. 17-30. (a-c) As imagens mostram paciente em posições oblíquas e posterior, destacando o afinamento capilar nas regiões occipital superior, inferior, mastoide e temporal, comprometendo a "zona doadora segura do couro cabeludo" e limitando sua utilização para o transplante capilar. (d-f) Paciente com alopecia androgenética tipo V, em progressão para grau VI na escala de Norwood-Hamilton, apresentando miniaturização ascendente dos folículos nas regiões cervical e occipital (calvície retrógrada) e miniaturização craniocaudal da região parietal para a occipital. (g-i) Outro exemplo de miniaturização ascendente nas regiões cervical e occipital caracterizando calvície retrógrada, acompanhada de miniaturização craniocaudal da região parietal em direção à região occipital. *(Continua)*

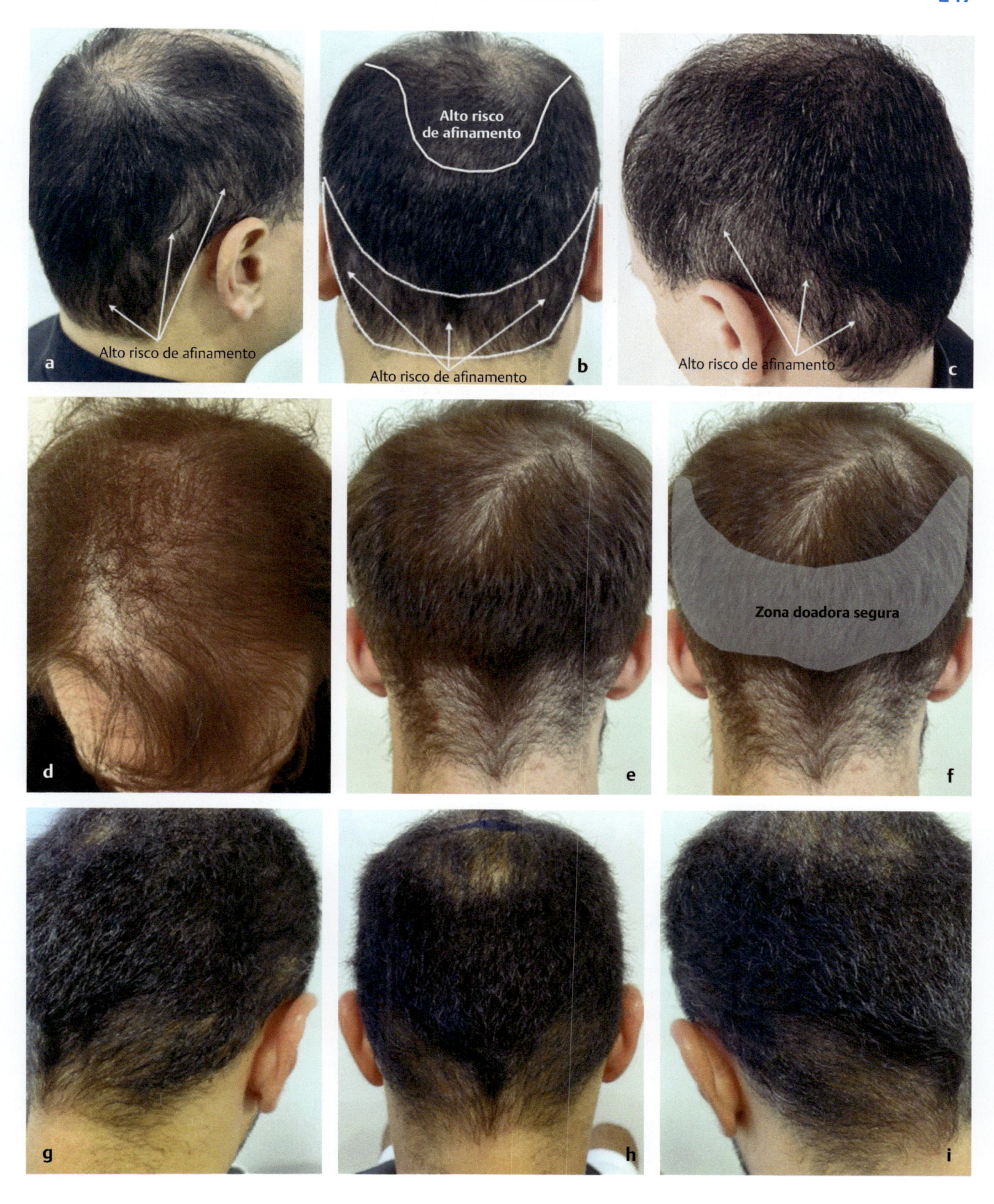

TÉCNICA FUE – CONCEITOS

a. Alto risco de afinamento
b. Alto risco de afinamento / Alto risco de afinamento
c. Alto risco de afinamento
f. Zona doadora segura

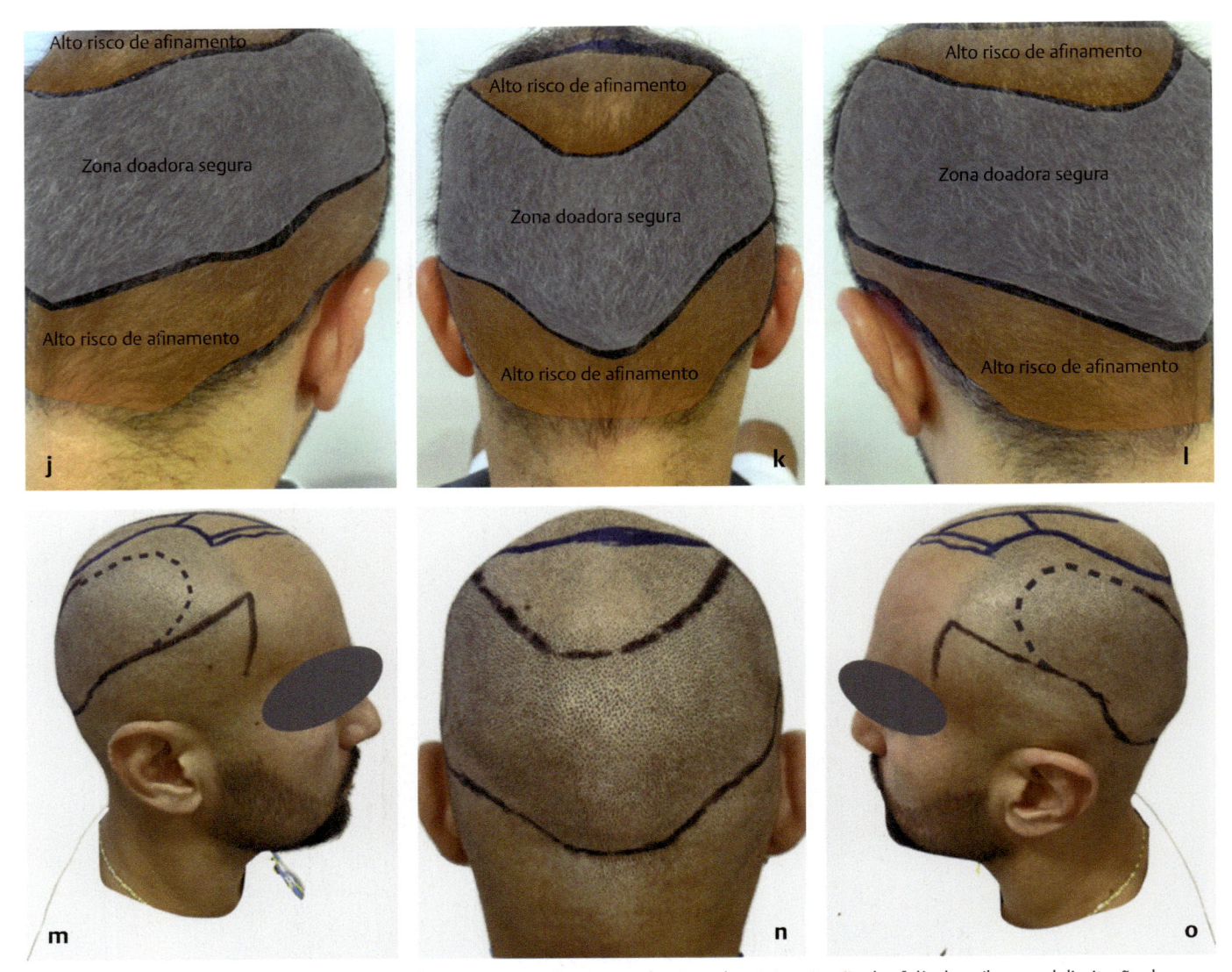

Fig. 17-30. *(Cont.)* **(j-l)** O mesmo paciente com destaque para as áreas com alto risco de miniaturização dos folículos pilosos e delimitação da zona doadora segura. **(m-o)** O mesmo paciente preparado para o transplante capilar pela técnica FUE, com a área doadora segura delimitada nas regiões occipital, parietal e temporal bilateral.

INFLUÊNCIA DO COURO CABELUDO E DA UNIDADE FOLICULAR NA TÉCNICA FUE

Embora a técnica FUE possa parecer simples, ela exige um profundo conhecimento técnico, destreza manual e vasta experiência clínica. O cirurgião deve estar apto a manejar uma série de variáveis que influenciam diretamente na incisão e excisão folicular, além de avaliar cuidadosamente as características anatômicas específicas do couro cabeludo e das unidades foliculares de cada paciente, a fim de garantir um procedimento seguro e otimizar os resultados.

Para obter precisão na excisão das unidades foliculares, é fundamental que a abordagem cirúrgica seja adaptada às particularidades individuais do couro cabeludo, como elasticidade, firmeza da pele, sulcos ou ondulações, e a presença de fibrose (Fig. 17-31). Além disso, é crucial considerar as características dos folículos, como comprimento, espessura, curvatura, cor e o ângulo de emergência dos fios. Essas variáveis desempenham um papel essencial na escolha da técnica ideal para cada paciente. A correta avaliação desses fatores específicos orienta as decisões intraoperatórias, garantindo maior eficiência e preservação da área doadora.

Na Figura 17-28, o paciente apresenta hipertrofia do tecido cutâneo-adiposo na região occipital inferior, resultando em uma proeminência local que, em muitos casos, pode comprometer a estética e causar desconforto psicológico. A técnica híbrida (FUE + FUT) foi a escolha pelo autor para esse caso, e usou a técnica FUT para remoção do segmento elíptico de pele, corrigindo a deformidade causada pelo excesso cutâneo-adiposo na área occipital, além de favorecer a colheita de unidades foliculares da faixa. Na FUE, para otimizar a visualização e excisão das unidades foliculares com cabelos brancos, optou-se por aplicar um pigmento escuro no couro cabeludo previamente raspado. Esse método destacou os fios, facilitando sua identificação e permitindo uma análise mais precisa do ângulo de emergência, o que aumentou a precisão do procedimento (Fig. 17-32).

Após 10 dias da cirurgia, o paciente retorna à clínica para a primeira revisão pós-operatória, onde recebe orientações detalhadas sobre o protocolo de estimulação do couro cabeludo a ser seguido após o transplante capilar (Fig. 17-33).

Pacientes que residem fora do estado ou país são acompanhados por telemedicina. Na primeira revisão pós-operatória, todos revisam detalhadamente todas as orientações sobre a estimulação do couro cabeludo após o transplante capilar.

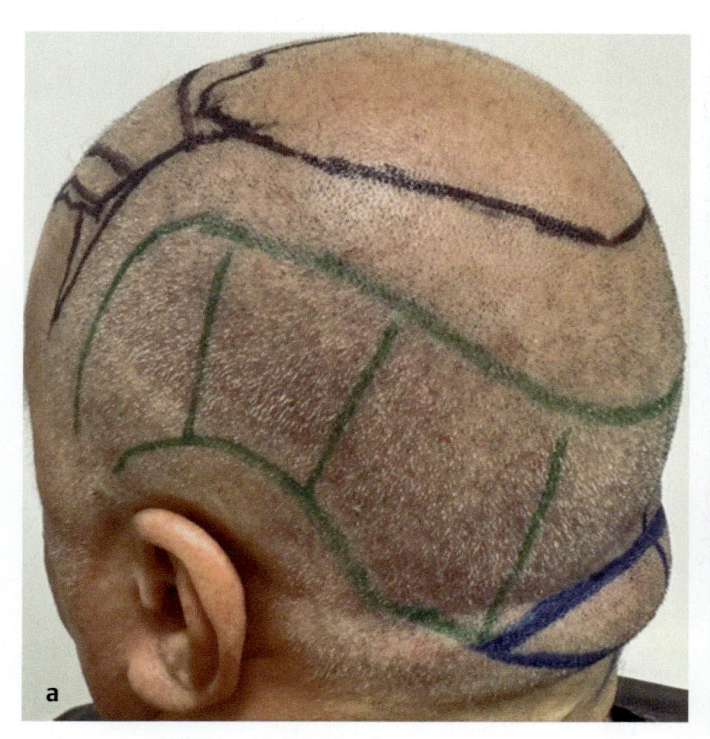

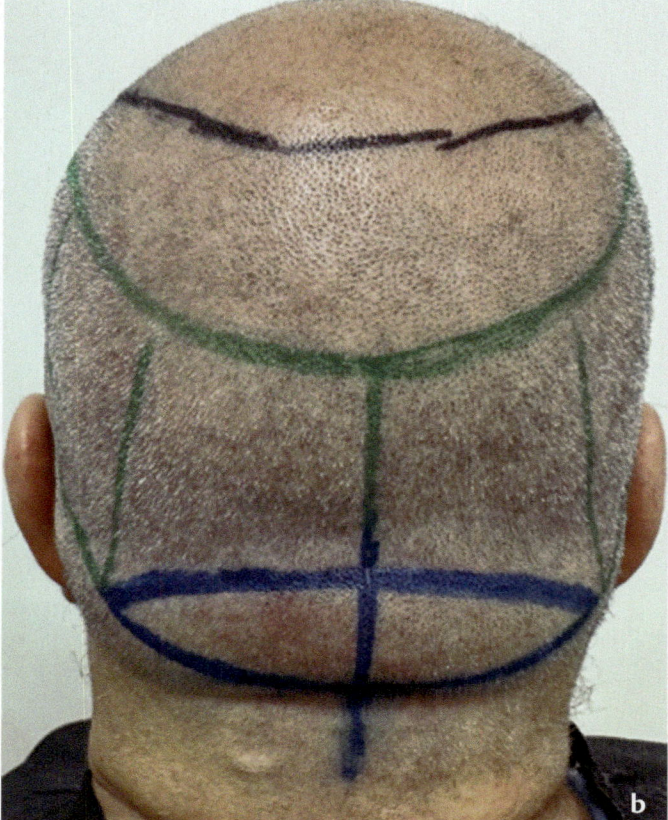

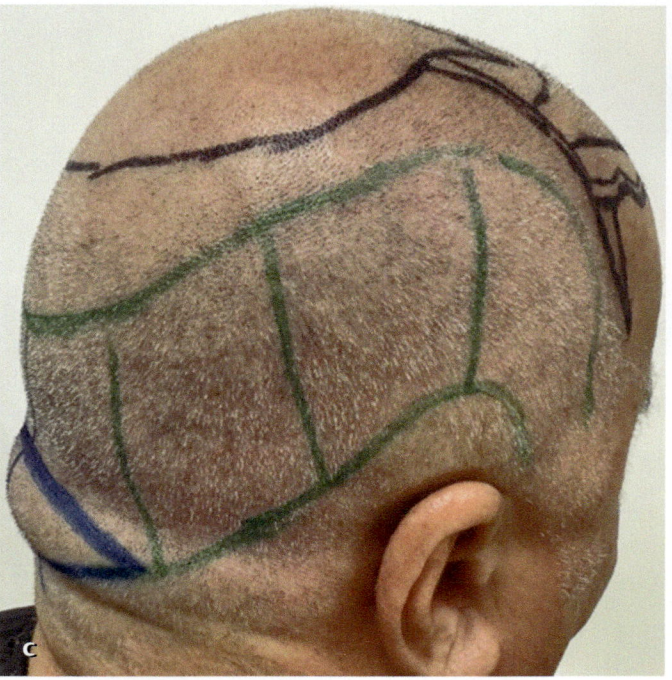

Fig. 17-31. (a-c) Couro cabeludo fibroso com excesso ou dobra cutâneo-adiposa na região occipital inferior. Nesse caso, foi escolhida a técnica híbrida (FUT e FUE), corrigindo a dobra do couro cabeludo pela técnica FUT, com extração de UFs da elipse, e realizando a excisão das unidades foliculares acima da linha de sutura pela técnica FUE.

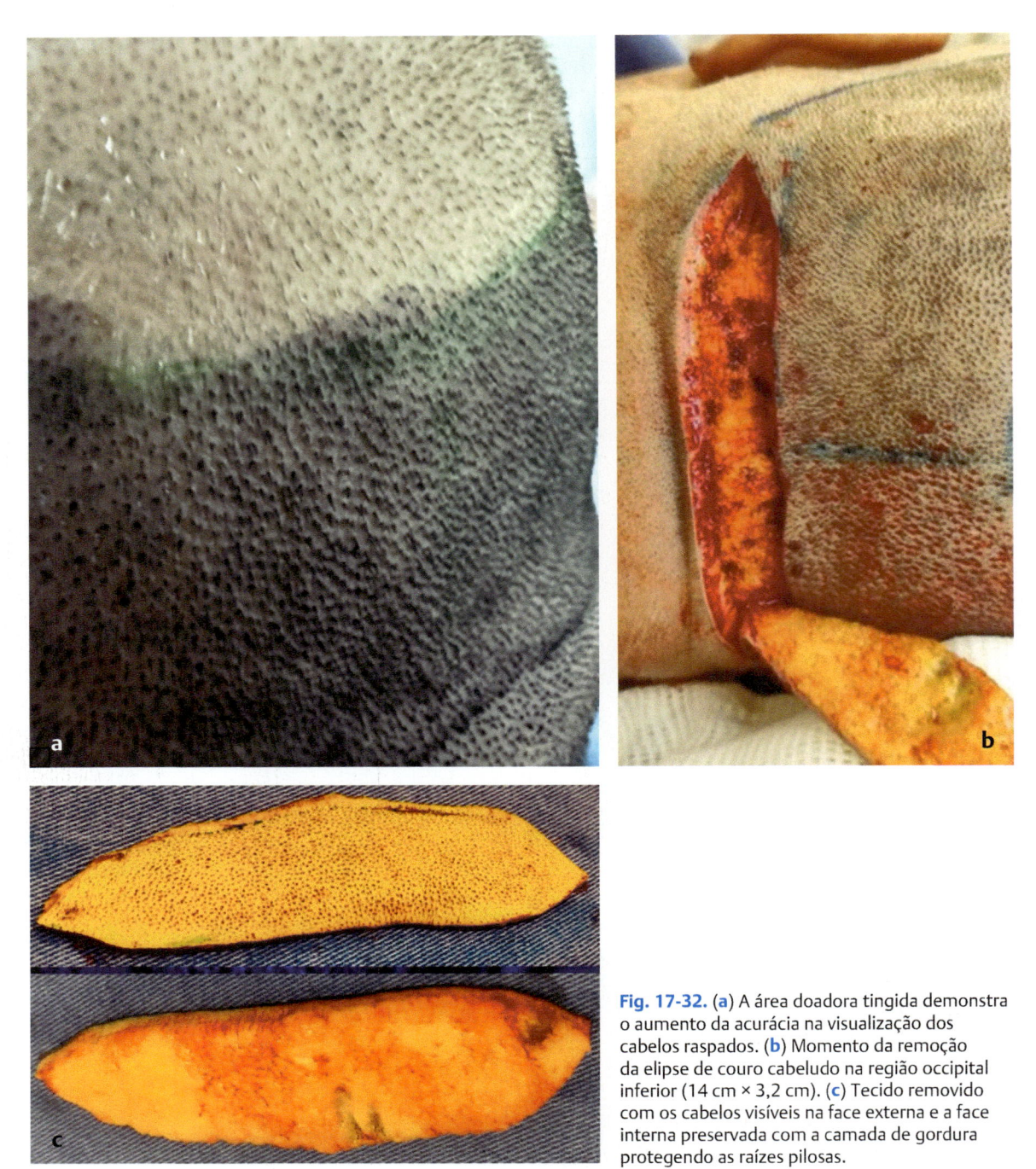

Fig. 17-32. (a) A área doadora tingida demonstra o aumento da acurácia na visualização dos cabelos raspados. (b) Momento da remoção da elipse de couro cabeludo na região occipital inferior (14 cm × 3,2 cm). (c) Tecido removido com os cabelos visíveis na face externa e a face interna preservada com a camada de gordura protegendo as raízes pilosas.

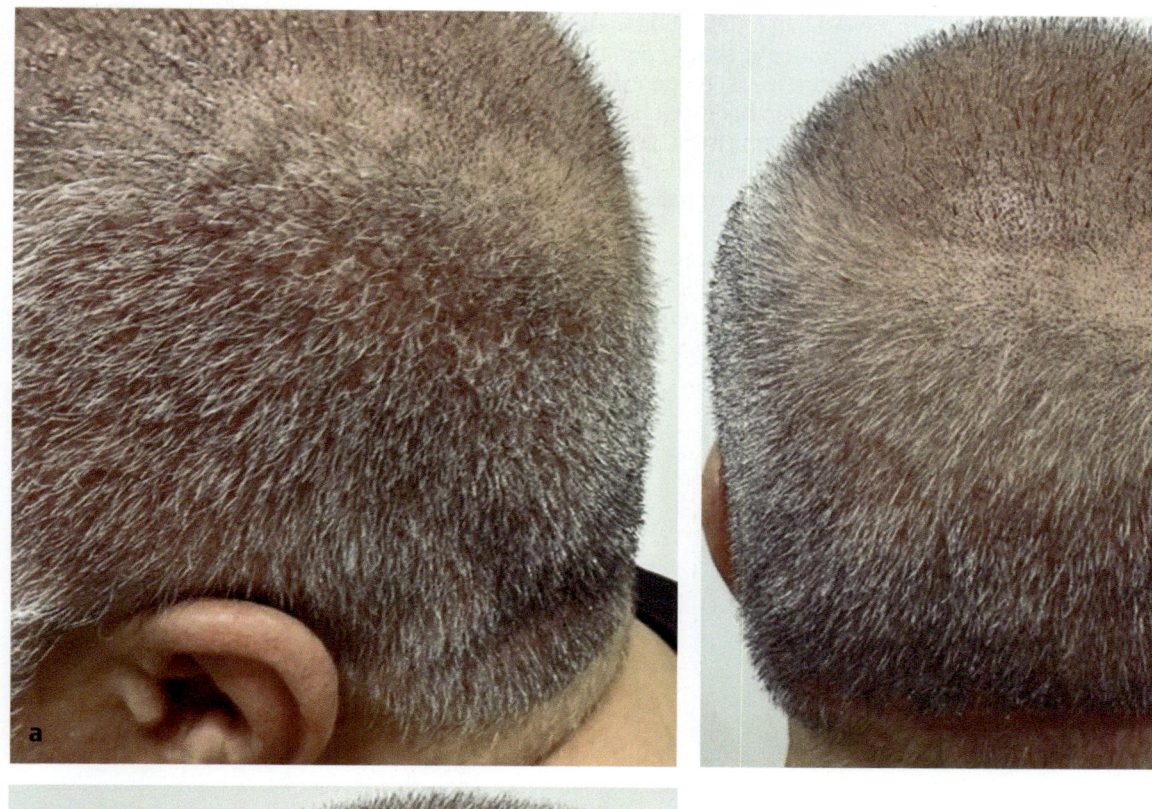

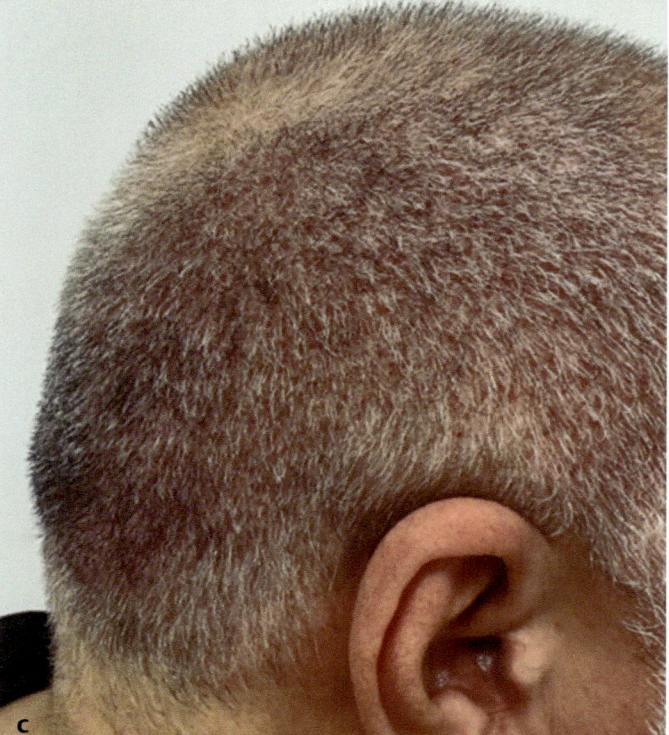

Fig. 17-33. No décimo dia pós-operatório, o paciente retorna para revisão e ajustes no protocolo. A área doadora apresenta crescimento normal, confirmando a vitalidade dos folículos após a remoção de 4.057 UFs pela técnica FUE. Além disso, foi corrigido o abaulamento occipital com a resseção de pele e tecido subcutâneo pela técnica FUT, acrescentando mais 2.307 UFs, totalizando 6.364 enxertos.

POSSÍVEIS VARIAÇÕES NA UNIDADE FOLICULAR

As unidades foliculares no couro cabeludo podem apresentar variações em sua composição, número de fios e características, o que influencia diretamente o planejamento e a execução de um transplante capilar. Pode-se citar a quantidade de fios por unidade, que varia de 1 a 4 ou mais fios, além da espessura, grau de curvatura e ângulo de emergência na pele do couro cabeludo (Figs. 17-34 e 17-35).

A extração de unidades foliculares em pacientes afrodescendentes é mais complexa devido à curvatura acentuada dos folículos e às particularidades da estrutura tecidual. Para reduzir o risco de danos aos folículos e aumentar a segurança do procedimento, recomenda-se o uso de *punches* híbridos com diâmetros maiores, variando geralmente entre 1,05 mm e 1,1 mm, e, em casos excepcionais, até 1,2 mm (Fig. 17-36).

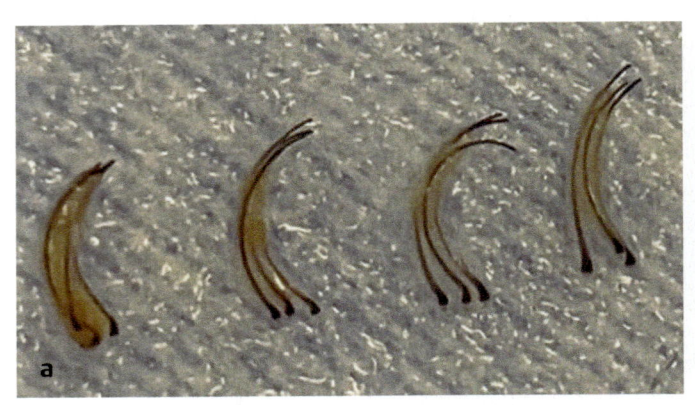

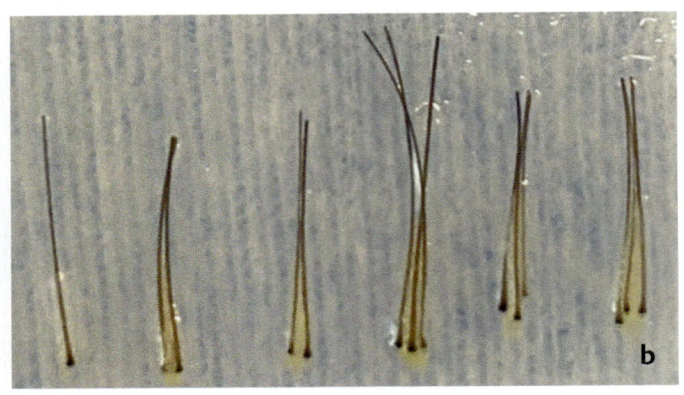

Fig. 17-34. (a) Unidades foliculares curvas, robustas e longas, típicas de indivíduos afrodescendentes. (b) UFs retas, finas e longas, características de indivíduos de ascendência europeia.

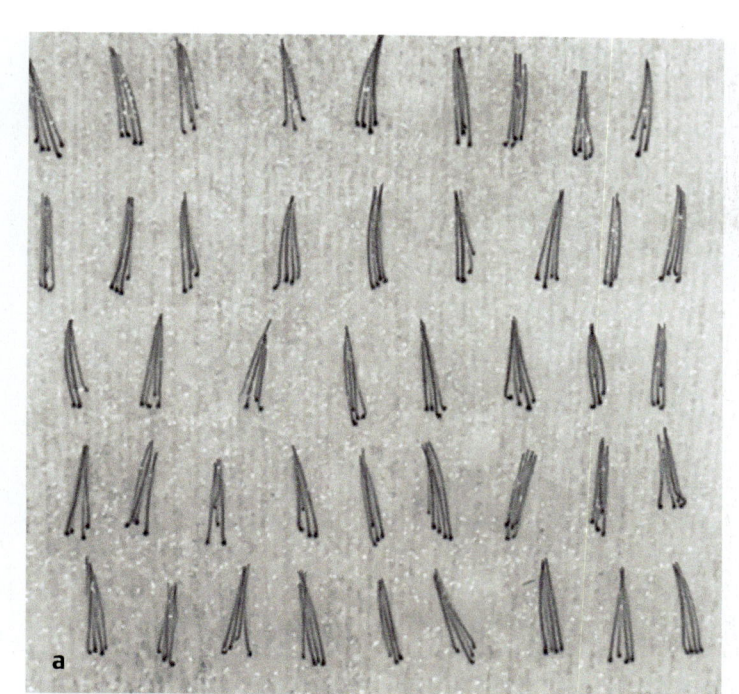

Fig. 17-35.
(**a**) Unidades foliculares com fios longos, grossos e estrutura reta. (**b**) UFs de outro paciente com comprimento médio, espessura intermediária e curvatura moderada. (**c**) UFs de um paciente afrodescendente com curvatura acentuada.

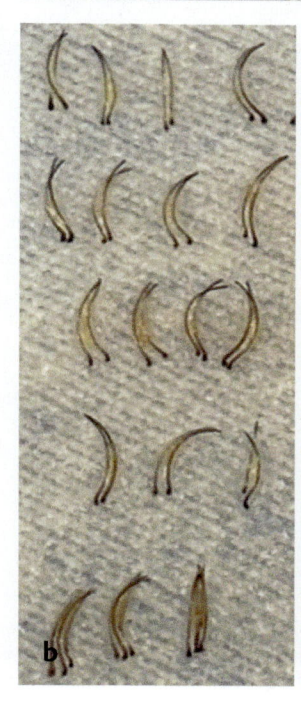

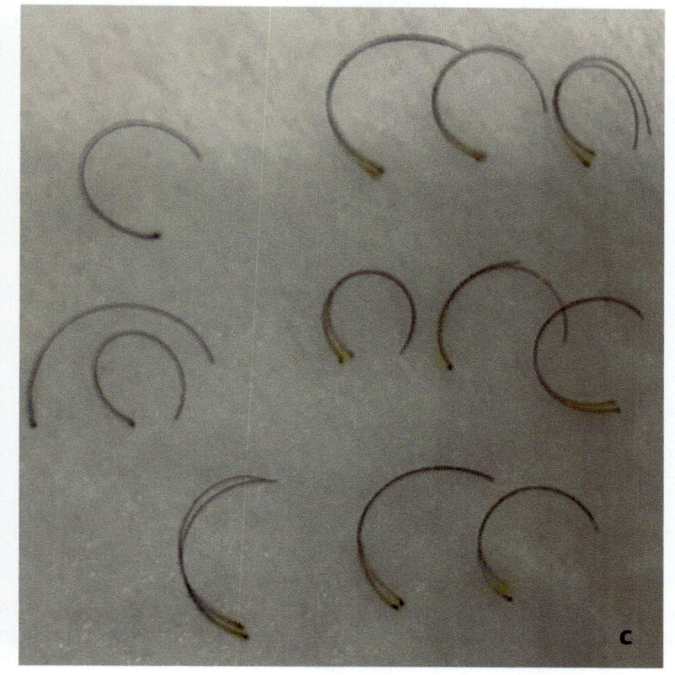

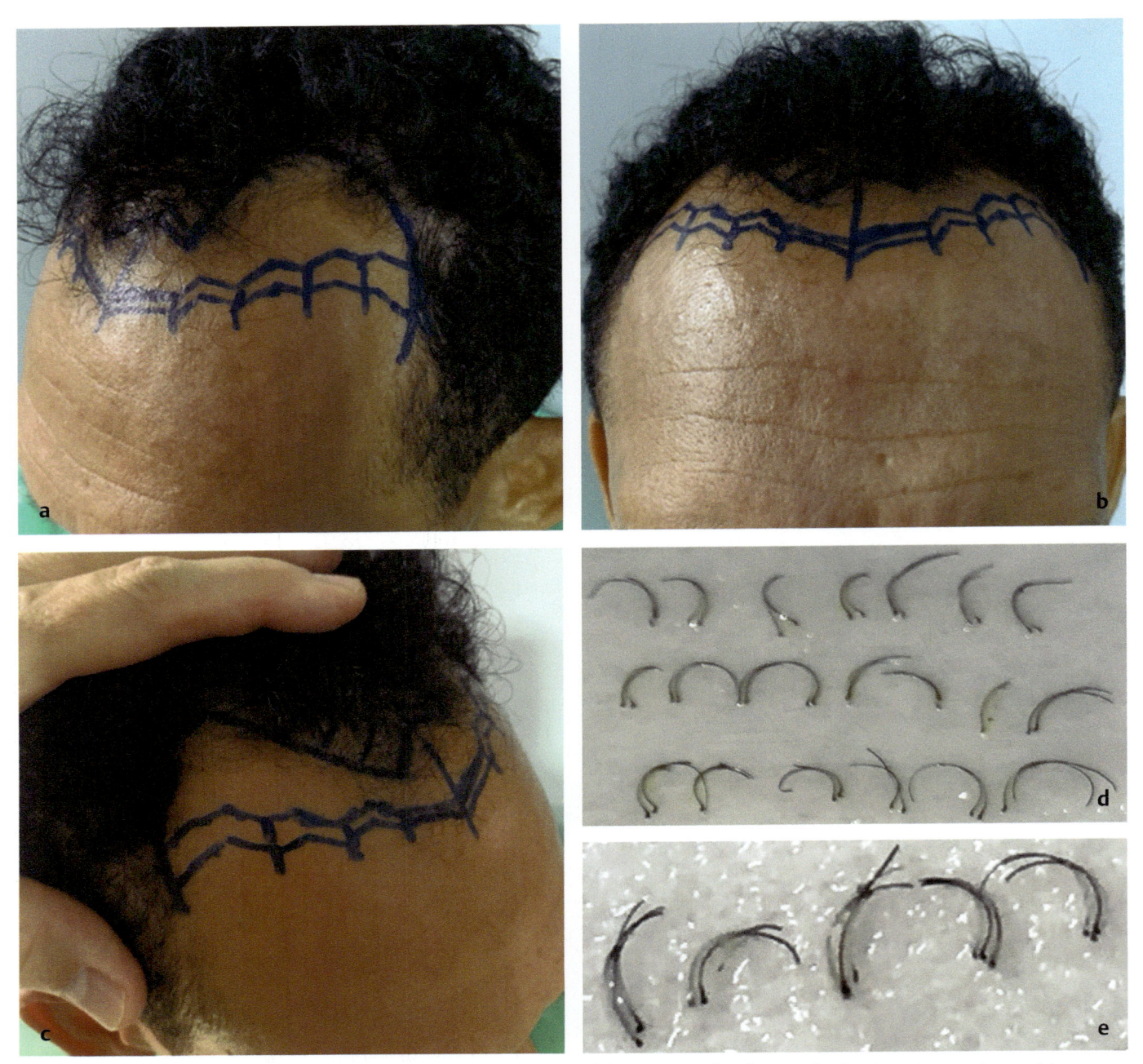

Fig. 17-36. (**a-c**) As imagens mostram um paciente afrodescendente com calvície tipo IV, exibindo recessões frontais e temporais, em vistas oblíquas direita e esquerda, além de uma vista frontal. (**d**) Unidades foliculares excisadas do mesmo paciente afrodescendente, em que se observa os fios de diâmetro aumentado e curvatura acentuada. (**e**) *Close-up* da morfologia do cabelo afrodescendente destacando sua curvatura intrínseca e textura helicoidal, características que impõem desafios específicos no manejo cirúrgico.

INFLUÊNCIA DO CIRURGIÃO NA CONDUÇÃO DA TÉCNICA FUE

A colheita estratégica e homogênea das unidades foliculares (UFs) é essencial para preservar a integridade da área doadora e reduzir a visibilidade das cicatrizes puntiformes. O espaçamento adequado das excisões promove uma camuflagem eficaz, mesmo em pacientes com cabelos curtos. Idealmente, a extração deve seguir um padrão no qual um enxerto é removido no centro de cada grupo de quatro ou cinco UFs, preservando a densidade e a estética das áreas doadoras, sejam do couro cabeludo, barba ou outras regiões pilosas.

A abordagem do cirurgião no transplante capilar é influenciada não apenas por sua formação e experiência técnica, mas também por sua percepção estética e sensibilidade artística, elementos essenciais que guiam uma conduta personalizada para cada paciente. A individualização do tratamento é crucial, considerando uma série de variáveis clínicas específicas. Entre essas variáveis estão o fototipo cutâneo (pele clara, parda ou negra), o contraste entre a cor do cabelo e o couro cabeludo, o grau de fibrose, a presença de cicatrizes, a tipologia capilar, a densidade das áreas doadoras, além das características anatômicas e fisiológicas das áreas receptoras. O desenho da linha frontal, que varia conforme o gênero, também é um aspecto importante. Além disso, fatores como idade, etnia e expectativas individuais são determinantes na definição do plano cirúrgico ideal, com o objetivo de alcançar resultados harmoniosos e naturais (Fig. 17-37).

Dada a natureza longa e complexa do procedimento, é fundamental desenvolver habilidades específicas que garantam eficiência e qualidade em todas as etapas, como agilidade, execução de manobras simultâneas e treinamento intensivo da equipe (Fig. 17-38). Além disso, são indispensáveis altos níveis de concentração e foco para minimizar os riscos intraoperatórios e otimizar os resultados a longo prazo. Estudos indicam que uma equipe bem treinada e coordenada pode reduzir significativamente o tempo operatório e a taxa de complicações, aumentando tanto a segurança quanto a satisfação do paciente (Fig. 17-39).

O autor opta pela excisão das unidades foliculares usando apenas uma pinça, preferencialmente curva, para minimizar o risco de danos mecânicos à estrutura folicular, conforme ilustrado na Figura 17-40.

As Figuras 17-41 e 17-42 demonstram a técnica de excisão de unidades foliculares sob diferentes ângulos, destacando o uso de uma única pinça curva microcirúrgica para a remoção precisa dos enxertos. Essa abordagem busca minimizar o trauma aos tecidos circundantes e preservar a integridade das estruturas foliculares durante o procedimento.

O autor inicia rotineiramente a incisão e excisão folicular com um *punch* híbrido de 0,85 mm de diâmetro. Quando surgem dificuldades para remover unidades foliculares sem comprometer sua integridade, o *punch* de 0,85 mm é substituído por um de 0,9 mm. Se os desafios para obtenção de enxertos intactos persistirem, o procedimento é interrompido e o dispositivo reprogramado para ajustar a técnica de descolamento, com foco na angulação e profundidade de penetração. Caso as dificuldades permaneçam, mesmo após a redução do índice de transecção, o *punch* é gradualmente substituído por outros de diâmetros maiores, como 0,95 mm, 1,0 mm e até 1,05 mm, conforme necessário. Em determinadas situações, o autor avalia a possibilidade de substituir o dispositivo motorizado.

Preferencialmente, o aparelho utilizado pelo autor é multifásico e equipado com sistema a vácuo, oferecendo modos de operação ajustáveis entre rotação, oscilação e vibração, o que permite variações conforme a necessidade do procedimento. A força axial aplicada para a penetração do *punch* pode causar depressão da pele, comprimindo as estruturas subjacentes e aumentando o risco de transecção das unidades foliculares, especialmente ao utilizar dispositivos motorizados sem sistema a vácuo. Para mitigar esse risco, a pele é mantida firme e tensionada com o uso dos dedos, da palma da mão ou de instrumentos como ganchos, manipulados pela mão oposta ao micromotor. Essa técnica reduz, mas não elimina completamente a deformação da superfície cutânea durante a penetração do *punch*, seja na técnica de extração manual ou motorizada sem o sistema a vácuo (Fig. 17-43a-d).

O sistema de sucção integrado à caneta motorizada do Trivellini Tech™ (Fig. 17-14a) oferece vantagens significativas no transplante capilar, eliminando a necessidade de manter a pele tensionada manualmente, ao mesmo tempo em que preserva a precisão e eficiência na excisão das unidades foliculares.

A força axial exercida no *punch* para atravessar a epiderme e a derme gera um atrito que pode deslocar os folículos, aumentando as taxas de transecção, especialmente em mãos menos experientes. Esse deslocamento folicular demanda maior quantidade de enxertos injuriados, elevando o número de inserções do *punch* necessárias para alcançar o número desejado de unidades foliculares, o que complica procedimentos subsequentes pela técnica FUE ou qualquer outra. Para otimizar o ângulo de emergência dos fios e minimizar as taxas de transecção, é recomendada a infiltração de 0,5 mL/cm^2 de solução salina contendo vasoconstritor na diluição de 1:300.000 UI, o que ajuda a aumentar a angulação dos cabelos em relação ao plano epitelial (Fig. 17-43d).

Manter a pele devidamente tensionada durante o procedimento permite uma deformação mínima dos tecidos ao ser pressionada pelo *punch*. Essa técnica resulta em um deslocamento praticamente nulo da unidade folicular, facilitando a extração eficiente dos enxertos com um índice reduzido de transecção.

Altos índices de transecção parcial ou total são comumente observados em unidades foliculares abertas, em que os folículos são próximos e paralelos entre si nos planos dérmicos superficiais, mas divergem em níveis mais profundos, resultando no afastamento das raízes no tecido adiposo subcutâneo. Para minimizar a transecção das unidades foliculares, é recomendado manter o alinhamento e o engajamento do *punch* ligeiramente deslocados do centro de afloramento dos fios e limitar a profundidade de penetração. Essa técnica tenta preservar a integridade dos enxertos contribuindo para uma excisão mais eficiente. Se a transecção parcial persistir, uma estratégia é aumentar o diâmetro do *punch* para 1,05 mm, visando a obter enxertos intactos. Como alternativa, pode-se optar pela utilização de um *punch* de diferente configuração, ajustar a programação do dispositivo em uso ou até mesmo substituir o equipamento por outro modelo (Fig. 17-43e).

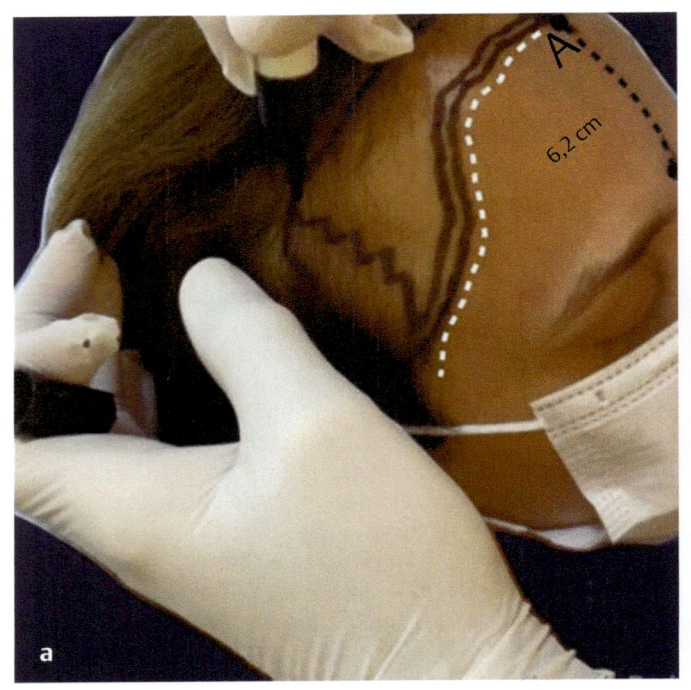

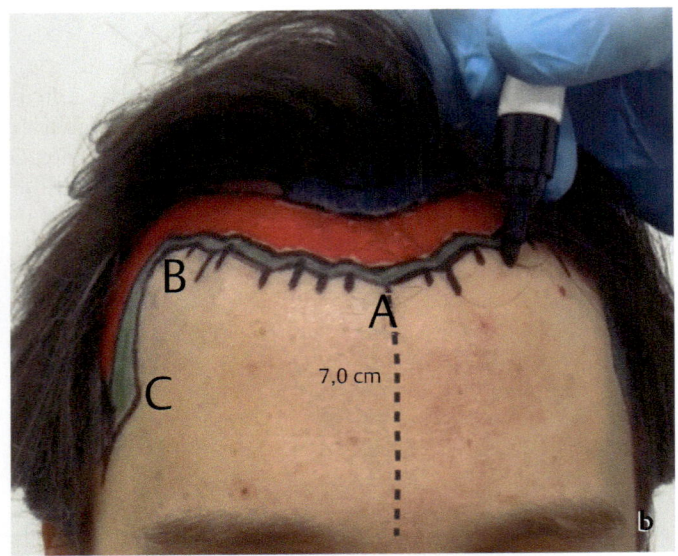

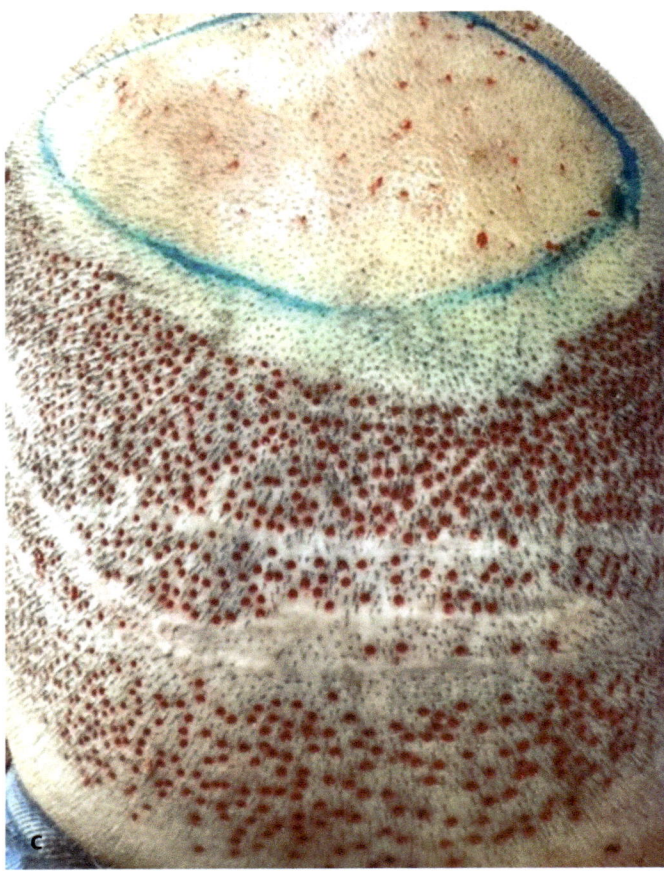

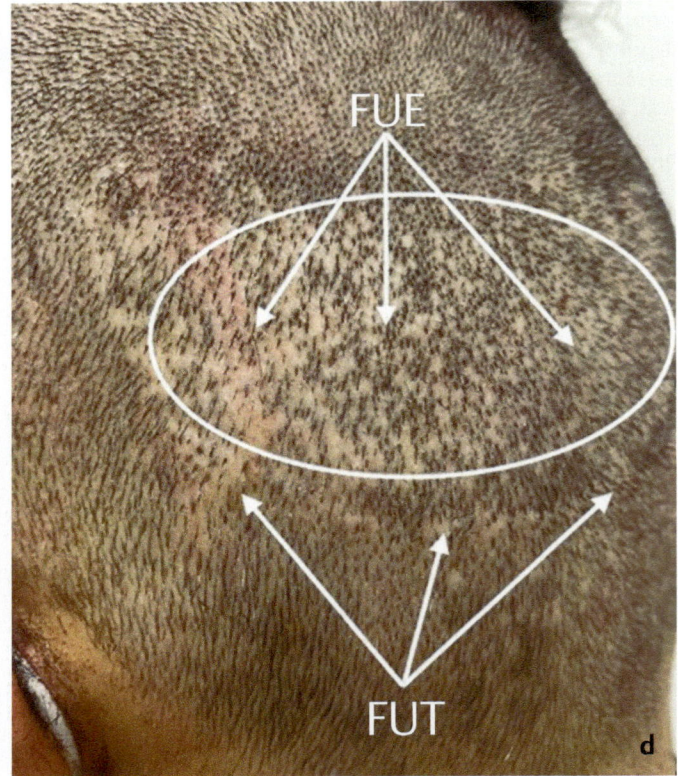

Fig. 17-37. (a) Desenho da linha anterior do cabelo em uma paciente feminina com curvatura frontotemporal descendente criando uma testa arredondada e uma aparência suave. (b) Desenho da linha anterior masculina com entradas temporais discretas e pico temporal redefinido conferindo uma testa quadrada, característica masculina. (c) Paciente com cicatrizes na área doadora occipitoparietotemporal após 3 sessões de FUT realizadas em outro serviço. No quarto procedimento, o autor indicou a técnica FUE e *punch* híbrido trompete de 1,0 mm devido à fibrose intensa, aproveitando folículos intactos acima e abaixo das cicatrizes. (d) Outro paciente, submetido a FUT e FUE em outro serviço, apresentando cicatrizes de ambas as técnicas e exaustão da área doadora pela FUE, provocada pela excisão de muitos folículos em uma região minimamente delimitada. *(Continua)*

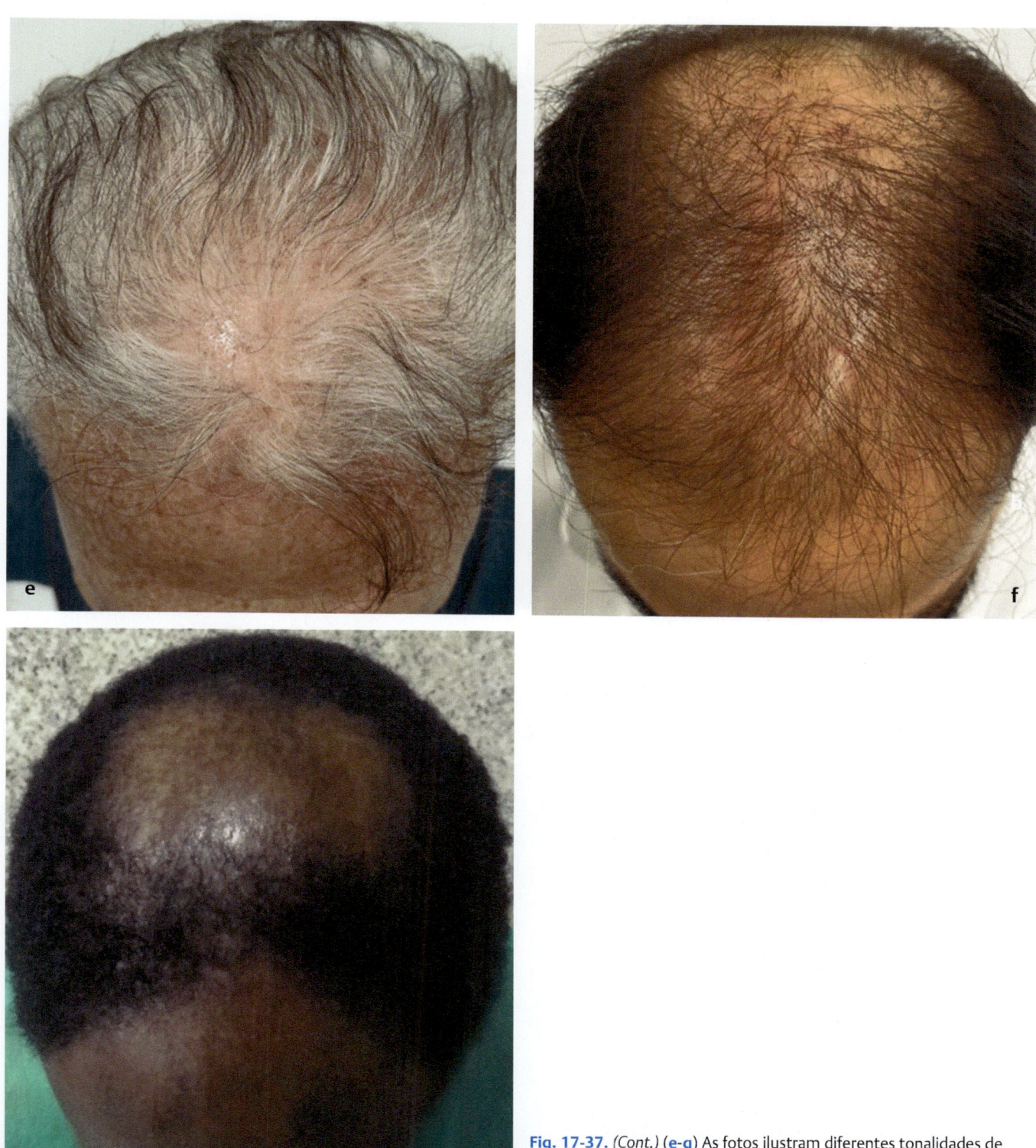

Fig. 17-37. *(Cont.)* **(e-g)** As fotos ilustram diferentes tonalidades de pele da esquerda para a direita: branca, parda e negra, destacando a importância do contraste entre a cor do cabelo e do couro cabeludo, o que pode enriquecer ou empobrecer o resultado estético nos transplantes capilares.

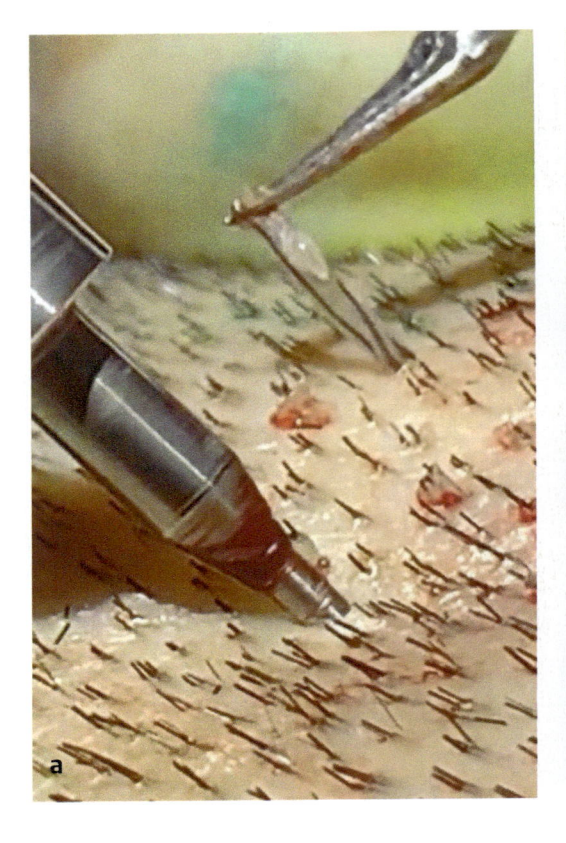

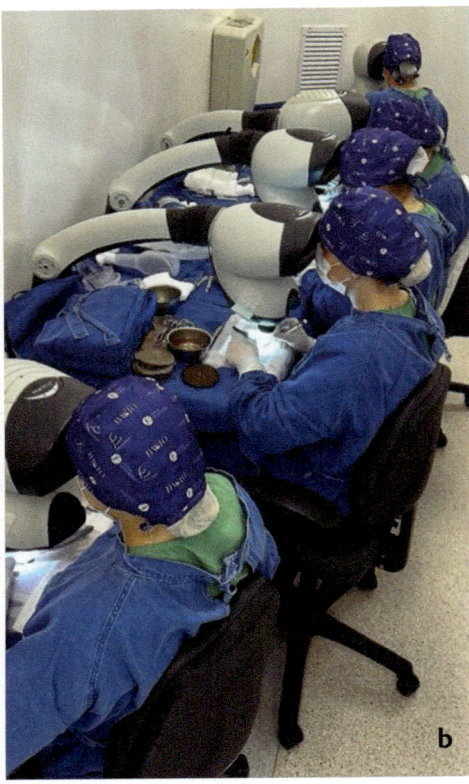

Fig. 17-38. (**a**) A realização de manobras simultâneas pelo cirurgião e seus assistentes contribui de maneira significativa para a redução do tempo cirúrgico e o aumento da vitalidade dos enxertos: (**a**) Momento exato da incisão e descolamento da unidade folicular pelo cirurgião, enquanto a assistente procede à excisão das raízes descoladas. (**b**) Equipe treinada em microscopia 3D refinando as unidades foliculares colhidas.

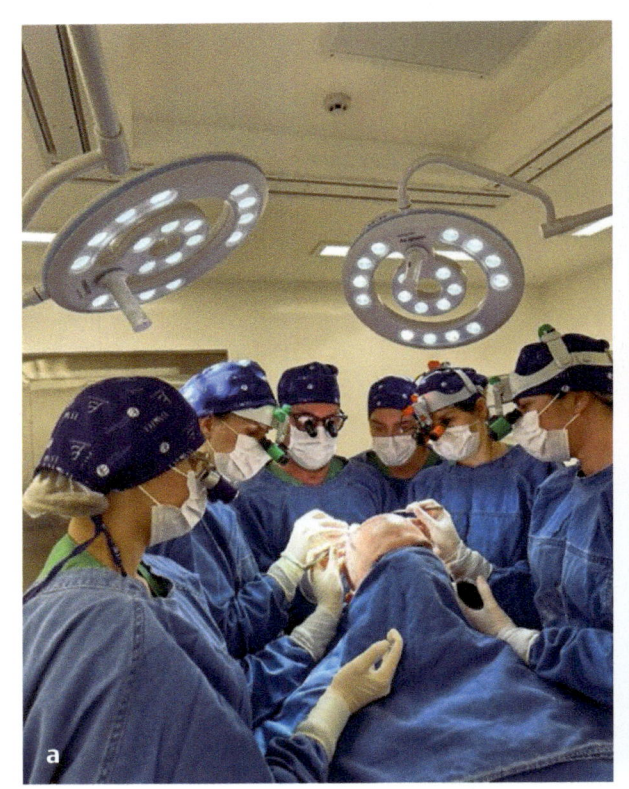

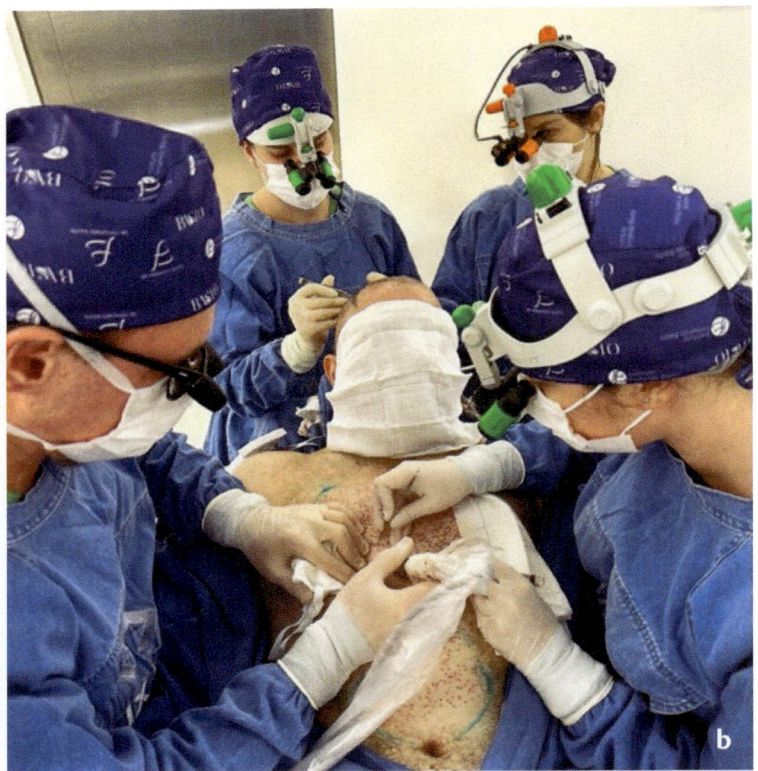

Fig. 17-39. (**a**) O cirurgião e a equipe enxertam unidades foliculares simultaneamente a cinco mãos. (**b**) Enquanto duas assistentes continuam enxertando as raízes nas incisões prévias na área calva, o cirurgião coleta novas unidades foliculares do peito e abdome, auxiliado por uma assistente que realiza simultaneamente a excisão das unidades descoladas com uma pinça curva microcirúrgica.

TÉCNICA FUE – CONCEITOS

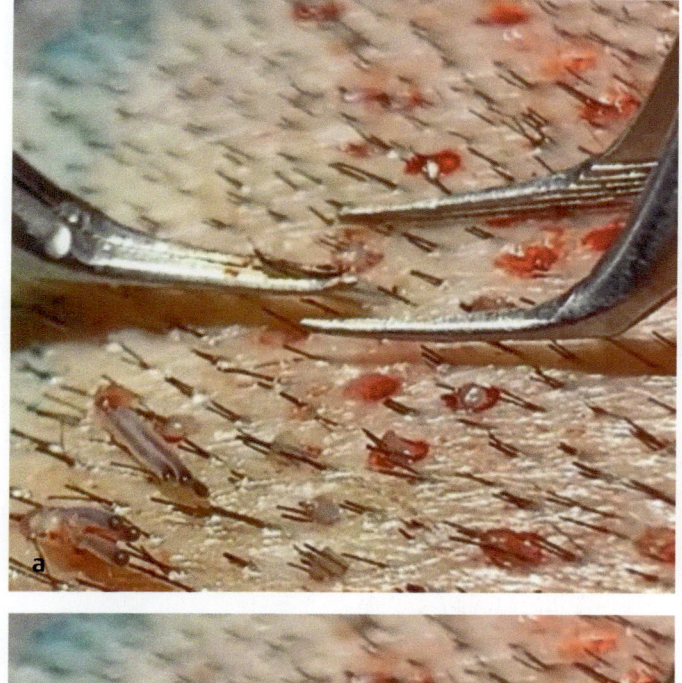

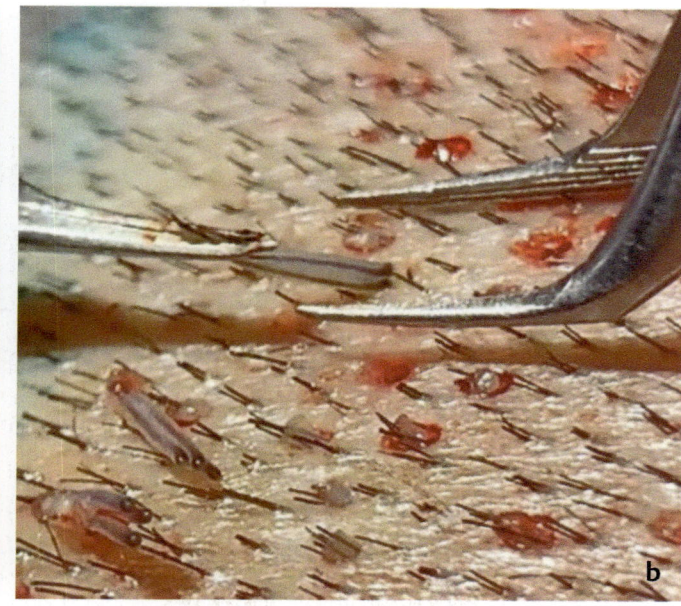

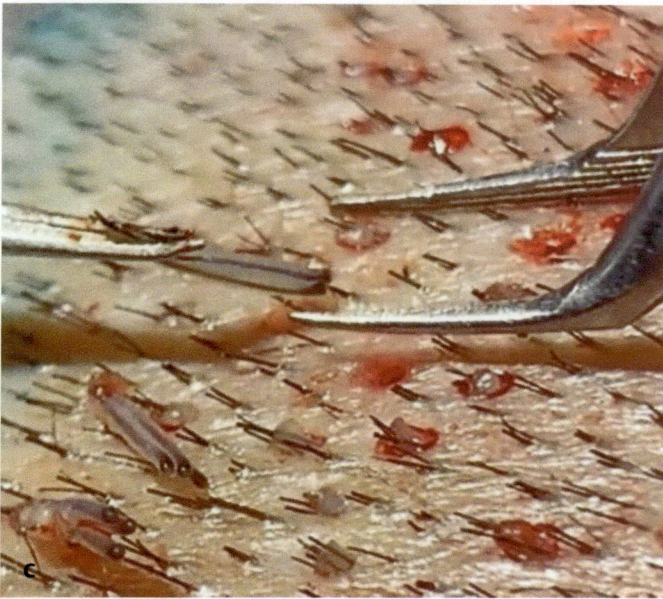

Fig. 17-40. (a-c) As imagens ilustram a excisão de uma unidade folicular (UF). Observa-se a remoção da unidade sem a necessidade de uma segunda pinça, evidenciando a precisão das etapas e a profundidade correta de inserção, que permitiram o desprendimento da unidade folicular do músculo piloeretor e das aderências fibróticas do tecido circunjacente ao folículo. Nota-se, ainda, algumas unidades intactas já removidas sobre o couro cabeludo.

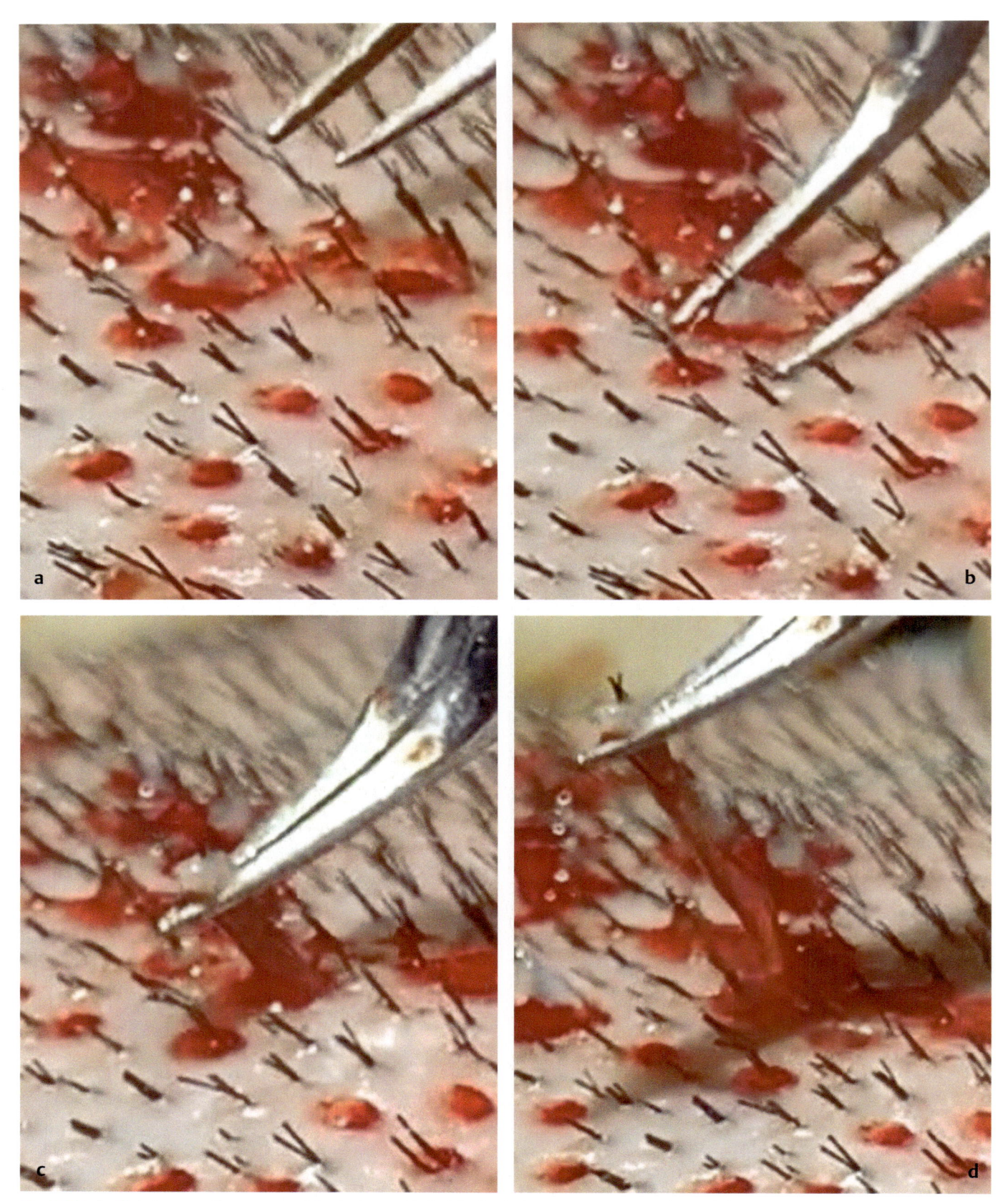

Fig. 17-41. (a-d) As imagens ilustram a excisão de uma unidade folicular (UF). Nota-se a remoção da unidade sem a utilização de uma segunda pinça, minimizando o dano mecânico à estrutura folicular.

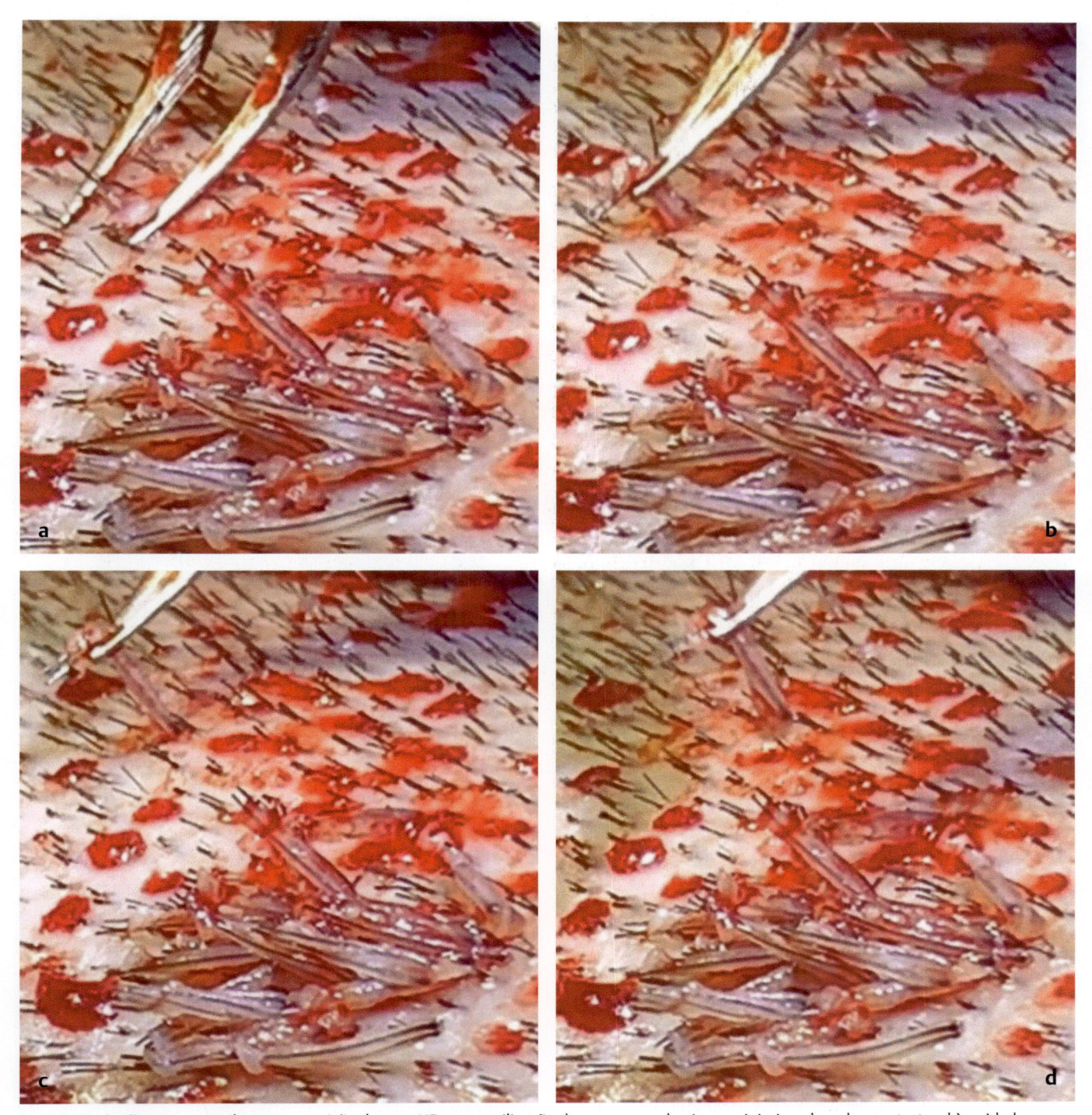

Fig. 17-42. (a-d) As imagens ilustram a excisão de uma UF sem a utilização de uma segunda pinça, minimizando o dano estrutural à unidade. Nota-se folículos excisados intactos distribuídos sobre o couro cabeludo.

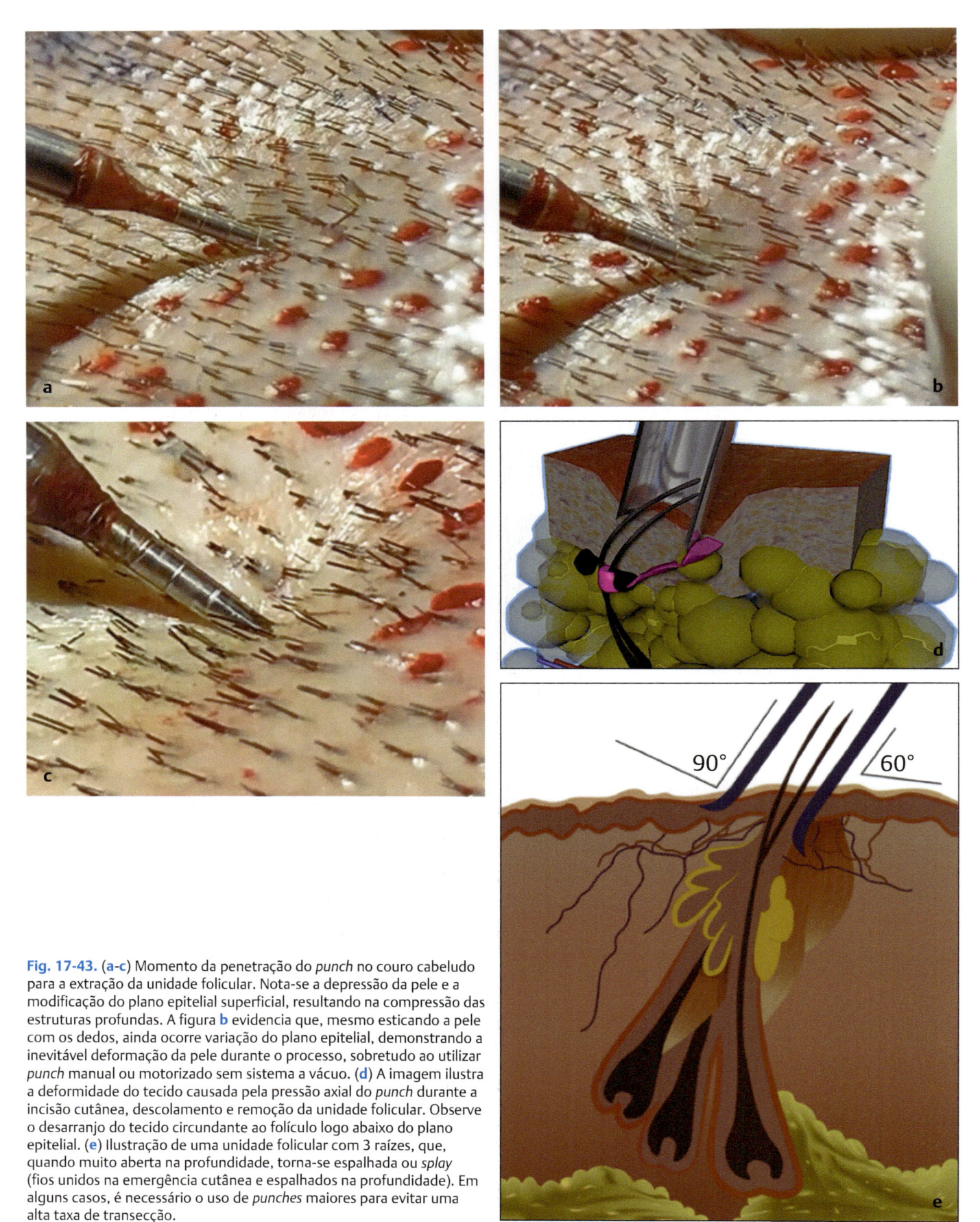

Fig. 17-43. (a-c) Momento da penetração do *punch* no couro cabeludo para a extração da unidade folicular. Nota-se a depressão da pele e a modificação do plano epitelial superficial, resultando na compressão das estruturas profundas. A figura **b** evidencia que, mesmo esticando a pele com os dedos, ainda ocorre variação do plano epitelial, demonstrando a inevitável deformação da pele durante o processo, sobretudo ao utilizar *punch* manual ou motorizado sem sistema a vácuo. (**d**) A imagem ilustra a deformidade do tecido causada pela pressão axial do *punch* durante a incisão cutânea, descolamento e remoção da unidade folicular. Observe o desarranjo do tecido circundante ao folículo logo abaixo do plano epitelial. (**e**) Ilustração de uma unidade folicular com 3 raízes, que, quando muito aberta na profundidade, torna-se espalhada ou *splay* (fios unidos na emergência cutânea e espalhados na profundidade). Em alguns casos, é necessário o uso de *punches* maiores para evitar uma alta taxa de transecção.

TÉCNICA FUE – CONCEITOS

Outra situação que merece atenção é quando os fios emergem do couro cabeludo em ângulo excessivamente agudo, tornando-se necessário ajustar o alinhamento dos *punches* para corresponder a esse mesmo ângulo durante a excisão, o que pode aumentar significativamente o trauma tecidual na área doadora. Isso ocorre porque um *punch* inserido em um ângulo mais agudo tende a criar uma ferida elíptica com uma área de corte consideravelmente maior em comparação a um *punch* posicionado perpendicularmente na mesma região (Fig. 17-44a-d).

A solução para essa situação é alinhar o *punch* com os fios em ângulo agudo e, antes de penetrar no couro cabeludo, modificar a angulação do *punch* para um ângulo mais aberto, entre 60 e 70 graus. Ao penetrar no tecido, o *punch* deve voltar ao ângulo agudo original dos fios para seguir a direção da unidade folicular nas camadas profundas (Fig. 17-44e,f).

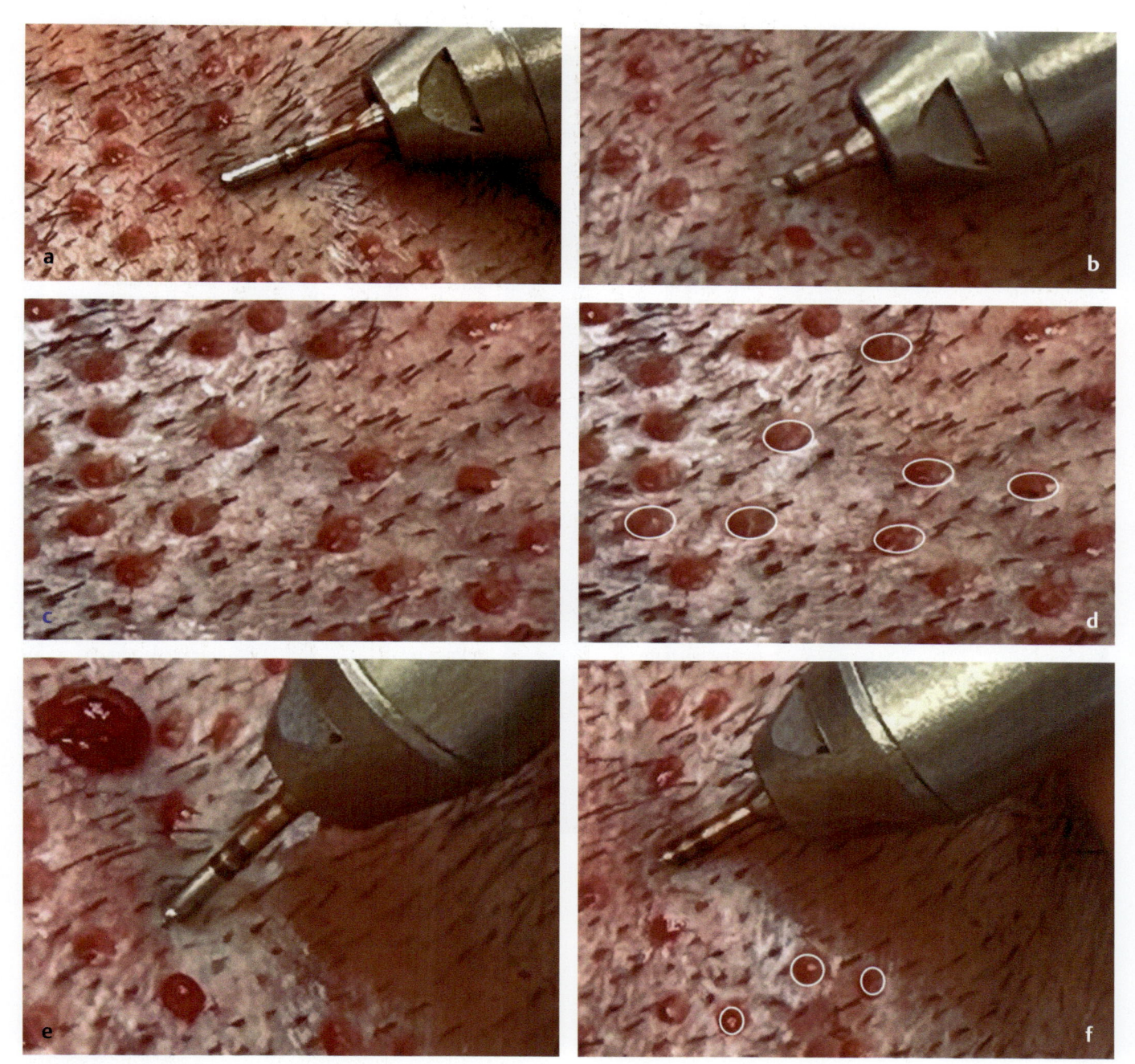

Fig. 17-44. (a,b) O alinhamento inadequado do *punch* com os fios de cabelo que emergem em ângulo agudo, seguido pela penetração no mesmo ângulo, pode resultar em orifícios elípticos. Esse efeito aumenta o dano tecidual e gera cicatrizes maiores, o que pode dificultar intervenções cirúrgicas futuras. **(c-d)** As imagens mostram os orifícios elípticos deixados pela penetração do *punch* em ângulo agudo em relação ao plano tecidual, destacados em **d**, para melhor visualização. **(e,f)** As imagens mostram o *punch* em um ângulo mais aberto e, ao penetrar no tecido, ajusta-se imediatamente o *punch* ao ângulo agudo original dos fios **(e)**, prosseguindo com a penetração para o descolamento da unidade folicular. Note, em **f**, os orifícios redondos destacados em círculos, indicando o menor dano tecidual com essa manobra.

VANTAGENS DA TÉCNICA FUE EM RELAÇÃO À FUT

Para o Dr. Robert True, desde 2019 até os dias atuais, a técnica FUE tem passado por uma evolução exponencial, com importantes aprimoramentos que possibilitam resultados cada vez melhores. Para alcançar esses resultados, a FUE deve ser realizada com o máximo rigor técnico, objetivando colher unidades foliculares de alta qualidade, minimizando danos aos folículos e evitando sequelas nas áreas doadoras. Além disso, por se tratar de um procedimento médico-cirúrgico, é fundamental que seja executado por um profissional devidamente qualificado, preferencialmente com pós-graduação em cirurgia plástica ou dermatologia (Fig. 17-45).

Principais vantagens da técnica FUE em relação à técnica FUT

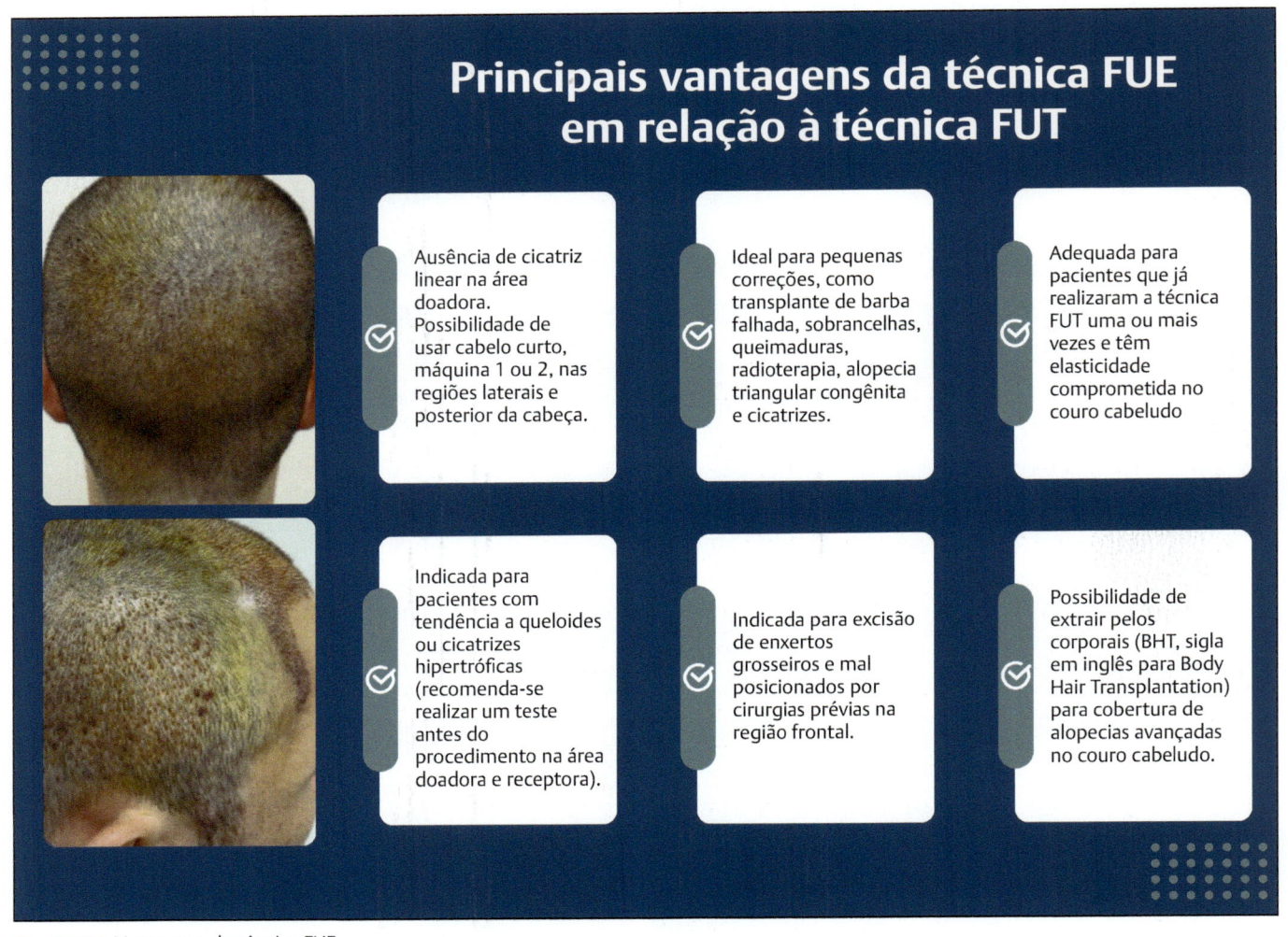

- Ausência de cicatriz linear na área doadora. Possibilidade de usar cabelo curto, máquina 1 ou 2, nas regiões laterais e posterior da cabeça.
- Ideal para pequenas correções, como transplante de barba falhada, sobrancelhas, queimaduras, radioterapia, alopecia triangular congênita e cicatrizes.
- Adequada para pacientes que já realizaram a técnica FUT uma ou mais vezes e têm elasticidade comprometida no couro cabeludo.
- Indicada para pacientes com tendência a queloides ou cicatrizes hipertróficas (recomenda-se realizar um teste antes do procedimento na área doadora e receptora).
- Indicada para excisão de enxertos grosseiros e mal posicionados por cirurgias prévias na região frontal.
- Possibilidade de extrair pelos corporais (BHT, sigla em inglês para Body Hair Transplantation) para cobertura de alopecias avançadas no couro cabeludo.

Fig. 17-45. Vantagens da técnica FUE.

PREPARO PRÉ-OPERATÓRIO PARA O TRANSPLANTE CAPILAR
Técnica FUE

No pré-operatório, é essencial avaliar rigorosamente o couro cabeludo, solicitar exames de sangue e uma avaliação cardiológica. A análise do couro cabeludo tem o objetivo de identificar doenças que possam coexistir com a alopecia androgenética e deve ser indispensável, especialmente, para pacientes que residem em outros estados ou países. Em casos de dúvida diagnóstica, é recomendada a realização de biópsia do couro cabeludo, preferencialmente em duas áreas afetadas, para garantir um diagnóstico diferencial preciso e orientar o tratamento adequado.

A dermatoscopia é essencial para examinar microscopicamente o couro cabeludo e outras áreas doadoras envolvidas. O autor utiliza o DermLite-FotoFinder, um dermatoscópio portátil e prático, acoplável a *smartphones*, que facilita a captura de imagens de alta qualidade durante exames dermatológicos. Seu sistema de iluminação polarizada elimina o brilho da pele, permitindo uma visualização detalhada das estruturas cutâneas e melhorando a precisão diagnóstica. Além disso, sua portabilidade o torna ideal para uso em diversos ambientes, favorecendo diagnósticos precoces e tratamentos eficazes. Sempre que possível, recomenda-se o uso de dispositivos tecnológicos que utilizam inteligência artificial (IA) para medir com precisão a densidade folicular por centímetro quadrado e o número de fios por cada unidade. Essa avaliação inicial é crucial para o planejamento da área doadora e receptora (Fig. 17-46).

Em casos de dúvida diagnóstica, a biópsia do couro cabeludo torna-se um exame indispensável. Ao se confirmar o diagnóstico de alopecia cicatricial ou outras doenças inflamatórias do couro cabeludo, o tratamento específico para a condição identificada deve ser instituído, e o transplante capilar adiado para um momento mais oportuno. Após a obtenção de resultados clínicos favoráveis, o paciente deve ser reavaliado e agendado para o procedimento, seguindo a rotina estabelecida (Fig.17-47).

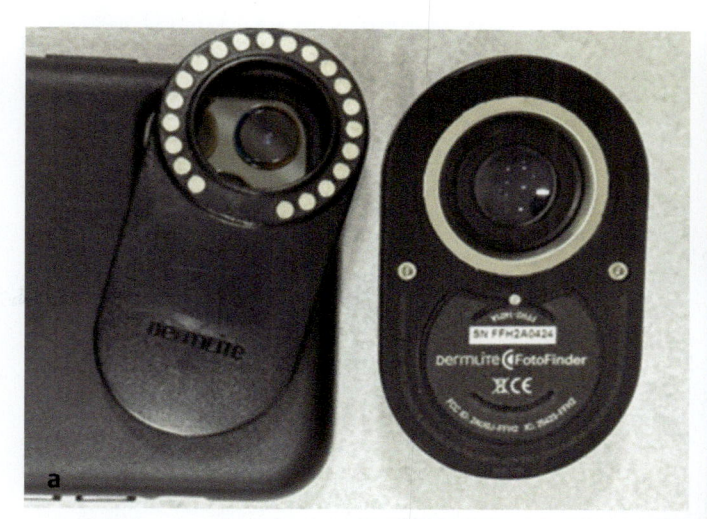

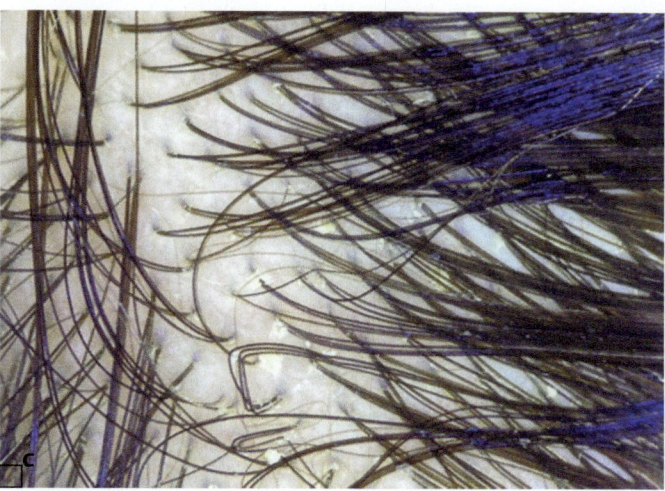

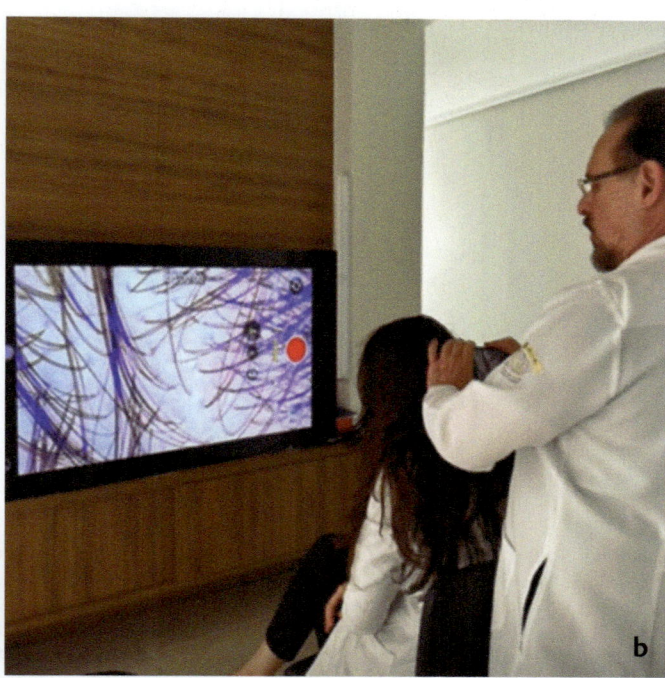

Fig. 17-46. (a) Foto do DermLite. **(b)** Exame microscópico de uma paciente diante do monitor. Essa conduta permite que o paciente acompanhe o exame em tempo real e tome conhecimento dos achados e da necessidade de tratamento pré-operatório. **(c)** Imagem em *close* da descamação perifolicular.

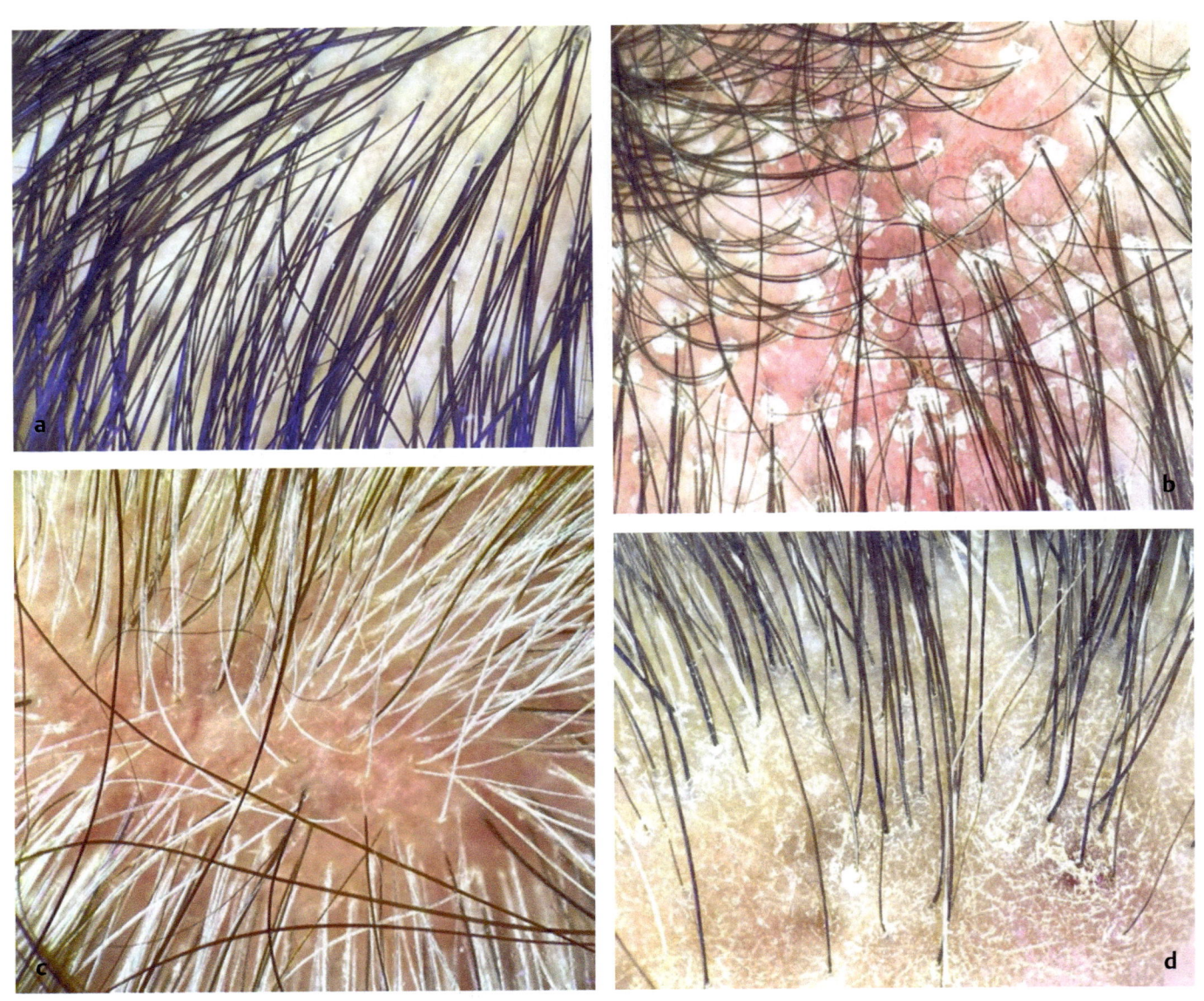

Fig. 17-47. (a) Exame tricoscópico evidencia dermatite seborreica, caracterizada por oleosidade excessiva, descamação fina e coceira no couro cabeludo, desencadeada por fatores como estresse e alterações hormonais. (b) Um quadro de psoríase do couro cabeludo marcada por placas espessas, avermelhadas e escamas prateadas, que causam coceira intensa, dor e, em casos graves, fissuras. Ambas as condições afetam a qualidade de vida e requerem tratamentos específicos. (c) Exame microscópio evidencia dermatite atópica no couro cabeludo, uma condição inflamatória crônica que causa coceira intensa, vermelhidão e descamação, frequentemente agravada por fatores ambientais e estresse.
(d) Alopecia frontal fibrosante, uma forma de alopecia cicatricial que leva à perda progressiva e permanente de cabelo na linha frontal do couro cabeludo, acompanhada de inflamação, prurido e dor, afetando principalmente mulheres na pós-menopausa. Ambas as condições requerem diagnóstico precoce e tratamento específico. *(Continua)*

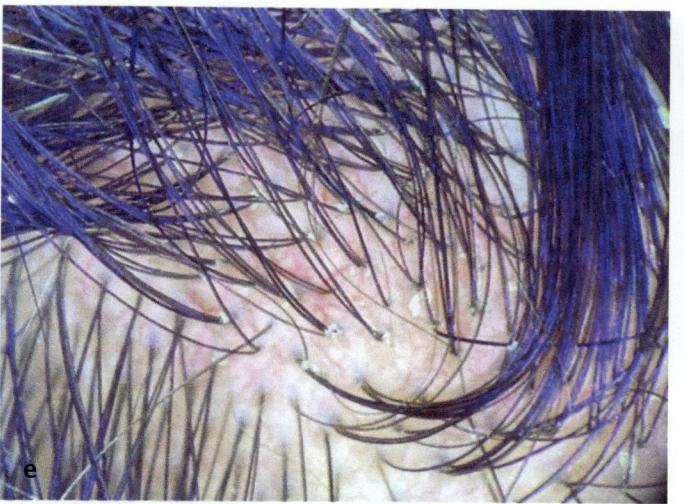

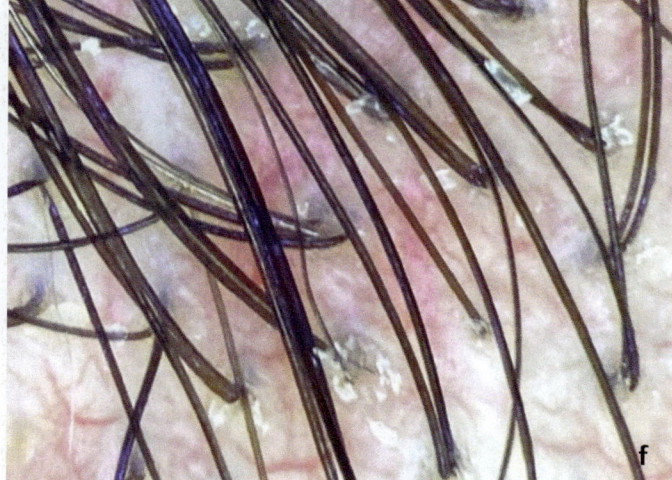

Fig. 17-47. *(Cont.)* **(e)** Quadro de dermatite seborreica do couro cabeludo, uma condição crônica caracterizada por oleosidade, descamação e coceira. **(f)** Foto obtida pelo DermLite evidenciando alopecia cicatricial, com achado de líquen plano pilar na biópsia, uma doença inflamatória que destrói os folículos pilosos, levando à perda permanente de cabelo.

Preparo do Paciente Propriamente Dito

O paciente deve comparecer à clínica na véspera do transplante capilar, à noite, para o desenho e preparo do couro cabeludo (conduta adotada pelo autor desde 2014). Na clínica, o paciente é conduzido à sala de fotografias (Fig. 17-48) para o registro pré-operatório nas posições de frente, oblíqua anterior, oblíqua lateral direita e esquerda, perfil direito e esquerdo, superior e posterior (Fig. 17-49).

Inicialmente, o paciente é encaminhado para uma sala especialmente equipada para a lavagem do couro cabeludo, que conta com uma cadeira lavatório, e do rosto, com lavabo, utilizando-se sabonete líquido antisséptico contendo 1% de triclosan. Caso o procedimento inclua a extração de unidades foliculares de outras áreas do corpo, a higienização dessas regiões é realizada simultaneamente (Fig. 17-50a). Após essa etapa, o paciente é transferido para a sala de preparo pré-cirúrgico (Fig. 17-50b), onde o cirurgião revisa as queixas do paciente, confirma a técnica previamente selecionada e realiza uma nova avaliação das áreas doadoras e receptoras, garantindo que estejam de acordo com o planejamento cirúrgico e o consentimento informado previamente obtido.

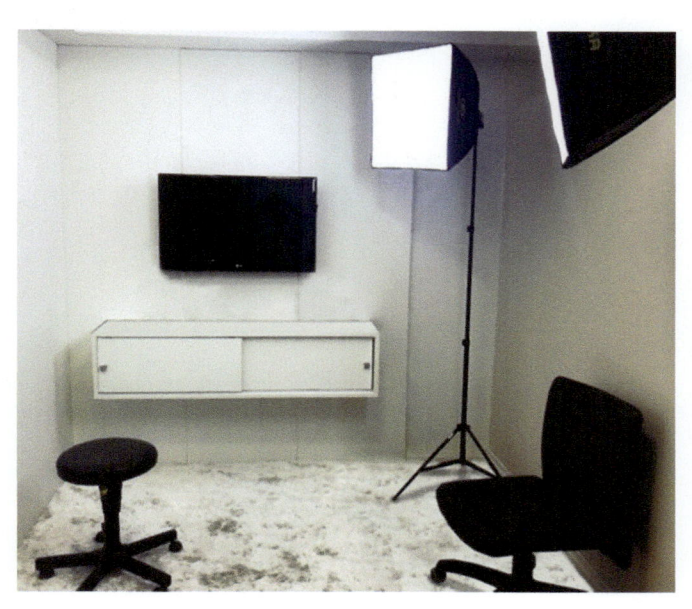

Fig. 17-48. Estúdio fotográfico da clínica Fernando Basto projetado para a captura de imagens de alta qualidade, essenciais para o acompanhamento detalhado dos pacientes. O ambiente proporciona iluminação ideal e configurações técnicas precisas, assegurando a documentação fotográfica padronizada e profissional.

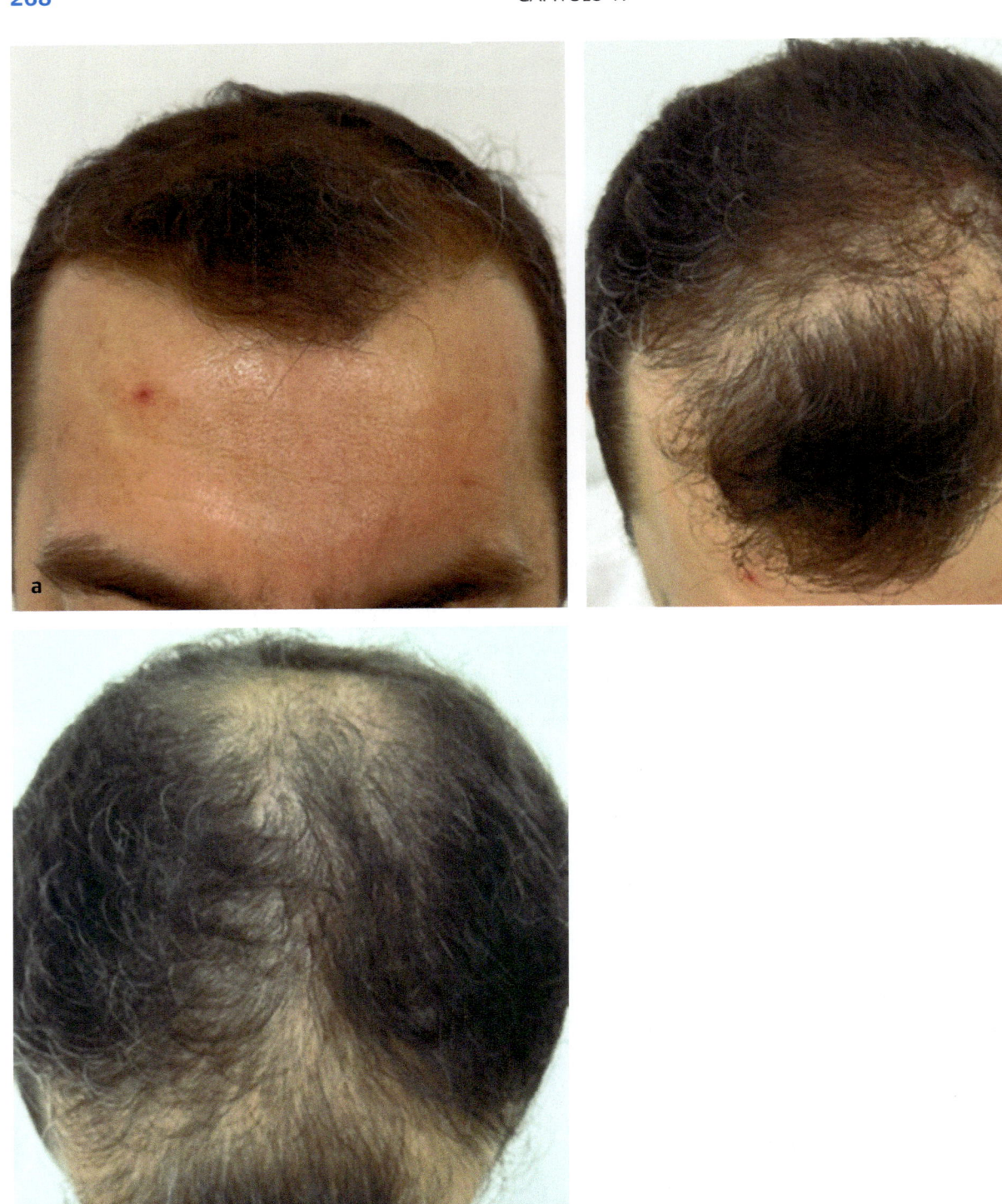

Fig. 17-49. (a-c) Posições de frente, oblíqua anterior e vista superior anteroposterior. *(Continua)*

TÉCNICA FUE – CONCEITOS

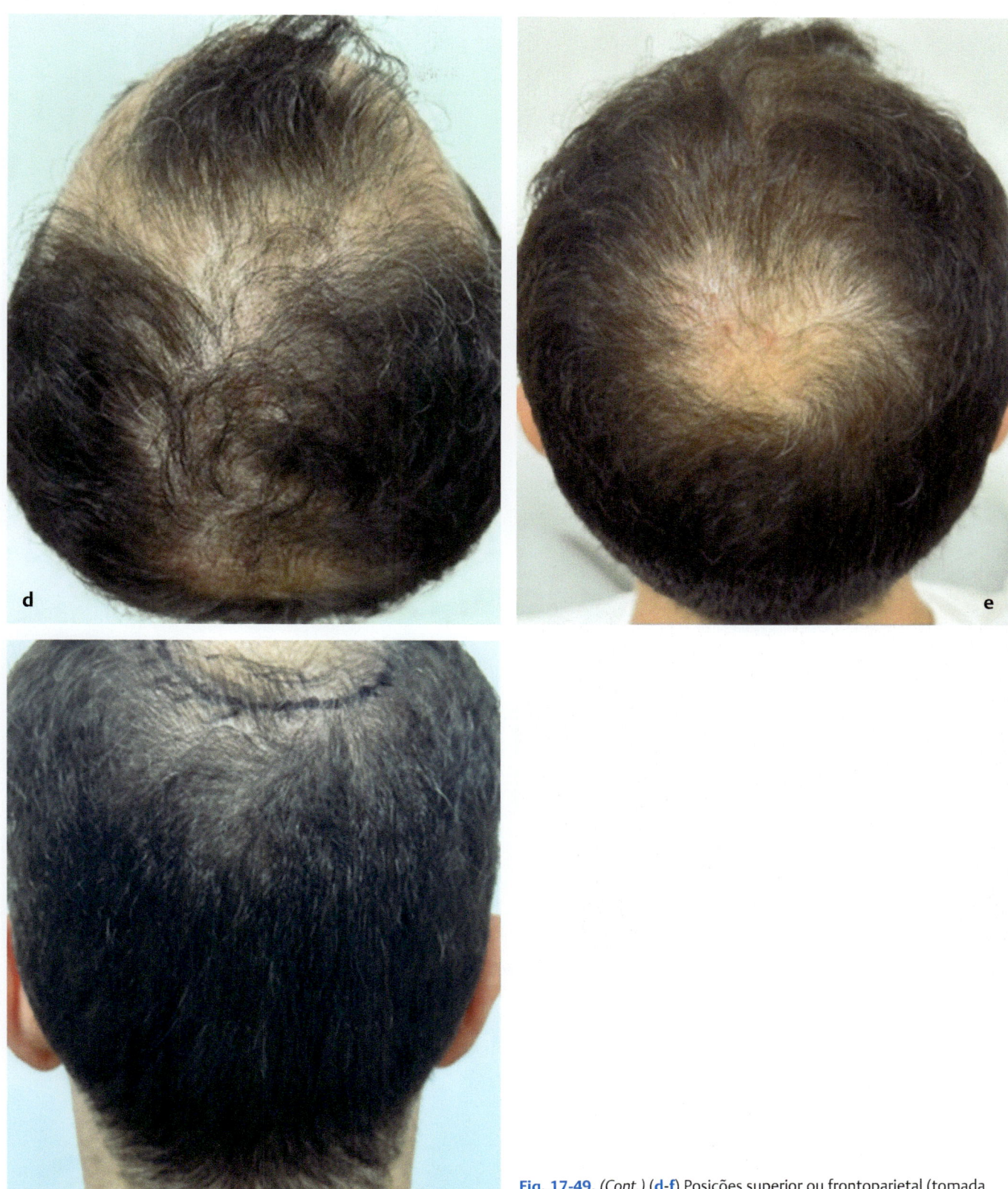

Fig. 17-49. *(Cont.)* **(d-f)** Posições superior ou frontoparietal (tomada posteroanterior), coroa (parietoccipital) e posterior ou occipital. *(Continua)*

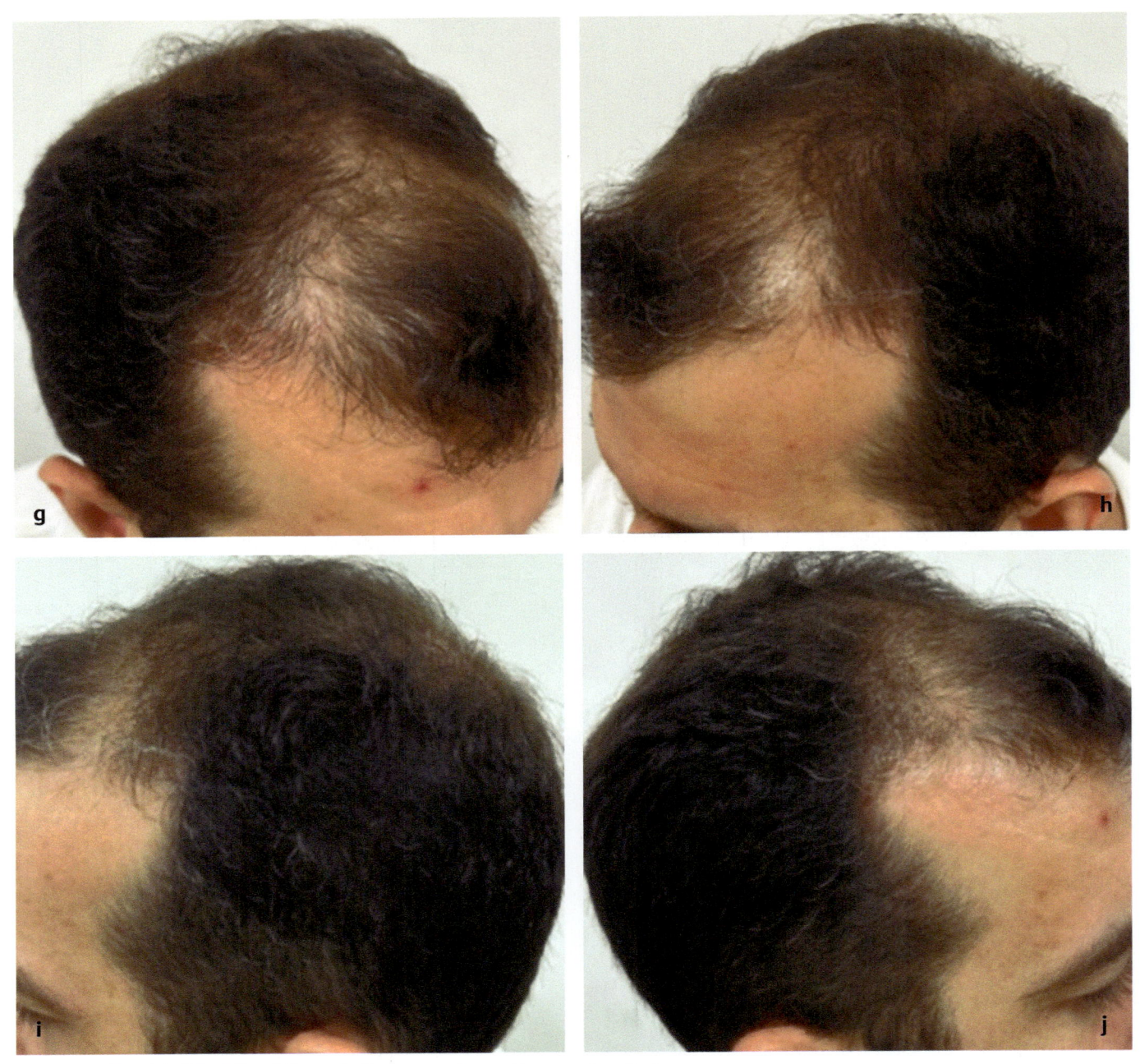

Fig. 17-49. *(Cont.)* (g-j) Posições oblíquas direita e esquerda e perfis esquerdo e direito.

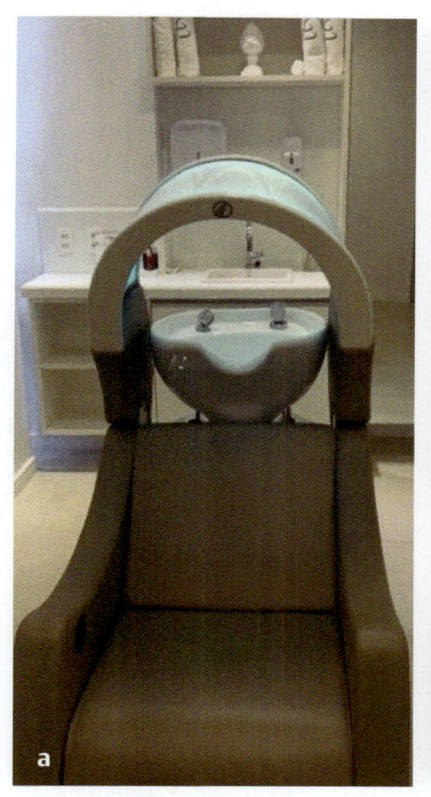

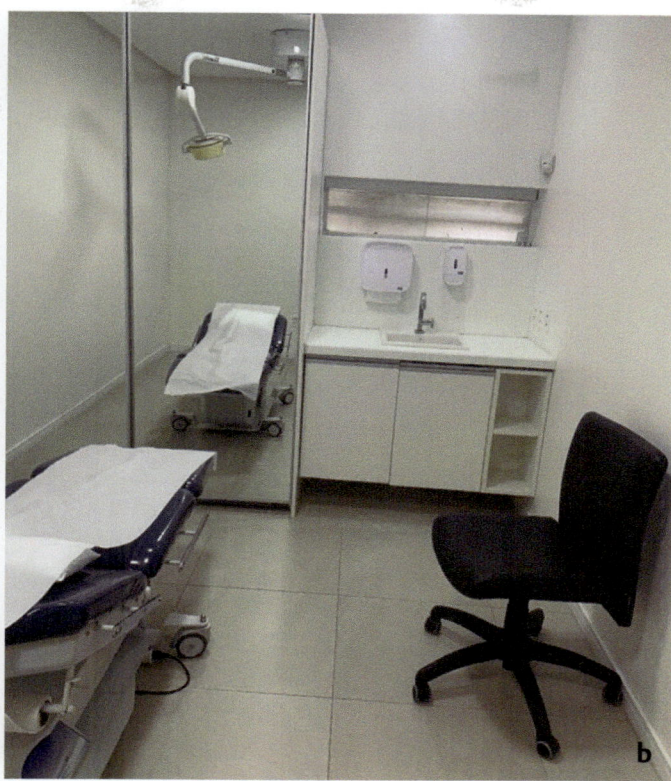

Fig. 17-50. (a) Sala equipada com cadeira lavatório, destinada à higienização do couro cabeludo e do rosto. **(b)** Sala de preparo pré-cirúrgico, onde são realizados o desenho e o corte do cabelo do couro cabeludo, assim como das demais áreas corporais selecionadas para a extração de unidades foliculares.

Recursos para o Preparo Pré-Operatório do Paciente

O preparo pré-operatório eficaz é fundamental para o sucesso do transplante capilar, pois otimiza os resultados e reduz o risco de complicações. A integração de diversos materiais e tecnologias no planejamento cirúrgico é essencial para uma avaliação precisa e detalhada das áreas doadoras e receptoras, além de assegurar a execução adequada da técnica escolhida. O uso de um tricótomo permite raspar os fios mantendo um comprimento de 0,5 a 2 mm. Outros equipamentos como tesouras de diversos tamanhos são necessários para o corte e manuseio do cabelo durante o preparo.

Instrumentos de precisão como paquímetro, régua e compasso são utilizados para medir e marcar com exatidão as áreas doadoras e receptoras. Canetas de marcação de pele em várias cores ajudam a delinear de forma clara e diferenciada as zonas de transplante. Para pacientes com cabelos longos, tesouras de diversos tamanhos, presilhas e pentes são indispensáveis para a organização e separação dos fios durante o procedimento (Fig. 17-51).

Nas calvícies que afetam as regiões frontal e temporal, traça-se a linha anterior do cabelo (técnica do autor e descrita com detalhes em capítulo deste livro) e delimitam-se as áreas receptoras do couro cabeludo usando canetas especiais para marcação da pele (Fig. 17-52).

Após mapear as regiões receptoras, procede-se à avaliação da(s) área(s) doadora(s) conforme o caso específico. Sem raspar o couro cabeludo, o autor observa a parte posterior da cabeça (região occipital) e as laterais (regiões temporal e parietal) para identificar possíveis progressões da alopecia que possam comprometer a área doadora segura (Fig. 17-53).

Áreas do couro cabeludo próximas à zona doadora que apresentem afinamento progressivo dos fios não devem ser incluídas na "zona doadora segura" para o transplante capilar. Essas regiões necessitam de uma avaliação cuidadosa e, quando possível, devem ser abordadas tanto com o transplante capilar durante a cirurgia quanto com tratamento clínico, antes e após o procedimento, para otimizar os resultados.

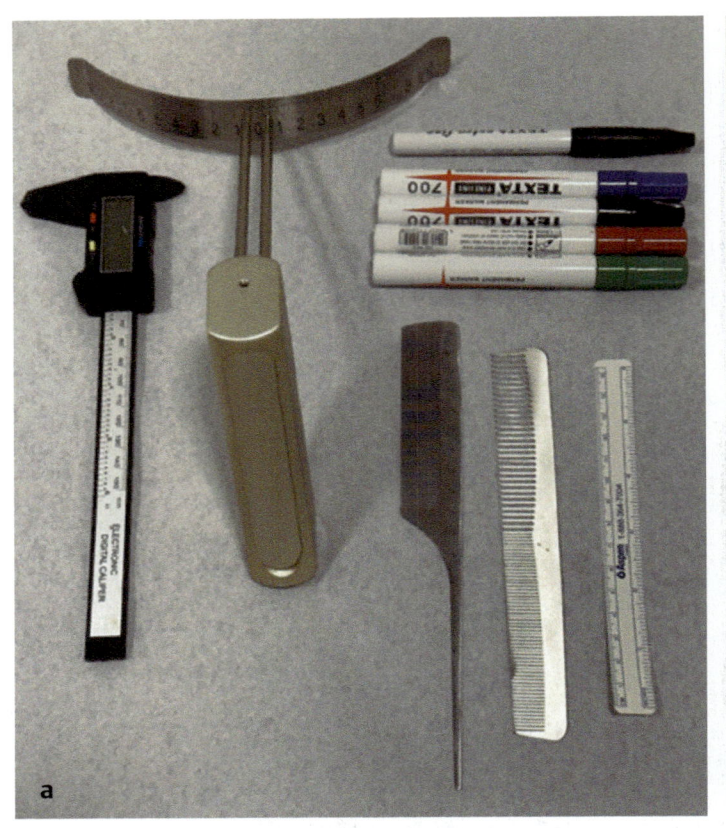

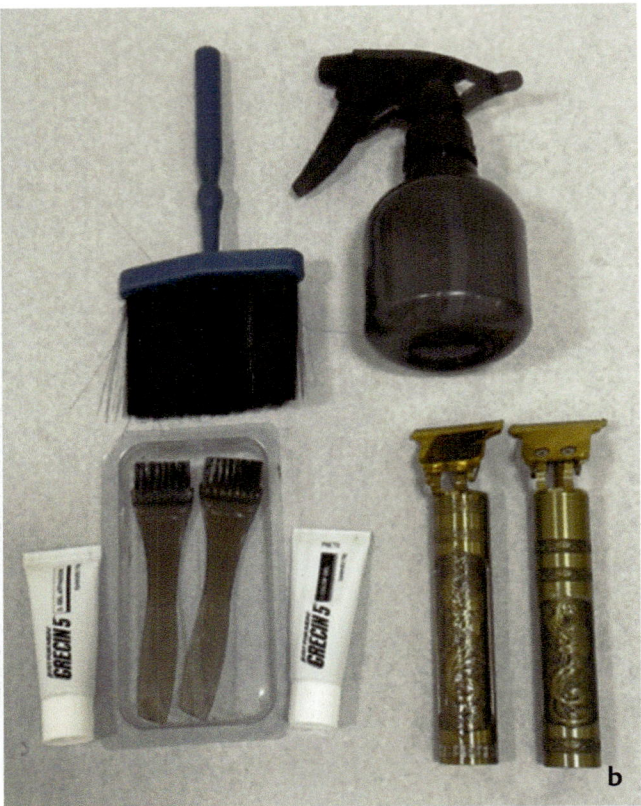

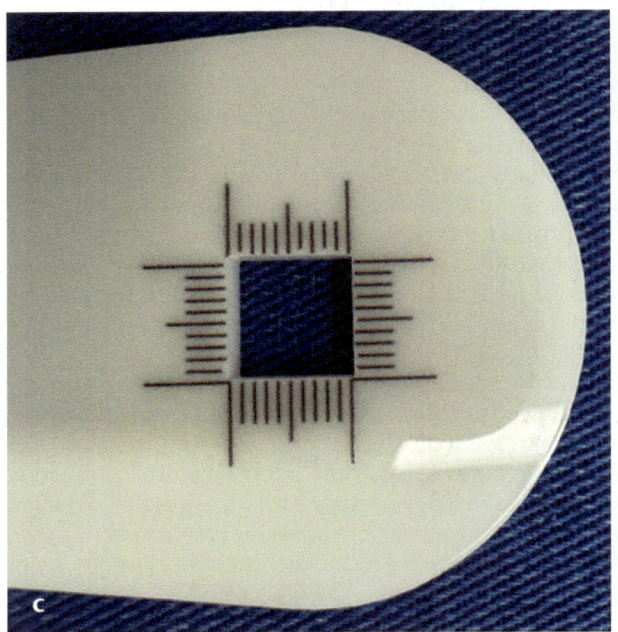

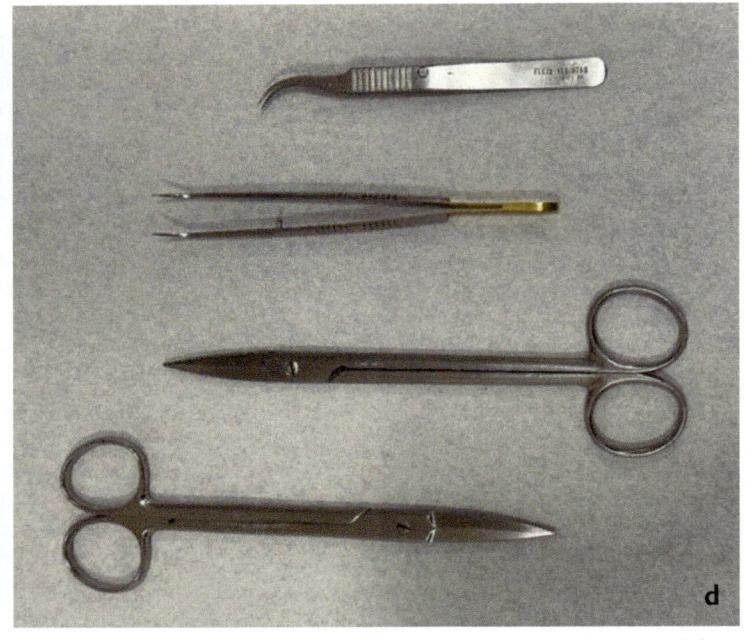

Fig. 17-51. (a,b) Recursos utilizados no preparo pré-operatório do paciente incluem pentes, canetas permanentes, projetor de luz *laser* para linha anterior, paquímetro, tinta para cabelo, borrifador e pincel de barbeiro. (c) Escala do centímetro quadrado para a métrica do número de unidades e densidade por centímetro quadrado. (d) Tesouras e pinças para auxiliar no preparo. *(Continua)*

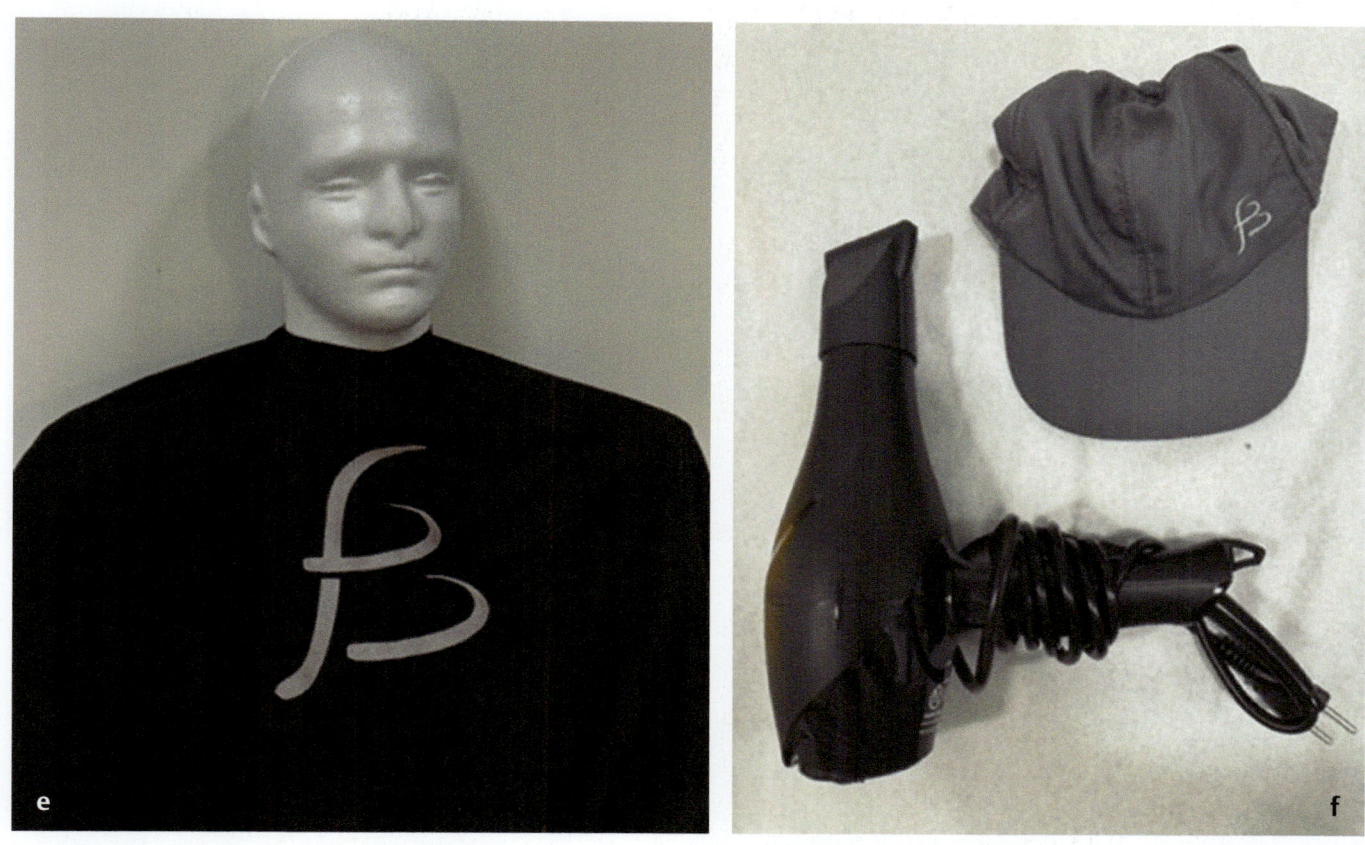

Fig. 17-51. *(Cont.)* (**e**) Capa de cabeleireiro utilizada para proteger o paciente durante o corte e tintura dos cabelos. (**f**) Secador de cabelo utilizado após a lavagem e o boné, como cortesia para o paciente.

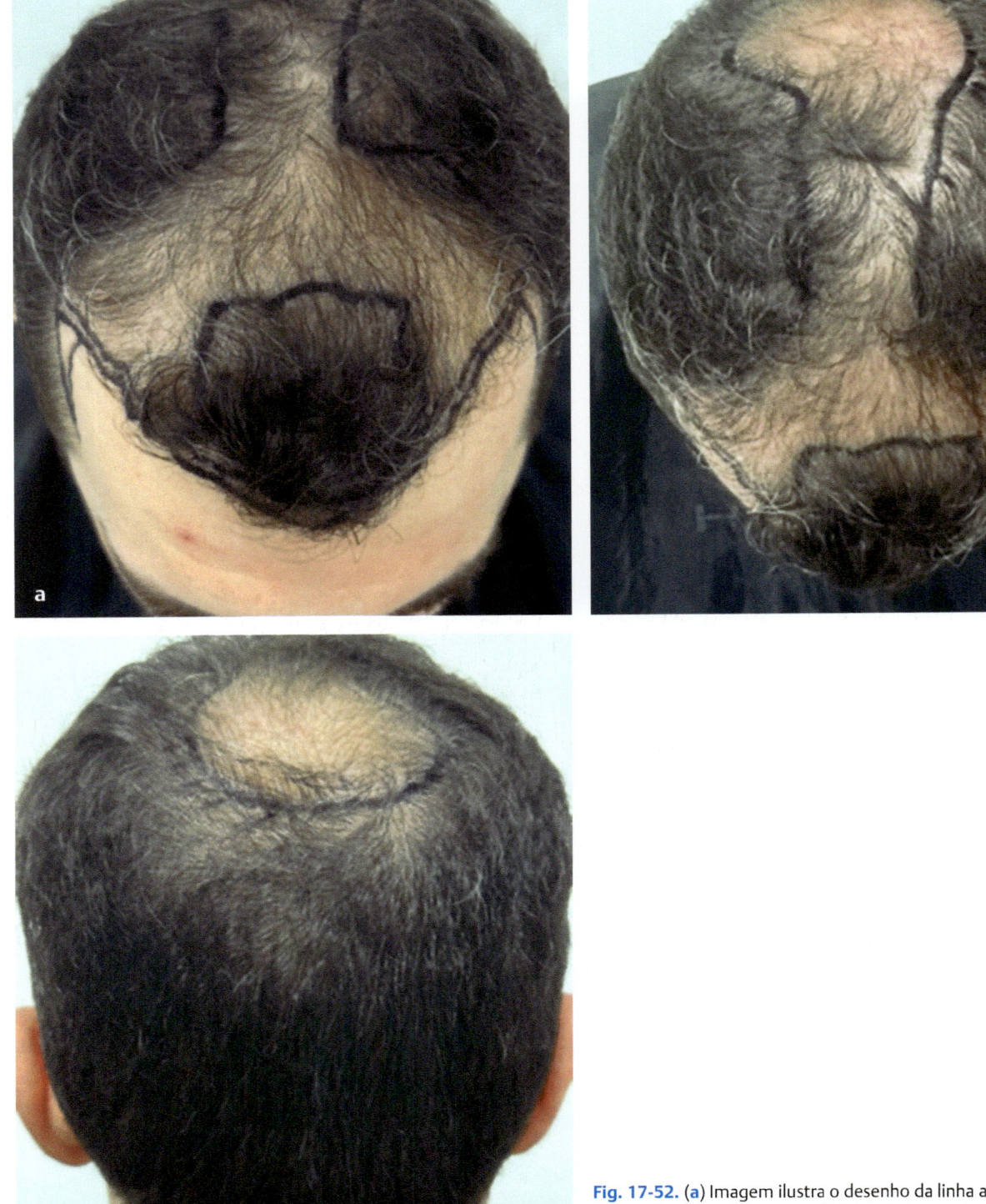

Fig. 17-52. (a) Imagem ilustra o desenho da linha anterior do cabelo nas regiões frontal e temporal bilateral, de acordo com a técnica do autor. (b) Destaque para a delimitação das áreas calvas receptoras nas regiões frontal, intermédia e coroa. (c) Observa-se a calvície de coroa com afinamento discreto dos fios, comprometendo parcialmente a área doadora superiormente na região occipital.

TÉCNICA FUE – CONCEITOS

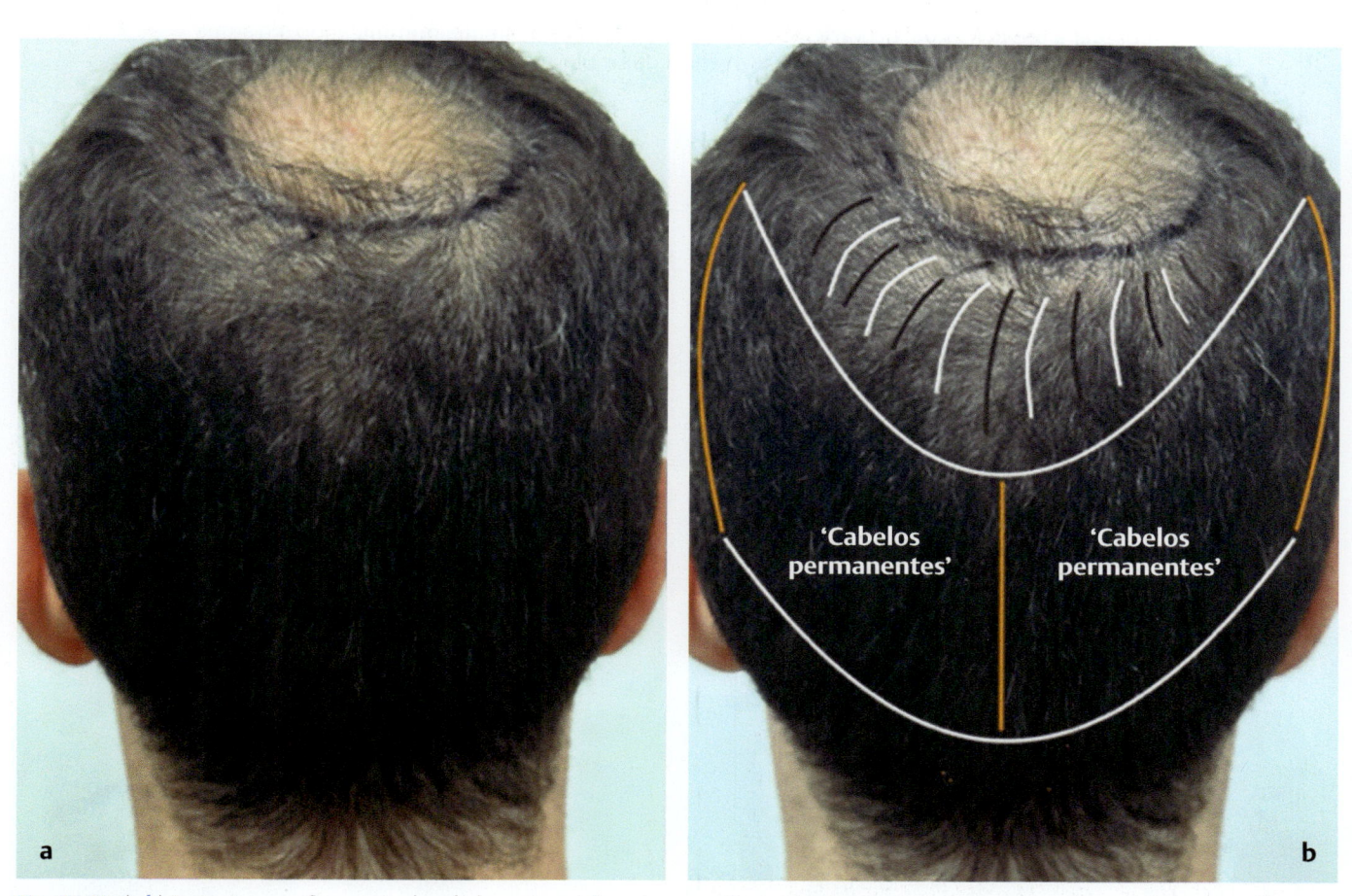

Fig. 17-53. (a,b) Paciente com afinamento do cabelo, na transição entre as regiões parietal e occipital, comprometendo superiormente a "área doadora segura" da região occipital.

INSTRUMENTAL PARA A TÉCNICA FUE

A utilização de um arsenal cirúrgico abrangente e tecnicamente diversificado é crucial para maximizar os resultados no transplante capilar pela técnica FUE (Fig. 17-54). A personalização do procedimento exige uma abordagem individualizada que considere cuidadosamente as características únicas de cada paciente, incluindo a densidade capilar, a elasticidade do couro cabeludo e a qualidade das unidades foliculares. Esses fatores são determinantes para a escolha dos instrumentos a serem utilizados, assegurando maior precisão na excisão e enxertia das unidades, bem como a preservação da integridade da área doadora e a otimização dos resultados.

O uso adequado de instrumentos específicos, como *punches* de diferentes tipos e diâmetros, além de dispositivos de extração motorizados ou manuais, permite ao cirurgião adaptar a técnica às particularidades anatômicas de cada paciente, minimizando o trauma tecidual e otimizando a taxa de sobrevivência dos enxertos (Fig. 17-55).

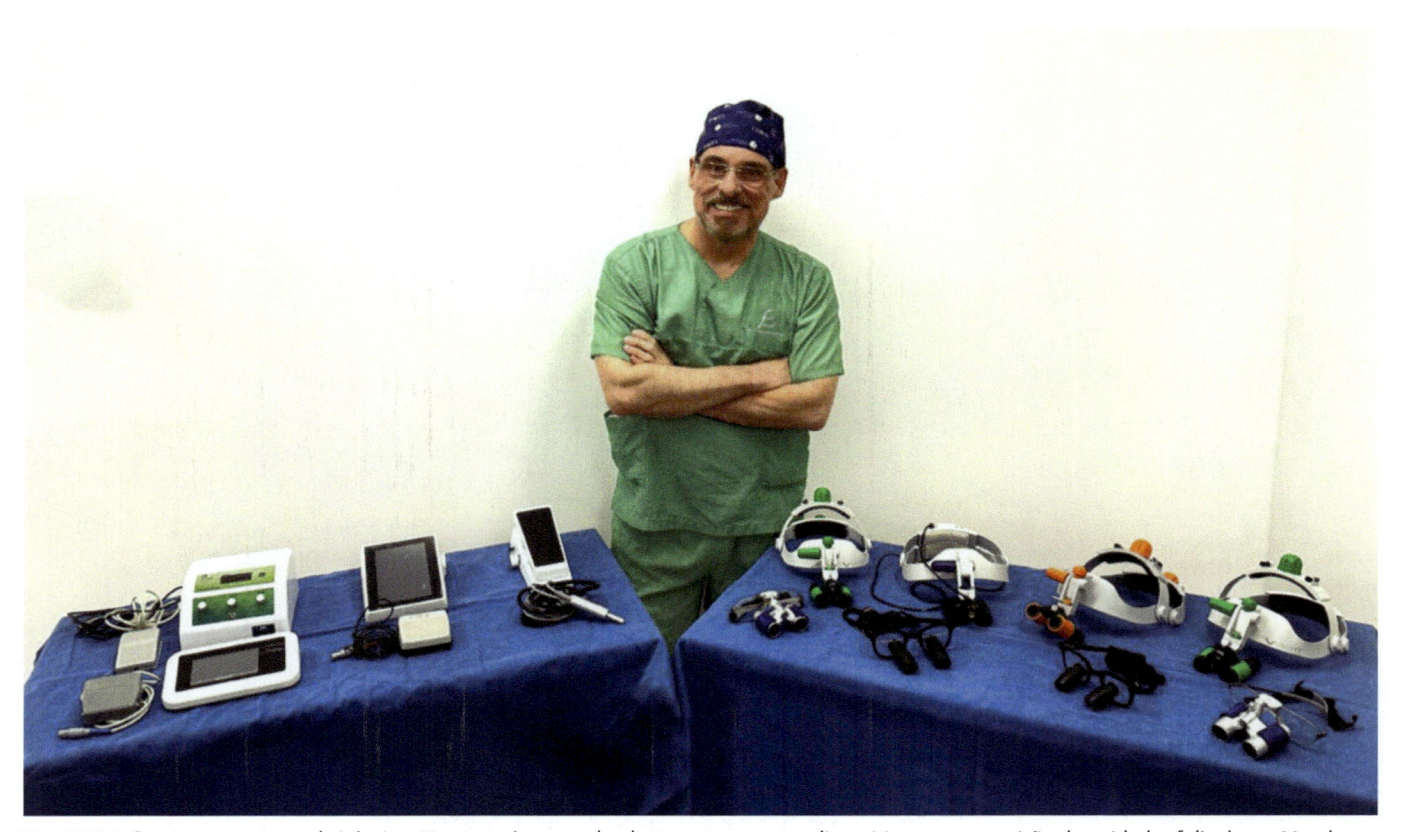

Fig. 17-54. O autor e seu arsenal cirúrgico. Na mesa, à esquerda, destacam-se quatro dispositivos para a excisão de unidades foliculares: Mamba, WAW, Cap Five e Diamond. À direita, observa-se uma amostra de lupas cirúrgicas com ampliações de 4,5×, 5,0× e 6,0×, essenciais para garantir precisão e detalhamento durante o procedimento.

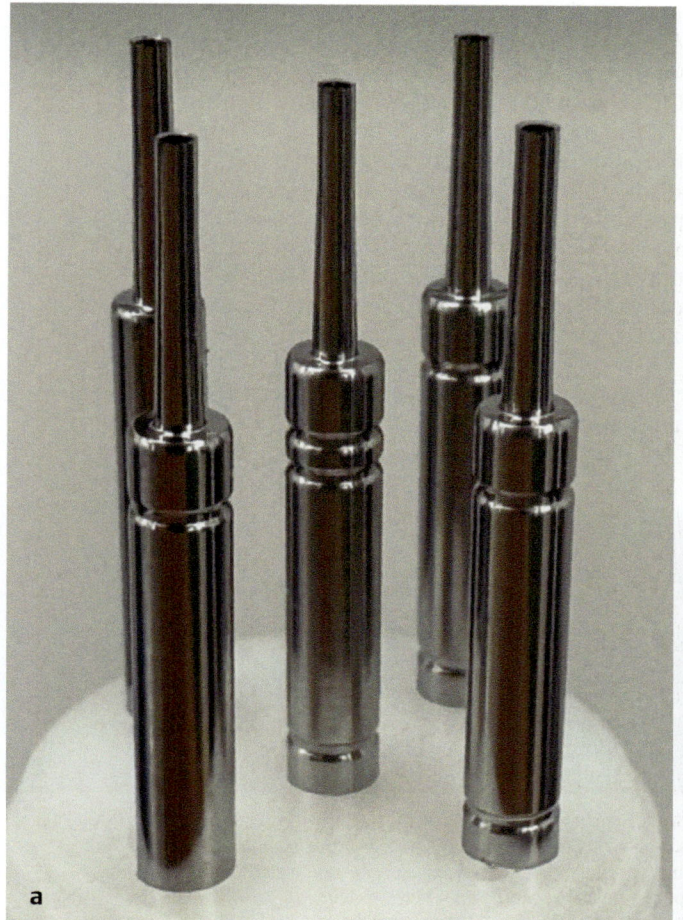

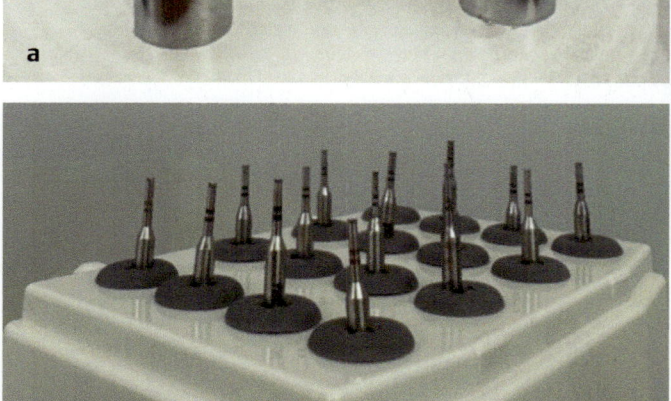

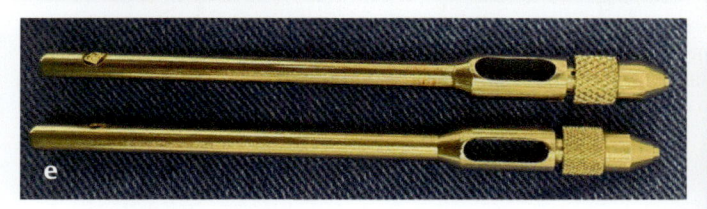

Fig. 17-55. (a,b) *Punches* de diferentes marcas e diâmetros utilizados para atender às especificidades de cada caso, permitindo maior precisão na extração das unidades foliculares conforme a densidade e características do couro cabeludo do paciente. (**c-e**) *Punches* afiados, cegos, híbridos e os específicos para técnica FUE Fio Longo devem fazer parte do arsenal do cirurgião. (**f**) A imagem ilustra cabos para acoplar *punches* e realização da técnica FUE Manual.

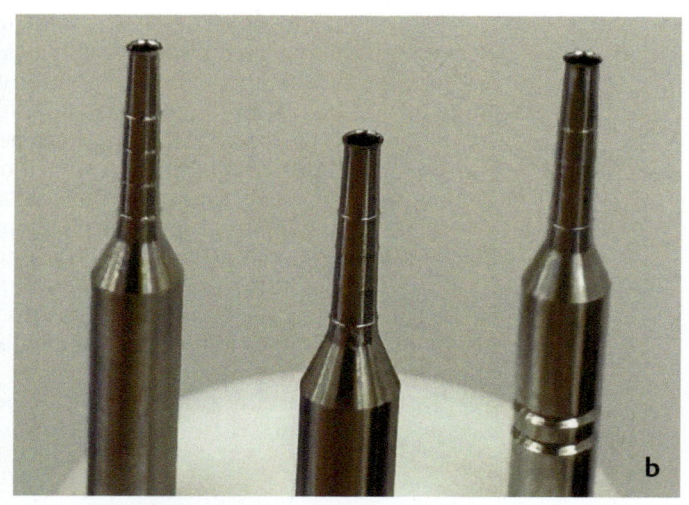

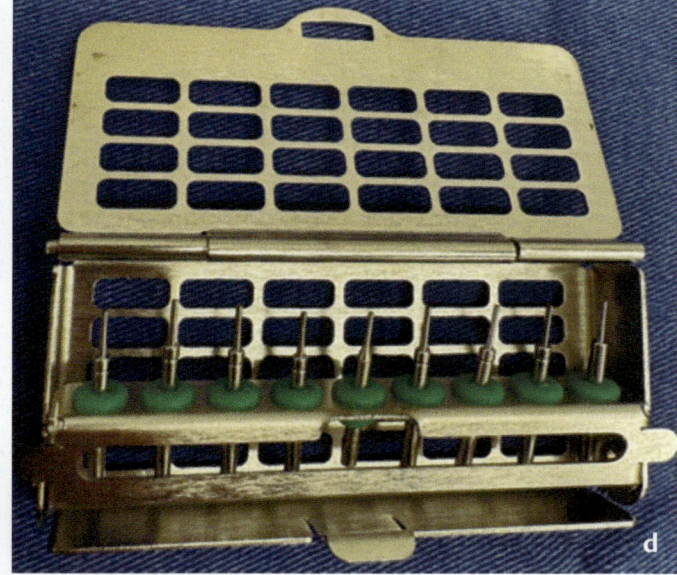

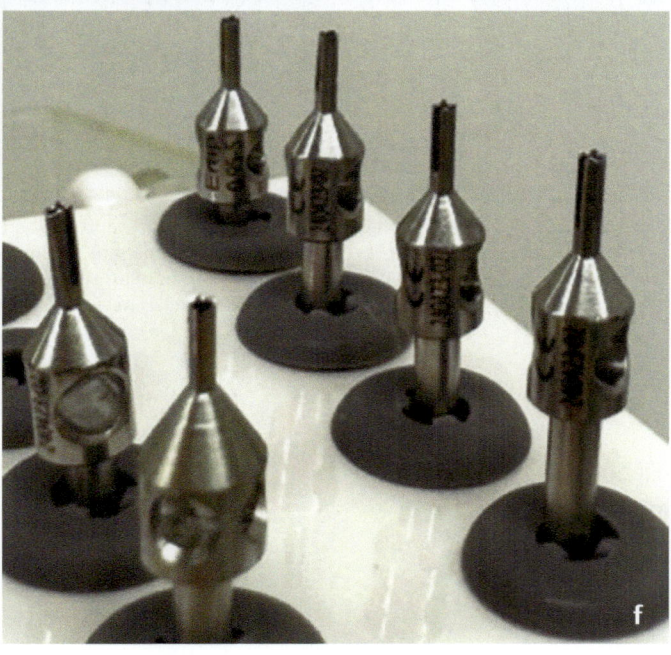

Para otimizar o processo de extração, é importante contar com dois ou mais dispositivos motorizados para a excisão das unidades foliculares. Essa redundância é essencial para garantir a continuidade do procedimento sem interrupções, especialmente em casos de falha técnica de um dos dispositivos, e permite ao cirurgião alternar entre instrumentos conforme necessário para diferentes tipos de cabelo e características de pele (Fig. 17-56).

Na rotina do autor, quatro dispositivos motorizados ficam disponíveis na sala de cirurgia, proporcionando maior segurança e flexibilidade durante o procedimento. Essa redundância é essencial para garantir a continuidade do procedimento sem interrupções, especialmente, em casos de falha técnica de um dos dispositivos, e permite ao cirurgião alternar entre instrumentos conforme necessário para diferentes tipos de cabelo e características de pele.

Em alguns casos, a excisão dos enxertos pode ser realizada simultaneamente por dois profissionais, o que acelera o processo e reduz o tempo cirúrgico, aumentando a eficiência do procedimento (Fig. 17-57a).

Ter um arsenal cirúrgico diversificado permite ao cirurgião ajustar sua abordagem de acordo com as características individuais do paciente (Fig. 17-57b).

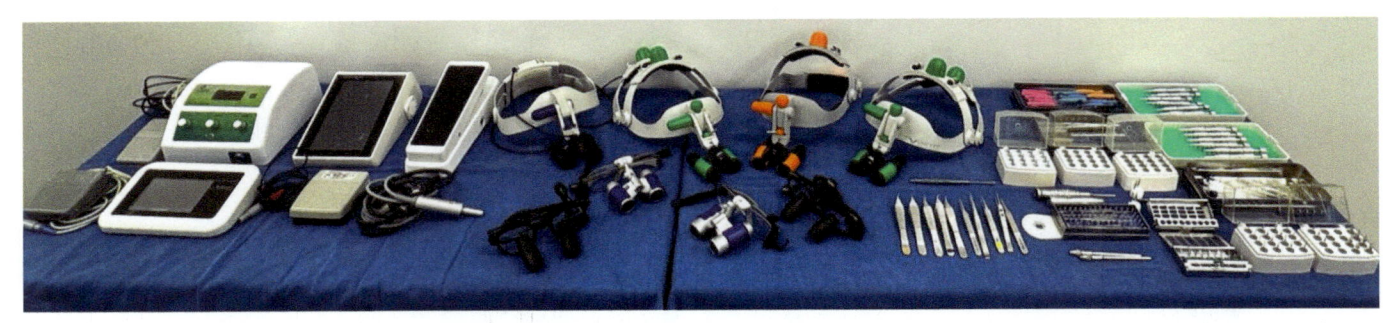

Fig. 17-56. A imagem ilustra parte do arsenal cirúrgico do autor. Em destaque, quatro tipos de dispositivos motorizados e multifásicos (Mamba, WAW, Diamond e Cap Five). Também são apresentadas lupas cirúrgicas com ampliações de 4,5×, 5,0× e 6,0× de aumento, essenciais para melhorar a visualização durante o procedimento. Além disso, observa-se um conjunto de pinças para excisão, refinamento e enxertia das unidades foliculares, *punches* de diversos tipos, bem como instrumentos para a implantação das unidades foliculares, como KEEPS, Implanters convencionais, Multigrafts, lâminas de safira para as incisões prévias e cabos para excisão manual das unidades.

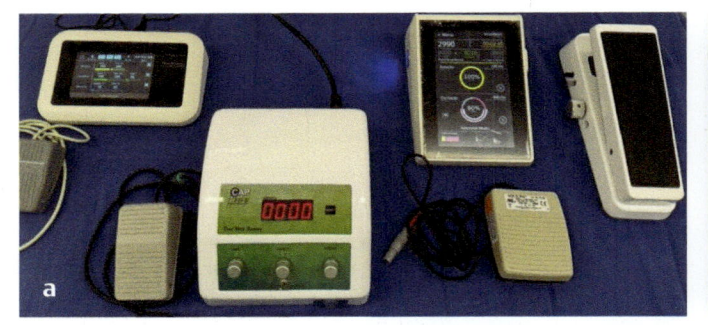

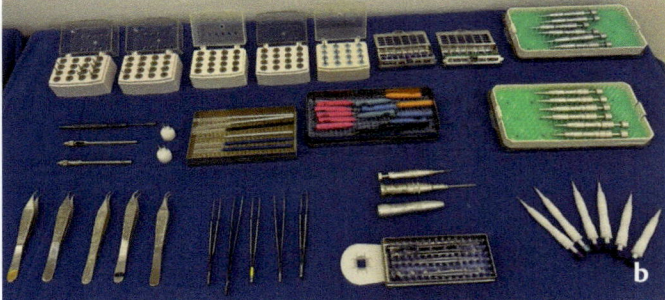

Fig. 17-57. (**a**) Dispositivos motorizados disponíveis para o autor durante o ato operatório. Da esquerda para a direita: Diamond, Cap Five, Mamba e WAW. (**b**) Variações de *punches*, diferentes tipos e tamanhos de Implanters e KEEPS, além de cabos para *punches* utilizados nas extrações manuais, pinças curvas, retas e anguladas. Estão também presentes Implanters Multigrafts, cabos para lâminas de safira e lâminas customizadas de diversos tamanhos, entre outros instrumentos essenciais para o cirurgião durante o procedimento.

A enxertia das unidades foliculares pode ser realizada pela técnica *stick and place* (incisão e enxertia), utilizando agulhas, bisturis ou implanters, ou pela técnica de incisões prévias. Na técnica de incisões prévias, os sítios receptores são criados utilizando agulhas, lâminas customizadas, com larguras variando entre 0,6 mm e 1,1 mm, ou lâminas de safira, cujas larguras variam entre 0,8 mm e 1,0 mm (Fig. 17-58a-b). Após a criação dos sítios, as unidades foliculares são enxertadas com o auxílio de pinças microcirúrgicas curvas ou retas, ou ainda com os dispositivos KEEP ou Implanter, que transportam as unidades foliculares até os sítios previamente preparados. No caso do KEEP, as unidades são descarregadas com o auxílio de uma pinça microcirúrgica reta, enquanto o Implanter as posiciona diretamente no sítio pré-formado.

A criação das incisões prévias também pode ser realizada com o instrumento denominado **PRE INCISOR**, fabricado no Brasil por uma empresa nacional especializada em materiais para cirurgia capilar. Este equipamento executa incisões com alta precisão, contabilizando automaticamente o número de sítios formados, com a contagem exibida em um visor digital (Fig. 17-58c). A enxertia das unidades foliculares pode ser realizada com instrumentos como o KEEP ou o Implanter, conforme ilustrado na figura 17-59a.

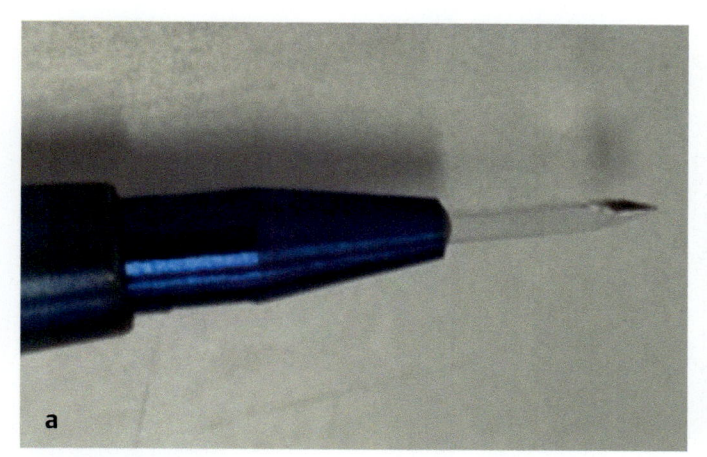

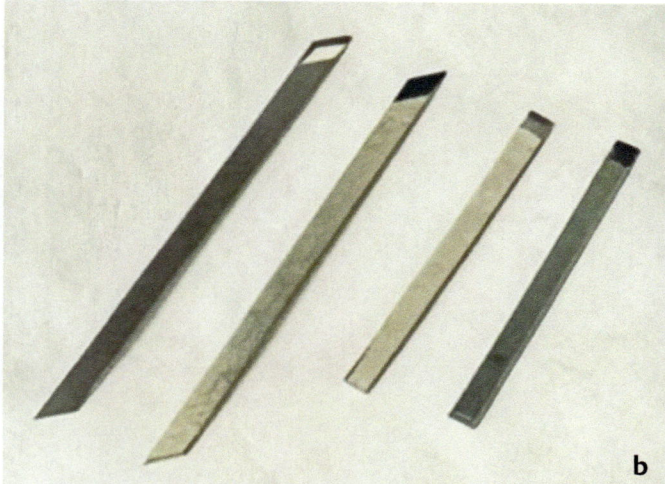

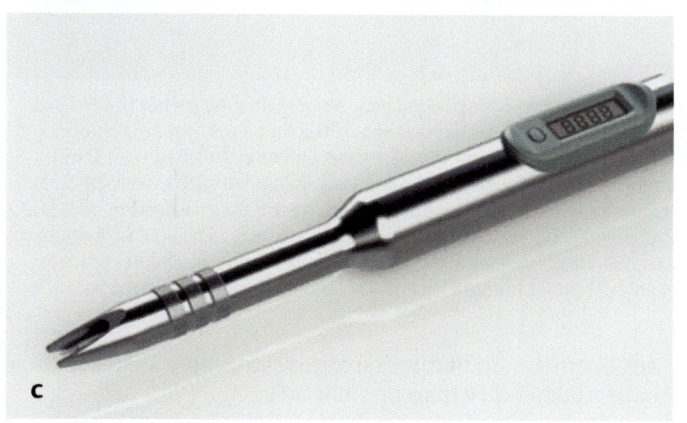

Fig. 17-58. (**a**) Lâmina de safira acoplada a um cabo de bisturi especialmente desenhado, amplamente utilizada pela sua precisão e capacidade de reduzir o trauma tecidual na criação dos sítios receptores. (**b**) Nota-se as lâminas customizadas retas e anguladas. (**c**) **PRE INCISOR**, um dispositivo de última geração que realiza incisões automatizadas e contabiliza o número de sítios formados, exibindo a contagem em um visor digital.

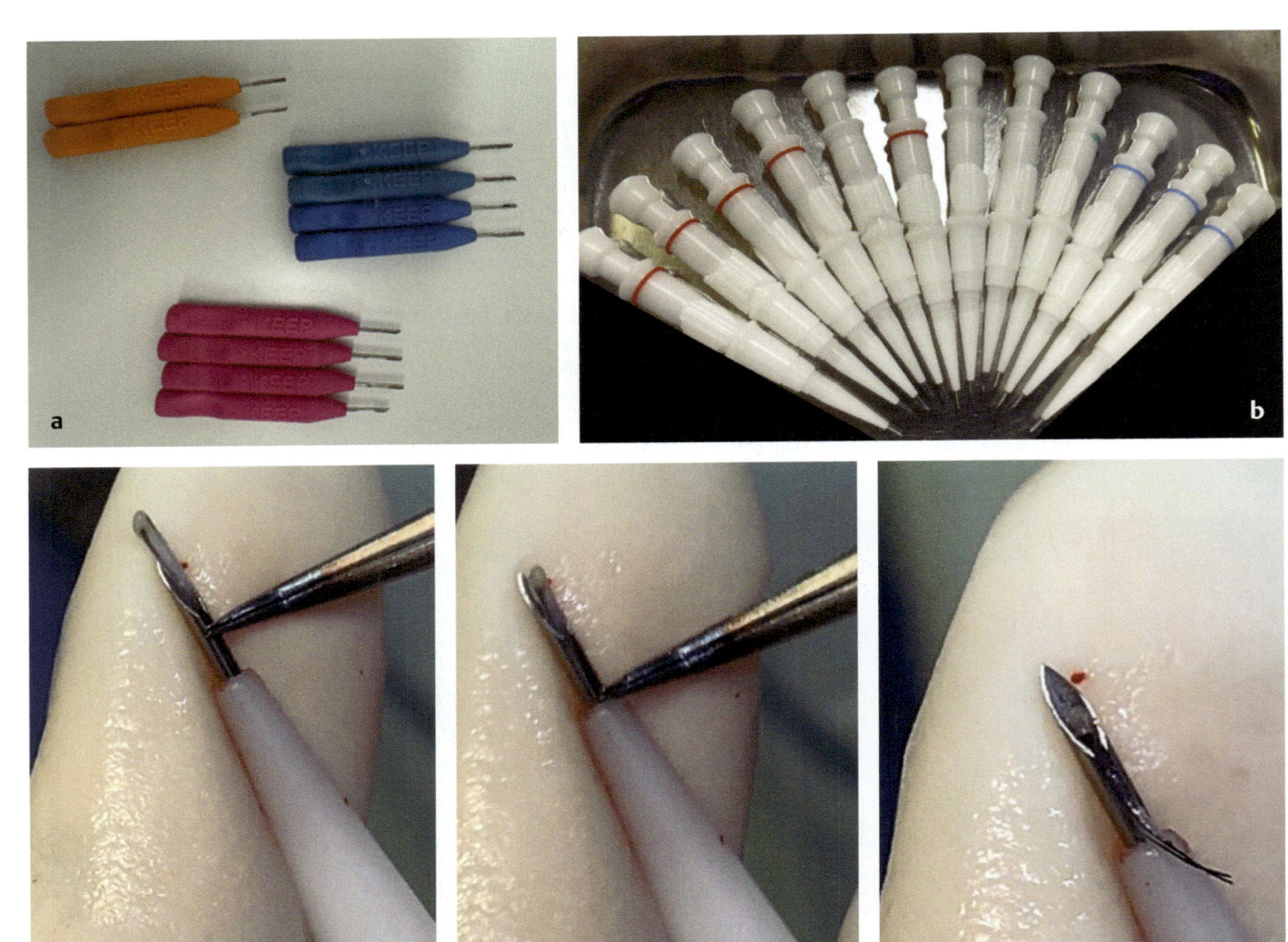

Fig. 17-59. (**a**) KEEP, instrumento projetado para otimizar a enxertia das unidades foliculares em incisões prévias, proporcionando menor trauma aos folículos. A largura do dispositivo varia conforme o tamanho das unidades foliculares (UFs), com opções que vão de 0,6 mm a 0,9 mm de diâmetro, permitindo maior precisão na inserção. (**b**) conjunto de Implanters, equipados com agulhas de diferentes diâmetros, variando de 0,6 mm a 1,0 mm. Esses instrumentos foram projetados para facilitar a enxertia das unidades foliculares (UFs), podendo ser equipados com agulha afiada, permitindo a incisão e a enxertia imediata, ou com agulha cega, ideal para a inserção das UFs em incisões prévias, proporcionando menor trauma às raízes pilosas. A sequência de fotos ilustra o processo de carregamento da unidade folicular no Implanter. (**c**) Vê-se o início da inserção do folículo na agulha, manuseado pelo fio de cabelo, preservando a integridade tecidual. (**d**) Unidade folicular já está quase completamente posicionada dentro da agulha. (**e**) Unidade folicular encontra-se corretamente posicionada, com sua porção superior ligeiramente projetada para fora do Implanter, pronta para a enxertia.

As pinças microcirúrgicas, disponíveis nos formatos curvo, reto e angulado, são amplamente empregadas para a manipulação precisa dos enxertos, reduzindo o risco de danos mecânicos às unidades foliculares. O autor e sua equipe cirúrgica mostram preferência pelo uso de pinças curvas ou anguladas, com serrilhas transversais ou longitudinais, adequadas para a extração das unidades foliculares após a incisão realizada pelo *punch* e a desinserção dos folículos do tecido circundante (Fig. 17-60a-b). Para a extração de unidades foliculares com forte aderência aos tecidos circunvizinhos, o autor recomenda o uso da pinça ATOE (Fig. 17-60c-d). Esse instrumento, devido ao seu *design* e serrilhas finas longitudinais nas garras, facilita a remoção de folículos que estão firmemente ancorados na derme profunda. Essa abordagem é especialmente vantajosa em pacientes afrodescendentes, áreas com tecidos fibrosos ou com cicatrizes em áreas doadoras, onde a aderência é mais pronunciada.

Para a enxertia das unidades foliculares, as assistentes do autor preferem utilizar pinças anguladas de ponta lisa e fina, uma vez que essas características permitem uma manipulação mais precisa dos enxertos, minimizando o trauma aos tecidos delicados das unidades foliculares, o que contribui para a viabilidade e melhor integração dos folículos transplantados (Fig. 17-60e-f).

Para o carregamento dos Implanters, optam por pinças retas ou anguladas com ou sem ranhuras, assegurando uma manipulação cuidadosa e segura das unidades foliculares (Figura 17-60a e 17-60b). Já para o refinamento das raízes no microscópio, são utilizadas pinças retas (Fig. 17-60g).

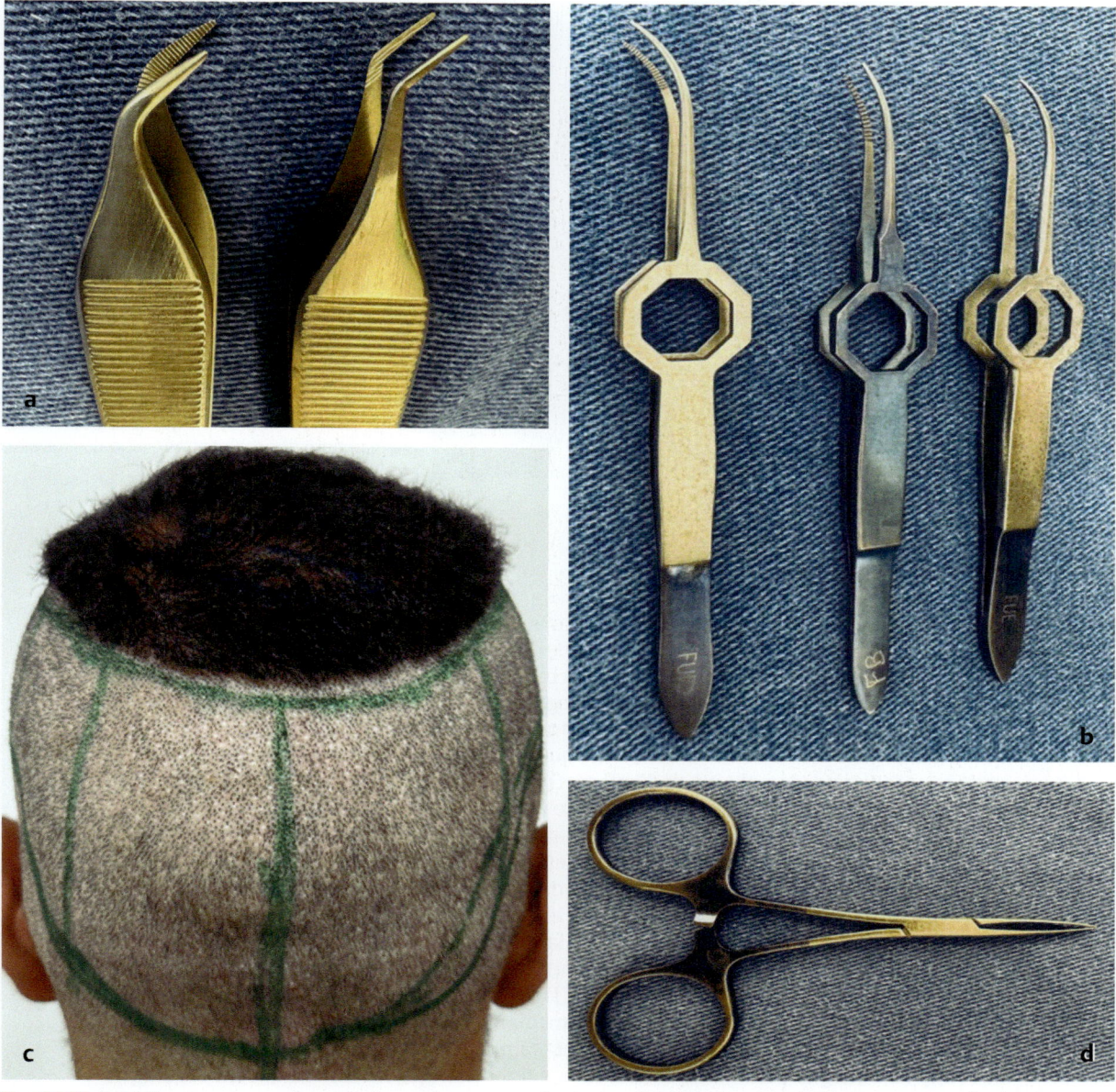

Fig. 17-60. (a,b) O autor e sua equipe cirúrgica preferem o uso de pinças microcirúrgicas anguladas ou curvas, equipadas com serrilhas transversais ou longitudinais, visando a otimizar a remoção das unidades foliculares durante a excisão. Essas características garantem maior precisão e segurança na opinião do autor. **(c)** Paciente operado pelo autor há 9 anos utilizando a técnica FUE. Observam-se cicatrizes puntiformes resultantes do uso de um *punch* afiado de 1,0 mm. O paciente retornou à clínica para um novo transplante capilar, com o objetivo de adensar a região da coroa. Durante o procedimento, a pinça ATOE **(d)** foi utilizada na maioria das excisões foliculares devido à presença de couro cabeludo endurecido e fibrosado, consequência das cicatrizes da cirurgia anterior. Esse instrumento foi escolhido por proporcionar maior segurança e precisão na extração dos enxertos em condições de maior resistência tecidual. *(Continua)*

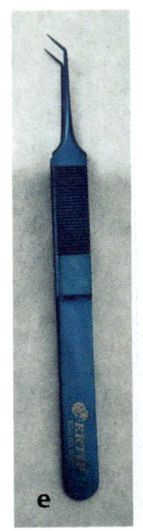

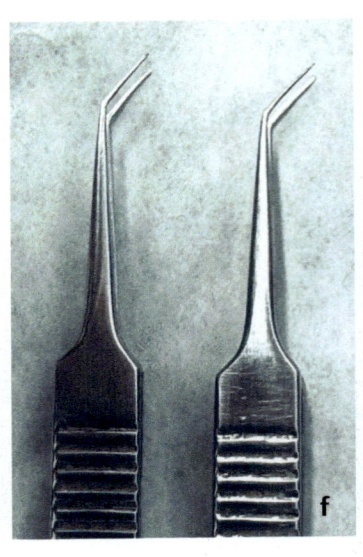

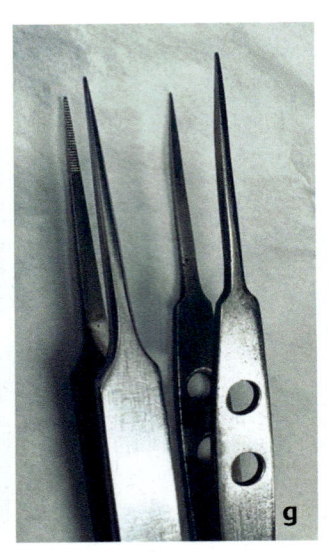

Fig. 17-60. *(Cont.)* **(e,f)** Na opinião da equipe de assistentes do autor, as pinças adequadas para a enxertia das unidades foliculares são as anguladas, com ponta fina e lisa. Essas características permitem um manuseio mais preciso e delicado dos enxertos, minimizando o risco de danos aos tecidos da unidade folicular. O *design* liso das pontas evita compressão excessiva ou traumas mecânicos aos folículos, contribuindo para a preservação da sua viabilidade e promovendo uma melhor integração dos enxertos transplantados. **(g)** As pinças retas desempenham um papel fundamental no carregamento preciso dos Implanters com as unidades foliculares. Além disso, são utilizadas para a liberação controlada dos folículos do dispositivo KEEP nas incisões prévias, garantindo maior eficiência no procedimento, e ainda para manuseio e refinamento dos enxertos por meio dos microscópios tridimensionais.

A incisão e a colheita das unidades foliculares são realizadas simultaneamente, e os folículos são imediatamente entregues a uma equipe de assistentes especializados em microscopia 3D (Fig. 17-38b) para refinamento, quando necessário, e subsequente distribuição em placas de Petri divididas em quatro quadrantes, categorizando-os conforme o número de raízes: 1, 2, 3 e 4 ou mais. Cada placa é preenchida com até 100 unidades foliculares e numerada sequencialmente, e com o nome da assistente que selecionou as unidades. Por exemplo: se são colhidas 4.000 unidades, obtém-se 40 placas (numeradas de 1 a 40), de acordo com a ordem de colheita das unidades e classificadas com o nome da auxiliar responsável pela placa, para serem enxertadas no momento oportuno. O autor não remove todas as unidades foliculares de uma vez. A cada 1.000 folículos excisados, enxerta-se 800 e volta para a colheita. Caso haja possibilidade de enxertia durante a colheita das UFs, faz-se as manobras simultaneamente. Em seguida, as placas com 100 folículos são armazenadas em um mini freezer a uma temperatura de 4°C para conservação. Durante a fase de enxertia, as placas são retiradas do mini freezer na ordem numérica crescente, garantindo que não haja confusão no uso de placas mais recentes ou preparadas anteriormente (Fig. 17-61).

Para otimizar a ergonomia durante o transplante capilar, o autor utiliza a cadeira Salli, que é equipada com apoio de braços e projetada para oferecer suporte postural adequado ao longo da cirurgia. Como alternativa, temos o mocho elétrico da Yoshi, com regulagem de altura e apoio de braços ajustáveis. (Fig. 17-62).

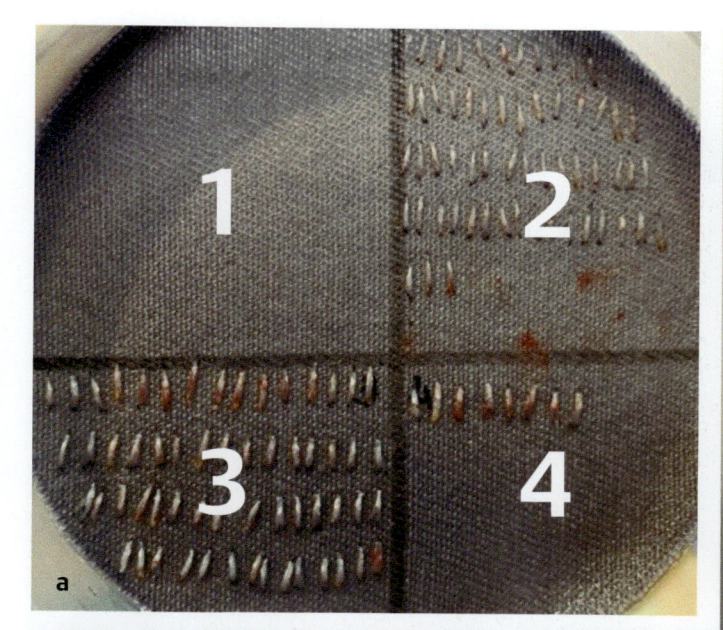

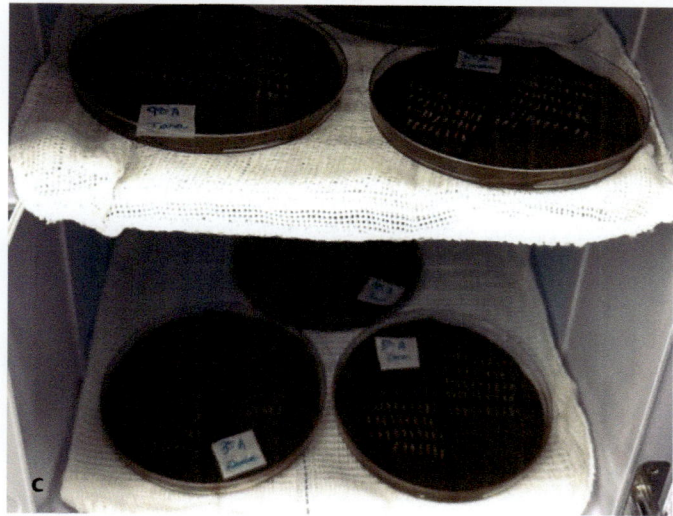

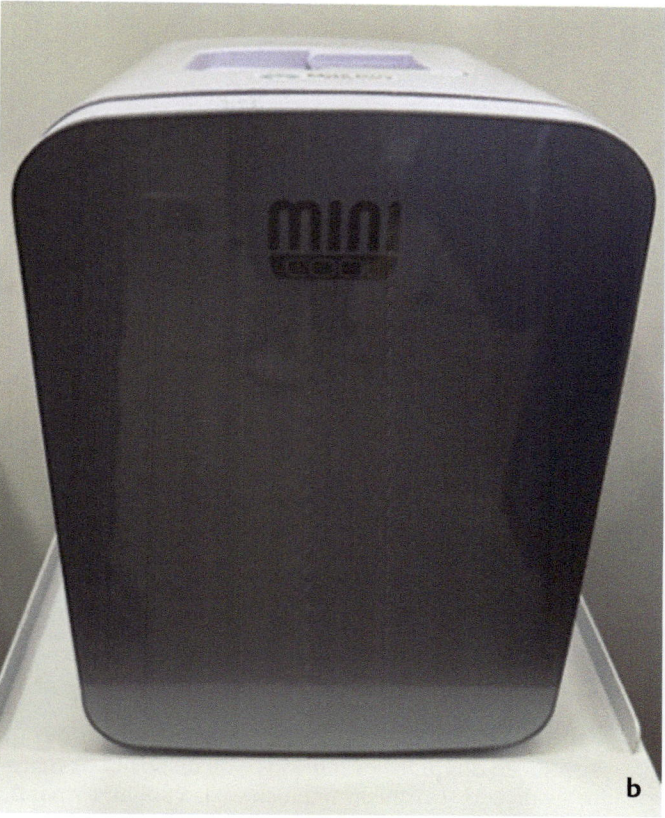

Fig. 17-61. (a) Placa de Petri dividida em quatro quadrantes conforme o número de fios por unidade folicular. O número 1 representa o espaço para unidades foliculares com 1 raiz de cabelo; o número 2, UFs com 2 raízes; o número 3, com 3 raízes; e o número 4, com 4 raízes. **(b)** *Mini freezer* ajustado à temperatura de 4º C, pronto para receber as unidades foliculares. **(c)** Armazenamento e conservação das placas de Petri no *mini freezer*, cada uma contendo 100 unidades foliculares, numeradas e personalizadas (nome da assistente responsável), para serem enxertadas no momento oportuno, em sequência numérica crescente.

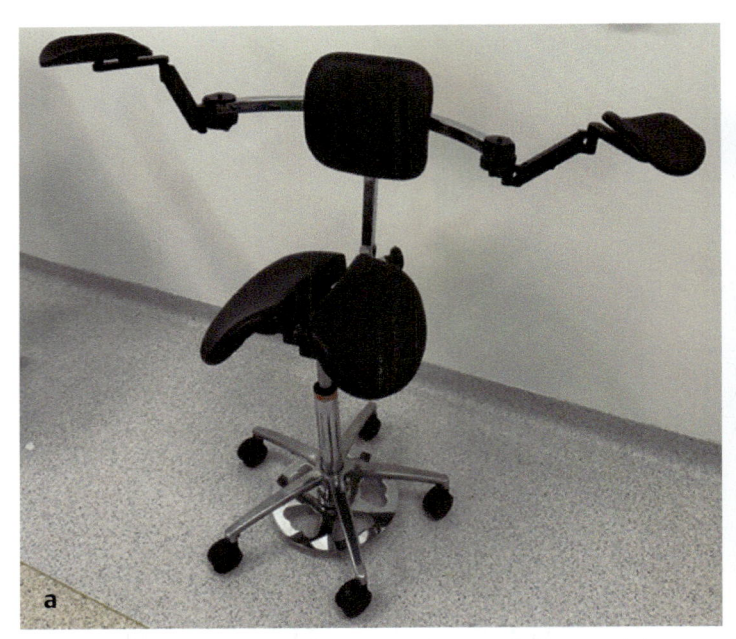

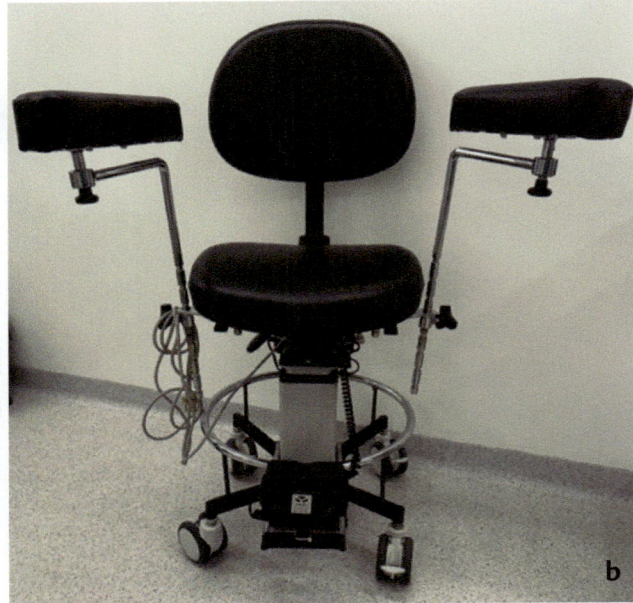

Fig. 17-62. (a) Cadeira Salli destacando-se pelo apoio de braços e *design* ergonômico que favorece a postura durante o procedimento. (b) O mocho elétrico da Yoshi, com regulagem precisa de altura e apoio de braços ajustáveis, oferecendo maior flexibilidade e conforto ao cirurgião.

CONCLUSÃO

A evolução dos *punches* híbridos e de dispositivos motorizados avançados revolucionou a cirurgia capilar, tornando a extração das unidades foliculares mais segura e eficiente, além de reduzir a sobrecarga física do cirurgião e melhorar a precisão do procedimento. Contudo, a técnica FUE exige uma longa curva de aprendizado, foco e habilidade manual. Uma extração mal executada pode comprometer a área doadora, causando danos irreversíveis que afetam diretamente a autoestima do paciente.

O sucesso da FUE também depende do alinhamento adequado das expectativas com o paciente e da manutenção de cuidados clínicos e cirúrgicos a longo prazo, incluindo possíveis sessões futuras para refinamento dos resultados. É essencial que o cirurgião garanta a preservação da área doadora e obtenha enxertos de alta qualidade com mínima taxa de transecção, maximizando a densidade do transplante e evitando cicatrizes visíveis.

O equilíbrio entre o uso de tecnologias avançadas e uma execução meticulosa, aliada a um acompanhamento contínuo, é o que proporciona folículos viáveis, cicatrizes mínimas e resultados estéticos que atendem às expectativas tanto do paciente quanto do cirurgião.

BIBLIOGRAFIA

Barrera A. Técnica. In: Barrera A, editor. Transplant de cabellos. El arte deal micro y mini injerto. Madrid: Amola; 2002.

Basto F. Eclectic approach of the donor area in baldness surgery: Use of the preview long hair (PLH) and hybrid harvesting technique (FUE + FUT). Hair Trans Forum Inter J. 2017;27(6):228-30.

Basto F. Eclectic approach of the donor area in baldness surgery – Use of the preview long hair (PLH) and the hybrid harvesting technique (FUE + FUT): the perfect choise for advanced cases. Applis Publishers, Advances in Plastic & Reconstructive Surgery. 2017;6(3)3:1-4.

Boden SA, Jr Williams KL. Motorized FUE with sharp punch. In: Lam SM, Jr Williams KL, editors. Hair transplant 360. 1st ed. New Delhi, India: Jaypee Brothers Medical Publishers (P) Ltd; 2016. p. 241-307.

Choudhry N, Sood A, Steinweg S. Norman Orentreich, the father of hair transplantation. JAMA Dermatol. 2017;1:153(8):837.

Cole JP. An analysis of follicular punches, mechanics, and dynamics in follicular unit extraction. Facial Plast Surg Clin North Am. 2013;21:437-47.

Harris JA. New methodology and instrumentation for follicular unit extraction: lower follicle transection rates and expanded patient candidacy. Dermatol Surg. 2006;32(1):56-61.

Muricy MA, Muricy JC. Métodos Avançados de Transplante Capilar FUE. 1ª ed. Rio de Janeiro: Dilivros Editora; 2025.

Park JH, Kim NR, Manonukul K. Ergonomics in folicular unit excision surgery. J Cosmet Dermatol. 2021.

Prsdeep S, Abhimav K, Arika B, et al. Step-by-step hair transplant: Concepts and technique of Follicular Unit Extraction (FUE). Passo a passo, conceitos e técnica de extração da Unidade Folicular (FUE). São Paulo: Livraria e Editora Livromed Paulista Eireli; 2022. p.21-78261.

Rassman WR, Bernstein RM. Follicular unit extraction: minimally invasive surgery for hair transplantation. Dermatol Surg. 2002;28:720-8.

Reyes A. Curly hair FUE: my approach using classification of follicle curvature and curt. In: Hair Transplant Forum International. 2021;31(6):205-14.

Speranzini M. Souza SEG. Forty steps to harvest a graft. In: Hair Transplant Forum International. 2021;31(2):37-49.

Tamura H. Pubic hair transplantation. Jpn J Dermatol. 1943;53:76.

Trevelin R, Gupta AK. Hair transplantation follicular unit excision (FUE): introducing the multipurpose octagonal ring punch. J Cosmet Dermatol. 2021;20(8):2602-5.

Trivellini R, Gupta AK. The edge out punch: an advancement that reduces transections in follicular unit excision hair transplantation. J Cosmet Dermatol. 2020:2194-200.

Trivellini R, Perez-Meza D, Renaud HJ, Gupta AK. Preview long hair follicular unit excision: an up-and-coming technique. J Cosmet Derrnatol. 2021;3422-6.

Trivellini R. The Trivellini system and technique. Hair Transpl Forum Int. 2018;28(5) 188-90.

True R, Garg A, Garg S. Pratical guide to hair transplantation: interactive study for the beginning practitioner. 1st ed. Delhi, Stuttgart, New York, Rio de Janeiro: Thieme; 2021.

True RH. Graft quality index: a morphologic classification of follicular unit excision (FUE) grafts. In: Hair Transplant Forum International. 2018;28(2):45-53.

Umar S, Lohlun B, Ogozuglu T, Carter MJ. A novel follicular unit excision device for all-purpose hair graft harvesting. Clin Cosmet Investig Dermatol. 2021:1657-74.

Unger W, Solish N, Giguere D, Bertucci V, et al. Delineating the safe donor area for hair transplanting. The American Journal of Cosmetic Surgery. 1994:239-43.

Unger WP, Shapiro R, Unger R, Unger M. Hair transplantation. 5th ed. New York: Informa Healthcare; 2011.

Visentainer L, Carlesso T. Transplante capilar FUE: arte e ciência. 1ª ed. São Paulo: Editora Di Livro. 2023.

von Albertini C, von Albertini MA. Does the use of implanters affect the quality of FUE grafts? Hair Transpl Forum Int. 2017:96-9.

Zontos G. The physics of follicular unit extraction. In: Lam SM, Jr Williams KL (Eds). Hair Trans-plant 360. 2nd ed. New Delhi: Jaypee Brothers Medical Publishers (P) Ltd; 2016. p. 47.

TÉCNICA HÍBRIDA – FUT E FUE

Francisco Le Voci

INTRODUÇÃO

A Cirurgia de Restauração Capilar vem passando por avanços nos últimos anos. Tanto do ponto de vista das questões anatômicas, quanto do ponto de vista tecnológico, permitindo a obtenção de resultados cosméticos cada vez mais naturais, os quais trazem grande satisfação aos pacientes.

Existe uma busca cada vez maior pelo procedimento, e, por conta disso, torna-se fundamental o domínio, por parte do cirurgião, das diversas técnicas que podem ser utilizadas no sentido de termos um planejamento adequado, que pode incluir a necessidade de mais de um tempo cirúrgico, dependendo de cada situação, permitindo a obtenção de resultados mais satisfatórios e naturais.

Em especial, nas alopecias mais avançadas, temos a necessidade de obtermos uma quantidade maior de unidades foliculares a partir da área doadora, e, para isso, temos as técnicas FUT (*follicular unit transplantation*), FUE (*follicular unit excision*) e a técnica mista ou híbrida, na qual podemos utilizar ambas as técnicas no mesmo tempo cirúrgico ou sequencialmente, dependendo do planejamento cirúrgico prévio.

A possibilidade da associação de técnicas vai depender de alguns fatores:

- Características da área doadora do paciente.
- Extensão da alopecia.
- Elasticidade da área doadora.
- Densidade por cm² da área doadora.
- Maior ou menor facilidade de extração das unidades foliculares pelo método FUE, na medida em que observamos que a maioria dos pacientes, em especial do sexo masculino, não desejam ter uma cicatriz linear na área doadora.
- Em casos em que indicamos a técnica FUE, devemos levar em conta que o ideal é que não utilizemos *punches* maiores do que 0,95 mm, pois, quando os utilizamos, poderemos gerar cicatrizes inestéticas e, em especial, fibrose, algo que pode dificultar a retirada em sessões posteriores.

Em alopecias avançadas, faz-se necessária a remoção de uma maior quantidade de unidades foliculares, e a opção de associação de técnicas pode ser avaliada.

Devemos destacar o trabalho realizado por Crisóstomo, com a técnica *Untouched Strip*, na qual ambas as técnicas são associadas no sentido de se obter uma maior quantidade de unidades foliculares no mesmo procedimento, preservando uma área intocada para sessões adicionais. Este trabalho trouxe grandes avanços no tratamento de alopecias extensas, com resultados muito naturais e trazendo grande satisfação ao paciente.

Cada técnica cirúrgica tem suas indicações, vantagens, desvantagens e limitações. Algo que nos parece fundamental é ressaltar que devemos respeitar uma remoção segura em relação à quantidade de unidades foliculares, evitando uma retirada excessiva, o que pode deixar falhas em relação à densidade nesta região.

Outra questão importante é o fato de que, com a evolução e o maior domínio da técnica FUE aliado ao fato de que os pacientes desejam evitar uma cicatriz linear na área doadora e procuram muito está técnica, notamos que há uma certa resistência por parte de muitos pacientes em realizar a técnica FUT, visto que, quando há a necessidade de obtenção de um grande número de unidades foliculares, a retirada de uma faixa muito extensa e mais larga pode gerar uma cicatriz inestética e alargada, algo que não desejamos.

DEFINIÇÃO

A combinação FUT e FUE significa realizar ambas as técnicas com a intenção de se retirar uma maior quantidade de unidades foliculares visando a uma maior cobertura e densidade na área receptora. É fundamental que o cirurgião não exceda a chamada zona segura, pois isso pode acarretar a retirada de unidades foliculares que possam vir a ser acometidas pelo processo de alopecia, e que não apresentam a mesma duração em termos de tempo, por serem unidades geneticamente afetadas, em especial, nos casos de alopecia androgenética.

Desta forma, em casos bem indicados, poderemos obter o melhor de cada técnica, evitando complicações na área doadora.

Entre os pré-requisitos para esta técnica, devemos destacar que o cirurgião e sua equipe devem ser capacitados para a sua realização, o paciente deve consentir na aplicação da técnica e as condições devem ser seguras e confortáveis tanto para o paciente quanto para a equipe cirúrgica, na medida em que o procedimento tem longa duração.

AVALIAÇÃO CIRÚRGICA

Devemos ter muito cuidado e cautela na avaliação e indicação da cirurgia. Além do exame clínico do paciente, o qual vai permitir que estabeleçamos o diagnóstico da alopecia, optamos ou não pelo tratamento clínico prévio, para que possamos planejar a restauração capilar, indicando o melhor método para cada caso, e, ao conversarmos com o candidato à cirurgia, poderemos perceber e avaliar suas expectativas, as quais, muitas vezes, podem não corresponder à realidade. Isto porque devemos explicar que, para que o resultado esperado seja alcançado, podem ser necessárias mais de 1 sessão cirúrgica. Ainda mais, ao avaliarmos o paciente, poderemos perceber algum grau de transtorno dismórfico corporal, o que pode contraindicar o procedimento.

Além disso, devemos educar o paciente em relação ao seu caso e às alopecias de maneira geral. Isto é fundamental, pois, neste campo, há uma intensa atualização de conhecimentos, e, por conta disso, o paciente deve receber do médico todas as orientações e explicações sobre as perspectivas que estão vindo à curto, médio e longo prazos, que podem vir a ser úteis para a melhora de cada situação. Desta forma, a cirurgia pode ser uma das etapas do tratamento, conforme o caso, e conforme a expectativa de cada paciente.

INDICAÇÕES

- Calvícies avançadas – Grau V ou acima.
- Pacientes que não desejam se submeter a múltiplos procedimentos.
- Pacientes que desejam uma máxima cobertura e alta densidade com o número mínimo de cirurgias.

AVALIAÇÃO PRÉ-OPERATÓRIA

Frente a um candidato ao transplante de cabelos, alguns aspectos devem ser analisados.

Idade

A abordagem de um paciente jovem (abaixo dos 30 anos) e de um paciente acima desta idade pode variar bastante. Inicialmente, deve-se avaliar o grau da AAG, e, para tanto, utilizamos as classificações propostas por Hamilton e Norwood para os homens, e as de Ludwig e Basto para as mulheres. Esta análise revela-se de vital importância, na medida em que, conforme o estágio e a possibilidade de progressão da alopecia, podemos propor inicialmente tratamento clínico, além de discutirmos com o paciente a necessidade de mais de um tempo cirúrgico para se atingir o resultado desejado. Além disso, devemos avaliar com muita cautela a expectativa do paciente quanto ao resultado, visto que, muitas vezes, espera-se um tipo de resultado que a cirurgia não poderá atingir. Isto revela-se particularmente importante em indivíduos jovens, que podem se sentir muito incomodados com a perda dos cabelos, tendo inclusive a sua autoestima abalada e dificuldades de relacionamento social. Frequentemente, estes pacientes apresentam-se para a consulta utilizando bonés e referem que se sentem muito angustiados por estarem perdendo os cabelos e que praticamente passam o dia inteiro com a cabeça coberta. Este tipo de comportamento deve chamar a atenção do profissional no sentido de se avaliar muito bem estes aspectos emocionais e psicológicos, pois este paciente pode estar objetivando um resultado "milagroso" e poderá vir a cobrar mais tarde por avaliar que suas expectativas não foram atingidas.

Tratamento Clínico

Independente da indicação cirúrgica, devemos sempre avaliar se o paciente fez ou faz algum tipo de tratamento clínico, pois, embora não vá resolver totalmente, pode ser bastante útil no sentido de retardar a queda.

Avaliar a Área Doadora

Quanto a elasticidade do couro cabeludo, presença de cicatrizes anteriores (no caso de o paciente já ter realizado sessões anteriores) e densidade (para tanto utilizamos métodos de densitometria, que podem ser realizados com lupas específicas para este fim ou dermatoscopia computadorizada). A avaliação da densidade é particularmente importante para que possamos realizar uma estimativa de quantas unidades foliculares o paciente possui por cm quadrado, de forma que, antes da cirurgia, já tenhamos uma noção bastante fidedigna da densidade da zona doadora, o que nos auxilia enormemente no planejamento cirúrgico.

Planejamento da Área Receptora

É fundamental que o desenho do planejamento cirúrgico seja realizado junto com o paciente, em frente do espelho, de modo que, antes da cirurgia, esta programação esteja muito bem entendida e documentada com fotografias. Nesta fase, o médico também já pode definir os tipos de lâminas e agulhas que serão utilizadas para a confecção dos orifícios nos quais serão inseridas as unidades foliculares.

Documentação Fotográfica

É fundamental que sejam feitas fotografias em posição padronizada para que possamos comparar com o resultado cirúrgico. Para tanto, deve-se respeitar a mesma distância, a mesma iluminação e a posição do paciente.

Termo de Consentimento Informado

É direito do paciente e dever do médico que seja entregue este documento, no qual devem constar as orientações de pré-operatório, pós-operatório, possíveis complicações e todas as informações pertinentes, no sentido de que o paciente esteja totalmente esclarecido com relação ao procedimento.

TÉCNICA FUT

Sigla em inglês de *follicular unit transplantation*, para a técnica de retirada de uma faixa de couro cabeludo. A região preferida é a occipital, local onde os folículos apresentam dominância em relação a área receptora, e cuja camada germinativa apresenta grande durabilidade. O tamanho da faixa a ser retirada dependerá da quantidade de unidades foliculares a serem obtidas e da elasticidade, mas há um consenso de que devemos evitar faixas muitos largas, em especial, nas extremidades, onde a elasticidade é menor. Desta forma, procuramos respeitar uma largura de até 1,1 cm nas extremidades e de 1,3-1,5 cm na região central, podendo, nesta área, chegarmos até próximo de 2 cm, desde que a elasticidade permita. Durante a dissecção, devemos ter cuidado de preservar a gálea aponeurótica e os vasos sanguíneos da região occipital. Antes do fechamento da ferida cirúrgica, devemos analisar como está a aproximação. Sempre que possível, optamos por não descolar as bordas da ferida no sentido de evitarmos a lesão das unidades foliculares remanescentes, que devem ser preservadas para eventuais futuras sessões.

O fechamento da ferida cirúrgica pode ser realizado com sutura simples ou contínua, utilizando-se fio de *nylon* 4,0 ou fio absorvível, tipo Monocryl 3,0. Em casos de maior tensão,

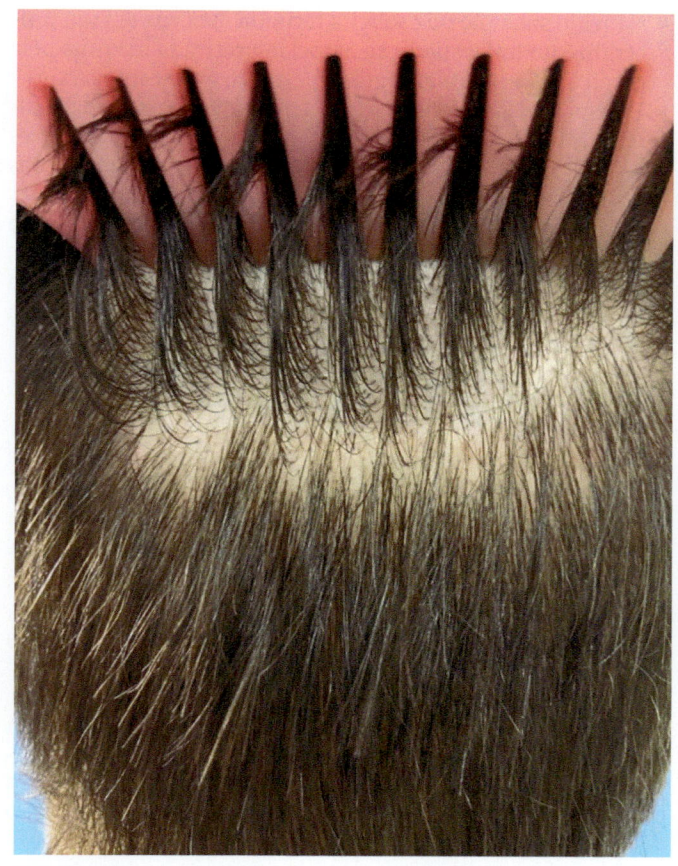

Fig. 18-1. Aspecto da cicatriz após 12 meses após retirada pela técnica FUT.

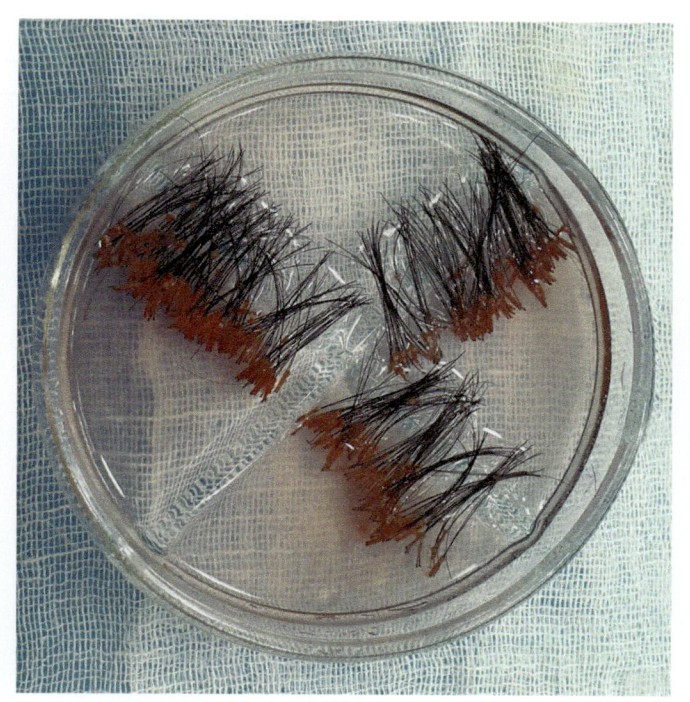

Fig. 18-2. Aspecto das unidades foliculares obtidas pela técnica FUT já preparadas para serem colocadas = unidades foliculares com fios longos.

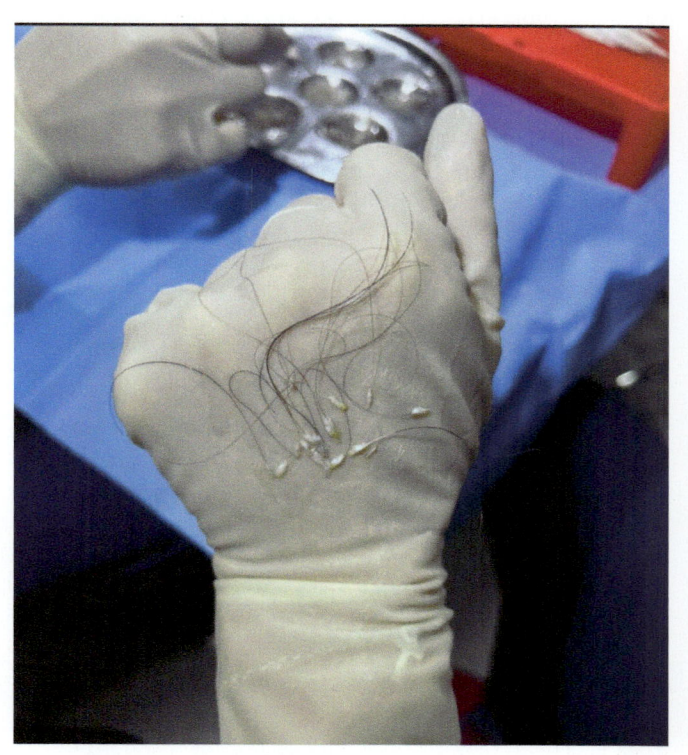

Fig. 18-3. Aspecto das unidades foliculares preparadas com fios longos.

podemos utilizar sutura intradérmica com fio absorvível, tipo Vicryl 3,0.

Uma importante evolução na sutura da área doadora foi a introdução da chamada sutura tricofítica. Neste tipo de sutura, antes do fechamento das bordas, realizamos a retirada de uma fina fatia de epiderme da borda inferior, com o intuito de posicionar a borda superior sobre a inferior, de modo que os fios cresçam através da cicatriz, obtendo-se uma camuflagem muito eficiente (Fig. 18-1).

Preparo dos Enxertos

A faixa removida será colocada em uma superfície especial com iluminação que permita visualizar por transluminescência as unidades foliculares. Inicia-se então o processo de *slivering* (fatiamento) da faixa, de forma a se obter pequenas tiras de cerca de 1-1,5 mm, que contenham filas únicas de unidades foliculares. Este processo é crucial, pois é extremamente importante que estas pequenas tiras sejam preparadas com a utilização de microscópio, o que permite uma visualização suficiente para que não ocorram danos nas unidades e para que obtenhamos o máximo aproveitamento. Remove-se então o tecido adiposo excedente, deixando-se uma pequena tira de gordura para proteger o bulbo. Separam-se então as unidades foliculares, que devem ser deixadas em solução fisiológica e a uma temperatura de até 4 graus Celsius no sentido de que fiquem preservadas até a colocação na área doadora (Fig. 18-2).

Cabe-nos ressaltar o trabalho realizado pelo cirurgião brasileiro Marcelo Pitchon, que prepara as unidades foliculares deixando os fios longos, na técnica chamada de *Preview Long Hair* (Fig. 18-3).

TÉCNICA FUE

A técnica FUE, sigla em inglês derivada de *folicular unit excision*, consiste na "excisão de unidades foliculares". A maior vantagem em relação à técnica convencional seria a de se evitar uma cicatriz linear causada pela remoção dos folículos na área doadora. Na técnica FUE, as unidades foliculares (UF) são removidas por meio de *punches*, que têm geralmente entre 0,75-1 mm de diâmetro. Se bem realizada, a FUE permite que os pacientes possam utilizar cabelos bem curtos, sem a aparência de cicatrizes visíveis. Pelo fato de serem removidos apenas os folículos visualizados, uma vantagem adicional é que se evita a remoção de folículos na fase dormente, o que pode acontecer na técnica convencional.

Atualmente há uma divulgação intensa sobre esta técnica, cabendo considerações sobre alguns quesitos que têm sido propagandeados. Por exemplo, não é verdade dizer que na FUE não há cicatriz. Há sim, microcicatrizes bem discretas e, na maioria dos casos, imperceptíveis, porém, quando a técnica é mal indicada ou mal realizada podem se criar cicatrizes aparentes. A cicatriz resultante da técnica convencional, por vezes, é supervalorizada, mas vale ressaltar que, quando bem indicada e bem conduzida, principalmente utilizando-se técnica de fechamento sem tensão e por sutura tricofítica, a cicatriz obtida pode ser imperceptível mesmo com os cabelos raspados a 2 mm de comprimento. Também não se pode afirmar que, na atualidade, a FUE substituirá a cirurgia convencional, pois esta última já atingiu um nível de excelência tanto pelos resultados quanto pela quantidade de folículos implantados em sessões maiores.

Indicações

A princípio, em qualquer caso que haja indicação para transplante capilar com técnica convencional, é também passível se ser realizada FUE. Porém, pelas particularidades da técnica, citamos as melhores indicações:

- Pacientes que gostariam de usar cabelos bem curtos após a cirurgia e querem evitar uma cicatriz linear.
- Áreas de correção pequenas que necessitam menor quantidade de unidades foliculares.
- Pacientes impossibilitados de realizar novas cirurgias pela técnica convencional por já terem removido tecido em demasiado em procedimentos prévios e, por isto, chegaram ao limite na elasticidade cutânea.
- Pacientes com tendência a cicatrização hipertrófica: Nestes casos, sugere-se fazer um pequeno transplante de teste para avaliar o padrão de cicatrização na área doadora.
- Pacientes que necessitam voltar rapidamente a atividades físicas.
- Correção de cicatrizes alargadas na área doadora por cirurgias prévias.
- Remoção de unidades foliculares mal posicionadas em cirurgias com resultado pouco natural nas quais haja necessidade de reparo ou refinamento.
- Naquele paciente que solicita retirada máxima em um procedimento único, pode-se associar a retirada máxima pela técnica convencional seguida pela FUE no mesmo ato.
- Transplante de pelos corporais para o couro cabeludo: Idealmente desenvolvida para a extração de unidades foliculares no couro cabeludo, a FUE vem expandindo suas indicações também para coleta de pelos da barba e pelos corporais. Os pelos destas regiões têm características diferentes dos de couro cabeludo no que diz respeito a ciclo de crescimento, espessura e textura, e os candidatos a este procedimento devem ter a maior semelhança possível entre os fios da área receptora e doadora. Uma indicação mais usada seria para a correção de cicatrizes alargadas na área doadora em pacientes com pouca área doadora residual.

Técnica

A área doadora principal é a mesma da área convencional. Deve-se evitar extrair folículos em áreas com possível extensão futura para perda pela alopecia androgenética. Os cabelos mais finos das áreas justa, supra-auriculares e occipitais baixas são ideais para uso na linha anterior e picos temporais. Geralmente posiciona-se o paciente em decúbito ventral para acesso a área occipital e em decúbito lateral quando se abordam as regiões temporoparietais.

O preparo da área doadora requer que os cabelos sejam raspados e deixados com 1 a 2 mm de comprimento. Isto permite que se consiga "canular" a haste pilosa com a abertura do *punch*, tentando seguir ao máximo a inclinação e direção da haste pilosa. Os cabelos podem ser raspados em toda a extensão da área doadora em cirurgias maiores, ou em camadas de 5 mm, deixando-os compridos entre elas, para melhor camuflagem no pós-operatório.

Cabe-nos ressaltar o trabalho de Boaventura, que desenvolveu *punches* específicos para a retirada de unidades foliculares com fios mais longos, o que camufla a área doadora, além de ser útil para uma colocação de fios longos, garantindo um aspecto mais cosmético no pós-operatório.

Para melhor visualização do ângulo da unidade folicular, além de fonte de iluminação adequada é imprescindível o uso de lupas cirúrgicas de boa qualidade, em geral com aumento de 5 a 6,5×. Na foto abaixo, temos um detalhe da utilização de aparelho motorizado com *punch* de 0,9 mm para a retirada das unidades foliculares da área doadora (Fig. 18-4).

Após o preparo, realiza-se, como na técnica convencional, o bloqueio anestésico local. A utilização de solução tumescente é controversa na técnica FUE, com alguns cirurgiões preconizando que a tumescência poderia afetar a direção e inclinação das unidades foliculares, contribuindo para uma maior taxa de transecção.

São usados *punches*, em geral, de 0,75 a 1 mm de diâmetro. Deve-se evitar uso de *punches* maiores que 1 mm pela possibilidade de deixar cicatrizes mais visíveis. A escolha do tamanho do *punch* vai depender da experiência do cirurgião e da configuração média dos folículos do paciente. Unidades foliculares com configuração bem próximas umas das outras permitem uso de *punches* menores.

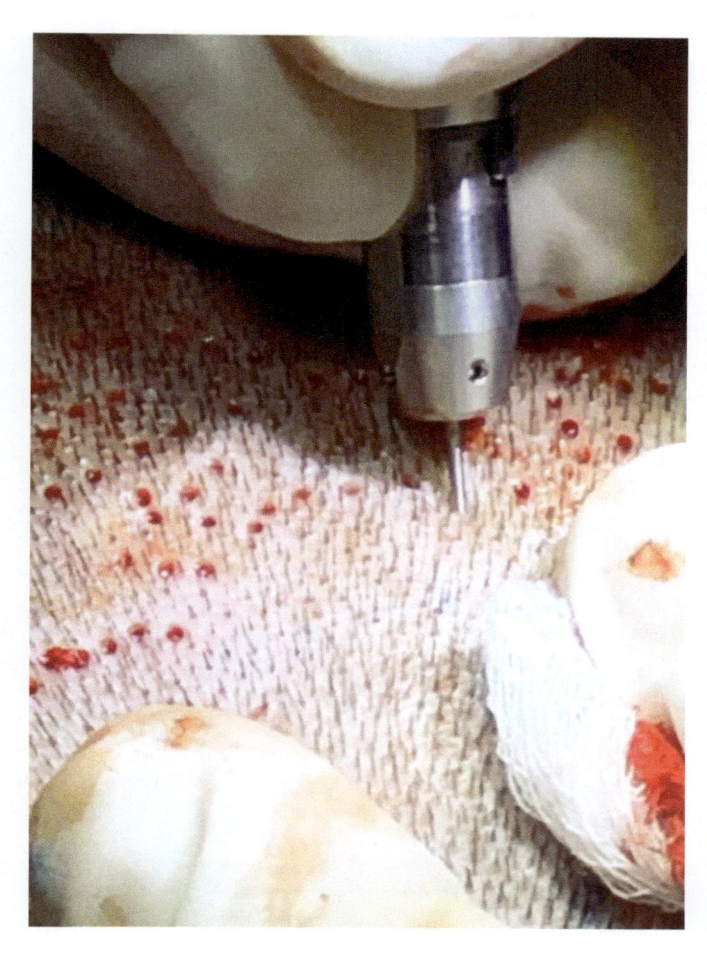

Fig. 18-4. *Punch* motorizado "canulando" a unidade folicular. Notar que a angulação do *punch* é a mais próxima possível da angulação da unidade folicular.

Técnica Manual

O *punch* afiado é introduzido até uma profundidade de 0,3-0,5 mm, fazendo assim apenas uma demarcação superficial. Em seguida, um *punch* de borda cega é introduzido até profundidade de 3 a 4 mm, liberando assim as aderências dos tecidos ao redor da unidade folicular com menor risco de dano à mesma.

Técnica Motorizada

A maioria dos aparelhos de FUE motorizados consiste em um dispositivo rotatório no qual se acopla um *punch* na extremidade. Dependendo do modelo, o *punch* pode ter borda afiada ou cega e o acionamento pode ser manual ou no pedal. A potência do aparelho também é variável, havendo dispositivos elétricos de alta rotação, bem como dispositivos menores e mais manuseáveis, que requerem uso de pilhas comuns e têm rotação menor. Não há um aparelho ideal, sendo importante a experiência e escolha pessoal do cirurgião para a definição do melhor para sua prática.

As incisões devem ser aleatórias e randomizadas. Evitar remover com padrões fixos ou lineares, que podem levar a cicatrizes visíveis. Evitar remover em excesso apenas algumas regiões em detrimento de outras, o que pode gerar padrões de rarefação inestéticos na área doadora.

Após a liberação das unidades foliculares, elas serão examinadas e refinadas pela equipe de técnicas especializadas, e depois contadas e acondicionadas em recipientes específicos, e mantidas hidratadas e sob temperatura de até 4 graus Celsius (Fig. 18-5).

Após a remoção, é fundamental que se realize uma inspeção delas em estereomicroscópios, para avaliar a qualidade, viabilidade, taxa de transecção e para que se faça o refinamento.

Por serem removidas com pouquíssimo ou nenhum tecido ao redor, as unidades foliculares, na técnica FUE, são mais suscetíveis a traumas por desidratação, manuseio e durante a implantação, o que requer que sejam manipuladas com o máximo de cuidado e delicadeza.

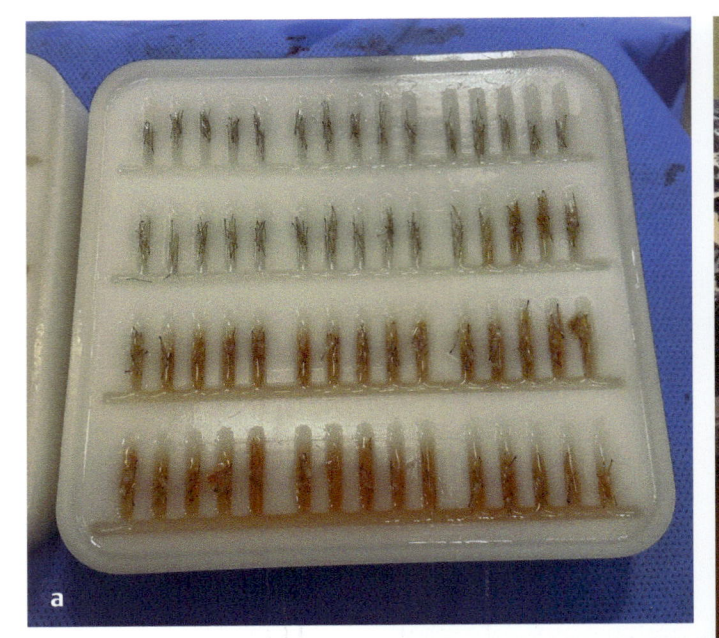

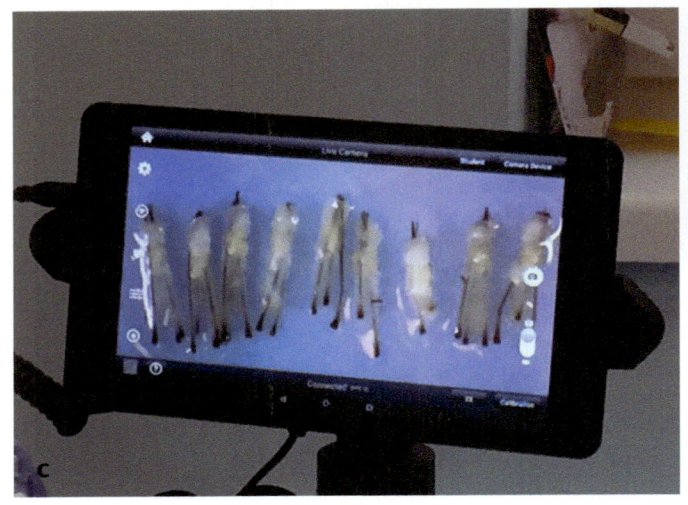

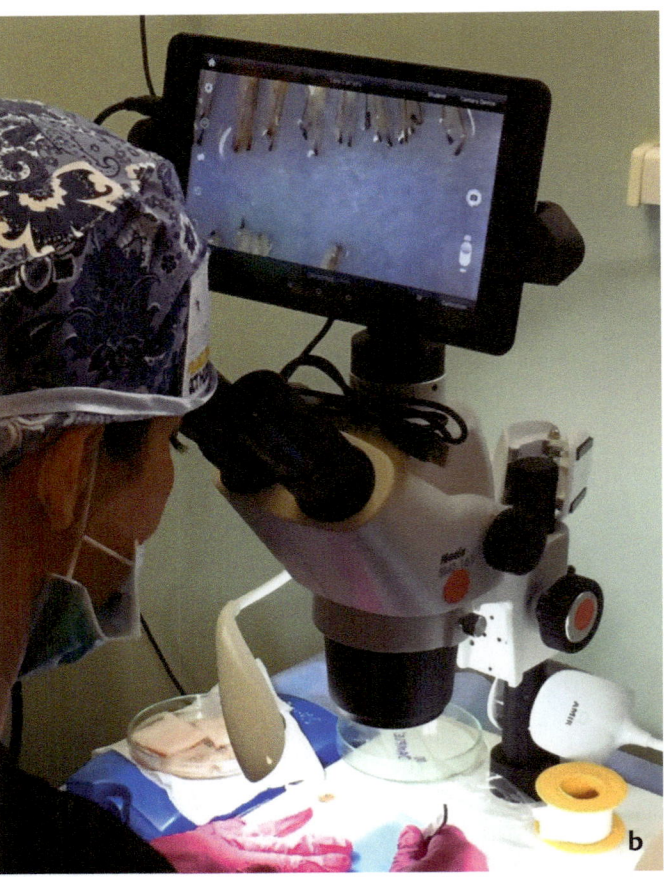

Fig. 18-5. (a) Unidades foliculares extraídas pela Técnica FUE – Mantidas hidratadas e à temperatura de até 4 graus. **(b,c)** Revisão sob microscopia das unidades foliculares extraídas pelo método FUE.

TIPOS DE TÉCNICAS HÍBRIDAS OU COMBINADAS

Podemos destacar dois tipos de abordagens cirúrgicas:

1. *Primária*: neste caso, faremos a combinação das técnicas no mesmo ato cirúrgico.
2. *Secundária*: neste caso, faremos a abordagem cirúrgica em momentos diferentes.

Normalmente, faz-se primeiro FUT, e, conforme o plano cirúrgico, poderemos realizar a abordagem com FUE no dia seguinte, ou mais adiante. Deve-se evitar a remoção de unidades foliculares muito próximo à cicatriz, pois é uma região com maior fibrose e pode ocorrer um alto índice de transecção.

Devemos também citar a técnica descrita por Sharon Keene, na qual se faz a marcação da faixa cirúrgica para a técnica FUT; porém, antes da remoção da faixa, retiram-se dentro dela unidades foliculares pela técnica FUE, e depois se remove a faixa e complementa-se a obtenção das unidades foliculares pelo método convencional. Em situações específicas, pode ser uma opção, em especial se a equipe cirúrgica for menor e demoraria muito tempo para a obtenção das unidades da faixa (Fig. 18-6a). Cabe-nos ressaltar que nosso colega brasileiro Paulo Miranda também pensou nesta possibilidade e a apresentou em eventos em nosso meio (Fig. 18-6b).

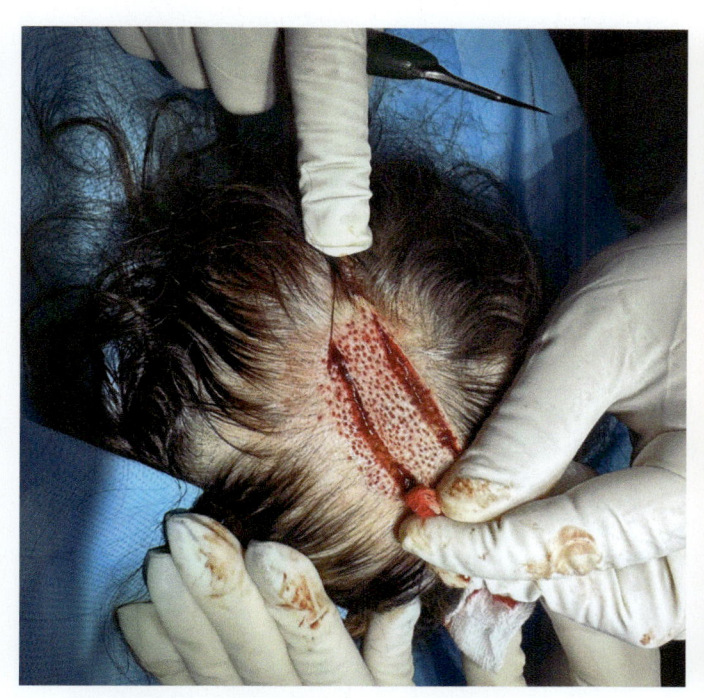

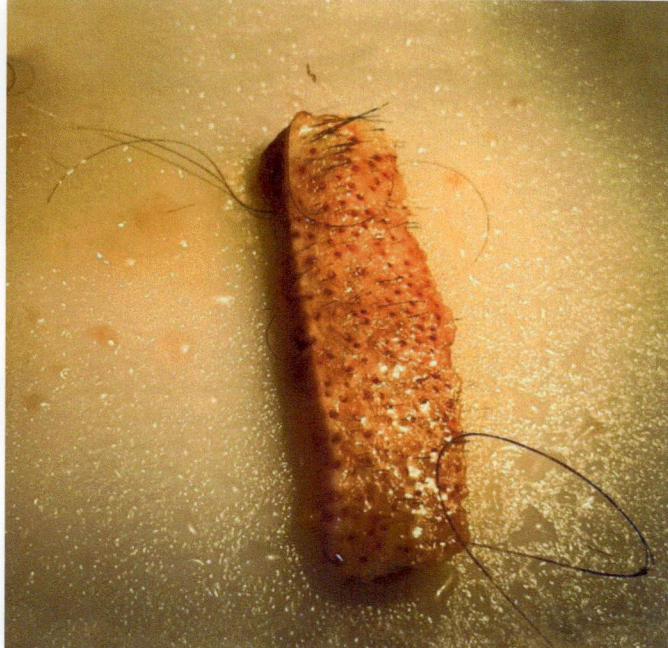

Fig. 18-6. (**a,b**) Aspecto da faixa submetida à técnica FUE.

CAPÍTULO 18
CASOS CLÍNICOS

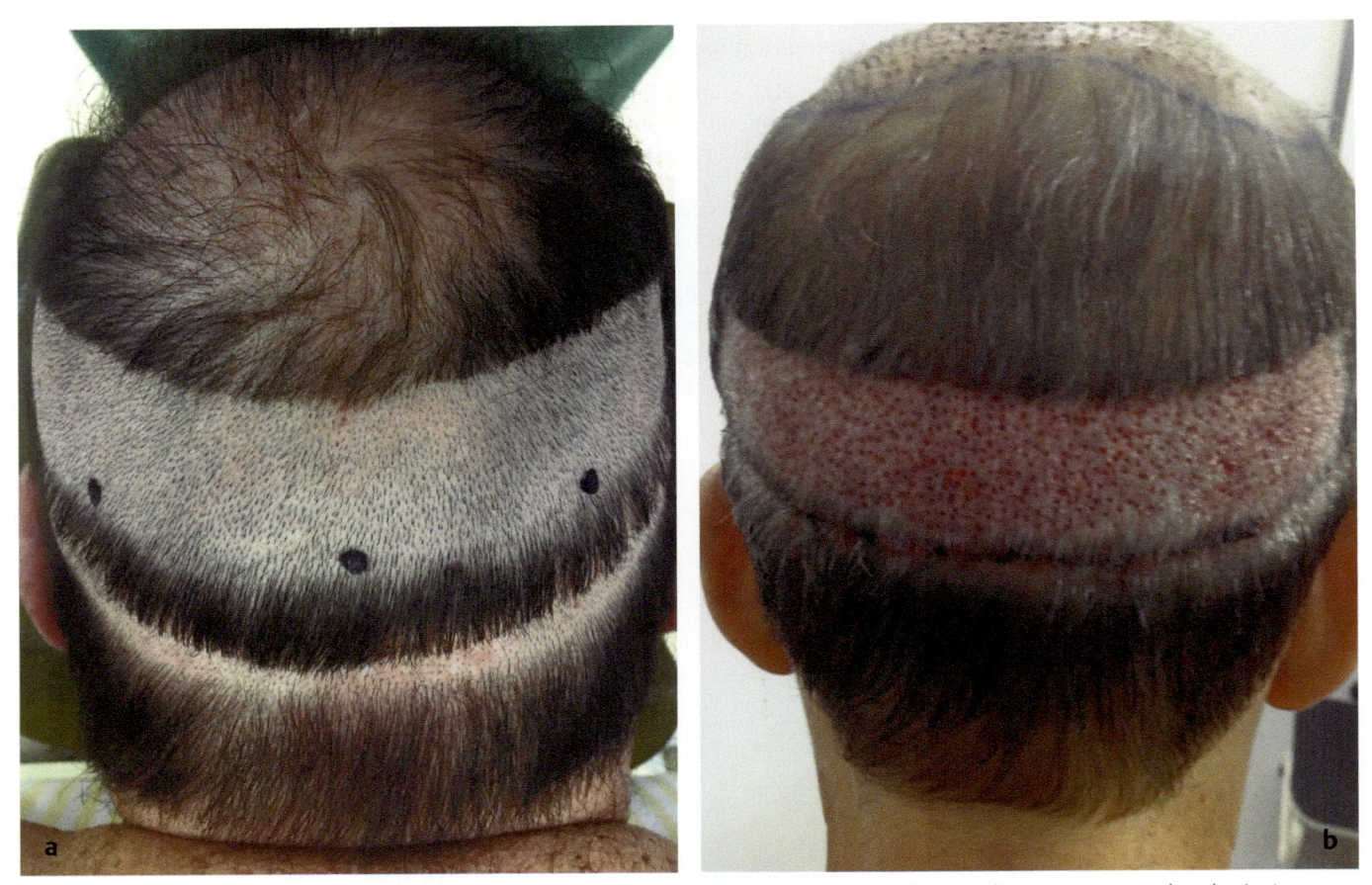

Fig. 18-7. (**a**) Aspecto da área doadora para retirada pela técnica híbrida. (**b**) Aspecto da área doadora imediatamente a retirada pela técnica híbrida.

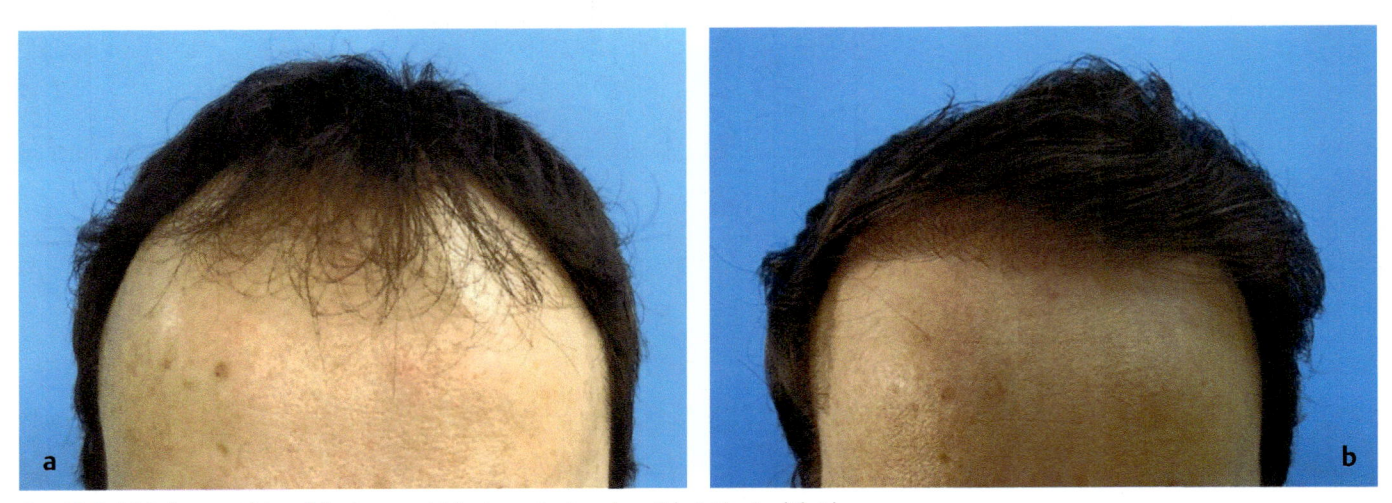

Fig. 18-8. (**a**) Pré-operatório e (**b**) pós-operatório de paciente submetido à técnica híbrida.

TÉCNICA HÍBRIDA – FUT E FUE 295

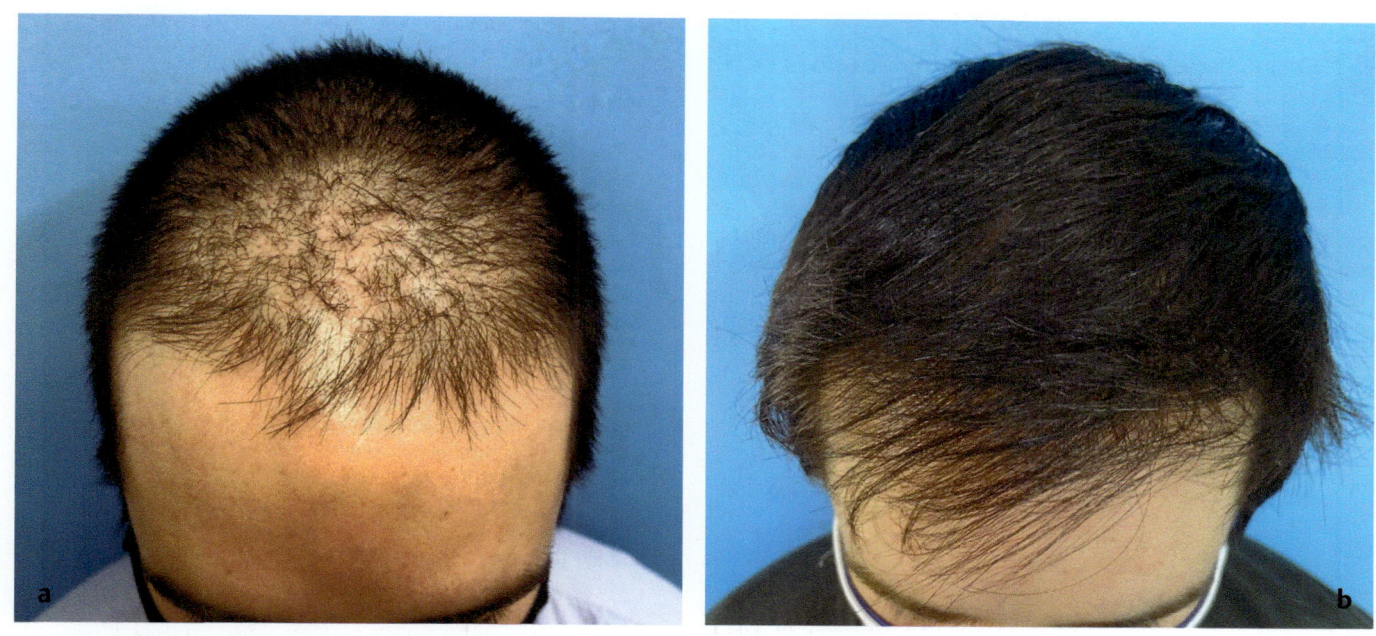

Fig. 18-9. (**a**) Pré-operatório e (**b**) pós-operatório de paciente submetido à técnica híbrida.

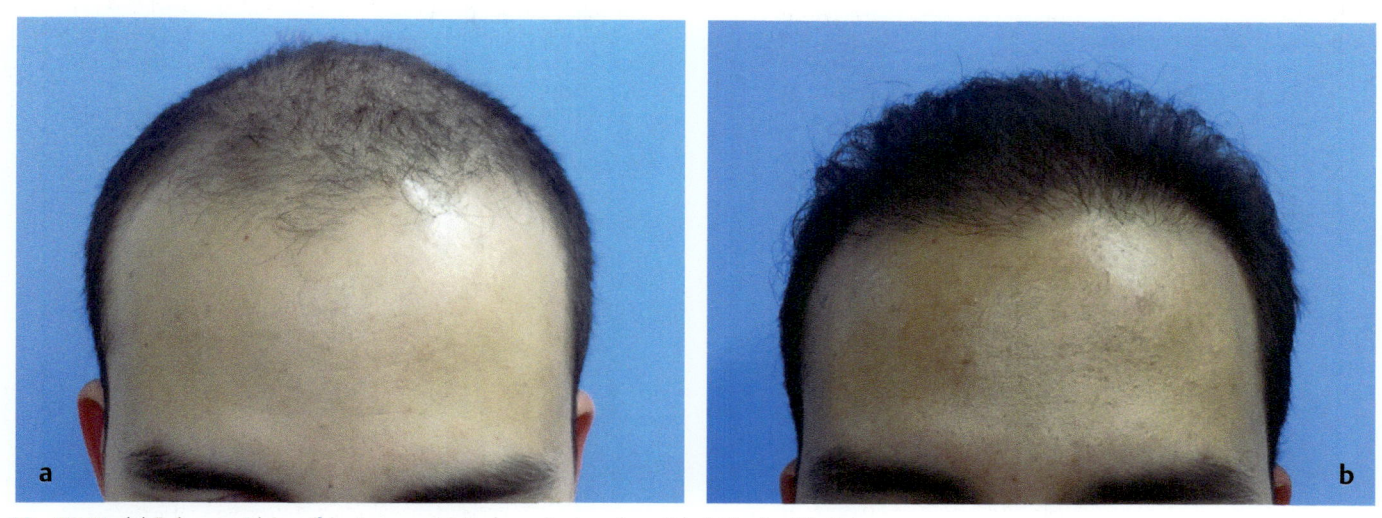

Fig. 18-10. (**a**) Pré-operatório e (**b**) pós-operatório de paciente submetido à técnica híbrida.

CONCLUSÃO

A combinação de técnicas pode ser realizada em situações específicas nas quais objetiva-se retirar uma maior quantidade de unidades foliculares. A nosso ver, pelo fato de que os pacientes, em especial do sexo masculino, apresentam resistência a terem uma cicatriz linear, parece-nos que sua indicação atualmente apresenta limitações. Também, pelo fato de que uma quantidade maior de unidades possa ser obtida pela técnica FUE, muitos cirurgiões acabam não indicando a técnica híbrida. De qualquer forma, parece-nos muito útil o conhecimento desta modalidade para situações específicas e bem indicadas e discutidas com o paciente.

BIBLIOGRAFIA

Anastassakis K. Follicular unit extraction. In: Anastassakis K. Androgenetic alopecia from A to Z. Vol.3, Hair restoration surgery, alternative treatments, and hair care. Switzerland: Springer; 2023. p. 85-95.

Bernstein RM, Rassman WR, Anderson KW. Follicular unit extraction megasessions: Evolution of a technique. Hair Transplant Forum Int. 2004;14(3):97-9.

Crisóstomo M. Untouched strip: FUE combined with strip surgery to improve the FU number harvested in one session, preserving an untouched area for a possible future transplant. Hair Transplant Forum Int. 2012;22:12-14.

Crisóstomo MR. Combined strip and FUE technique. In: Lam SM, Williams K Jr, eds. Hair transplant: FUE. New Delhi: Jaypee Brothers. 2016;360(4):383-415.

Crisóstomo MR. Combining follicular unit extraction and transplantation. Untouched strip technique. In: Barrera A, Uebel CO, eds. Hair transplantation – The art of follicular unit micrografting and minigrafting.2nd ed. St. Louis: Quality Medical Publishing; 2014. p. 236-61.

Garg AK, Garg S. Exploring safe donor follicle harvesting in follicular unit excision: a comprehensive review. Hair Transplant Forum International. 2024;34(1):12-16.

Garg S. Combination harvesting – FUT and FUE. In: True RH, Garg AK, Garg S, eds. Practical guide to hair transplantation. Manesar: Thieme; 2021. p. 545-51.

Keene SA. Follicular unit excision-linear ellipse (FUE-LE): A new way to add the linear ellipse donor harvesting method to any FUE practice. Hair Transplant Forum International. 2022;32(1):1-7.

Mayer ML, Perez-Meza D. Managing the donor area to minimize scarring. International Journal of Cosmetic Surgery and Aesthetic Dermatology. 2001;3(2):121-6.

Norwood OT. Male pattern baldness: classification and incidence. South Med J. 1975;68:1359-65.

Rassman WR, Bernstein RM, McClellan R, et al. Follicular unit extraction: minimally invasive surgery for hair transplantation. Dermatol Surg. 2002;28:720-8.

True R. Combining FUE and strip harvesting in the same procedure. Presented at the 17th Annual Meeting of the International Society of Hair Restoration Surgery, July 22-26, Amsterdan, The Netherlands. 2009.

True RH. Is every patient of hair loss a candidate for hair transplant? Deciding surgical candidacy in pattern hair loss. Indian J Plast Surg. 2021;54(4):435-40.

Trueb RM. The difficult hair loss patient: Guide to successful management of alopecia and related conditions. Zurich: Springer; 2015.

Tsilosani A. Expanding graft numbers combining strip and FUE in the same session: effect on linear wound closure forces. Hair Transplant Forum Int. 2010;20:121-3.

Unger WP. My personal approach to the consultation. In: Unger WP, Shapiro R, Unger R, Unger M, eds. Hair transplantation. 5th ed. New York: Informa Healthcare; 2011. p. 63-90.

UGRAFT ZEUS – NOVO DISPOSITIVO DE EXCISÃO DA UNIDADE FOLICULAR PARA A COLETA DE ENXERTOS CAPILARES PARA TODOS OS FINS

Sanusi Umar

INTRODUÇÃO

A excisão da unidade folicular (FUE) tornou-se o padrão ouro em transplante capilar, oferecendo soluções minimamente invasivas com resultados naturais e estéticos. Apesar de suas vantagens, a FUE apresenta desafios significativos devido à variabilidade das características dos doadores, incluindo a textura do cabelo, a angulação folicular e a espessura da pele. As ferramentas convencionais, muitas vezes, não conseguem ter um desempenho consistente em todo esse espectro de demandas. Além disso, a evolução das preferências dos pacientes, como os procedimentos sem barba e o uso de zonas doadoras alternativas, como a barba, o corpo, a nuca e as áreas periauriculares, aumenta a complexidade dos procedimentos da FUE.

O sistema UGraft Zeus® representa uma inovação transformadora, superando essas limitações com um dispositivo único e universalmente aplicável. Integrando engenharia avançada, como o Intelligent Punch, o *driver* de punção adaptável e os recursos opcionais assistidos por fluido, esse sistema se adapta a diversas características de cabelo e pele com precisão e consistência inigualáveis. O UGraft Zeus foi desenvolvido com base nos princípios do Sanusi FUE Scoring (SFS) System, que padroniza a avaliação da complexidade da zona doadora, permitindo um planejamento cirúrgico otimizado.

SISTEMA DE PONTUAÇÃO SANUSI FUE: UMA BASE PARA A INOVAÇÃO

Desenvolvido pelo Dr. Sanusi Umar, o Sistema de Pontuação Sanusi FUE (SFS) (Quadro 19-1) fornece uma estrutura sistemática para avaliar as zonas doadoras FUE com base em duas variáveis principais: tipo de cabelo (liso ondulado, cacheado ou crespo) e características da pele (espessura e firmeza). Cada variável é pontuada, gerando uma classificação geral de dificuldade de procedimento de Grau I (menos desafiador) a Grau V (mais desafiador). Essa classificação informa as estratégias cirúrgicas e o *design* do dispositivo.

Quadro 19-1. Sistema de Pontuação Sanusi FUE (SFS)

Nível 1: do processo de pontuação do SFS, determina as pontuações das características do cabelo e da pele		
Parâmetros da pele e do cabelo	Pontuação	Seleção da pontuação
Espessura e firmeza da pele		
Espessa/firme	6	
Suave/fina	4	x
Firmeza/espessura média	1	
Forma do cabelo	**Pontuação**	**Seleção da pontuação**
Liso e ondulado (tipos 1 e 2a, b e c)	1	
Encaracolado (tipos 3a, b, e c)	2	y
Enrolado e crespo (tipos 4a, 4b e 4c)	3	
Pontuação total (SFS)		x+y

(Continua)

Quadro 19-1. Sistema de Pontuação Sanusi FUE (SFS) *(Cont.)*

Nível 2: a pontuação total do nível 1 é usada para determinar o grau/classe com base na Escala I-V		
SFS Grau/Classe	Pontuação SFS	Desafio FUE se o procedimento não for matizado
I	2-3	Nenhuma dificuldade; taxa de desgaste do enxerto muito baixa
II	4	Dificuldade baixa a moderada; taxa de desgaste do enxerto baixa a moderada
III	5-6	Dificuldade moderada; suscetível de descalcificação do enxerto
IV	7-8 (7a)*	Dificuldade moderada a elevada; taxa de desgaste do enxerto moderada a elevada (frequentemente em descendentes do Norte de África ou do Médio Oriente)
V	9	Dificuldade elevada; taxa de desgaste do enxerto elevada-muito elevada (tipicamente em descendentes de africanos)

Notas: *7a: Uma combinação de pele muito macia e hastes de cabelo fortemente encaracoladas (raro na natureza).
Escala SFS: Pontuação Sanusi FUE; FUE: excisão de unidades foliculares.

Contribuição do Tipo de Cabelo

Os cabelos lisos e ondulados são minimamente desafiadores, enquanto os cabelos crespos, típicos de pacientes com textura afro, envolvem angulação e curvatura extremas, aumentando o risco de transecção do enxerto.

Contribuição do Tipo de Pele

A pele de espessura média é ideal para a pontuação do enxerto, enquanto a pele grossa e firme, comum em zonas doadoras de barba e corpo, exige maior torque e precisão.

O Sistema SFS revolucionou o planejamento pré-operatório, orientando a engenharia do UGraft Zeus para lidar com todas as complexidades do doador, desde os cenários mais simples até os mais exigentes.

VISÃO GERAL DA TECNOLOGIA – AS PRINCIPAIS INOVAÇÕES DO UGRAFT ZEUS

O sistema UGraft Zeus (Fig. 19-1) foi projetado para oferecer precisão, adaptabilidade e simplicidade, eliminando as ineficiências das ferramentas FUE convencionais. Seu *design* combina recursos avançados para atender a diversas demandas de procedimentos, garantindo resultados consistentes em todas as zonas doadoras.

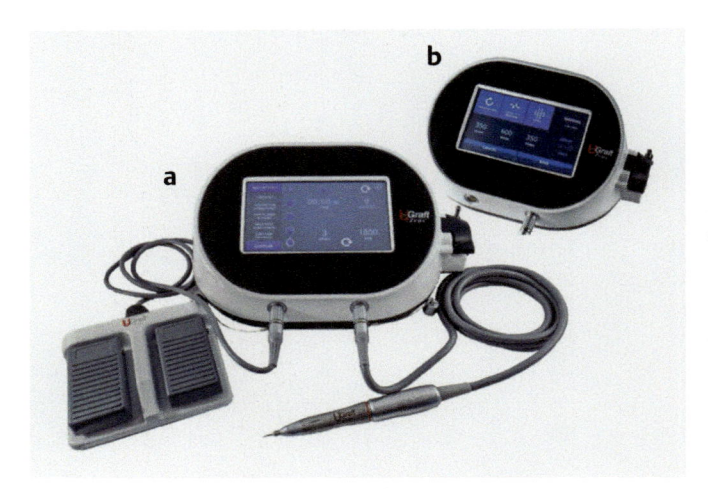

Fig. 19-1. O sistema UGraft: (**a**) Painel principal: Inclui o console, a peça de mão, o pedal e a integração de fluido opcional. O painel inclui seis predefinições, modo personalizado, controle de torque, velocidade, temporizadores e funções de reinicialização. (**b**) Inserção: Mostra três modos de movimento, duração ajustável, intervalos de pontuação e modos automático/manual.

Navegação com Assistência Mínima (MAN)

Esse recurso permite que o *punch* patenteado (The Intelligent Punch®) navegue automaticamente pelos caminhos do cabelo na subsuperfície, acomodando as angulações e curvaturas foliculares em texturas lisas, onduladas, cacheadas e crespas. Ao corrigir desalinhamentos de até 40 graus, a MAN reduz a dependência da habilidade do operador, tornando-a eficaz mesmo em cenários de doadores desafiadores, como cabelos afro-texturizados ou ângulos agudos de saída do cabelo em zonas doadoras corporais.

Design Responsivo à Pele

O UGraft Zeus adapta-se dinamicamente às propriedades exclusivas da pele do paciente, garantindo uma pontuação precisa com o mínimo de trauma em diferentes tipos de pele. Esse recurso é particularmente valioso em zonas doadoras caracterizadas por pele espessa e firme (p. ex., muitos pacientes negros afrodescendentes) ou áreas delicadas, como algumas zonas doadoras de vários corpos.

Melhora na Cicatrização de Feridas

O *design* avançado de alargamento minimiza o tamanho da ferida e as bordas evertidas, facilitando a cicatrização mais rápida com cicatrizes menos visíveis. Em comparação com punções convencionais de dimensões semelhantes, essa inovação melhora os resultados estéticos, especialmente em áreas doadoras visíveis (Fig. 19-2).

Sistema de Fluido Opcional

O UGraft Zeus apresenta um acessório opcional de fluido assistido com patente pendente que melhora o desempenho e a sobrevivência do enxerto.

Modo de Lubrificação

Reduz a resistência durante a marcação e a extração, enquanto hidrata os enxertos marcados antes de serem retirados do orifício de extração.

Modo Flush

Permite a ejeção sem o uso das mãos de enxertos impactados no lúmen da punção, melhorando a eficiência e reduzindo a fadiga do operador.

Modelo Zeus-Janus de UGraft Ativado por Toque e Sem Fio

A peça de mão sem fio do modelo Zeus-Janus (Fig. 19-3) elimina cabos, pedais e botões, utilizando a funcionalidade ativada por toque com patente pendente para simplificar a operação. Essa inovação ergonômica reduz o complexo movimento repetitivo coordenado mão-pé-olho para aprimorar os fluxos de trabalho dos procedimentos. A compatibilidade com duas peças de mão permite extrações simultâneas em várias zonas, otimizando a eficiência cirúrgica.

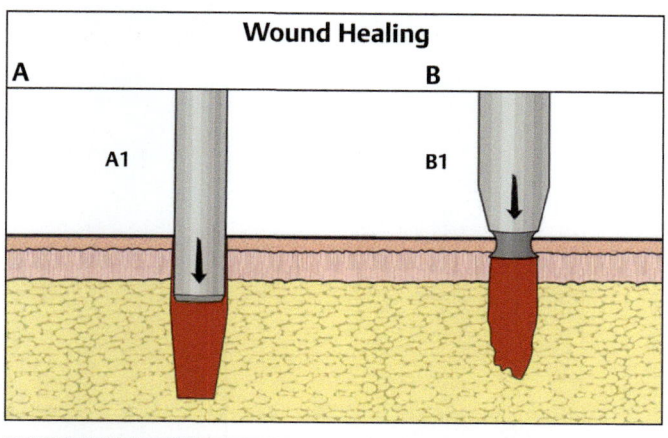

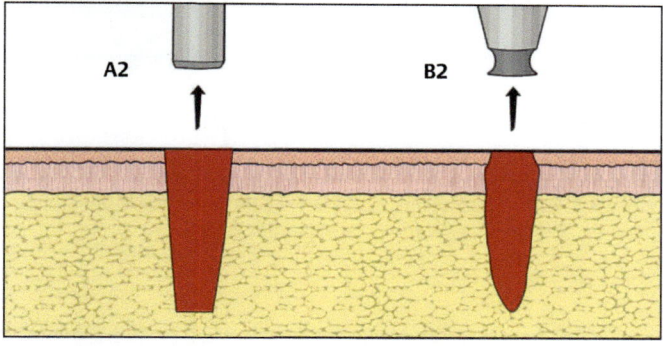

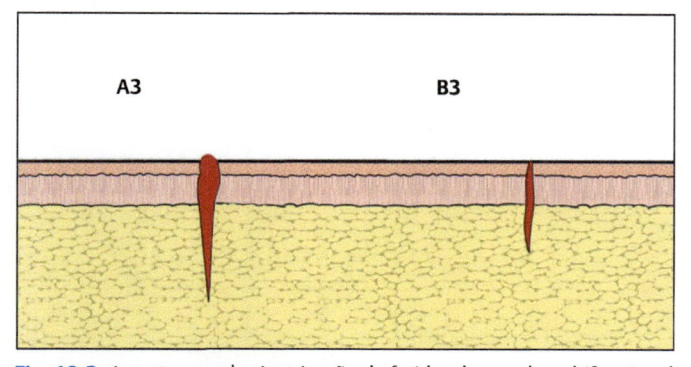

Fig. 19-2. A vantagem de cicatrização de feridas do *punch* multifuncional alargado. (a) A1-A2: O *punch* chanfrado externo cria uma ferida cilíndrica com uma borda dérmica papilar evertida. A3: A ferida fecha principalmente por contração, mas a parte papilar superior permanece aberta, cicatrizando por segunda intenção e causando uma cicatriz maior. (b) B1-B2: O *punch* alargado cria um caminho de ferida mais invertido, resultando em uma ferida cilíndrica com uma borda dérmica papilar invertida. B3: A ferida fecha principalmente por contração, com a porção papilar superior fechando por primeira intenção ou necessitando de intenção secundária mínima, resultando em menos cicatrizes.

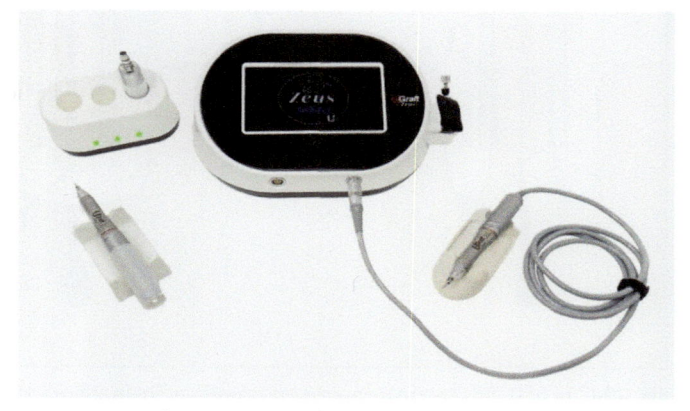

Fig. 19-3. UGraft Janus mostrando as peças de mão com fio e sem fio ativadas por toques capazes de funcionar de forma independente.

DESIGN INTELIGENTE DE PUNÇÃO

A perfuração inteligente do UGraft é feita sob medida para enfrentar os diversos desafios da FUE. Seus recursos incluem os a seguir (Fig. 19-4).

Design Híbrido e de Alargamento Avançado

Este recurso patenteado direciona os vetores de corte lateralmente para preservar a integridade folicular e reduzir a transecção, particularmente em folículos enrolados ou angulados (Fig. 19-5).

Design Melhorado de Punção Alargado
Geometria Frustocônica

Esse recurso patenteado expande os volumes interno e externo da punção para minimizar a impactação do enxerto, as lesões por torção e a resistência durante o descolamento do enxerto (Fig. 19-6).

Superfícies Texturizadas

A texturização patenteada da extremidade de corte estabiliza os folículos enrolados ou desalinhados, enquanto navega pelo curso subterrâneo do folículo através de peles de espessura e firmeza variáveis, melhorando a eficiência e reduzindo a fadiga do operador.

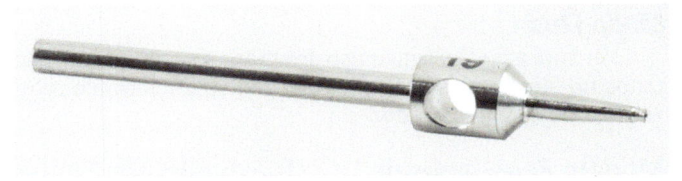

Fig. 19-4. O Intelligent Punch do UGraft, que apresenta uma ponta de corte texturizada em formato frustocônico com uma extremidade alargada.

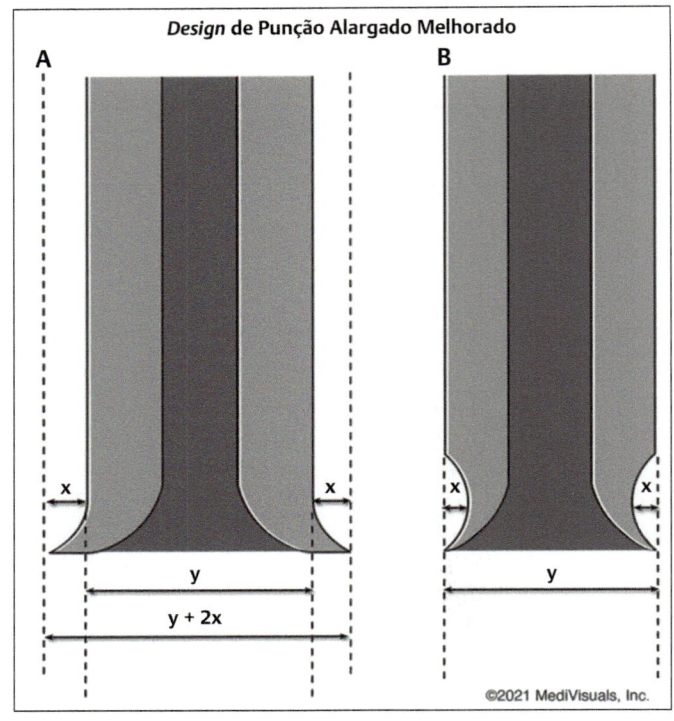

Fig. 19-5. Este esquema ilustra a diferença de *design* entre um *flaring* básico e um *flaring* avançado do enxerto de UGraft.

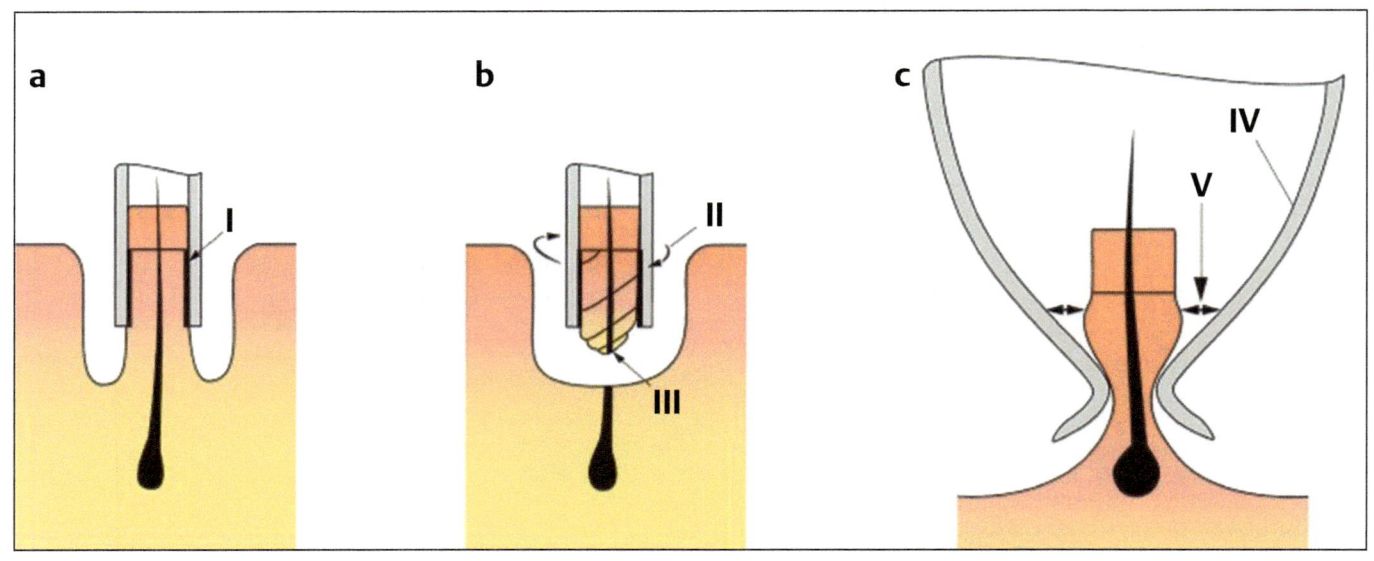

Fig. 19-6. (a,b) O atrito entre o enxerto e o revestimento do *punch* – I faz com que o enxerto e o *punch* girem juntos – II, em relação à extremidade distal fixa do enxerto, levando à torção e ao dano por torção – III. (c) O formato frustocônico do lúmen do *punch* – IV reduz o atrito entre a superfície interna do *punch* e o enxerto – V, minimizando o risco de danos por torção.

DRIVER DE PERFURAÇÃO ADAPTÁVEL

O *driver* de punção adaptável do UGraft Zeus integra várias funcionalidades avançadas em um *design* simplificado.

Controle de Torque Variável

Ajustável à firmeza da pele, garantindo o desempenho ideal em áreas doadoras espessas, como ocorre no couro cabeludo de muitos pacientes de ascendência africana. É complementado por um *punch* projetado para aumentar esse efeito (Fig. 19-7).

Movimentos Compostos

Combina movimentos oscilatórios e rotacionais, personalizáveis para velocidade e preservação do enxerto.

Configurações Predefinidas

Oferece configurações otimizadas para diferentes zonas doadoras, simplificando a configuração e reduzindo a curva de aprendizado para os cirurgiões.

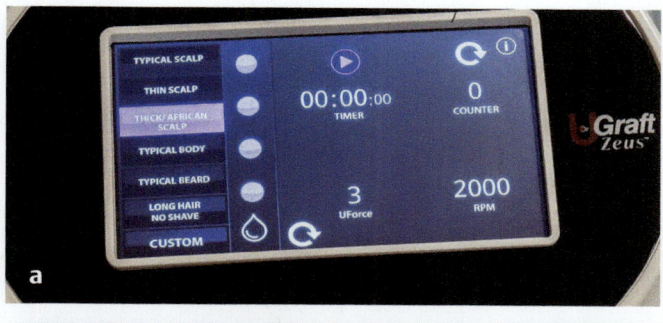

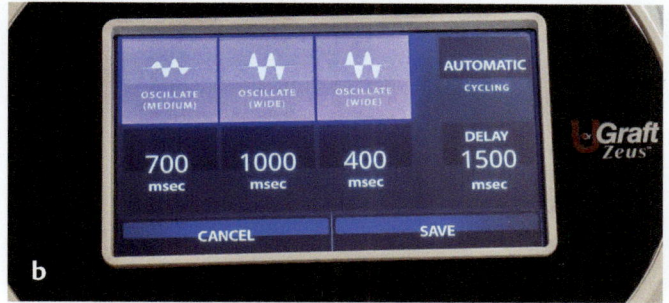

Fig. 19-7. (a) Painel de controle do UGraft mostrando predefinições para diferentes cenários de FUE. (b) UGraft Dashoard mostrando diferentes opções de movimento.

VALIDAÇÃO CLÍNICA – UGRAFT ZEUS COMO UM DISPOSITIVO DA FUE PARA TODOS OS FINS

A capacidade multifuncional do sistema UGraft Zeus foi rigorosamente validada por meio de vários estudos publicados, demonstrando seu desempenho consistente em uma gama diversificada de cenários desafiadores de FUE. Esses estudos destacam a versatilidade do dispositivo em lidar com características exclusivas dos doadores – desde cabelos afro-texturizados bem enrolados e couro cabeludo espesso e firme, até espessura e firmeza variáveis da pele e texturas de cabelo encontradas em áreas do corpo e da barba, além de procedimentos de FUE de cabelos longos sem barba. Usando o mesmo *design* de punção universal e *driver* de punção adaptável, o UGraft Zeus alcança resultados superiores sem a necessidade de ferramentas especializadas ou ajustes dependentes do operador. Os estudos a seguir destacam sua eficácia em vários contextos clínicos:

Cabelo Afro-Texturizado: Enfrentando Desafios Únicos

Contexto Clínico

Os pacientes de ascendência africana apresentam hastes capilares firmemente enroladas, embutidas em uma pele espessa e firme com extrema angulação subsuperficial, o que torna a FUE altamente desafiadora. Essas características do doador são frequentemente associadas a altas taxas de transecção, limitando o acesso à FUE para esse grupo demográfico.

Inovação

O UGraft Zeus emprega um único *punch* híbrido alargado avançado com geometria frustocônica e superfícies texturizadas, permitindo a navegação precisa de caminhos foliculares enrolados. Os ajustes dinâmicos do acionador do *punch* adaptativo melhoram ainda mais o desempenho em zonas doadoras de alta dificuldade.

Resultados

Em um estudo envolvendo 64 pacientes (Figs. 19-8 e 19-9) em sete clínicas multinacionais, o UGraft Zeus alcançou consistentemente taxas de transecção de 3-6% em zonas doadoras de Classe V. Ao contrário dos dispositivos convencionais, que exigem vários ajustes ou ferramentas especializadas, o UGraft Zeus demonstrou confiabilidade e adaptabilidade inigualáveis para cabelos afro-texturizados.

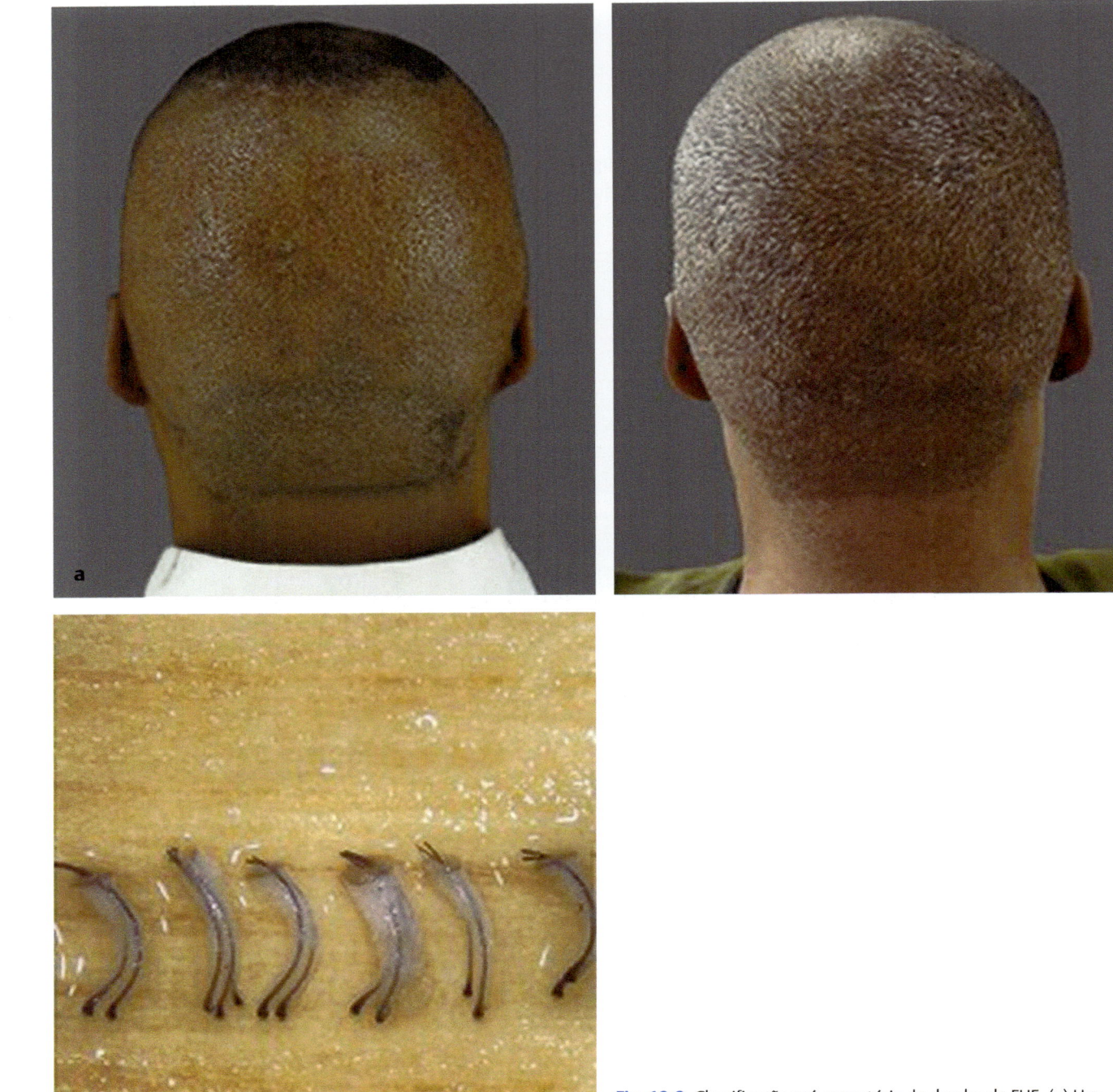

Fig. 19-8. Classificação pré-operatória do doador de FUE. (**a**) Um homem africano com pele espessa e firme, *acne keloidalis nuchae* leve na área da nuca e cabelos crespos (doador de FUE Classe V). As imagens mostram o momento imediatamente após. (**b**) Um ano após a FUE usando o dispositivo de FUE para todos os fins e responsivo à pele. (**c**) Juntamente com uma visão em *close* dos enxertos encaracolados. (**FUE** significa excisão da unidade folicular).

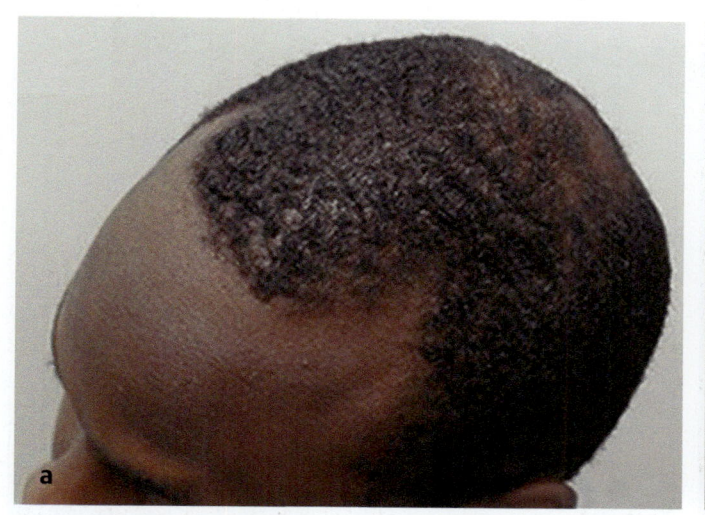

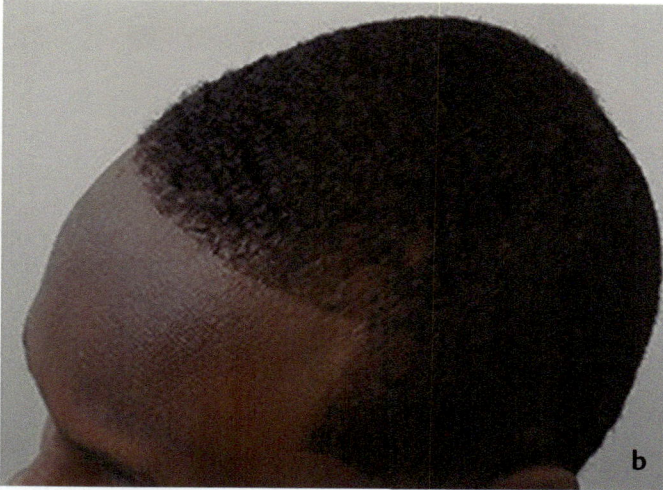

Fig. 19-9. Resultados da FUE responsiva à pele. (**a**) Homem afro-americano com perda de cabelo frontal e na coroa devido à alopecia androgenética, antes. (**b**) 13 meses após receber 1.719 enxertos colhidos por excisão de FU com o dispositivo FUE responsivo à pele para todos os fins. (**FUE** significa excisão da unidade folicular).

Barba e Pelos do Corpo: Como Lidar com Pele Espessa e Ângulos Variáveis

Contexto Clínico

A coleta de áreas doadoras da barba e do corpo envolve desafios únicos, como pele espessa e firme e curvatura folicular variável. Os dispositivos da FUE convencionais, muitas vezes, têm dificuldades para funcionar de forma consistente nessas zonas, exigindo diferentes *designs* de punção e habilidades especializadas do operador.

Inovação

O UGraft Zeus integra um *design* de *punch* inteligente com lúmen volumizado e texturização avançada para minimizar lesões por torção e aumentar a estabilidade do enxerto. Seu acionador de punção adaptável modula o torque e ajusta-se à variação da espessura e da firmeza da pele, garantindo uma marcação folicular precisa em todas as áreas doadoras da barba e do corpo.

Resultados

Em 82 pacientes (Figs. 19-10 a 19-12) tratados em quatro clínicas multinacionais, o UGraft Zeus manteve as taxas de transecção abaixo de 7% para pelos do corpo e 4,8% para pelos da barba. Esses resultados destacam a capacidade do dispositivo de lidar com características de doadores altamente variáveis com uma única punção, validando seu *status* como uma solução para todos os fins.

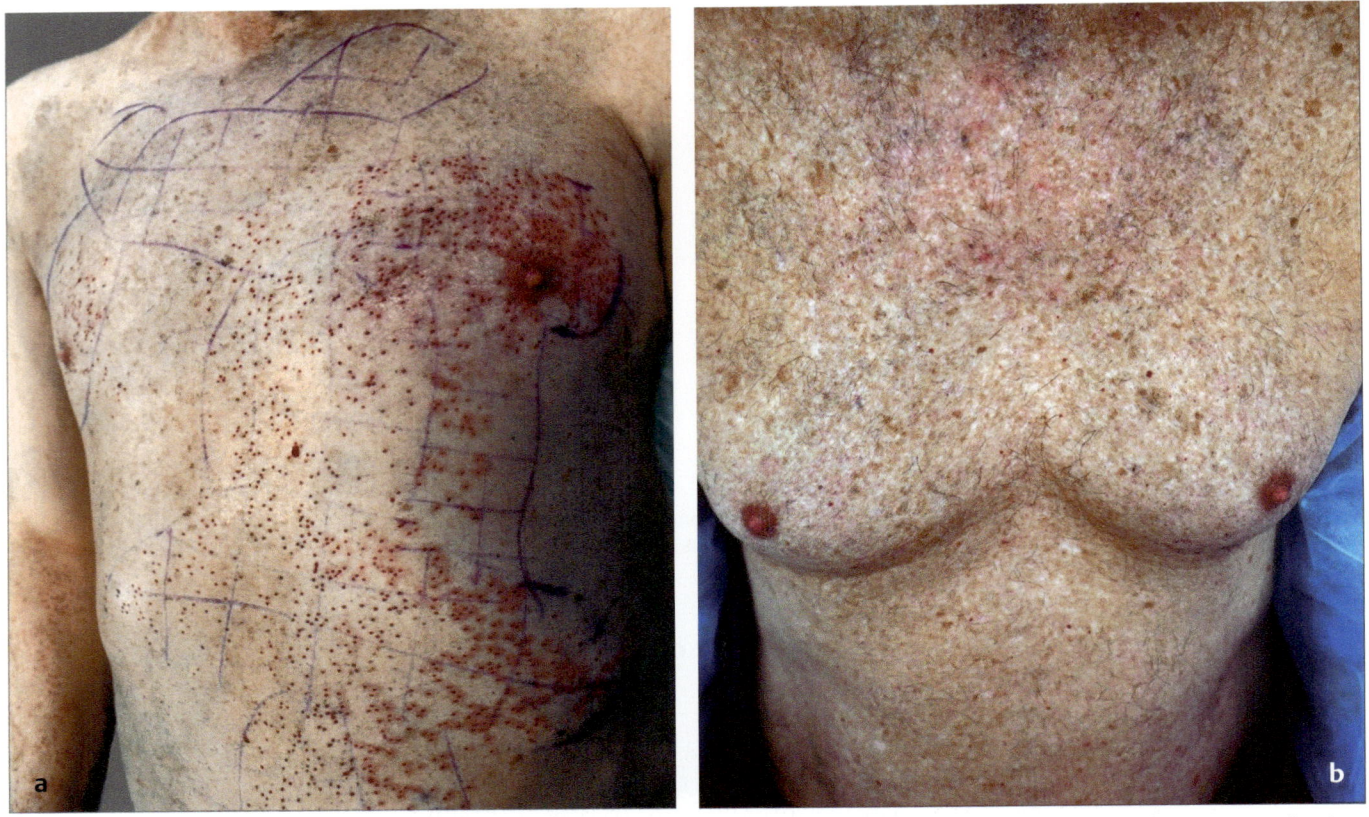

Fig. 19-10. Áreas doadoras após a extração de SFRD da barba, tronco anterior e antebraços: (**a**) Logo após a FUE. (**b**) As mesmas áreas 3 anos depois.

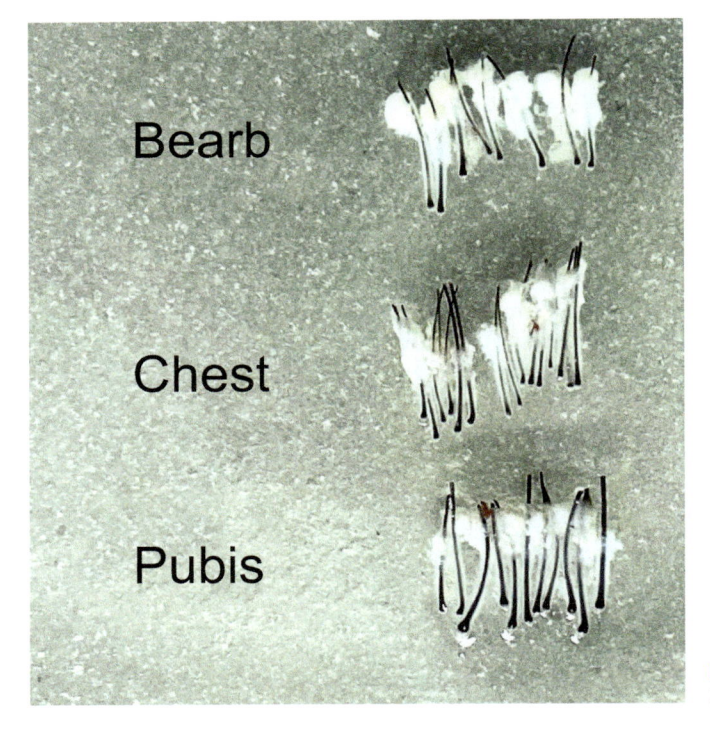

Fig. 19-11. Enxertos derivados do Zeus da barba, tórax e zona pubiana.

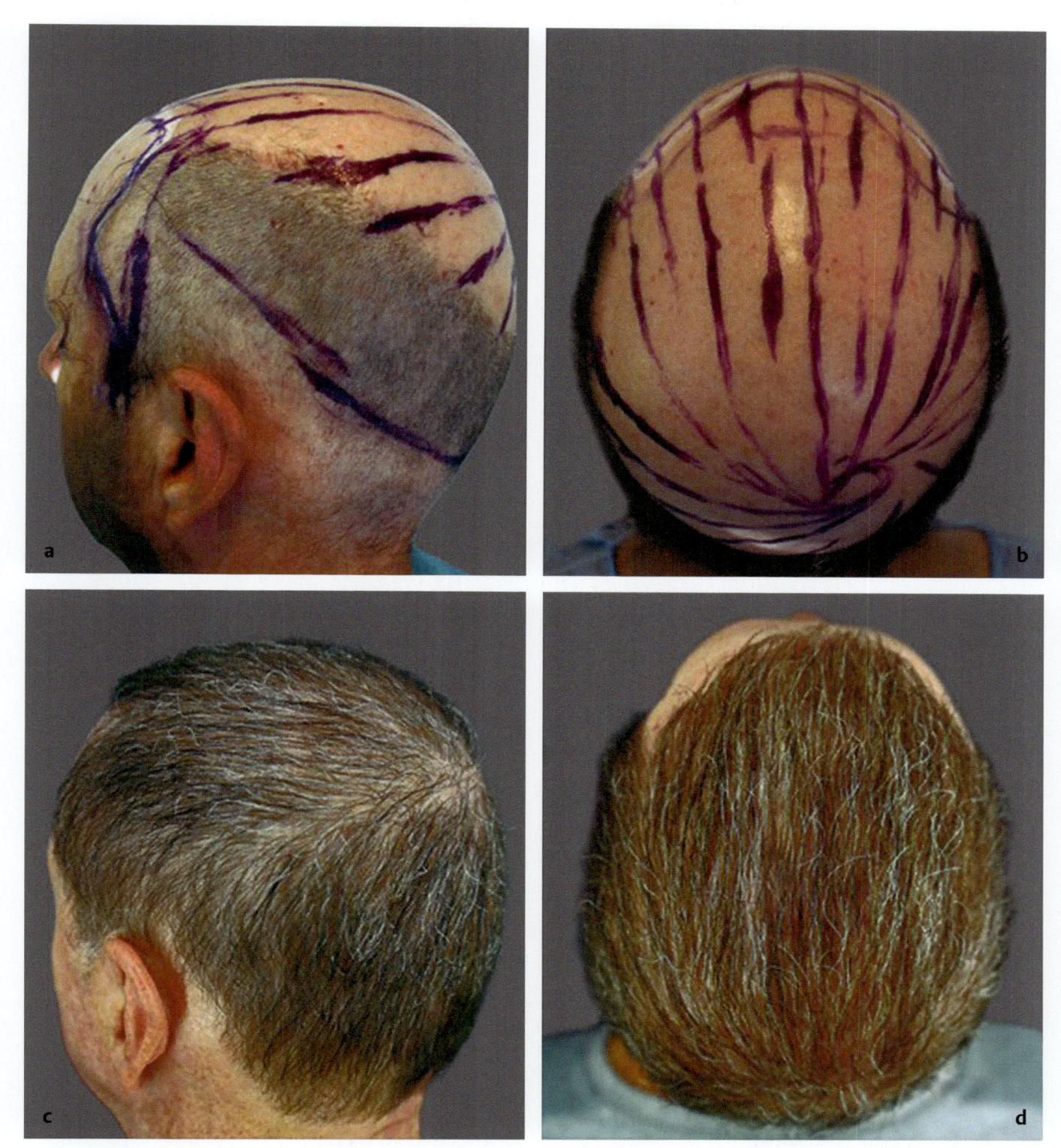

Fig. 19-12. Resultados do paciente com FUE sem escalpo: um paciente com calvície avançada, excedendo o suprimento de doadores na cabeça, buscando cobertura global para toda a zona de Norwood 7 e alopecia retrógrada. (**a**) Vista oblíqua posterior esquerda – antes. (**b**) Vista aérea superior – antes. (**c**) As mesmas vistas mostram a restauração das áreas-alvo usando cabelos da barba, do tronco e dos antebraços. (**FUE** significa excisão de unidade folicular; SRFD significa dispositivo FUE responsivo à pele).

Cabelo na Nuca e Periauricular: Precisão em Pele Macia e Fina

Contexto Clínico

As regiões da nuca e periauricular geralmente apresentam espessura da pele do couro cabeludo e cabelos mais finos e angulados que imitam as características dos pelos do corpo. Essas zonas representam desafios para os dispositivos da FUE convencionais devido à sua delicadeza e ao alto risco de trauma do enxerto.

Inovação

O UGraft Zeus combina recursos de pontuação precisos com seu avançado *punch* híbrido alargado e seu *driver* de *punch* adaptável, garantindo o mínimo de trauma e altas taxas de sobrevivência do enxerto na pele do couro cabeludo, independentemente da espessura e da firmeza, do calibre do cabelo ou da ondulação. Essas inovações permitem a coleta eficiente e consistente de zonas frequentemente excluídas na FUE convencional.

Resultados

Um estudo de 128 pacientes com um único profissional utilizando a tecnologia UGraft (Fig. 19-13) demonstrou resultados superiores, incluindo altas taxas de sobrevivência do enxerto e cicatrizes imperceptíveis em extrações na nuca e periauriculares. Isso expandiu a área doadora utilizável, permitindo a criação de linhas de cabelo e têmporas suaves e de aparência natural.

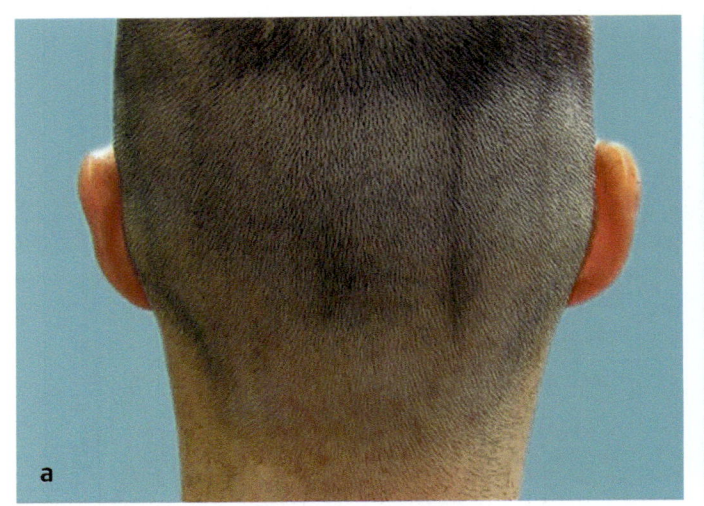

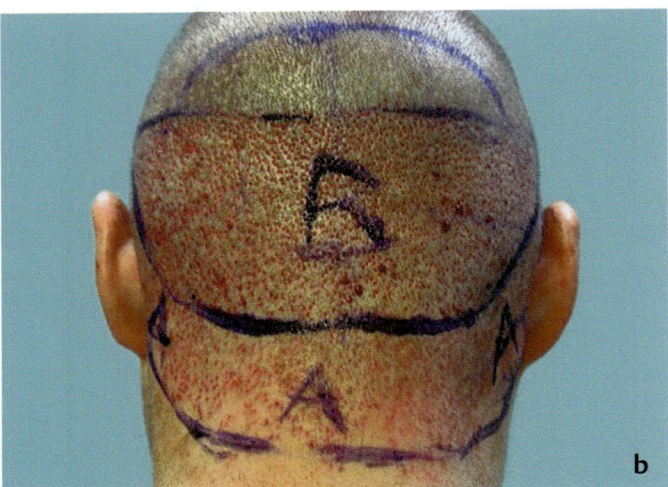

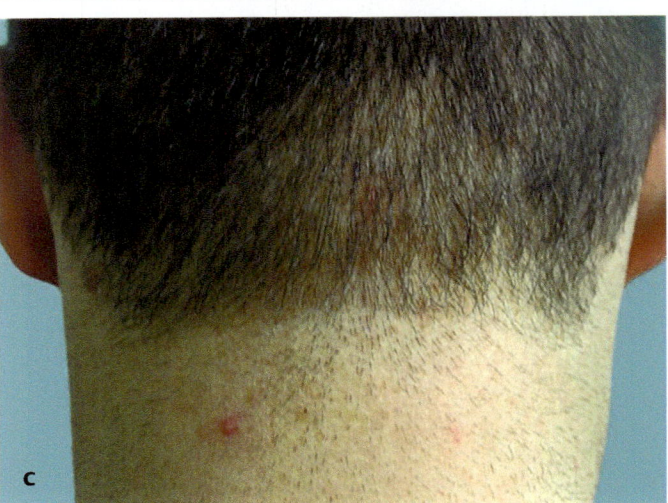

Fig. 19-13. (a-c) Ilustração do antes e o depois da FUE na nuca e região periauricular usando o UGraft.

Cabelos Longos Não Barbeados: Equilíbrio entre Estética e Eficiência
Contexto Clínico

Os procedimentos de FUE sem barbear preservam a estética natural do cabelo, o que os torna altamente desejáveis para os pacientes. No entanto, as técnicas tradicionais dependem de punções com ponta rebaixada, que consomem muito tempo e exigem habilidades cirúrgicas avançadas, o que limita sua adoção generalizada.

Inovação

O UGraft Zeus elimina a necessidade de perfuradores especializados com ponta rebaixada usando seu *design* de perfurador inteligente universal (Fig. 19-14). Sua funcionalidade sem fio ativada por toque simplifica os fluxos de trabalho e melhora a ergonomia do procedimento, permitindo que os cirurgiões realizem a FUE sem barbear com maior eficiência.

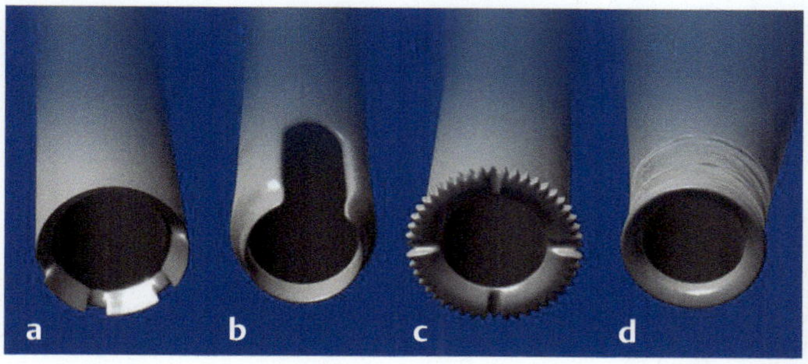

Fig. 19-14. (**a**) Um *punch* de FUE assimétrico de ponta rebaixada para cabelos longos com quatro entalhes. (**b**) Um *punch* de ponta recuada com uma fenda aberta. (**c**) Um *punch* híbrido serrilhado e alargado com quatro ranhuras em sua ponta plana. (**d**). O avançado UGraft® Intelligent Punch® com alargamento, sem reentrância nas bordas e texturização logo acima da borda de corte.

Resultados

Em um estudo retrospectivo de 152 pacientes (Figs. 19-15 e 19-16) em cinco clínicas, o UGraft Zeus alcançou taxas de quebra da haste capilar de 12,2%, taxas de transecção de aproximadamente 3% e velocidades de extração de 440 enxertos/hora. Os cirurgiões relataram maior confiança e facilidade de uso, validando ainda mais o papel transformador do UGraft Zeus nos procedimentos sem barba.

O sistema UGraft Zeus demonstra sua versatilidade e excelência consistente nesses cenários desafiadores, reforçando sua posição como o melhor dispositivo FUE para todos os fins. Ao combinar engenharia avançada com aprimoramentos ergonômicos, o UGraft Zeus permite que os cirurgiões obtenham resultados superiores em uma ampla gama de perfis de pacientes e demandas de procedimentos.

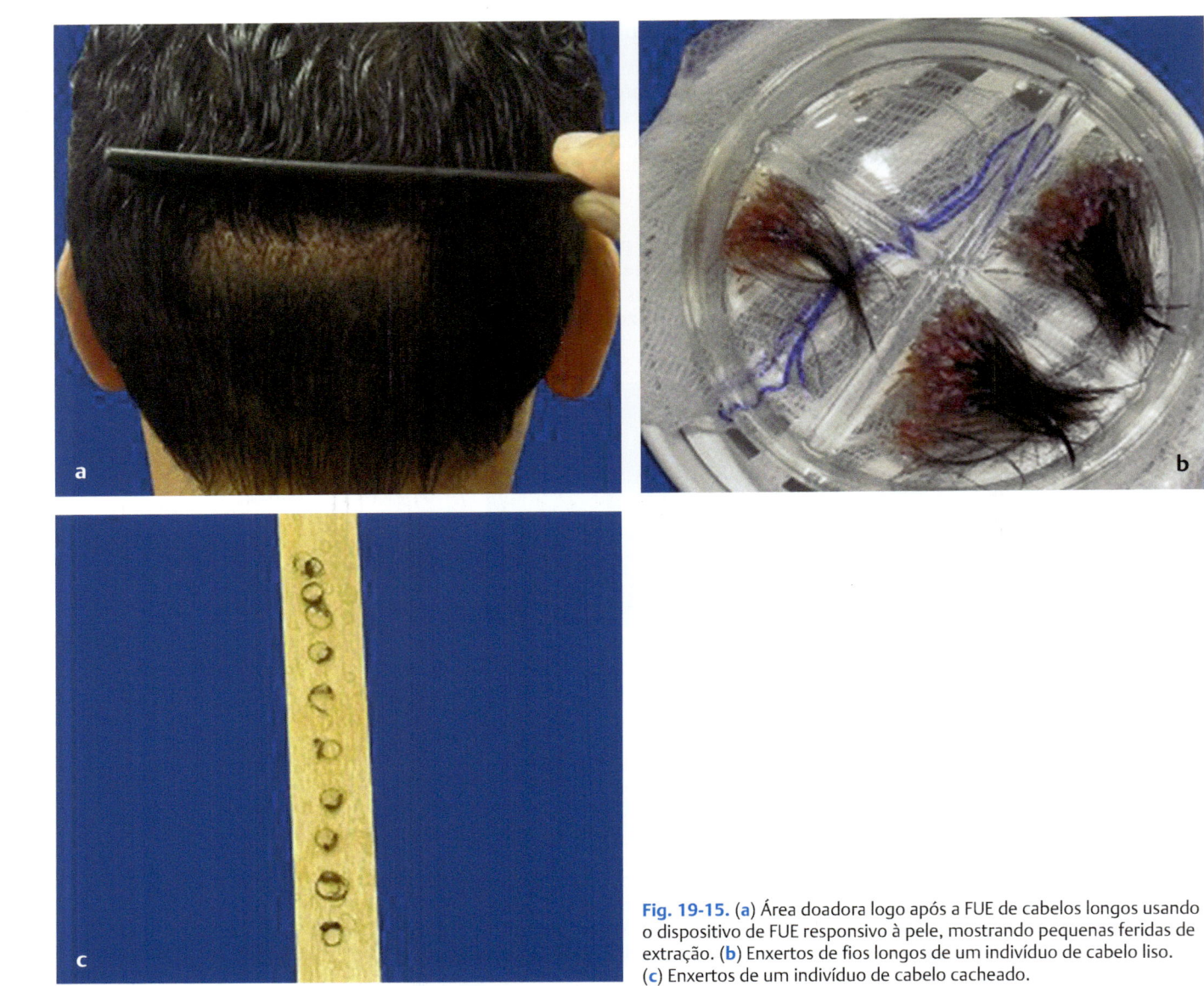

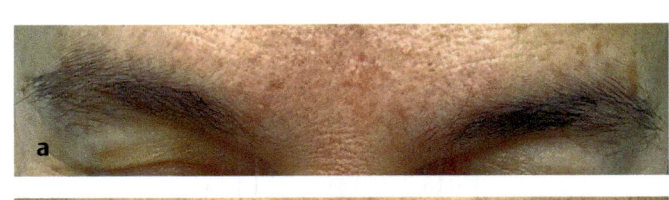

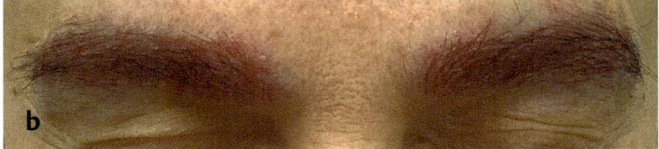

Fig. 19-15. (**a**) Área doadora logo após a FUE de cabelos longos usando o dispositivo de FUE responsivo à pele, mostrando pequenas feridas de extração. (**b**) Enxertos de fios longos de um indivíduo de cabelo liso. (**c**) Enxertos de um indivíduo de cabelo cacheado.

Fig. 19-16. (**a**) Mulher caucasiana de 26 anos antes da restauração da sobrancelha com FUE de pelos longos usando um dispositivo de FUE sensível à pele. (**b**) Logo após o implante de 240 enxertos de pelos longos, foi possível ver uma prévia dos resultados esperados.

FACILIDADE DE USO E REDUÇÃO DA CURVA DE APRENDIZADO DA FUE

Os sistemas FUE convencionais exigem que os cirurgiões alinhem o eixo do *punch* com o eixo do cabelo, estimem as angulações foliculares subsuperficiais e adaptem-se às variações de firmeza e espessura da pele. Essas exigências técnicas criam uma curva de aprendizado acentuada, tornando os resultados consistentes desafiadores e limitando a acessibilidade.

O sistema UGraft Zeus simplifica essas complexidades com recursos como o **Minimal Assist Navigation (MAN)**, que navega automaticamente pelos caminhos dos cabelos e corrige desalinhamentos de até 40 graus. O **acionador de punção adaptável** ajusta dinamicamente o torque e o movimento às características da pele do doador, garantindo uma pontuação precisa em todos os cenários sem recalibração manual. Esses recursos reduzem a dependência da habilidade do operador e facilitam a extração eficiente em diversas zonas doadoras.

As configurações predefinidas otimizam parâmetros como torque, movimentos compostos, RPM e profundidade de marcação, permitindo que os cirurgiões se concentrem no fluxo do procedimento e não nos ajustes do dispositivo. O modelo Janus **sem fio e ativado por toque** melhora a usabilidade ao eliminar pedais e botões, reduzindo a fadiga e simplificando os fluxos de trabalho. Sua funcionalidade de peça de mão dupla também permite procedimentos simultâneos em várias zonas, aumentando a eficiência para cirurgiões e pacientes.

A evidência clínica ressalta a capacidade do sistema de reduzir a curva de aprendizado. Em um estudo com cirurgiões com menos de seis meses de experiência em FUE para cabelos longos sem barbear, o UGraft Zeus permitiu taxas de quebra da haste capilar de 12,2%, taxas de transecção de 3% e velocidades de extração de 440 enxertos/hora. Esses resultados ilustram como o UGraft Zeus capacita até mesmo os profissionais menos experientes a fornecer resultados de nível especializado.

Ao enfrentar os desafios técnicos e melhorar a facilidade de uso, o UGraft Zeus muda o foco da habilidade do operador para os recursos do dispositivo, tornando os procedimentos de FUE mais acessíveis e consistentes

CONCLUSÃO

O sistema UGraft Zeus estabelece uma nova referência em excisão de unidades foliculares (FUE), combinando engenharia inovadora, aplicabilidade universal e facilidade de uso em uma única plataforma transformadora. Criado com base nos princípios do Sanusi FUE Scoring System (SFS), o UGraft Zeus enfrenta os desafios de diversas características dos doadores, incluindo cabelos afro-texturizados bem enrolados, nuca delicada e zonas periauriculares, além de áreas corporais e de barba com pele espessa. Sua adaptabilidade perfeita elimina a necessidade de ferramentas especializadas, garantindo resultados consistentes e de alta qualidade em todos os cenários.

As principais inovações, como o Minimal Assist Navigation (MAN), o *driver* de punção adaptável e o modelo Janus sem fio e ativado por toque, simplificam os fluxos de trabalho, reduzindo as demandas técnicas e a fadiga do operador. O *design* universal do *punch* e as predefinições personalizadas simplificam o treinamento e otimizam o desempenho, permitindo que cirurgiões de todos os níveis de experiência obtenham precisão e eficiência. Estudos clínicos validam sua eficácia com taxas de transecção consistentemente baixas, alta viabilidade do enxerto e velocidades rápidas de procedimento.

Ao remover as barreiras para as técnicas avançadas de FUE e melhorar a acessibilidade do procedimento, o UGraft Zeus capacita os cirurgiões a oferecerem resultados superiores e, ao mesmo tempo, expande as possibilidades da restauração capilar moderna. Esse sistema redefine os padrões de FUE, tornando-a a solução definitiva para necessidades de transplante diversas e complexas.

BIBLIOGRAFIA

Umar S. A New universal follicular unit excision classification system for hair transplantation difficulty and patient outcome. Clinical, Cosmetic, and Investigational Dermatology. 2022.

Umar S. Beard and body hair transplantation by follicular unit excision using a skin-responsive device. Dermatologic Surgery. 2024.

Umar S. Follicular unit excision in patients of african descent: A skin-responsive technique. Dermatologic Surgery. 2023.

Umar S, Lohlun B, Ogozuglu T, Carter MJ. A novel follicular unit excision device for all-purpose hair graft harvesting. Clin Cosmet Investig Dermatol. 2021.

Umar S. No-shave long hair follicular unit excision using an all-purpose skin-responsive device. Clinical, Cosmetic, and Investigational Dermatology. 2023.

Umar S. Use of nape and peri-auricular hair by follicular unit extraction to create soft hairlines and temples. Aesthetic Surgery Journal. 2015.

TÉCNICA DE FUE COM O *PUNCH* TORNADO HÍBRIDO E O SISTEMA WAW

Jean Devroye

INTRODUÇÃO

Os transplantes capilares do tipo FUE tornaram-se cada vez mais populares desde o início dos anos 2000. A técnica evoluiu gradualmente para se tornar uma técnica sólida, experimentada e testada que dá resultados consistentes.

No entanto, os cirurgiões que viveram o tempo anterior, quando apenas o FUT estava disponível, ficam, por vezes, a desejar mais. Embora o FUT tivesse a grande desvantagem de criar uma cicatriz potencialmente detectável na parte de trás da cabeça, e apresentasse uma série de riscos cirúrgicos, tinha uma enorme vantagem: produzia enxertos de alta qualidade que cresciam bem e davam resultados estéticos muito convincentes e densos.

Infelizmente, o mesmo não se pode dizer da técnica FUE. Se o profissional não dedicar tempo a trabalhar corretamente, ou não utilizar as técnicas corretas ou o *punch* correto, ou se não tiver uma "boa mão", existe o risco de os resultados serem fracos e decepcionantes para o paciente.

Existe também o risco de danificar a zona dadora.

Percebi rapidamente este fato, tendo sido treinado exclusivamente na técnica FUT pelo Dr. John Cole e tendo visto o advento da FUE logo após o meu regresso à Bélgica. Pratiquei-a bastante cedo, mas fiquei tão desiludido com a técnica que, ao fim de um ano, desisti dela e regressei exclusivamente à técnica FUT. Nos fóruns, referiam-se a mim como um homem FUT. No entanto, isso não significava que eu tivesse desistido da ideia de fazer FUE, mas, primeiro, tinha de encontrar uma forma de melhorar a instrumentação. Assim, a cada vez que utilizava a técnica FUT começava a testar punções modificadas, punções menos agressivas do que as punções afiadas que tinha usado quando comecei, tentando encontrar um perfil que me satisfizesse.

Demorei muito tempo e gastei muita energia, mas penso que consegui produzir o primeiro *punch* híbrido reconhecido por todos como um grande avanço na prática do FUE.

Claro que me inspirei no trabalho que outros pioneiros já tinham feito, o do Dr. Cole, claro, bem como da Dra. Rose, do Dr. Jones, do Dr. Woods etc. Mas foi, sobretudo, a abordagem do Dr. Harris que me atraiu e levou-me à técnica que vou descrever aqui, a do *punch* híbrido.

ANATOMIA CIRÚRGICA

Por que é tão difícil obter enxertos de qualidade, ou seja, enxertos ricos em cabelos intactos, sem transecção ou danos, semelhantes aos enxertos obtidos com a técnica FUT? Isto se deve simplesmente às caraterísticas anatômicas da unidade folicular e àquilo a que chamamos *tethering*. A unidade folicular é, de fato, complexa (Fig. 20-1). É constituída pelo próprio cabelo, mas também por numerosas estruturas que o rodeiam e que acabam por constituir um obstáculo à sua extração: a glândula sebácea, o músculo eretor do pelo e a glândula sudorípara. Importantes também são os vasos que alimentam esta unidade, um labirinto de pequenas vênulas e arteríolas, e, por fim, temos que considerar o nível muito elevado de colágeno e de fibras elásticas.

Fig. 20-1. Anatomia folicular.

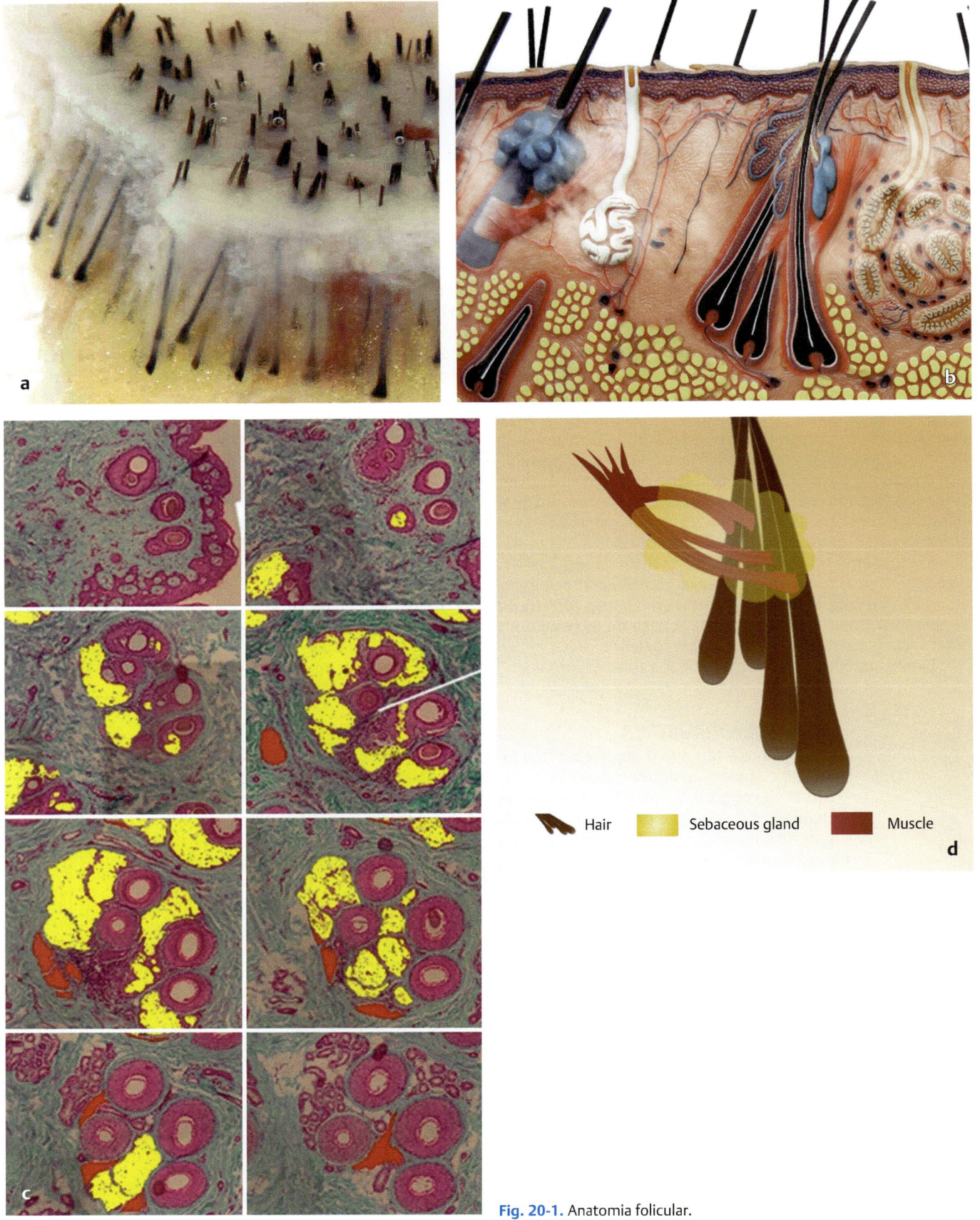

Também vale a pena notar a grande diferença de resistência à penetração entre a epiderme e a derme. Gosto de usar a expressão do meu amigo Brad Wolf, que a resumiu como: "a pele é como couro e manteiga".

Por último, há uma caraterística essencial do cabelo, especialmente nas populações que tendem a ter cabelo encaracolado. Os cabelos têm frequentemente uma forma triangular ou piramidal. Por vezes, como no caso dos afrodescendentes, chega mesmo a transformar-se numa vírgula (Fig. 20-2).

Todas estas caraterísticas dificultam a extração de unidades foliculares com uma punção de corte clássico.

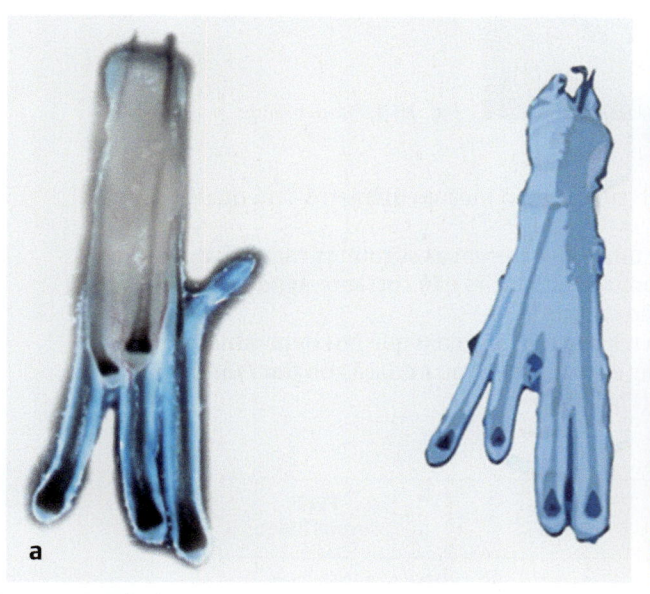

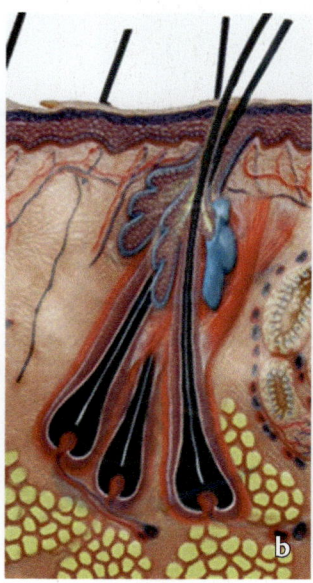

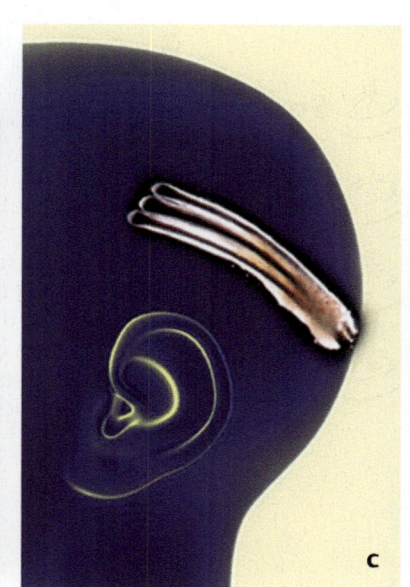

Fig. 20-2. Folículos com características diferentes.

TÉCNICA CIRÚRGICA

O *punch* tornado híbrido, que é a peça central do WAW DUO System (patenteado), tem uma caraterística única: uma face plana na frente, o lado que toca na pele. A ideia foi iniciada pelo Dr. James Harris com o seu *punch safe hex* (Fig. 20-3).

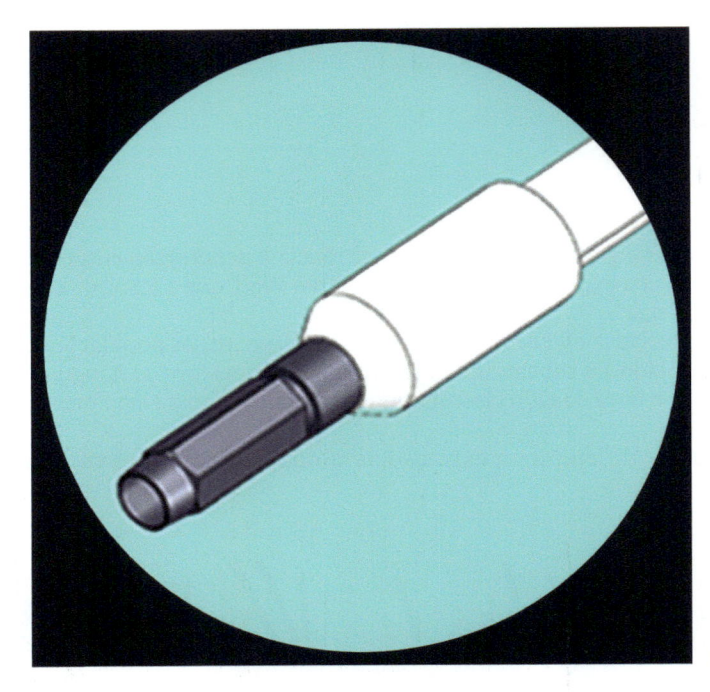

Fig. 20-3. *Punch* híbrido.

No entanto, o Dr. Harris realizou o teste num tubo com o mesmo diâmetro sem qualquer transbordo.

Pensei muito sobre a melhor forma de obter uma punção com as seguintes caraterísticas: cortar a epiderme e depois comportar-se como uma punção não cortante, tendo uma ação dissecante e dilacerante em vez de uma ação cortante.

O objetivo era encontrar uma solução para o triplo problema com que nos deparamos: epiderme mais resistente do que a derme, *tethering* e *splay*. Isto levou à criação do ***flat Punch*** em 2015 e do *punch* híbrido trompete em 2016 (Fig. 20-4).

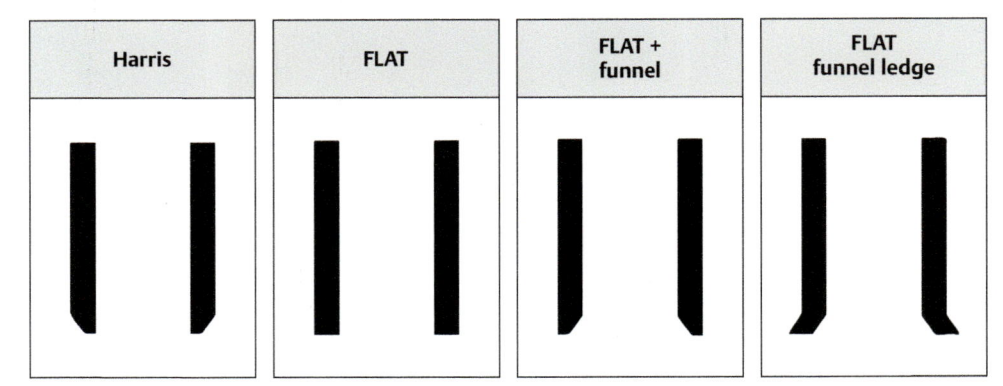

Fig. 20-4. Tipos de *punchs*.

Em 2018, foi substituído por um punção em forma de T, o *punch* híbrido tornado (Fig. 20-5).

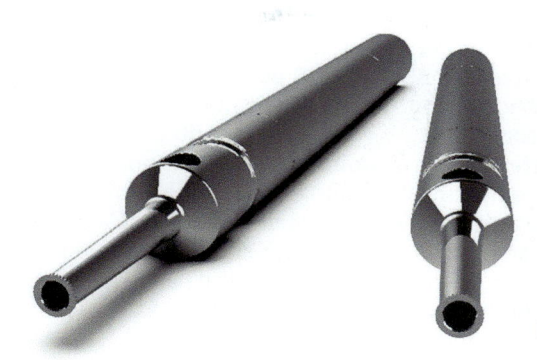

Fig. 20-5. *Punch* híbrido tornado.

Este *punch* híbrido tornado tem uma placa de espessura ajustável. Deste modo, a nitidez dos dentes pode ser variada.

Como é que isto funciona e por que este *punch* é particularmente suave para os enxertos, produzindo enxertos com poucas transecções ou danos?

O funcionamento da minha punção híbrida é radicalmente diferente do de uma punção de corte. De acordo com a teoria de John Cole, um *punch* cortante deve ser o mais afiado possível. É por isso que foram desenvolvidos *punches* superafiados com dentes. A teoria dos defensores deste tipo de punção é que o impulso da punção contra a pele amplifica a abertura e, por conseguinte, favorece as transecções.

A minha abordagem é radicalmente diferente. À luz das minhas muitas experiências, penso que a utilização de punções de corte é, infelizmente, um beco sem saída. Quero com isto dizer que tudo o que se tenta - reduzir ou aumentar a velocidade, alterar o binário, exercer mais ou menos pressão - conduz, muitas vezes, a um resultado inferior ao ótimo. Por isso, optei por uma abordagem radicalmente diferente, que consiste em reduzir a agressividade da punção, jogando com o seu *design*.

O princípio é simples. O *punch*, que fica **plano** sem pressão sobre a pele, não provoca qualquer corte ou penetração. No entanto, assim que o *punch* é empurrado contra a pele, esta deprime-se e os dentes entram em contacto com a epiderme. A epiderme será cortada e o *punch* descerá até à derme (Fig. 20-6).

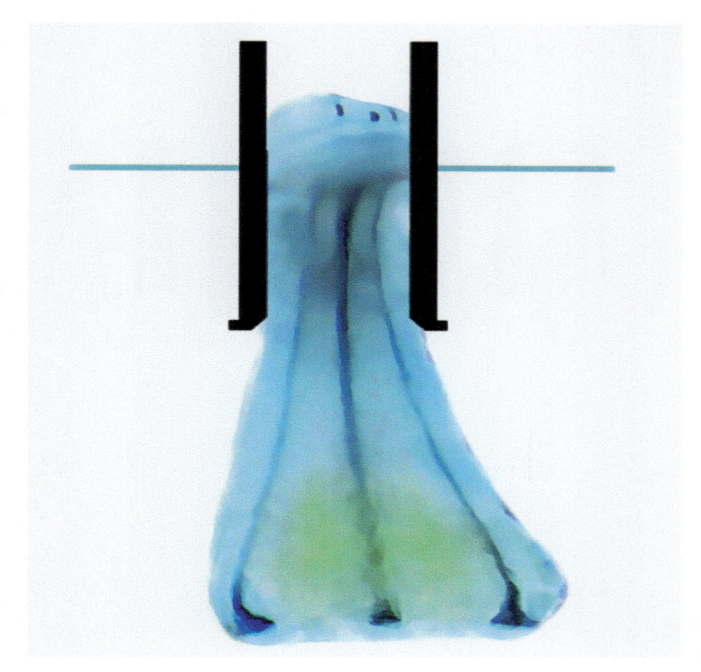

Fig. 20-6. *Punch* em contato com a derme.

Na derme, o *punch* tende a dilatar-se em vez de cortar (Fig. 20-7).

Por um lado, vê-se claramente que a epiderme foi cortada, mas que os lóbulos das glândulas sebáceas se destacaram do tecido circundante e não foram cortados de forma limpa, como se veria num enxerto extraído com um *punch* afiado. A razão para este fato é muito simples. A glândula sebácea, bem como o fio de cabelo e todas as estruturas que se encontram no enxerto, **não** estão em contacto com a peça de corte externa. Esta foi utilizada para penetrar na pele cortando a epiderme, mas comporta-se mais como um agente de dissecação do que de corte. A parte interna do *punch* é biselada para criar um funil que evita ferir o enxerto quando este entra no lúmen do *punch*.

Isto explica por que é que o *punch* híbrido é muito menos agressivo do que um *punch* cortante e todos os estudos que pude realizar, bem como os estudos de colegas eminentes, mostram que a utilização do *punch* tornado híbrido reduz a taxa de transecção, mantendo-se todos os outros fatores iguais.

Estou habituado a dizer que é comum ter mais 10 a 20 por cento de enxertos disponíveis e que estes contêm entre 10 e 20 por cento mais cabelo. Durante o recrescimento, a densidade é maior.

A conselho do Dr. Arthur Tycocinski, dei a este *punch* o nome de "híbrido", porque o nome de *punch* plano não era muito elegante. Híbrido dá a ideia simples de que não é nem afiado nem rombo. Está algures no meio.

Finalmente, o *punch* tem um canal que conduz a um orifício que se abre para o exterior. Um enxerto que fique preso no lúmen do *punch* acabará por ser empurrado para fora pelo enxerto seguinte.

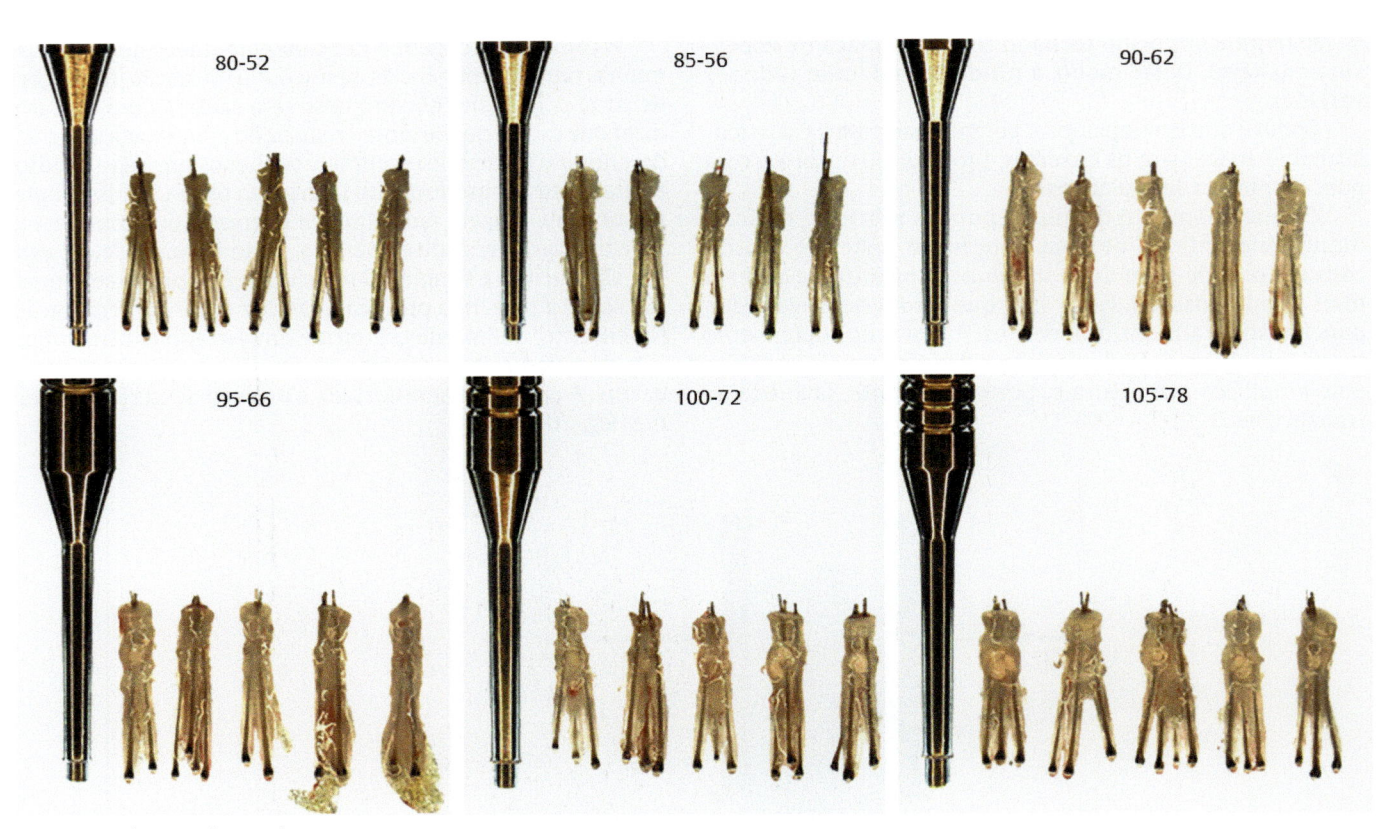

Fig. 20-7. Dilatação do *punch*.

Dispositivo WAW DUO (Fig. 20-8)

Uma vez inventado o *punch*, comecei a melhorar o dispositivo que o punha em movimento. Fiz muita pesquisa sobre o efeito da cinética do *punch* na qualidade dos enxertos. Isto é relativamente fácil de fazer, desde que se tenha uma equipe experiente disposta a contar todas as transecções dos enxertos obtidos, apesar de ser bastante fastidioso. Tenho uma planilha de cálculo Excel que utilizo há anos e que me permite calcular extemporaneamente os seguintes fatores:

A taxa de enxertos perdidos é o número de enxertos que são **perdidos**, quer por terem sido completamente transeccionados, quer por terem desaparecido dentro do *punch* ou dentro da pele (enxerto enterrado).

Número médio de pelos por enxerto obtido e a sua comparação com o número de pelos por enxerto esperado se não tivesse havido transecção: a diferença entre estes dois números representa a taxa de transecção.

Demonstrei a seguinte relação no que diz respeito à cinética: regra geral, a oscilação da punção, ou seja, o movimento de rotação alternado no sentido dos ponteiros do relógio e no sentido contrário, assim como o movimento produzido durante a extração manual, é o movimento menos traumático. E, quanto mais se reduz o valor angular desta oscilação (quanto mais se aproxima de um movimento que pode ser comparado a uma vibração), menos se transecta.

O corolário é que, ao mesmo tempo, o efeito de corte é reduzido. Uma rotação corta melhor do que uma oscilação, e uma oscilação completa corta muito melhor do que uma oscilação curta, quanto mais uma vibração. Penso mesmo que uma vibração é totalmente ineficaz, tanto em termos de corte como de dissecação. É por isso que não utilizo qualquer vibração no meu aparelho.

Desde 2016, quando lancei o meu primeiro modelo de sistema WAW), optei por uma velocidade de oscilação ajustável com base na quantidade de pressão aplicada ao pedal. Penso que também é uma vantagem poder ajustar a velocidade de acordo com a sensação do *punch* na mão.

Este primeiro dispositivo apresentava apenas uma oscilação simples que podia ser ajustada premindo o pedal com mais ou menos força. No novo sistema WAW DUO, existe agora uma gama completa de diferentes opções de funcionamento. Cada um poderá encontrar a sequência de movimentos que mais lhe agrada.

Em primeiro lugar, como já foi referido, existe a possibilidade de efetuar uma rotação e uma oscilação, mas eu reduzi esta possibilidade a uma única sequência: uma rotação preliminar que serve para penetrar na pele (para vencer a resistência da epiderme, o couro) e depois uma oscilação para obter uma dissecção que permanece eficaz e suficientemente curta para dissecar o enxerto na derme.

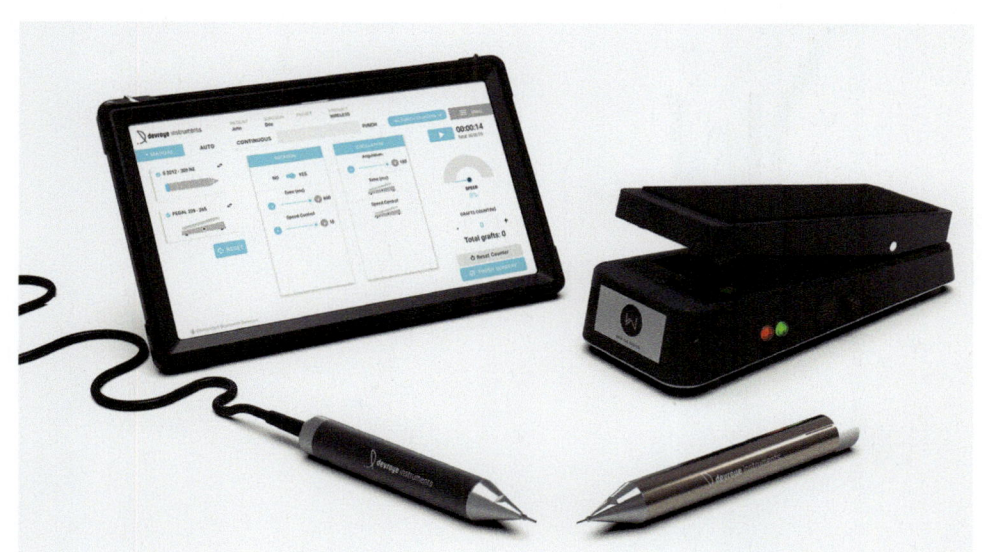

Fig. 20-8. WAW DUO.

Modo Multifásico

Está disponível em duas formas: o **manual** e o **handbook**.

Permite-lhe escolher se deseja ou não efetuar uma rotação preliminar (para penetrar na epiderme). Se optar por uma rotação, é necessário definir a sua duração e velocidade. O fato de carregar no pedal não influencia esta velocidade predefinida.

Para a rotação subsequente, é necessário definir o caminho que a punção percorre antes de inverter o seu sentido de rotação, o que se consegue ajustando o ângulo de rotação. Como já expliquei, quanto mais se reduz o ângulo, menos se corta, mas mais conservador se é. Apertar o pedal permite um elevado grau de precisão. É essencial evitar ir muito rápido, e o pedal está equipado com um limitador de velocidade.

Modo "Auto"

Neste modo, tudo é definido antecipadamente e pode-se optar por selecionar ou não uma rotação cuja duração e intensidade (velocidade) é definida por si.

A angulação, duração e intensidade (velocidade) da oscilação também podem ser definidas.

Profundidade

Trata-se de um elemento essencial. Esta profundidade deve ser ideal, nem demasiado rasa nem demasiado profunda. Varia consoante a qualidade da pele e deve frequentemente ser adaptada à zona de extração dos enxertos.

As linhas no corpo do *punch* indicam a profundidade da punção: 2, 3, 4 ou 5 mm. Uma profundidade de 4 mm é frequentemente uma boa média.

Se não for suficientemente profunda, a extração será difícil e é provável que seja necessário um tampão. Se a profundidade for demasiadamente grande, é frequente haver uma transecção total ou um enxerto enterrado.

Punch para Fios Longos

A ideia do Dr. Marcello Pitchon de transferir fios longos utilizando a técnica FUT foi transposta para a técnica FUE.

A dificuldade reside no fato de que, quando o cabelo entra em contacto com uma superfície de corte, o corte é imediato. A Dra. Maria Schambach, uma brilhante cirurgiã da Guatemala, descobriu pela primeira vez que o *punch* híbrido, sem qualquer transformação, era capaz de extrair cabelos intactos. Basta um movimento de oscilação muito curto e a rotação tem o efeito de cortar imediatamente o cabelo (Fig. 20-9).

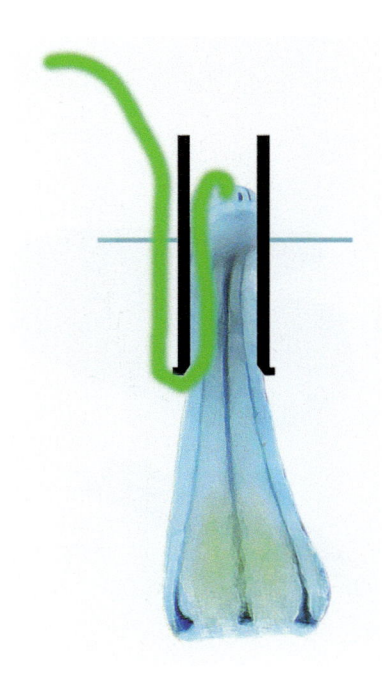

Fig. 20-9. *Punch* híbrido.

Ela teve então a ideia de me pedir para acrescentar entalhes à parte plana do *punch* tornado para proteger ainda melhor o cabelo da transecção. Este é o *punch* tornado com entalhes de Schambach (Fig. 20-10).

Demonstrou a eficácia muito elevada deste sistema, com uma taxa de transecção inferior a 10% da parte exterior do cabelo.

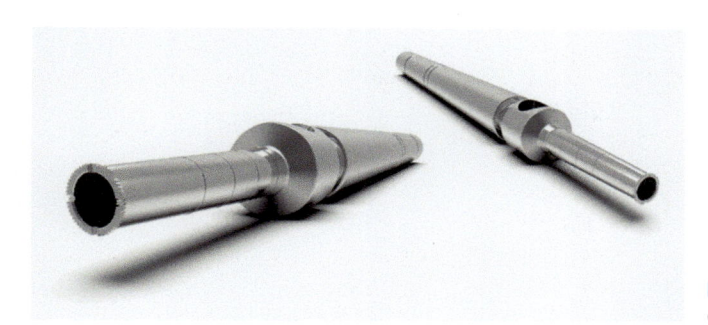

Fig. 20-10. Punch tornado com entalhes de Schambach.

INDICAÇÕES E CONTRAINDICAÇÕES

A técnica que recomendo é particularmente adequada para os médicos que procuram um trabalho de alta qualidade.

Não existem contraindicações específicas para a técnica enquanto tal. Aplicam-se as contraindicações clássicas da FUE.

As indicações são, naturalmente, os transplantes capilares tradicionais, mas posso dizer que ela é particularmente interessante para casos difíceis, como os pacientes afrodescendentes ou qualquer paciente com cabelo encaracolado. A técnica é também muito adequada para a extração de pelos da barba.

CONCLUSÃO

O tornado é o *punch* ideal? Eu diria que a mudança da parte cortante para o exterior do *punch* representa provavelmente um grande progresso.

No entanto, há ainda um grande mistério, como e por que a punção híbrida continua a transectar.

As minhas experiências com uma tira FUT mostraram-me que, na extremidade da tira, era literalmente impossível obter a menor transecção com um *punch* híbrido, pelo que a sua natureza não cortante está verdadeiramente confirmada. Mas se eu testar as extrações no meio da tira, as transecções voltam a aparecer. Isto prova que a cinética da punção e especialmente a fixação do folículo à sua periferia são muito importantes. Quando as fixações são praticamente nulas, como no bordo de uma tira de FUT, as transecções com o *punch* híbrido estão completamente ausentes (enquanto com um *punch* de corte, estão bastante presentes).

Por isso, ainda há trabalho a fazer para compreender a dinâmica da extração FUE em maior detalhe.

BIBLIOGRAFIA

Devroye J. Powered FU extraction with the Short-Arc-Oscillation Flat Punch FUE System (SFFS). Jean Devroye Hair Transplant Forum International. 2016;26(4):129-136.

Devroye JM, Epstein JS, Josephitis DS, et al. A detailed comparison of different quality control markers. Hair Transplant Forum International. 2020;30(1):1-6.

Harris JA. Hair Transplant Forum International. The SAFE System: new instrumentation and methodology to improve follicular unit extraction (FUE). Hair Transplant Forum International. 2004;14(5):157,163-164.

Headington JT. Transverse microscopic anatomy of the human scalp. A basis for a morphometric approach to disorders of the hair follicle. Arch Dermatol. 1984;120(4):449-56.

Jimenez F, Alam M, Hernandez I, et al. An efficient method for eccrine gland isolation from human scalp. Experimental Dermatology. 2018.

Jimenez F, Poblet E, Ortega F. The arrector pili muscle may contribute to the integrity of the follicular unit. 2003;13(3):332.

Pitchon M. Preview long hair follicular unit transplantation: an immediate temporary vision of the best possible final result. Hair Transplant Forum Int'l. 2006;16(4):113-15.

Poblet E, Jiménez F, Ortega F. The contribution of the arrector pili muscle and sebaceous glands to the follicular unit structure. 2004;51(2):0-222.

Schambach M .The value of long hair preview in body hair transplantation Marie Schambach. Hair Transplant Forum International. 2022;32(6):202-206.

Tykocinski A. Dealing with a hybrid trumpet punch. Hair Transplant Forum International January. 2017 Jan;27(1):14-16.

FUE COM PELOS CORPORAIS

José Candido Muricy ■ Maria Angélica Muricy ■ Raffaele Muricy Marigliano

INTRODUÇÃO

Transplante capilar é sinônimo de cabelo em abundância, fartura capilar. É um procedimento cada vez mais frequente e comum. Novas técnicas e tratamentos são testados para atender a essa demanda crescente além de constante aprimoramento e aprendizado do cirurgião e sua equipe para atender a expectativa e a satisfação do paciente, cada vez mais ávido e exigente por resultados que lhes devolvam a cabeleira e a juventude. Tudo com naturalidade e com a menor intervenção possível. Algo minimamente invasivo. Profissionais e sua equipe precisam estar sempre à frente dessa expectativa. Há muito o que planejar antes, durante e depois do procedimento. É necessário experiência e conhecimento teórico e prático; ter a tecnologia adequada assim como uma equipe altamente capacitada e constantemente treinada.

O transplante capilar é comumente conhecido em tirar pelos de uma parte da cabeça e colocar onde não há ou há pouco cabelo. Quando o paciente não tem área doadora no couro cabeludo suficiente para cobrir a área calva, é possível utilizar pelos de outras partes do corpo, como barba, tórax, abdômen e púbis, denominadas regiões doadoras secundárias, para complementar as regiões receptoras.

Cada área doadora tem suas características próprias: umas com pelos mais finos ou grossos, lisos ou encaracolados, mais escuros ou claros. Assim como a quantidade de unidades foliculares de cada região que podem conter de um a quatro fios, como é o caso do couro cabeludo; de um a dois fios, como os pelos do tórax, abdômen, barba e púbis. Esses com a vantagem de serem mais espessos, o que dará volume e densidade no resultado final.

Esses folículos corporais são distribuídos e mesclados nas regiões receptoras apontando-os de forma harmoniosa com pelos do couro cabeludo.

A técnica do momento, a *Follicular Unit Excision* (FUE) associada a pelos corporais, permitiu um salto de qualidade e quantidade com um grande número de unidades foliculares transplantadas e o aumento da densidade na região receptora calva, bem como a preservação da área doadora do couro cabeludo.

Sem cicatriz linear aparente, a técnica permite a extração de milhares de unidades foliculares em uma única sessão e pode ser indicada, ainda, naqueles casos de pacientes com área doadora pobre e nos sequelados de procedimentos cirúrgicos anteriores em que não se dispõe de folículos suficientes para transplantar (Fig. 21-1).

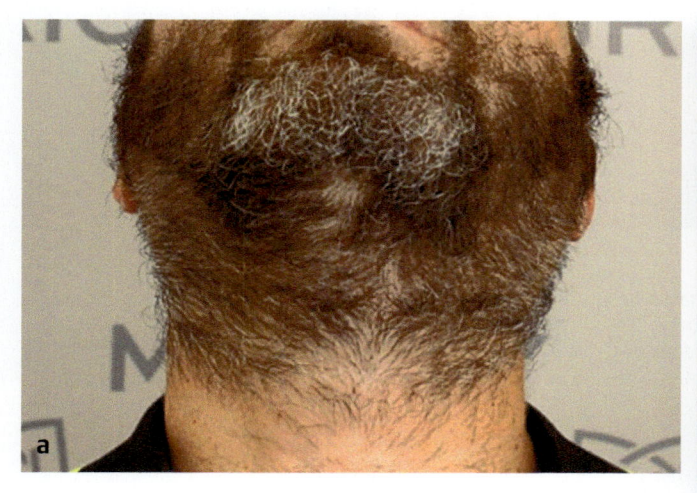

Fig. 21-1. (a,b) Áreas doadoras complementares secundárias de barba, tórax e abdômen com características marcantes de ondulação e direcionamento de pelos. (Fonte: Arquivo pessoal dos autores.)

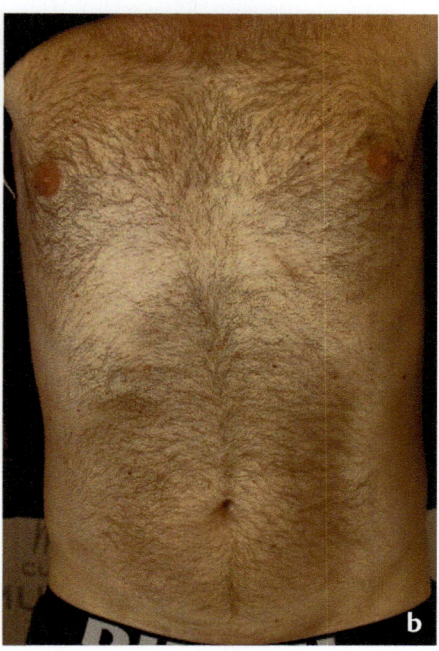

INDICAÇÕES

A utilização dos pelos corporais nas cirurgias de transplante capilar é indicada para os pacientes com graus avançados de alopecia androgenética; com insuficiência ou inadequação de unidades foliculares do couro cabeludo para fornecer cobertura adequada; quando há baixa densidade ou esgotamento da área doadora, por cirurgias anteriores; nos pacientes hirsutos nas regiões corporais doadoras e, ainda, nos casos de alopecias cicatriciais estáveis, nos quais há déficit ou unidades foliculares inadequadas no couro cabeludo para fazer a cobertura necessária.

PLANEJAMENTO CIRÚRGICO
Consulta Pré-Operatória

Todo o procedimento cirúrgico tem início na consulta. Nela o cirurgião vai realizar exame minucioso do paciente, avaliando seu grau de calvície, o uso ou alergia a medicamentos e suplementos, se tem problemas com sangramento e doenças cardíacas, diabetes, se faz uso de drogas lícitas ou ilícitas, além do histórico familiar. Exames médicos cardiológicos e laboratoriais serão solicitados e outros que complementem o diagnóstico favorável para o ato cirúrgico (Fig. 21-2).

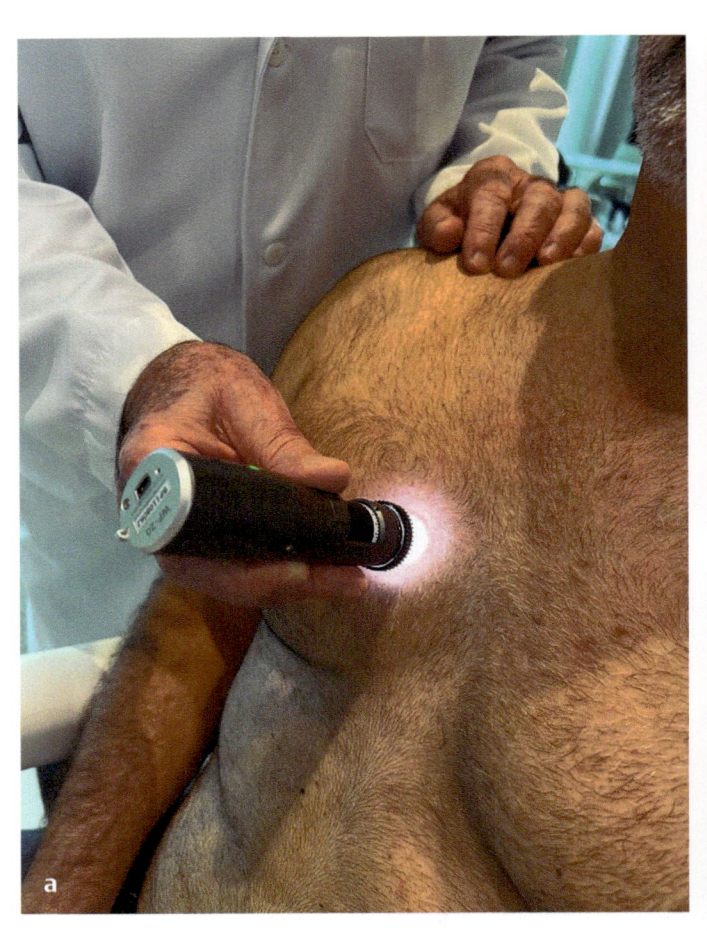

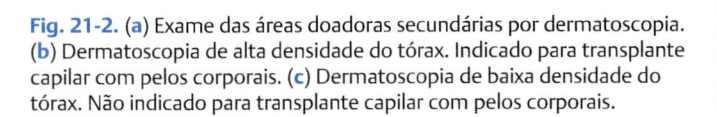

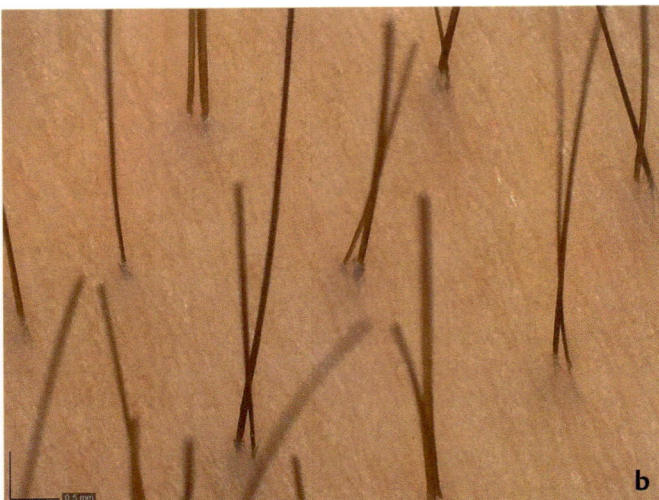

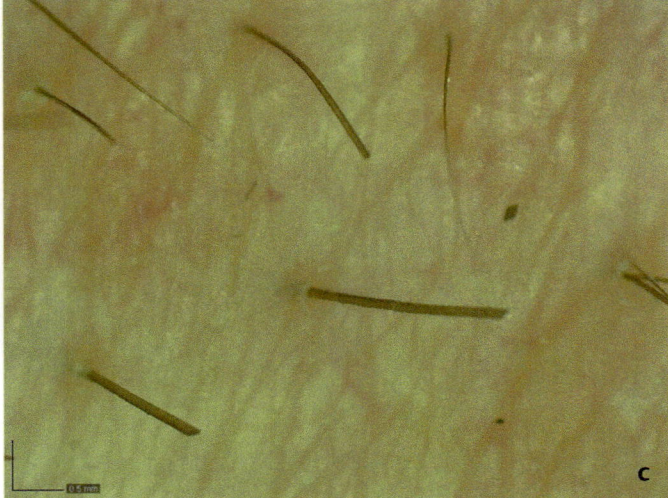

Fig. 21-2. (a) Exame das áreas doadoras secundárias por dermatoscopia. (b) Dermatoscopia de alta densidade do tórax. Indicado para transplante capilar com pelos corporais. (c) Dermatoscopia de baixa densidade do tórax. Não indicado para transplante capilar com pelos corporais.

As regiões doadoras são avaliadas e estabelecidas quais serão utilizadas para a cirurgia de transplante capilar. Também serão priorizadas as áreas receptoras.

É sugerido o local do desenho da linha anterior e estudado, com o paciente, as regiões prioritárias a serem transplantadas. O exame de densitometria capilar é importante para identificar e quantificar o número de fios por cm² da região doadora do couro cabeludo, e precisar a quantidade de unidades foliculares que serão transplantadas. Médico e paciente consideram juntos a opção do corte de cabelo para a cirurgia que pode ser raspado com máquina zero, corte militar (somente nas regiões temporais e occipital) e ainda a opção no *shaven*, sem a necessidade de raspar os cabelos. Nesses casos, o preparo da região doadora é feito na véspera do procedimento.

Na semana anterior à cirurgia, o paciente é orientado a raspar todas as regiões doadoras corporais que serão utilizadas no transplante capilar, para permitir que, no dia da cirurgia, sejam identificados os pelos em fase anágena, os únicos que serão retirados e aproveitados na mesma.

O paciente deverá usar minoxidil oral de 1,5 e 2 mg ao dia, de 4 a 6 semanas que antecedem a cirurgia, para aumentar a fase anágena dos folículos capilares e melhorar a textura dos fios. E é orientado a descontinuar o uso de medicamentos que possa interferir no ato cirúrgico, fumo e bebidas alcoólicas nos 15 dias que antecedem a cirurgia e será informado quais remédios serão usados nos pós-operatório. Isso tudo é transcrito na ficha cirúrgica do paciente, que será repassada à equipe no centro cirúrgico.

EXAME PRÉ-ANESTÉSICO

Complementa a consulta clínica pré-operatória. Avalia exames e a saúde geral do paciente para aptidão anestésica. Com prontuário próprio, faz observações ao médico cirurgião para um melhor planejamento e cuidados no centro cirúrgico.

O anesthesiologista deve ter pleno conhecimento, treinamento e prática diária na cirurgia de transplante capilar, pois desempenha papel importante no ato cirúrgico. O tempo de cirurgia é longo, podendo chegar a 10 horas, e a sedação deve ser monitorada em tempo integral, bem como as anestesias locais que devem observar os critérios técnicos para cada paciente, de acordo dom as normas da Sociedade Brasileira de Anestesiologia.

INFORMAÇÕES À EQUIPE

A equipe trabalha em sincronia com o cirurgião e deve ser orientada e esclarecida sobre todas as ações que serão realizadas no campo cirúrgico. Para tanto receberá todas as informações descritas na ficha cirúrgica do pré-operatório com os apontamentos do cirurgião tais como a quantidade de unidades foliculares a serem retiradas, o corte de cabelo a ser feito, as áreas prioritárias a serem restauradas, se haverá complementações (como restauração dos picos temporais) e outras que julgar importantes. O conjunto de informações ainda contém as fotos da cabeça do paciente posicionado de frente, costas, laterais e superior do couro cabeludo e de todas as regiões corporais complementares.

ANESTESIA

Os procedimentos são realizados com anestesia local e sedação por um anestesiologista. As soluções anestésicas para as infiltrações nas regiões doadoras secundárias do transplante capilar são dosadas e aplicadas com o máximo de segurança para o paciente. As infiltrações ocorrem momentos antes da extração folicular e são preparadas e aplicadas respeitando-se o limite de toxicidade, de acordo com o peso do paciente.

Para infiltração na região da barba e no tronco é usada uma solução anestésica de 130 mL de soro fisiológico a 9%, 20 mL (200 mg) de ropivacaína, totalizando 150 mL de solução para aplicação local. Esta quantidade é suficiente para infiltrar barba, tórax, abdômen e púbis, na proporção de 5 mg/kg de peso.

O anestesiologista demarca as áreas em que serão extraídas as unidades foliculares, faz as infiltrações e monitora o paciente antes, durante e após o término da cirurgia (Fig. 21-3).

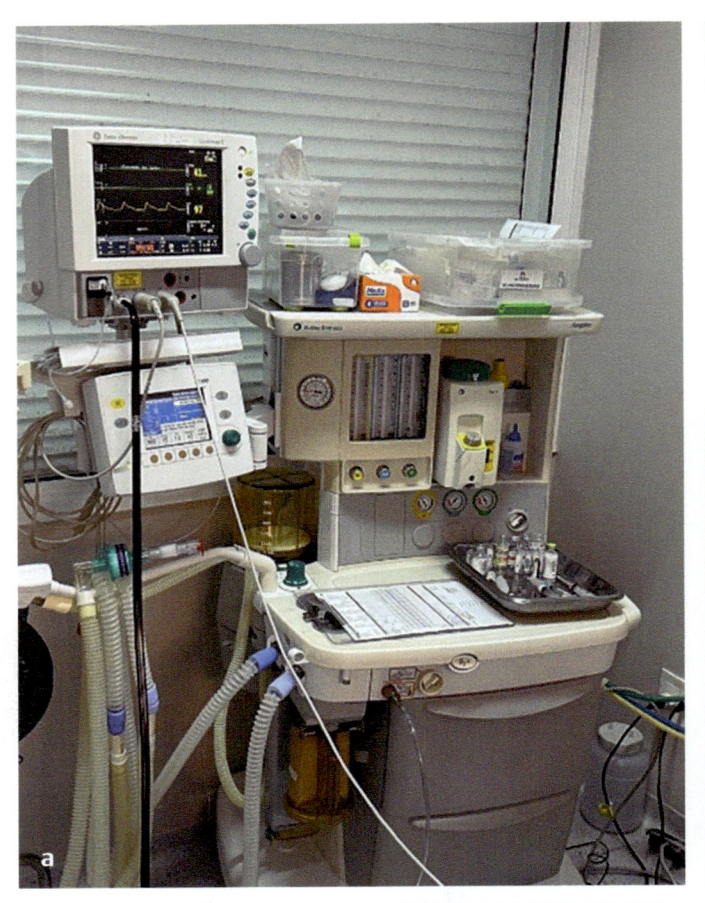

Fig. 21-3. (a) Equipamento para monitoramento do paciente durante a cirurgia. **(b)** Infiltração da região submentoneana. **(c,d)** Infiltrações nas regiões corporais com anestesista local (tórax, abdômen e púbis).

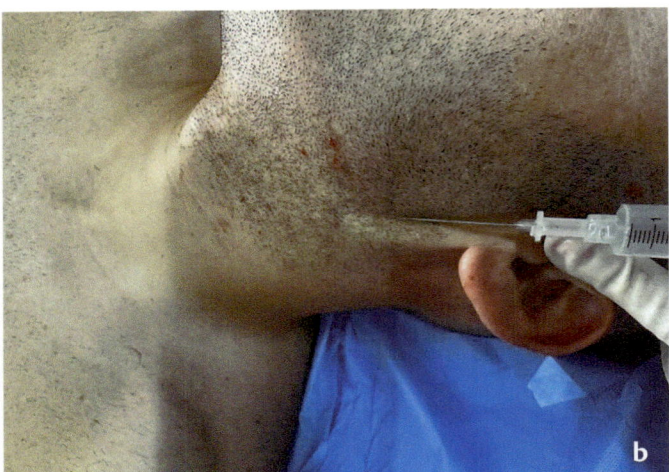

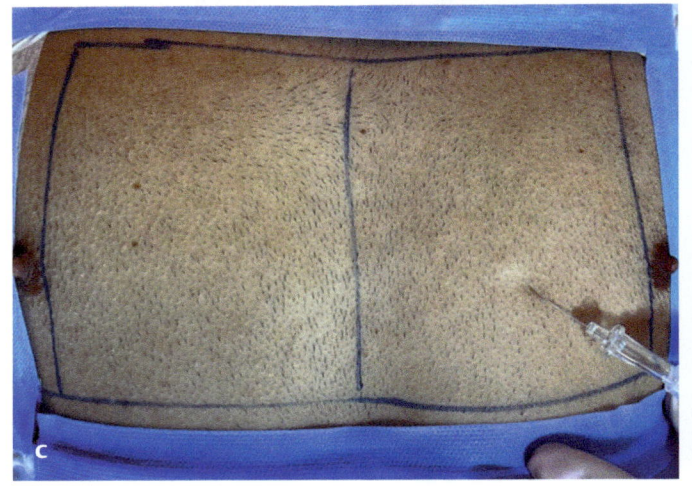

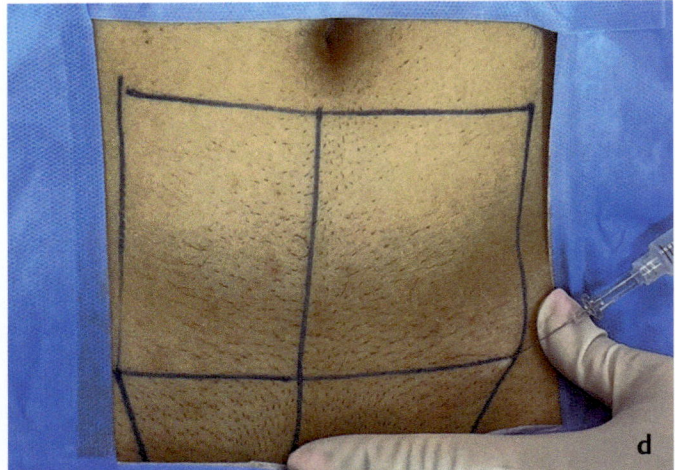

CIRURGIA

O procedimento é iniciado com a retirada dos folículos do couro cabeludo com o paciente na posição de decúbito ventral. Posteriormente o mesmo é posicionado em decúbitos laterais (E e D) para a retirada das unidades foliculares das regiões temporais. Na sequência, com o paciente em decúbito dorsal, são extraídos os folículos da região submandibular (barba), de acordo com a programação cirúrgica.

A posição do paciente em decúbito dorsal possibilita a ação concomitante dos cirurgiões: na restauração das regiões frontotemporais e na retirada dos folículos pilosos das regiões torácica, abdominal e pubiana (Fig. 21-4).

As auxiliares cirúrgicas retiram as unidades foliculares à medida que o cirurgião realiza a extração, acondicionando-as em placas de Petry contendo soro fisiológico à temperatura de 4°C. Com a utilização do microscópio, os folículos são então revisados, separados e contados.

Como os folículos do tórax, abdômen e barba são frágeis e pobres em tecido gorduroso e conjuntivo, requerem constante hidratação e mínima manipulação.

A sincronia do trabalho de uma equipe especializada em campo é fundamental e todos participam ativamente do ato cirúrgico. As assistentes coletam, separam e preparam as unidades foliculares para o carregamento dos *implanters*. Nesse processo, utilizam lupas e *implanters* de 0,75 mm a 1 mm. Para cabelos encaracolados os *implanters* de 1 mm são indicados.

Da extração até o transplante, os enxertos são manuseados e manipulados o mínimo possível e com o máximo de cuidado, mantendo sua integridade.

O anestesiologista administra a sedação para os bloqueios nervosos bem como monitora os dados vitais do paciente em tempo integral. É ele quem inicia e finaliza o ato cirúrgico com a liberação do paciente da recuperação anestésica (REPAI).

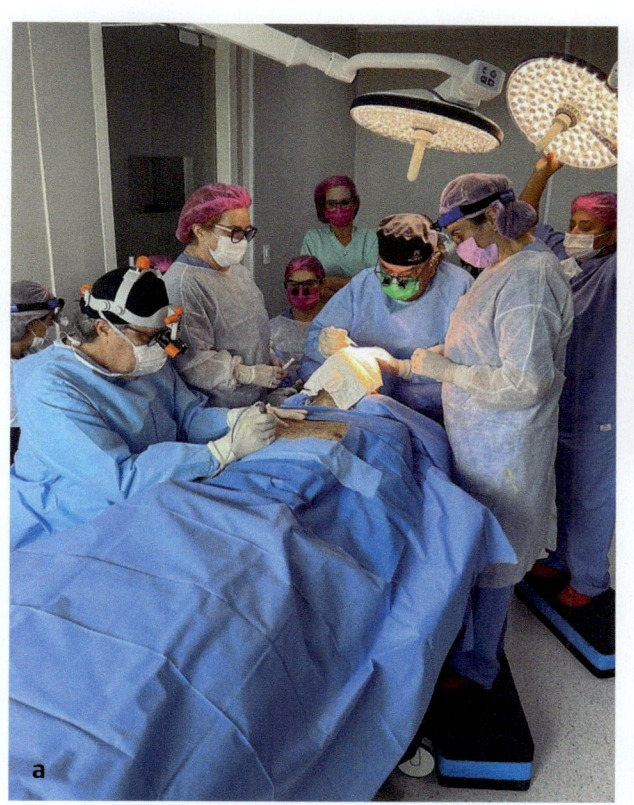

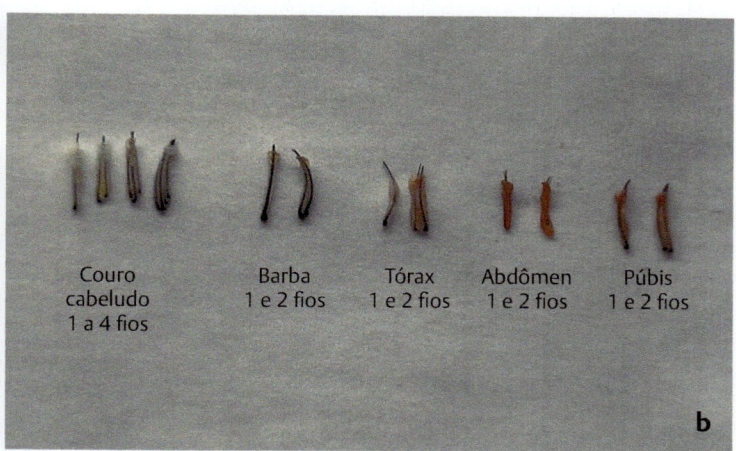

Fig. 21-4. (a) Equipe cirúrgica realizando a retirada das UFs do tórax, enquanto o cirurgião inicia a restauração da zona anterior do couro cabeludo. **(b)** Unidades foliculares das diferentes áreas doadoras.

TRANSOPERATÓRIO

No transoperatório são apontadas informações da retirada das unidades foliculares por hora/quantidade, total de enxertos viáveis obtidos, total de perfurações e porcentual de enxertos com transecções, além do grau de dificuldade de extração e da colocação, do sangramento, os equipamentos utilizados e os membros da equipe (Fig. 21-5). Quando identificadas suspeitas de doenças do couro cabeludo são coletadas amostras e enviados para biópsias.

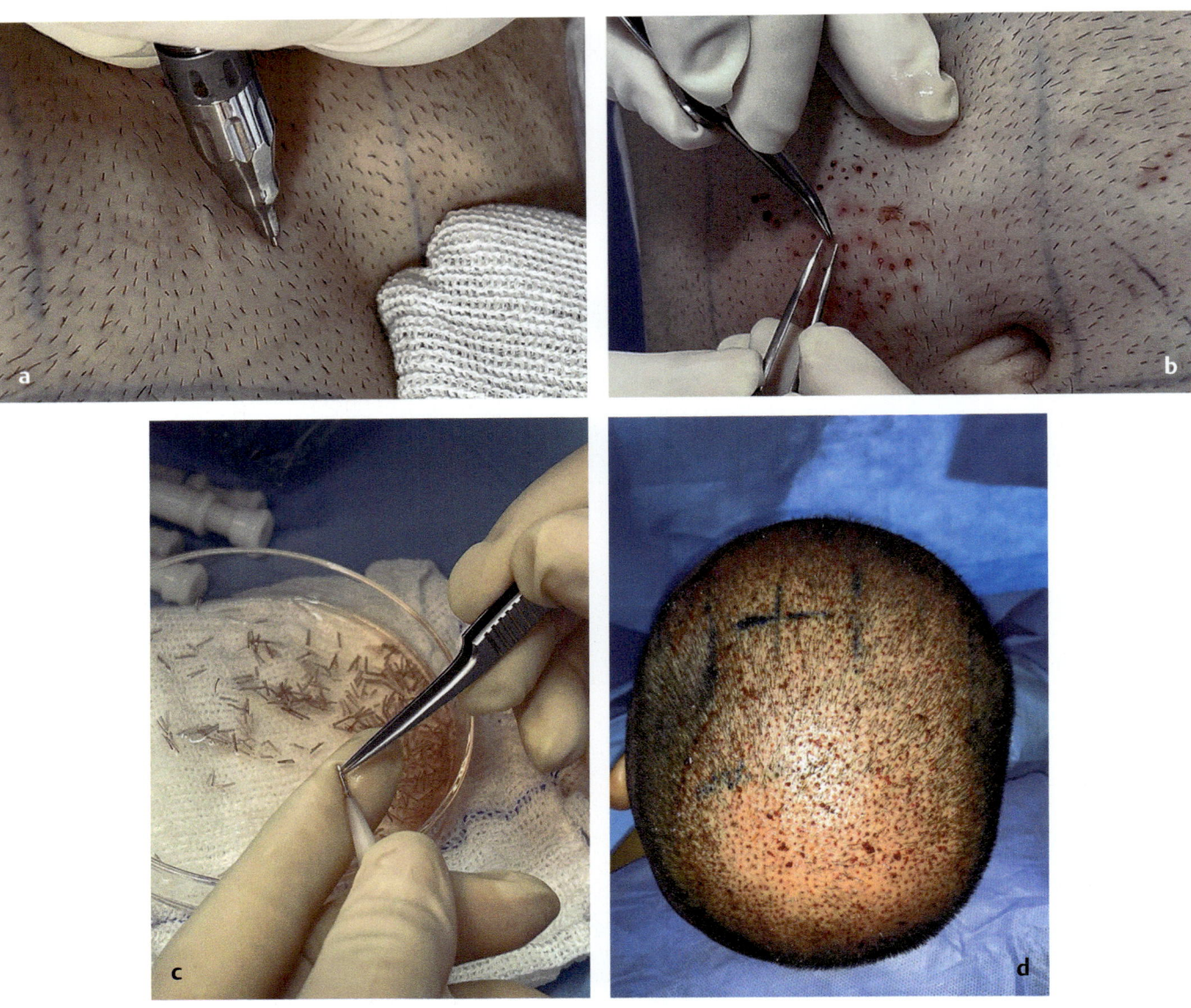

Fig. 21-5. (a) Perfuração das unidades foliculares da região abdominal com aparelho motorizado utilizando *micropunchs* de 0,8 mm. (b) Extração manual das UFs com micropinças cirúrgicas. (c) Carregamento dos *implanters* executado pelas técnicas cirúrgicas. (d) Pós-operatório imediato em um tempo cirúrgico 6.057 UFs – 11.994 fios (3.200 UFs couro cabeludo, 1.070 UFs de barba, 1.290 UFs de tórax e 497 UFs de púbis).

PÓS-OPERATÓRIO

Indicamos clindamicina *spray* para o pós-operatório imediato nas regiões doadoras e receptoras e curativos não são necessários.

O paciente recebe alta no mesmo dia, após um período de 2 horas de observação pós-cirúrgica, com a recomendação de repouso por 2 a 3 dias para evitar edemas e hematomas. O uso de corticoterapia intramuscular intraoperatória é indicado, assim como o uso de antibioticoterapia profilática por uma semana.

No dia seguinte à cirurgia é realizada a lavagem do couro cabeludo seguida de drenagem linfática e laserterapia.

Cicatrizes são pouco visíveis nas áreas doadoras. A área da barba simplesmente aparece menos densa na região submandibular. No tórax e no abdômen pode ocorrer hipopigmentação, e eventualmente pequenos queloides que desaparecem com o tempo (Quadro 21-1 e Fig. 21-6).

Quadro 21-1. Relação das regiões doadoras utilizadas nas megassessões com uso de pelos corporais

FUE	Pacientes	Percentual
Couro cabeludo	245	30,07%
Couro cabeludo + barba + tórax	192	23,47%
Couro cabeludo + barba	151	18,45%
Couro cabeludo + barba + tórax + abdômen	M	7,82%
Couro cabeludo + barba + tórax + púbis	37	4,52%
Couro cabeludo + barba + púbis	32	3,91%
Couro cabeludo + barba + tórax + abdômen + púbis	28	3,42%
Couro cabeludo + tórax	19	2,32%
Couro cabeludo + tórax + abdômen	11	1,34%
Couro cabeludo + tórax + barba	11	1,34%
Couro cabeludo + barba + abdômen + púbis	6	0,73%
Couro cabeludo + barba + abdômen	5	0,61%
Couro cabeludo + barba + tórax + abdômen + ombro/braço/dorsal	3	0,37%
Couro cabeludo + tórax + abdômen + púbis	3	0,37%
Couro cabeludo + barba + tórax + abdômen + perna	2	0,24%
Couro cabeludo + barba + abdômen + ombro/braço/dorsal + púbis	1	0,12%
Couro cabeludo + barba + ombro/braço/dorsal	1	0,12%
Couro cabeludo + barba + perna	1	0,12%
Couro cabeludo + barba + tórax + perna	1	0,12%
Couro cabeludo + púbis	2	0,24%
Couro cabeludo + púbis + perna	2	0,24%
Total Geral	**818**	**100,00%**
Utilização de Pelos Corporais	**590**	**64,06%**

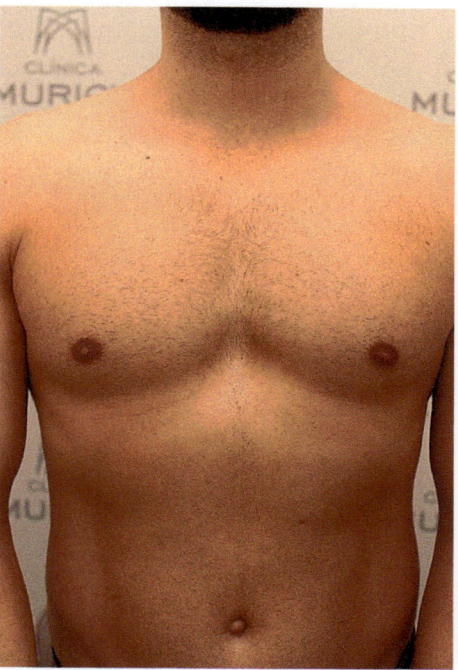

Fig. 21-6. Resultado de pós-operatório após 10 meses. Regiões doadoras secundárias de tórax e abdômen, sem cicatrizes visíveis.

INTERCORRÊNCIAS

Na cirurgia de transplante capilar, como em qualquer procedimento cirúrgico, podem ocorrer complicações. Durante o ato cirúrgico é possível haver intercorrências tais como arritmias cardíacas, bradicardias e hipertensão arterial. Nestes casos a presença do médico anestesiologista é fundamental para o atendimento e a estabilização do paciente.

E os resultados podem ser insatisfatórios e até desastrosos se a equipe for inexperiente ou sem treinamento, podendo ocasionar sequelas pós-operatórias.

Os casos mais comuns de complicações que identificamos nos procedimentos cirúrgicos de transplante capilar com pelos corporais são as foliculites, que são comuns, as alterações na sensibilidade do couro cabeludo com prurido (raro, mas pode acontecer); o eflúvio telógeno, temporário, mas angustiante para o paciente; o edema pós-operatório na região frontal além da hipopigmentação no local da extração, mais comum em peles mais escuras (Fig. 21-7).

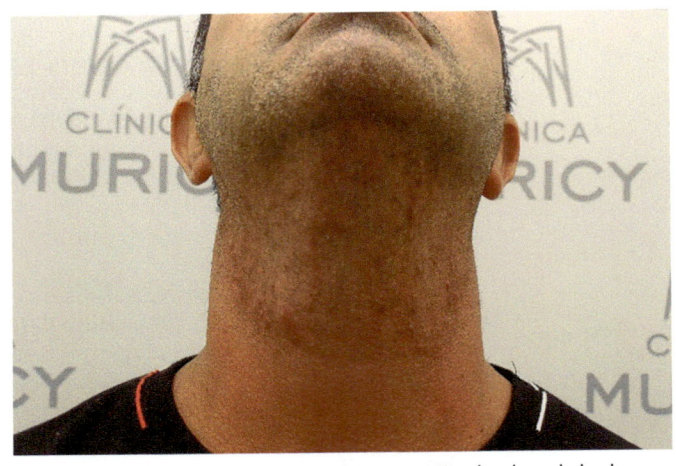

Fig. 21-7. Foliculites no pós-operatório na região doadora da barba decorrentes da extração folicular, tratado clinicamente e sem sequelas.

RESULTADOS CIRÚRGICOS

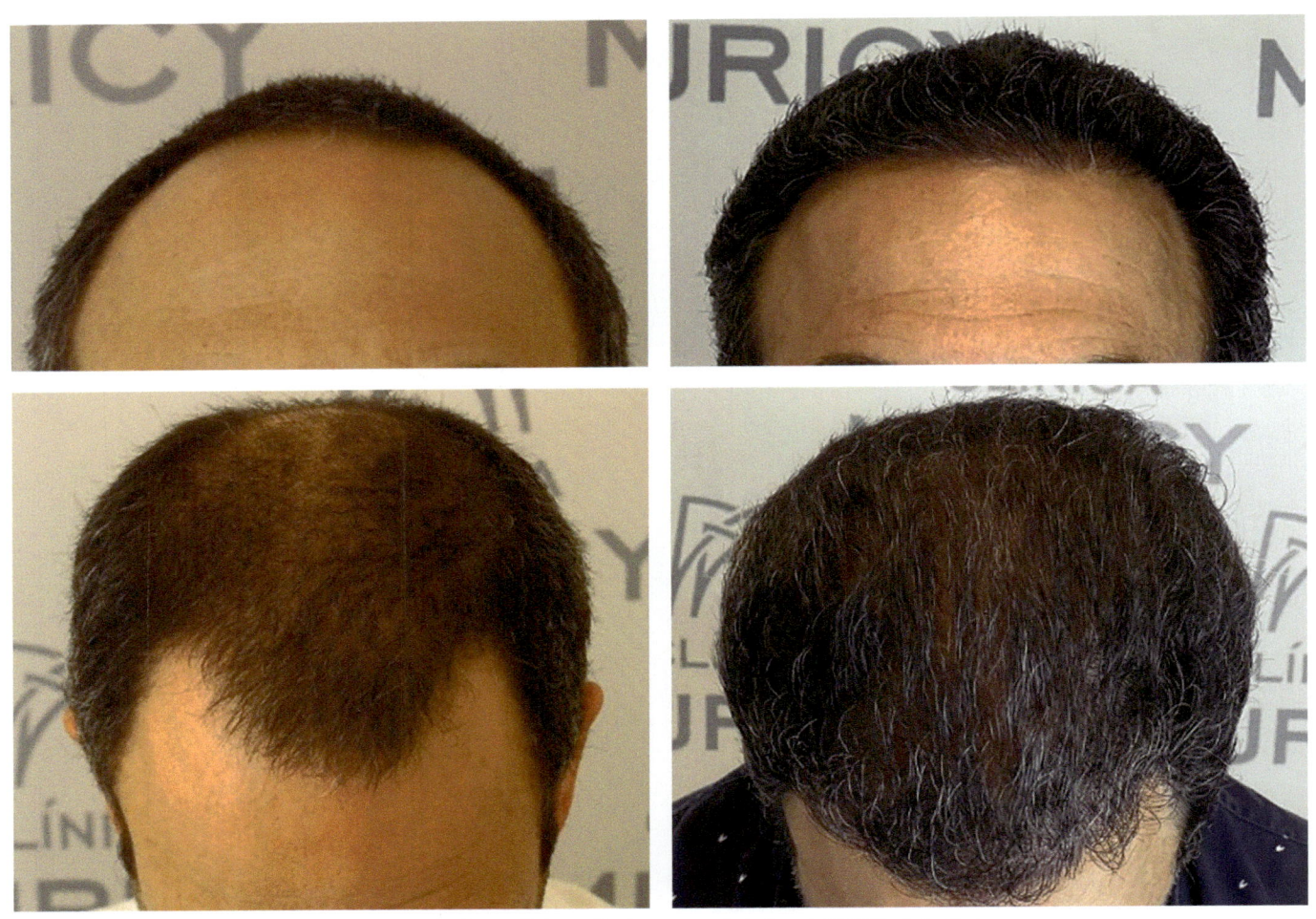

Fig. 21-8. 4.527 UFs – 8.944 fios em um tempo cirúrgico (3.511 UFs do couro cabeludo e 1.016 UFs de barba).

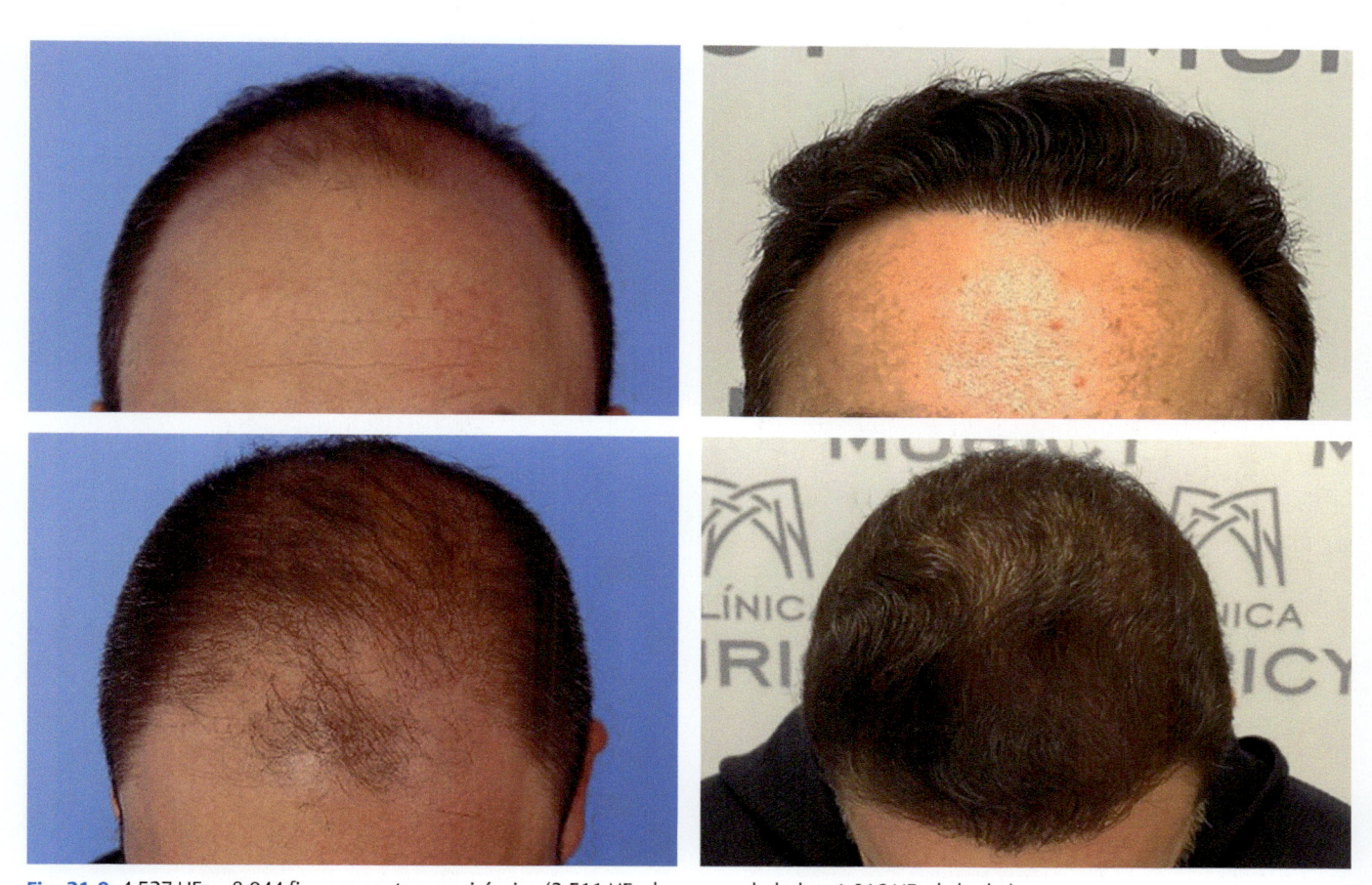

Fig. 21-9. 4.527 UFs – 8.944 fios em um tempo cirúrgico (3.511 UFs do couro cabeludo e 1.016 UFs de barba).

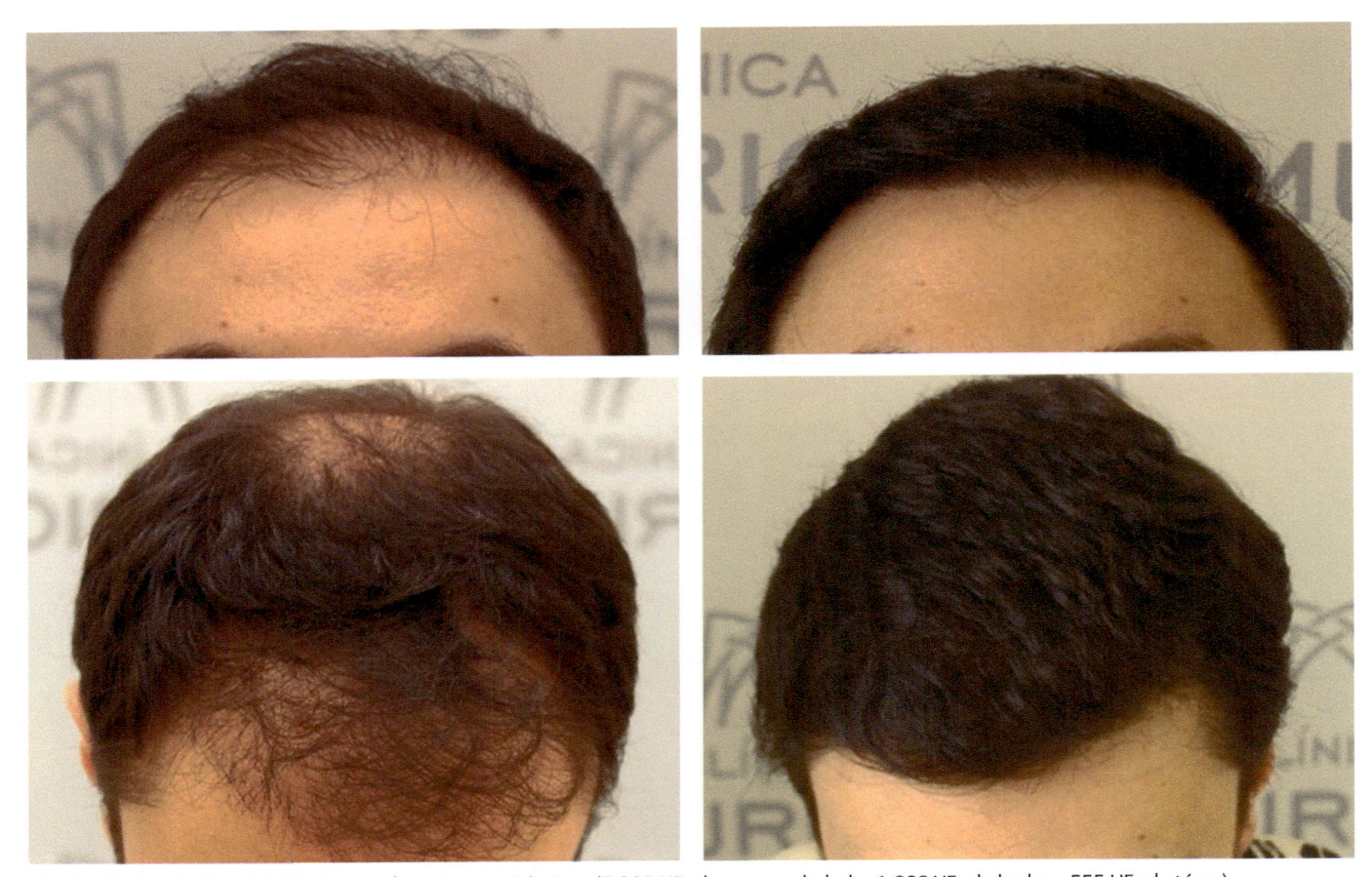

Fig. 21-10. 9.530 UFs – 16.909 fios em dois tempos cirúrgicos (7.309 UFs do couro cabeludo, 1.666 UFs de barba e 555 UFs de tórax).

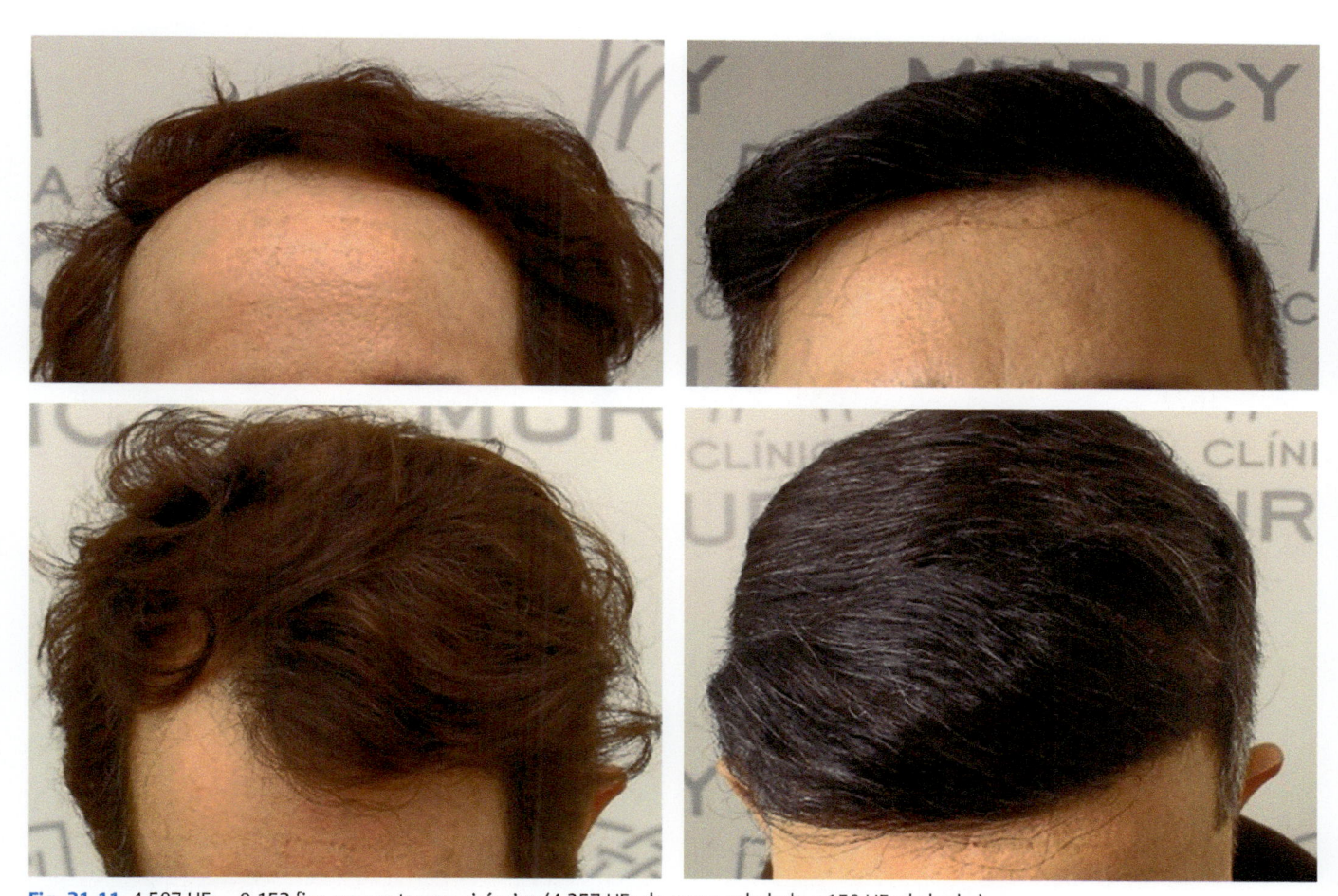

Fig. 21-11. 4.507 UFs – 9.152 fios em um tempo cirúrgico (4.357 UFs do couro cabeludo e 150 UFs de barba).

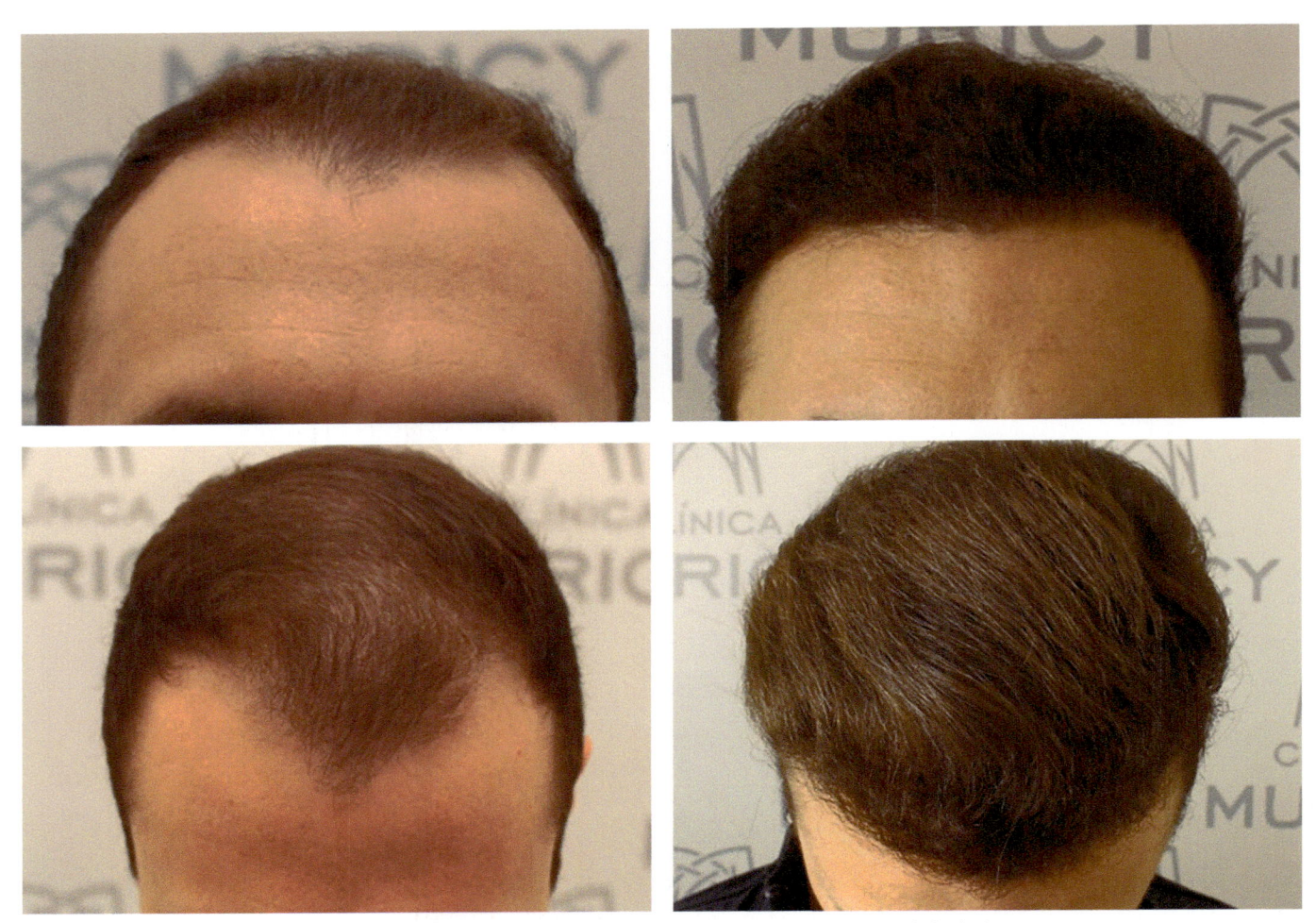

Fig. 21-12. 4.020 UFs – 7.749 fios em um tempo cirúrgico (2.970 UFs do couro cabeludo e 1.050 UFs de barba).

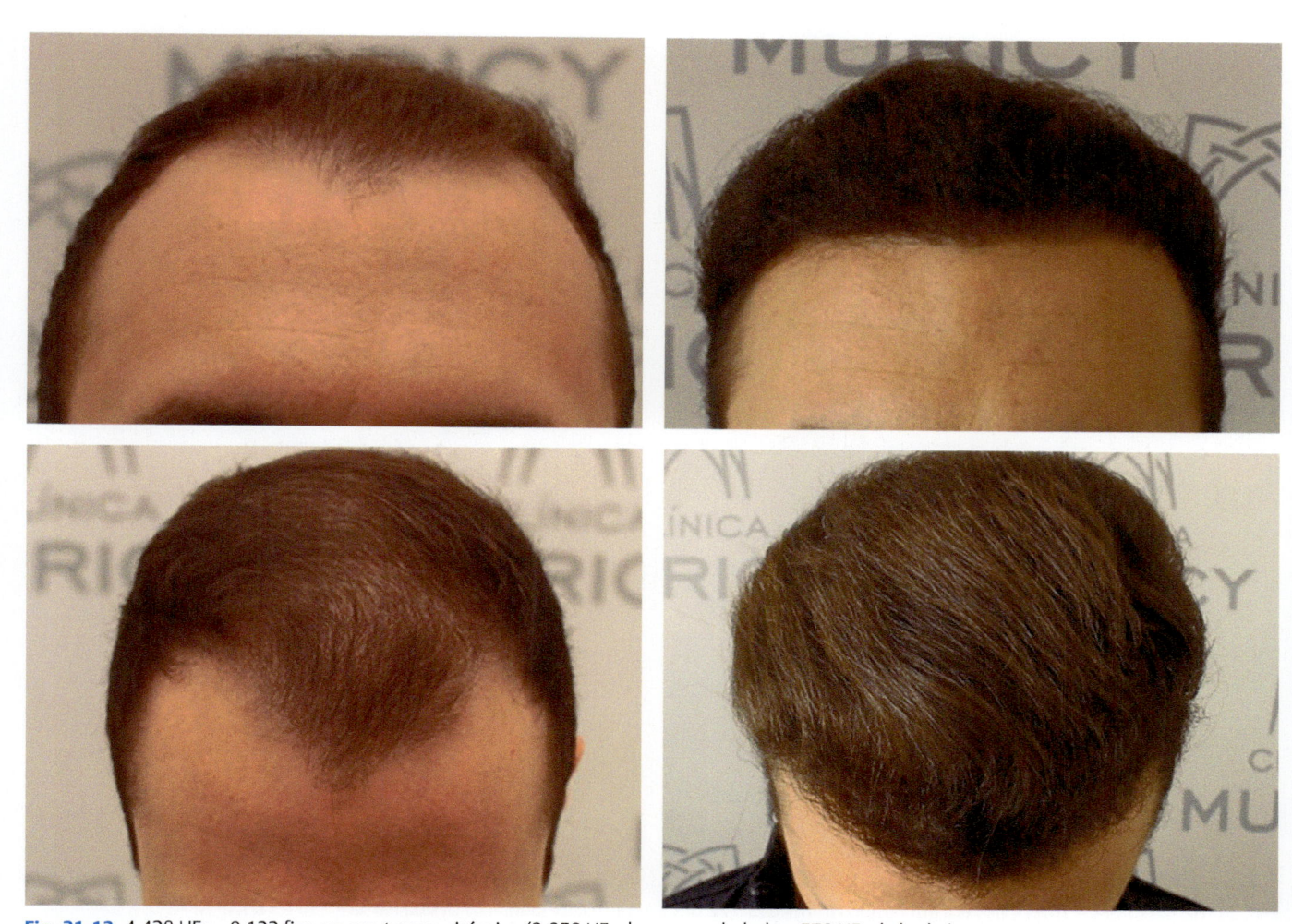

Fig. 21-13. 4.428 UFs – 9.122 fios em um tempo cirúrgico (3.858 UFs do couro cabeludo e 570 UFs de barba).

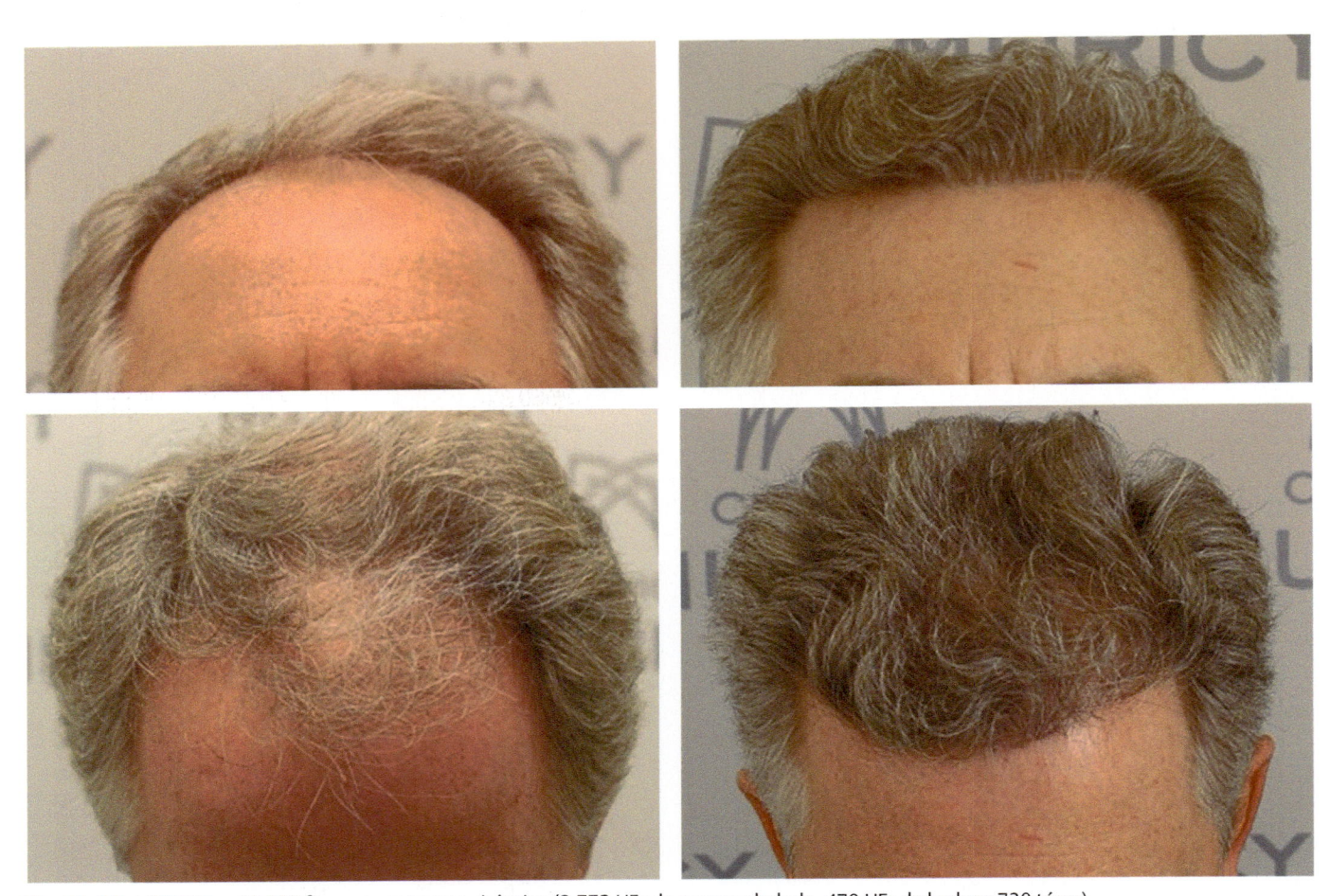

Fig. 21-14. 4.972 UFs – 10.774 fios em um tempo cirúrgico (3.772 UFs do couro cabeludo, 470 UFs de barba e 730 tórax).

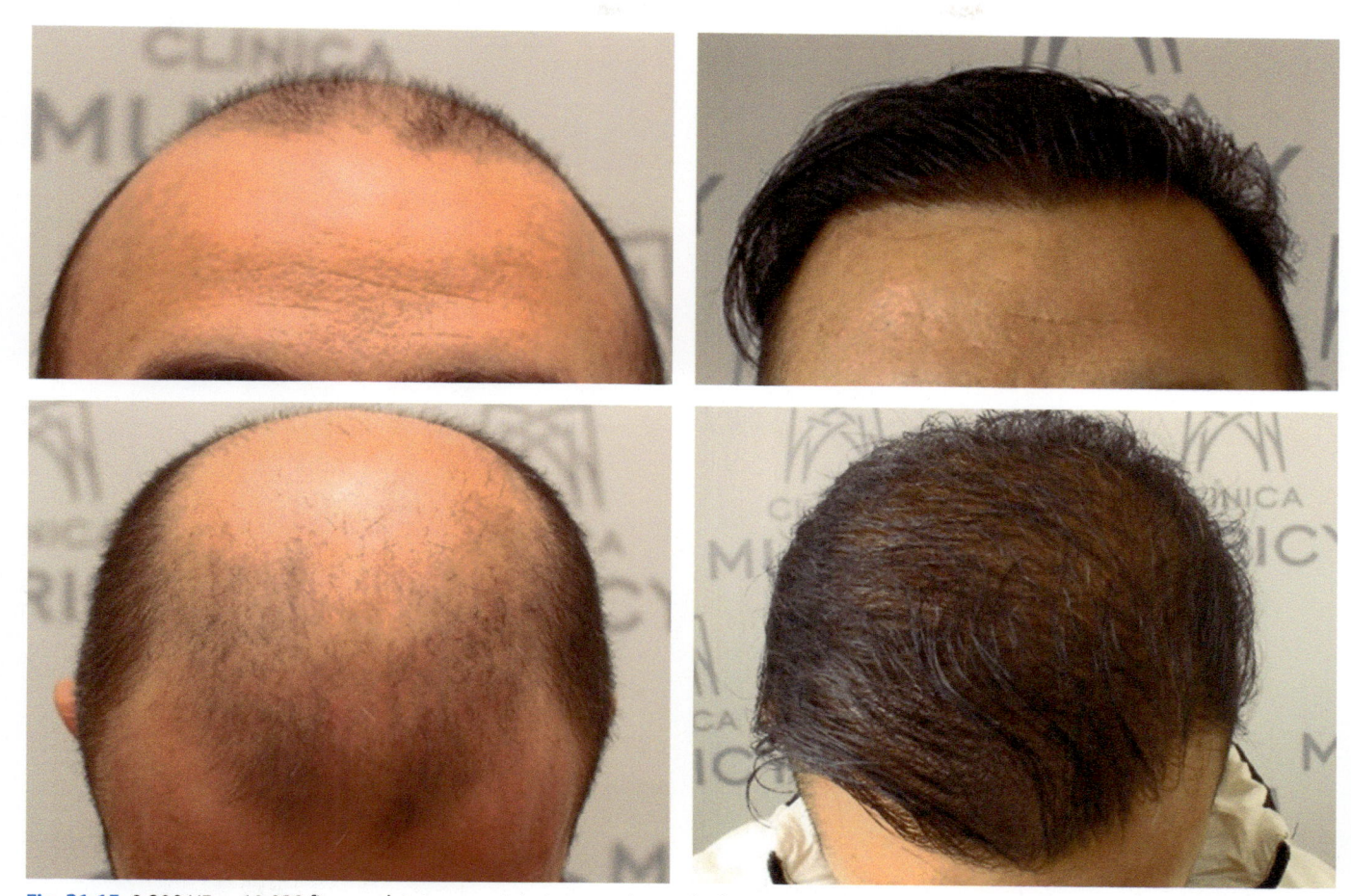

Fig. 21-15. 9.390 UFs – 19.820 fios em dois tempos cirúrgicos com intervalo de 10 meses (6.355 UFs de couro cabeludo, 2.777 UFs da barba, 258 UFs do tórax e 1.000 UFs do abdômen).

CONCLUSÃO

A utilização dos pelos corporais nas cirurgias de transplante capilar é uma realidade cada vez frequente e requerida pelos pacientes, exigentes e com expectativa nos resultados. Adjuvantes ou complementares na cirurgia, sua utilização é comprovadamente eficaz pois possibilita maior quantidade de unidades foliculares transplantadas, oferece maior densidade capilar nos casos com área doadora diminuída ou sequelada e maiores números de unidades foliculares transplantadas em uma etapa cirúrgica.

Nesses procedimentos, apesar de mais longos e cansativos para a equipe e o cirurgião, é possível realizar megassessões que podem ultrapassar 6.000 UFs em um único tempo cirúrgico. O efeito natural é obtido com a correta distribuição e mescla das unidades foliculares corporais com as do couro cabeludo.

E, principalmente, tem-se a preservação das áreas doadoras da região do couro cabeludo para futuros tempos cirúrgicos, se necessário.

BIBLIOGRAFIA

Cole J. Body to Scalp. In: Hair Transplantation, 5th Ed. Informa Healthcare. 2011. p. 305

Mahadevia B. Donors Other Than Scalp: Beard and Chest. In: Hair Transplantation, 1st Ed Jaypee Brothers Medical Publishers. 2016. p. 307-312.

Messenger AG, Rundegren J. Minoxidil: mechanisms of action on hair growth. Br J Dermatol. 2004;150:186-194.

Muricy JC, Muricy MA, Marigliano RM. Megassessões com Body Hair. A Cirurgia Plástica em Capítulos – São Paulo. 2021;8:1387-1403.

Muricy JC, Muricy MA. Transplante Capilar com Técnica FUE e pelos corporais. Métodos avançados de transplante capilar FUE. 2024;16:187-201.

Orentreich N. Autografts in alopecias and other selected dermatological conditions. Ann N Y Acad Sci. 1959;83:463-79.

Robert H. True. FUE from the beard an body. Hair Transplant 360 Follicular Unit Extraction (FUE). 2016(4):417-434.

Robin U. O que você precisa saber sobre o transplante capilar: Tratamentos Capilares e do Couro Cabeludo, Um guia prático. 2020:(1):57-67.

Saxena K, Savant SS. Body to scalp: evolving trends in body hair tranplantation. Indian Dermatol Online J. 2017;8(3):167-175.

True RH. Harvesting Beard Hair for Scalp Transplantation: Hair Transplant Forum International. 2015;25(4):155-156.

Umar S. Body Hair Transplant by Follicular Unit Extraction: My experience with 122 patients; Aesthetic Surg. J. 2016.

Umar S. Hair Transplantation in patients with inadequate head donor supply using nonhead hair: Report of 3 cases. Ann Plast Surg. 2011;67:322-325.

Umar S. Use of body hair an beard hair in hair restoration. Facial Plast Surg Clin N Am. 2013;21:469-477.

DISPOSITIVO TRIVELLINI & *PUNCHES*

Roberto Trivellini

INTRODUÇÃO

A excisão de unidades foliculares (FUE) e o instrumental especializado evoluíram significativamente desde seu início em 2002. A cirurgia FUE se destaca de outros procedimentos cirúrgicos devido à sua natureza dinâmica, que incorpora avanços tecnológicos para se adaptar à angulação do folículo em diferentes regiões anatômicas, ao grau de dureza da pele, à direção de crescimento dos cabelos e às características étnicas dos mesmos. Poucas cirurgias exigem o nível de adaptabilidade, avaliação contínua e repetição que a cirurgia FUE envolve.

Em geral, um procedimento FUE pode implicar a excisão precisa de mais de 2.500 enxertos, sendo cada um deles uma operação meticulosa. Essa natureza repetitiva pode causar lesões musculoesqueléticas, e os efeitos acumulativos podem impactar a carreira do cirurgião ao longo do tempo.

Vários cirurgiões pioneiros em restauração capilar contribuíram para o desenvolvimento de ferramentas que melhoram tanto a qualidade quanto a quantidade dos enxertos extraídos. Uma dessas inovações é o nosso dispositivo, que introduz novas abordagens para melhorar a eficiência da extração dos enxertos, a ergonomia e a segurança do paciente.

CONSIDERAÇÕES

À primeira vista, o ato de excisar um enxerto com *punch* pode parecer simples. No entanto, os cirurgiões de restauração capilar conhecem bem a complexidade envolvida. Diversos fatores podem afetar a qualidade dos enxertos extraídos e as cicatrizes deixadas na área doadora. O primeiro uso registrado de um *punch* médico data de 1879, quando Edward Keyes o utilizou para tratar uma lesão traumática. O *punch* de Keyes permaneceu praticamente inalterado por 80 anos.

Em 1959, Orentreich revolucionou o campo com sua pesquisa sobre o tratamento de alopecias por meio de autoenxertos, demonstrando a importância do tamanho do *punch* e a viabilidade dos enxertos contendo folículos. Na metade da década de 1990, Ray Woods introduziu a técnica de Woods, precursora da FUE moderna. No entanto, foi a publicação formal da técnica FUE por Rassman *et al.*, em 2002, que marcou uma mudança significativa no campo. Esse avanço criou a necessidade de ferramentas mais refinadas e precisas, que pudessem minimizar a transecção dos folículos, reduzir cicatrizes e melhorar a ergonomia para o cirurgião.

Hoje em dia, muitos cirurgiões inovadores contribuíram para o desenvolvimento de *designs* especializados de *punch* e dispositivos FUE, proporcionando aos cirurgiões uma ampla gama de técnicas e instrumentos, permitindo que eles adaptem sua abordagem ao seu estilo pessoal e às necessidades únicas de seus pacientes.

MOTORIZAÇÃO E ERGONOMIA

As demandas físicas sobre o cirurgião são frequentemente subestimadas por aqueles que ingressam na especialidade. As longas horas no centro cirúrgico tentando manter a distância focal sobre a cabeça do paciente, as posturas forçadas e até mesmo permanecer imóvel, seja em pé ou sentado, prejudicam o corpo. Mesmo quando se adota uma postura considerada ideal, podem ocorrer lesões musculoesqueléticas crônicas.

Para enfrentar esses desafios ergonômicos e reduzir o esforço físico dos cirurgiões de transplante capilar, foram desenvolvidas ferramentas motorizadas. Pioneiros no campo, como Harris (com o sistema SAFE) e Cole (com o PCID), introduziram alguns dos primeiros dispositivos motorizados que utilizavam rotação. Essas inovações permitiram a extração de um maior número de enxertos, mantendo taxas aceitáveis de transecção. A rotação do *punch* motorizado podia ser controlada por uma unidade de controle computadorizada ou por um pedal. No entanto, o uso da unidade de controle computadorizada resultava em um modo de operação "sempre ativo", que, embora programável desde o início, era pouco prático para ajustar entre os folículos e estava limitado a um único tipo de movimento. O pedal proporcionava maior controle, mas aumentava o esforço do cirurgião, dividindo potencialmente sua atenção entre as mãos e o pé.

Os dispositivos ativados por pedal tornaram-se o padrão da indústria. Nosso dispositivo oferece uma solução inovadora com sua tecnologia *Smart React*, que só é ativada uma vez que o cirurgião posiciona o *punch* sobre um folículo. Quando o *punch* é pressionado suavemente contra a pele, cria-se uma pressão negativa por meio de uma suave sucção do instrumento. Quando a pressão atinge um limite, que é programável pelo usuário, o dispositivo é ativado e o *punch* inicia seu movimento pré-programado. Cada etapa do programa é configurada de maneira personalizada para garantir que o *punch* corte apenas o necessário, preservando o enxerto e minimizando o risco de transecção.

O *Smart React* melhora a segurança do paciente e reduz os erros do cirurgião, garantindo que o vácuo fixe o *punch*, evitando que ele se mova acidentalmente pelo couro cabeludo. Um atraso programável entre a criação do vácuo e o início do programa proporciona maior precisão, garantindo que o dispositivo corte apenas no local desejado. Ao eliminar a necessidade de um pedal, o *Smart React* permite que o cirurgião se concentre completamente no campo de operação. Além disso, o cirurgião já não está limitado a uma cadeira e pode-se mover livremente ao redor do paciente, melhorando tanto a ergonomia quanto a eficiência.

MOVIMENTO

Para equilibrar o ato de cortar a epiderme enquanto se separa delicadamente o folículo da derme profunda e do tecido conjuntivo, várias modalidades de movimento do *punch* foram exploradas. A capacidade de selecionar o tipo de movimento, sua intensidade e velocidade oferece a maior flexibilidade para se adaptar a diversas circunstâncias cirúrgicas.

A rotação é o movimento mais comumente utilizado e está presente em quase todos os dispositivos de FUE. Funciona eficazmente com todos os tipos de *punch*, incluindo os rombos, afiados e serrilhados. A rotação gera a maior força de corte, como se evidencia pelo fato de que os *punches* rombos só podem penetrar a epiderme com rotação rápida, ou seja, é a mais recomendada para atravessar superfícies duras como a epiderme. No entanto, uma desvantagem notável da rotação é o risco de trauma torsional no enxerto em alguns pacientes quando a profundidade do corte não é limitada.

A oscilação é um movimento mais suave que exerce menos estresse torsional sobre os enxertos, o que a torna ideal para uso com *punches* afiados. Esse movimento exige um pouco mais de esforço por parte do cirurgião, mas oferece a vantagem de reduzir o risco de transecção do folículo durante a dissecção. Os dispositivos equipados com oscilação permitem ao operador ajustar tanto o arco quanto a frequência da oscilação, proporcionando um controle mais preciso sobre a agressividade do corte.

O aparelho que nós projetamos oferece controle completo sobre todos os tipos de movimento, permitindo ao cirurgião escolher entre uma gama de intensidades de corte. No caso da rotação, é possível ajustar completamente a potência, velocidade e tempo de duração do movimento. Para a oscilação, tanto o arco quanto o tempo e a frequência podem ser ajustados com precisão. Além disso, o dispositivo introduz um modo de oscilação de arco curto, conhecido como vibração, que proporciona a ação mais delicada, sendo especialmente útil para separar o enxerto do tecido adiposo abaixo da derme.

Uma das inovações-chave do dispositivo é seu modo patenteado Mamba, que combina oscilações de arco variável em um movimento assíncrono. Esse modo oferece ao operador um espectro completo de intensidades de corte, permitindo maior precisão e adaptabilidade durante o procedimento.

SUCÇÃO

Outra grande vantagem que nosso dispositivo oferece é que ele possui uma peça de mão reta atravessada por uma linha de sucção, o que é uma ajuda fundamental em todos os níveis da pele: na superfície, ajuda a manter a pele limpa. Ao apoiar o *punch* sobre a pele, a sucção fixa o *punch*, evitando deslocamentos quando começa a rotação, e também gera um importante movimento do tecido em direção ao eixo axial do *punch*. Por outro lado, facilita a penetração do *punch*, e no nível das glândulas, cada vez que o tecido se separa da parede devido ao efeito da vibração, uma força de 0,4 N de vácuo empurra a unidade para o interior do *punch*. Por fim, na derme profunda, a sucção alonga o tecido, retificando a direção da unidade e neutralizando o *splay*, e, como resultado desse fenômeno, obtém-se uma maior quantidade de tecido em comparação com um *punch* sem aplicação de sucção.

MULTIFÁSICO

Os cirurgiões de restauração capilar compreendem bem que a pele não é um meio contínuo de consistência uniforme. Existem diversas camadas de pele que envolvem e abrigam o enxerto, cada uma delas exigindo quantidades decrescentes de pressão de corte à medida que o *punch* avança. Além disso, a espessura, a elasticidade e a densidade da pele variam entre os pacientes.

A epiderme é a camada mais externa e a mais difícil de penetrar. Nessa camada, a melhor opção disponível para o cirurgião é utilizar rotação em velocidade máxima; a alternativa é a oscilação com ângulos longos e alta velocidade. A próxima camada, a derme superficial, é mais suave e delicada, abrigando a maioria das estruturas do folículo, como as glândulas sebáceas, o ancoramento do músculo eretor do pelo e o bulbo piloso. Todas essas estruturas possuem um alto grau de coesão. Cortar através da derme requer maior precisão e pode envolver oscilação média, vibração ou rotação lenta. A camada final é o tecido subcutâneo, no qual está localizada a gordura, e é necessário um corte mínimo.

Tradicionalmente, os dispositivos de *punch* motorizados exigiam o ajuste de uma velocidade ou frequência fixa para a oscilação, sendo ajustados por tentativa e erro, frequentemente monitorando a taxa de transecção. No entanto, assim como com as diversas camadas da pele, a capacidade de se mover suavemente pelos diferentes modos de corte melhora a eficiência com que o cirurgião pode coletar os enxertos.

O dispositivo nano (Fig. 22-1) é um instrumento multifásico pioneiro que permite um controle preciso sobre a rotação, a velocidade, a frequência e o tempo, até um vigésimo de segundo. Isso possibilita uma personalização completa do processo de corte para cada camada da pele, ajustada às características únicas de cada paciente.

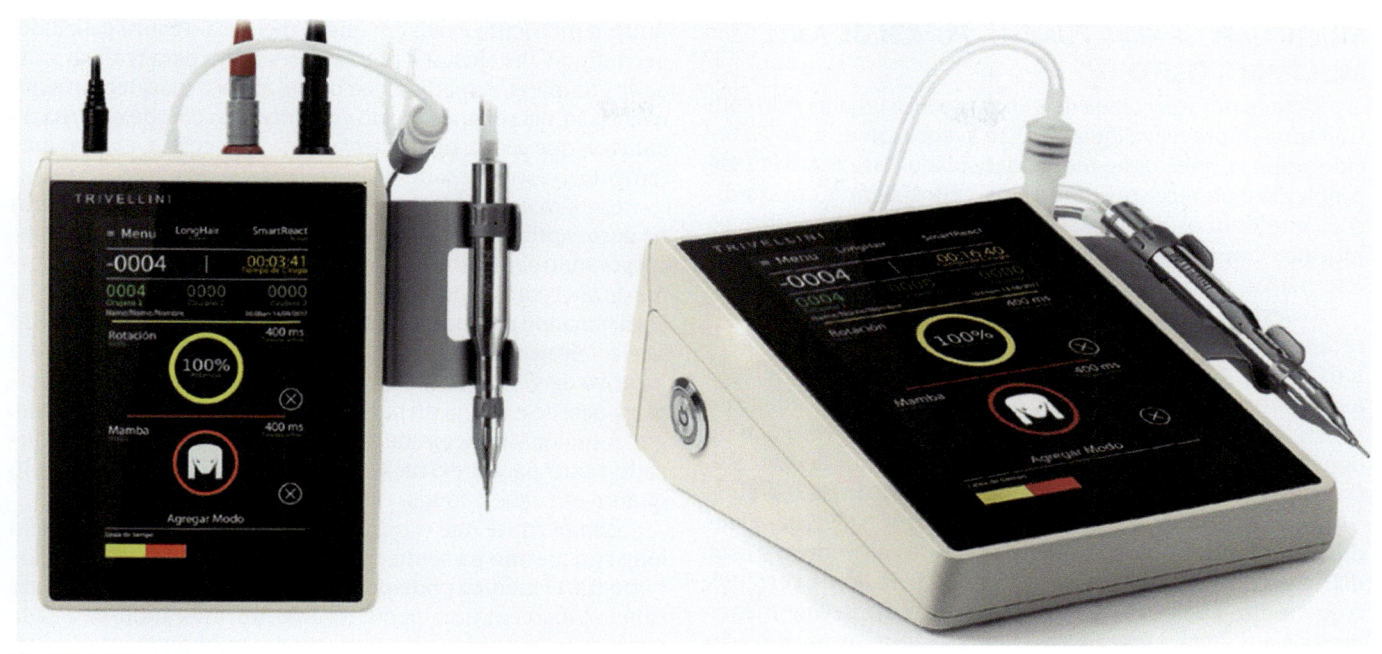

Fig. 22-1. Dispositivo nano.

PUNCHES

O sispositivo nano não só aproveita as vantagens da ação multifásica, como também admite uma variedade de *designs* de *punches* adaptados para um desempenho ideal. Cada *punch* disponível para o dispositivo é meticulosamente afiado para minimizar o risco de reduzir a força axial necessária para penetrar a pele e evitar o enterramento do enxerto.

O *punch* "edge out", conta com um bisel interno com um ângulo otimizado e uma borda cortante externa. Este *design* utiliza o bisel interno para guiar suavemente o enxerto em direção ao lúmen do *punch*, garantindo um processo de extração fluido (Fig. 22-2a).

O *punch* "flared" (Fig. 22-2b) oferece uma superfície cortante externa que proporciona proteção adicional ao enxerto. Este *punch* é especialmente eficaz para coletar unidades foliculares que têm um ângulo agudo de saída do corpo, sendo praticamente obrigatório para obter folículos de áreas fora do couro cabeludo, onde é necessário maior cuidado para preservar a integridade do enxerto.

Finalmente, o *punch* para cabelo longo permite que o dispositivo nano colete enxertos com os fios de cabelo no comprimento original do paciente, sem a necessidade de raspar a área doadora, oferecendo uma solução única para extrações de cabelos longos.

Essa gama de *punches* especializados permite que o dispositivo se adapte a diferentes tipos de cabelo e necessidades de extração, melhorando a precisão e a viabilidade dos enxertos.

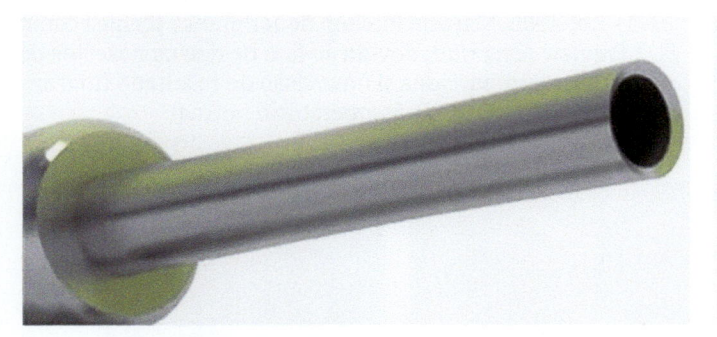

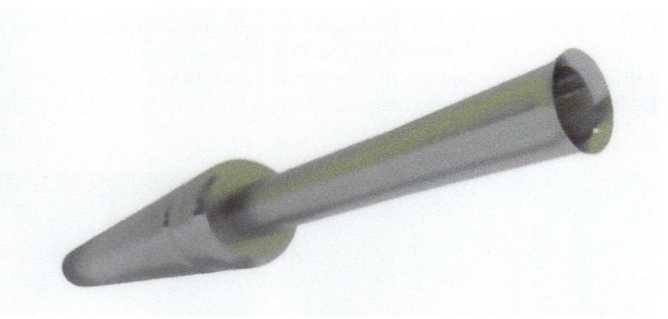

Fig. 22-2. *Designs* dos *punches* Edge Out e Flared, que são utilizados no dispositivo nano: (**a**) O *punch* Edge Out possui um bisel interno com ângulo otimizado, que guia suavemente o enxerto para o interior do *punch*, permitindo uma extração fluida. (**b**) O *punch* Flared tem uma superfície cortante externa que oferece proteção adicional ao enxerto, sendo ideal para coletar unidades foliculares com um ângulo agudo de saída do corpo, especialmente em áreas fora do couro cabeludo, onde a integridade do enxerto precisa ser cuidadosamente preservada.

MULTIPURPOSE RING PUNCH – PUNCH DE ANEL MULTIPROPÓSITO

Uma maior velocidade do *punch* provoca uma incisão com trajetória imprevisível quando este avança em direção ao tecido adiposo, que possui menor densidade. Para resolver esse problema e oferecer resultados mais consistentes em condições que nem os *punches* afiados, nem os rombos, nem os híbridos conseguiam atingir por si só, desenvolvemos uma alternativa: o novo *punch* multipropósito de anel (Fig. 22-3).

O *design* inicial do *punch* de anel foi baseado na configuração do *punch edge out* e é fabricado em aço inoxidável martensítico 17-4 PH8, um material que oferece uma combinação excepcional de alta resistência, dureza e ótima capacidade de resistir à corrosão. Adicionamos ao *punch* um anel circular na parede externa, localizado 1,5 mm acima da borda cortante. O diâmetro externo do anel se sobressai além do fio cortante.

Quando o *punch* atinge aproximadamente o nível das glândulas, o anel entra em contato com o couro cabeludo. O maior diâmetro do anel dilata o corte causado pela borda cortante, o que reduz a velocidade axial ao penetrar na derme menos densa e aumenta a fricção. Esse contato permite ao cirurgião sentir o momento exato em que o anel toca o couro cabeludo, permitindo-lhe ajustar a pressão necessária para realizar a incisão completa. À medida que o anel avança mais lentamente na incisão, ele separa o tecido conjuntivo da parede externa do *punch*, o que reduz significativamente a fricção e, consequentemente, o estresse sobre o folículo na luz do *punch*.

Embora este *design* ajude a reduzir a velocidade do *punch* na derme profunda, tornamos o *punch* ainda mais versátil, incorporando características adicionais, como a mudança da forma do anel para octogonal, fazendo com que a borda seja romba e adicionando microcanais na borda livre. A forma octogonal do anel foi projetada com base no conceito de Jimis Harris, com o objetivo de gerar maior vibração e facilitar a separação rítmica da parede externa do *punch* e do tecido do couro cabeludo.

A maior vantagem deste *punch* é que ele pode ser utilizado tanto para a extração de enxertos em cabelo raspado quanto em cabelo longo.

Isso permite que o médico treine na extração de cabelo longo no mesmo paciente, sem a necessidade de trocar de ferramenta. O médico pode praticar suas habilidades extraindo cabelo longo em uma pequena área, aprimorando-se a cada cirurgia e avaliando seu progresso dia após dia.

Considerando o crescente interesse dos cirurgiões em oferecer a técnica de FUE de cabelo longo a seus pacientes, o domínio dessa técnica se torna um desafio e não pode ser alcançado apenas observando um médico durante um *workshop*. Requer um processo de sistematização mais complexo do que o da FUE clássica, no qual toda a equipe de auxiliares desempenha um papel fundamental.

FUE DE CABELO LONGO

Com a evolução do instrumental, a terminologia relacionada com os casos especializados de FUE (excisão de unidades foliculares) também se tornou mais complexa. O termo FUE de cabelo longo (LH-FUE) refere-se à extração de enxertos que contêm cabelos de comprimento original do paciente. Historicamente, o FUT de cabelo longo (LH-FUT), no qual os enxertos são colhidos de uma faixa não raspada, foi descrito pela primeira vez de forma independente por Bouhanna em 1989 e adotado pela Dra. Monica Rolando, de Madrid, em 1990 (Fig. 22-4). Em 2006, Marcelo Pitchon denominou a técnica como FUT *Preview Long Hair*, devido ao fato de que os enxertos de cabelo longo proporcionam uma visão do resultado final antes do início do eflúvio pós-operatório normal.

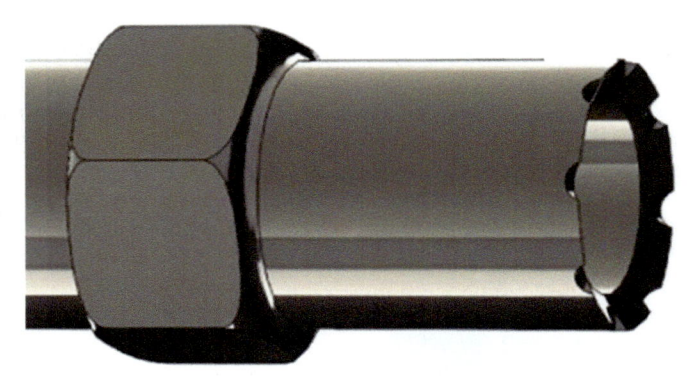

Fig. 22-3. *Punch* de anel multipropósito, que foi projetado para oferecer resultados consistentes em condições em que os *punches* afiados, rombos ou híbridos sozinhos não seriam eficazes. Este *punch* apresenta um anel circular localizado 1,5 mm acima da borda cortante, o que permite ao cirurgião ajustar a pressão necessária ao sentir o contato do anel com o couro cabeludo, proporcionando maior controle e precisão durante a incisão. O *design* do anel ajuda a reduzir a velocidade axial na derme menos densa, aumentando a fricção e facilitando uma separação mais suave do tecido.

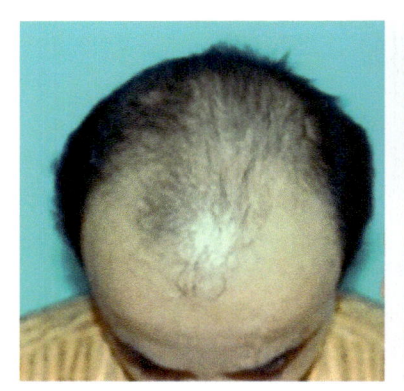

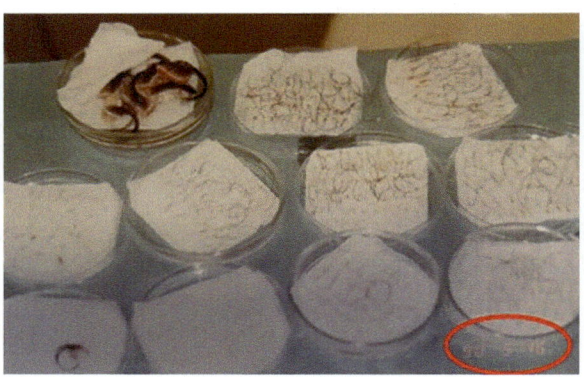

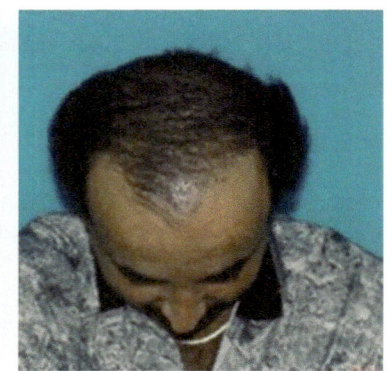

Fig. 22-4. (a-c) Paciente operado em 1990 com a técnica FUT de cabelo longo. (Cortesia Dra. Rolando.)

Em 2012, durante o congresso da ISHRS nas Bahamas, apresentei a primeira extração com FUE de cabelo longo. Para realizar isso, utilizei um fixador de cabelo muito potente, com o qual aglutinei os fios das unidades foliculares, e depois cortei o cabelo a um comprimento de 2 ou 3 centímetros. Aproveitando o fato de que a máquina de excisão tem sucção, quando o *punch* é aproximado das pontas do cabelo, elas são atraídas para o interior do *punch*. Em seguida, basta baixar o *punch* até que ele entre em contato com a pele e iniciar a excisão.

Por sua própria natureza, o LH-FUE evita o raspado da área doadora, o que muitas vezes gera confusão com o FUE sem raspagem, e isso é usado maliciosamente por alguns cirurgiões para confundir os pacientes, publicitando o FUE de cabelo longo. No FUE sem raspagem, o cirurgião seleciona folículos individuais para a extração, recorta o cabelo com tesouras antes da excisão ou utiliza a borda afiada do *punch* para cortar o caule do cabelo durante o processo de coleta.

Anteriormente, manter o comprimento completo do fio de cabelo só era possível através da dissecção de tiras FUT de pacientes não raspados. No entanto, um novo *design* de *punch* assimétrico, criado por Trivellini, revolucionou esse processo. Esse novo design de *punch* permite a extração de unidades foliculares com fios capilares intactos sem transecção com um *punch* afiado. O *punch* possui pequenas ranhuras que atuam como canais para segurar o cabelo enquanto o *punch* é introduzido na pele. Em frente aos canais rombos, encontra-se um bordo afiado. É essencial que o cirurgião conheça a orientação da borda cortante em relação aos canais rombos para evitar a transecção do caule capilar (Fig. 22-5).

Nosso dispositivo incorpora uma função de alinhamento única que restabelece automaticamente o *punch* a uma orientação predeterminada (p. ex., a borda afiada sempre retorna a 0°). Isso permite ao cirurgião posicionar o *punch* com precisão, guiando o caule capilar de maneira segura em direção aos canais rombos antes de proceder com a excisão do folículo. Os enxertos coletados podem ser implantados para oferecer ao paciente uma prévia de sua aparência esperada após a recuperação (Fig. 22-6). Essa abordagem também oferece ao cirurgião a oportunidade de avaliar a cobertura e determinar se são necessárias cirurgias adicionais. No entanto, é fundamental gerenciar as expectativas do paciente: independentemente do comprimento do cabelo, os enxertos recém-implantados experimentarão eflúvio, perdendo inicialmente o cabelo antes que o novo crescimento ocorra.

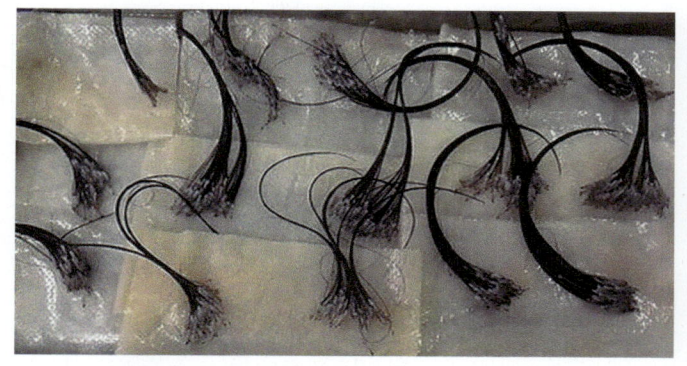

Fig. 22-5. Unidades foliculares coletadas usando a técnica FUE. A imagem destaca a preservação da integridade dos folículos durante o processo de extração, evidenciando o uso de *punches* projetados para minimizar o risco de transecção e aumentar a viabilidade dos enxertos.

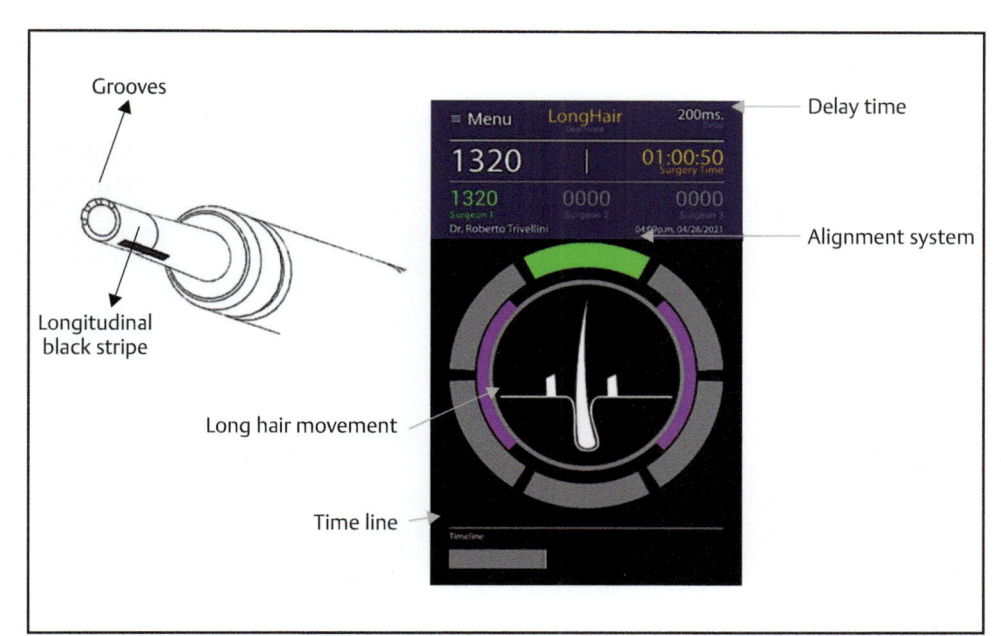

Fig. 22-6. Modo *long hair* do dispositivo nano, que permite a extração de enxertos capilares com o comprimento total dos fios preservados. Esse modo facilita a coleta de unidades foliculares sem a necessidade de raspar a área doadora, permitindo que o paciente tenha uma visão prévia do resultado final logo após o procedimento, antes de ocorrer o eflúvio pós-operatório.

CONCLUSÃO

Estamos presenciando constantes e rápidas inovações no campo da cirurgia FUE, impulsionadas por avanços tecnológicos, e nosso dispositivo representa o ápice dessas inovações, elevando o campo a novos patamares. Este dispositivo integra todas as formas de movimento motorizado em um único instrumento versátil, oferecendo aos cirurgiões uma ampla gama de opções de corte, desde as mais agressivas até as mais delicadas. A eliminação do pedal durante a cirurgia melhora tanto a segurança do paciente quanto a ergonomia cirúrgica, reduzindo o esforço físico do cirurgião.

A capacidade do dispositivo de aumentar a precisão do corte, mantendo uma baixa taxa de transecção, reduz significativamente o tempo total da cirurgia, diminuindo assim a carga anestésica nos pacientes. Além disso, a capacidade do dispositivo de excisar enxertos com cabelo longo de alta qualidade representa um avanço considerável para os procedimentos de FUE. Sua adaptabilidade sem precedentes às diferentes camadas da pele permite um nível de personalização nunca antes alcançado, o que representa um grande salto na evolução da tecnologia de restauração capilar.

BIBLIOGRAFIA

Bouhanna P. Greffes à cheveux longs immédiats. Nouv Dermatol. 1989;8(4):418-20.

Cole JP. An analysis of follicular punches, mechanics, and dynamics in follicular unit extraction. Facial Plast Surg Clin N Am. 2013;21(3):437-47.

Harris JA. New Methodology and Instrumentation for Follicular Unit Extraction: Lower. Transection Rates and Expanded Patient Candidacy. Dermatol Surg. 2006;32(1):56-62.

Keyes E. The cutaneous punch by Edward L. Keyes (J Cutan Genitourin Dis, March 1887). Arch Dermatol. 1982;118(11):940-2.

Keyserling WM, Stetson DS, Silverstein BA, Brouwer ML. A checklist for evaluating ergonomic risk factors associated with upper extremity cumulative trauma disorders. Ergonomics. 1993 Jul;36(7):807-31.

Lam SL. Hair Transplant 360. Vol. 1. Jaypee Brothers Medical Publishers (P) LTD; 2011.

Orentreich N. Autografts in alopecias and other selected dermatological conditions. Ann N Y Acad Sci. 1959;83:463-79.

Pitchon M. Preview long-hair follicular unit transplantation: An immediate temporary vision of the best possible final result. Hair Transpl Forum Int. 2006;16(4):113-9.

Rassman WR, Bernstein RM, McClellan R et al. Follicular unit extraction: minimally invasive surgery for hair transplantation. Dermatol Surg Off Publ Am Soc Dermatol Surg Al. 2002;28(8):720-8.

Trivellini R, Gupta AK. The edge out punch: an advancement that reduces transections in. follicular unit excision (FUE) hair transplantation. J Cosmet Dermatol. In Press. 2020.

Trivellini R. New Multi-Purpose Punch. Presented at the: ISHRS 28th World Congress Virtual. 2020.

Trivellini R. The Trivellini System and Technique. Hair Transpl Forum Int. 2018;28(5):188-190.

Williams KL, Gupta AK, Schultz H. Ergonomics in hair restoration surgeons. J Cosmet Dermatol. 2016;15(1):66-71.

FUE EM AFRODESCENDENTES

Maria Marta Mattos Zollinger

INTRODUÇÃO

O público afro por sua história possui na sua estética uma cultura específica no trato dos cabelos. Os penteados, os cortes e os adereços são importantes e traduzem principalmente a religião, a arte e o *status* econômico sociocultural.

A cada dia o cabelo afro vai ampliando sua posição no mercado com produtos industrializados qualificados para tratar a saúde do fio do cabelo mantendo as características raciais.

No Brasil, o censo de 2022 revelou que 45,3% da população se declarou afrodescendente e a região Nordeste registrou o maior percentual de pretos (13,2%). Com estes dados de relevância e estatística o tratamento capilar afro é uma realidade.

No passado relativamente recente, o transplante capilar era desestimulado nos pacientes afros.

Existem ainda poucas publicações na literatura a respeito deste tema e as mais antigas desaconselhavam a cirurgia em qualquer técnica.

A técnica FUT era desestimulada pelo temor da cicatriz gerada na área doadora e a técnica FUE pela dificuldade traduzida no alto índice de transecção que a tornava inviável, assim como existia o risco de cicatrizes inestéticas pelo diâmetro alargado dos *punches* que eram obrigados a utilizar para conseguir realizar a cirurgia.

Até 2013, como conduta de rotina, os cirurgiões que trabalhavam com este público apenas conseguiam avançar na realização da cirurgia, após realizar um teste prévio (FOX *test*), observando que o diâmetro do *punch* deveria ser maior que a curvatura do cabelo com o objetivo de redução da transecção.

A partir de então, a técnica FUE foi avançando e chegou o momento de se buscar alternativa para operar os pacientes afros que não aceitavam cicatrizes lineares na área doadora até porque usam nesta região os cabelos muito baixos ou raspados.

Pacientes desta etnia têm maior tendência a cicatrizes inestéticas e o surgimento de queloides que é um evento desastroso de difícil tratamento gerando estigmas importantes.

Frente a tantas dificuldades pertinentes à técnica FUE e à grande solicitação dos pacientes para a realização da mesma, este procedimento se estabelece como um grande desafio.

A busca incessante deste público que cresce em todos os aspectos fez-nos conhecer, estudar e tratar as patologias do cabelo afro e buscar os melhores tratamentos clínicos e cirúrgicos para este segmento.

CARACTERÍSTICAS E ASPECTOS DO PACIENTE AFRODESCENDENTE

- Crânio mesocefálico.
- Linha anterior mais plana e mais rebaixada.
- Fios de cabelo helicoidais e enrolados com grande variação na curvatura e ondulação.
- Confere maior densidade devido a maior cobertura, pois os fios ocupam uma área maior e conferem ilusão de maior volume capilar.
- Baixo contraste entre a cor da pele e a cor do cabelo.
- Possui calibre variável e às vezes mais fino que o cabelo caucasiano.
- Couro cabeludo com espessura variável (flácido, normal e firme/espesso).
- Área doadora de baixa densidade – média 60 UF/cm.
- Tendência a cicatrização anormal.
- Alta transecção.
- Unidades foliculares mais frágeis.
- Pacientes na maioria são portadores de hipertensão arterial sistêmica e cursam com maior sangramento durante a cirurgia.
- Procedimentos com tempo cirúrgico maior.
- Sempre alertar sobre a possibilidade de um segundo tempo.

No que tange a patologias, as alopecias cicatriciais e não cicatriciais assumem no couro cabeludo do paciente afro um padrão específico e muitas vezes de difícil diagnóstico. Exigindo do especialista experiência e conhecimento específico com estes pacientes.

TIPOS DE CABELO

Ilustrações e nomenclatura dos fios de cabelo conforme a sua curvatura (Fig. 23-1).

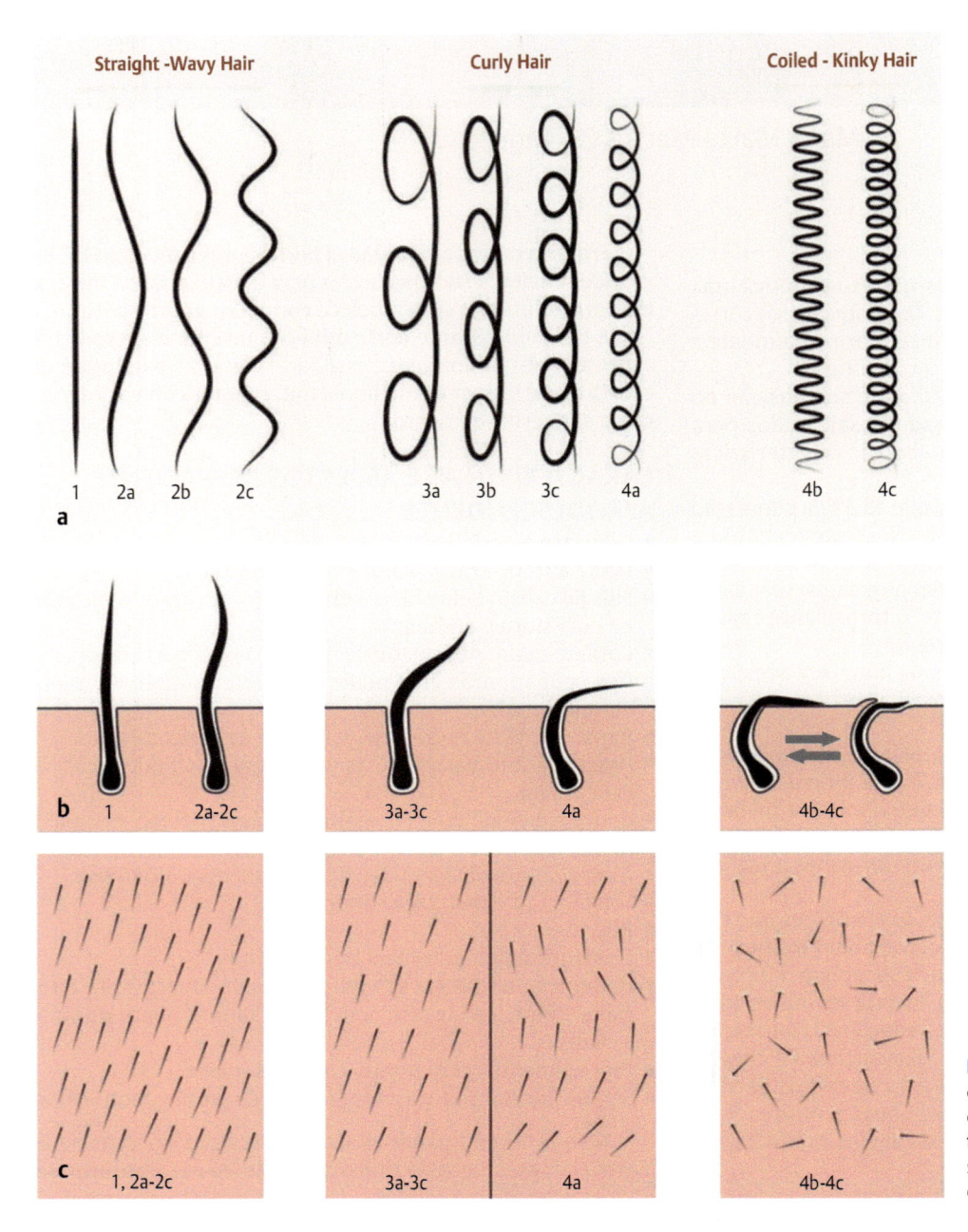

Fig. 23-1. (**a**) Desenho mostrando os diferentes tipos de cabelo. (**b**) Formatos das unidades foliculares no tecido folicular subcutâneo. (**c**) Aparência da superfície do couro cabeludo após o cabelo ter sido raspado com 2-3 mm.

ABORDAGEM DO PACIENTE AFRO
Pontos de Destaque
Diagnóstico
- Examinar o couro cabeludo, diagnosticar e avaliar o potencial da área doadora por meio da tricoscopia a fim de planejar a estratégia cirúrgica e o número de etapas.
- Analisar o grau de espessura da pele do couro cabeludo.
- Atentar que a alopecia por tração é muito comum principalmente nas mulheres pela questão dos seus costumes.
- Existem alopecias específicas neste grupo étnico que necessitam de tricoscopia apurada.
- Na anamnese, questionar histórico da cicatrização e presença de comorbidades, especialmente a hipertensão arterial sistêmica.

Linha Anterior

- Discutir a altura desta linha junto com o paciente guardando as proporções da face.
- O desenho deve ser mais achatado pelos traços da etnia e com microirregularidades.
- Ter o cuidado na altura e no posicionamento da mesma, principalmente quando a alopecia androgenética estiver em evolução e se for um paciente muito jovem.

Classe

Determinar a classe na escala SFS (*Sanusi Fue Scale*).

ESCALA SFS (SANUSI FUE SCALE)

Não havia um sistema de classificação para prever ou classificar o nível de dificuldade do método FUE. Tudo era feito empiricamente. Os profissionais sempre recorreram à qualificação informal de candidatos afros (difícil) ou não afros (fácil).

A Sanusi FUE Scale foi desenvolvida recentemente por meio de um trabalho realizado com 13 cirurgiões experientes de diversas partes do mundo que contribuíram realizando as cirurgias em seus pacientes e informando as pontuações de cada uma das características de pele e cabelo quanto à dificuldade FUE.

Esta escala determina a pontuação de dificuldade para cada um dos três subtipos de pele e para cada um dos três subtipos de cabelo (Quadro 23-1).

A soma dos parâmetros de pele e cabelo gera uma pontuação/classe final que determina o grau de dificuldade do FUE (Quadro 23-2).

Esta escala é atualmente um grande preditor através da pontuação pré-cirúrgica para ajudar na previsão de dificuldade FUE com implicações nos resultados dos pacientes.

O artigo nos revelou que os pacientes com FUE mais difícil são os que possuem pele espessa/firme, sendo que a média espessura/firmeza da pele foi a menos desafiadora.

Quadro 23-1. Pontuação do tipo de pele e cabelo

Parâmetros de pele e cabelos	Pontuação	Seleção da pontuação
Parâmetros de pele		
Grossa/firme	6	X
Macia/fina	4	
Firmez/espessura média	1	
Parâmetros do cabelo		
Liso-ondulado (tipos 1 e 2a, b e c)	1	Y
Encaracolado (tipos 3a, b e c)	2	
Enrolado/muito enrolado (tipos 4a, ab, e 4c)	3	
Pontuação Total (SFS)		X + Y

SFS: Sanusi FUE Escore; FUE: Folicular unit excision.

Quadro 23-2. Interpretação de Sanusi Fue Scale (SFS)

SFS	SFS Grau/Classe	Desafio no Transplante FUE
2-3	I	Sem dificuldade, taxa de transsecção muito baixa
4	II	Difuldade baixa a moderada; baixo-moderada taxa de transecção
5-6	III	Dificuldade moderada suscetível a decapagem do enxerto
7-8 (7a)*	IV	Dificuldade moderada lata; taxa de transecção moderada alta (muitas vezes em descendentes do norte da África ou Oriente Médio)
9	V	Dificuldade elevada; taxa de transecção alta-muito alta (normalmente de ascendência africana)

Nota: *7a: Combinação de pele muito macia e fios de cabelo bem enrolados/crespos (raro).
SFS: Sanusi FUE Escore; FUE: follicular unit excision.

A mesma porcentagem de profissionais deu a pontuação mais alta quanto ao grau de dificuldade para os subtipos de cabelo crespo. Todos concordaram que o cabelo liso-ondulado apresenta menor desafio quanto ao desempenho FUE.

A soma das pontuações gera um número final que varia de 2-9 sendo associado com cinco notas/níveis de desafio na técnica FUE e confirmando a necessidade de uma abordagem mais específica pelas habilidades, cuidados e tecnologia no FUE afro.

Importância da Escala SFS

Ela reconhece a mistura das características de pele e cabelo na diversidade do couro cabeludo e os vários níveis de influência no desempenho FUE servindo como sistema de pontuação universal.

HISTOLOGIA DA PELE AFRO

A pele afro possui um extrato córneo mais compacto que a pele caucasiana, consequentemente com aumento na resistência durante a cirurgia.

Esta é uma observação extremamente relevante, pois também mostrou que os enxertos variam de espessura em diferentes áreas do couro cabeludo.

O componente epidérmico dos enxertos na área parietal é duas vezes mais espesso que a epiderme na zona occipital.

A derme papilar dos africanos não é claramente delineada da derme reticular, ela possui fibras de colágeno menores, porém mais firmemente acondicionadas e mais bem alinhadas; os interstícios contêm glicoproteína como base e demonstram a presença de fragmentos de fibra de colágeno intercalando a substância fundamental através da derme comparada com a pele branca. Além disso, há menos tecido elástico segurando os folículos capilares. Entretanto, a pele negra tem mais oxitalano e eulanin, especificamente no couro cabeludo. Isso levou a especulações de que a interação da substância fundamental e do colágeno é provavelmente um fator significante que explica a maior turgescência da pele negra relativa à pele branca. Existe uma preponderância de camadas dérmicas mais espessas, ao redor dos folículos capilares, e menos fibras elásticas em pacientes que são propensos a mais transecções.

Isso é comprovado quando observamos maior número de transecções na região parietal do couro cabeludo comparada com outras áreas.

Quanto mais curvo e encaracolado o cabelo maior a associação com pele firme/espessa. Muitos tipos de pele e cabelo inicialmente evoluíram em diferentes partes do mundo, como uma medida adaptável para proteger o indivíduo contra fatores ambientais e causaram heterogeneidade nas misturas das características e traços.

Vale salientar também que a pele e o cabelo sofrem alterações com a idade e consequentemente esta classificação pode mudar.

TRICOSCOPIA DO PACIENTE AFRO (FOTOTIPOS CUTÂNEOS MAIS PIGMENTADOS)

Este exame no paciente afro tem características singulares em razão do contraste entre a trama melanocítica e as unidades foliculares.

O exame do couro cabeludo normal mostra uma trama pigmentada perifolicular (padrão em favos de mel). Na alopecia androgenética, devido à miniaturização, a rede pigmentar torna-se mais evidente. Nas patologias mais comuns que acometem o couro cabeludo destes pacientes (alopecia androgenética, *alopecia areata*, alopecia central centrífuga, líquen plano pilar, alopecia fibrosante frontal, lúpus eritematoso discoide e foliculite decalvante), o exame tricoscópico possui diversas particularidades e exige do profissional experiência para conferir o diagnóstico pois possui uma riqueza de alterações que se confundem devido à rede pigmentada.

ABORDAGEM CIRÚRGICA

- *FUE afro raspado*: indicamos para todos os casos de sessões a partir de 1.500 unidades foliculares.
- *FUE afro long hair*: indicamos para casos de até 1.500 unidades foliculares, principalmente pacientes do sexo feminino.

Profilaxia de Sangramento

São pacientes que cursam frequentemente com hipertensão arterial sistêmica. A investigação é imprescindível para verificar este controle no intra e no pós-operatório.

Sempre administramos ácido tranexâmico 1,5 g ao dia, nos três dias que antecedem a cirurgia com a finalidade de controlar o sangramento durante o procedimento.

Higiene do Couro Cabeludo

Todos os pacientes realizam a lavagem dos cabelos com xampu à base de clorexidina 3 dias antes da cirurgia.

Registro Fotográfico

Seguimos o padrão habitual das fotografias inclusive da área doadora após raspada se for o caso.

Linha Anterior e Picos Temporais

Nos pacientes afrodescendentes, a altura da linha anterior será um pouco mais baixa e também mais achatada. Ou seja, não ter as habituais entradas é considerado critério de naturalidade para etnia.

Lembrando que é imprescindível a avaliação da área doadora × extensão da área a ser transplantada. Caso esta relação não seja favorável, o posicionamento da altura da linha anterior será mais recuado para alcançarmos a densidade desejada. O desenho da linha anterior deverá ser feito com microirregularidades como é o padrão étnico. Sempre que possível devemos confeccionar os picos temporais para melhor enquadramento facial.

Na maioria das vezes utilizamos cerca de 100 a 150 unidades foliculares de um fio para cada lado. Estas marcações são discutidas com o paciente, informando e alertando dos limites e possibilidades com registro fotográfico.

Ao iniciar a cirurgia, estas linhas já desenhadas são tatuadas com azul de metileno.

Preparo da Área Doadora para FUE Raspado

Raspamos a área doadora de cima para baixo de modo a não deixar a altura do cabelo tão baixa. Ficando com cerca de 1 a 1,5 mm de comprimento (principalmente se a tecnologia não for específica para cabelo afro).

Dividimos a área doadora segura em quadrantes de (2 × 2 cm e realizamos a extração de acordo com a densidade de cada área e calculamos o número de unidades foliculares que planejamos para cada caso (Fig. 23-2).

Em casos de FUE afro *long hair*, não procedemos a tricotomia e não existe preparo prévio.

Preparo da Área Receptora

Importante estabelecer as regiões a serem tratadas por prioridade, lembrando que se trata de um paciente de difícil abordagem. Aconselhamos para tal realizar a tricotomia em diferentes alturas para que seja facilitado o reconhecimento das prioridades.

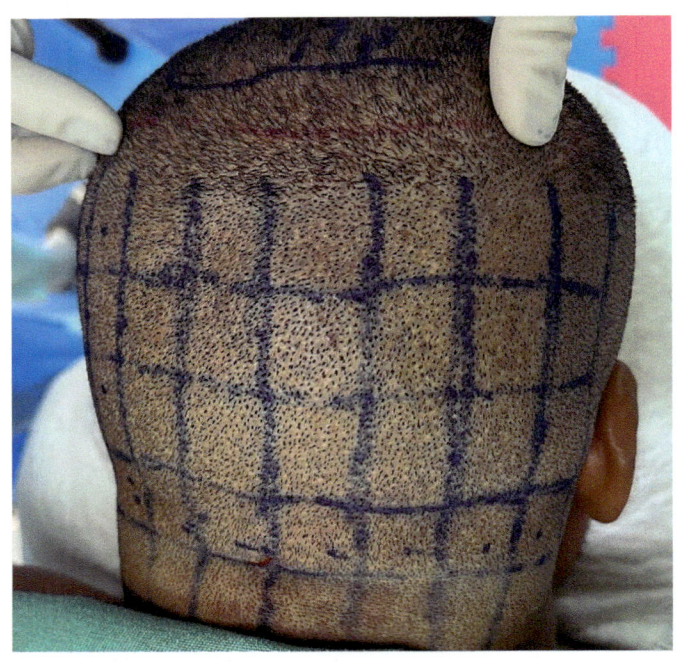

Fig. 23-2. Área doadora – divisão dos quadrantes para extração das UF's.

Anestesia

Procedemos a anestesia local infiltrativa com 20 mL solução de lidocaína 2%, 20 mL de bupivacaína 0,5%, 60 mL solução fisiológica 0,9% e adrenalina na concentração de 1:160.000 UI. Realizamos rotineiramente os bloqueios dos nervos supraorbitários e supratrocleares com a solução descrita acima. Administramos 4 mL desta solução em cada ponto.

Trabalhamos com anestesia local exclusiva associada ao protocolo de jejum abreviado onde modulamos a resposta adrenérgica e indiretamente também um controle maior no sangramento intraoperatório.

Realizamos sedação via oral com protocolo de jejum abreviado com as medicações conforme Quadro 23-3.

Tumescência

O volume de tumescência tende a ser pequeno quando utilizamos tecnologia específica. Usamos apenas solução fisiológica 0,9%. Preparamos 100 mL desta solução, mas raramente usamos o volume total.

Em casos da tecnologia comum este volume é variável, não existe uma regra, depende muito do turgor da pele do couro cabeludo. Podemos aplicar a solução de tumescência superficialmente quando a pele é muito flexível. O líquido ajuda a estabilizar a pele assim como a pressão com os dedos beliscando a mesma, criando uma pequena barriga de modo a obter maior precisão no momento da incisão.

As manobras acima são desnecessárias com tecnologia Zeus.

Nos pacientes que suspeitamos do surgimento de alterações cicatriciais como hipertrofias ou queloides utilizamos 1 mL de triancinolona 20 mg na solução de tumescência.

Escolha da Tecnologia

No passado, utilizávamos vários instrumentos para tentar atender a diversidade de pacientes e defendíamos habilidades especializadas para utilizar ferramentas tradicionais de FUE para alguns cenários desafiadores. Conseguíamos realizar a cirurgia, porém, nos casos mais difíceis (classe 4 e 5 – ESCALA SFS), a nossa taxa de transeção era muito alta (Quadro 23-4).

Quadro 23-3. Protocolo das medicações para anestesia local do jejum abreviado

	Solução jejum abreviado	200 mL		Solução jejum abreviado	200 mL
	Cefalexina	1 g	13:00	Cefalexina	1 g
	Dipirona	1 g		Cloridrato de ciclobenzaprina	10 mg
	Dexametasona	4 mg			
07:00	Cetrolato de tromadol	10 mg			
	Clonazepan	2 mg			
	Clonidina	0,100 mg	Repetir se TA sistólica ≥ 120 mmHg		
	Pantoprazol	40 mg			
	Dimenidrinato	50 mg			

Quadro 23-4. Quadro comparativo das tecnologias quanto ao movimento para extração das unidades foliculares

Tecnologia	Características
Convencional	Possui movimentos de rotação nos dois sentidos (horário e anti-horário)
Robô Artas	Possui um movimento de rotação contínua, mas tem dois dispositivos para liberar o folículo. Primeiro uma agulha cortante que penetra desde 0,0 mm a 2,0 mm na pele em faixas de 0,1 mm e cuja função é atingir a epiderme (a parte mais dura da pele), e depois o segundo dispositivo é um *punch* rombo também com movimento rotatório que penetra na derme de 2,0 a 6,0 mm e posso manipulá-la em faixas de 0,1 mm de profundidade. Por ser um *punch* rombo permite que a dissecção da unidade seja suave e a transação menor
Waw	Usa um movimento oscilante com um *punch* híbrido ou trompete. O dispositivo permite manipular a velocidade e o ângulo do movimento do *punch*, o que gera um movimento muito suave para a dissecção do enxerto
Zeus	Muito parecido com o Waw com a vantagem de permitir movimentos combinados de rotação e oscilação com diferentes tempos de duração em cada movimento, e somado a um *punch* inteligente (*Inteligent punch*) que ajuda a "navegação" do mesmo dentro da pele prendendo a unidade folicular e protegendo-a da transação

Atualmente na nossa experiência a tecnologia mais completa para FUE em afro raspado e *long hair* é o Zeus. Este dispositivo utiliza o mesmo *punch* para ambas as técnicas.

Em 2015, Rose avaliou a performance deste aparelho, considerando parâmetros como curvatura do cabelo, firmeza e espessura da pele.

A firmeza da pele aumenta muito a taxa de transecção neste público (classes 4 e 5 – ESCALA SFS), então, a técnica FUE é muito difícil quando não dispomos de tecnologia com parâmetros específicos.

Sabemos que rigidez e firmeza de pele são mais impactantes na taxa de transecção que a curvatura do cabelo.

É sabido também que a taxa de transecção é variável em diferentes partes do couro cabeludo do mesmo paciente, pois o extrato córneo compacto e bainhas dérmicas mais espessas com fibras de colágeno mais bem alinhadas conferem maior resistência.

Através dos parâmetros existentes neste aparelho, não há necessidade de ajuste de profundidade e angulação que são extremamente importantes no manuseio de tecnologias comuns. O ajuste de profundidade sofre muitas alterações em um mesmo couro cabeludo de paciente afro, assim como a ondulação do cabelo. Ambas são as variáveis mais importantes que devem ser ajustadas para um menor índice de transecção.

Outros dispositivos convencionais devem trabalhar com velocidades rotacionais mais baixas para não aumentar a transecção.

A taxa de transecção que antecedeu a esta fase variou de 6-80%.

A tecnologia Zeus possui taxa de transecção abaixo de 10% com um sucesso consistente em todas as classes de pacientes afrodescendentes de acordo com a escala SFS.

O sucesso da tecnologia se dá pela capacidade de navegar pelo cabelo subterrâneo se adaptar a diferentes espessuras e firmeza da pele.

Na minha experiência, além do menor índice de transecção, o *Intelligent Punch* elimina a possibilidade de enxertos enterrados em alguns subtipos.

Movimento em Arco

Este movimento consiste em uma das estratégias usadas para reduzir o índice de transecção principalmente quando se utiliza tecnologia convencional rotacional.

Escolha do *Punch*

Imprescindível escolha de *punches* novos e afiados.

Na minha experiencia, a utilização de *punches* serrilhados com diâmetros de 0,9 até 1 mm tem melhor desempenho para tecnologia convencional. O mais utilizado é o 0,95 mm.

A minha escolha é o *intelligent punch* da tecnologia Zeus.

Outros *punches* mais usados são híbridos: *Devroye* serrilhado e Zero *Tpunch* do Cole, Trivellini *Edge Alt Punch*.

O formato do *intelligent punch* é de um perfil curvilíneo beneficiando a cicatrização por deixar bordas menos evertidas na ferida e com menos formação de tecido fibrótico. Além de boa cicatrização, proporciona também enxertos robustos.

A numeração do *intelligent punch* mais utilizada é 18 G. Em grau de dificuldade menor, utilizamos o 19 G. O *punch* 18 G apesar de possuir um diâmetro mais largo tem excelente cicatrização pelos motivos citados

Extração das Unidades Foliculares

As unidades foliculares do paciente afro, ao contrário do que se pensa, são frágeis. Muito importante escolher pinças com pontas firmes e treinar a equipe para extração com duas pinças.

Utilizamos solução de Ringer lactato resfriada a 4 graus centígrados para conservação das unidades foliculares. Para manter esta temperatura utilizamos placas de gelo sobre as cubas com enxertos.

Avaliação dos Enxertos

As unidades foliculares extraídas são submetidas à revisão no microscópio para averiguar sua integridade e contabilizar o número de fios. Esta função é realizada sempre pela mesma colaboradora da equipe para que tenha rapidez e precisão nos movimentos sem danos aos enxertos.

Implantação

Utilizamos *implanters* afiados pois, na nossa experiência, é o método que confere melhor resultado, principalmente no tocante à viabilidade dos enxertos e também por permitir realizar extração e implantação simultaneamente com menor sangramento.

Desta maneira, garantimos que as unidades foliculares fiquem menos expostas ao meio ambiente e sofram menor trauma com menos eflúvio telógeno e com crescimento mais precoce dos cabelos.

Com utilização de *implanters* existe uma menor manipulação destas unidades que são bastante sensíveis e às vezes até friáveis.

Utilizamos *implanters* afiados que variam de 0,8-1,2 mm a depender da espessura da unidade folicular. A maioria com agulhas de 1 mm.

Quanto a tática para implantação é muito importante que se introduza a agulha apenas até o bisel no momento do disparo do *implanter* a fim de que não se atinja o plexo vascular adjacente e tenhamos consequentemente pouco sangramento e a equipe possua destreza no carregamento dos *implanters* para evitar *capping*.

Realizamos a implantação da linha anterior e as duas ou três linhas subsequentes com cerca de 400 unidades foliculares de um fio sempre preenchendo as microirregularidades.

Existe uma grande vantagem na confecção da alta densidade, pois os fios de cabelo helicoidais e enrolados com grande variação na ondulação conferem maior densidade devido à maior cobertura.

Geralmente a densidade adquirida com o cabelo afro é cerca de 30% maior que nos casos não afro.

Cuidados no Pós-Operatório

São pacientes com couro cabeludo de muita oleosidade que tendem a seborreia.

Estimulamos a lavagem no mínimo duas vezes ao dia com clorexidina nos primeiros 10-15 dias até a remoção completa das crostas.

São pacientes que cursam com uma frequência maior de foliculite no pós-operatório (até o terceiro e o quarto mês). Sugerimos a prescrição de lavagem mais abrasiva com clorexidina e aplicação tópica de ácido fusídico duas vezes ao dia.

Em alguns casos, a antibioticoterapia se faz indicada.

Indicamos também protocolo de ledterapia no pós-operatório, com a finalidade cicatrizante e antimicrobiana.

Sempre estimular a manutenção do tratamento clínico domiciliar de acordo com o tipo de alopecia.

RESULTADOS

Os resultados estão nas Figuras 23-3 a 23-10 abaixo.

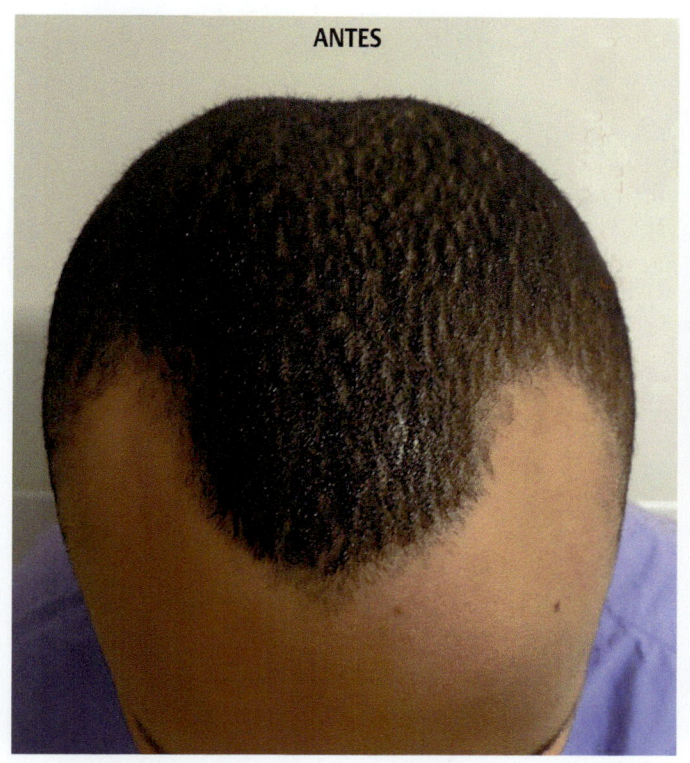

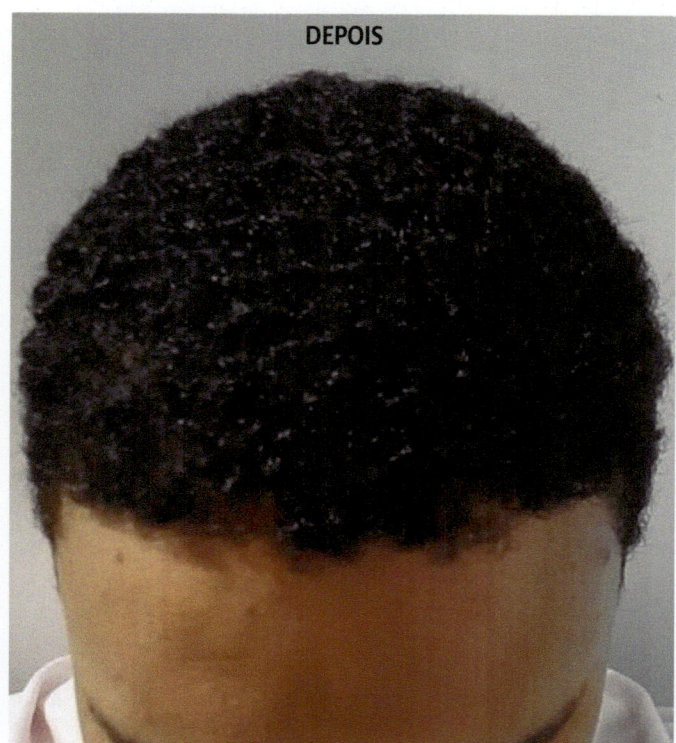

Fig. 23-3. 2.100 unidades – alopecia androgenética – 1 ano pós-operatório.

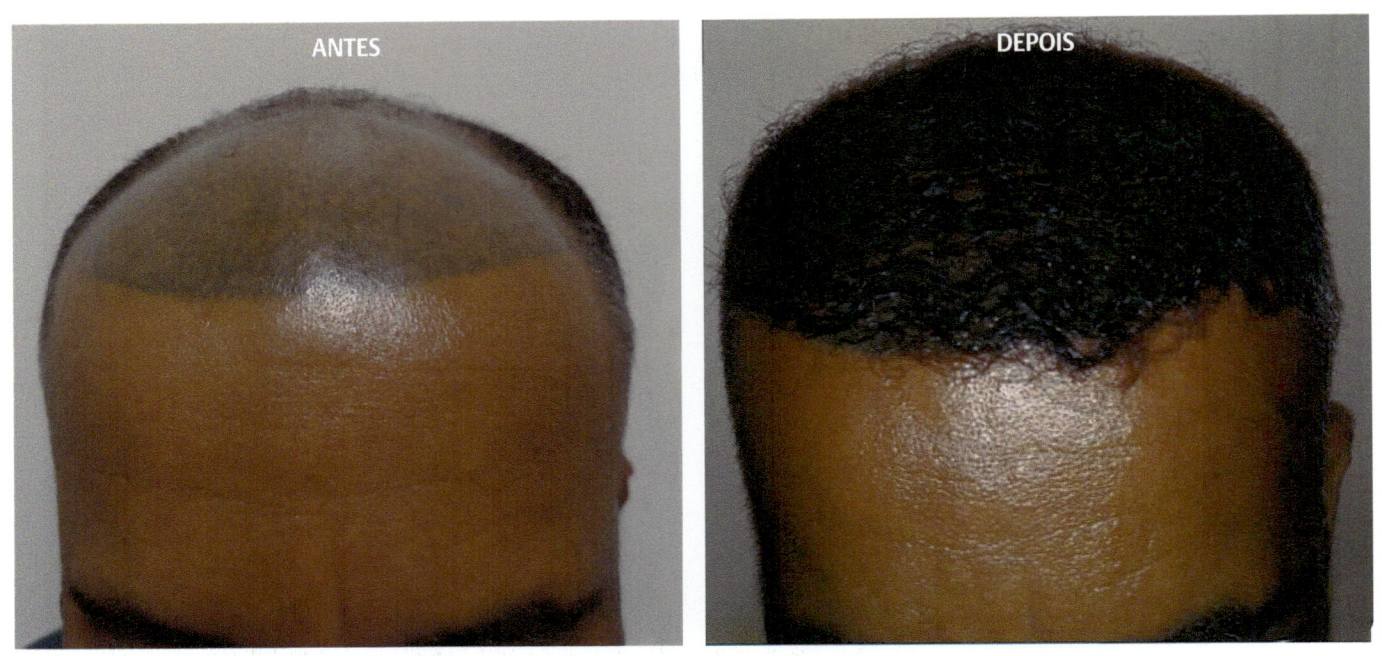

Fig. 23-4. 2.800 unidades – alopecia androgenética e cobertura SMP – 1 ano pós-operatório.

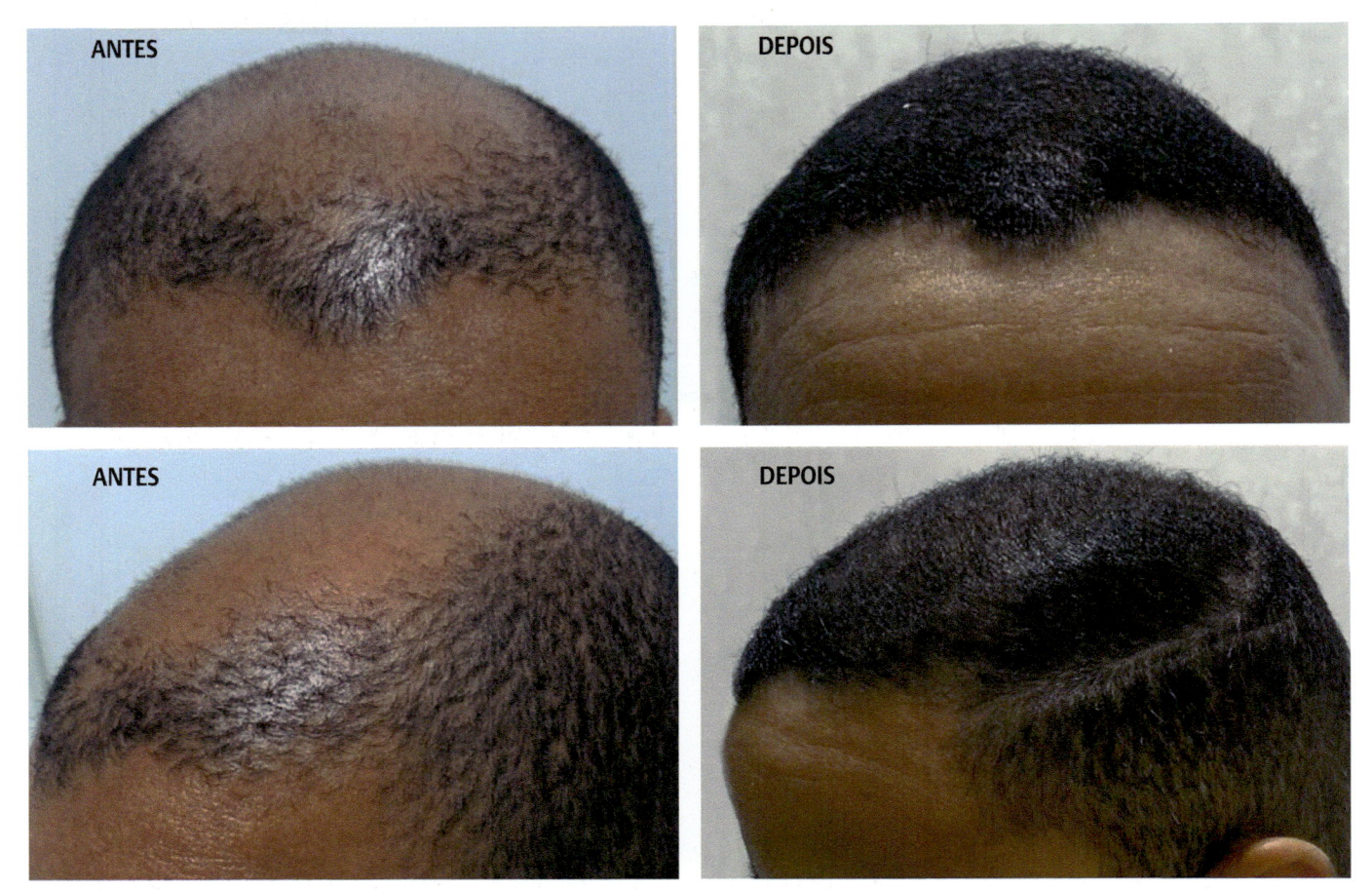

Fig. 23-5. 3.100 unidades – alopecia androgenética e cobertura SMP – 1 ano pós-operatório.

FUE EM AFRODESCENDENTES

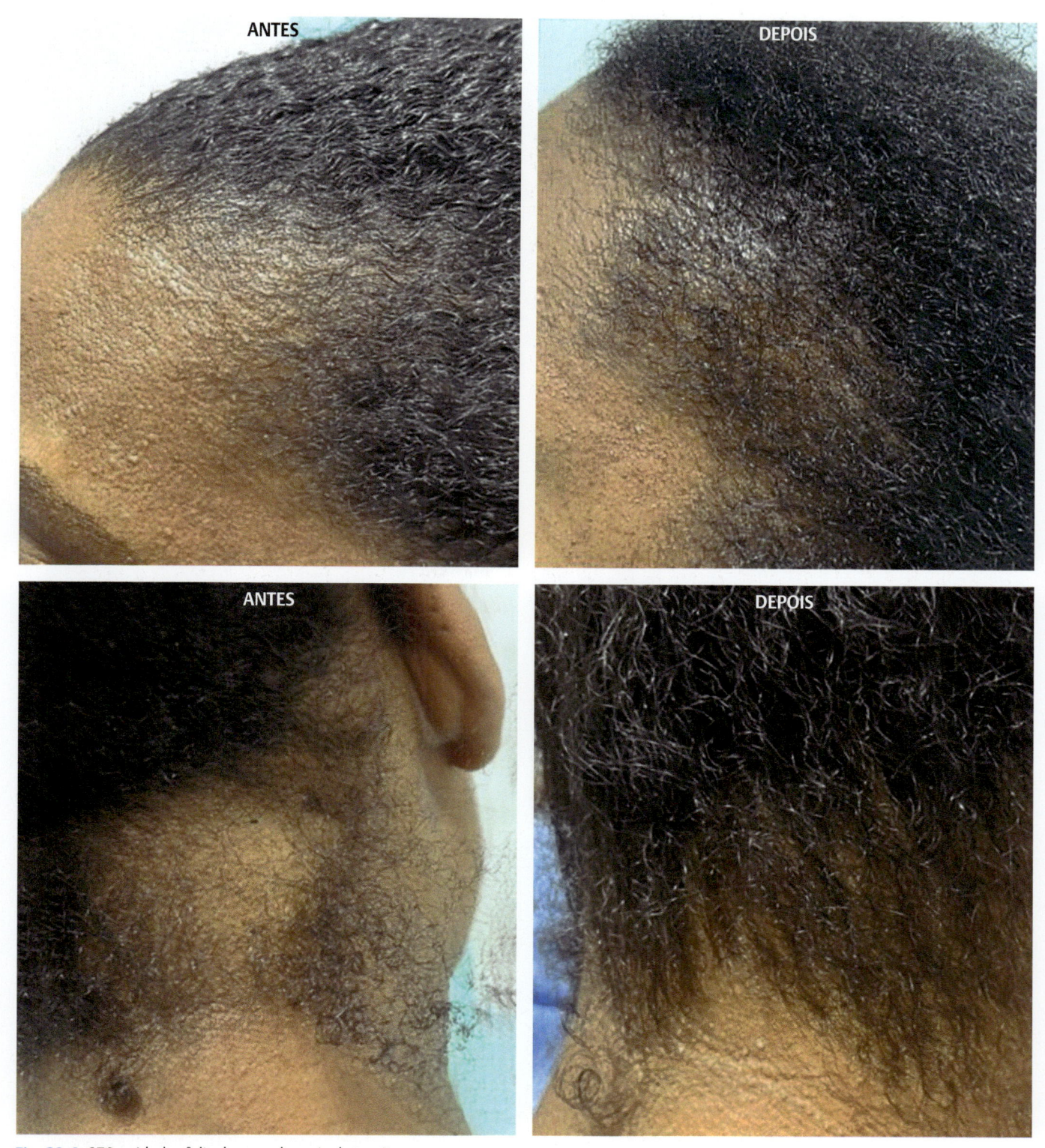

Fig. 23-6. 870 unidades foliculares – alopecia de tração.

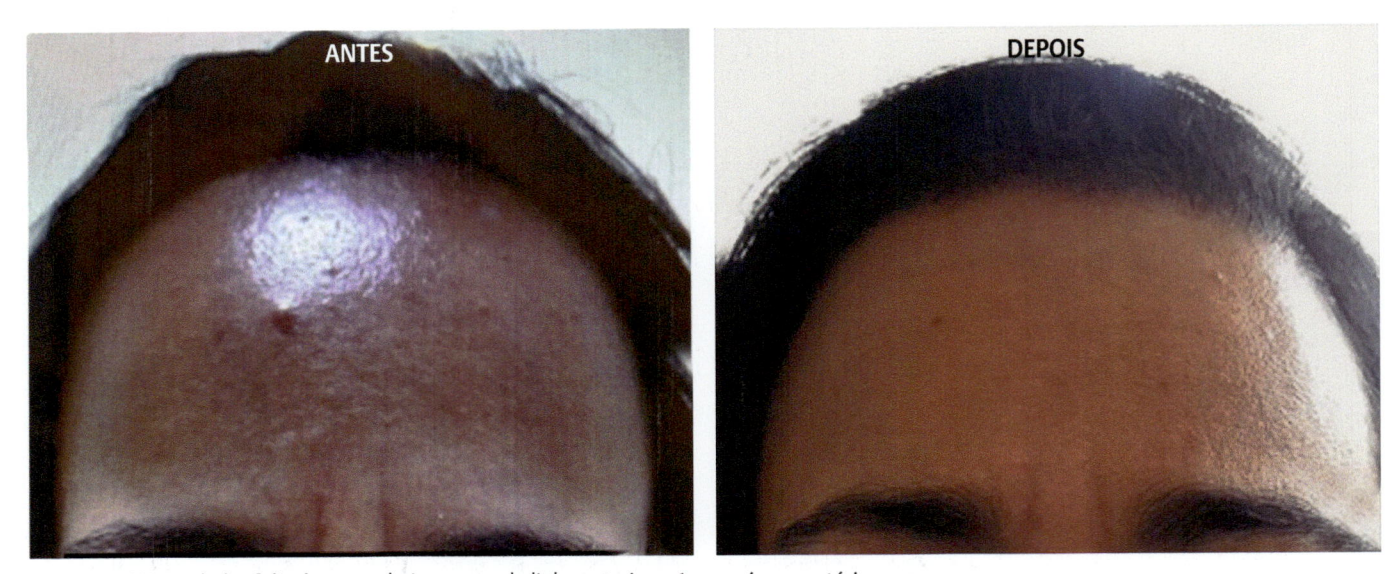

Fig. 23-7. 800 unidades foliculares – rebaixamento de linha anterior – 1 ano pós-operatório.

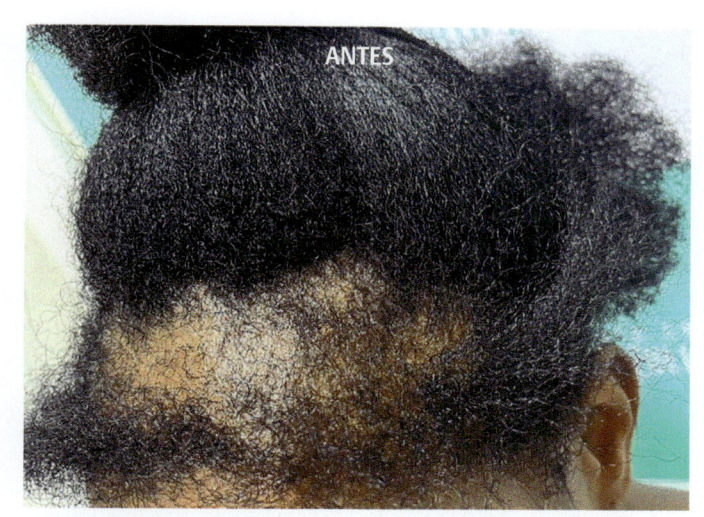

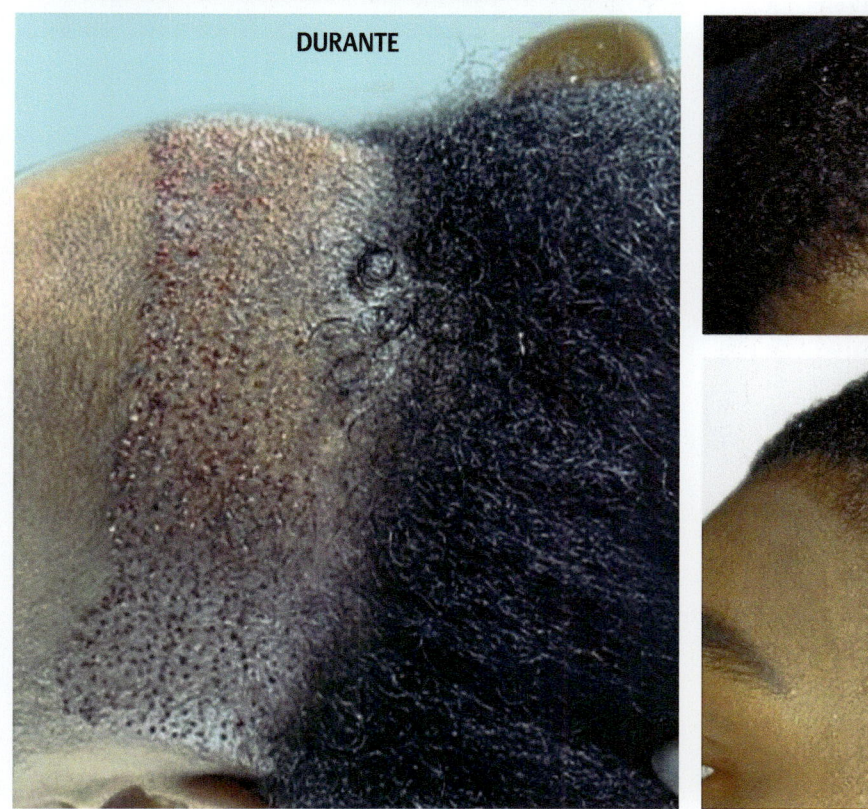

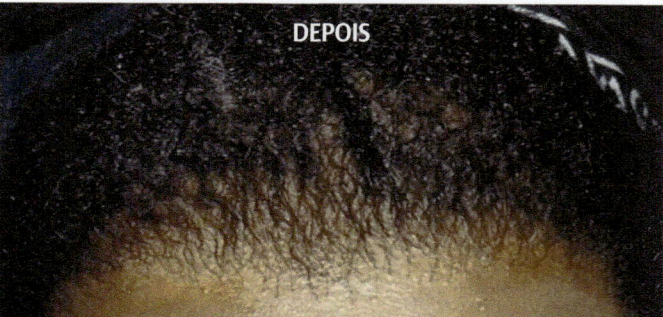

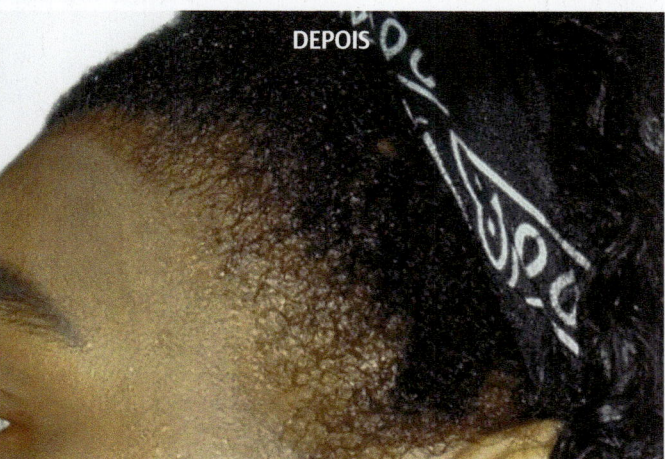

Fig. 23-8. 3.270 unidades foliculares – rebaixamento de linha anterior – 6 meses de pós-operatório.

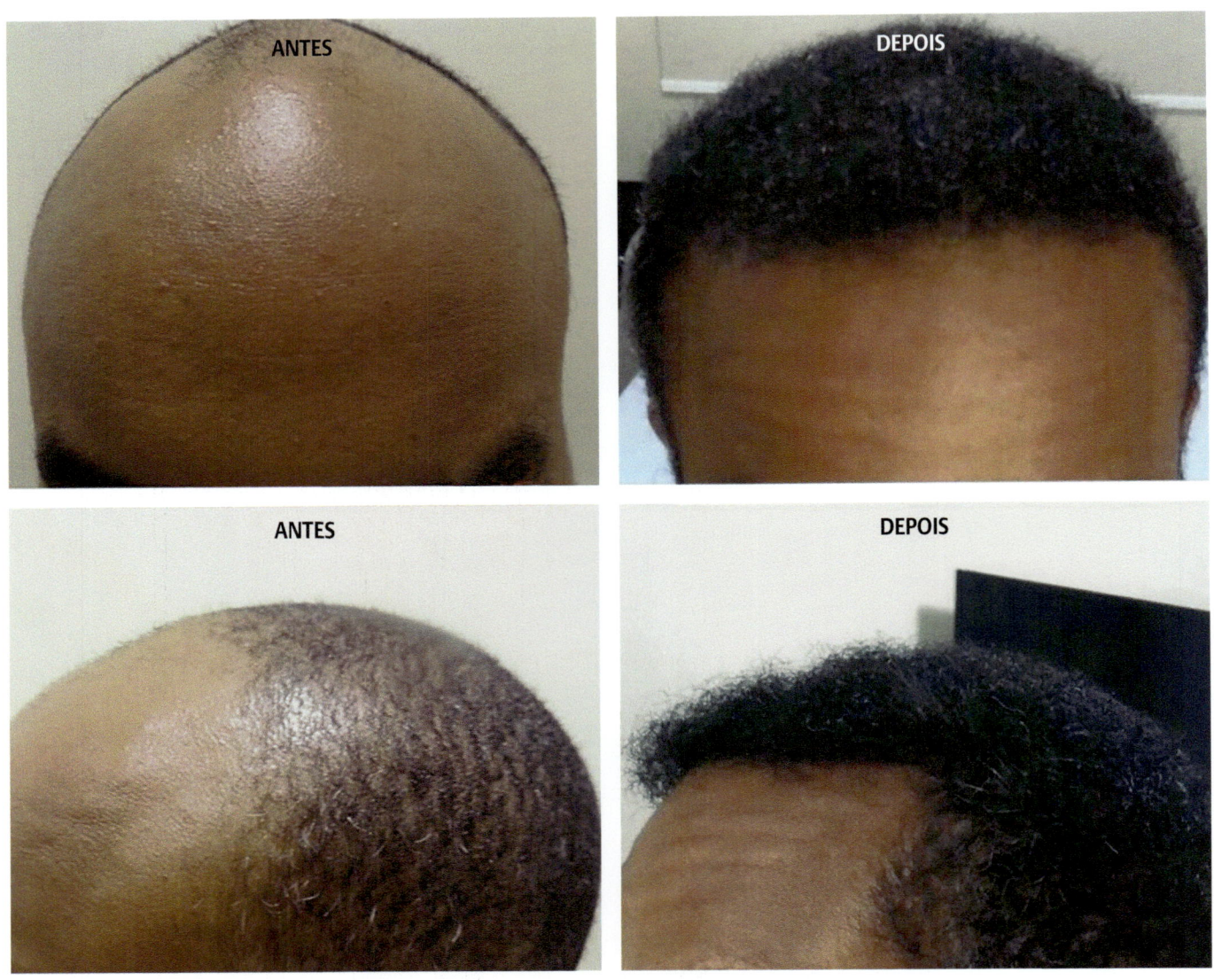

Fig. 23-9. 2.700 unidades foliculares – *hair line*, entradas, *midscalp* épico temporal – 1 ano de pós-operatório.

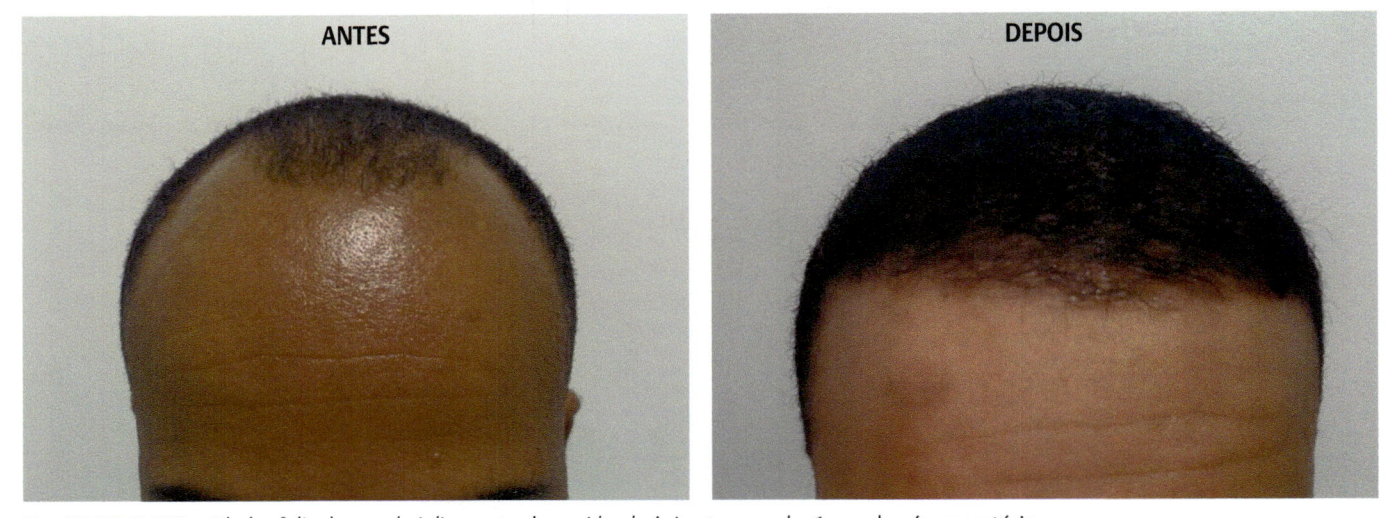

Fig. 23-10. 2.476 unidades foliculares – *hair line*, entradas, *midscalp* épico temporal – 1 ano de pós-operatório.

CONCLUSÃO

O controle na taxa de transecção, obtenção de enxertos saudáveis, bom aproveitamento da área doadora e resultado estético favorável realizando densidade apropriada e satisfatória com a confecção de *hairline* detalhada e corretamente posicionada são imprescindíveis para o sucesso do transplante FUE afro.

A fim de melhorar a curva de aprendizado faz-se necessário uma demanda destes pacientes, controle das variáveis que detalhamos neste capítulo e aquisição de tecnologia com treinamento da equipe.

O transplante capilar avança bastante com novas tecnologias e dispositivos. Os casos mais difíceis são desafiadores, porém extremamente estimuladores.

Há pouco tempo o transplante capilar afro era desacreditado. Hoje realizamos megassessões de FUE raspado e com certeza faremos o mesmo com FUE *long hair*.

A restauração capilar nos pacientes afrodescendentes será fonte de muitas pesquisas e certamente avanços para grandes contribuições no transplante capilar.

BIBLIOGRAFIA

Reyes A. Curly Hair FUE: My Approach Using Classification of Follicle Curvature and Curl. Hair Transplant Forum International [Internet]. 2021;31(6):205-214.

Rose PT. Hair Restoration Surgery: Challenges and Solutions. Clinical, Cosmetic and Investigational Dermatology [Internet]. 2015;8:361-370.

Seager DJ, Simmons C. Local Anesthesia in Hair Transplantation. American Society for Dermatologic Surgery, Inc [Internet]. 2002;28:320-328.

Singh MK, Avram MR. Technical Considerations for Folicular Unit Extraction in African-American Hair. Dermatologic Surgery [Internet]. 2013;(39(8):1282-1284.

Umar S, Khanna R, Lohlun B et al. Follicular Unit Excision in Patientsof African Descent: A Skin-Responsive Technique. Dermatologic Surgery [Internet]. 2023;1;49(10):949-955.

Umar S, Shitabata P, Rose P et al. A New Universal Follicular Unit Excision Classification System for Hair Transplantation Difficulty and Patient Outcome. Clinical, Cosmetic and Investigational Dermatology [Internet]. 2022;2022(15):1133-1147.

Umar S. Comparative Study of a Novel Tool for Follicular Unit Extraction for Individuals with Afro-textured Hair. Plastic and Reconstructive |Surgery - Global Open [Internet]. 2016;Sep 27;4(9):e1069.

RESTAURAÇÃO DA CALVÍCIE FEMININA COM OS MICROIMPLANTES CAPILARES

CAPÍTULO 24

Carlos Oscar Uebel

INTRODUÇÃO

A queda de cabelo do tipo padrão feminino é uma alopecia comum sem cicatrizes, caracterizada por diferentes padrões. A condição tem uma natureza progressiva e afeta mais de 35% das mulheres, acometendo entre 18 e 80 anos de idade. Nossas estimativas no Brasil colocam as mulheres ao redor de 15% portadoras com algum grau de calvície e nos Estados Unidos com uma prevalência aproximada de 1-12% entre 20 e 29 anos de idade e de 12-56% em pacientes com mais de 45 anos, podendo aumentar sensivelmente após a menopausa. Sabemos que 100% destas mulheres dificilmente aceitam a calvície e são universalmente incapazes de suportar ao longo da vida qualquer grau de perda de cabelo. Os homens, ao contrário, aceitam melhor a queda do seu cabelo e apenas 10% manifestam o desejo de procurar formas de tratamento clínico ou cirúrgico.

Nas mulheres, as preocupações emocionais e psicológicas atribuíveis à queda de cabelo são amplificadas em comparação aos homens, já que a maioria se acostumou a ter boa densidade capilar, e a ocorrência repentina de diminuição da densidade ou queda de cabelo pode ser muito desconcertante, levando à diminuição da qualidade de vida.

Na última década, temos visto um aumento no número de pacientes mais jovens com queda de cabelo de padrão feminino que buscam restauração capilar, muitas das quais estão em situações sociais ou profissionais de alto estresse, como por exemplo executivas, pacientes passando por dificuldades financeiras ou de intensas atividades domésticas. Nesses casos ocorre o aumento da produção de esteroides adrenais e a conversão subsequente para andrógenos podendo ser um fator importante para a queda de cabelo.

Uma diminuição progressiva na densidade capilar superior e temporal do couro cabeludo é característica da queda de cabelo do tipo padrão feminino. Ocorre uma miniaturização do cabelo e uma queda de natureza progressiva dos folículos capilares. Esta é uma perda de cabelo sem cicatrizes. Embora muitas vezes denominada alopecia androgenética devido ao estresse, a queda de cabelo feminino não está associada somente ao aumento dos níveis de andrógenos, mas de outros fatores como veremos adiante.

Além disso, em contraste com os homens, nas mulheres não temos a calvície completa, mas sim rarefação em áreas difusas, causando uma diminuição na densidade e no afinamento do cabelo. Do ponto de vista cirúrgico, isso significa que o cirurgião de restauração capilar pode concentrar-se em áreas cosmeticamente importantes, em vez de áreas difusas, como na queda de cabelo de padrão masculino.

Durante a consulta pré-operatória, é importante um histórico médico completo, incluindo condições relacionadas com a queda de cabelo, incluindo síndrome dos ovários policísticos, uso de pílulas anticoncepcionais orais, estado de menopausa, alterações hormonais pós-parto e anomalias da tireoide e da hipófise. Mudanças na dieta, especialmente dietas rigorosas com restrição de proteínas e calorias, e mudanças nos medicamentos podem ser causas de eflúvio telógeno. A cirurgia não deve ser realizada se a queda de cabelo for considerada temporária. O aspecto mais importante do planejamento pré-operatório em mulheres é decidir o tamanho e a localização da área a ser tratada; uma estimativa do número de unidades foliculares que podem ser colhidas em uma única etapa, o que então determina as áreas a serem tratadas.

A excisão em tira para colheita (FUT) é mais comumente usada em mulheres, pois a necessidade de raspar o cabelo para a excisão das unidades foliculares é muito problemática e as mulheres geralmente têm reservas limitadas de cabelo doador em relação a grandes áreas de alopecia, o que a torna importante para maximizar o rendimento dos enxertos. Além disso, a excisão da unidade folicular exige que os locais de excisão sejam circundados por tecido intacto com cabelo para manter a vascularização do couro cabeludo; assim, apenas uma em cada três unidades foliculares pode ser colhida. O método de tira evita esse problema, maximizando o cabelo doador disponível. A área doadora occipital posterior tem maior densidade de unidades foliculares do que a região parietal, razão pela qual descobrimos que o retalho com pelos não precisa se estender tanto laterolateralmente como nos homens.

Nas mulheres que geralmente usam cabelos compridos, as preocupações com a visibilidade da cicatriz occipital doadora são atenuadas. A cicatriz resultante no local doador quase invariavelmente é imperceptível, de excelente qualidade, devido à pele fina e elástica do couro cabeludo occipital nas mulheres em comparação com os homens, e a falta de tensão ao fechar a incisão. Por esta razão, a nossa técnica preferida para o tratamento definitivo da queda de cabelo de padrão feminino continua a ser o método da tira – técnica FUT (*folicular unit transplantation*), pois permite a excisão do cabelo da área de maior densidade capilar do couro cabeludo, que é a região occipital, sem a necessidade de raspar os cabelos para a colheita e, consequentemente, um rápido retorno às atividades sociais e profissionais.

PACIENTES E MÉTODOS

Este estudo faz uma revisão retrospectiva de prontuários e incluiu 785 pacientes do sexo feminino de nossa clínica nos últimos 35 anos. Todas as pacientes foram submetidas à avaliação clínica pré-operatória para causas de queda de cabelo, incluindo alterações hormonais e uso de outros medicamentos, histórico familiar e histórico médico cirúrgico. Os critérios de inclusão consistiram na presença de queda de cabelo de padrão feminino.

Os critérios de exclusão consistiram em qualquer evidência de doenças dermatológicas ativas que afetem o couro cabeludo ou evidência de alopecia cicatricial ou qualquer condição médica que impeça a cirurgia.

O estudo foi conduzido de acordo com a Declaração de Helsinque para pesquisa em seres humanos. Todas as pacientes deram consentimento por escrito para a cirurgia e uso de fotografias.

TÉCNICA CIRÚRGICA

A cirurgia é realizada sob anestesia local com sedação endovenosa, com uso de midazolam, em ambiente ambulatorial de cirurgia. Uma preparação antisséptica completa é realizada no couro cabeludo com uma solução de clorexidina aquosa. Nenhum antibiótico é usado, nem no pré-operatório nem no pós-operatório.

Começamos bloqueando os nervos supratrocleares e supraorbitais com uma solução contendo 40 mL de lidocaína a 2% e 20 mL de levobupivacaína a 0,5% (ambas as preparações contendo epinefrina, 1:200.000) com agulha de calibre 30 (Fig. 24-1). O bloqueio anestésico é estendido à região coronal e aos nervos occipitais. As áreas receptora e doadora do couro cabeludo são infiltradas com uma solução salina de 240 mL de soro fisiológico 0,9% e 2 mg de epinefrina. Isso permite vasoconstrição e implantação com menos sangramento.

A infiltração pode ser repetida três ou quatro vezes conforme necessário durante a cirurgia.

Apenas a área doadora com pelos é raspada e todas as outras áreas do cabelo são preservadas. É feita uma incisão elíptica variando de 10 a 18 cm de comprimento por 2 a 2,5 cm de largura, dependendo do tamanho da área receptora a ser restaurada e a tira é excisada acima do nível da gálea aponeurótica. Ambas as incisões superior e inferior são ligeiramente chanfradas em um ângulo de 45 graus. Desepitelizamos uma tira de 2 mm da incisão inferior e esta abordagem tricofítica permite que o cabelo cresça através da incisão e o que torna a cicatriz final a mais discreta possível (Fig. 24-2).

Da tira colhida, conseguimos retirar aproximadamente 1.500 unidades foliculares, o que equivale a 3.000 a 4.500 fios de cabelo. O couro cabeludo não cicatriza bem sob tensão, cuja cicatriz pode tornar-se hipertrófica ou alargada. Portanto, deve-se realizar sempre um pequeno descolamento das bordas da incisão para conseguir um fechamento livre de tensão da área doadora. A aproximação dos bordos é feita com uma sutura contínua simples com náilon 4-0 (Fig. 24-2).

Duas técnicas de enfermagem treinadas em restauração capilar dividem os enxertos em unidades foliculares de um, dois ou três cabelos para implantação, sob visualização microscópica tridimensional (*Vision Engineering, New Milford, Connecticut*), usando lentes de ampliação 4 a 6 vezes. Para a linha anterior do cabelo são utilizadas unidades foliculares únicas e, após os 1,5 a 2 cm iniciais da linha do cabelo, são utilizadas unidades foliculares de dois ou três fios. A haste do cabelo feminino é geralmente mais fina do que a haste do cabelo masculino, e preferimos implantar mais unidades minifoliculares com hastes de dois ou três pelos do que hastes de pelo único.

Para a implantação utilizamos a técnica *stick-and-place* publicada por nós em 1986, utilizando uma minilâmina

Fig. 24-1. (a,b) A área a ser implantada é delineada e os nervos supraorbitais e supratrocleares são bloqueados com agulha calibre 30, utilizando combinação de levobupivacaína e lidocaína com epinefrina 1:200.000.

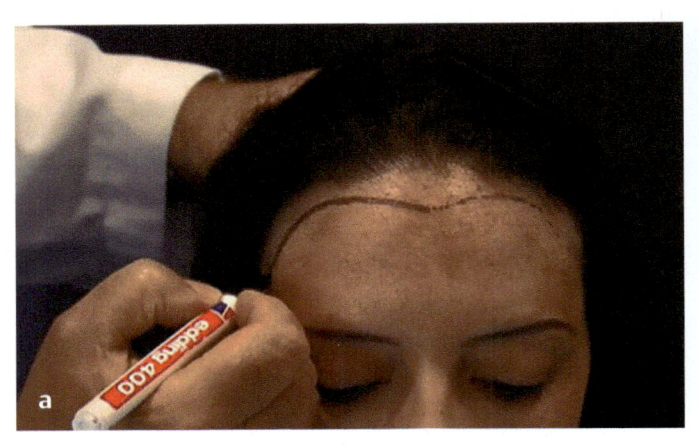

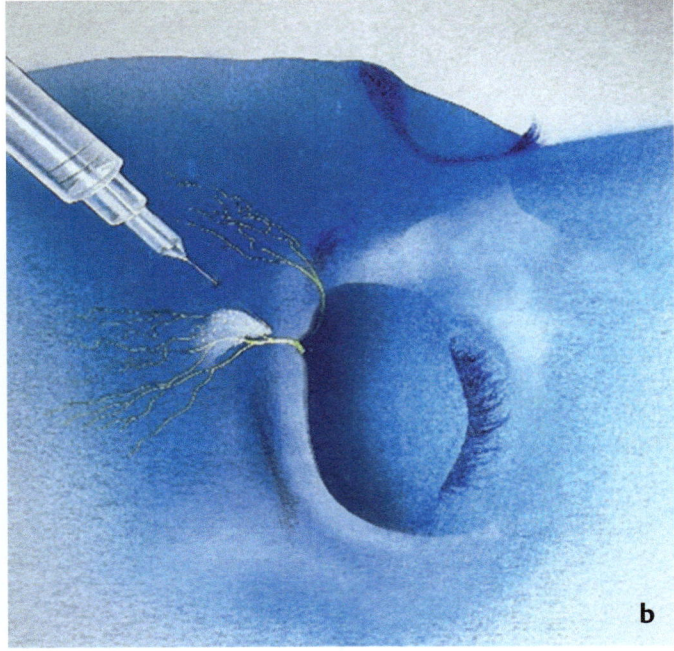

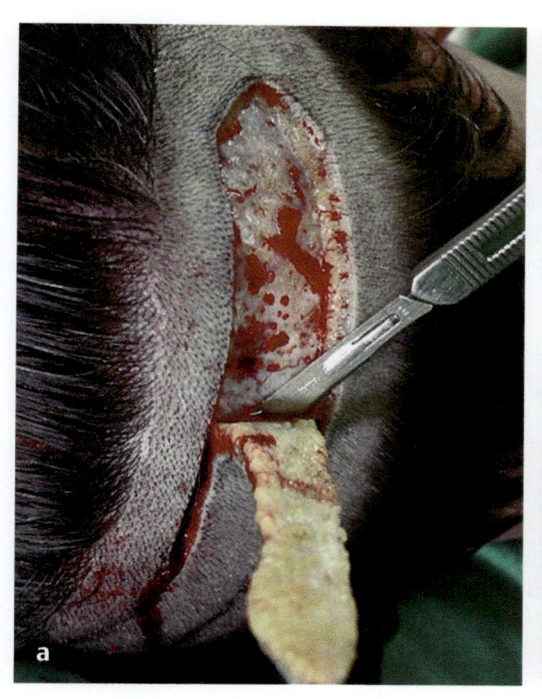

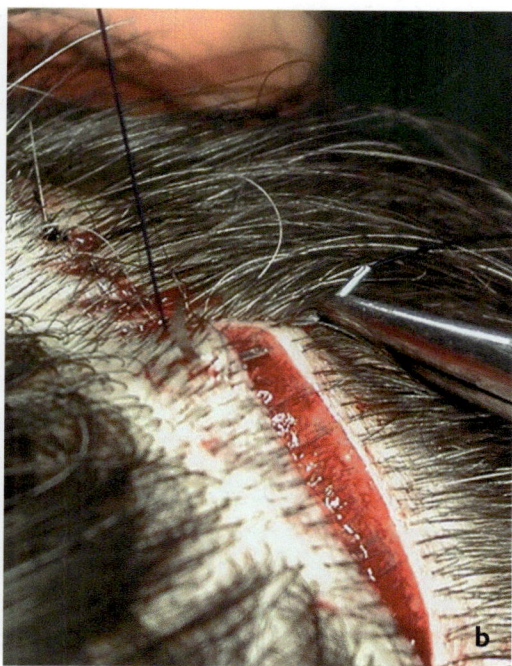

Fig. 24-2. (a,b) Uma faixa elíptica de 2 cm de largura é excisada acima da gálea aponeurótica. Esta é uma incisão tricofítica; as bordas superior e inferior da incisão são chanfradas e uma tira de 1 a 2 mm de cada lado é desepitelizada com o bisturi para permitir o crescimento do cabelo através da incisão. Um descolamento dos bordos em ambos os lados é realizado para reduzir a tensão da sutura que fazemos com náilon 4-0.

Swann-Morton (SP90; Swann-Morton, Sheffield, Inglaterra). Na maioria dos casos não raspamos a área receptora, mas sim molhamos os cabelos com soro fisiológico e fazemos fileiras paralelas com um pente fino, começando pela região frontal e seguindo posteriormente. O cirurgião e o auxiliar trabalham juntos fazendo a manobra *stick-and-place*; o cirurgião realiza uma pequena incisão com lâmina microcirúrgica e o auxiliar introduz cuidadosamente as unidades foliculares (Fig. 24-3).

Com esta técnica, o campo cirúrgico pode ser mantido limpo, com menos sangue e fibrina em cada incisão, o que facilita a colocação dos folículos. Sempre é tomado um fino cuidado para realizar as incisões no mesmo sentido do crescimento do cabelo original.

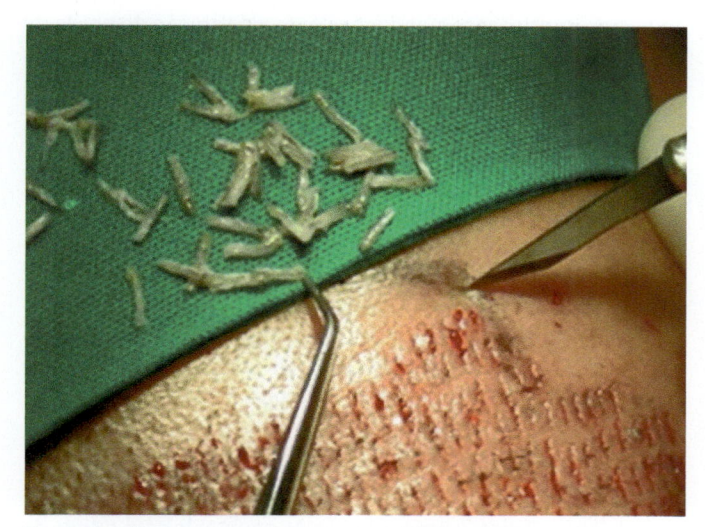

Fig. 24-3. Técnica *stick-and-place*, na qual fazemos microincisões e ao mesmo tempo o auxiliar introduz a unidade folicular com micropinça angulada.

O tempo é minimizado com esta abordagem, o que é especialmente importante ao realizar megassessões extensas; além disso, o procedimento é mais ergonômico tanto para o cirurgião quanto para o auxiliar que pode simplesmente seguir a lâmina do cirurgião não se preocupando em localizar as incisões previamente realizadas. Após, ao redor de 30 minutos, quando o fibrinogênio se converte em fibrina e os enxertos já se encontram fixados podemos repassar novamente a implantação sobre toda área até atingirmos uma densidade satisfatória.

Ao final da operação, todo o couro cabeludo é coberto com gaze úmida; esse curativo é mantido por 24 a 48 horas, quando a paciente pode retirar as bandagens em casa e lavar o couro cabeludo com água morna e xampu neutro. As suturas são removidas da área doadora após 7 dias. As pacientes podem pintar os cabelos após 90 dias e usar chapéus ou bonés, especialmente quando saem para a luz solar direta. As pacientes recebem uma dose única de prednisona 40 mg por via oral no final da cirurgia para reduzir o edema pós-operatório que pode ocorrer na região frontal e glabelar. São prescrito analgésicos conforme necessário (paracetamol 750 mg por via oral a cada 12 horas).

Os folículos capilares crescerão 2-3 mm após aproximadamente 3 semanas, quando então caem ao redor de 80% voltando a crescer em definitivo após 3-4 meses. As pacientes são extensivamente orientadas a respeito disso, pois a queda repentina do cabelo implantado acarreta muitas vezes uma grande ansiedade. Outra técnica que utilizamos principalmente para pacientes com cabelo fino e de mais idade são os fatores de crescimento plasmáticos ricos em plaquetas que têm se mostrados promissores na restauração capilar. Nós descrevemos anteriormente esta técnica utilizando plasma rico em plaquetas ativado por cloreto de cálcio onde observamos níveis aumentados dos fatores de crescimento VSG (fator de crescimento vascular endotelial), TGF (fator transformador de crescimento) e PDGF (fator de crescimento plaquetário).

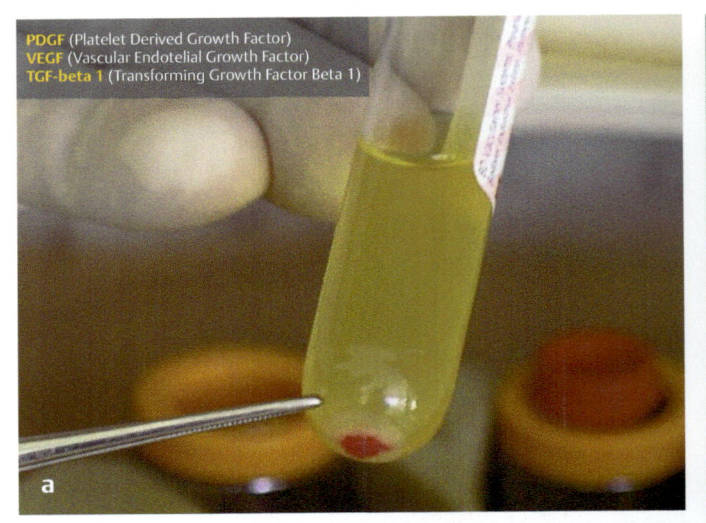

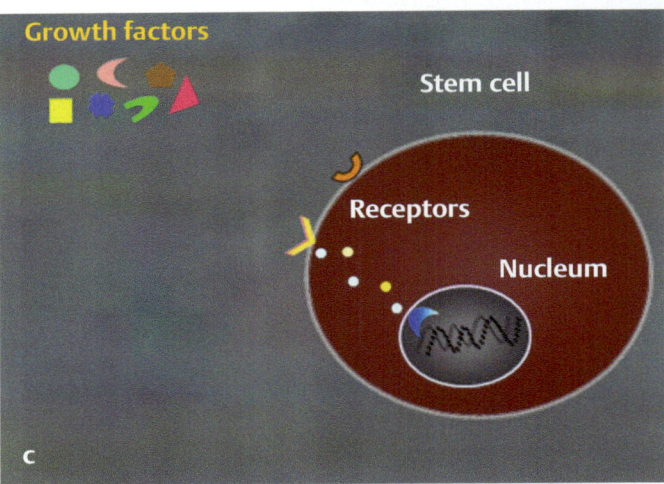

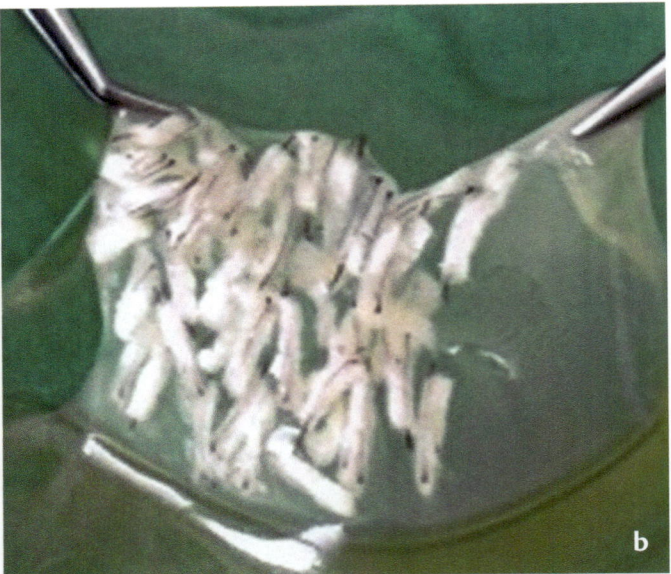

Fig. 24-4. (a-c) Preparação dos fatores de crescimento plasmáticos. Minutos antes da cirurgia são colhidos 80 mL de sangue do próprio paciente. Este é centrifugado e o plasma concentrado obtido é misturado aos microimplantes duante 15 minutos, havendo então o enriquecimento de suas células germinativas.

O cabelo é embebido por 15 minutos nesta solução preparada a partir da centrifugação de 80 mL de sangue, extraído da própria paciente minutos antes da cirurgia de implantação. Um aumento de 52% no aumento da densidade foi observado neste estudo (Fig. 24-4).

RESULTADOS

Um total de 785 pacientes do sexo feminino foram operadas nos últimos 31 anos – aproximadamente 7% da prática global de restauração capilar do autor sênior. O tempo cirúrgico médio foi ao redor de 3 horas. A idade média das pacientes foi de 48 anos (variação de 18-84 anos).

Complicações menores incluíram alargamento da cicatriz da área doadora, que ocorreu inicialmente ao desenhar tiras largas; agora usamos tiras com 2-2,5 cm de largura e 10-18 cm de comprimento; foliculite localizada após 3 meses da implantação e raramente infecção das áreas enxertadas. Cento e trinta e cinco pacientes foram submetidas a uma segunda implantação após 2 anos devido à natureza progressiva da calvície. É importante salientar às pacientes que o resultado final e definitivo só será observado após 15 meses da cirurgia, depois que todo o cabelo tiver germinado.

DISCUSSÃO

Um relatório recente do Comitê Multidisciplinar de Excesso de Andrógenos da Sociedade Americana de Endocrinologia apresentou recomendações para a definição de perda de cabelo de padrão feminino:

A) Que o termo **perda de cabelo de padrão feminino** deve ser usado ao invés dos termos anteriores **calvície feminina** e alopecia androgenética.
B) Que o padrão feminino com níveis normais de andrógenos não deve ser considerado um sinal de hiperandrogenismo.
C) Que a avaliação de pacientes com queda de cabelo de padrão feminino deve ser clínica; e
D) Que a avaliação do possível excesso de andrógenos é obrigatória em todas as pacientes com queda de cabelo de padrão feminino, juntamente com dosagens recomendadas de vitamina D, ferro, zinco, tireoide e prolactina.

Durante a investigação pré-operatória, avaliamos as pacientes quanto a evidências clínicas de excesso de andrógenos. Conforme discutido pelo consenso acima, e visto em nossa experiência clínica, é uma minoria de pacientes com queda de cabelo de padrão feminino que apresenta verdadeiro excesso de andrógenos. Da mesma forma, a medição dos estudos de ferro no sangue, vitamina D, zinco, prolactina e perfil da tireoide não está relacionada com a perda de cabelo de padrão feminino, razões pelas quais não solicitamos de rotina esses exames. Solicitamos exames de sangue pré-operatórios normais, ou seja, hemoglobina/hematócrito, creatinina, plaquetas e tempo de protrombina e um eletrocardiograma, a menos que haja outros problemas clínicos que justifiquem uma investigação pré-operatória adicional. Quando as pacientes apresentam sinais de excesso de andrógenos, história de síndrome dos ovários policísticos ou outras anormalidades hormonais, encaminhamos essas pacientes a um endocrinologista. Também não consideramos a biópsia do couro cabeludo como rotina apenas nos casos de alopecia cicatricial.

A queda de cabelo de padrão feminino e a queda de cabelo de padrão masculino parecem ter um caminho final comum envolvendo a regressão dos folículos capilares. A perda de cabelo de padrão feminino foi inicialmente considerada como tendo uma fisiopatologia semelhante à perda de cabelo de padrão masculino e foi considerada causada basicamente pela ação da testosterona produzida nos ovários e nas glândulas suprarrenais. As mulheres, no entanto, têm menos 5-alfa-redutase e testosterona comparadas com os homens.

Ao entrar em contato com a 5-alfa-redutase, enzima contida na matriz do bulbo capilar, a testosterona circulante converte-se em di-hidrotestosterona, o que leva à involução e atrofia do bulbo. A estimulação excessiva da hipófise para a produção de testosterona pode causar outros efeitos masculinizantes nas mulheres, como acne, seborreia, distúrbios menstruais e hirsutismo. No entanto, a queda de cabelo no padrão feminino pode ocorrer mesmo na ausência de andrógenos. A fisiopatologia da queda de cabelo de padrão feminino ainda não é completamente compreendida, mas é poligênica e multifatorial.

Ludwig desenvolveu uma escala, em 1977, classificando o grau de afinamento visível do cabelo em três estágios de leve ao mais grave. No entanto nem todas as pacientes apresentam o mesmo padrão de queda de cabelo. Nós descrevemos quatro padrões básicos, dependendo da localização e da aparência.

1. *Geográfico*: padrão mais comum, a queda de cabelo começa 1 a 2 cm atrás da linha anterior do cabelo, estendendo-se posteriormente até a coroa. Esse padrão piora progressivamente com a idade, atingindo a porção anterior, occipital e temporoparietal. A região occipital inferior, mais posterior, não é afetada por estímulos hormonais e mantém a qualidade adequada do cabelo que pode ser fonte de eleição doadora (Figs. 24-5 e 24-6).

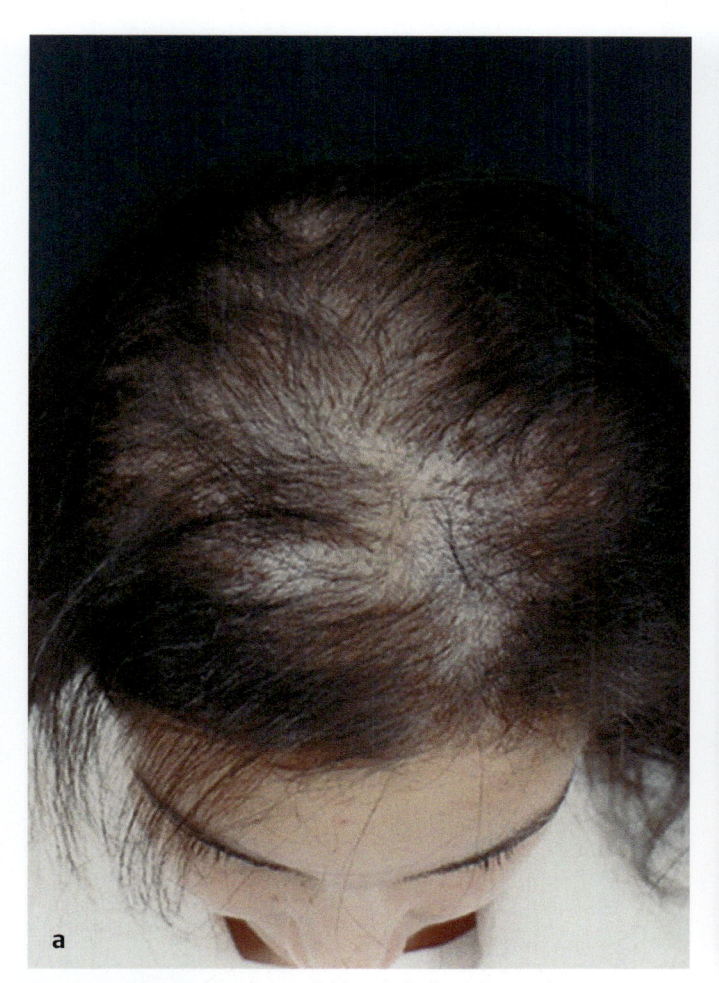

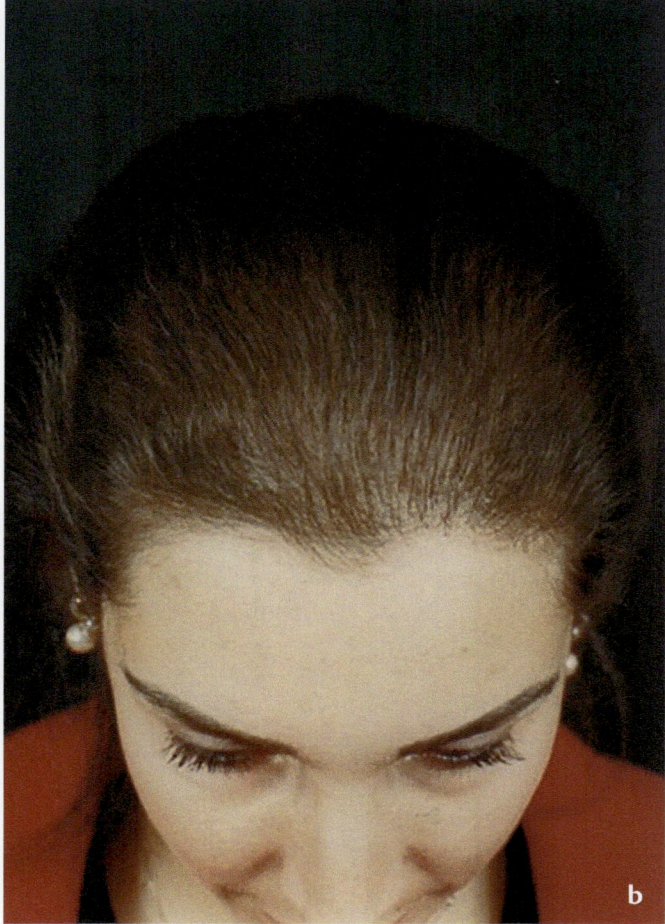

Fig. 24-5. (a,b) Padrão de queda de cabelo feminino muito comum em pacientes jovens, com queda de cabelo estendendo-se de 2 a 3 cm da linha anterior do cabelo, na região frontal. Pós-operatório de 18 meses após transplante de unidades foliculares.

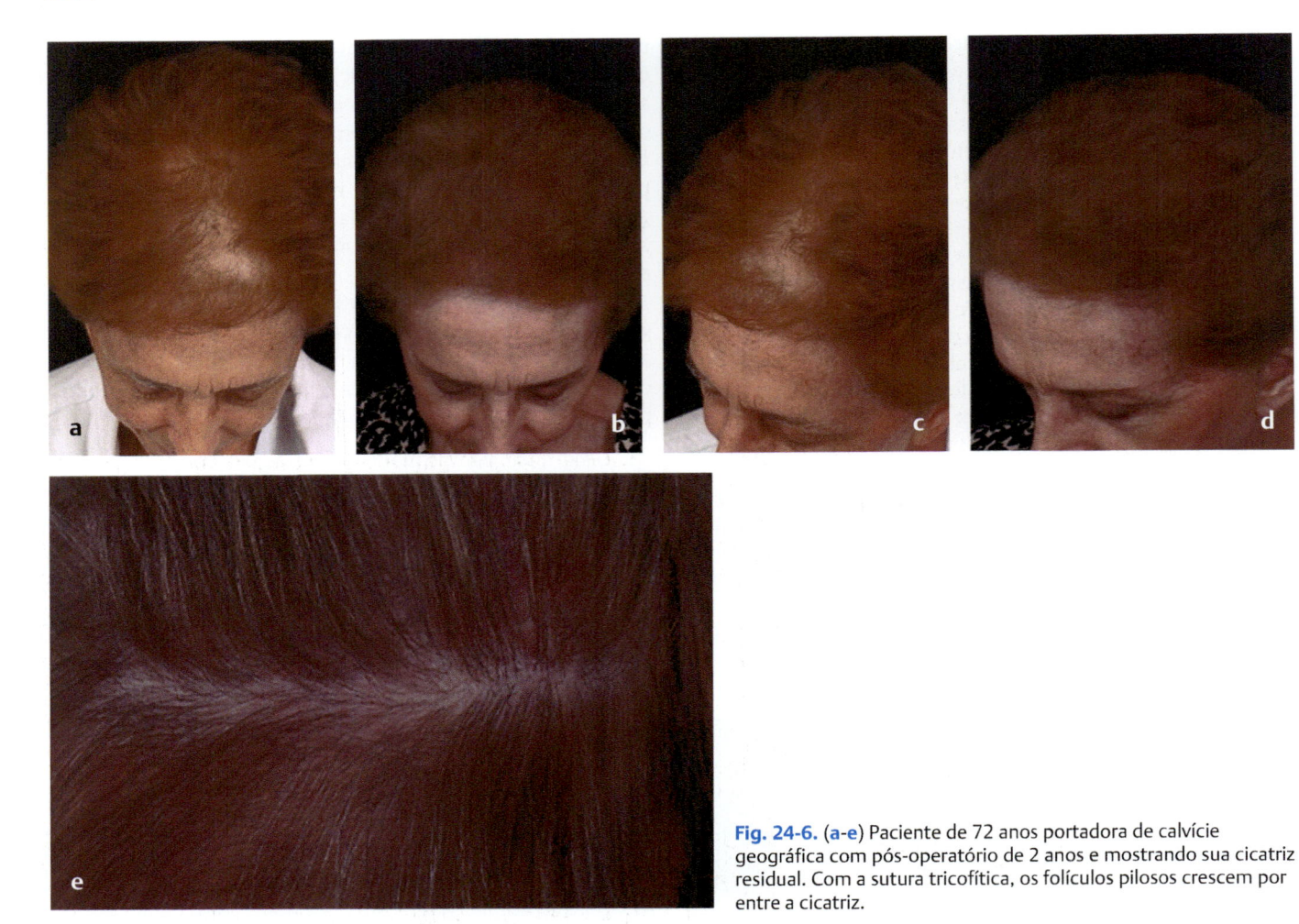

Fig. 24-6. (a-e) Paciente de 72 anos portadora de calvície geográfica com pós-operatório de 2 anos e mostrando sua cicatriz residual. Com a sutura tricofítica, os folículos pilosos crescem por entre a cicatriz.

2. *Frontal*: também é um padrão de queda de cabelo muito comum, em que toda a região frontal aumenta de tamanho e distorce as proporções dos terços faciais (superior/médio/inferior). Esse padrão de queda de cabelo leva à masculinização do rosto. A restauração capilar nestes casos traz a melhora da proporção facial e leva à feminização da face, o que é muito satisfatório para as pacientes (Fig. 24-7).

3. *Recessão temporal*: este tipo de calvície nas mulheres é muito perturbador, pois cria uma aparência envelhecida e masculina. Para estes casos, a cirurgia do microimplante capilar traz excelentes resultados, pois permite uma linha natural do cabelo sem utilizar grande número de unidades foliculares (Fig. 24-8).

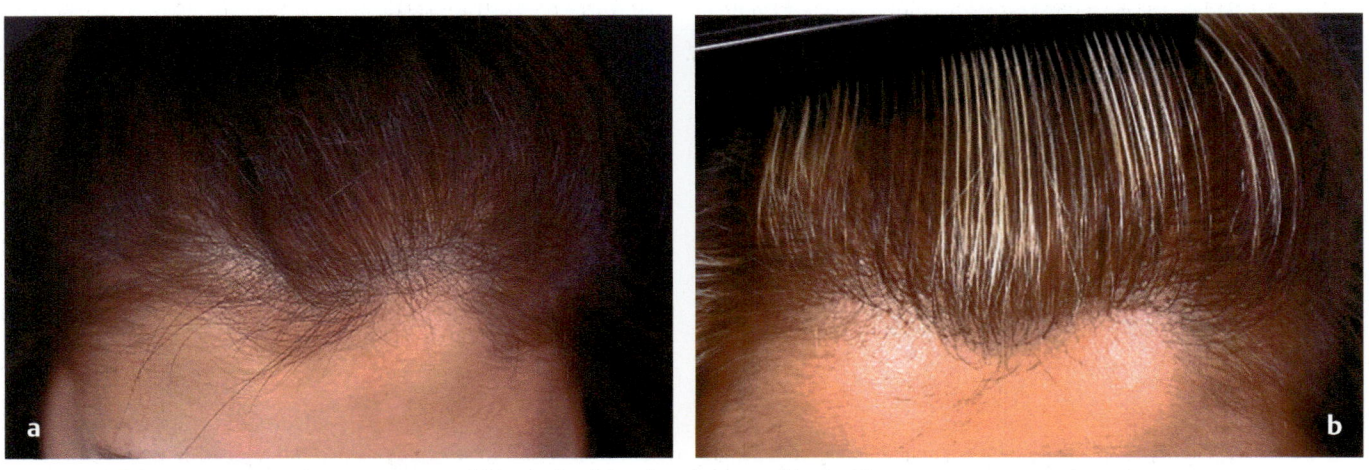

Fig. 24-7. (a,b) Paciente jovem de 24 anos com calvície do tipo frontal e pós-operatório de 14 meses com mexas oxigenadas.

RESTAURAÇÃO DA CALVÍCIE FEMININA COM OS MICROIMPLANTES CAPILARES 363

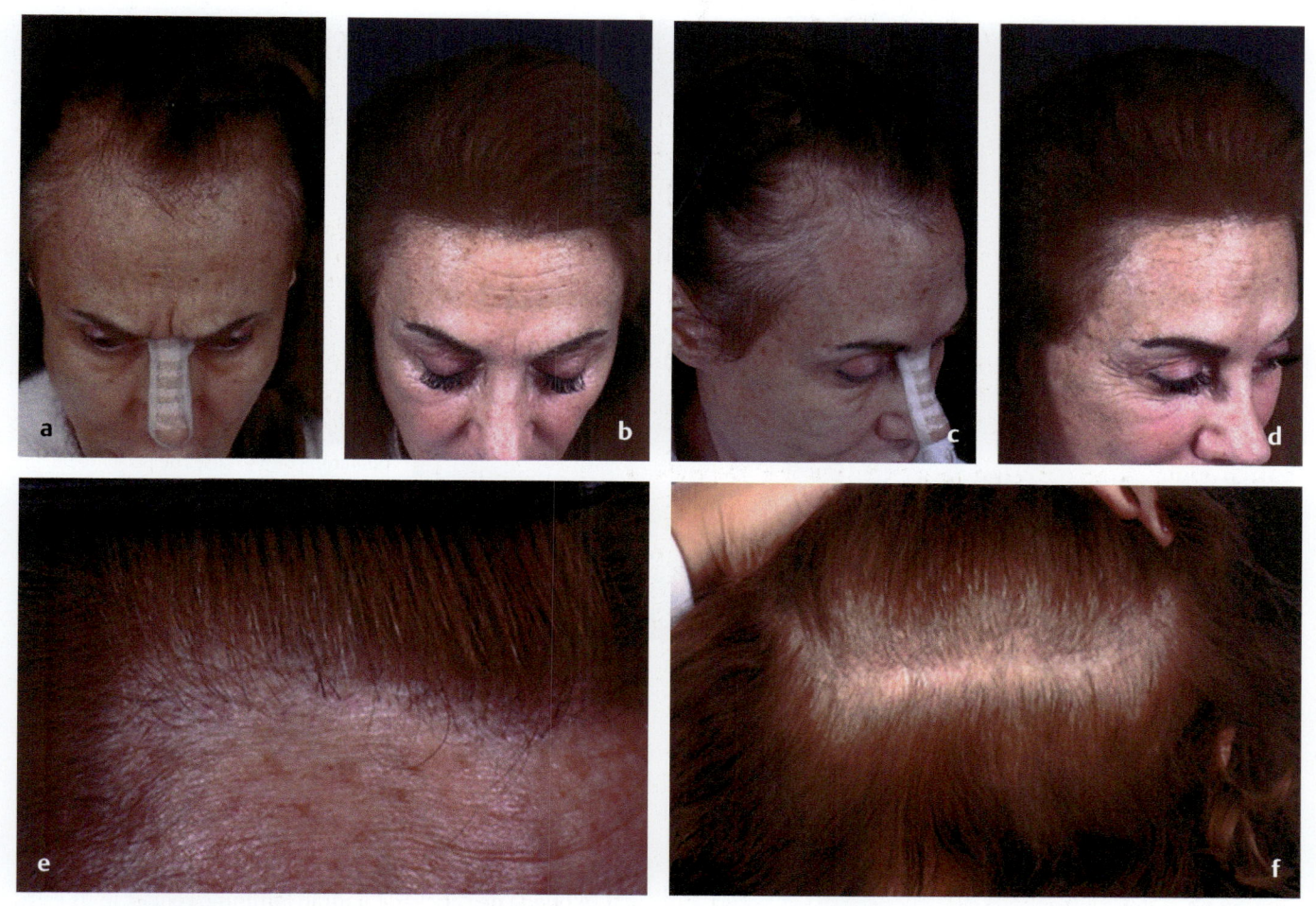

Fig. 24-8. (**a-f**) Pré-operatório e pós-operatório de 18 meses de paciente de 68 anos com recessão temporal. Esse tipo de queda de cabelo é muito incômodo, pois leva a uma aparência masculina. Nesta paciente foi associada também uma rinoplastia. A cicatriz após alguns meses se torna praticamente inaparente.

4. *Alopecia difusa*: todo o couro cabeludo superior é afetado, podendo estender-se até a região posterior. Pacientes com alopecia difusa devem ser orientadas sobre a possível falta de áreas doadoras adequadas, o que obviamente limitará possíveis resultados estéticos (Figs. 24-9 e 24-10).

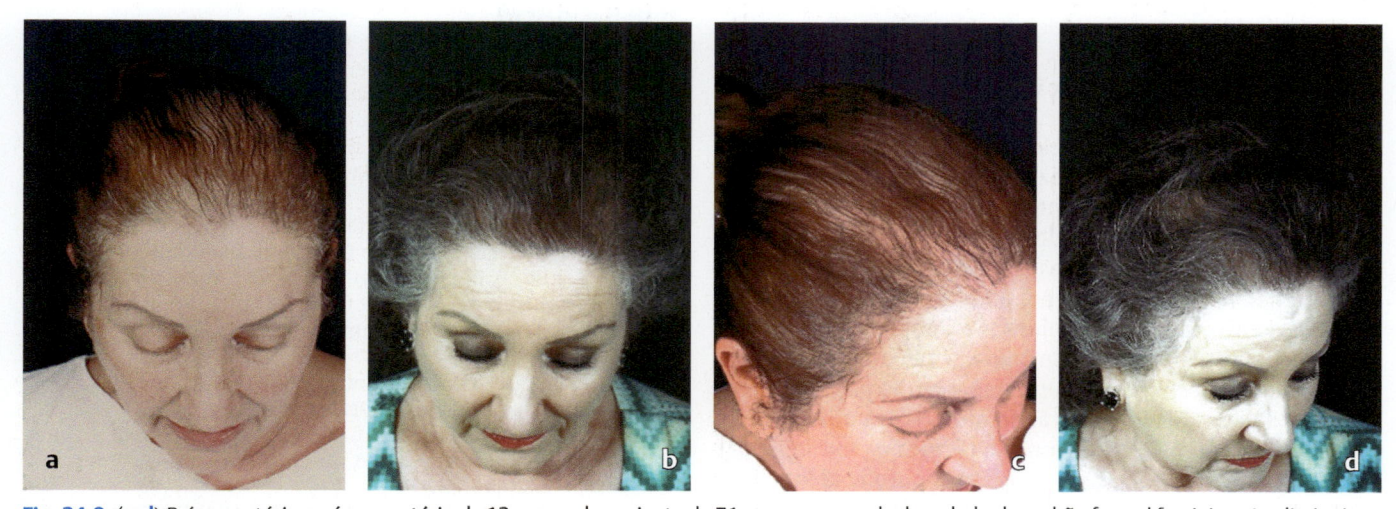

Fig. 24-9. (**a-d**) Pré-operatório e pós-operatório de 12 meses de paciente de 71 anos com queda de cabelo de padrão frontal feminino. Ao diminuir a linha anterior do cabelo, toda a face pode ser harmonizada e a aparência masculina é suavizada com uma aparência mais feminina.

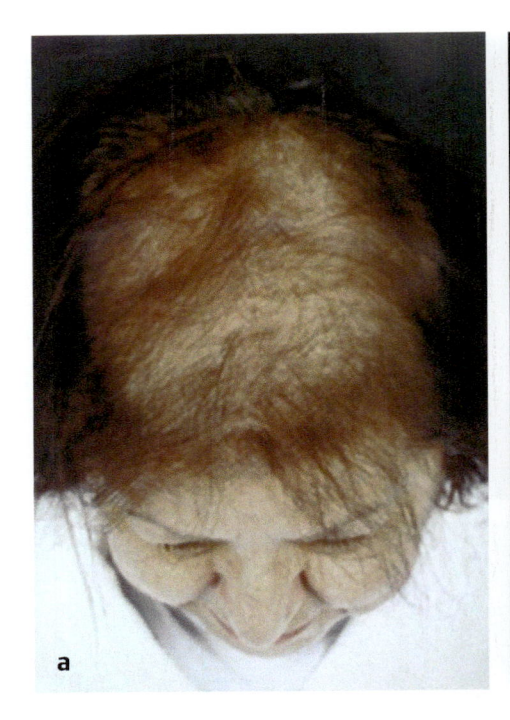

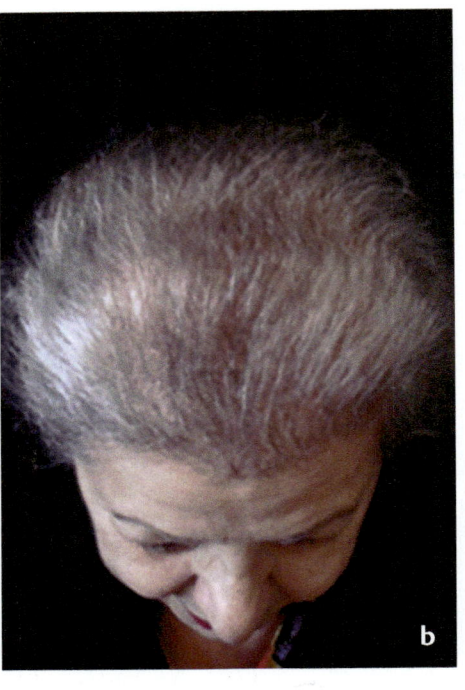

Fig. 24-10. (a,b) Imagem pré e pós-operatória de 14 meses de paciente de 78 anos com queda capilar difusa de padrão feminino. Este é o tipo de queda de cabelo mais difícil de tratar, pois ocorre afinamento difuso e queda de cabelo, limitando a área doadora. Este resultado foi potencializado pelo uso do plasma rico em plaquetas.

OPÇÕES DE TRATAMENTO CLÍNICO

São poucas as opções não cirúrgicas para o tratamento da queda do cabelo feminino onde destacamos o minoxidil a 5% em solução tópica para aplicar no couro cabeludo duas vezes ao dia ou por via oral 2% uma vez ao dia. É um dos poucos medicamentos aprovados pela Food and Drug Administration (FDA) dos EUA disponível para queda de cabelo de padrão feminino.

A finasterida, um inibidor da 5-alfa-redutase, é usada para a queda de cabelo de padrão masculino e tem sido usada como *off-label* na queda de cabelo de padrão feminino; uma revisão sistemática recente mostrou benefício potencial em pacientes com queda de cabelo de padrão feminino. A dutasterida, outro inibidor da 5-alfa-redutase, para a queda de cabelo de padrão masculino também pode ser utilizada em mulheres, mas com restrições durante a gravidez.

A espirolactona, um inibidor da aldosterona, é uma opção também eficaz para mulheres, porém seus efeitos colaterais devem ser observados com ação nos rins, hipotensão postural, hipercalcemia e cefaleia.

Além disso, devido à excelente qualidade da cicatriz, secundária ao couro cabeludo mais elástico e mais fino nas mulheres, quase nenhuma paciente desta série apresentou queixas em relação à cicatriz doadora. Acrescente a isso o fato de que não há necessidade de raspar as áreas receptoras. Além disso com tempo cirúrgico menor podemos associar pequenos procedimentos como blefaroplastias e rinoplastias. Fica claro que a técnica do transplante de unidade folicular (FUT) continua sendo em nossa prática a principal opção para mulheres com queda de cabelo de padrão feminino com uma pega de 95% a 98%. Raramente utilizamos a técnica da extração das unidades foliculares (FUE) em mulheres porque além de levarmos de 7 a 8 horas de cirurgia não admitem raspar todo o couro cabeludo.

Com a técnica *stick-and-place*, há uma curva de aprendizado necessária para o desenho da linha do cabelo como preconiza Basto e Lemos, da direção de implantação das unidades e de uma equipe médica e de enfermagem bem treinada oferecendo toda a segurança para as pacientes.

CONCLUSÃO

A queda de cabelo de padrão feminino requer mais estudos para elucidar sua fisiopatologia. Continua a ser uma condição incômoda para mais de 35% das mulheres. As opções não cirúrgicas têm efeitos limitados. O transplante de unidade folicular (FUT) continua sendo nossa opção de tratamento definitivo e preferido para mulheres com queda de cabelo de padrão feminino, com excelentes resultados e baixos índices de complicações e revisões.

BIBLIOGRAFIA

Abt NB, Quatela O, Heiser A et al. Association of hair loss with health utility measurements before and after hair transplant surgery in men and women. JAMA Facial Plast Surg. 2018;20:495-500.

Basto FT, Lemos P. Irregular and sinuous anterior hairline in the capillary micrograft. Rev Soc Bras Cir Plast Estet Reconstr. 1996;11:15-22.

Biondo S, Sinclair R. Quality of life in Australian women with female pattern hair loss. Open Dermatol J. 2010;4:90-94.

Carmina E, Azziz R, Bergfeld W et al. Female pattern hair loss and androgen excess: A report from the multidisciplinary Androgen Excess and PCOS Committee. J Clin Endocrinol Metab. 2019;104:2875-2891.

Davis DS, Callender VD. Review of quality of life studies in women with alopecia. Int J Womens Dermatol. 2018;4:18-22.

Dervishi G, Liu H, Peternel S et al. Autologous platelet-rich plasma therapy for pattern hair loss: A systematic review. J Cosmet Dermatol. 2020;19:827-835.

Fabbrocini G, Cantelli M, Masarà A, Annunziata MC, Marasca C, Cacciapuoti S. Female pattern hair loss: A clinical, pathophysiologic, and therapeutic review. Int J Womens Dermatol. 2018;4:203-211.

Famenini S, Slaught C, Duan L, Goh C. Demographics of women with female pattern hair loss and the effectiveness of spironolactone therapy. J Am Acad Dermatol. 2015;73:705-706.

Gupta AK, Carviel JL. Meta-analysis of efficacy of plateletrich plasma therapy for androgenetic alopecia. J Dermatolog Treat. 2017;28:55-58.

Gupta AK, Mays RR, Dotzert MS et al. Piguet V. Efficacy of non-surgical treatments for androgenetic alopecia: A systematic review and network meta-analysis. J Eur Acad Dermatol Venereol. 2018;32:2112-2125.

Gupta AK, Versteeg SG, Rapaport J et al. The efficacy of platelet-rich plasma in the field of hair restoration and facial aesthetics: A systematic review and meta-analysis. J Cutan Med Surg. 2019;23:185-203.

Hu AC, Chapman LW, Mesinkovska NA. The efficacy and use of finasteride in women: A systematic review. Int J Dermatol. 2019;58:759-776.

Ludwig E. Classification of the types of androgenetic alopecia (common baldness) occurring in the female sex. Br J Dermatol. 1977;97:247-254.

Mao G, Zhang G, Fan W. Platelet-rich plasma for treating androgenic alopecia: A systematic review. Aesthetic Plast Surg. 2019;43:1326-1336.

Perez-Meza D, Ziering C, Sforza M et al. Hair follicle growth by stromal vascular fractionenhanced adipose transplantation in baldness. Stem Cells Cloning. 2017;10:1-10.

Ramos PM, Sinclair RD, Kasprzak M, Miot HA. Minoxidil 1 mg oral versus minoxidil 5% topical solution for the treatment of female-pattern hair loss: A randomized clinical trial. J Am Acad Dermatol. 2020;82:252-253.

Redler S, Messenger AG, Betz RC. Genetics and other factors in the aetiology of female pattern hair loss. Exp Dermatol. 2017;26:510-517.

Reid EE, Haley AC, Borovicka JH et al. Clinical severity does not reliably predict quality of life in women with alopecia areata, telogen effluvium, or androgenic alopecia. J Am Acad Dermatol. 2012;66:e97-102.

Rushton DH, Van Neste DJ. Lessons from the past: Avoiding placebo generated increased hair counts. Int J Trichol. 2019;11:144-146.

Sasaki GH. Review of human hair follicle biology: Dynamics of niches and stem cell regulation for possible therapeutic hair stimulation for plastic surgeons. Aesthetic Plast Surg. 2019;43:253-266.

Schmidt S, Fischer TW, Chren MM et al. Strategies of coping and quality of life in women with alopecia. Br J Dermatol. 2001;144:1038-1043.

Schmitt JV, Ribeiro CF, Souza FH, et al. Hair loss perception and symptoms of depression in female outpatients attending a general dermatology clinic. An Bras Dermatol. 2012;87:412-417.

Shin H, Won CH, Chung WK, Park BS. Up-to-date clinical trials of hair regeneration using conditioned media of adiposederived stem cells in male and female pattern hair loss. Curr Stem Cell Res Ther. 2017;12:524-530.

Uebel CO, da Silva JB, Cantarelli D, Martins P. The role of platelet plasma growth factors in male pattern baldness surgery. Plast Reconstr Surg. 2006;118:1458-1467.

Uebel CO. A utilização do Erbium- YAG laser na cirurgia do Microtransplante capilar. In Laser – Bradin & Roberts (Eds). Rio de Janeiro: Revinter. 1999;12:349-372.

Uebel CO. Baldness surgery – surgical treatment with micrografts and minigrafts. Ann Plast Surg. Vol. 1, UT Hinderer Ed. 1992.

Uebel CO. Baldness surgery: The mega-punctiform technique. Ann Plast Surg. 1995;1:95-103.

Uebel CO. Ed. Hair Restoration: Micrografts and Flaps. São Paulo, Brazil: OESP Gráfica; 2001.

Uebel CO. Female Pattern Hair Loss: Why the Follicular Unit Transplantation Surgical Technique Remains a Good Option. Plast. Reconstrur Surg. 2021;147:839-849.

Uebel CO. Hair Restoration Micrografts & Flaps. São Paulo: OESP Gráfica S/A; 2001.

Uebel CO. Improvement of the frontal hairline with the angular flap and micrografts. Transaction Intl Adv Hair Replacem Symposium AAFPRS Birmingham, AL. 1982.

Uebel CO. Micrograft- A new approach for pattern baldness surgery. Transaction XTh Int Congress ISAPS, Zurich, Switzerland. 1989.

Uebel CO. Micrografts and minigrafts: A new approach for baldness surgery. Ann Plast Surg. 1991;27:476-487.

Uebel CO. Micro-haartransplantation – Die Punktier-Technik. In: Lemperle – Ästhetische Chirurgie. Landsburg/Lech: Ecomed. 1999;VII(2):1-8.

Uebel CO. Microtransplante da unidade Folicular e a Utilização do Laser Erbium_Yag na Cirurgia da Calvíce. In: Edth K. Horibe (Ed) Estética Clínica e Cirúrgica. Rio de Janeiro: Revinter; 1999. pp. 207-215.

Uebel CO. Platelet-rich plasma and graft survival. Presented at the Annual Scientific Meeting of the American Society of Plastic Surgeons, Philadelphia. 2004.

Uebel CO. Punctiform technique: hair replacement procedure of over 1.000 micrografts and minigrafts. Ann Plast Surg. Vol. 1, UT Hinderer ED. 1992.

Uebel CO. The Punctiform Technique with micrografts – A new method for pattern baldness surgery, free paper presented at Jornada Carioca Cir Plast, Rio de Janeiro. 1986.

Uebel CO. The Punctiform Technique with the 1000 micro and minigrafts in one stage. The Amer Journal of Cosm Sur. 1994;II(4):293-303.

Uebel CO. The punctiform technique with the 1000-graft session. In: Stough DB, Haber RS, eds. Hair Replacement: Surgical and Medical. St. Louis: Mosby. 1996:172-177.

Uebel CO. The punctiform technique. In: Unger WP, Shapiro R, eds. Hair Transplantation. New York: Dekker. 2004;1(4):641-650.

Uebel CO. The use of micrograft and minigraft megasessions in hair transplantation. In: Nahai F, ed. The Art of Aesthetic Surgery: Principles and Techniques. St. Louis: Quality Medical. 2004;2(2):1725-1764.

van Zuuren EJ, Fedorowicz Z, Schoones J. Interventions for female pattern hair loss. Cochrane Database Syst Rev. 2016:CD007628.

Zhuang XS, Zheng YY, Xu JJ, Fan WX. Quality of life in women with female pattern hair loss and the impact of topical minoxidil treatment on quality of life in these patients. Exp Ther Med. 2013;6:542-546.

TRANSPLANTE CAPILAR SEM RASPAGEM DA CABEÇA E COM FIOS LONGOS – *PREVIEW LONG HAIR* COM FUT E/OU FUE

Marcelo Pitchon

INTRODUÇÃO

A tecnologia *Preview Long Hair* (PLH) de transplante capilar sem raspagem da cabeça e com utilização de fios longos, criada pelo autor, é uma das abordagens mais atuais, elegantes, naturais, precisas, artísticas, discretas e minimamente invasivas da restauração capilar.

Isso porque, ao transplantar enxertos de cabelo longo, em vez de enxertos raspados, o cirurgião pode inserir as unidades foliculares constantemente se certificando da naturalidade do resultado, conferindo a densidade ideal que corresponde às expectativas realistas acordadas com o(a) paciente, também criando harmonia tridimensional, importantíssima, através da visão contínua total do volume capilar que vai sendo obtido, com a angulação, direção e curvatura mais naturais para cada paciente - e visíveis, com fios de verdade, para que o cirurgião possa reproduzir uma linha anterior (*hairline*) natural, assim como toda a área transplantada - além de muitos outros diferenciais técnicos e artísticos.

Operando com a PLH, o cirurgião pode pré-visualizar, com cabelos reais, 100% do resultado do transplante que será artisticamente esculpido sobre a área calva receptora, seja no couro cabeludo feminino, masculino, sobrancelhas, outras áreas do rosto ou do corpo. Esse elemento de pré-visualização dá ao cirurgião, durante a fase de colocação ou implantação das unidades foliculares, o poder especial de ter 100% de controle visual sobre a construção progressiva da massa de cobertura capilar na área receptora do(a) paciente.

Para o cirurgião, o poder de ter o controle visual completo sobre o ângulo de implantação, a direção, a curvatura, a densidade e outros tantos elementos da colocação ou implantação do cabelo, faz aumentar sua precisão artística para obtenção de naturalidade e otimiza o aproveitamento da cobertura do cabelo extraído, mudando para sempre a cirurgia de transplante capilar, de um procedimento feito às cegas (quanto à visão de fios de cabelo externos), em um procedimento com resultado preliminar 100% guiado pela visão dos fios de cabelo pelo cirurgião, considerando-se aqui, novamente, a parte externa do fio de cabelo das unidades foliculares. Esse controle visual total também permite uma gestão ecológica e otimizada do número finito e pequeno de cabelos doadores de boa qualidade disponíveis ao longo da vida dos(as) pacientes. Isto principalmente se estivermos considerando os fios da área doadora segura ou permanente (ou área doadora mais segura/mais permanente), a região do couro cabeludo menos propensa à ação hormonal deletéria e à queda de cabelo da alopecia androgenética. Em inglês, esta é a denominada *safe donor area* (ou *safer donor área*), que, diferentemente das áreas mais inseguras, (ou de maior risco de queda) da área doadora occipitoparietal (*risky areas* ou *unsafe areas*), cujos fios, se transplantados, correm risco de queda mesmo na área receptora, requerendo, preferencialmente, uso em longo prazo, anos, décadas - se possível, das atuais principais drogas de tratamento da calvície genética: minoxidil e/ou finasterda/dutasterida (Fig. 25-1).

A PLH foi concebida também para ser uma cirurgia de transplante capilar minimamente invasiva, que objetiva o mínimo desperdício de folículos, agora possível graças à visão intraoperatória da cobertura atingida, mínimo trauma, mínima invasividade e o mínimo possível de cicatrizes na área doadora do(a) paciente.

Como na PLH é possível visualizar gradativamente os fios colocados, visualiza-se também o número mínimo de cabelos de cada paciente que já é suficiente para produzir cobertura, ou uma cobertura minimamente satisfatória da área-calva-alvo do transplante. A PLH, assim, otimiza o uso do cabelo da área doadora, potencialmente economizando extrações e implantações de cabelo desnecessárias.

Com a tecnologia *preview long hair*, o cirurgião não produz, durante a cirurgia, um resultado virtual, ou intencionado, desejado, fantasiado ou futuro; ele produz resultado presente, concreto, real, palpável, de folículos, com cabelos - e sua cobertura que, em última análise, é o que deseja o(a) paciente de fato.

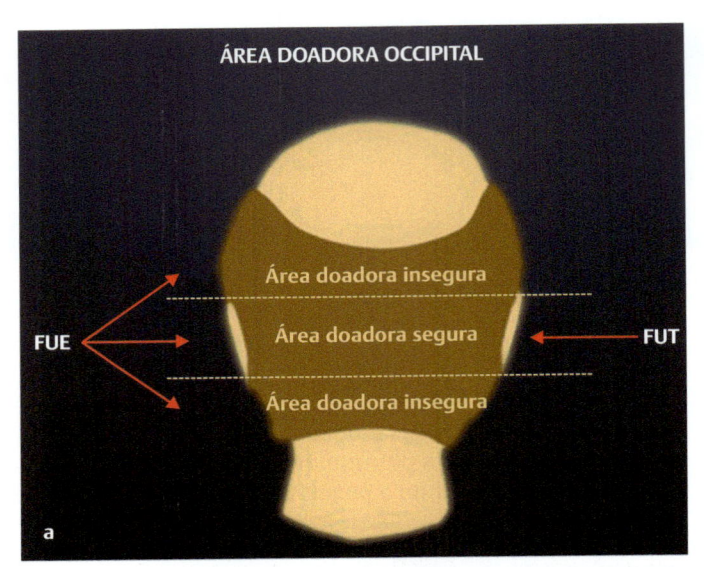

Fig. 25-1. (a,b) Áreas doadoras occipitais, FUE e FUT. (Desenhos de Dr. Sebastian Yriart.)

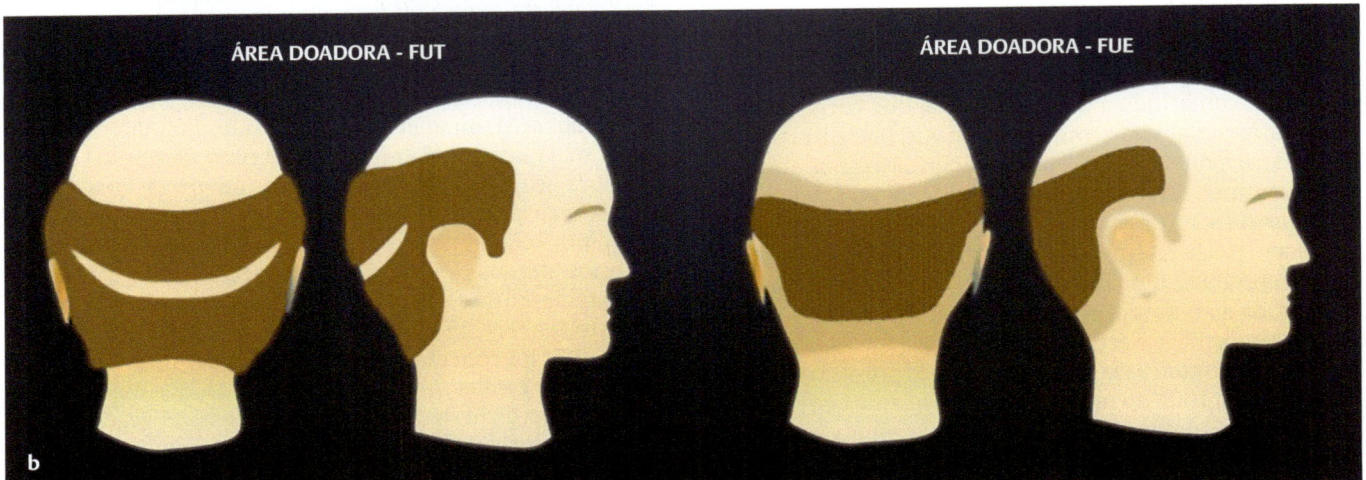

HISTÓRIA

Enxertos de cabelo com fio longo foram usados no passado por alguns cirurgiões, mas com objetivos diferentes do conceito *preview* de pré-visualização, idealizados, criado e desenvolvido pelo autor.

Em seu artigo de 1943, o japonês Hajime Tamura descreveu o uso de enxertos de cabelo longo doador com o objetivo específico de facilitar sua manipulação segurando-os pelas hastes. Ele sugeriu que o cabelo da área doadora não fosse raspado, mas mantido com 3 a 4 cm de comprimento, para fazer a manipulação dos enxertos pelo fio – e não pela pele – e, assim, não traumatizar os folículos, para uma melhor pega.

Em 1980, o americano Robert Flowers relatou o uso de enxertos de cabelo longo para substituição de cabelo nas pálpebras, sobrancelhas e regiões temporais. Ele desenvolveu a técnica *pluck and sew* (arrancar e costurar), na qual trabalhava com enxertos de cabelo longo de 4 a 10 cm, para passar o fio do cabelo no orifício de uma agulha curva antiga de sutura, como se fosse para fazer uma sutura com o próprio fio. Dr. Flowers informou-me pessoalmente, durante uma conversa por telefone em 2013, que ele acreditava que a manipulação suave dos seus enxertos pelo fio, sem o trauma nos folículos, permitia o crescimento contínuo do cabelo, sem queda pós-operatória.

Em 1987, o americano Kassimir e, posteriormente, em 1988, o francês Pierre Bouhanna, sugeriram que o uso de uma solução tópica de 2% de Minoxidil poderia prevenir a queda de cabelos transplantados no período pós-operatório imediato, resultando, teoricamente, no crescimento imediato e contínuo dos cabelos transplantados após a cirurgia. Isso beneficiaria os(as) pacientes, ao tornar a aparência inestética pós-cirúrgica, menos detectável. Eles, assim, defendiam o uso de minoxidil, 4 a 6 semanas antes da cirurgia. Bouhanna recomendou, também, o uso do minoxidil por 3 meses após a cirurgia – e usou fios longos para tentar um crescimento continuado imediato, considerando que isto realmente ocorreria. Ele relatou que foi esse efeito do minoxidil de evitar a queda dos fios que o levou ao desenvolvimento de um procedimento de enxerto de cabelo longo, pois ele viu que os enxertos de cabelo longo adicionavam o benefício de mascarar a aparência inestética pós-operatória dos grandes enxertos usados na época, com suas grandes crostas hemáticas associadas. Os pacientes do sexo masculino poderiam, agora, pelo menos, retomar suas atividades em 24 a 48 horas sem se sentirem envergonhados pela presença inestética transitória de tais crostas, mesmo que os enxertos de cabelo longo caíssem na terceira ou quarta semana, como de rotina, caso não ocorresse o desejado efeito objetivado por ele, de não queda do cabelo transplantado. Ele considerou esse procedimento com fio longo especialmente útil apenas para a cobertura de áreas completamente calvas, totalmente glabras, mas totalmente inútil para áreas receptoras ainda com presença de fios nativos, de qualquer estágio de raleamento, pois esses cabelos, ainda que mais ralos, por si só já camuflavam naturalmente a aparência inestética pós-operatória, tornando absolutamente desnecessário o uso de fios longos. Em pacientes não totalmente-calvos, com cabelos com afinamento, raleados em qualquer grau, mas ainda presentes, ele usava um comprimento do fio de apenas 2 a 3 mm, pois o efeito de ocultação das crostas já era feito pelos fios nativos do paciente, ainda presentes antes do transplante.

Publicamos o artigo original da nossa tecnologia PLH na revista *Hair Transplant Forum International*, publicação oficial da ISHRS (Sociedade Internacional de Cirurgia de Restauração Capilar), em agosto de 2006 e fizemos nossa primeira apresentação desse conceito no Congresso Mundial da ISHRS em San Diego, em 2006, após termos feito o primeiro transplante PLH em 2004 (Fig. 25-2).

Depois disso vários médicos, com suas equipes, visitaram nossa clínica em Belo Horizonte, Brasil, para aprender a tecnologia. O primeiro foi o Dr. Edmond Griffin (Atlanta, EUA). Logo depois o Dr. Bobby Limmer, da UTSA (University of Texas em San Antonio, EUA), nosso mentor em transplante capilar, com quem nos especializamos, 1992). Em 2008 ele nos convidou a demonstrar o procedimento com tecnologia PLH em sua clínica, nos Estados Unidos. Para essa demonstração cirúrgica exclusiva ele convidou mais de 15 dos mais reconhecidos cirurgiões capilares nos EUA e Canadá para virem assistir à *performance* com a recém-criada tecnologia *preview long hair*, dentre eles os Drs. Walter Unger, Dow Stough, Bob Haber, Bill Parsley, John Gillespie, entre vários outros. A popularidade do procedimento aumentou à medida que fomos convidados para apresentar, ensinar e realizar cirurgias PLH ao vivo em muitas conferências e demonstrações ao vivo no Brasil e ao redor do mundo (San Antonio, Orlando – 2 vezes –, Buenos Aires, Curitiba, São Paulo, Nova Orleans, Baltimore, Nova Iorque, Los Angeles, Bangkok, Milão) desde 2006 até os dias de hoje. Hoje, quase 100% dos transplantes de cabelo que demandam precisão e complexidade artística máximas, como para sobrancelhas, são realizados em todo o mundo com a técnica PLH de visão total peroperatória do resultado com o uso de fios longos.

Sugerimos aos colegas iniciantes que começassem a aprender a PLH usando comprimentos de cabelo mais curtos, de apenas 1 a 3 cm, para facilitar a adaptação de suas equipes à técnica, como nós mesmos iniciamos o desenvolvimento da tecnologia. Começar com o comprimento natural completo exige um esforço maior e mudanças nas rotinas das equipes. No entanto, mesmo esse pequeno aumento no comprimento dos cabelos faz com que os(as) pacientes amem a visão temporária instantânea do resultado pós-operatório. À medida que sua habilidade e capacidade de usar comprimentos de cabelo mais longos aumentavam, eles conquistavam todas as vantagens adicionais de visualização e otimização de cobertura dessa metodologia.

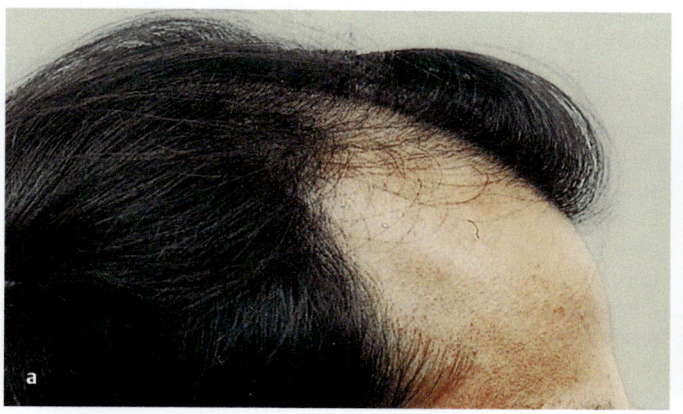

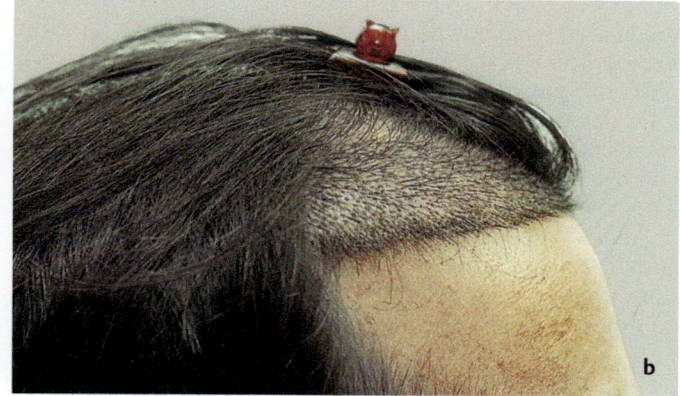

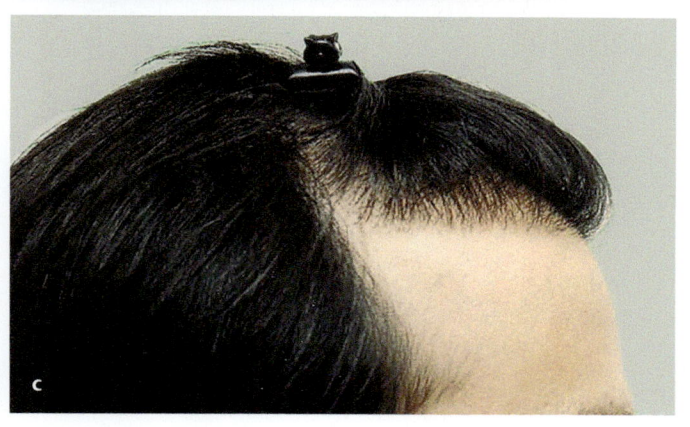

Fig. 25-2. Transplante PLH. (**a**) Pré-operatório. (**b**) Pós-operatório imediato. (**c**) Pós-operatório final.

No Brasil, os primeiros cirurgiões a adotarem completamente a PLH, com extração via FUT (método de retirada de folículos da área doadora via incisão linear com bisturi e com individualização dos folículos por dissecção *ex vivo* com microscópio em bancadas), foram os cirurgiões plásticos paulistas Drs. Ricardo Lemos e Mauro Speranzini. Este, posteriormente, passou a se dedicar exclusivamente à FUE (método de retirada dos folículos individuais via incisões com *punches* diretamente na área doadora raspada). O Dr. Ricardo Lemos adotou a tecnologia PLH em sua integralidade em 2007, com todos os seus conceitos essenciais, e a aplicou em todos os(as) pacientes até seu precoce falecimento por Covid, em 3 de abril de 2021, tendo sido nosso codiretor em inúmeros cursos e *workshops* nacionais e internacionais e coautor em dois capítulos de livros americanos. Hoje, desde 2021, temos a honra de a nossa equipe São Paulo (a outra equipe é a de Belo Horizonte, desde 1992) ser totalmente composta pelos integrantes da equipe especializada em PLH que ele formou em seus 14 anos de uso exclusivo da tecnologia. Ao adotar o conceito PLH, os cirurgiões também passaram a adicionar seus próprios estilos cirúrgicos ao procedimento. Alguns, assim como nós, usaram a técnica *stick and place* (perfurar e colocar simultaneamente), enquanto outros usaram incisões prévias (*pre-made incisions*); Dr. Ricardo Lemos usava sedação venosa em hospital, enquanto outros usavam anestesia local sem sedação venosa, como nós, à época, de forma exclusiva. Pode-se optar pela implantação com *implanters* ou com pinças, conforme preferência ou experiência do cirurgião.

PREVIEW LONG HAIR FUE – EXTRAÇÃO FUE COM FIO LONGO

Com a maior popularizção da FUE (excisão de unidades foliculares), por volta de 2010, decidimos, convictos, também desenvolver a PLH com extração por FUE. Ao longo dos anos, tentamos persuadir vários médicos que já trabalhavam com FUE convencional raspada a tentarem desenvolver novos materiais para que a extração de fios longos, também via FUE, como já feito com a extração FUT, pudesse ser realizada com a tecnologia PLH de implantação na área receptora.

Em 2011 tivemos o privilégio de conhecer o colega argentino Dr. Roberto Trivellini (atualmente em Málaga, Espanha) durante o primeiro *Workshop* de Transplante Capilar ao Vivo, na Argentina, em Buenos Aires, do qual éramos os cirurgiões convidados do *chairman* do evento, o colega argentino Dr. Sebastian Yriart, para realizarmos demonstrações cirúrgicas de PLH (eu) e FUE raspada (ele). O Dr. Trivellini estava operando um caso com a extração FUE convencional raspada, com um novo aparelho que ele próprio havia criado - e nós estávamos operando um caso com PLH, com extração FUT, única forma consistente e eficiente de extração de fios longos até aquele momento. Vendo pessoalmente sua genialidade para desenvolver máquinas, pedimos a ele que usasse todo seu conhecimento de engenharia para desenvolver um aparelho e um *punch* para realização da PLH com extração FUE. Ele adorou nossa ideia e aceitou o grande desafio e, após alguns meses, enviou-nos uma foto e um vídeo dos seus primeiros e rudimentares enxertos de cabelo longo extraídos com grande dificuldade inicial, mas já produzidos com a extração FUE.

Finalmente, algum tempo depois, o Dr. Trivellini nos contatou com a notícia de que havia conseguido desenvolver um *punch* especial para excisão folicular de cabelo longo com FUE e havia criado um novo aparelho (Mamba), para FUE com fio longo.

Hoje, a PLH com FUE, outra ideia por nós concebida e transmitida, é uma realidade graças à inteligência, determinação, capacidade e ao grande talento do engenheiro do Dr. Roberto Trivellini para desenvolver aparelhos e instrumentos, como seu aparelho Mamba e seu *punch long hair ring punch* (Fig. 25-3a), além de outros. O transplante de cabelos longos PLH é hoje realizado tanto por extração FUT quanto por FUE em todo o mundo, e outros cirurgiões fabricantes de aparelhos para excisão FUE, como os Drs. Jean Devroye (*WAW wireless* – aparelho sem fio - Duo FUE System) (Fig. 25-4); da Bélgica, Jae Hyun Park (graMax System – Fig. 25-5); da Coreia do Sul e Umar Sanusi (*Zeus System, Intelligent Punch* - Fig. 25-6); dos Estados Unidos, também desenvolveram seus sistemas de extração de fios longos (*long hair*) para sua colocação com a tecnologia PLH. *Punches* para excisão FUE com fio longo foram desenvolvidos, também, a nosso pedido, pelo Dr. Ricardo Lemos e Dr. John Cole (EUA), através de seu mentorado Dr. Otávio Boaventura (Brasil). Simultaneamente e de forma independente, o Dr. Koray Erdogan, da Turquia, desenvolveu seu próprio *punch* para FUE com fio longo. A Dra. Marie Schambach, da Guatemala, também desenvolveu um *punch* usado hoje com o *wireless waw duo system*, do Dr. Jean Devroye, que se tornou o *hybrid tornado schambach notches long hair punch* (Fig. 25-4c).

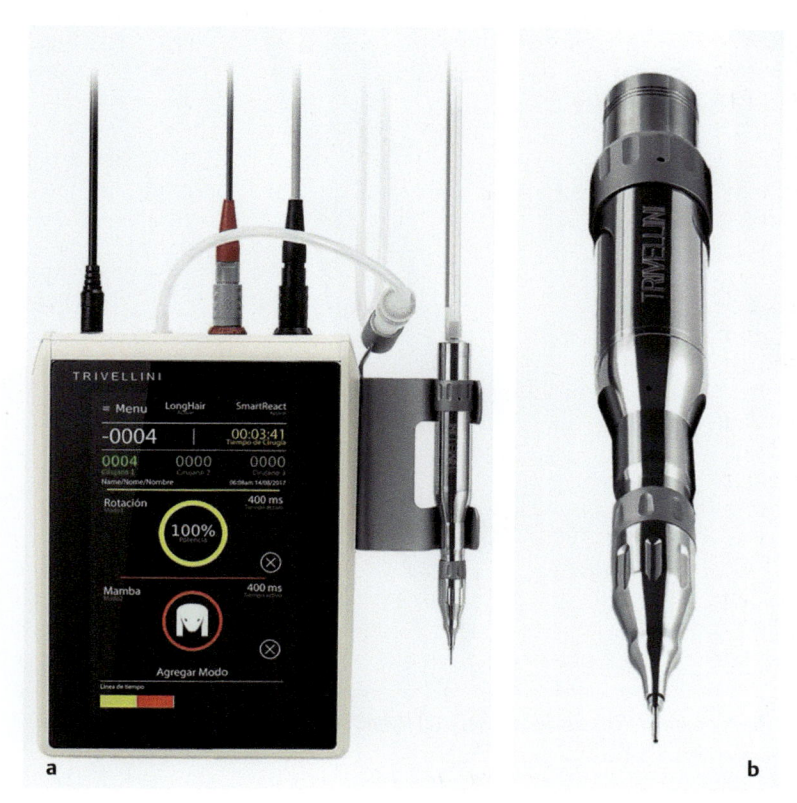

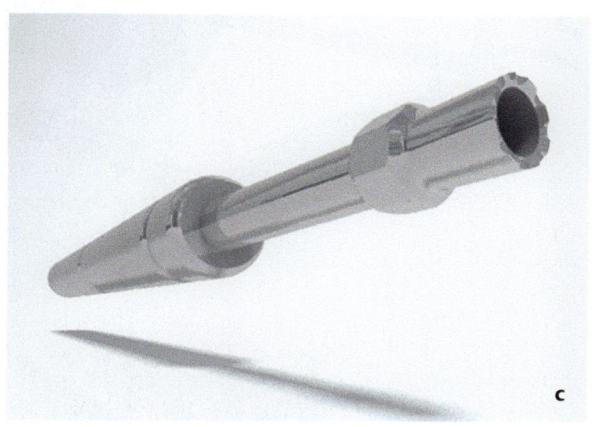

Fig. 25-3. Aparelhos e instrumentos: (**a**) Aparelho Mamba. (**b**) Ponteira Mamba. (**c**) *Long Hair Ring Punch*.

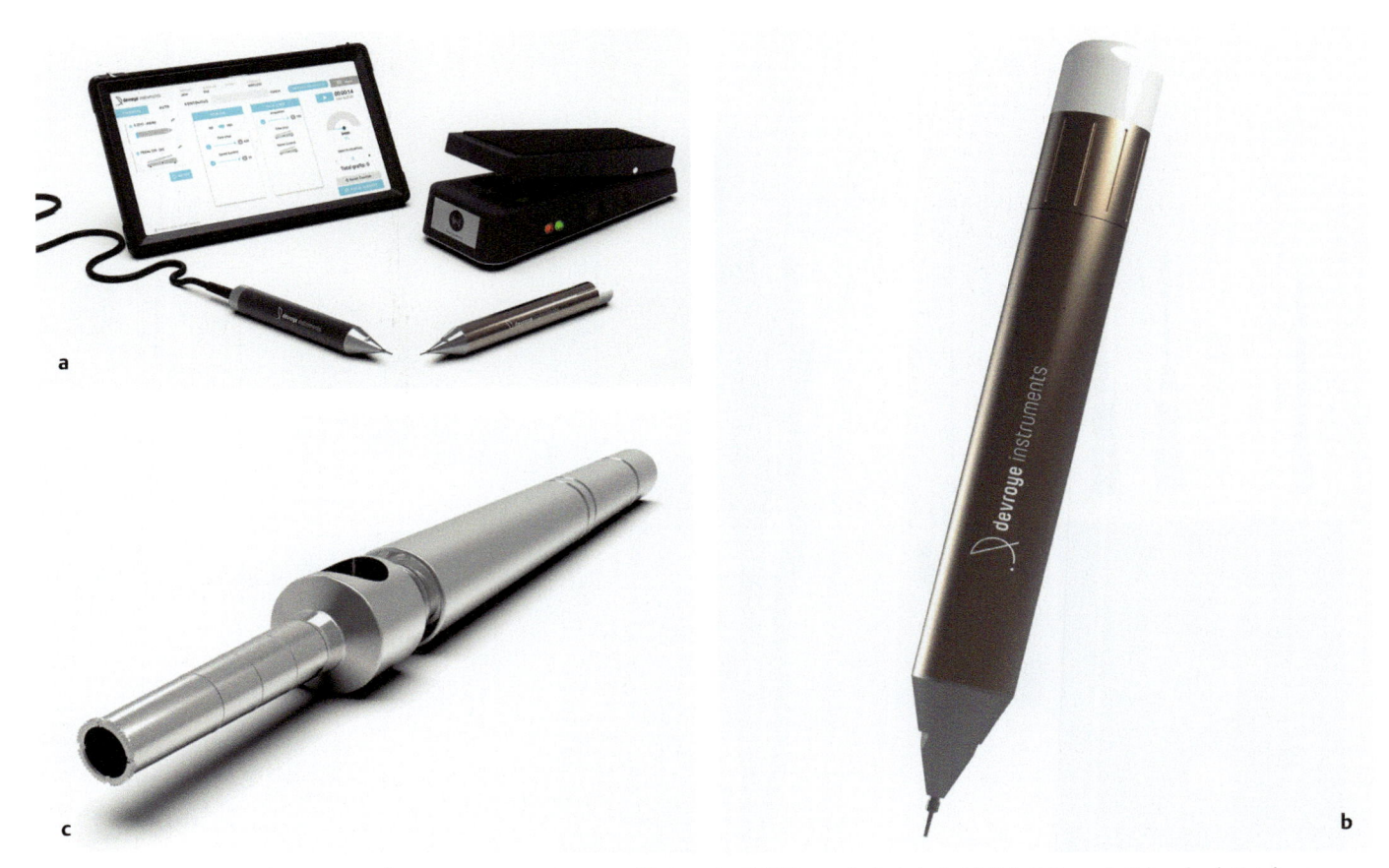

Fig. 25-4. Aparelho sem fio. (**a**) Aparelho WAW Duo FUE System. (**b**) Ponteira WAW sem fio (*wireles*). (**c**) *Hybrid Tornado Schambach Notches Long Hair Punch*.

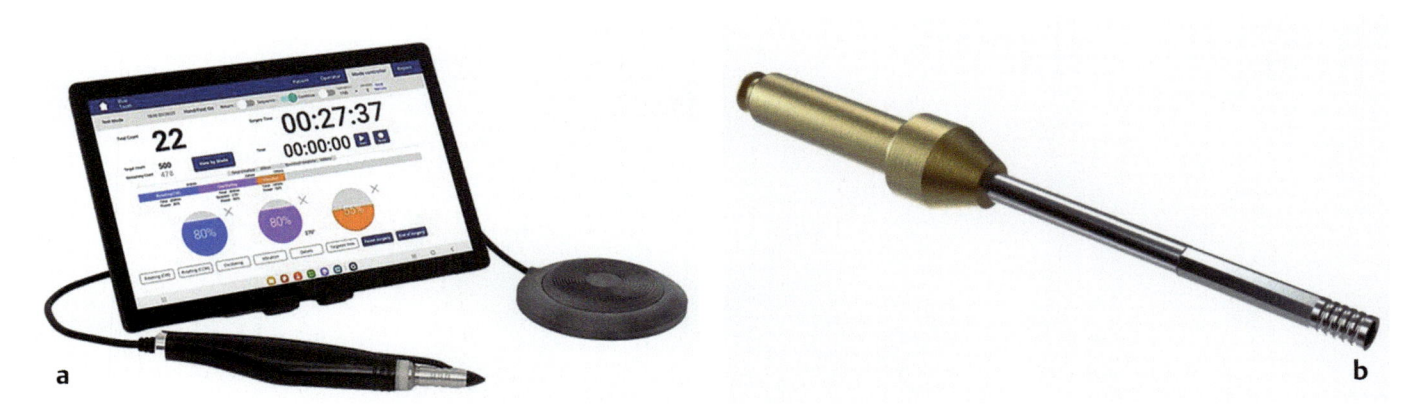

Fig. 25-5. Aparelhos (**a**) GraMAX II System e (**b**) Multi Wave Punch.

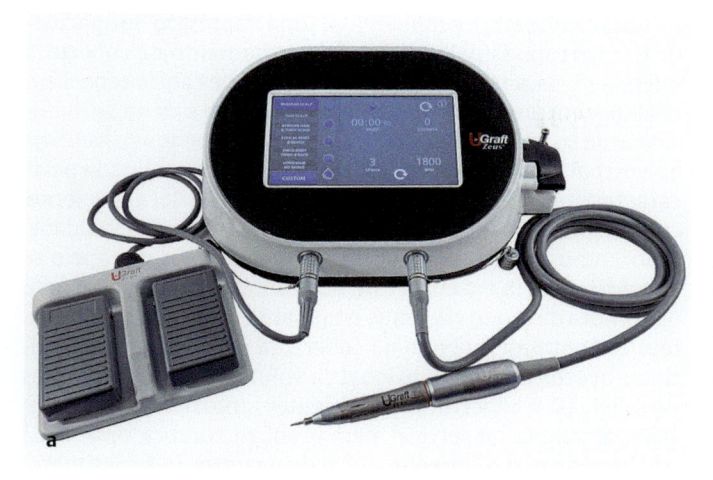

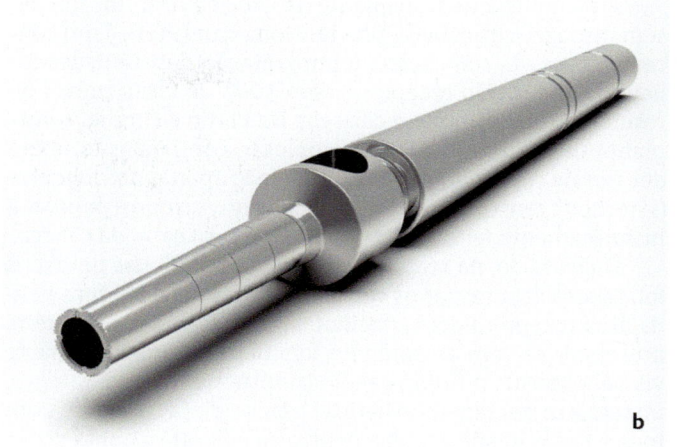

Fig. 25-6. Aparelhos (**a**) Zeus System e (**b**) Intelligent Punch.

PREVIEW LONG HAIR FUE E FUT

Preliminarmente desenvolvida para a extração FUT (*follicular unit transplantation* – retirada de pele pilosa apenas da área doadora segura, ou mais segura, em bloco, excisado com bisturi, em faixa linear de 1 cm de largura, em média – e até 35 cm de comprimento, fechamento com sutura da ferida e corte das unidades foliculares individuais, uma a uma, no fuso de pele extraído, já posicionado na bancada de microscópicos), a PLH é usada hoje também com extração FUE (*follicular unit excision* – retirada da pele tanto da área mais segura como também das áreas menos seguras, com unidades foliculares individuais, removidas uma a uma, excisadas difusamente, diretamente do couro cabeludo, com micro-*punches* de menos de 1 mm, deixando as microferidas circulares cicatrizarem por segunda intenção, sem sutura).

A metodologia/tecnologia *preview long hair* é, em sua essência, um conceito de *placement* (implantação, colocação) dos folículos na área receptora. Não é um conceito específico de *harvesting* (retirada, remoção, extração) das unidades foliculares. A PLH é uma tecnologia – e um conceito – de *placement* universal, pois a técnica de *harvesting* pode ser escolhida: FUE com fio longo, ou FUT com fio longo.

Cada paciente e cada cirurgião pode escolher, ou a FUT fio longo ou a FUE fio longo, como sua técnica de extração de preferência ou predominante, para usar com a colocação/*placement* PLH. A *preview long hair* é uma tecnologia moderna, sofisticada, artística, artesanal, minimamente invasiva, otimizadora (Fig. 25-7) e preservadora da reserva capilar – e é um conceito exclusivo de cirurgia da área receptora, que demanda, obrigatoriamente, o uso de fios longos, retirados da área doadora.

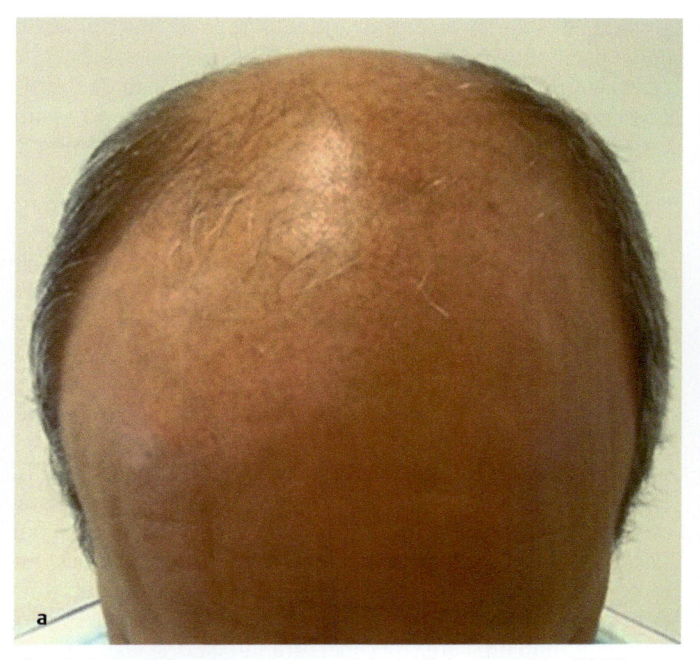

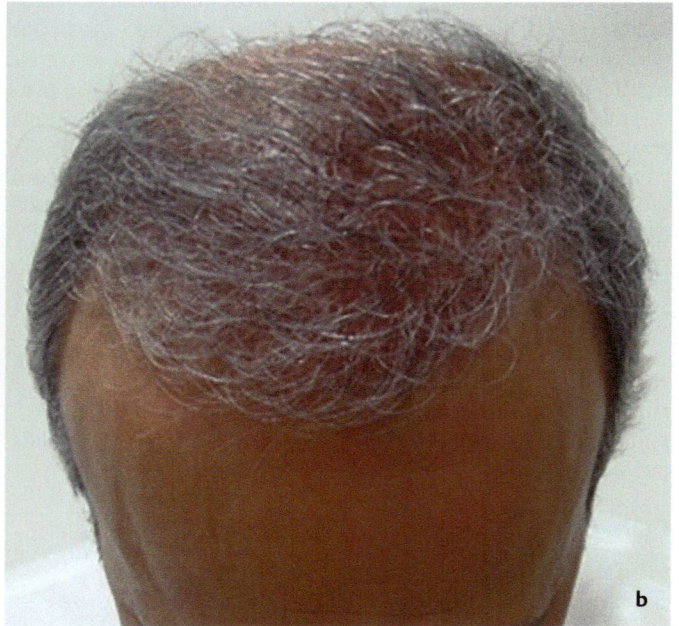

Fig. 25-7. Tecnologia Preview Long Hair. (**a**) Pré-operatório. (**b**) Pós-operatório imediato com 1019 unidades foliculares.

A tecnologia de transplante de cabelos com fios longos, sem raspagem da cabeça, preview long hair (PLH), é um conceito ímpar, de colocação ou implantação das unidades foliculares na região receptora, com 100% de visão prévia do resultado final durante a cirurgia. Na PLH o cirurgião transplanta unidades foliculares completas, compostas também dos fios de cabelo do(a) paciente – e não apenas dos folículos (internos), sem os fios de cabelo (externos), como é popular e historicamente feito nas cirurgias com raspagem da cabeça.

O cirurgião, na realidade, extrai e implanta as unidades foliculares sem raspar os cabelos, nem da área doadora nem da área receptora do(a) paciente. Dessa forma ele mantém, nos enxertos com as unidades foliculares, também, a parte visível externa, o fio de cabelo propriamente dito, íntegro, intacto, em seu tamanho natural usado pelo(a) paciente, com toda a haste, desde o bulbo, dentro da pele, até a ponta do fio de cabelo, fora da pele.

Usando a tecnologia PLH, o cirurgião não faz apenas uma estimativa de resultado, não faz apenas uma ideia desejada em sua mente, ou até mesmo algumas vezes iludida, fantasiada e enganada do resultado de cobertura; ele trabalha construindo e vendo de verdade a cobertura, tendo uma visão concreta, presente, inequívoca do seu resultado, fazendo ajustes artísticos e técnicos necessários ao melhor resultado, no decorrer do ato cirúrgico – e que não seriam identificados, senão com o uso da tecnologia PLH.

PREVIEW LONG HAIR – TERMINOLOGIA E CONCEITOS ESSENCIAIS

A expressão *long hair* (fio longo), do título *preview long hair*, é apenas usado para diferenciar esta metodologia do procedimento mais popular de transplante de cabelo, em que a região doadora é totalmente raspada. O termo *preview* é a verdadeira alma deste conceito, que para ser implementado usa apenas um material específico na cirurgia: fios longos, para a criação da pré-visualização intraoperatória. Ao mesmo tempo em que o comprimento médio do cabelo usado por nós para este procedimento varia entre 4 e 15 cm, o comprimento dos cabelos pode variar, desde que um efeito de pré-visualização possa ser gerado no leito receptor – e a nova aparência futura possa ser visualizada pelo(a) paciente. Os cabelos podem ter até 15 cm ou mais (já fizemos alguns com 20-30 cm), mas cabelos com apenas 5 a 10 mm, ou pouco mais, também podem produzir o resultado de um leve efeito *preview*, de pré-visualização, especialmente quando o(a) paciente é completamente calvo, ou quando a área receptora for a sobrancelha, a barba, ou outras.

De maneira igual ao que ocorre no transplante de cabelo raspado, os folículos cairão dentro de 1-4 semanas após a cirurgia. Portanto, o efeito de pré-visualização fornece um resultado temporário, que mostrará da forma mais aproximada possível, a futura aparência do(a) paciente.

COMPORTAMENTO DE COBERTURA DOS DIFERENTES TIPOS DE CABELO (*COVERAGE BEHAVIOR*)

Cada tipo de cabelo humano é único em sua capacidade de gerar cobertura ou criar um efeito de sombra na pele. Essa capacidade varia de muito boa a muito ruim, em cada paciente, no que diz respeito a proporcionar uma impressão de opacidade e cobertura da pele visível. Comportamento de cobertura refere-se à característica física de um tipo de cabelo específico qualquer em produzir opacidade de cobertura e efeito de intensidade de sombra para tornar a pele exposta menos visível. Seja alta ou baixa, a intensidade de cobertura é determinada pelas características físicas de cada tipo de cabelo do(a) paciente, como espessura, cor, ondulação, rigidez, dureza, flexibilidade, peso, comprimento etc. Além disso, alguns tipos de cabelo se comportam bem em cobertura horizontal para criar um efeito de sombra de modo eficiente, enquanto outros tipos de cabelo têm melhor desempenho na cobertura vertical para criar altura e aparência tridimensional de volume. Os melhores tipos de cabelo para cobertura são eficientes tanto nos aspectos horizontal quanto no vertical, para produzir sombra, opacidade e volume com o mínimo número de enxertos por centímetro quadrado que gere cobertura satisfatória.

DENSIDADE DE SATISFAÇÃO (*SATISFACTION DENSITY*)

Nossa experiência com a PLH mostrou que cada tipo de cabelo, de acordo com seu comportamento de cobertura, possui uma densidade mínima por centímetro quadrado, diferente, suficiente para criar densidade de satisfação, que se refere à massa mínima de cabelo necessária para proporcionar uma cobertura estética satisfatória para o(a) paciente – e uma mudança na aparência calva ou rala.

O principal intuito do transplante capilar é cobrir, de maneira eficiente, o máximo possível do couro cabeludo calvo para alcançar uma cobertura satisfatória. Nossa intenção é minimizar a aparência da calvície – e seria inútil transplantar uma grande área se ela continuasse a parecer calva ou muito rala. Só faz sentido transplantar grandes áreas se essas áreas apresentarem cobertura satisfatória. A PLH nos permite transplantar grandes áreas sem o risco de parecerem muito esparsas, porque, ao enxergar o comportamento de cobertura do cabelo do(a) paciente e o limiar de satisfação de pré-visualização, o cirurgião pode confirmar visualmente a obtenção da densidade de satisfação na área transplantada, garantindo assim uma cobertura satisfatória. Na PLH avaliamos, principalmente, a cobertura real e visível da área sendo tratada, independentemente de número de folículos – e sem nos preocuparmos com definição prévia de densidade por centímetro quadrado, para prevermos um resultado e, se desejado, podermos contar a densidade numérica usada para alcançar a cobertura apenas depois de já transplantados os cabelos. Por outro lado, no transplante capilar padrão com cabelo raspado, a densidade numérica é parâmetro essencial usado para se planejar um resultado, sendo este apenas estimado, sem qualquer visualização momentânea da opacidade e da estética da cobertura - que ocorrerá e será visível para avaliação apenas meses depois. Dado que, já que não podemos mesmo restaurar o número total de cabelos perdidos no processo de calvície, a não ser que com fios extraídos da barba ou do corpo, devemos focar nossos esforços na cobertura máxima possível). Na PLH alcançamos uma densidade de satisfação visualmente aprovada pelo cirurgião, possibilitando uma área de cobertura satisfatória visualmente confirmada, usando o número mínimo necessário de enxertos por centímetro quadrado para a melhoria visual que poderia despender, sem a PLH, de um número muito maior de folículos para produzir a mesma ou semelhante cobertura.

Quanto melhor o comportamento de cobertura do cabelo, menor o número de cabelos por centímetro quadrado que já alcança a densidade de satisfação. Um benefício de usar menos enxertos para alcançar a densidade de satisfação é que áreas maiores de couro cabeludo calvo ou ralo podem ser cobertas usando apenas a fonte limitada doadora segura, que é o que nós, prioritariamente, preferimos para nossos (nossas) pacientes, ou então pode-se usar, também, as regiões seguras e menos seguras da área doadora, porém, com a otimização da cobertura propiciada pelo uso de fios longos, diminuindo o risco de ocorrer *overharvesting* (extração exagerada) e sua consequente alopecia cirúrgica cicatricial difusa adquirida. Quanto maior a área que pode ser coberta de maneira satisfatória, maior o nível de melhoria da imagem visual que pode ser proporcionado ao(à) paciente. Além disso, usar o menor número possível de cabelos para cobrir satisfatoriamente qualquer área específica resulta em menos riscos e menos trauma no local receptor, menos cicatrizes na área doadora, e menor esgotamento da fonte doadora.

DISCRIÇÃO MÁXIMA PARA OS(AS) PACIENTES NA PLH

Nas semanas iniciais após a criação da técnica e nos primeiros pacientes que operamos já utilizando a PLH, acreditávamos que a grande quantidade de cabelo adicionada à cabeça do(a) paciente, transformando imediatamente sua aparência, tornaria óbvio que o(a) paciente havia se submetido a uma cirurgia. Pensávamos que isso faria com que o(a) paciente visse o procedimento de maneira negativa, especialmente para aqueles indivíduos mais reservados que desejavam ser discretos sobre a cirurgia de transplante capilar. No entanto, descobrimos que o oposto era verdadeiro. O cabelo longo transplantado tem a vantagem de camuflar mais eficientemente o trauma pós-operatório no couro cabeludo e as crostas hemáticas escuras. Apesar de uma transformação e melhoria significativas na aparência, e com um resultado natural, em grande parte das vezes com ausência de crostas visíveis devido à nova cobertura, os observadores frequentemente acreditam que o(a) paciente simplesmente estilizou o cabelo de maneira diferente ou deixou-o crescer, esquecendo instantaneamente a imagem de uma pessoa que estava calva ou experimentando a perda de cabelo.

PORCENTAGEM DE PEGA E RESPOSTA INDIVIDUAL DE CRESCIMENTO (*PERSONAL GROWTH INDEX*)

O real e definitivo índice de crescimento dos cabelos transplantados está diretamente relacionado com a qualidade técnica do procedimento cirúrgico, com a *expertise* do cirurgião e com fatores ainda desconhecidos ou mal compreendidos por nós no organismo ou na pele dos(as) pacientes, que podem afetar a resposta individual de cada paciente ao tratamento cirúrgico. Cada paciente terá seu cabelo transplantado crescendo com diferentes níveis de eficácia, produzindo resultados variados. A faixa de crescimento entre os(as) pacientes de transplante capilar pode variar de 0-100%, com cerca de 80% dos(as) pacientes em nossa experiência alcançando uma taxa de crescimento do resultado final que varia de 80-100% do resultado preliminar original.

VISÃO 3D NA PLH X 2D EM TRANSPLANTE RASPADO

Quando um transplante capilar é realizado com a convencional raspagem da cabeça ou apenas da área doadora, o cirurgião manuseia enxertos contendo cabelos raspados e os coloca em incisões no couro cabeludo, produzindo um resultado em um plano bidimensional (2D), como se estivesse desenhando um mapa. O transplante de cabelos longos PLH, no entanto, transforma o procedimento numa intervenção de visão instantânea tridimensional, à medida que enxertos de cabelo longo são colocados para criar volume e forma, como em uma escultura. O uso da área doadora é grandemente otimizado com a PLH, permitindo sessões de transplante capilar menores ou em menor número de vezes.

Ao ter controle visual total do futuro resultado e ao compreender o comportamento de cobertura de diferentes tipos de cabelo, o cirurgião pode mudar a direção do eixo da equação do transplante capilar (densidade × área de cobertura) - em direção à: densidade mais baixa, cobrindo áreas maiores, para tipos de cabelo com comportamento de cobertura favorável - ou em direção à: densidade mais alta, cobrindo áreas menores para tipos de cabelo com comportamento de cobertura desfavorável. Não se pode entender completamente o comportamento de cobertura do cabelo apenas vendo ou tocando na área doadora durante o exame inicial, em comparação com a implantação na área receptora e ver como ele se comporta em termos de sua capacidade de cobertura *in loco*, na área receptora.

TRANSPLANTE PLH NAS MULHERES

Não raspar nenhum dos cabelos da paciente para um procedimento de transplante capilar com fios longos tornou-se, graças à PLH, uma forte tendência e um diferencial importantíssimo no cenário mundial atual, de transplantes capilares realizados com raspagem total ou parcial dos cabelos, de mulheres e homens (Fig. 25-8).

Apesar do fato de as(os) pacientes buscarem um procedimento de transplante de cabelos sem nenhuma raspagem da cabeça, para terem uma cirurgia quase não detectável, sem interrupção da vida profissional e social (objetivo que é atingido em quase 90-100% dos casos), essa gigante vantagem não é o único objetivo – e não é, do ponto de vista do cirurgião, o principal benefício técnico da tecnologia PLH, comparada aos seus benefícios permanentes, como: confirmação da naturalidade dos resultados; assertividade visualmente certificada da densidade e da área de cobertura ideais para cada paciente; invasividade mínima da área doadora para obtenção de resultados finais gratificantes para as(os) pacientes, sem uso excessivo, desnecessário e redundante das preciosas unidades foliculares doadoras – e muitos outros.

As pacientes do sexo feminino foram nossa principal razão para a criação da tecnologia sem raspagem da cabeça e com colocação de fios longos PLH – e são as mais beneficiadas pelo conceito de absoluta e total não raspagem dos cabelos, uma vez que raspar, ou parcialmente raspar o cabelo não é uma opção viável ou fácil para elas. Homens que não desejam raspar suas cabeças também passaram a se beneficiar imensamente da tecnologia PLH tanto quanto as mulheres.

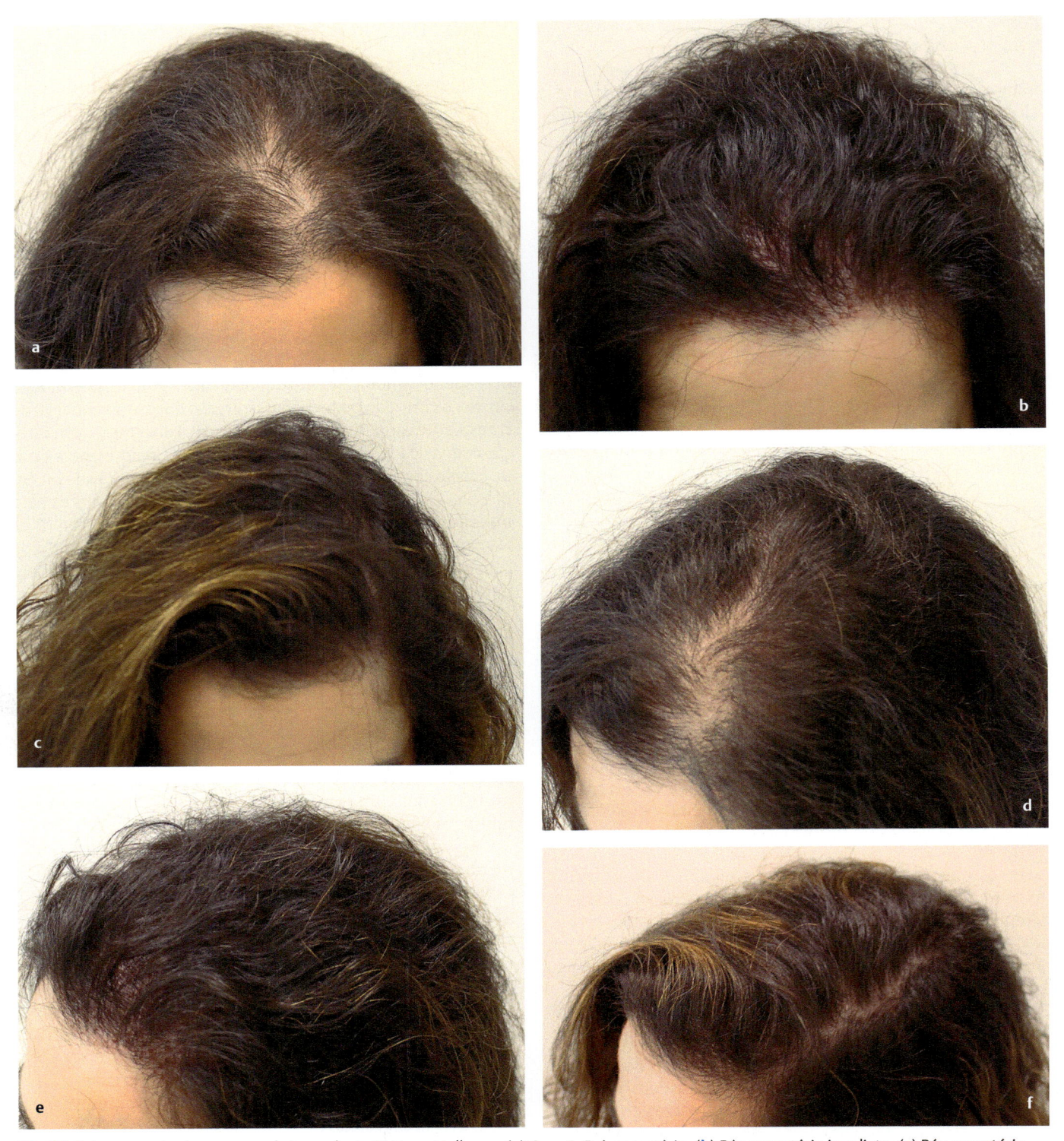

Fig. 25-8. Imagens de alguns casos de transplante PLH nas Mulheres: (a) Caso 1: Pré-operatório. (b) Pós-operatório imediato. (c) Pós-operatório final 1 ano depois. (d) Caso 2: Pré-operatório. (e) Pós-operatório imediato. (f) Pós-operatório final 1 ano depois. *(Continua)*

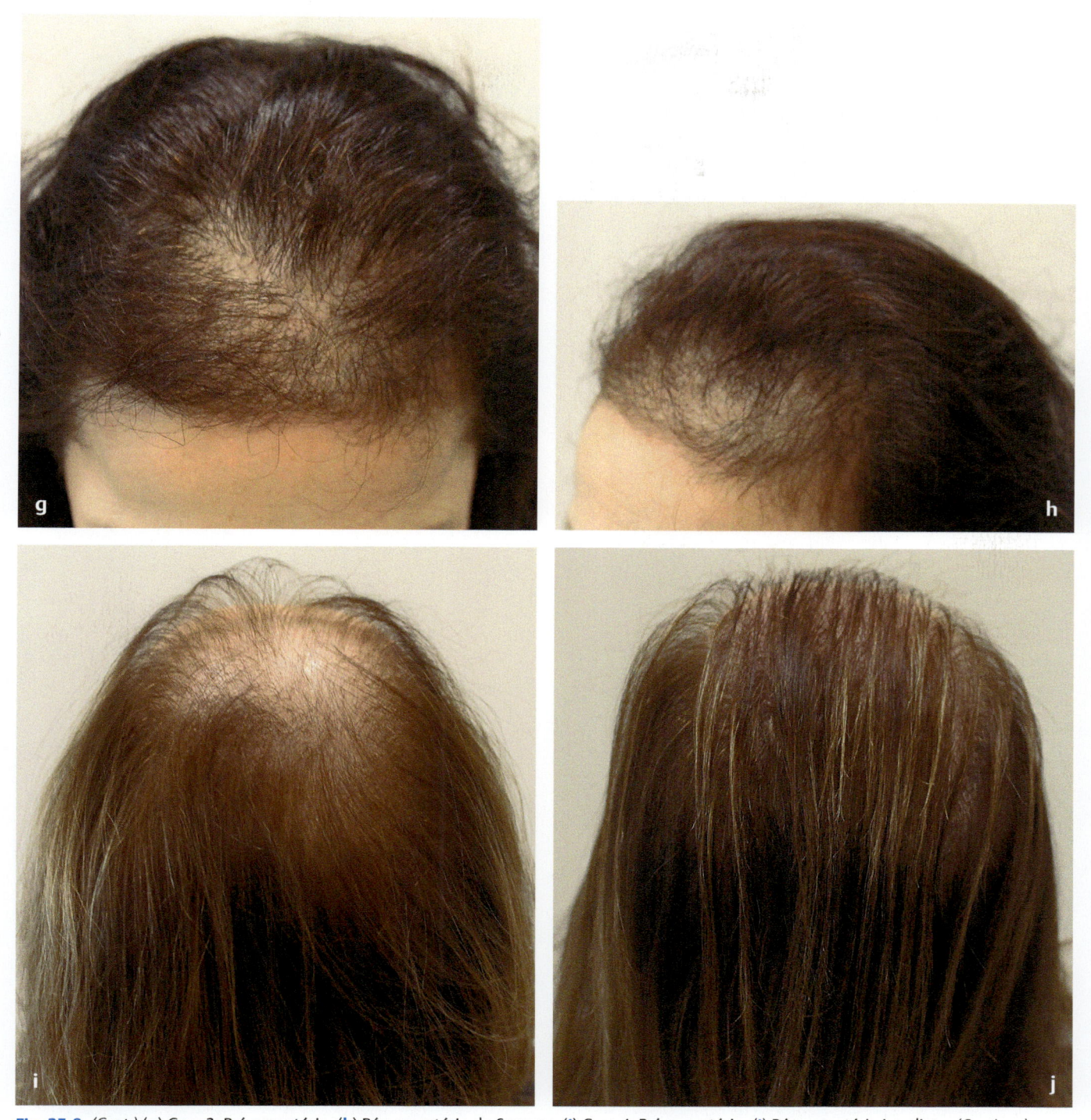

Fig. 25-8. *(Cont.)* **(g)** Caso 3: Pré-operatório. **(h)** Pós-operatório de 6 meses. **(i)** Caso 4: Pré-operatório. **(j)** Pós-operatório imediato. *(Continua)*

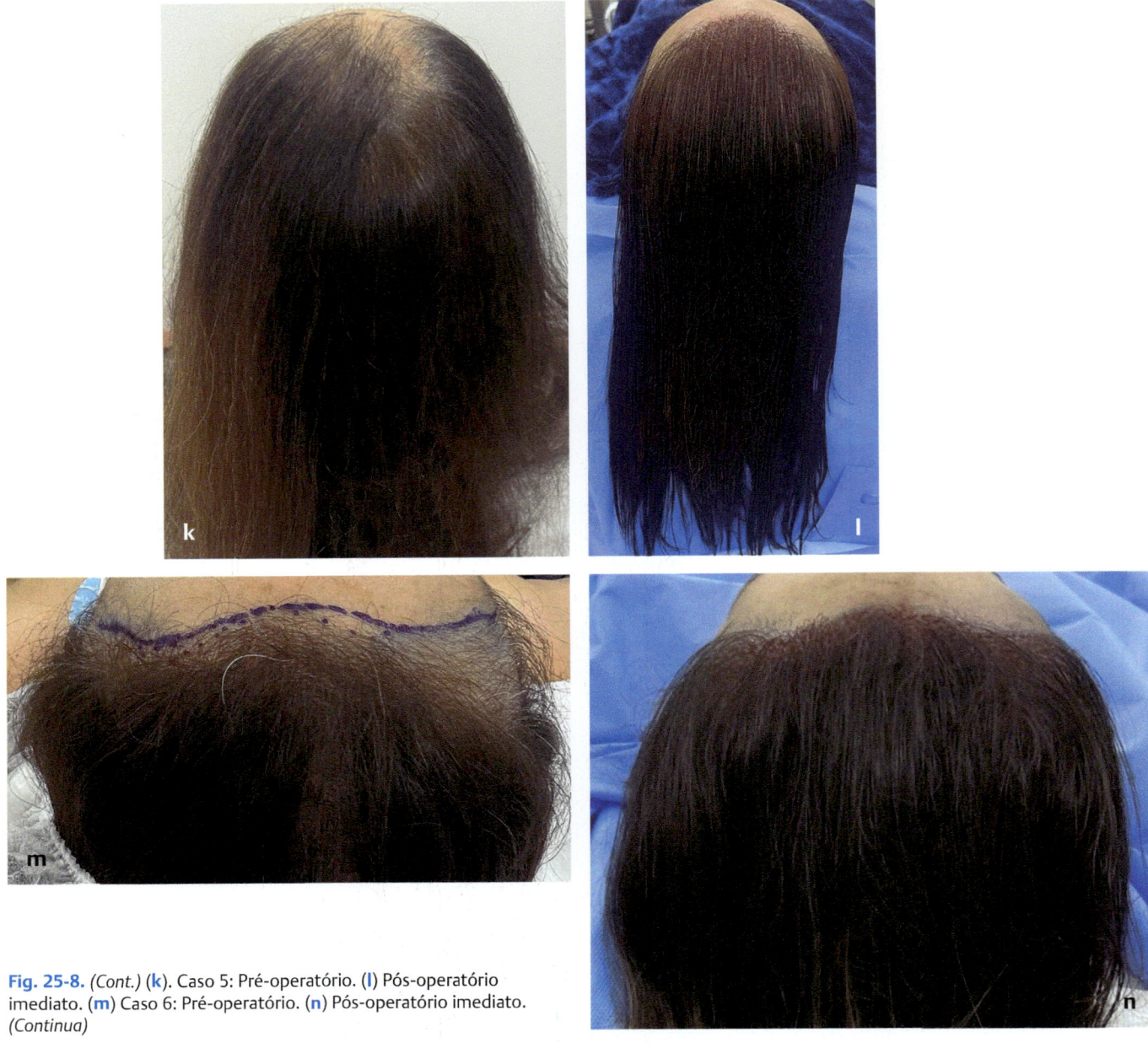

Fig. 25-8. *(Cont.)* (**k**). Caso 5: Pré-operatório. (**l**) Pós-operatório imediato. (**m**) Caso 6: Pré-operatório. (**n**) Pós-operatório imediato. *(Continua)*

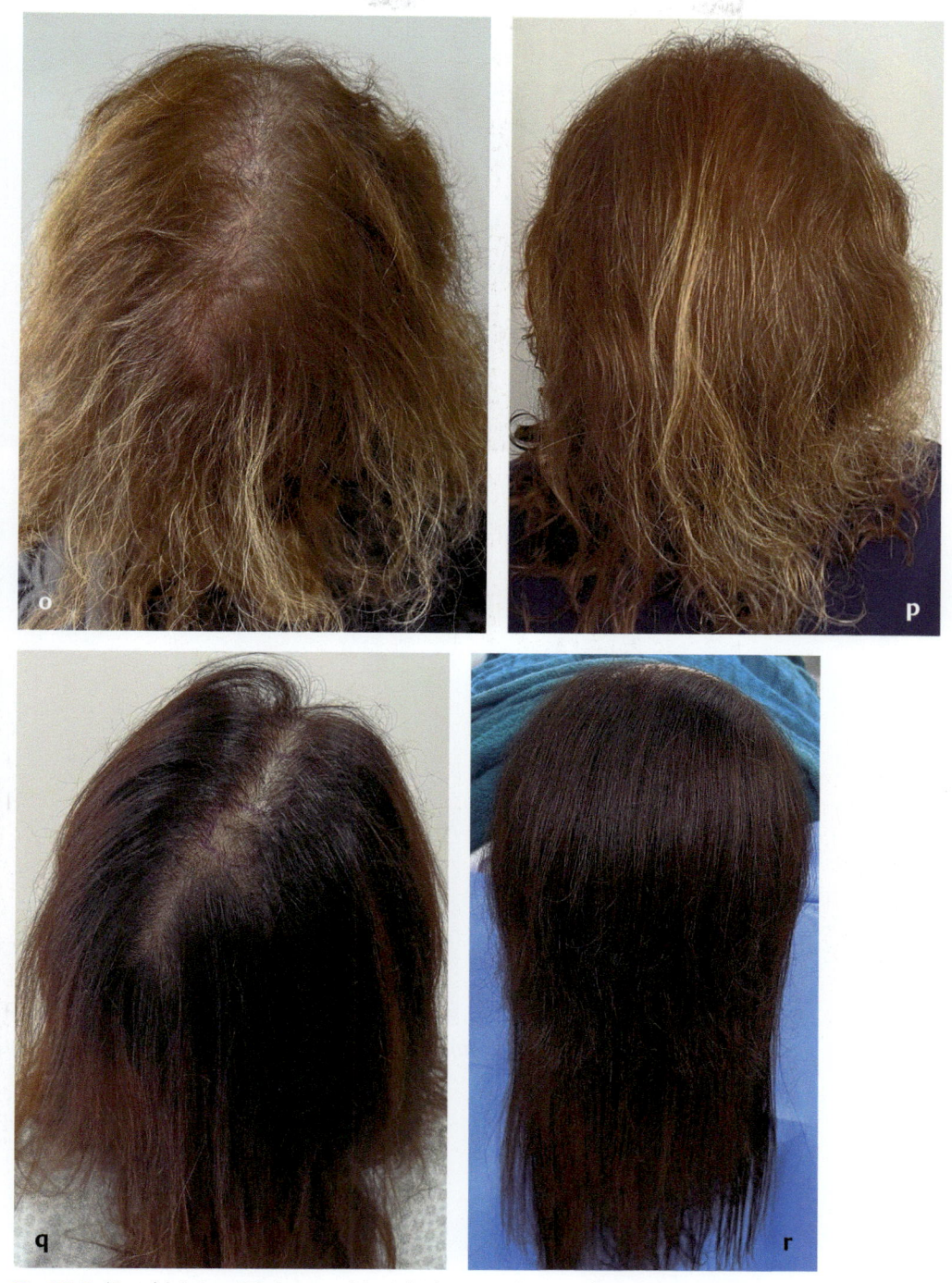

Fig. 25-8. *(Cont.)* (**o**) Caso 7 Pré-operatório. (**p**) Pós-operatório imediato. (**q**) Caso 8: Pré-operatório. (**r**) Pós-operatório imediato. *(Continua)*

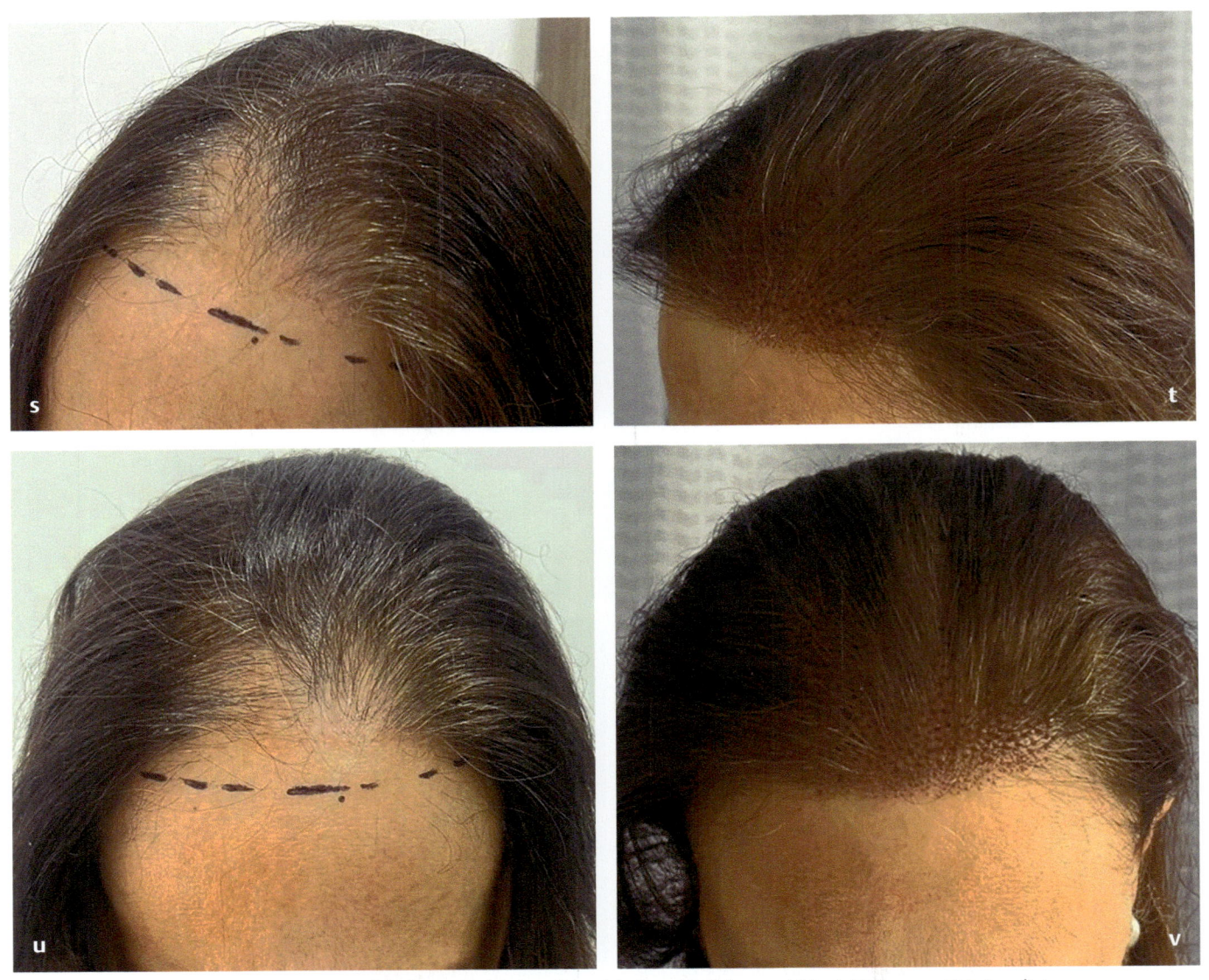

Fig. 25-8. *(Cont.)* (**s**) Caso 9: Pré-operatório. (**t**) Pós-operatório imediato. (**u**). Caso 10: Pré-operatório. (**v**) Pós-operatório imediato.

TRANSPLANTE PLH PARA SOBRANCELHAS

Uma verdadeira prova da maior precisão do *placement* (colocação das unidades foliculares na área receptora) *preview long hair* sobre o uso de unidades raspadas é que uma das mais difíceis e complexas cirurgias da moderna restauração capilar, o transplante capilar para sobrancelhas, é feita em quase 100% das clínicas de transplante de cabelo no mundo, com o uso da tecnologia *preview long hair*, seja via retirada FUE ou FUT da área doadora. Apenas com o uso de fios longos o cirurgião pode ver como está construindo o resultado da cirurgia que está realizando, monitorando e produzindo precisão máxima nos quesitos curvatura ideal do pelo transplantado na região receptora, angulação, direção, densidade, quantidade e cobertura, entre outros (Fig. 25-9). Um transplante capilar para sobrancelhas não tem a menor margem de erro em detalhes artísticos como os apontados anteriormente, como pode até ocorrer no transplante para calvície, principalmente nas áreas menos à mostra, secundárias à *hairline* (linha anterior do cabelo), como o topo ou *midscalp* (*scalp* médio).

O mesmo pode ser dito sobre outras áreas muito vulneráveis à artificialidade de resultados, quando do não uso da *preview long hair*, como, por exemplo, picos temporais, costeletas, barba, bigode e até região pubiana, como possíveis áreas receptoras.

Atualmente, milhares de pacientes insatisfeitas(os) com suas sobrancelhas ralas, falhadas, ou até ausentes, em todos os continentes do mundo são beneficiadas(os) pela precisão máxima possível de naturalidade que a tecnologia PLH propicia ao transplante de sobrancelhas e de quaisquer outras regiões da cabeça e do corpo.

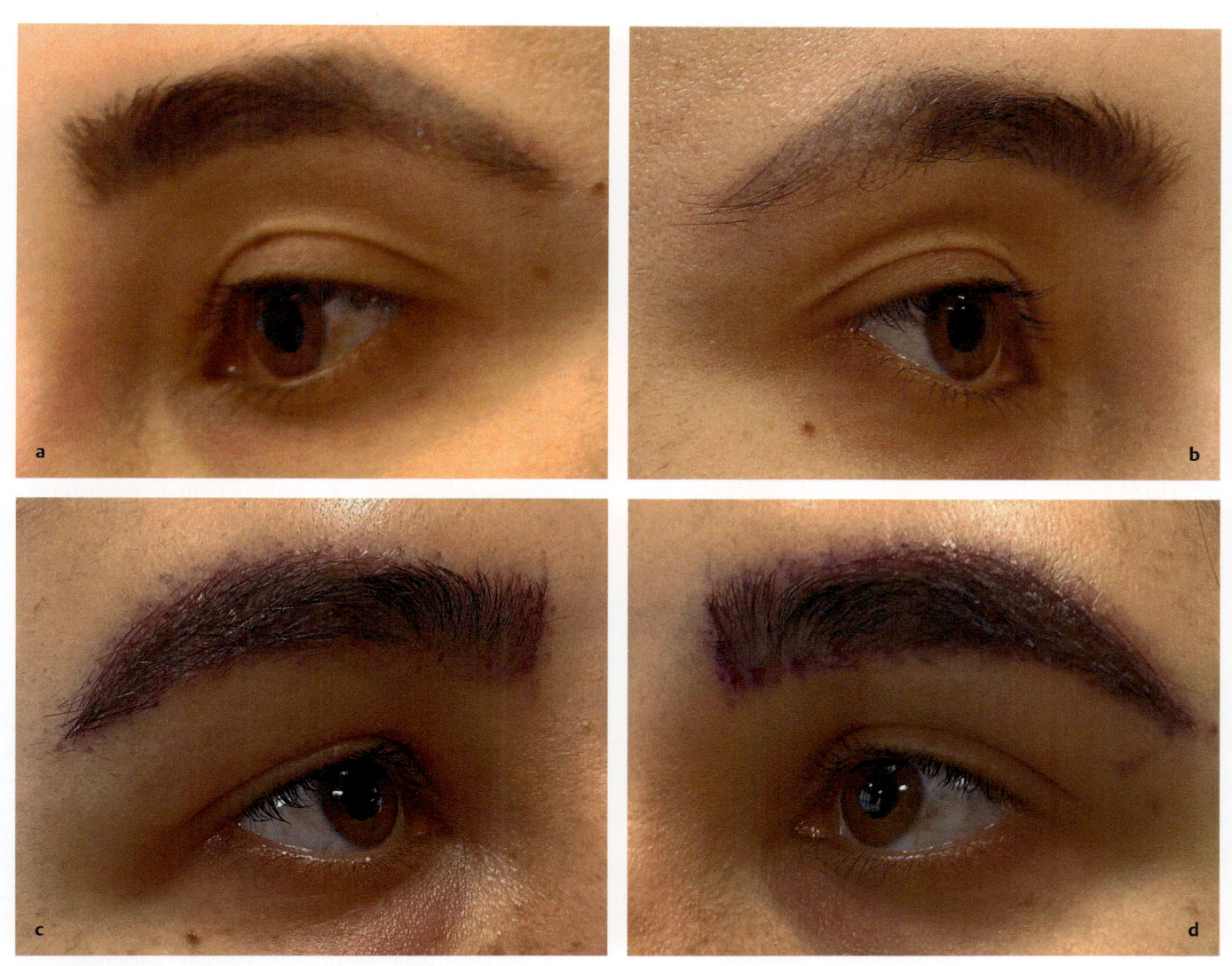

Fig. 25-9. (a-c) Pré-operatório. (d) Pós-operatório imediato.

TRANSPLANTE PLH PARA ALOPECIA FIBROSANTE FRONTAL E OUTRAS ALOPECIAS CICATRICIAIS

A curva de crescimento da alopecia fibrosante frontal no mundo tem características de crescimento epidêmico. Cada vez mais recebemos pacientes do sexo feminino em idade madura e, nos últimos anos, até mesmo mulheres jovens e homens à procura de transplante capilar para tratamento cirúrgico das deformidades estéticas causadas pela alopecia fibrosante frontal. Sempre em contato com o dermatotricologista assistente, aguardamos 18-24 meses de estabilização clínica da doença e novo encaminhamento com a indicação para operarmos. Os(as) pacientes devem estar cientes das limitações e dos riscos comuns a qualquer transplante capilar (não crescimento, crescimento reduzido em relação ao que foi transplantado ou ao que era esperado e vários outros) e dos riscos específicos para a alopecia frontal fibrosante (não crescimento dos fios ou perda parcial ou até total dos fios que cresceram em até 5 anos após a cirurgia) ou outras cicatriciais. Mesmo sabendo dos riscos, os(as) pacientes decididos(as) a enfrentá-los o fazem com muita determinação, coragem, pensamento positivo e alegria, principalmente quando veem o resultado preliminar quando utilizamos a tecnologia PLH para operá-los, mesmo sabendo que os fios cairão nos primeiros 15-45 dias após seu transplante, trazendo-lhes satisfação mesmo que seja temporária e se ocorrer crescimento normal ao final de um ano, alguns, muitos, ou todos os fios poderão cair definitivamente até os 5 anos de cirurgia. É essencial, com qualquer técnica de transplante utilizada, que as(os) pacientes mantenham seu tratamento clínico indicado pelo dermatologista após a cirurgia, para que se evite nova agudização da atividade inflamatória da doença no hiato entre a queda dos cabelos temporários do período pós-operatório imediato do transplante PLH e o novo crescimento definitivo dos novos fios até 1 ano após o transplante.

TÉCNICA

No decorrer da primeira consulta, os(as) pacientes que usam cabelos curtos são instruídos(as) a não cortá-los antes da cirurgia. Cabelos mais longos no dia da cirurgia oferecem mais opções para escolher o comprimento ideal do cabelo a ser transplantado. O nível de cobertura esperado na fase de resultado temporário imediato e sua relação com o resultado final, até 18 meses depois, é um dos tópicos mais importantes discutidos durante a consulta (alinhamento realista das expectativas do(da) paciente com as do cirurgião).

Ao operar um transplante de cabelo com fio longo PLH, a técnica de remoção do cabelo doador deve preservar o comprimento total do cabelo ou um comprimento mais curto específico. Preferimos fazer a extração com o comprimento natural do cabelo do(a) paciente e, somente após a remoção, fazer os ajustes necessários, cortando-o para um comprimento mais curto, se desejável. O cirurgião iniciante usando a PLH deve começar com cabelos de 1-3 cm de comprimento. A área doadora pode ser cortada neste comprimento para facilitar a remoção da faixa ou também dos enxertos FUE, além da preparação dos enxertos e sua colocação. Este comprimento sugerido facilitará a transição dos métodos de cabelo raspado para a PLH, tanto para o cirurgião quanto para os técnicos.

O grau de dificuldade para o cirurgião e a equipe, operando com cabelos curtos ou pouco longos, será mais ou menos o mesmo que o daquele que utiliza enxertos raspados. Após uma experiência bem-sucedida com cabelos de 1-3 cm de comprimento, o cirurgião pode usar o comprimento natural do(a) paciente. Se a dificuldade persistir no manuseio dos enxertos de cabelos longos, um comprimento mais curto que 3-5 cm pode ser usado até que este comprimento seja dominado.

O cabelo doador é colhido, se via FUT, usando-se uma excisão arqueada de pele, em fuso, de orelha a orelha na região occipital, com a largura da faixa nunca ultrapassando 1-1,2 cm. Removemos, na maioria das vezes, 2 ou 3 segmentos da faixa de pele em momentos distintos para encurtar o intervalo entre a remoção e a implantação.

Logo após o transplante, antes de dar alta aos(às) pacientes ao final do procedimento, eles recebem instruções nossas sobre como cuidar dos seus transplantes de cabelo longo PLH. A primeira lavada de cabelo no dia seguinte à cirurgia é sempre realizada por nossa equipe. É importante que os(as) pacientes se sintam confiantes em lavar e pentear o cabelo nos dias seguintes. A partir do primeiro dia pós-operatório em diante, os(as) pacientes são aconselhados a lavar o cabelo diariamente, com exceção de casos difíceis nos quais são solicitados a retornar à clínica para que o cabelo seja lavado, nos primeiros dias pós-operatórios. Recomenda-se uma solução de limpeza feita diluindo o xampu com água. Para evitar tração causada pela força mecânica do jato de chuveiro, que pode deslocar os enxertos, os(as) pacientes são instruídos a enxaguar o couro cabeludo despejando água de um vaso ou outro recipiente plástico, em vez de colocarem diretamente o couro cabeludo sob o chuveiro.

Para secar o cabelo na região transplantada, os(as) pacientes são instruídos a, primeiramente, enxugar o cabelo delicadamente com uma toalha, usando compressão leve, sem esfregar, e/ou usarão um secador de cabelo com vento suave.

A soma dos elementos: ajuste perfeito entre enxerto e incisão; uma rápida fixação por formação de fibrina, permite que a maioria dos(as) pacientes penteie imediatamente o cabelo, se eles aplicarem zero tração (não puxar nenhum fio de forma alguma), uma expressão por nós usada para educar os(as) pacientes. Para pacientes com formação tardia de fibrina entre enxerto e incisão, ou com cabelos rígidos ou inflexíveis, há aumento do risco de deslocamento dos enxertos. De acordo com a regra de zero tração, os(as) pacientes nesses casos selecionados são solicitados a não pentear ou tocar no cabelo por 1-3 dias, dependendo do grau de risco. Após este período formou-se fibrina suficiente e crostas para permitir um pentear de cabelo suave, cuidadoso, às vezes usando apenas os dedos ou um pente de dentes finos e espaçados.

Fornecemos orientações completas a todos os(às) pacientes sobre os cuidados pós-operatórios específicos da PLH e, desta forma, nunca tivemos algum(a) paciente que tenha acidentalmente removido os enxertos.

As outras instruções fornecidas aos(às) pacientes sobre cuidados pós-operatórios são semelhantes às usadas com o transplante capilar convencional de cabelo raspado.

A extração de unidades foliculares de cabelo longo com FUE utiliza-se de *punches* especiais que mantêm as hastes capilares, a parte externa do fio de cabelo, não cortadas, para serem implantadas com fios longos.

TRANSPLANTE CAPILAR SEM RASPAGEM DA CABEÇA E COM FIOS LONGOS – *PREVIEW LONG HAIR* COM FUT E/OU FUE

A dissecação feita com microscópio dos enxertos de cabelos longos ajuda a minimizar a transecção na FUT (Fig. 25-10) e a lapidar os enxertos na FUE. Técnicas adequadas de hidratação e preservação são obrigatórias para garantir alta sobrevivência. À medida que a dissecção dos enxertos progride durante a cirurgia, nossos enxertos são mantidos em grupos de 10 para facilitar a contagem e evitar emaranhamento dos cabelos longos (Fig. 25-11). Os grupos de 10 enxertos são mantidos em recipientes os mais variados especialmente desenvolvidos ou adaptados para esse fim. Eles são preenchidos com solução de Ringer lactato ou soro fisiológico frio. Outras soluções de preservação podem ser usadas com base na preferência do cirurgião e disponibilidade em cada país.

Qualquer uma das técnicas existentes pode ser usada para criar os sítios (*sites*), as microincisões da área receptora: incisões perpendiculares ou paralelas (coronais ou sagitais), produzidas por lâminas ou agulhas, usando incisões prévias, ou usando o método *stick and place*, ou técnicas mistas. Preferimos o método *stick and place* com agulhas, para a criação de microincisões receptoras, porque preserva mais os cabelos nativos, proporciona uma aparência limpa e sem sangramento durante o procedimento. Os espaços entre fios de cabelo

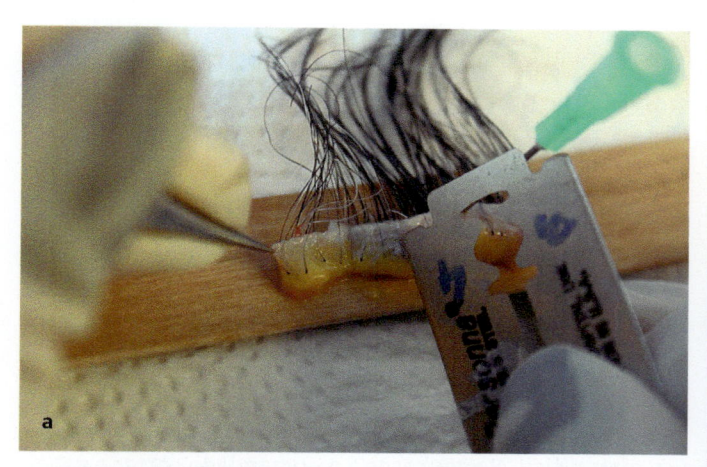

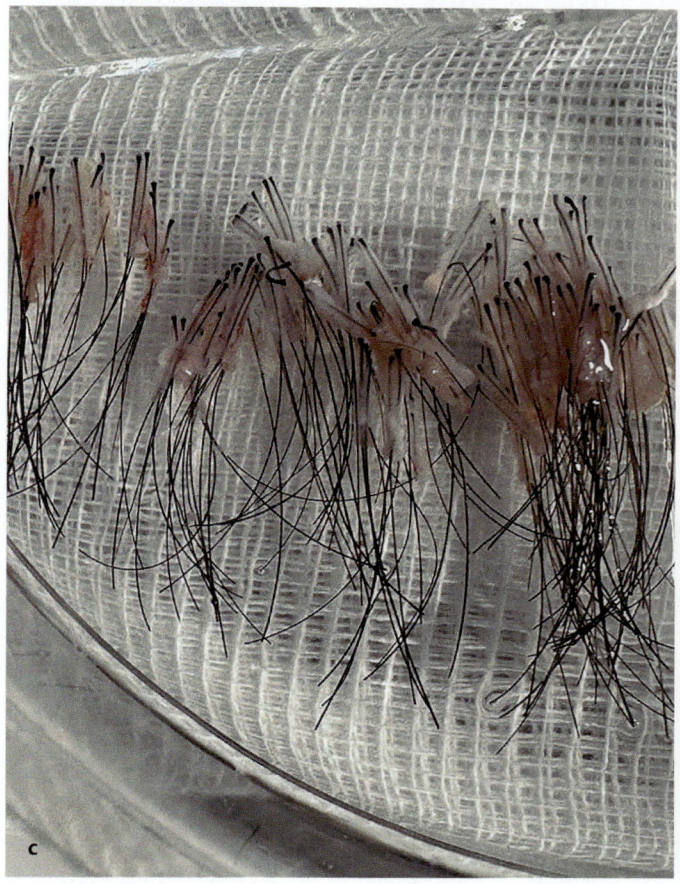

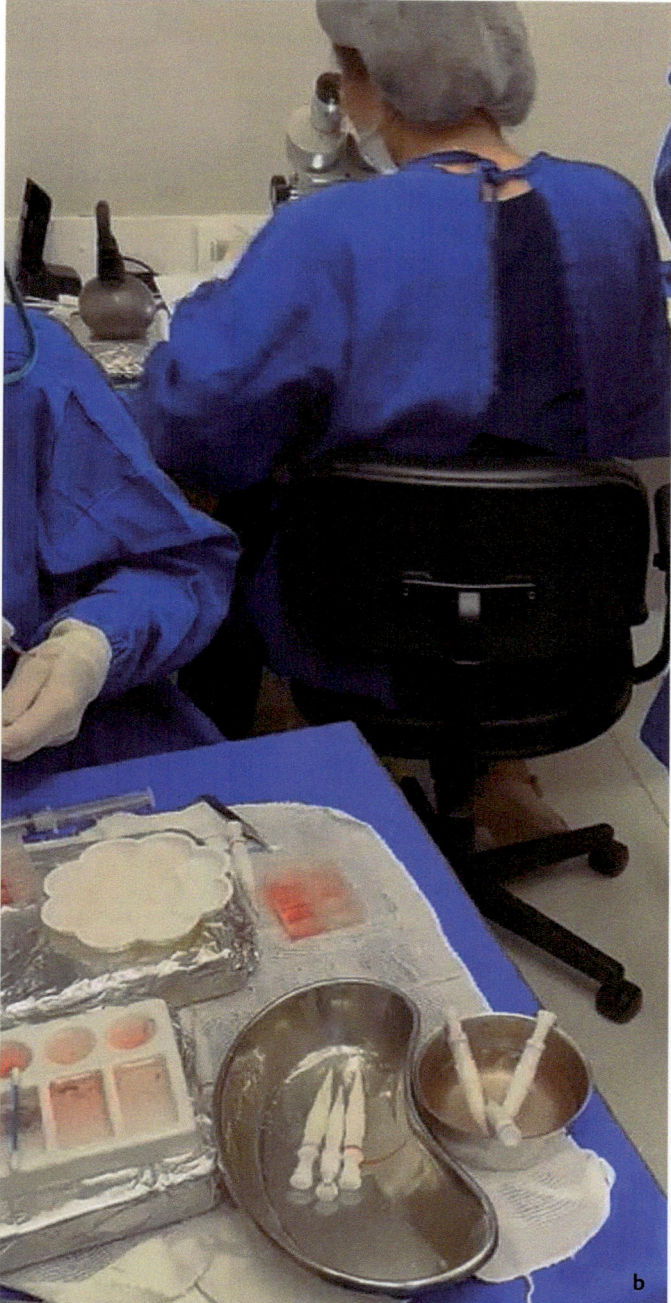

Fig. 25-10. (**a**) Dissecção (*slivering*) FUT no microscópio. (**b**) Microscópio na bancada e "implanters" na cuba. (**c**) Unidades foliculares FUE.

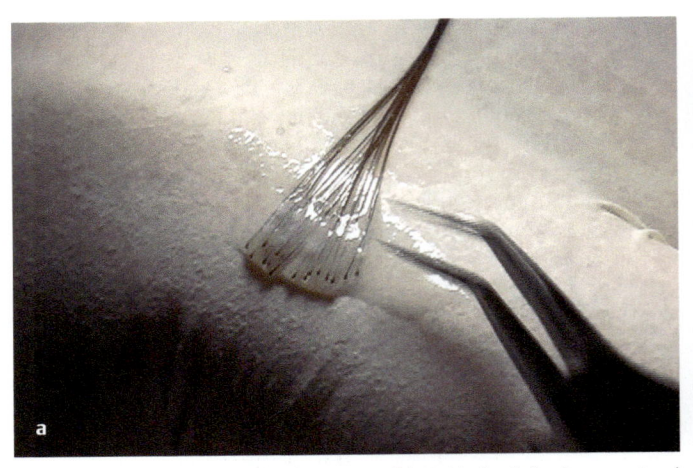

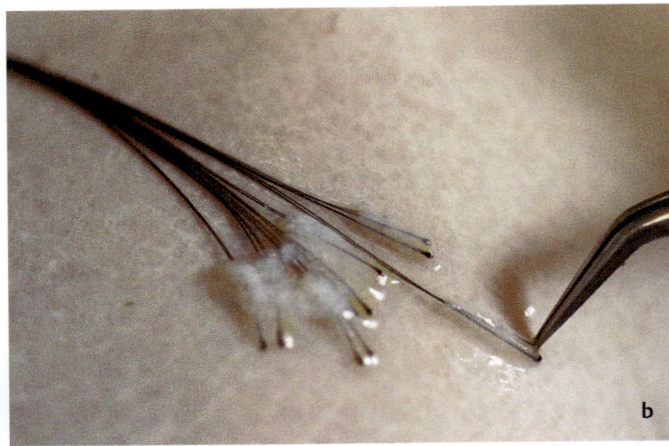

Fig. 25-11. (a) Unidades foliculares FUT. (b) Unidades folicular a ser implantada com pinça.

são cuidadosamente incisados, tomando cuidado para minimizar o corte do fio do cabelo preexistente e a lesão interna dos folículos capilares existentes. A técnica de colocação de enxertos com trajetória de perfuração angulada ou curva, da agulha ou do implanter, criada pelo cirurgião venezuelano Dr. Leoncio Moncada, também pode ser usada, tanto na colocação de folículos raspados quanto na de folículos com fios longos, em todas as áreas receptoras ou, especificamente, naquelas com alto índice de extrusão intraoperatória (*popping*).

Alternativamente, incisões prévias podem ser usadas com agulhas ou lâminas personalizadas, mas pode ser difícil encontrar as incisões prévias em pacientes com significativa presença de cabelos preexistentes, a não ser que se use azul de metileno ou outro corante associadamente. Além disso, ao usar incisões prévias, uma das vantagens da PLH – a de pré-visualização, é perdida (a capacidade de esculpir o resultado ao longo da cirurgia determinando densidade de acordo com o que se vai descobrindo da capacidade de cobertura de cada diferente tipo de cabelo). As incisões *pre-made* (incisões prévias) podem ser perfeitamente usadas, desde que com avanços gradativos progressivos da densidade, com interrupções para repetidas avaliações do momento no qual se perceberá que a densidade de satisfação já foi atingida. Com o *stick and place* o cirurgião vai construindo volume já com a menor densidade possível que já produz cobertura satisfatória.

O uso de uma seringa de 1 mL encaixada como um extensor de tamanho das agulhas foi por nós idealizado para gerar distância dos cabelos e assim ajudar a evitar puxar o cabelo inserido com os próprios movimentos da mão do cirurgião durante a criação das incisões receptoras. A seringa de 1 mL funciona como um *handle* (ponteira, ou cabo extensor para agulhas) para manter a mão do cirurgião mais alta do que o nível do cabelo transplantado (Fig. 25-12).

Realizar a dissecção e a colocação dos enxertos com cabelo doador excessivamente longo é tecnicamente um pouco mais difícil. Nestes casos é recomendado cortar o cabelo para um comprimento desejado que seja mais confortável de trabalhar, produzindo, ainda assim, um resultado preliminar (4-15 cm, dependendo do tipo de cabelo). Cabelos crespos, finos, ressecados, ou cabelos extremamente rígidos e retos também podem ser mais difíceis de se trabalhar. Tocar ou empurrar os cabelos de estrutura mais dura e rígida, durante a colocação, seja crespo, cacheado ou reto, pode desalojar acidentalmente o cabelo, mesmo pela mão do cirurgião mais experiente. Para evitar esse efeito de empurrar-remover, o cabelo dos enxertos pode ser diminuído para 2 a 3 cm após o início da cirurgia, em tais casos. Felizmente, esta é uma situação extremamente rara (fizemos duas vezes em 30 anos). Cabelos com tintura se emaranham mais agarram mais na luva do cirurgião e de assistentes, o que pode causar saída de fios recém-transplantados. Nesses casos, manter bem

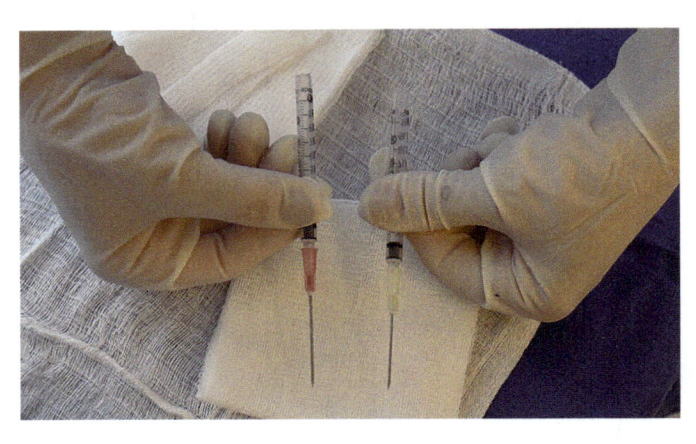

Fig. 25-12. Seringa de 1 ml usada como extensor da agulha (*handle*).

molhados os fios de cabelo já transplantados, resolve total ou parcialmente este problema.

O fator crítico na criação das incisões receptoras, independentemente do tipo de dispositivo de corte ou método de colocação, é a obtenção de um ajuste perfeito entre o tamanho do enxerto e o tamanho da incisão. Esse ajuste perfeito, combinado com instruções cuidadosas pós-operatórias sobre o como manter o cabelo sem puxar os enxertos, minimiza o risco de extração acidental de enxertos pelos(as) pacientes. Pomadas e curativos não são necessários ao usar incisões customizadas. Incisões maiores que os enxertos requereriam um curativo por pelo menos 24 horas após a cirurgia devido à vulnerabilidade à extrusão, algo que jamais necessitamos, por termos o *stick and place* como estratégia prioritária.

A quantidade de força necessária para puxar e retirar um folículo pelo seu fio da microincisão receptora varia de paciente para paciente, dependendo das características individuais de adesão entre o enxerto e a incisão, do tempo decorrido desde a inserção do enxerto – e da obtenção de um ajuste perfeito entre enxerto e incisão. Os enxertos estão muito mais aderidos e estáveis no final da cirurgia em comparação com a fase intraoperatória. No entanto, mesmo à medida que a cirurgia progride, o cirurgião consegue sentir quando os enxertos se aderem melhor, momento em que o cabelo pode ser penteado gentilmente sem tração, para posicionar os fios, penteá-los ou ajeitar o cabelo. Um secador de cabelo é frequentemente usado no final do procedimento para pentear o cabelo do(da) paciente, tomando cuidado para não arrancar nenhum cabelo com o pente. O(A) paciente é instruído a não tocar no cabelo transplantado por 24 horas.

Entre os cirurgiões de transplante capilar com fios raspados, mesmo entre aqueles mais experientes, iniciar o uso da PLH, manipular cabelos longos, sempre gera certo medo e apreensão, pois imaginam que a transição para a técnica é difícil e a curva de aprendizado é longa. Embora o domínio desta técnica sofisticada exija determinação e compromisso de toda a equipe, as suas vantagens valem qualquer sacrifício envolvido.

A NOVA FUT – TÉCNICA *SHALLOW*

Nossa mais nova técnica pessoal de extração dos fios longos é uma nova FUT, extremamente superficial e com incisões de profundidade média de 2-4 mm apenas, com o bisturi por nós criado para PLH FUT, preservando todo o tecido subcutâneo, vasos e nervos abaixo dos bulbos (Fig. 25-13). A nova técnica foi por mim apresentada e demonstrada ao vivo nos *workshops* do congresso mundial da ISHRS em Bangkok, na Tailândia, em 2019, e no workshop da ISHRS no congresso italiano em Milão, em 2024. Ela se chama *Shallow* (superficial), um resumo em uma palavra do título conceito: *Innovative Superficial FUT Shallow Harvesting Technique.* Para a sutura usamos fio absorvível Poliglecaprone 25 4-0 e faço apenas uma sutura contínua sem pontos internos (Fig. 25-14) e sem sutura tricofítica. Os pontos são retirados com 15 dias, mas podem permanecer até serem absorvidos, sem qualquer prejuízo estético da cicatriz, em nossa experiência. Aos 6 meses de cirurgia, as cicatrizes lineares não passam de 1 mm de espessura em 90-95% dos casos (Fig. 25-15). A nova FUT abandona o conceito histórico de retirada de todo o panículo adiposo até a gálea aponeurótica, tornando a FUT uma técnica menos invasiva, mais leve, menos incômoda no pós-operatório e de tempo de cicatrização abreviado.

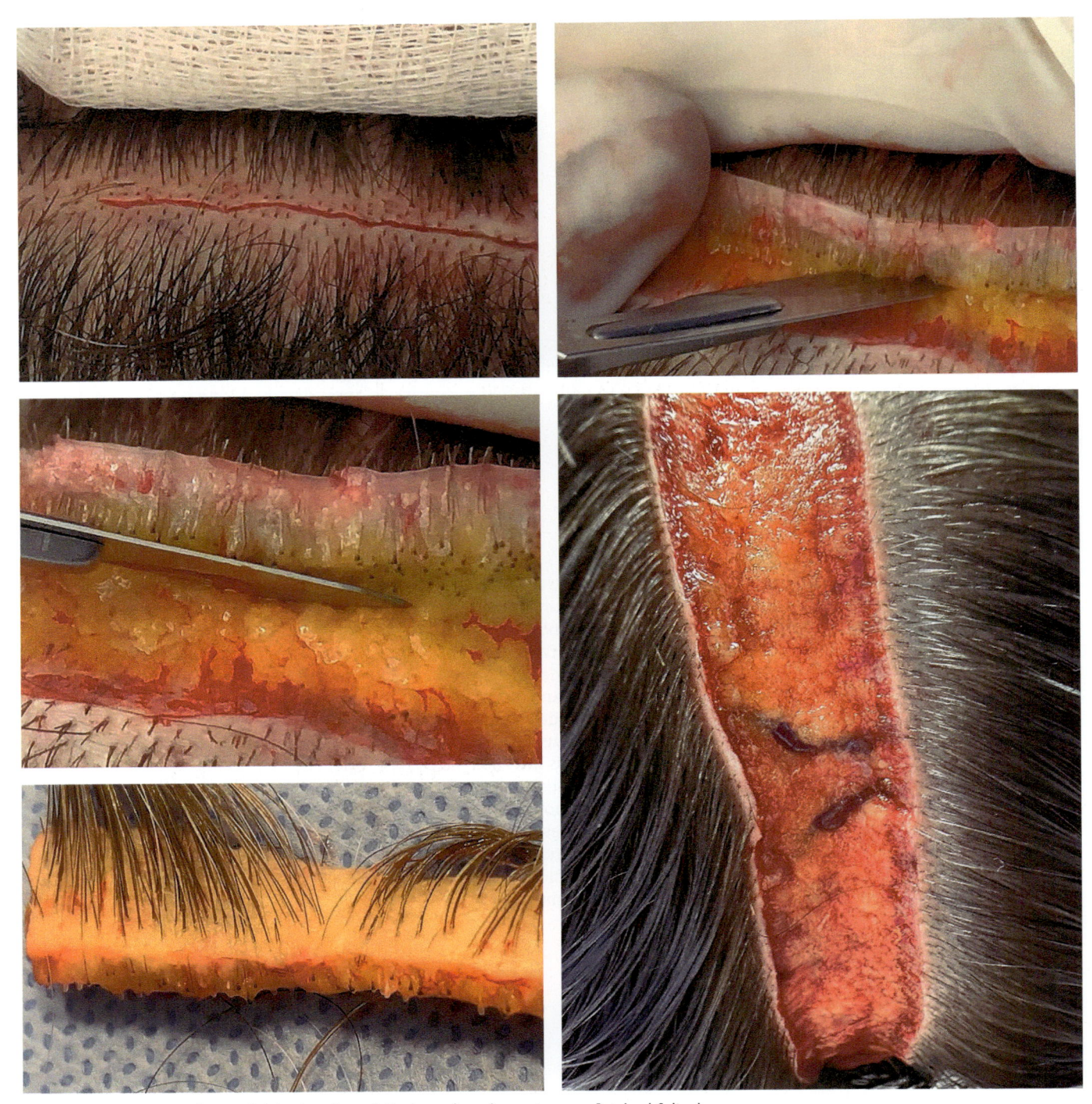

Fig. 25-13. Incisão inicial superficial evitando os folículos e descolamento superficial subfolicular.

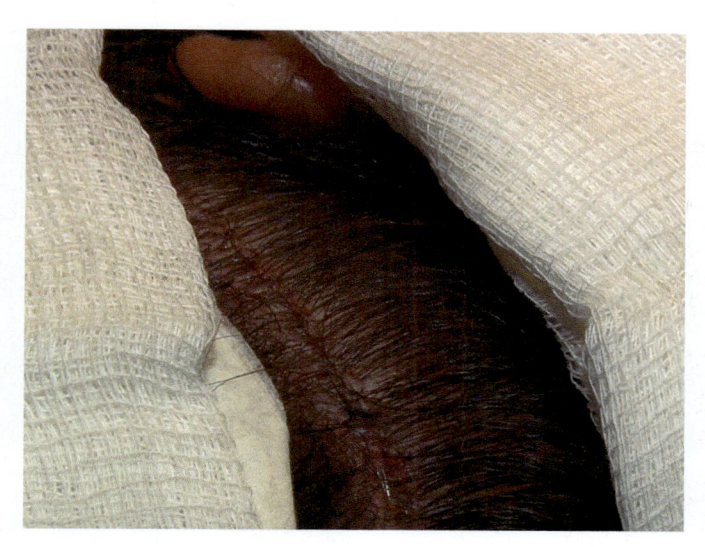

Fig. 25-14. Tecnica conceito inovador superficial FUT *Shallow Harvesting*.

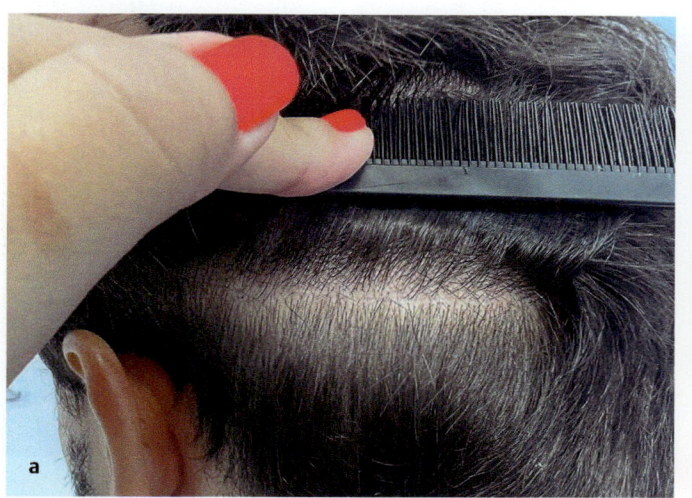

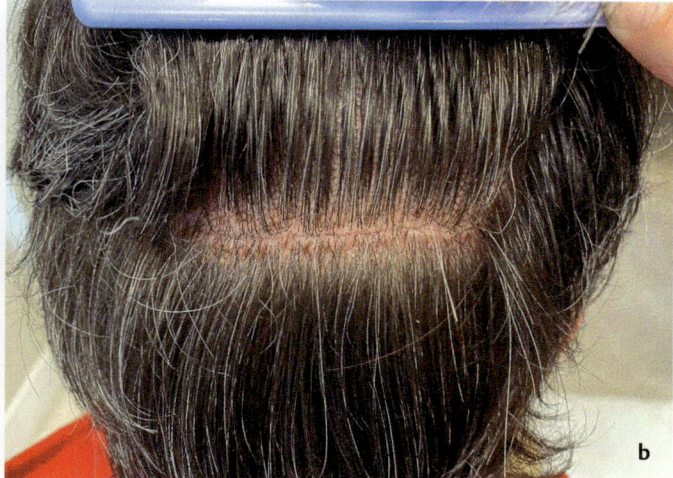

Fig. 25-15. (a) Cicatriz da nova FUT *Shallow* aos 15 dias após a cirurgia. **(b)** Cicatriz da nova FUT *Shallow* após 1 ano da cirurgia.

DISCUSSÃO

De forma semelhante ao que ocorre no transplante capilar convencional de cabelo raspado, a excelência técnica e artística em todas as etapas do procedimento, combinada com fatores individuais do(da) paciente, determinam a porcentagem final de crescimento capilar definitivo.

Uma característica importante da PLH é que a qualidade estética do trabalho é imediatamente aparente e vista em tempo real, ao contrário do que ocorre no transplante capilar convencional de cabelo raspado, onde um potencial resultado estético ruim, artificial, ou ralo demais, como exemplos, só se torna evidente após meses de crescimento. No transplante de visualização prévia PLH o resultado é imediatamente aparente e, portanto, ele pode ser corrigido ainda no momento do procedimento.

Um resultado satisfatório requer também que o mesmo número de cabelos transplantados cresça novamente meses depois (Fig. 25-16). Por esse motivo, a dissecção microscópica, os protocolos rigorosos de preservação e a excelência técnica são obrigatórios para minimizar a transecção, a desidratação e outros fatores prejudiciais. Um transplante PLH poderia produzir um resultado artístico preliminar visualmente excelente, mas que mais tarde seria insatisfatório devido a um possível crescimento deficiente, afetando o resultado final. Isto lembrando que, mesmo transplantes realizados com excelência técnica e artística - e por cirurgiões experientes, podem obter alguns resultados com baixo índice de crescimento dos fios definitivos, por respostas individuais de crescimento de alguns (algumas) pacientes, abaixo do normal, por motivos que ainda não são bem esclarecidos pela ciência.

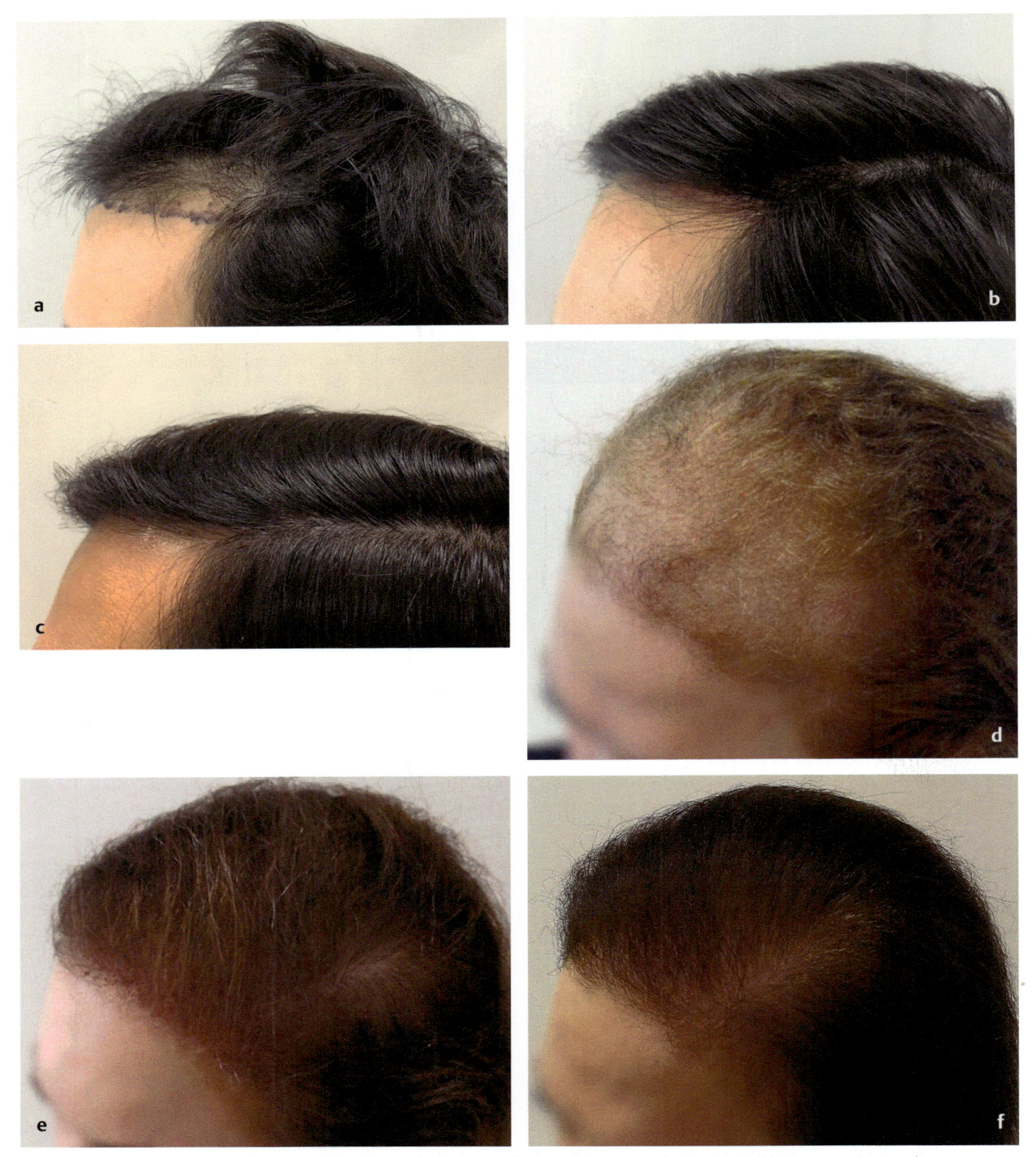

Fig. 25-16. Imagens de alguns casos de transplante PLH, resultados satisfatórios: (**a**) Caso 1: Pré-operatório. (**b**) Pós-operatório imediato. (**c**) Pós-operatório final 1 ano depois. (**d**) Caso 2: Pré-operatório. (**e**) Pós-operatório imediato. (**f**) Pós-operatório final 1 ano depois. *(Continua)*

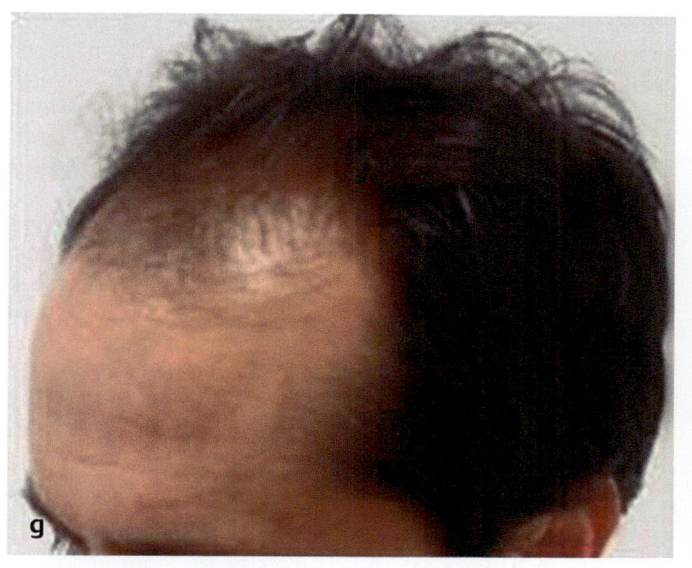

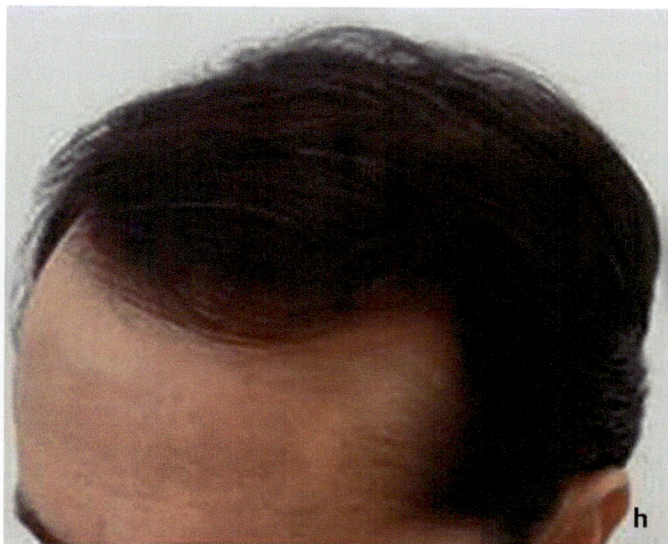

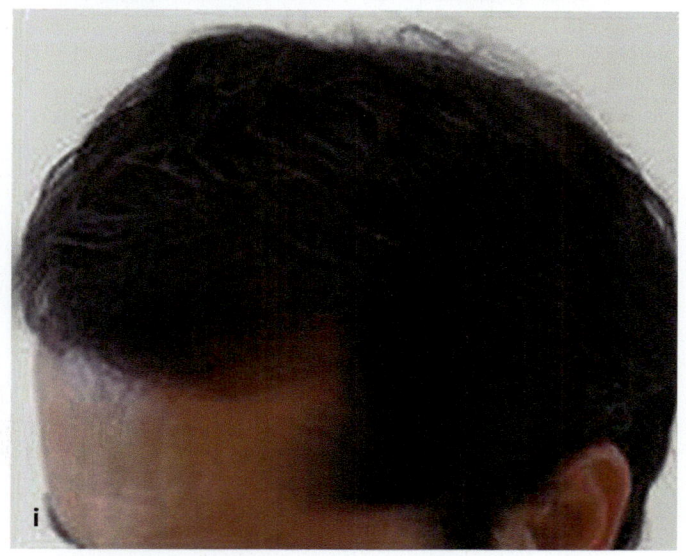

Fig. 25-16. *(Cont.)* (**g**) Caso 3: Pré-operatório. (**h**) Pós-operatório imediato. (**i**) Pós-operatório final 1 ano.

CONCLUSÃO

Não obstante o fato de que a tecnologia PLH de transplante capilar sem raspagem da cabeça e com fios longos exija um esforço técnico e artístico maior do que o transplante de cabelo raspado, ela oferece muitos benefícios, incluindo otimização e maximização do uso do suprimento doador, controle de precisão e qualidade 100% guiado pela visão do cirurgião sobre o resultado e uma reação positiva imediata pelos(as) pacientes ao seu resultado preliminar. Benefícios adicionais da PLH, entre outros, incluem: retorno quase sempre imediato às atividades profissionais e sociais (por crostas e vermelhidão estarem cobertas por cabelos) e pelo fato de os(as) pacientes estarem com uma aparência melhorada e normal; confirmação imediata da naturalidade pelo cirurgião; redução do número de enxertos de um só fio (*singles*) redundantes excessivos na linha do cabelo – *hairline* (com base na capacidade de ver precisamente o número que é de fato necessário para alcançar a naturalidade na linha do cabelo); identificação clara da curvatura do cabelo, fundamental para alcançar a excelência em qualquer transplante capilar, mas principalmente nas sobrancelhas, cílios, barba, bigode, picos temporais e outros locais; melhor possibilidade de análise da porcentagem de crescimento final, comparando o resultado final ao resultado preliminar fotografado logo após a cirurgia; percepção realista pelo cirurgião e pelo(a) paciente em relação ao resultado final, pois ambos podem ver o potencial máximo de resultado, por meio do resultado preliminar, não criando, assim, expectativas aumentadas fantasiadas da realidade do resultado final possível e específico para cada tipo de cabelo; a capacidade de o cirurgião otimizar com mais precisão a relação densidade × cobertura; transformação do transplante capilar em um procedimento ainda mais artístico, em que o resultado é moldado como uma escultura, usando o cabelo para produzir volume e forma.

Trabalhando com as vantagens visuais da tecnologia PLH, o cirurgião não apenas estima, imagina, ou supõe como ficará o resultado final - como ocorre com as técnicas com raspagem da cabeça; ele simplesmente vê, enxerga, 100% do resultado acontecendo nas suas mãos, com fios de cabelos externos reais, tendo o máximo controle técnico e artístico que é possível sobre ele. Isso é um diferencial muito importante, que vale muitíssimo a pena ser incorporado ou lapidado, porque todos nós, cirurgiões, independentemente da técnica por nós usada no passado ou hoje, sempre quisemos e sempre quereremos a felicidade dos(das) nossos(as) pacientes (Fig. 25-15) e sempre nos esforçamos muito para que cada transplante, cada resultado, em cada paciente, seja uma obra-prima de arte da medicina e da cirurgia do transplante capilar.

Com fio raspado, o transplante capilar entrega de forma funcional historicamente eficaz, uma idealização de cobertura, sem certificação intraoperatória do grau de cobertura, de transparência ou opacidade proporcionada, do volume e naturalidade. Com a tecnologia PLH, ao permitir a visão de 100% dos elementos físicos estéticos e funcionais do cabelo, o transplante capilar se tornou uma cirurgia ainda mais artística, preservadora e discreta no pós-operatório que os já consagrados transplantes raspados.

A arte da colocação de cabelos na tecnologia *preview long hair*, seja com fios extraídos via FUE *long hair*, ou FUT *long hair*, mostra instantaneamente ao cirurgião a maneira mais precisa de alcançar resultados mais naturais, harmônicos e artísticos (Figs. 25-17 a 25-19), e, ao maximizar o uso da área doadora com um conceito de preservação e de cobertura otimizada, serve como um dos métodos mais importantes já criados para adicionar excelência à arte e à ciência da restauração capilar de última geração.

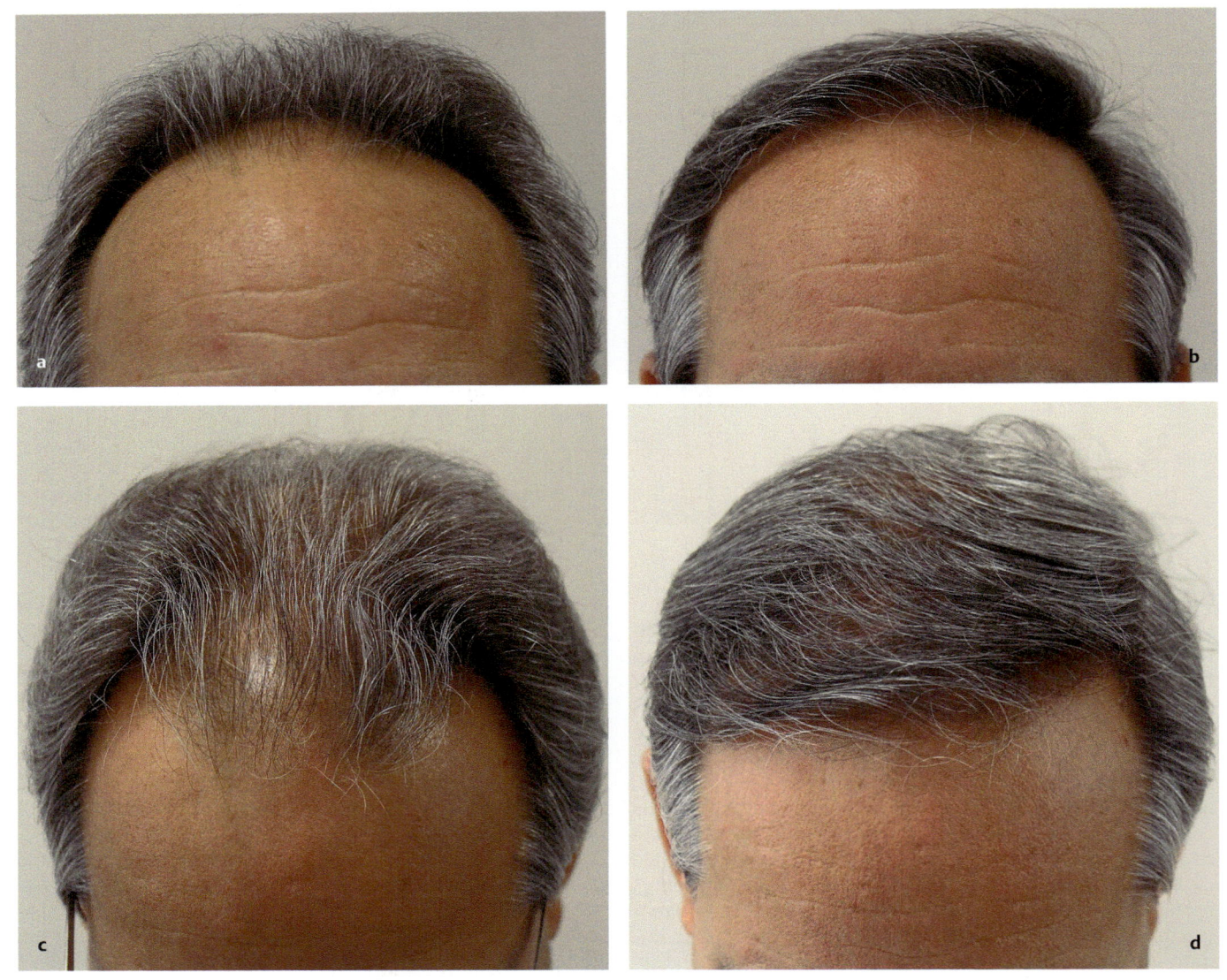

Fig. 25-17. Imagens de alguns casos: (**a**) Caso 1: Pré-operatório. (**b**) Pós-operatório de 1 ano. (**c**) Caso 2: Pré-operatório. (**d**) Pós-operatório de 1 ano.

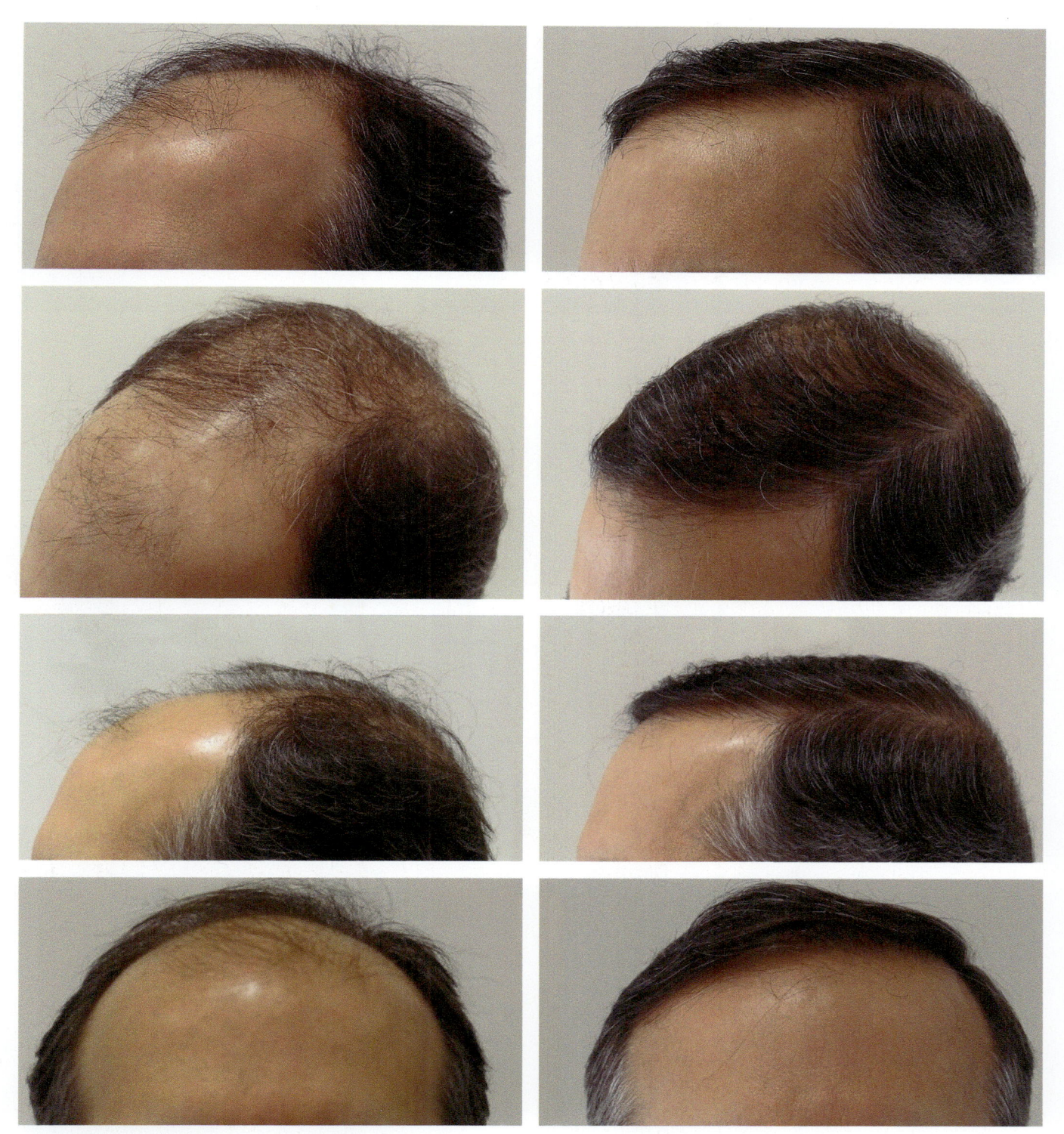

Fig. 25-18. Imagens de casos. Pré e pós-operatório.

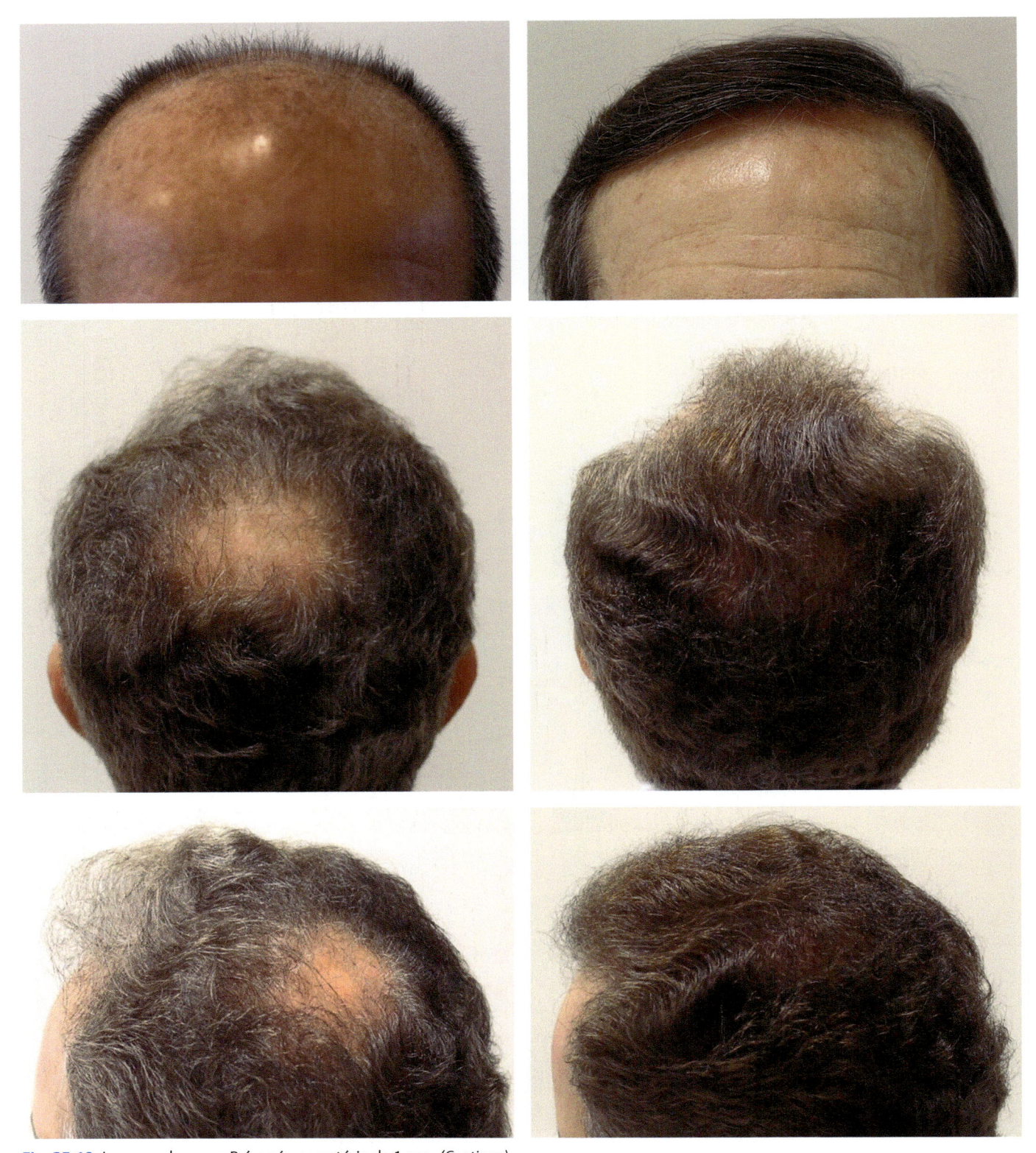

Fig. 25-19. Imagens de casos. Pré e pós-operatório de 1 ano. *(Continua)*

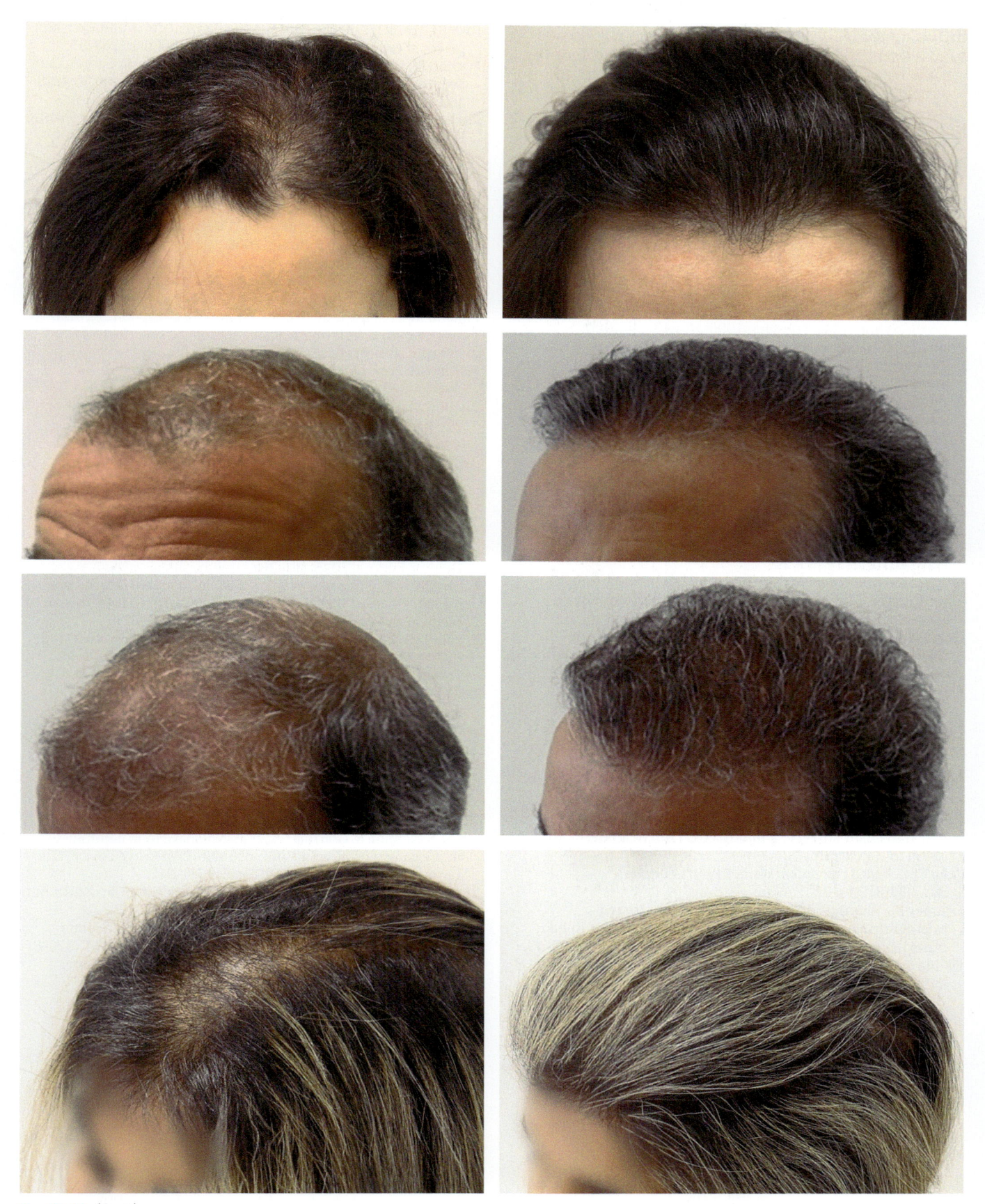

TRANSPLANTE CAPILAR SEM RASPAGEM DA CABEÇA E COM FIOS LONGOS – *PREVIEW LONG HAIR* COM FUT E/OU FUE

Fig. 25-19. *(Cont.)*

BIBLIOGRAFIA

Basto F. Ecletic approach of the donor area in baldness surgery: use of the preview long hair (PLH) and hybrid harvesting technique (FUE + FUT). Hair Transplantation Forum Int. 2017;27(6):228-30.

Bernstein RM, Rassman WR. The aesthetics of follicular transplantation. Dermatol Surg. 1997;23(9):785-99.

Boaventura O. Long hair FUE and the donor preview. Hair Transplantation Forum Int. 2016;26(5):200-2.

Bouhanna P. Grafts with immediate long hair (GILH). In: Transactions of the IX International Congress of Dermatologic Surgery (ISDS), Edinburgh, 1988.

Bouhanna P. Greffes a cheveux longs imediats. Nouv Dermatol 1989;8(4):418-20.

Bouhanna P. Immediate long-haired autografts of Bouhanna. In: Bouhanna P, Dardour JC, eds. Hair replacement surgery. Textbook and Atlas. Springer, 1996:106-13.

Bouhanna P. Newer techniques in hair replacement. In: Roenigk RK, Roenigk H, eds. Surgical dermatology: advances in current practice. London: Martin Dunitz Publishers,. 1993:527-53.

Bouhanna P. Topical minoxidil used before and after hair transplantation. J Dermatol Surg Oncol. 1989;15(1):50-3.

Caicedo L. Novedades en el transplante long hair. Expertos en medicina estética; [online], 2023.

Caputy GG, Flowers RS. The pluck and sew technique of individual hair follicle placement. Plast Reconstr Surg. 1994;93(3):615-20.

Crisóstomo MR, Lopes AAO, Crisóstomo MGR, et al. Comparação entre a técnica clássica de transplante de unidades foliculares e o transplante de fios longos (preview long hair). Rev Bras Cir Plast. 2010;25(1):117-26.

Crisóstomo MR. A comparison between the preview long hair technique and the classic hair transplant technique. Hair Transplantation Forum Int. 2010;20(4):116-19.

Devroye J. An overview of the donor área: basic principles. In: Unger W, Shapiro R, Unger R, Unger M. Hair Transplantation 5th ed. New York: Informa Healthcare, 2011.

Flowers RS. Pluck and Sew individual hair follicle placement. American Society of Aesthetic Plastic Surgery, Orlando FL, 1980.

Gandelman M, Mota AL, Abrahamsohn PA, De Oliveira SF. Light and electron microscopic analysis of controlled injury to follicular unit grafts. Dermatol Surg. 2000;26(1):25-31.

Jiménez F, Poblet E. Is hair transplantation indicated in frontal fibrosing alopecia? Dermatol Surg. 2013;39(7):1115-8.

Kassimir JJ. Use of topical minoxidil as a possible adjunct to hair transplant surgery: a pilot study. J Am Acad Dermatol. 1987;16(3 Pt 2):685-7.

Leão CEG. Beard transplantation. Rev Bras Cir Plast. 2017;32(3):314-20.

Limmer BL. Elliptical donor stereoscopically assisted micrografting as an approach to further refinement in hair transplantation. J Dermatol Surg Oncol. 1994;20(12):789-93.

Okuda S. Clinical and experimental studies of transplantation of living hairs. Jpn J Dermatol Urol. 1939;46:135-8.

Park JH, You SH, Kim NR, Ho YH. Long hair follicular unit excision: personal experience. Int J Dermatol. 2021;60(10):1288-95.

Pitchon M, Lemos R. Preview long hair FUT. In True R, Garg A, Garg Seema. Practical guide to hair transplantation. Thieme Medical and Scientific Publishers, 2021:587-97.

Pitchon M, Lemos R. Preview long hair transplantation. In : Shapiro R, Unger R. Hair transplantation, 6th ed. Thieme Medical and Scientific Publishers, 2022:551-9.

Pitchon M, Scribel M. Transplante capilar. In: Dermatologia das alopecias e estudo dos cabelos. Clannad, São Paulo, 2021:243-54.

Pitchon M. Preview long hair follicular unit transplantation – the dr. Marcelo Pitchon method – DVD University of Texas Health Sciences Center, San Antonio, 2008.

Pitchon M. Preview long hair follicular unit transplantation: an immediate temporary vision of the best possible final result. Hair Transplantation Forum Int. 2006;16(4):113-5.

Pitchon M. Preview long hair follicular unit transplanting. In: Unger WP, Shapiro R, eds. Hair transplantation, 5th ed. New York: Informa Healthcare, 2011:438-44.

Pitchon M. Preview long hair transplantation. In: Sam L. Hair Transplant 360. Jaypee Brothers Medical Publishers, 2014:37-71.

Pitchon M. The good-night closure. Hair Transplantation Forum Int. 2008;18(1)8.

Pitchon M. Transplante de cabelo folicular com fio longo (*preview long hair*). In: Radwanski HN, Ruston A, Lemos RG, eds. Transplante Capilar Arte e Técnica. São Paulo: Roca, 2011;121-45.

Pitchon M. Transplante capilar sem raspagem da cabeça e com fios longos – preview long hair. In: Muricy MA, Muricy JC, eds. Métodos avançados de transplante capilar FUE. Rio de Janeiro: Dilivros Editora, 2025:291-309.

Schambach M. Long hair preview FUE. In : True R, Garg A, Garg Seema. Practical GUIDE TO HAIR TRANSPLANTATION. Thieme Medical and Scientific Publishers, 2021:598-612.

Schambach M. Shaved FUE vs. long hair FUE: a comparative study during excision, extraction and placement. Hair Transplant Forum Int. 2021;30(4):117-26.

Schambach M. The value of long hair preview in body hair transplantation. Hair Transplant Forum Int. 2022;32(6):202-6.

Tamura H. Pubic hair transplantation. Jpn J Dermatol. 1943;53:76.

Trivellini R, Caicedo L, Gupta A. The mixed stick-and-place technique. Hair Transplant Forum Int. 2022;32(2):58-60.

Trivellini R, Perez-Meza D, Renaud HJ, et al. Preview long hair folicular unit excision: an up-and-coming technique. J Cosmet Dermatol. 2021;20(11):3422-6.

Umar S, Khanna R, Gonzalez A, et al. No-shave long hair follicular unit excision using an all-purpose skin-responsive device. Clin Cosmet Investig Dermatol. 2023;16:3681-91.

Unger R. Female hair restoration. Facial Plastic Surg Clin North Am. 2013;21(3):407-17.

Vaño-Galvan S, et al. Frontal fibrosing alopecia: a multicenter review of 355 patients. J Am Acad Dermatol. 2014;70(4):670-8.

Vaño-Galvan S, et al. Frontal fibrosing alopecia: a multicenter review of 51 patients. J Am Acad Dermatol. 2019.

TRATAMENTO DA COROA COM FIO LONGO

Patrícia Veloso Silva Ramos

INTRODUÇÃO

O transplante capilar tem-se tornado um procedimento cada vez mais procurado para a calvície, com técnicas evoluindo constantemente para oferecer resultados mais naturais e duradouros. Uma dessas técnicas é o transplante FUE (*follicular unit extraction*) com fio longo, especialmente eficaz para a região da coroa, uma área com características e desafios únicos.

REGIÃO DA COROA: DESAFIOS E CARACTERÍSTICAS

A região da coroa (também denominada vértice) está localizada na parte posterior e superior do couro cabeludo, sendo uma das áreas mais difíceis de tratar em transplantes capilares devido à sua complexidade anatômica.

Os folículos pilosos na região da coroa tendem a ser mais espaçados do que em outras áreas, como a linha frontal do cabelo. Sendo assim, a densidade folicular natural na coroa geralmente é menor, o que pode contribuir para uma aparência de rarefação capilar mais pronunciada em casos de calvície, tornando necessário um planejamento ainda mais cauteloso para distribuir os enxertos de maneira que maximizem a cobertura e densidade visual nessa área.

Outra característica anatômica específica dessa região é o padrão de crescimento capilar único, onde os fios crescem em uma direção espiralada, começando de um ponto central (que pode ser duplo, em alguns casos). Esse padrão é conhecido como roseta ou *whorl*, em inglês (Fig. 26-1), e pode variar de pessoa para pessoa, tanto em termos de direção quanto de densidade, o que requer um planejamento minucioso para garantir um resultado natural e uma cobertura satisfatória.

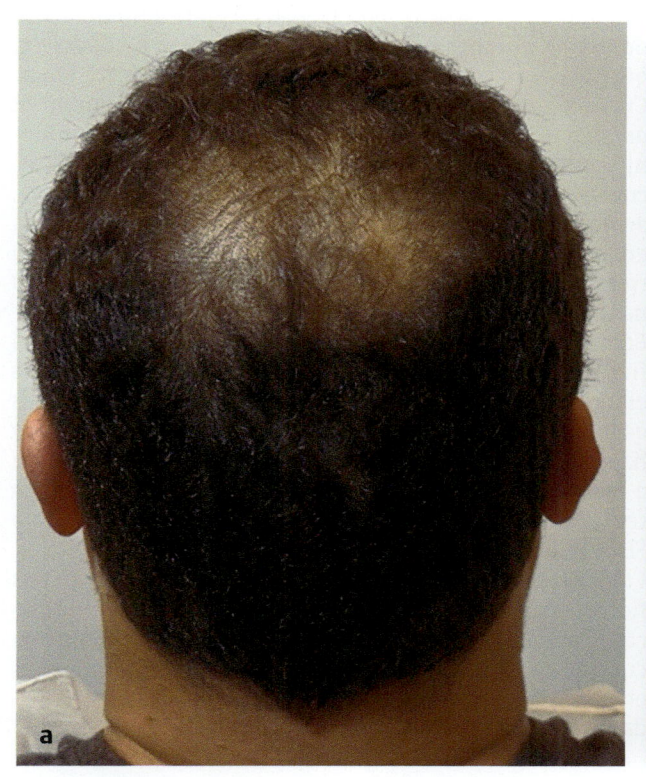

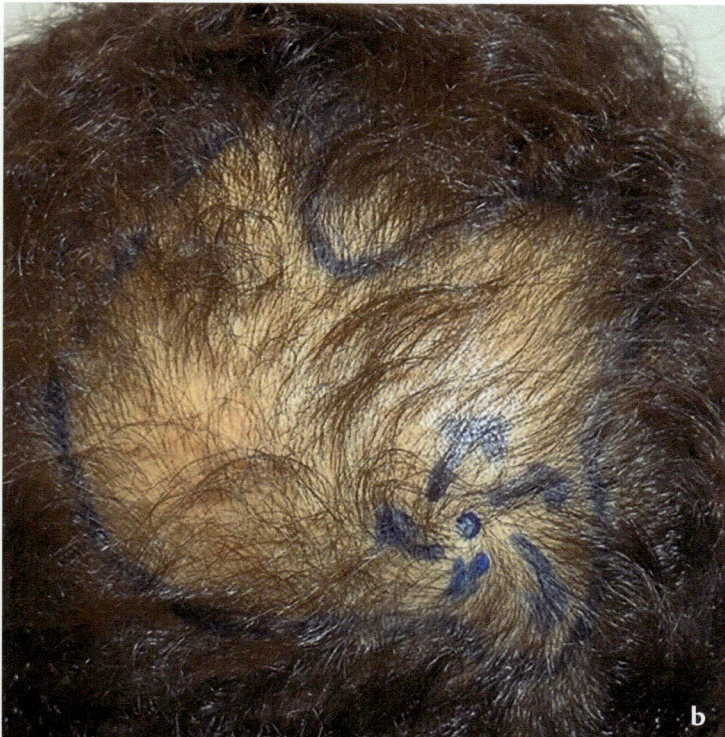

Fig. 26-1. (**a**) Paciente apresentando calvície em região de coroa. (**b**) Ponto central e crescimento dos fios em direção espiralada.

TÉCNICA FUE COM FIO LONGO

A técnica FUE com fio longo (ou *long hair FUE*) envolve a extração de unidades foliculares (UF's) com o fio de cabelo intacto (Fig. 26-2), diferindo da técnica FUE tradicional, onde os fios são raspados antes da extração.

Esta abordagem oferece várias vantagens e indicações:

- *Ausência da necessidade de raspar o couro cabeludo:* ideal tanto para mulheres quanto para homens que usam os cabelos mais longos e que não gostariam de mudar o visual do corte no pós-operatório, sendo também uma boa indicação em etapa cirúrgica complementar para os pacientes que já realizaram o FUE tradicional e que não gostariam de raspar novamente o cabelo, e também para pacientes com FUT prévio que não gostariam de expor a cicatriz linear.
- *Visualização imediata da prévia do resultado:* com os fios longos, é possível visualizar instantaneamente como o cabelo se comportará após o transplante, permitindo ajustes imediatos durante o procedimento. Ainda que esses fios caiam temporariamente após alguns dias da cirurgia, assim como nas técnicas tradicionais, essa visualização da prévia do resultado reduz a ansiedade do paciente durante o período necessário para o resultado definitivo, permitindo também ao cirurgião a certeza de que esses folículos foram distribuídos da melhor maneira possível.
- *Menor trauma para os folículos:* a extração com fio longo pode reduzir o trauma aos folículos, uma vez que os fios capilares, ao serem introduzidos no lúmen do *punch* durante a extração, tendem a proteger as unidades foliculares das transecções parciais e totais.
- *Cobertura das crostas durante o período de cicatrização:* esse fator contribui sobremaneira para um pós-operatório mais discreto e um retorno mais precoce para as atividades sociais e laborais.
- *Resultados mais naturais:* a capacidade de posicionar os folículos com os fios na direção e ângulo corretos é aprimorada, além da possibilidade de ajustar a densidade com as regiões vizinhas em tempo real, resultando em uma aparência mais natural, especialmente crucial na região da coroa.

Porém, devemos considerar também as desvantagens da técnica:

- *Tempo cirúrgico consideravelmente maior:* a velocidade de extração das unidades é consideravelmente menor no *long hair FUE*, podendo aumentar em 2 a 3 vezes o tempo necessário para a realização dessa etapa cirúrgica, a depender da experiência do cirurgião, o tipo de equipamento utilizado e fatores relacionados ao paciente, especialmente o comprimento dos fios.
- *Visibilidade diminuída do campo cirúrgico:* maior dificuldade para identificação das UF's, demandando uma logística apurada de separação e tração dos fios durante a fase de extração, tanto pelo cirurgião que utiliza a *handpiece*, quanto para o auxiliar que remove os folículos com a pinça.
- *Curva de aprendizado maior para o cirurgião e equipe de auxiliares:* todas as etapas do transplante capilar na técnica *long hair FUE* apresentam características específicas, com detalhes que tangem a extração, separação, contagem, armazenamento, montagem, entrega e implantação dos enxertos. Neste contexto, surge a necessidade de um novo treinamento para toda a equipe, mesmo as já experientes na restauração capilar.
- *Equipamentos mais caros:* a extração dos folículos com fios intactos demanda equipamentos de extração mais elaborados, que possam combinar movimentos e *punchs* específicos para possibilitar a excisão folicular sem que haja corte dos fios e, atualmente, estes equipamentos com a tecnologia para uma extração *long hair FUE* adequada tem custos superiores aos equipamentos padrão para o FUE tradicional.
- *Cuidados pós-operatórios mais aprimorados:* a presença dos fios longos nos primeiros dias de pós-operatório, onde a tração inadequada pode levar à avulsão dos enxertos, demanda cuidados maiores por parte do paciente e equipe, tanto nas etapas de higienização e penteado dos fios quanto nas atividades do dia a dia e o posicionamento ao dormir.

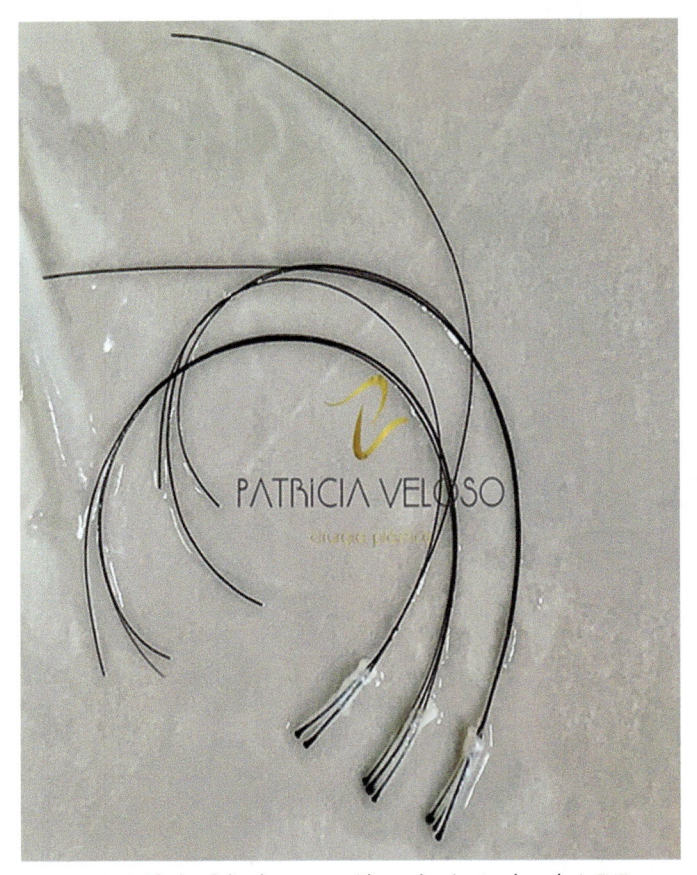

Fig. 26-2. Unidades foliculares extraídas pela técnica *long hair FUE* contendo 2 e 3 fios.

MARCAÇÃO CIRÚRGICA: PLANEJAMENTO E *DESIGN*

O primeiro passo é o planejamento meticuloso da área a ser tratada. Isso inclui a avaliação da densidade capilar atual, a direção do crescimento dos fios e o padrão espiralado da coroa.

A marcação da área doadora e receptora é realizada com o paciente sentado (Fig. 26-3), após adequado registro fotográfico, com caneta específica para marcação cirúrgica, delimitando as bordas da região e o limite de transição entre a área receptora com maior e menor densidade. O ponto central sinaliza onde iremos iniciar a implantação. A estimativa de unidades foliculares para essa região gira em torno de 1.000 a 2.000 enxertos, a depender da densidade na área doadora, bem como da necessidade de distribuição dos folículos obtidos em outras regiões.

A presença dos fios no comprimento habitual no couro cabeludo proporciona a conferência visual peroperatória tanto da densidade residual da área doadora, quanto da orientação dos fios e a densidade que vai se formando na área receptora à medida em que a fase de implantação avança. Nesse sentido, os próprios fios são os orientadores, tanto na etapa de extração, quanto na implantação e, por isso, adotamos como tática cirúrgica não realizar nenhuma marcação adicional dentro da área a ser explorada, mas apenas nas suas bordas.

Percebemos que, mesmo quando aparentemente uma área pareça completamente calva, com a adequada iluminação do campo cirúrgico, os fios velos se mostram na área receptora e nos permitem guiar o correto direcionamento dos fios durante a implantação.

TÉCNICA CIRÚRGICA
Anestesia

Apesar de já termos realizado o transplante capilar através de várias modalidades anestésicas distintas, atualmente optamos pelo procedimento através da sedação e analgesia oral associada à anestesia local, visando o conforto e a segurança do paciente.

Para a sedação oral, utilizamos benzodiazepínicos associados a relaxantes musculares, geralmente alprazolam 1 mg e ciclobenzaprina 10 mg no início do procedimento, podendo ser repetidos em doses menores e intercalados ao longo do dia.

Para a anestesia local da área doadora, realizamos o bloqueio de campo com lidocaína a 2% associada a vasoconstritor (média de 14 a 16 mL no total) em seringa de Carpule (que permite a visualização do refluxo caso haja punção inadvertida de algum vaso) e agulha gengival longa 30 g, por ser fina e maleável, proporcionando menos dor na punctura e adequado trajeto ao longo do couro cabeludo. Após essa etapa, realizamos discreta tumescência em toda a área doadora com solução contendo ropivacaína 10 mg/mL (20 mL), ringer (120 mL), dexametasona 4 mg/mL (2 mL) e adrenalina 1:1.000 (1 mL), utilizando cerca de 20 a 30 mL, com o intuito de aumentar o tempo de duração anestésica na área doadora, diminuir o sangramento durante a cirurgia e reduzir o prurido no pós-operatório.

Para a região receptora, realizamos a mesma estratégia da área doadora, caso a abordagem seja apenas na coroa, uma vez que a inervação sensitiva dessa região acontece principalmente pelos nervos occipitais maiores e menores, já bloqueados durante o bloqueio de campo da área doadora. Caso a implantação aconteça também na região frontal e superior do couro cabeludo, realizamos os bloqueios tronculares dos nervos supraorbitais e supratrocleares com lidocaína (em média 4 a 6 mL) e a seguir realizamos uma leve tumescência em toda a região a ser implantada com a solução citada anteriormente (cerca de 20 a 30 mL).

Posicionamento do Paciente

Durante a etapa de extração, iniciamos com o posicionamento do paciente em decúbito ventral para realizar a excisão dos folículos localizados na região occipital, onde normalmente se encontram mais numerosos. Caso o paciente ainda esteja confortável nesta posição, realizamos a extração da região lateral após discreto giro cervical, que permite a exposição das UF's dessa área. Caso o paciente apresente queixas relacionadas com o decúbito ventral, modificamos a posição para o decúbito lateral e seguimos com a exploração dos lados direito e esquerdo, a fim de tornar a densidade residual o mais homogênea possível.

Durante a fase de implantação para a região da coroa, iniciamos com o paciente em decúbito lateral (Fig. 26-4), facilitando a abordagem da região central e inferior da coroa, e a seguir finalizamos a implantação com o paciente em decúbito dorsal.

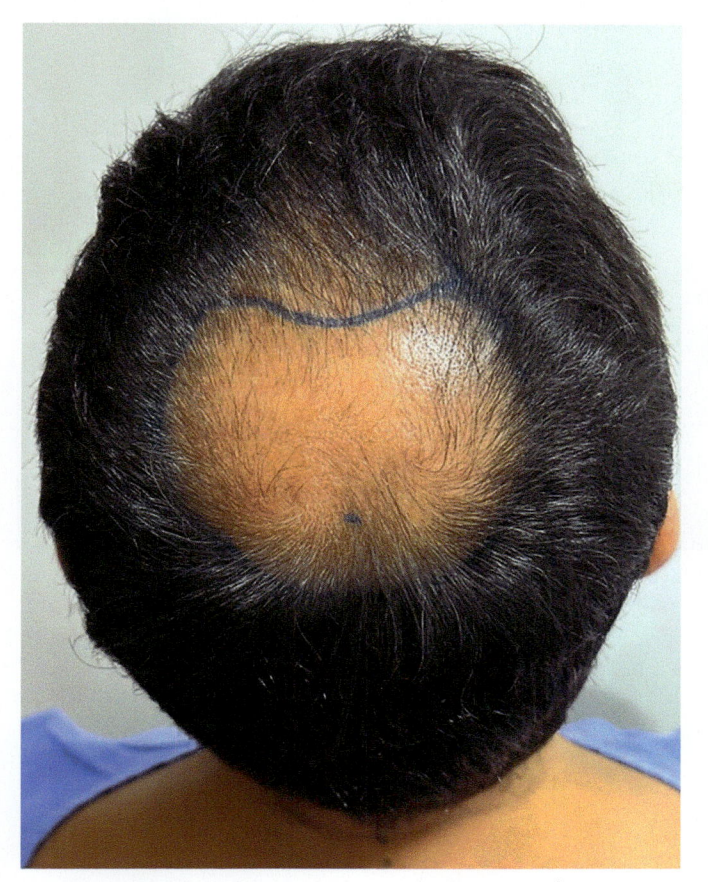

Fig. 26-3. Marcação pré-operatória com o paciente sentado.

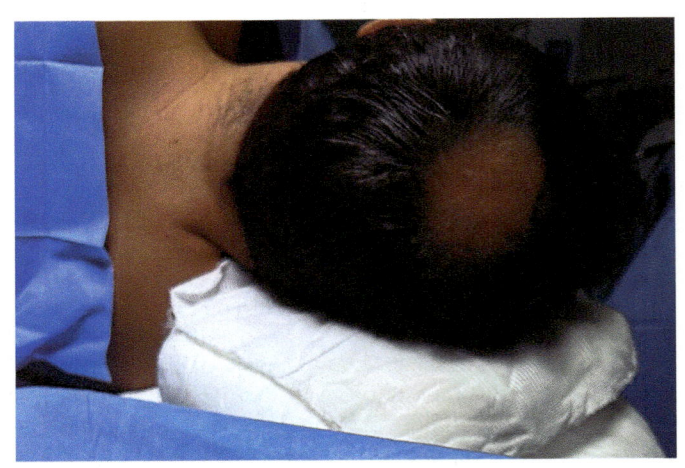

Fig. 26-4. Posicionamento do paciente em decúbito lateral para o início da fase de implantação.

Extração das Unidades Foliculares

Utilizamos o dispositivo multifásico Mamba, desenvolvido pela *Trivellini Tech*, em sua variação *Long Hair* (Fig. 26-5), que apresenta a opção dessa modalidade predefinida, combinando uma sequência de movimentos oscilatórios assíncronos que facilitam a extração das unidades sem que haja cortes dos fios. O *punch* utilizado é o *long hair*, também da *Trivellini Tech*, que apresenta diâmetro externo de 0,95 mm, sendo uma parte de sua borda serrilhada (idealizada para a captação dos fios) e outra parte cortante (idealizada para incisar a pele ao redor do folículo).

Durante o movimento da *handpiece* os fios são captados para o lúmen do *punch* e introduzidos em direção ao tecido subcutâneo.

Iniciamos a sequência de extração da borda inferior da área doadora, da esquerda para a direita, sendo a mão dominante do cirurgião responsável pela condução da *handpiece* e a mão não dominante responsável pela tração dos fios que se encontram acima dos folículos em abordagem, permitindo sua exposição (Fig. 26-6). O cirurgião deve deixar os fios dos folículos que estão sendo extraídos livres, caso contrário aumenta muito o índice de transecção dos fios.

Nessa técnica operatória, a disponibilidade do mecanismo de aspiração do equipamento auxilia muito na redução do tempo cirúrgico, uma vez que a visibilidade do campo já está diminuída pela presença dos fios, sendo ainda mais comprometida quando há sangramento em evidência, ainda que mínimo.

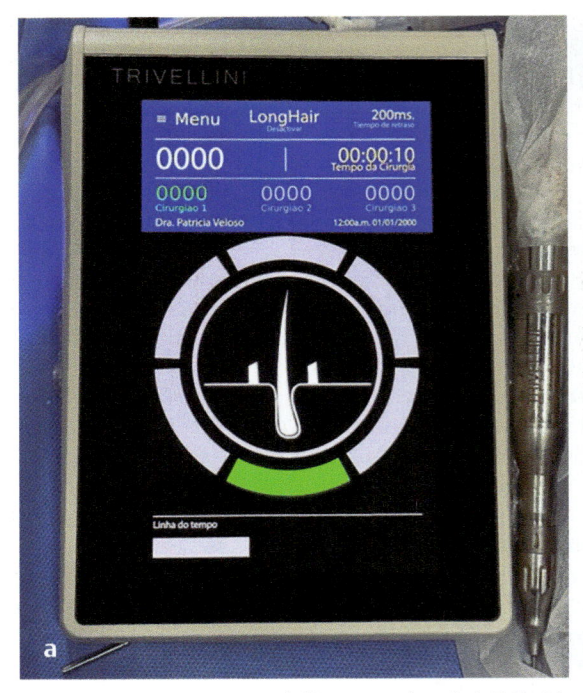

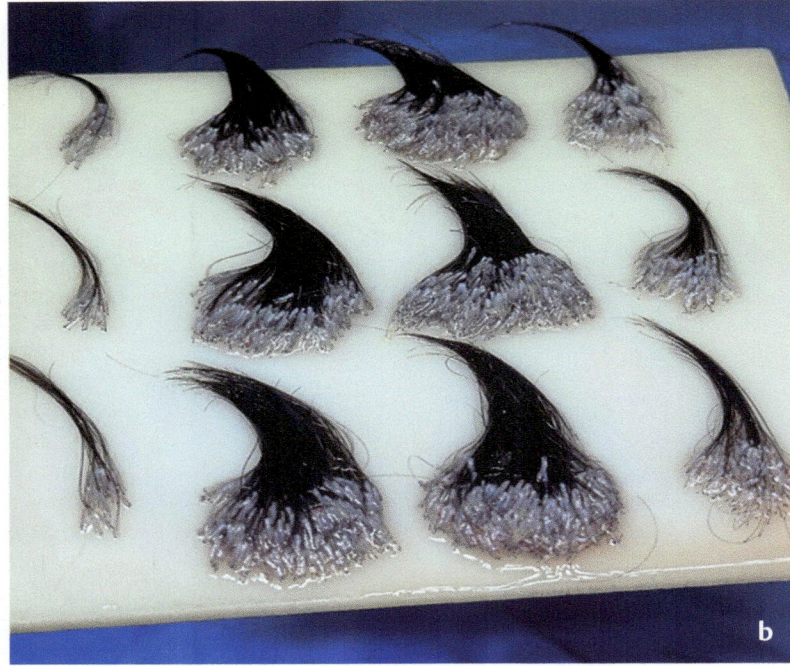

Fig. 26-5. (a) Dispositivo multifásico para *long hair FUE* – Mamba/Trivellini Tech. (b) Enxertos obtidos com o *punch Long Hair* 0,95 mm.

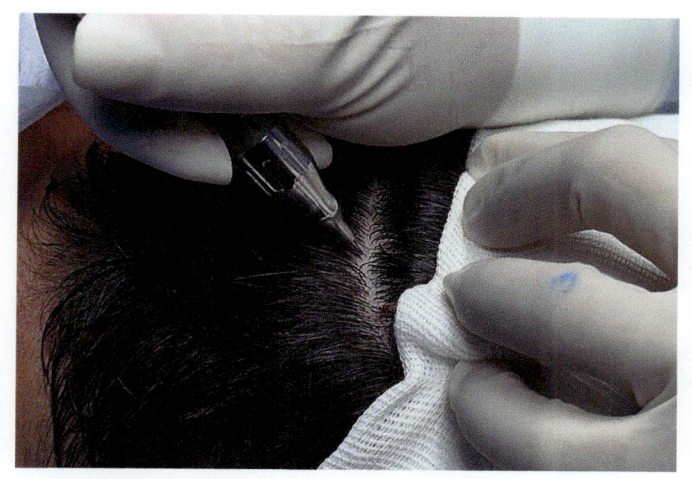

Fig. 26-6. Posicionamento para a extração do *Long Hair FUE*.

Coleta das Unidades Foliculares

Esta etapa demanda treinamento muito minucioso para a equipe de auxiliares, uma vez que a quantidade total de folículos ao final da extração pode ser muito comprometida caso o profissional responsável pela coleta das UF's já excisadas pelo cirurgião não consiga localizar as mesmas de forma adequada. Por isso, especialmente no *long hair FUE*, a organização da logística de extração deve ser rigorosamente orquestrada e seguida por ambos, cirurgião e auxiliar.

Inicialmente realizamos extração e coleta 1:1, ou seja, para cada folículo excisado, o cirurgião aguardava a coleta com a pinça pelo auxiliar, para só então seguir com a próxima excisão. Essa logística demandava um tempo extremo e inviabilizava cirurgias de portes médio e grande. Atualmente realizamos a abordagem em dois setores simultâneos, à esquerda o cirurgião aborda uma área excisando 20 a 30 folículos, delega a coleta para o auxiliar, e segue para outra região à direita, extraindo outro grupo de folículos. Assim que o auxiliar conclui esta etapa, ele sinaliza para o cirurgião, que retorna à extração para a área anterior. Dessa forma conseguimos reduzir sobremaneira o tempo dedicado à extração folicular.

Para a coleta, utilizamos pinça curva serrilhada (Fig. 26-7). Os folículos extraídos são cuidadosamente analisados quanto à viabilidade pela equipe de auxiliares, separados em unidades de 1, 2, 3 ou 4 fios, armazenados em refrigeração por ordem de coleta e mantidos em solução de Ringer até serem implantados. Optamos pelo Ringer por ser uma solução com menor teor de sódio que o soro fisiológico, o que, em teoria, poderia levar à maior desidratação dos enxertos.

Implantação das Unidades Foliculares

Na região da coroa optamos sempre pela implantação direta através de *implanters* afiados, medindo 0,8 mm de diâmetro (Fig. 26-8).

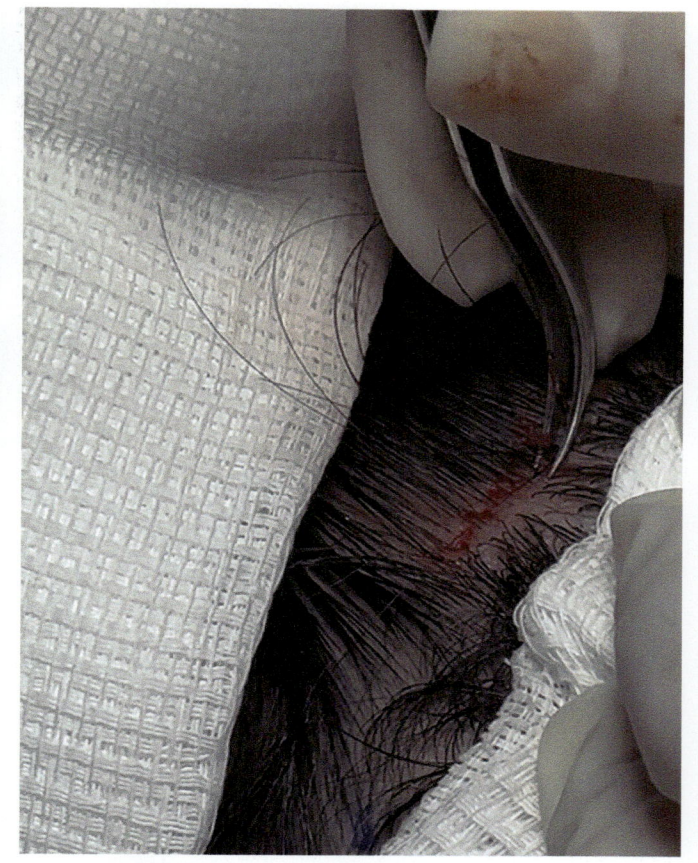

Fig. 26-7. Coleta das UF's com pinça curva serrilhada.

Iniciamos pela região central da roseta, popularmente conhecida como "redemoinho", e a partir dessa região vamos realizando a implantação em sequência espiralada, sendo guiados pelos fios da região, ainda que sejam apenas fios velos.

Essa sequência em espiral de implantação, além de reproduzir o correto direcionamento dos fios da região, reduz também o índice de sangramento e *popping out* dos enxertos.

Ao longo de toda a implantação, realizamos hidratação dos fios através de água bidestilada em *spray*, e penteamos para que os fios não embaracem e tracionem uns aos outros, além de permitir uma melhor visualização da densidade que está sendo formada.

Para fios muito compridos, solicitamos à equipe de auxiliares que cortem no comprimento aproximado de 10 cm, o suficiente para ter a visualização da prévia do resultado, e ao mesmo tempo, reduzir o risco de tração no pós-operatório.

Ao final da cirurgia, realizamos secagem dos fios com secador em jato morno e reforçamos aos pacientes a importância dos cuidados pós-operatórios.

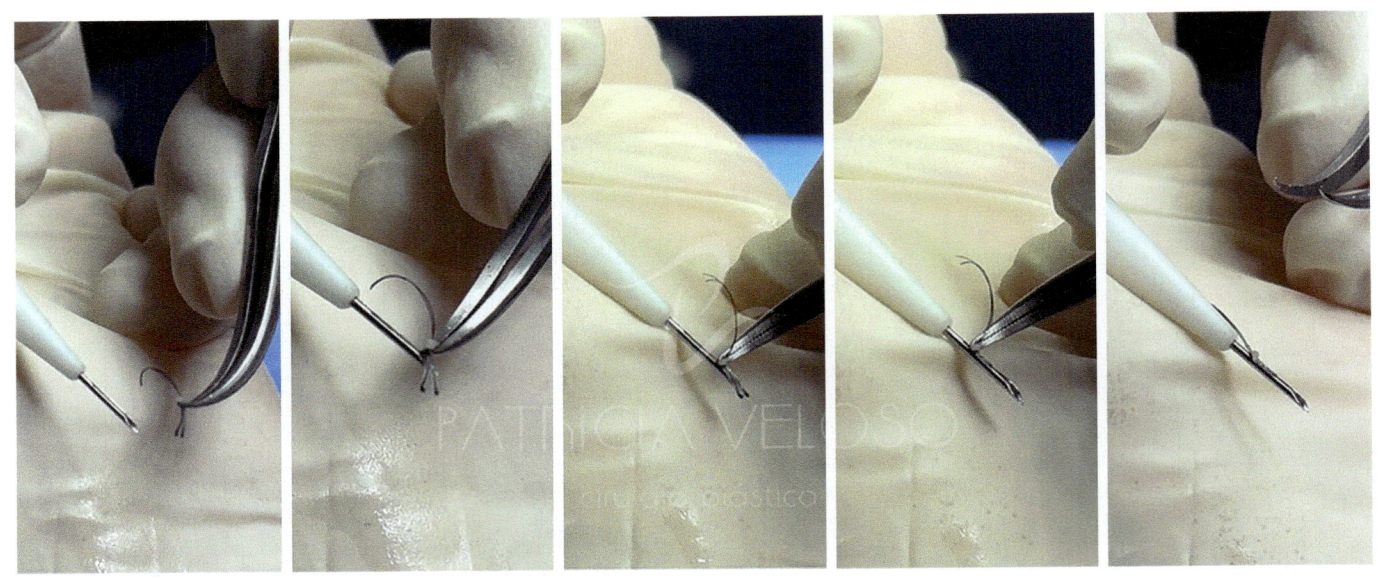

Fig. 26-8. Sequência mostrando a inserção da unidade folicular no *implanter* afiado.

CUIDADOS PÓS-OPERATÓRIOS

A higienização do couro cabeludo e dos fios (Fig. 26-9) é iniciada no dia seguinte à cirurgia, com água corrente fria ou morna e *shampoo* para couro cabeludo sensível. Em cabelos compridos, finalizamos com o uso de condicionador nas pontas.

Orientamos e importância de somente pentear os cabelos quando os mesmos estiverem ainda molhados, reduzindo assim o risco de tração inadvertida e avulsão dos enxertos.

Os pacientes devem realizar um repouso relativo, evitando atividades físicas e abaixar a cabeça nos primeiros 5 a 7 dias, com o intuito de reduzir o risco de edema.

Durante a primeira semana de pós-operatório, indicamos o uso de travesseiro cervical ao dormir a fim de evitar a movimentação excessiva no período da noite, e dando preferência aos decúbitos laterais ou dorsal.

BENEFÍCIOS E RESULTADOS

Os resultados do transplante FUE com fio longo na região da coroa são geralmente satisfatórios (Fig. 26-10), proporcionando uma cobertura natural e boa densidade, tendo em vista as particularidades da região. Os pacientes relatam uma recuperação mais rápida e discreta, além da tendência a menos dor e edema em comparação com as técnicas mais tradicionais de transplante capilar. Além disso, a capacidade de visualizar a prévia do resultado imediatamente após o procedimento aumenta a satisfação e reduz a ansiedade do paciente.

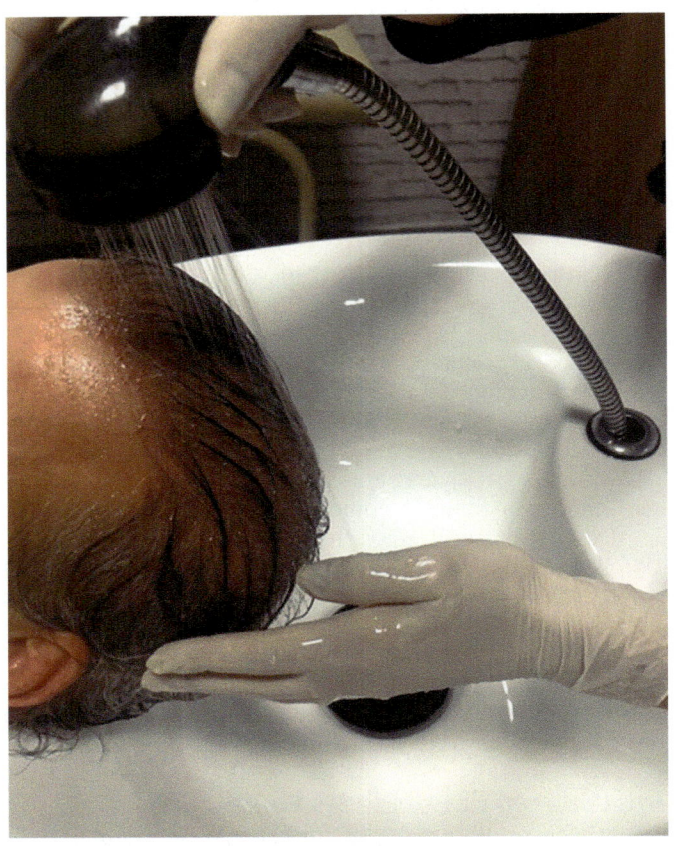

Fig. 26-9. Higienização do couro cabeludo e dos fios no pós-operatório.

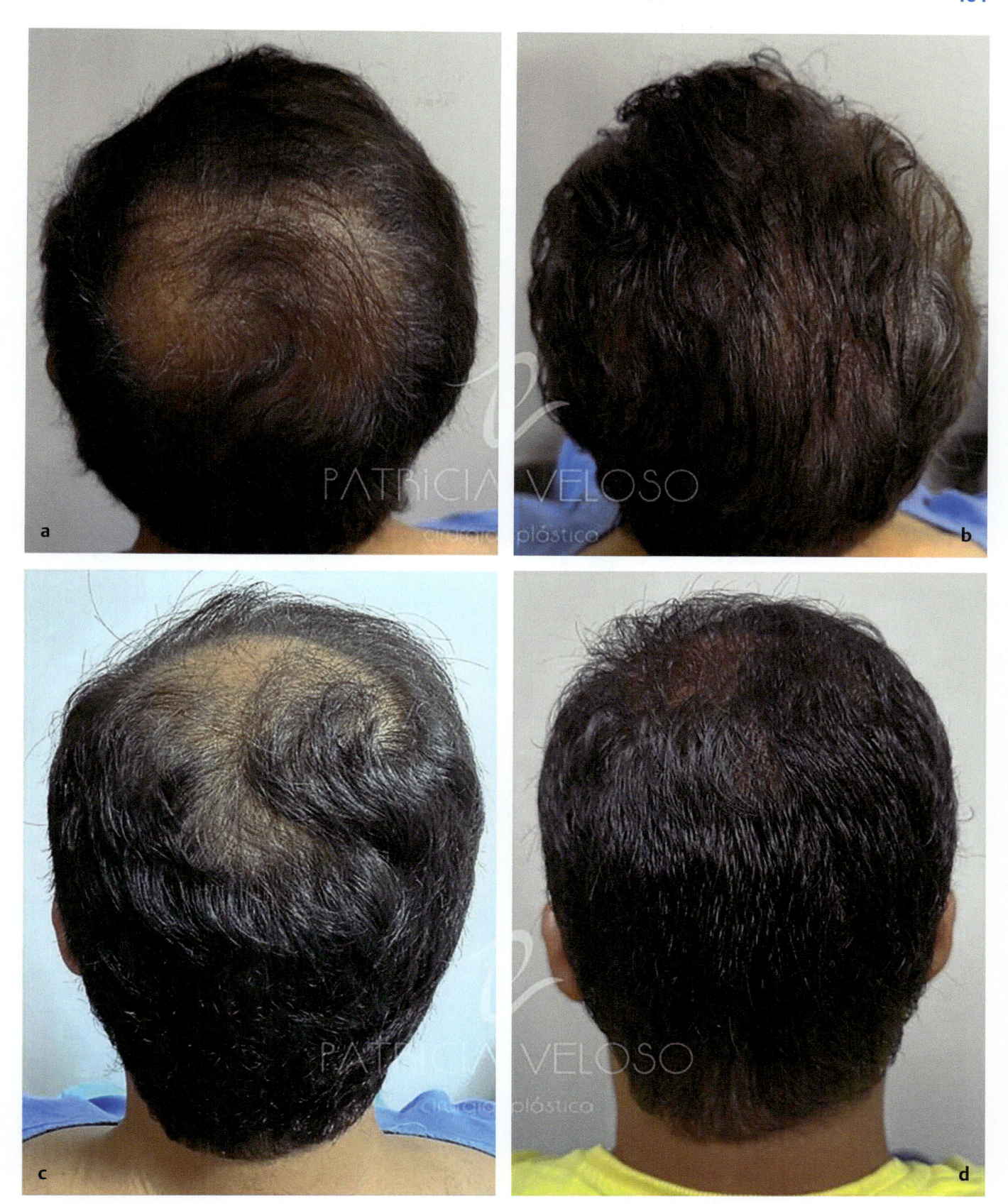

Fig. 26-10. Transplante capilar *long hair* FUE para coroa, pré e pós-operatório imediato: (**a,b**) 1.751 unidades foliculares. (**c,d**) 1.654 UF's. *(Continua)*

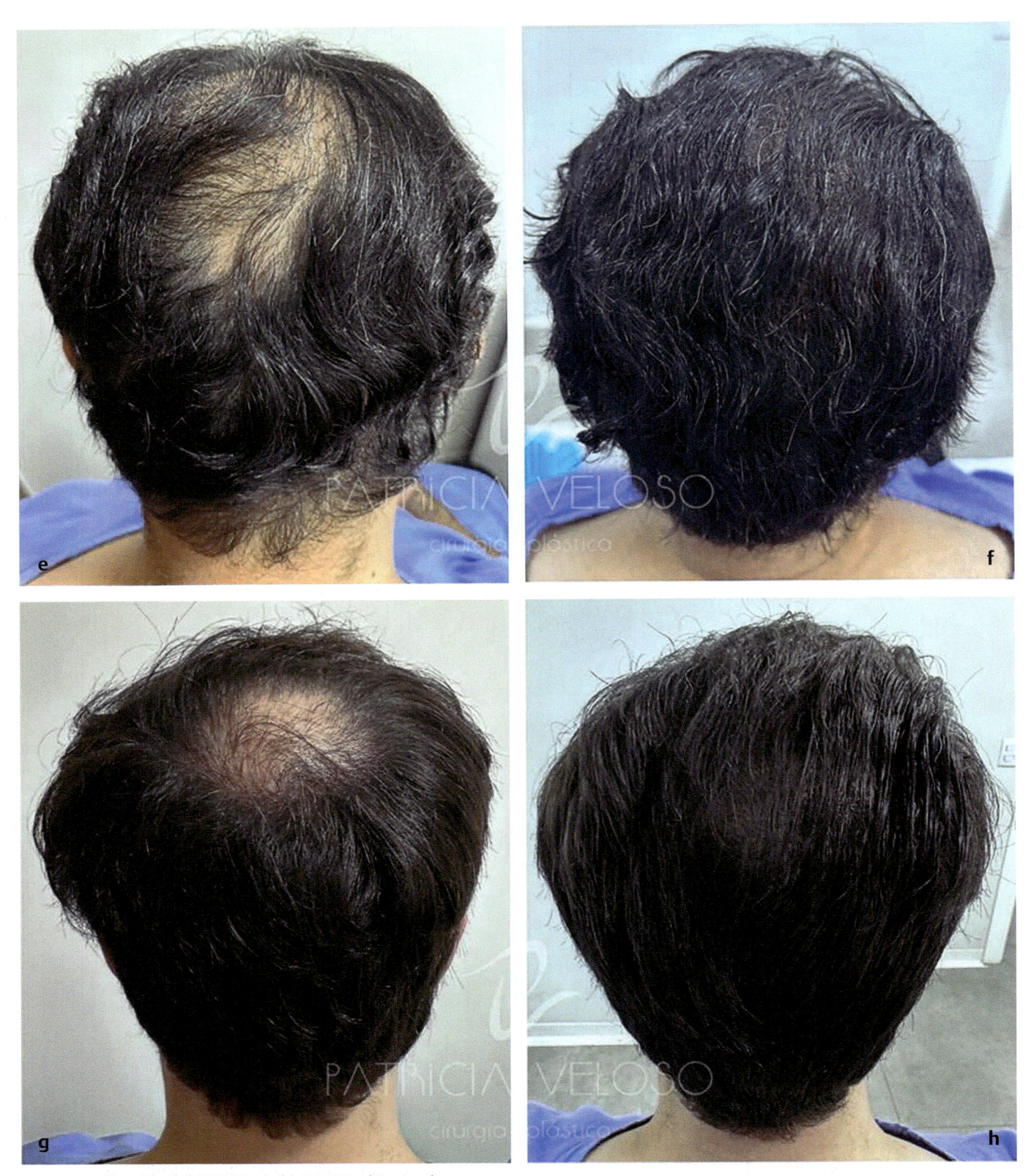

Fig. 26-10. *(Cont.)* (**e,f**) 1.335 UF's. (**g,h**) 923 UF's. *(Continua)*

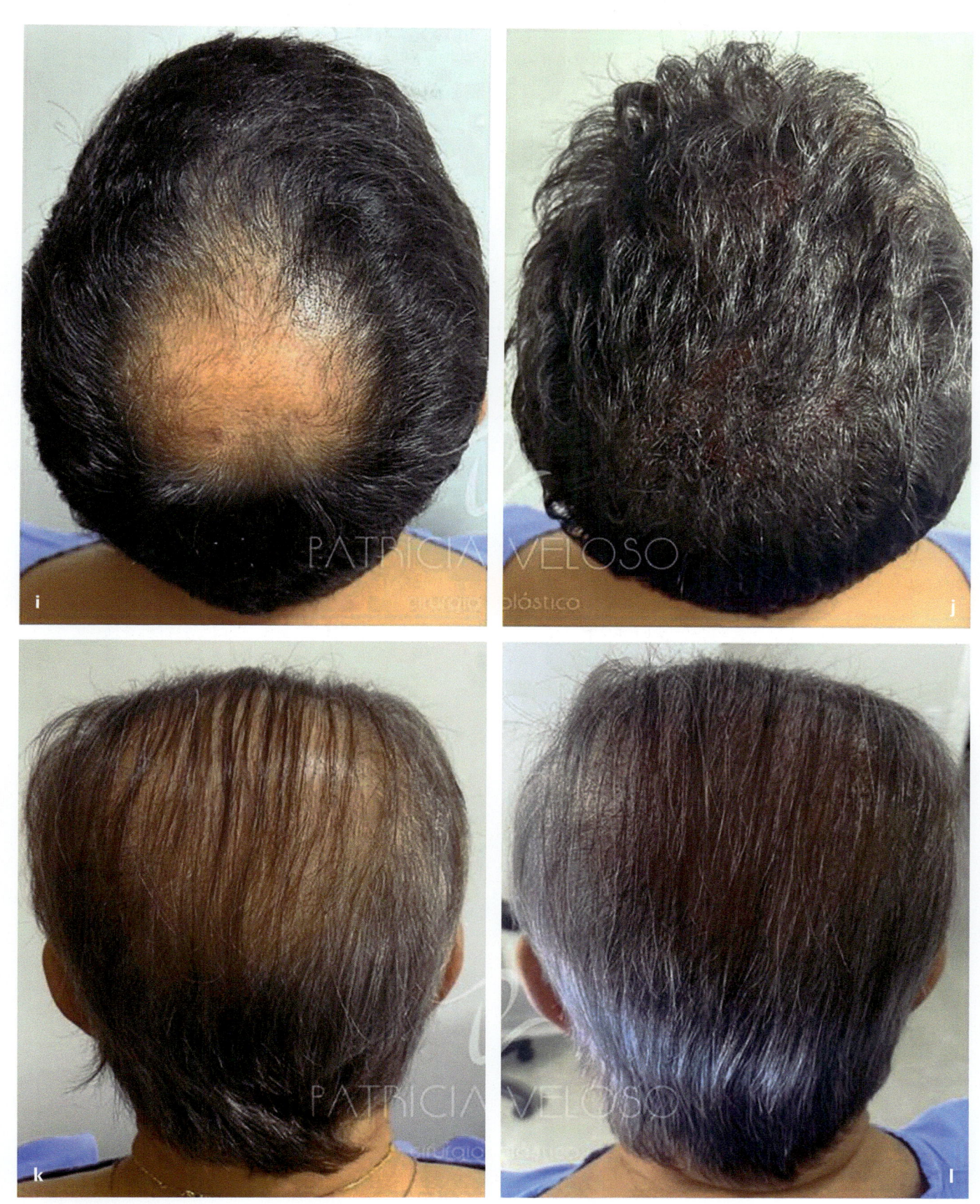

Fig. 26-10. *(Cont.)* (i,j) 2.145 UF's. (k,l) 1.318 UF's.

COMPLICAÇÕES

As intercorrências observadas no pós-operatório têm sido semelhantes àquelas encontrados no FUE tradicional (como edema, prurido e dor – mais comuns, e processos infecciosos superficiais – menos comuns) e, como observação dos pacientes operados até o momento, sugere índices menores, porém, é necessário um número muito maior de pacientes operados para se chegar a uma conclusão estatística significativa.

CONSIDERAÇÕES FINAIS

A combinação de conhecimento anatômico, habilidades técnicas e planejamento estratégico pode levar a resultados esteticamente agradáveis e duradouros para pacientes que sofrem de calvície na coroa.

O transplante capilar FUE com fio longo representa avanço significativo no tratamento da calvície, especialmente para a desafiadora região da coroa. Com uma técnica cuidadosa e planejamento adequado, é possível alcançar resultados excepcionais, melhorando a autoestima e a qualidade de vida dos pacientes.

Essa técnica, apesar de mais complexa e demorada, oferece benefícios claros que justificam seu uso em casos selecionados. À medida que mais profissionais adotam e refinam essa abordagem, espera-se também que novos equipamentos sejam desenvolvidos, tornando o procedimento mais prático e acessível, beneficiando, assim, uma população maior de pacientes que desejam realizar o transplante capilar FUE, mas que não querem raspar o couro cabeludo.

BIBLIOGRAFIA

Bouhanna P. Immediate long hair transplantation. Nouv Dermatol. 1989;8(4):418-20.

Bouhanna P. Technique personelle de minigreffes pour traitement de l'alopecie de la femme. In: Mole B (Ed). Actualités de chirugie esthétique, SOFCEP. Editions Masson, 1992:46-59.

Harris JD, Bernstein RM, Rassman WR. Follicular unit extraction: minimally invasive surgery for hair transplantation. Dermatologic Surgery. 2002;28(8):720-8.

Keller M. Advanced techniques in hair restoration: using long hair FUE to enhance immediate results. Plastic and Reconstructive Surgery Global Open. 2020;8(4):e2789.

Leão CEG. Cirurgia da calvície: uma nova abordagem e um novo instrumento cirúrgico. Rev Soc Bras Cir Plast. 1999;14(1):23-34.

Pitchon M. Preview long hair follicular unit transplantation: an immediate temporary vision of the best possible final result. Hair Transpl Forum Int. 2006;16(4):113-9.

Seery G. Scalp surgery: anatomy and biomechanical considerations. Dermatology Surg. 2001;27:827-34.

Shapiro R, Unger WP. Hair transplantation: follicular unit extraction and newer techniques. In: Hair transplantation. 2011;5:421-38.

Trivellini R, Perez-Meza D, Renaud HJ, Aditya K, Gupta AK. Preview long hair follicular unit excision: an up-and-coming technique. J Cosmet Dermatol. 2021;20(11):3422-6.

Trivellini R. The Trivellini system and technique. Hair Transpl Forum Int. 2018;28(5):188-90.

Uebel CO. Micrografts and minigrafts: a new approach for baldness surgery. Ann Plast Surg. 1991;27(5):476-87.

Williams KL, Tosti A. Understanding the scalp anatomy and follicular unit composition: implications for hair transplantation. Journal of Dermatol Treat. 2016;27(6):560-6.

PERSPECTIVAS PARA O USO DE TERAPIAS REGENERATIVAS NO TRATAMENTO DA ALOPECIA PADRÃO FEMININA E MASCULINA

Christine de Campos Graf Guimarães

INTRODUÇÃO

Os cabelos são muito importantes para os seres humanos e sua falta afeta não somente a proteção do couro cabeludo contra intempéries e radiação solar, mas também sua autoestima, sua vida social e profissional.

Os cabelos perdidos, às vezes muito cedo, trazem uma aparência envelhecida, uma perda da autoconfiança, tristeza, ansiedade e até depressão. As pessoas ficam vulneráveis aos charlatões, com fórmulas incríveis para a recuperação dos cabelos e a cura para a calvície.

Ainda hoje a cura para a calvície não é possível, mas com o avanço da ciência e de novas formas terapêuticas é natural que se busquem melhores soluções para uma condição muito comum, afeta cerca de 50% dos homens e 45% das mulheres aos 50 anos.

Trata-se de uma condição herdada, que sofre influências hormonais, imunológicas/inflamatórias, nutricionais, ambientais, mentais e do envelhecimento.

A alopecia androgenética (AAG) caracteriza-se pela diminuição do ciclo capilar, miniaturização progressiva dos folículos pilosos até sua completa atrofia. É causada pelo efeito da di-hdrotestosterona (DHT), resultante da conversão da testosterona pelo efeito da enzima 5-alfa-redutase tipo II. Pela influência da DHT, a papila dérmica folicular secreta citocinas como TGF beta 1, IL-1-alfa, TNF-alfa que reduzem a fase inicial do ciclo de crescimento folicular.

Um estudo mostrou diferentes expressões gênicas entre células da papila dérmica (CPD) com e sem tendência à calvície. Em outro estudo, a predisposição genética foi demonstrada com evidências para o envolvimento da sinalização Wnt no desenvolvimento da AAG.

Apesar de a AAG ser caracterizada como não cicatricial e não inflamatória, existe infiltrado inflamatório linfocitário perifolicular, especialmente no infundíbulo e istmo, associado ao seu desenvolvimento e estudos mostraram a relação entre severidade da inflamação e grau de miniaturização. Citocinas liberadas por macrófagos podem inibir a ativação das células-tronco foliculares (CTF), aumentam o período de repouso e retardam o crescimento capilar.

Entre outros fatores relacionados com a calvície, as células das papilas dérmicas de áreas com calvície são mais sensíveis ao estresse oxidativo que as células de couro cabeludo sem tendência à calvície. O estresse oxidativo causa apoptose e inibe o crescimento da matriz celular.

A idade também tem uma relação com a calvície, associada à redução das CTF.

Os medicamentos disponíveis para o tratamento da calvície, finasterida, dutasterida, minoxidil têm bons resultados em cabelos em fase intermediária de miniaturização, porém, a necessidade do uso diário e contínuo, além dos efeitos colaterais, acabam levando à baixa adesão dos pacientes.

O transplante capilar tem oferecido excelentes resultados, completamente naturais, para a correção das áreas onde os cabelos foram eliminados, mas não previne a progressão da calvície.

O uso de terapias regenerativas no tratamento de diferentes doenças tem atraído a atenção de pesquisadores na área capilar. A ideia de utilizar células e derivados celulares traz a sensação de segurança, eficácia e individualização do tratamento, mas estas novidades têm sido utilizadas apesar de não existirem estudos com altos níveis de evidência quanto à eficácia, métodos de preparo, fontes, forma de aplicação, intervalos e, principalmente, segurança a curto e a longo prazos.

PLASMA RICO EM PLAQUETAS (PRP)

É um concentrado de plaquetas obtido por meio da centrifugação do sangue total e sua separação dos outros componentes sanguíneos.

Pode ser obtido por centrífugas de alta rotação e aspiração manual (*homemade*) ou com a utilização de sistemas fechados.

As plaquetas são células anucleadas derivadas dos megacariócitos e acumulam várias funções biológicas. Participam da coagulação e também da trombose, mas além disso têm papel importante na imunidade inata contra bactérias, vírus e tumores. Liberam moléculas hemostaticamente ativas durante a ativação plaquetária, catecolaminas, serotonina, cálcio, adenosina 5-difosfato (ADP) e adenosina 5-trifosfato (ATP). Têm uma função parácrina, secretam micropartículas que podem alterar ou modular a função de várias populações celulares mesenquimais, endoteliais, osteoblastos e fibroblastos. Os fatores de crescimento, citocinas e outros moduladores biológicos atuam na inflamação, angiogênese, migração de células-tronco e proliferação celular

O uso do PRP no tratamento da alopecia padrão feminina e masculina tem vários relatos de sucesso, porém, são estudos com poucos pacientes e com diferentes formas de preparo e aplicação, com baixo índice de evidência, e também alguns resultados semelhantes ao uso de minoxidil tópico e relatos de ineficácia.

Acredita-se que o efeito positivo do PRP no tratamento da AAG seja pela ação dos fatores de crescimento. Porém, no estudo de Rodrigues BL et al., os resultados clínicos não se correlacionaram com os níveis de fatores de crescimento. Os autores sugeriram que outros fatores possam estar envolvidos na resposta positiva ao PRP.

Estudo com o PRP aplicado nas unidades foliculares previamente ao transplante capilar mostrou resultados favoráveis em comparação com o brotamento das UFs que não receberam, em 20 pacientes, enquanto no estudo desta autora o PRP foi aplicado no couro cabeludo após a anestesia para o transplante capilar e teve resultados negativos em uma série de 169 pacientes avaliados em comparação com 65 controles.

Um estudo comparou o uso do minoxidil 5% tópico 2 vezes ao dia, PRP com minoxidil tópico e os dois mais microagulhamento, tendo o melhor resultado a associação dos três tratamentos, com teste do puxão negativo, melhor razão entre cabelos terminais/velos e melhor resposta de crescimento capilar, inclusive na avaliação dermatoscópica.

Mais estudos são necessários para identificar o que de fato é relevante para a melhor resposta terapêutica ao PRP, padronizar a melhor forma de preparo, concentração, presença de hemácias e leucócitos, formas de aplicação e intervalo entre os tratamentos.

CÉLULAS-TRONCO

As células-tronco são células com o potencial para se diferenciarem em qualquer tipo celular, podem se autorrenovar, estimular a angiogênese, tem efeito anti-inflamatório, antiapoptótico e imunomodulador e podem liberar fatores de crescimento e de sinalização celular.

Por estas características, as células-tronco foram avaliadas em várias linhas de pesquisa para a regeneração e reparação de órgãos e tecidos.

As principais fontes de células-tronco com o potencial regenerativo para os folículos capilares são de tecido adiposo, folículos capilares de regiões não afetadas, sangue, medula óssea e geleia de Wharton (tecido conjuntivo mucoso do cordão umbilical).

As células vasculares estromais derivadas do tecido adiposo (CVEDA) são as células-tronco de mais fácil obtenção, através de uma lipoaspiração, e ainda tem a vantagem de serem autólogas. Podem ser utilizadas assim que obtidas, mantendo-se positivas para CD34, CD117 e HLA-DR, ou colocadas em cultura e estas são na maioria negativas para CD34 e HLA-DR, células-tronco mesenquimais (CTM).

Estudos em cobaias mostraram a passagem da fase telógena para anágena após a injeção intradérmica de células-tronco mesenquimais de medula óssea e estimularam genes envolvidos na regeneração folicular.

No estudo de Gorana Kuka et al. foi utilizado enxerto de gordura autólogo enriquecido com células-tronco derivadas de adipócitos (CTDAs), em duas concentrações diferentes, foi avaliado para o tratamento de AAG precoce em um ensaio prospectivo, randomizado e multicêntrico, com grupo-controle. Setenta e um pacientes foram incluídos, 17 mulheres e 54 homens, com idade média de 40,7 anos. Sessenta pacientes (84,5%) completaram o estudo de 12 meses. A avaliação foi feita com fotografia global e a macrofotografia padronizadas.

A injeção de gordura purificada com $0,5 \times 10^6$ CTDAs/cm² de couro cabeludo (menor concentração) obteve resultado significativamente superior e isso foi principalmente observado em 24 semanas, em homens com calvície precoce. Este efeito pareceu diminuir ao longo do tempo, como observado às 52 semanas. Assim, intervenções periódicas devem ser necessárias para a manutenção da resposta terapêutica. O resultado diferente de acordo com a concentração de CTDAs demostrou a importância da dose de células-tronco. Uma hipótese para este efeito seria o grau de inflamação desencadeada pelo tratamento.

A expansão das CT em cultura pode levar a alterações morfológicas, nos genes e no perfil da expressão proteica, além de alterações no potencial de diferenciação das células e mudanças fisiológicas. Foram relatadas transformações malignas em CTM após 4 semanas em cultura e acúmulo de alterações cromossômicas com aumento significativo após a passagem 5 em CTDA.

Doadores de células-tronco (alogênicas) normalmente são testados para HIV, mas as CTM podem conter material genético de outros vírus, não testados, além do risco de contaminação por *Mycoplasma*, que pode ocorrer durante o processamento e cultura. Por isso a manipulação destes materiais deve ser feita com cuidado asséptico extremo, com fluxo laminar, roupas e luvas apropriadas e manutenção de culturas celulares em tanques de criopreservação testadas para evitar a contaminação cruzada.

As células-tronco mesenquimais também têm o risco de causar tromboembolismo pela liberação de fatores pró-coagulantes. Outros efeitos adversos descritos foram disfunção hepática, falência cardíaca, *rash* alérgico e pneumonia grave. As células-tronco mesenquimais têm o potencial para se transformar em miofibroblastos e causar fibrose no tecido onde são aplicadas. Entre outros efeitos adversos descritos estão alterações neurológicas, vasculares e neoplasias por fatores pró-angiogênicos e imunossupressão.

Células somáticas altamente diferenciadas podem ser utilizadas na medicina regenerativa com menor risco e células-tronco não expandidas em cultura ou células minimamente manipuladas também são alternativas mais seguras.

MEIO CONDICIONADO

O meio condicionado é o conjunto de proteínas secretadas por uma célula na matriz extracelular, sem a presença de células. Podem ser peptídeos sinalizadores que são processadas pelo retículo endoplasmatico de Golgi ou proteínas liberadas pela membrana celular ou ainda do citoplasma. As proteínas secretadas podem incluir enzimas, fatores de crescimento, citocinas, hormônios ou outros mediadores solúveis. São importantes na regulação entre células e entre as células e a matriz extracelular.

O uso do meio condicionado tem vantagens em relação às células-tronco. São mais estáveis a longo prazo, são mais seguros, com menor risco de desenvolvimento de reações imunológicas e de neoplasias e podem ser produzidos em larga escala, o que reduz o custo.

Para aumentar a produção de fatores de crescimento e citocinas pelas CTDAs têm-se utilizado baixas doses de radiação UVB, hipóxia e também cultura tridimensional.

No estudo de Shin H. *et al.*, em mulheres com alopecia padrão feminino, a administração de meio condicionado de células-tronco derivadas de adipócitos (MC-CTDA) no couro cabeludo após um microagulhamento, semanalmente por 12 semanas, levou a aumento significativo de densidade e espessura capilar.

O estudo de Xiao S *et al.* comparou os efeitos do meio condicionado da matriz extracelular da fração vascular estromal (MCME-FVS) com o meio condicionado da fração vascular estromal (MC-FVS) e grupo-controle (solução salina tamponada com fosfato), em camundongos, para avaliar o estímulo às células-tronco do *bulge* (CTB) e às células da papila dérmica (CPD). Os camundongos que receberam MC apresentaram estímulo das CTB (mostrado pela expressão de Ki67) e CPD (mostrado pela expressão dos marcadores ALP e β-catenina), além de neoangiogênese e expressão de Wnt5a e Wnt10b, proteínas associadas à indução de fase anágena do ciclo capilar. Com melhor resultado para MCME-FVS. Os meios condicionados utilizados no estudo eram ricos em fatores de crescimento, ao que os autores atribuíram os resultados. Reforçam que mais estudos são necessários para confirmar os MC como tratamento para calvície.

VESÍCULAS EXTRACELULARES

As células comunicam-se por meio da secreção de numerosas vesículas extracelulares (VEs) e têm um efeito parácrino. Os tipos de VEs são os exossomos, as microvesículas e os corpos apoptóticos. As VEs variam de 30 nm até vários milímetros, sendo os exossomos as menores vesículas e as mais estudadas, variam de 30-150 nm de diâmetro e são derivados de compartimentos endossomais intracelulares. São compostos por bicamada fosfolipídica, possuem marcadores de superfície específicos e interferem na sinalização e expressão gênicas através de citocinas, fatores de crescimento, micro-rNAs regulatórios (miRNAs), RNAm e DNA mitocondrial.

Estudos demonstraram que o uso das VEs poderia trazer os benefícios das células-tronco nos órgãos e tecidos com menor risco de desenvolvimento de neoplasias e resposta imune.

Atualmente as VEs são obtidas a partir de muitos tecidos de origem humana ou não, como plasma, soro, sangue, líquido amniótico, linhagens celulares como células-tronco mesenquimais, células-tronco derivadas de adipócitos (CTDA), células da papila dérmica (CPD), exossomos da lise plaquetária ou de PRP, colostro bovino, plantas (sementes de Ashwagandha, entre outras).

Na revisão sistemática de 16 estudos, 15 pré-clínicos e 1 clínico, sobre o uso de exossomos no tratamento de restauração capilar, estudos *in vitro* demonstraram uma regulação parácrina das células da papila dérmica (CPD), similar ao que foi demonstrado no estudo com exossomos derivados das CPD (CPD-exos). Outro estudo *in vitro* mostrou que exossomos isolados de células da bainha radicular externa tiveram os mesmos efeitos nas CPD. Estudos *in vivo* relataram estímulo ao crescimento capilar e da espessura dérmica, a aceleração da transição telógeno-anágeno em camundongos, possivelmente através de fatores de crescimento fibroblástico e via β-catenina. Na análise dos CPD-exos foram identificados 111 miRNAs, sendo que um dos testados mostrou efeito negativo ao crescimento folicular por inibição do gene LEF1 e outros induziram crescimento folicular *in vitro* e *in vivo*.

Aplicação de exossomos isolados de células-tronco derivadas de adipócitos (CTDAs-exo) apresentou resultados iniciais promissores no tratamento de 39 pacientes com alopecia androgenética, com aumento significativo na densidade e espessura capilar, sem efeitos colaterais, em uma avaliação com fotos no início e no final do tratamento, em área marcada por tatuagem e com análise por Trichoscan.

Exossomos de mesmo tipo de células-tronco podem ter efeitos diferentes e até contrários, como, por exemplo, no estudo de Lee *et al.*, células-tronco mesenquimais (CTMs) suprimiram a angiogênese pelo efeito de um miRNA que tem como alvo o VEGF e demonstraram reduzir sua expressão em uma linha celular de câncer de mama. Por outro lado, Zhu *et al.* relataram que exossomos de CTMs humanas promoveram o crescimento tumoral *in vivo*, induzindo a expressão de VEGF em células tumorais. Boelens *et al.* relataram conversa cruzada entre as células do estroma e as células do câncer de mama, em que exossomos estromais induziram sinais antivirais parácrinos e estimularam a sinalização justacrina Notch3 que aumentou o número de células iniciadoras de tumor resistentes à terapia.

Em pesquisas com células-tronco, exossomos isolados da mesma fonte por métodos diferentes diferiram em quantidade e/ou conteúdo e o mesmo tipo de células-tronco isoladas de vários tecidos diferiram em termos de conteúdo dos exossomos.

Apesar de existirem resultados positivos nos estudos com exossomos, o risco de desenvolvimento de tumores, metástases e de desencadear resposta imune do hospedeiro ainda é incerto e, conforme as condições de fabricação, há também o risco de contaminação.

Os exossomos apresentam grande diversidade de conteúdo e os métodos para sua detecção são limitados. Ainda não há consenso sobre formas de isolamento e caracterização, o que traz um grande desafio à sua aplicação clínica. A melhor forma posológica também precisa ser estabelecida.

CONCLUSÃO

A terapia regenerativa provavelmente será uma nova e importante forma de tratamento na restauração capilar. Porém, seu uso ainda carece de maiores evidências científicas para oferecermos aos nossos pacientes com segurança e eficácia.

O desenvolvimento de exossomas carreadores de terapias específicas e que atuem diretamente nas células-tronco do bulge e da papila dérmica folicular ativando-as para a recuperação capilar, sem efeitos colaterais é um sonho possível de ser realizado nos próximos anos.

BIBLIOGRAFIA

Anderi R, Makdissy N, Azar A, et al. Cellular therapy with human autologous adipose-derived adult cells of stromal vascular fraction for alopecia areata. Stem Cell Res Ther. 2018.

Baranovskii DS, Klabukov ID, Arguchinskaya NV, et al. Adverse events, side effects and complications in mesenchymal stromal cell-based therapies. Stem Cell Investig. 2022;9:7.

Chaudhary PK, Kim S, Kim S. An insight into recent advances on platelet function in health and disease. Int. J. Mol. Sci [Internet]. 2022;23(11):6022.

Dowling P, Clynes M. Conditioned media from cell lines: a complementary model to clinical specimens for the discovery of disease-specific biomarkers. Proteomics. 2011;11(4):794-804.

Graf Guimarães C, Mulinari-Brenner F, Werner B, Kusma S. Platelet-rich plasma associated with hair transplants for the treatment of androgenetic alopecia showed no benefits. J Eur Acad Dermatol Venereol. 2020;34(7):e340-e342.

Gupta AK, Wang T, Rapaport JA. Systematic review of exosome treatment in hair restoration: preliminary evidence, safety, and future directions. J Cosmet Dermatol. 2023;22:2424-33.

Kaiser M, Abdin R, Gaumond SI, et al. Treatment of androgenetic alopecia: current guidance and unmet needs. Clin Cosmet Investig Dermatol. 2023;31(16):1387-406.

Krefft-Trzciniecka K, Piętowska Z, Nowicka D, Szepietowski JC. Human stem cell use in androgenetic alopecia: a systematic review. Cells. 2023;12(6):951.

Kuka G, Epstein J, Aronowitz J, et al. Cell enriched autologous fat grafts to follicular niche improves hair regrowth in early androgenetic alopecia. Aesthet Surg J. 2020;40(6):NP328-NP339.

Mao Y, Liu P, Wei J, et al. Cell therapy for androgenetic alopecia: elixir or trick? Stem Cell Rev Rep. 2023;19(6):1785-99.

Rodrigues BL, Montalvão SA, Cancela RB, et al. Treatment of male pattern alopecia with platelet-rich plasma: a double-blind controlled study with analysis of platelet number and growth factor levels. J Am Acad Dermatol. 2019;80(3):694-700.

Shin H, Ryu HH, Kwon O, et al. Clinical use of conditioned media of adipose tissue-derived stem cells in female pattern hair loss: a retrospective case series study. Int J Dermatol. 2015;54(6):730-5.

Spees JL, Lee RH, Gregory CA. Mechanisms of mesenchymal stem/stromal cell function. Stem Cell Res Ther. 2016;7(1):125.

Uebel CO, Da Silva JB, Cantarelli D, Martins P. The role of platelet plasma growth factors in male pattern baldness surgery. Plast Reconstr Surg. 2006;118(6):1458-66.

Xiao S, Deng Y, Mo X, et al. Promotion of hair growth by conditioned medium from extracellular matrix/stromal vascular fraction gel in c57bl/6 mice. Stem Cells Int. 2020;2020:9054514.

O PAPEL DO PLASMA RICO EM PLAQUETAS (PRP) NA CIRURGIA DE RESTAURAÇÃO CAPILAR

Jorge Augusto Moojen da Silveira ▪ Gabriella Sityá Moojen da Silveira
Carlos Oscar Uebel

INTRODUÇÃO

A queda de cabelo é uma queixa bastante prevalente dentro da medicina estética, pois causa impacto psicossocial na população tanto feminina quanto masculina, visto que é percebida como uma característica inestética associada ao envelhecimento. Assim, para esses pacientes, a cirurgia de restauração capilar se apresenta como alternativa segura e duradoura para a correção da calvície. O procedimento de transplante de grandes quantidades de unidades foliculares (megassessões) por micro (1 e 2 folículos capilares) e minienxertos (3 e 4 folículos capilares) pode ser realizado segundo duas técnicas. A técnica de transplante de unidade folicular (FUT) consiste na retirada de uma faixa de couro cabeludo da região occipital, preparo dos micros e minienxertos e transplante destes para a área receptora e resulta em uma cicatriz linear após fechamento primário. Já na técnica de extração de unidade folicular (FUE), as unidades foliculares são coletadas da região doadora com ponteiras de 0,8 e 0,9 mm montadas sobre dispositivo giratório e, quando realizadas suas transferências para a área de correção, deixam múltiplas cicatrizes puntiformes muito pouco perceptíveis. Entretanto, nem todas as unidades foliculares germinam, o que é determinado pela qualidade da área doadora, pela preparação das unidades foliculares e pelo cuidado tomado durante a realização do procedimento. Algumas sofrem apoptose antes do resultado final, correspondendo à integração do cabelo a aproximadamente 85%. Assim, o plasma rico em plaquetas surge como uma alternativa a ser associada à cirurgia de transplante capilar para, através de seus fatores de crescimento, estimular sua integração e seu crescimento, diminuir a apoptose e permitir, através da angiogênese, que mitoses aconteçam para progressão para a próxima fase anágena do ciclo capilar.

PLASMA RICO EM PLAQUETAS (PRP)

O PRP, também conhecido como concentrado de plaquetas, foi desenvolvido como alternativa para a correção de trombocitopenia. Foi publicado acerca dos fatores de crescimento nele contidos pela primeira vez entre as décadas de 1970 e 1980, quando passou a ser utilizado como um catalisador dos processos de reparo e regeneração tecidual em úlceras e feridas. Posteriormente teve o seu uso adaptado à medicina regenerativa dentro de diversas especialidades, em que tem apresentado resultados bastante significativos, como na ortopedia, na dermatologia, na cirurgia plástica e inclusive na odontologia, devido aos seus efeitos sobre a angiogênese, a cicatrização, hemostasia, regeneração tecidual e o crescimento de estruturas orgânicas. É considerada uma técnica bastante segura, pois é orgânica, atóxica e incapaz de gerar imunorreação ou transmitir doenças, visto que é preparado com sangue obtido do próprio paciente.

O entendimento mais aprofundado sobre dinâmica intercelular do folículo capilar e o interesse em melhor explorar o potencial regenerativo das citocinas liberadas pelos grânulos plaquetários alfa permitiram aliar o PRP à cirurgia de transplante capilar, colaborando para um resultado cirúrgico positivo e duradouro. A ação do PRP depende da degranulação plaquetária, que consiste na liberação de fatores de crescimento pelos grânulos plaquetários alfa. Exemplos deles são: o fator de crescimento derivado de plaqueta (PDGF), o fator de transformação de crescimento (TGF) o fator de crescimento vascular endotelial (VEGF), o fator de crescimento do hepatócito (HGF), o fator de crescimento semelhante à insulina (IGF), o fator de crescimento fibroblástico (FGF), o fator de crescimento epidérmico (EGF) e as interleucinas (IL). Eles interagem com as células-tronco do folículo capilar de origem ectodérmica, encontradas na região do *bulge*, e com as células germinativas de origem mesenquimal, localizadas na papila dérmica. Essas duas populações celulares já utilizam naturalmente esses mesmos fatores para se comunicarem entre si durante o desenvolvimento de uma nova estrutura folicular completa. Como consequência do uso do PRP, as células da papila dérmica passam a ter maior atividade da via Wnt. Ela estabiliza a β-catenina, que é então translocada para o núcleo, causando a expressão de genes envolvidos na proliferação, migração e maturação celular, processos fundamentais para a progressão do ciclo celular da fase telógena para a fase anágena. Similarmente, o fator de crescimento fibroblástico (FGF-7) também passa a ser superexpresso, o que prolonga a fase anágena do ciclo capilar, retarda a progressão para a fase catágena e induz a diferenciação de células tronco em constituintes do folículo capilar. Essas mesmas células também passam a superativar a via de sinalização de ERK, promovendo a proliferação celular, e Akt e a superexpressar o gene codificante para a proteína Bcl-2, promovendo efeitos antiapoptóticos e maior sobrevida às células da papila dérmica durante o ciclo capilar. Alguns fatores de crescimento, como o VEGF e o PDGF, colaboram para o crescimento capilar por meio de

Quadro 28-1. Fatores de crescimento

Fator	Ação
PDGF	Estimula a migração de fibroblastos para o reparo de feridas e perda tecidual. Estimula a síntese de colágeno. Induz e mantém a fase anágena do ciclo capilar. Induz as mitoses nas células do *bulge*, fazendo o folículo capilar crescer. Estimula a reepitelização da pele em lesões e perdas teciduais. Atua no acoplamento das células matriciais da papila dérmica com as células do *bulge*. Atua na embriogênese do folículo capilar (principalmente na área do *bulge*).
TGF	Tem ação reparadora e anti-inflamatória. É responsável pela maturação celular, migração fibroblástica e síntese de matriz extracelular. Induz a formação de colágeno, fibronectina e proteoglicanos. Estimula o crescimento de células mesenquimais encontradas na papila dérmica, mas inibe a proliferação de células epiteliais e endoteliais quando em níveis elevados, podendo, quando em altas concentrações, sua ação inibitória superar a ação proliferativa do PDGF. Atua na embriogênese do folículo capilar (principalmente na área da papila dérmica).
VEGF	Reforça a angiogênese perifolicular, proporcionando o aporte sanguíneo necessário ao reparo tecidual e aumentando o tamanho dos folículos pilosos. Atrai os fibroblastos para o sistema de produção de tecido conjuntivo. Participa na produção de fibrina a partir do fibrinogênio para estruturação da malha sobre as quais ocorre o crescimento de células endoteliais e fibroblastos. Atua na embriogênese do folículo capilar (principalmente na área da papila dérmica).

suas propriedades angiogênicas, reforçando o plexo vascular perifolicular com a proliferação de células endoteliais. Além disso, a sinalização entre as células encontradas na região do *bulge* e na da papila dérmica é estimulada, ocorrendo grande aumento no número de células e ativando a fase anágena do ciclo capilar, levando ao desenvolvimento de um novo folículo capilar (Quadro 28-1).

PREPARO E APLICAÇÃO DO PRP NA CIRURGIA DE TRANSPLANTE CAPILAR

A técnica do PRP na cirurgia de transplante capilar consiste em obter, a partir do sangue do próprio paciente, um plasma com altas concentrações de plaquetas e aplicá-lo de uma das seguintes quatro formas: na solução de armazenamento, embebendo os folículos antes de serem implantados, injetando imediatamente após a cirurgia ou aplicando na área doadora. Os resultados mais significativos têm se mostrado quando as unidades foliculares são tratadas com PRP anteriormente aos seus transplantes (Fig. 28-1).

O PRP pode ser obtido a partir de variados protocolos, dependendo da sua adequação da finalidade do procedimento. Para seu uso na cirurgia de transplante capilar, o paciente deve realizar exames bioquímicos previamente, em especial aqueles associados à cascata da coagulação para que se possa certificar de que será possível atingir uma boa quantidade de plaquetas viáveis. A técnica deve ser realizada em condições estéreis e na presença de anticoagulantes, como o citrato de sódio, para que não haja a formação de coágulos. O sangue é coletado do próprio paciente por meio de punção venosa antes do início do ato cirúrgico para garantir que os mecanismos de coagulação sanguínea ainda não tenham sido ativados, diminuindo a concentração plaquetária no sangue. Depois disso o volume de sangue coletado deve ser submetido à centrifugação de baixa rotação para que as plaquetas permaneçam em suspensão durante a separação em 3 diferentes densidades: plasma, *buffy coat* e eritrócitos (Fig. 28-2).

As duas camadas superiores, que contêm as plaquetas, são então separadas do conteúdo eritrocitário e submetidas a uma segunda centrifugação de maior rotação, que precipitará as plaquetas na forma de *pellet*. Nesta etapa também pode ser adicionado um ativador plaquetário, como o cloreto de cálcio ou o gluconato de cálcio, que reverte o efeito do anticoagulante. Seu uso ainda é debatido, pois acredita-se que o próprio colágeno presente nos folículos capilares se responsabilizaria naturalmente pela ativação plaquetária além de promover a produção de tromboxano-A2, que recrutaria plaquetas adicionais, amplificando a agregação, promovendo uma liberação mais lenta e prolongada dos fatores e evitando dano químico externo às unidades foliculares. O sobrenadante constitui o plasma pobre em plaquetas (PPP) e, no fundo do tubo, encontra-se o *pellet* plaquetário. Dois terços do PPP são descartados. Um terço é utilizado para ressuspender as plaquetas e constitui efetivamente o PRP (Fig. 28-3).

A fim de avaliar a eficácia da técnica, realiza-se a contagem plaquetária, que deve ser de 3 a 5 vezes maior do que a contagem inicial. Acreditava-se que os efeitos do PRP se deviam às elevadas concentrações de plaquetas no gel. Entretanto, este não é o único objetivo visado, como também são as baixas concentrações de eritrócitos e leucócitos. Os eritrócitos são danosos para o ciclo capilar, pois são fonte de espécies reativas de oxigênio e os leucócitos, porque reproduzem a inflamação presente nas alopecias. Assim, a qualidade do PRP obtido, segundo a classificação DEPA, depende da dose de plaquetas, da eficiência da produção, da pureza do PRP e da ativação do PRP. A dose de plaquetas é calculada multiplicando o volume de PRP pela sua concentração de plaquetas e é idealmente proporcional à quantidade de fatores de crescimento que serão liberados na ativação, a eficiência da produção depende do equipamento utilizado e reflete a porcentagem de plaquetas obtidas do sangue e a pureza diz respeito à composição do PRP, sendo considerada mais alta quanto maior for a porcentagem de plaquetas em comparação aos leucócitos e eritrócitos.

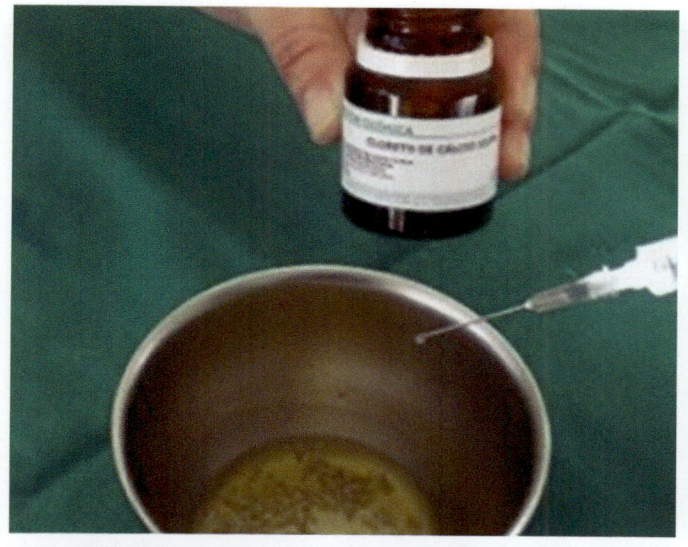

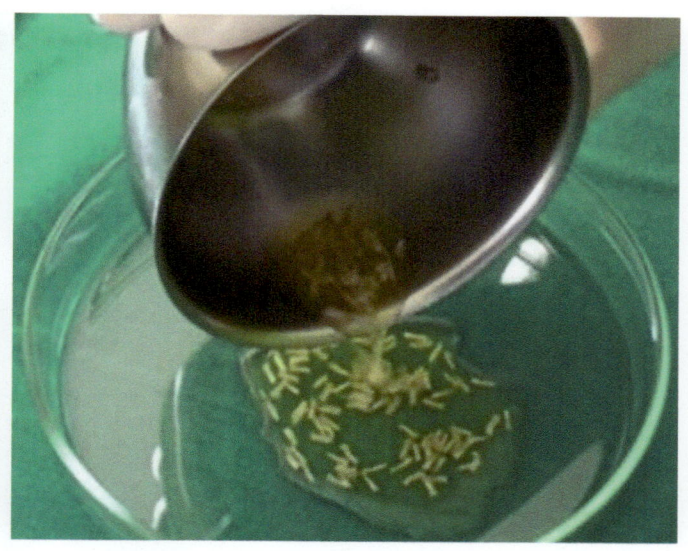

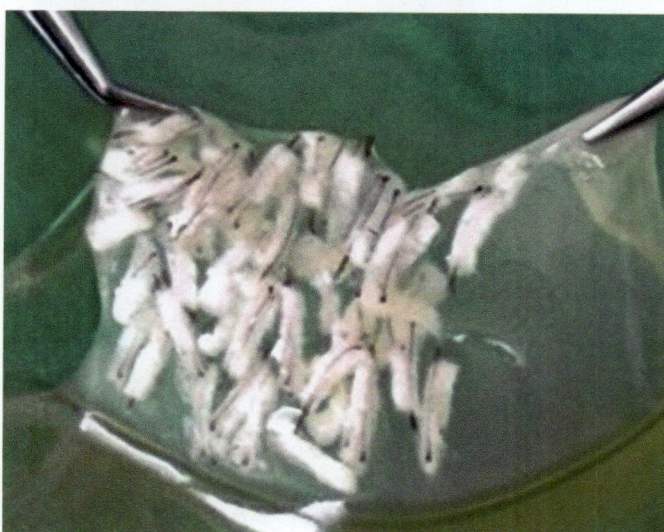

Fig. 28-1. Preparo dos folículos pilosos com PRP. Adição de cloreto de cálcio para conversão do fibrinogênio em fibrina, que selará os fatores de crescimento em torno deles.

Centrifugação nº 1

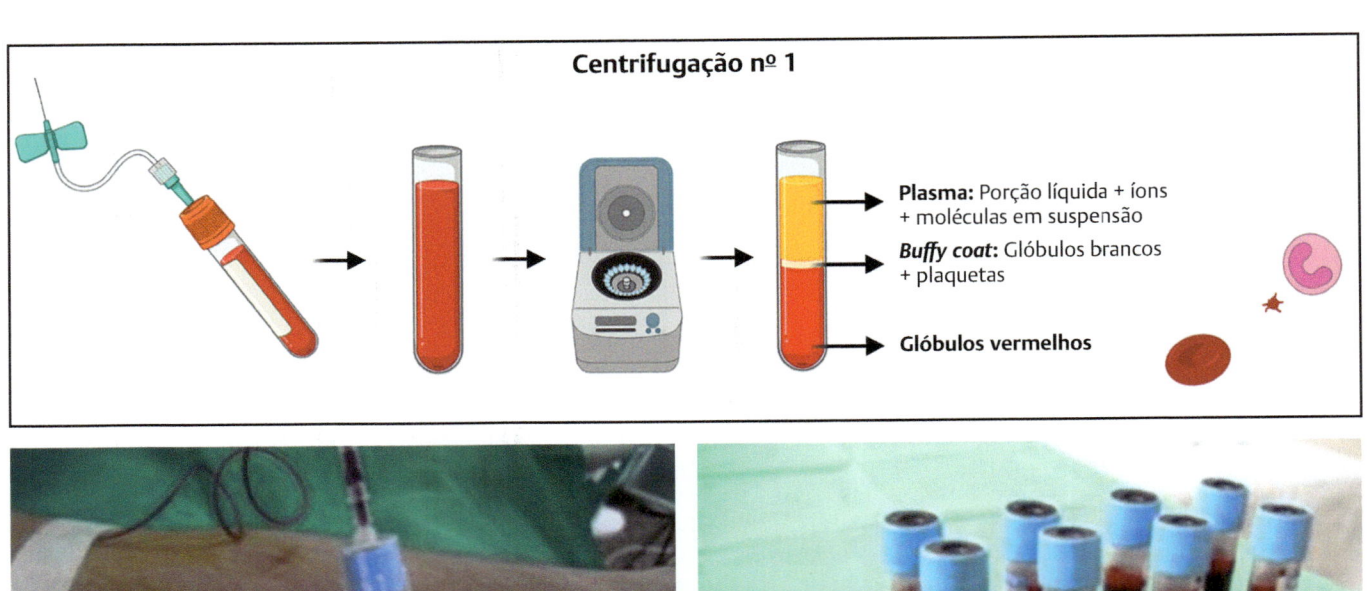

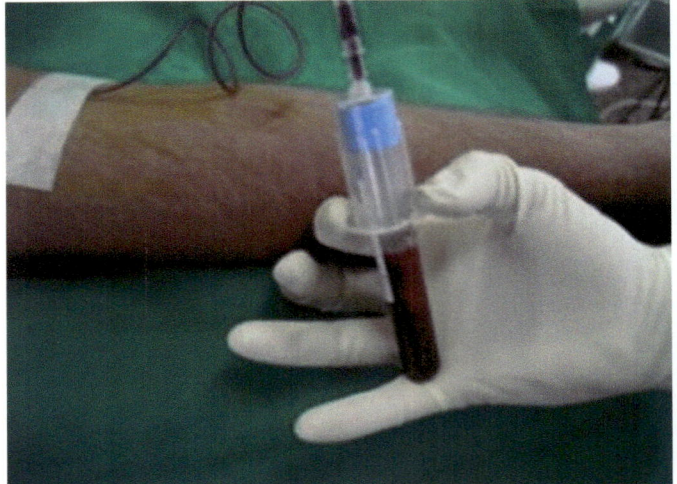

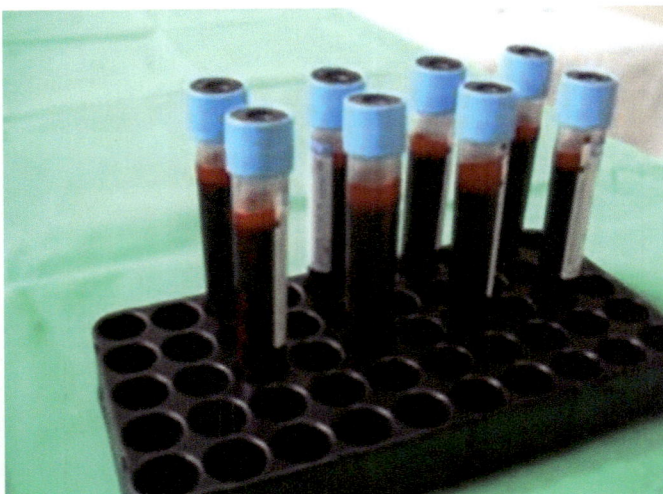

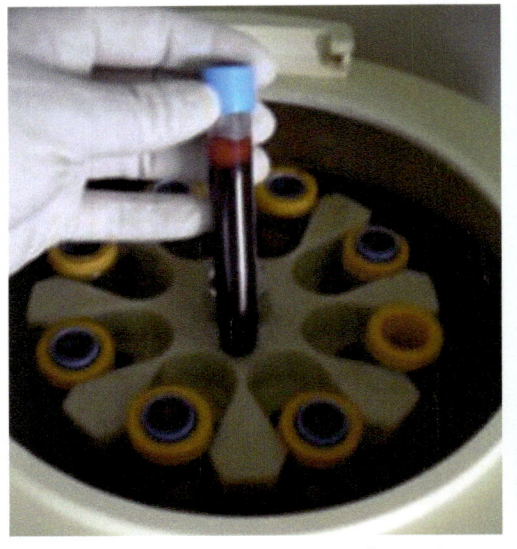

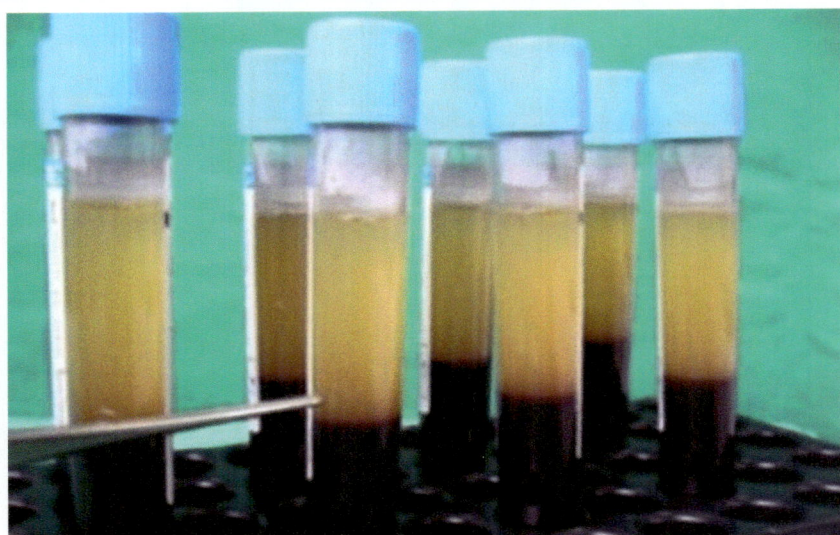

Plasma: Porção líquida + íons + moléculas em suspensão
Buffy coat: Glóbulos brancos + plaquetas
Glóbulos vermelhos

Fig. 28-2. Primeira parte da obtenção do PRP. (Imagem criada a partir do BioRender.)

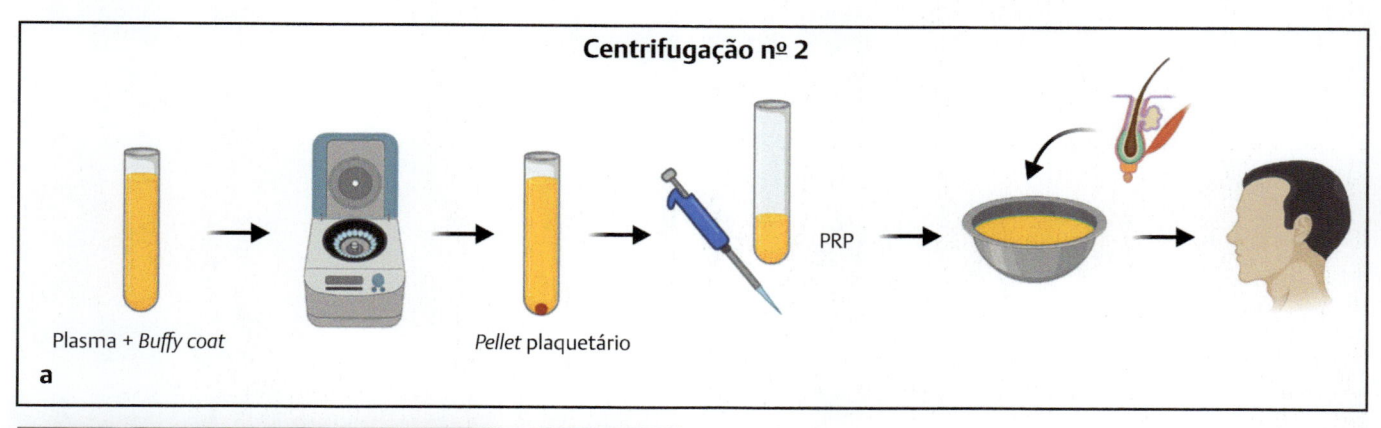

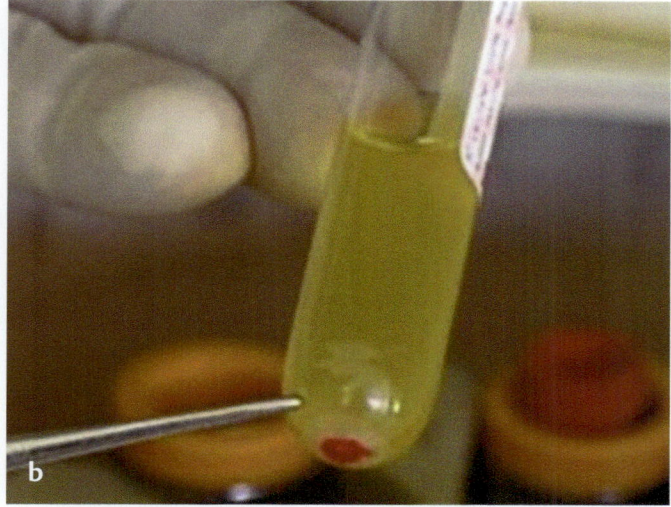

Fig. 28-3. (**a**) Segunda parte da obtenção do PRP: (criada com BioRender). (**b**) *Pellet* plaquetário a ser suspendido como PRP. (Imagem criada a partir do BioRender.)

RESULTADOS PÓS-OPERATÓRIOS DE PACIENTES SUBMETIDOS À CIRURGIA DE TRANSPLANTE CAPILAR COM USO DE PRP

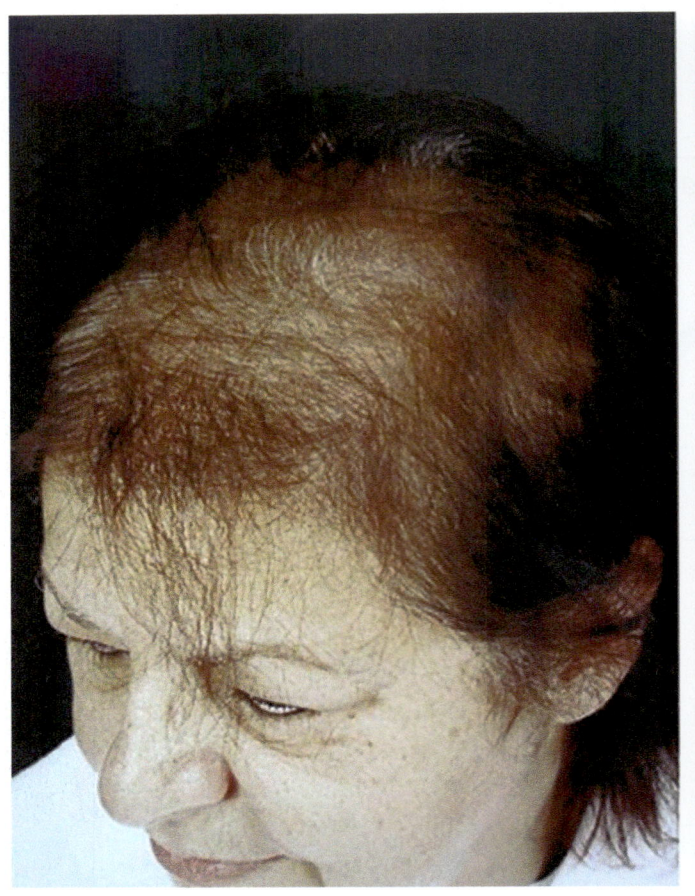

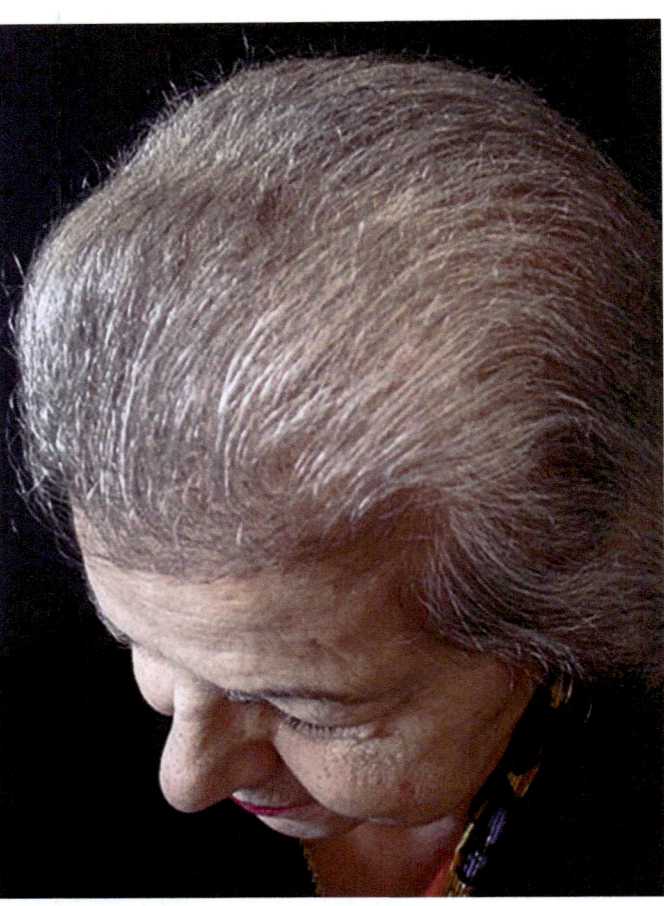

Fig. 28-4. (a,b) Pré e pós-operatório de 1 ano em paciente feminina de 76 anos.

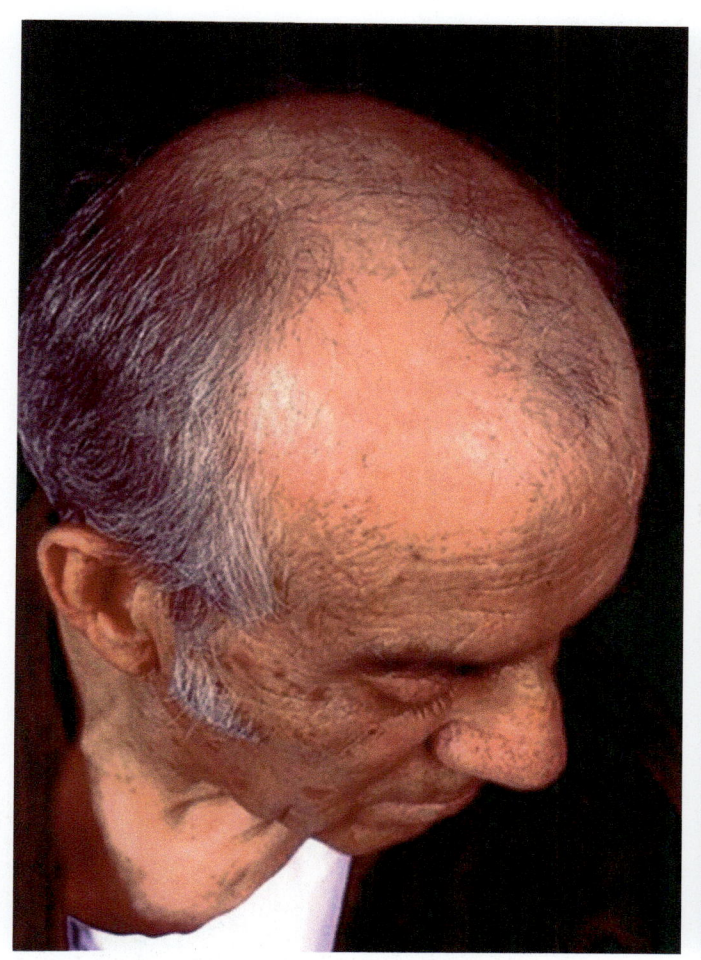

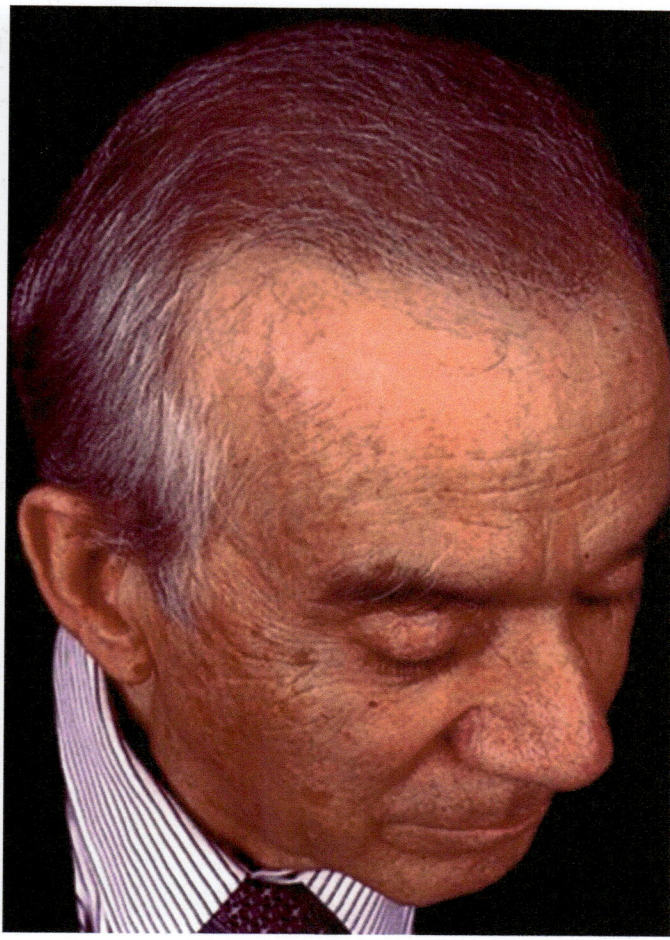

Fig. 28-5. (a,b) Pré e pós-operatório em paciente masculino.

BIBLIOGRAFIA

Abdelkader R, Abdalbary S, Naguib I, Makarem K. Effect of platelet rich plasma versus saline solution as a preservation solution for hair transplantation. Plastic and Reconstructive Surgery - Global Open [Internet]. 2020;8(6):e2875.

Chen CL, Huang WY, Wang EHC, et al. Functional complexity of hair follicle stem cell niche and therapeutic targeting of niche dysfunction for hair regeneration. Journal of Biomedical Science [Internet]. 2020;27(1):43.

Jang H, Jo Y, Choi JHL& S. Aging of hair follicle stem cells and their niches. BMB Reports [Internet]. 2023;56(1):2-9.

Ji S, Zhu Z, Sun X, Fu X. Functional hair follicle regeneration: an updated review. Sig Transduct Target Ther [Internet]. 2021;6(1):1-11.

Lavker RM, Sun TT, Oshima H, et al. Hair follicle stem cells. Journal of Investigative Dermatology Symposium Proceedings [Internet]. 2003;8(1):28-38.

Lee JH, Choi S. Deciphering the molecular mechanisms of stem cell dynamics in hair follicle regeneration. Exp Mol Med [Internet]. 2024;56(1):110-7.

Lin X, Zhu L, He J. Morphogenesis, growth cycle and molecular regulation of hair follicles. Front Cell Dev Biol [Internet]. 2022;10.

Pathania V, Sood A, Beniwal N, et al. Randomized control trial to study the efficacy and safety of platelet-rich plasma as intraoperative holding solution in hair restoration surgery: a pilot study. Medical Journal Armed Forces India [Internet]. 2023;79(1):46-53.

Revista RBAC [Internet]. Plasma rico em plaquetas: uma revisão sobre seu uso terapêutico. 2016.

Santos LC, Lana GL, Santos GS, et al. The biological role of platelet derivatives in regenerative aesthetics. International Journal of Molecular Sciences [Internet]. 2024;25(11):5604.

Semsarzadeh N, Khetarpal S. Platelet-rich plasma and stem cells for hair growth: a review of the literature. Aesthetic Surgery Journal [Internet]. 2020;40(4):NP177-88.

Sharma A, Chouhan K, Bhatia S, Dashore S. Platelet-rich plasma in androgenetic alopecia. Indian Dermatol Online J [Internet]. 2021;12(7):31.

Shimizu Y, Ntege EH, Sunami H, Inoue Y. Regenerative medicine strategies for hair growth and regeneration: a narrative review of literature. Regenerative Therapy [Internet]. 2022;21:527-39.

Uebel CO, Da Silva JB, Cantarelli D, Martins P. The role of platelet plasma growth factors in male pattern baldness surgery: Plastic and Reconstructive Surgery [Internet]. 2006;118(6):1458-66.

Uebel CO, Martins PDE, Silveira JAMD, Gazzalle A. Megassessões de unidades foliculares e fatores de crescimento plaquetário. Rev Bras Cir Plást [Internet]. 2013;28(1):156-64.

Uebel CO. Ação do plasma rico em plaquetas e seus fatores de crescimento na cirurgia dos microimplantes capilares [doctoral dissertation]. [Porto Alegre, BR]: Faculdade de Medicina, Pontifícia Universidade Católica do Rio Grande do Sul. 2006:88.

Yousef H, Miao JH, Alhajj M, Badri T. Histology, skin appendages. In: StatPearls [Internet]. Treasure Island (FL): StatPearls Publishing. 2024.

Zhang B, Chen T. Local and systemic mechanisms that control the hair follicle stem cell niche. Nat Rev Mol Cell Biol [Internet]. 2024;25(2):87-100.

INTERCORRÊNCIAS E COMPLICAÇÕES NA CIRURGIA DA CALVÍCIE

Sandro Navarro Salanitri ▪ Gilberto Lopes ▪ Americo Helene Jr.

INTRODUÇÃO

A cirurgia da calvície, sobretudo com o emprego da técnica FUE, se popularizou, mas nunca deixou de ser um procedimento que necessitasse de equipe grande, equipamentos específicos e um cirurgião habilitado e capacitado.

Muito do que vamos referir neste texto é nossa experiência na área da calvície e situações vivenciadas por colegas das quais tomamos conhecimento.

Inicialmente conceituamos:

- *Intercorrência*:
  - Ato ou efeito de intercorrer.
  - Variação, irregularidade; mudança.
- *Complicação*:
  - Ato ou efeito de complicar e qualidade, estado ou condição do que é complicado.
  - (Figurado) aquilo que complica; embaraço, óbice, dificuldade.

Portanto, as situações não são antecipadas, mas devemos ter ciência que podem ocorrer, cabendo ao cirurgião preveni-las e, caso diagnosticadas, tomar medidas cabíveis o quanto antes a fim de minimizar os danos e proteger o paciente.

Vale lembrar que estamos falando de uma cirurgia em que o paciente não deve ser visto como um caso de alguém calvo que irá colocar cabelos. Independente do porte do procedimento, sempre estará sujeito a complicações, como qualquer outra cirurgia. Portanto, exames, anamnese com história pregressa da moléstia atual, antecedentes pessoais e familiares, exame físico completo, exames laboratoriais e os que se fizerem necessários para avaliar o risco cirúrgico devem ser solicitados.

A cirurgia da calvície tem características peculiares. Geralmente são longas e necessitam de equipes grandes. O cirurgião, obrigatoriamente, deve aderir às regras do país onde clinica. No Brasil a ANVISA impõe regras para a realização de procedimentos cirúrgicos, principalmente onde devem ser realizados, e o quanto o local deve estar preparado para possíveis intercorrências, além da logística de transferência do paciente para serviços de saúde com condições de tratar a intercorrência ou complicação. Porém, antes de tudo, o cirurgião deverá se adequar a tais regras e valer-se de bom-senso a fim de não expor seu paciente a riscos desnecessários. A assistência de um anestesista à cirurgia também não é consenso, mas a realização de sedação endovenosa somente deve ser realizada na sua presença.

A cirurgia do transplante de cabelos tem logística própria, amplamente referida neste livro. O cirurgião deve criar uma sistemática de trabalho para sua equipe, com *checklists* e etapas a serem verificadas, seguidas e documentadas. Isso deve incluir os critérios de esterilização de equipamentos, técnicas de assepsia e antissepsia e, sobretudo, o preparo das medicações e/ou anestésicos que serão administradas ao paciente, que precisam conter, além de outros, seus nomes, os respectivos prazos de validade, quantidades, limites de toxicidade, posicionamento do paciente, sobretudo quando sedado, sua mobilização durante a cirurgia e checagem de suas vias aéreas. Ademais, também é importante incluir procedimentos relativos à intoxicação por anestésicos, quando acima da dosagem segura, infiltração inadvertida de antissépticos em vez de anestésicos, que pode levar à necrose de tecidos, neuropraxias em membros e até ao desenvolvimento de úlceras de pressão. Algo simples a fazer com a solução antisséptica e com a finalidade de diferenciá-la do anestésico antes do início da cirurgia consiste em tingi-la com azul de metileno.

Até o momento observamos que tudo o que descrevemos não é esperado, mas pode ocorrer e, portanto, é importante ter ciência da possibilidade de sua existência, prestar atenção em seu paciente e, caso notar alguma intercorrência, solucioná-la o mais rápido possível.

INTERCORRÊNCIAS

Anestesia e Sedação

Inúmeras intercorrências podem acontecer devido ao próprio processo de sedação e anestesia. A sedação anestésica deve ser realizada em ambiente hospitalar, com a presença de anestesiologista. A monitorização durante o ato cirúrgico terá, no mínimo, oximetria, eletrocardiografia contínua e aferição da pressão arterial a cada 5 minutos. A associação de anestesia local faz com que a sedação seja superficial, diminuindo o risco de intercorrências. Da mesma forma, uma sedação apropriada diminui a necessidade de grandes quantidades de anestésicos locais, que, por sua toxicidade, não devem ultrapassar dose-limite. Vivenciamos um caso de transplante de cabelos em que o paciente relatou um episódio pregresso de tontura. Ele foi avaliado por um cardiologista e os exames não indicaram nenhum risco cirúrgico. Mesmo assim, na indução anestésica, evoluiu com fibrilação atrial de alta resposta e a cirurgia foi abortada antes mesmo de ser iniciada. O paciente foi avaliado por intensivista, que reverteu o quadro com amiodarona, posteriormente sendo tratado com eletroablação. Outro caso foi de um paciente hígido, risco cirúrgico I, que evoluiu durante o procedimento para um quadro de colite aguda, pois já era portador de síndrome de intestino irritável, sem diagnóstico prévio. O paciente evoluiu para íleo paralítico, aumento do volume abdominal e episódios de vômito, sendo transferido a hospital e tratado clinicamente com sucesso.

Sangramento

Outra possível intercorrência é o sangramento que, pela característica da cirurgia, caso excessivo, dificulta a retirada dos enxertos, empregando a técnica FUE, da área doadora bem como a enxertia na área receptora. Presumindo que os exames pré-operatórios estejam normais e o paciente não esteja tomando nenhuma substância que altere a crase sanguínea, devemos avaliar os seguintes fatores: pressão arterial, dor, oximetria e se o paciente está confortável. Geralmente, ao melhorar, essas variáveis, o sangramento melhora. Cuidado com a infiltração de adrenalina em grandes doses, pois isso pode resultar em comprometimento tecidual. Em casos de sangramentos no pós-operatório, realize a compressão digital do local por 5 minutos com o auxílio de gaze, até cessar o sangramento.

Foliculite

Foliculites na área receptora são esperadas em baixa quantidade, em decorrência do sepultamento de alguns enxertos. Quando isso corresponde a um volume grande e com tempo mais alargado, pode acabar atrapalhando a sobrevivência dos folículos enxertados. Várias causas podem desencadear o processo, desde uma limpeza inadequada da área receptora até fatores idiossincráticos. Caso venha a ocorrer a intensificação ou cronificação do processo, algumas condutas se tornam importantes: solicitar que o paciente manipule menos o couro cabeludo e, se o fizer, somente após higienizar as mãos antes de realizar a devida limpeza do couro cabeludo. Dependendo da intensidade do processo, pode ser indicado o uso de antibióticos do grupo da tetraciclina, sabendo que a bactéria responsável geralmente é o *Staphylococcus aureus*, sendo que o uso de corticoide sistêmico também pode ser indicado. Dependendo da intensidade, frequência e cronificação do processo, culturas e até biópsia podem ter indicação para nortear o tratamento.

Alterações de Sensibilidade

Geralmente o transplante de cabelos não apresenta dor no pós-operatório. Alguns pacientes podem apresentar quadros diversos: diminuição da sensibilidade na área doadora, o que exige cuidados, visto que traumas são comuns no pós-operatório recente, tanto na técnica FUT quanto FUE. Alguns reclamam de dor na região doadora na técnica FUT, decorrente da sutura, e devem ser tratados com analgesia; outros, na técnica FUE, se queixam de intensa coceira, havendo, às vezes, a necessidade de usar anti-histamínicos e/ou corticoide sistêmico. Em alguns casos a remissão é lenta, diminuindo com o passar dos meses, sendo alguns casos tratados conjuntamente com a fisiatria para obter a diminuição dos sintomas.

Soluços Incoercíveis

Não é especificamente uma intercorrência do transplante de cabelos, mas do processo anestésico em decorrência da sedação. Há vários protocolos para seu tratamento, bem como a descrição da necessidade de internação e sedação para melhora do quadro.

Linfonodos Persistentes

Eventualmente, podem persistir linfonodos nas regiões retroauriculares. Neste paciente (Fig. 29-1) foram realizadas sorologias e exames laboratoriais (todos normais) e controle ultrassonográfico; houve regressão espontânea dentro de 1 ano.

Eflúvio Telogênico

Perda importante de cabelos, inclusive dos já existentes na área doadora, decorrente da agressão da própria cirurgia de transplante capilar.

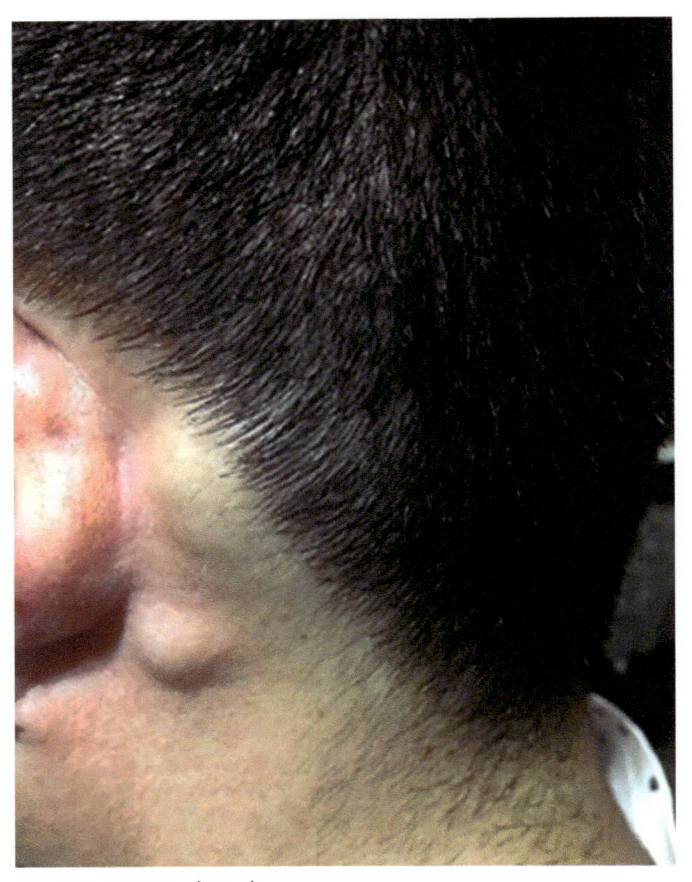

Fig. 29-1. Cicatriz alargada.

COMPLICAÇÕES

Diferentes das intercorrências, as complicações podem levar a sequelas e são inerentes aos procedimentos cirúrgicos. Salanitri *et al.* publicaram estudo sobre a incidência de complicações cirúrgicas em 533 transplantes de cabelo realizados em 445 pacientes, de 1996 a 2006, no Hospital da Santa Casa de São Paulo e em serviço privado. Ao todo, 4,7% dos casos apresentaram complicações. Em ordem de incidência, estas foram: alargamento da cicatriz, foliculite, necrose, queloide, sangramento, infecção, soluços incoercíveis e granuloma piogênico. Neste capítulo não descrevemos algumas delas, porém, acrescentamos outras que decorrem da técnica FUE.

Cicatrização Patológica

A cicatrização de uma ferida é um fenômeno complexo que cursa em fases. As cicatrizações patológicas são bastante descritas e estudadas na literatura, inerentes ao procedimento cirúrgico, sua etiopatogenia principal e a idiossincrasia. No couro cabeludo encontramos:

Cicatrizes Alargadas

Muito comuns na área doadora do FUT, que geralmente são epiladas (Fig. 29-2). Esses casos ocorrem quando há suturas no couro cabeludo com muita tensão. Recomenda-se optar por menor tensão da sutura e um espaçamento entre as bordas que será preenchido por sangue e cicatrização por segunda intenção em vez de um alargamento ou até necrose da borda, e então aguardar um segundo tempo para ressecar a cicatriz epilada e realizar uma nova sutura de coaptação das bordas. Uma tática cirúrgica que pode ser utilizada é a sutura tricofítica em uma das bordas da ferida, fazendo a ressecção milimétrica de parte dos pelos abaixo do nível da derme, sepultando os fios e assim permitindo a exteriorização dos fios pela cicatriz resultante. A correção requer aguardar a maturação da cicatriz e realizar nova abordagem com o refinamento da cicatriz.

Queloides

São raros no couro cabeludo, porém, há descrição de casos de cirurgias tanto de FUT como de FUE que evoluíram para queloides. A causa é idiossincrática. Os tratamentos são os preconizados pela cirurgia plástica e dermatologia, como a corticoterapia, betaterapia, radioterapia e exérese cirúrgica, retirando toda a lesão e realizando sua ressutura (Fig. 29-3).

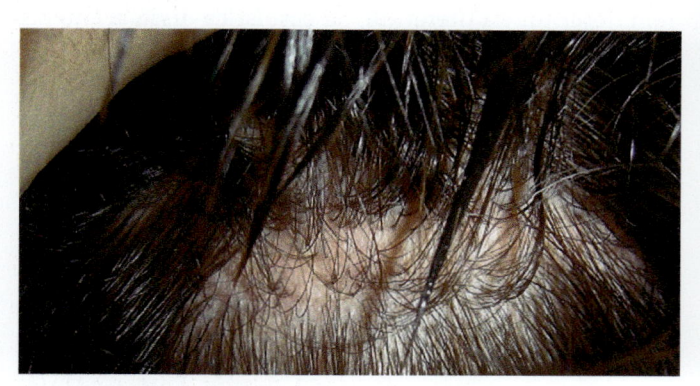

Fig. 29-2. Cicatriz alargada.

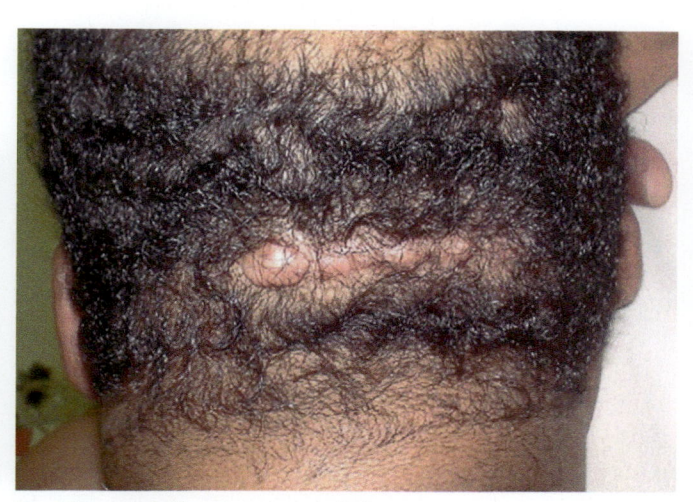

Fig. 29-3. Queloide em couro cabeludo.

Necrose

Como já dito, o couro cabeludo tem rica rede de vascularização periférica. Entretanto, a necrose de couro cabeludo de diversas extensões é relatada, tanto na área receptora (Fig. 29-4) quanto na doadora (Fig. 29-5). Há inúmeras causas, como fatores preexistentes como o tabagismo, hipertensão, diabetes, cicatrizes prévias de couro cabeludo, entre outros, que devem ser pesadas ao programar o porte da cirurgia de transplante de cabelos. Outros fatores controlados pelo cirurgião devem ser avaliados, como a tensão da sutura do couro cabeludo, concentração de adrenalina na solução anestésica, entre outras. No caso do FUE, a retirada da quantidade de unidades e/ou famílias foliculares não deve agredir a área doadora a ponto de haver seu comprometimento. Na área receptora, o mesmo pensamento é valido, considerando que a cirurgia é muito agressiva e poderá comprometer a pega dos enxertos e a viabilidade do couro cabeludo. Não há na literatura um consenso quanto ao máximo a ser transplantado, cabendo ao cirurgião usar da prudência cabível.

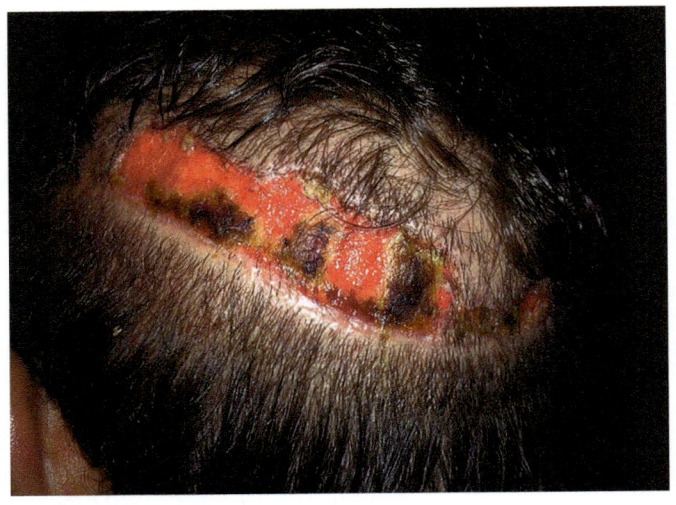

Fig. 29-5. Necrose da área doadora FUT.

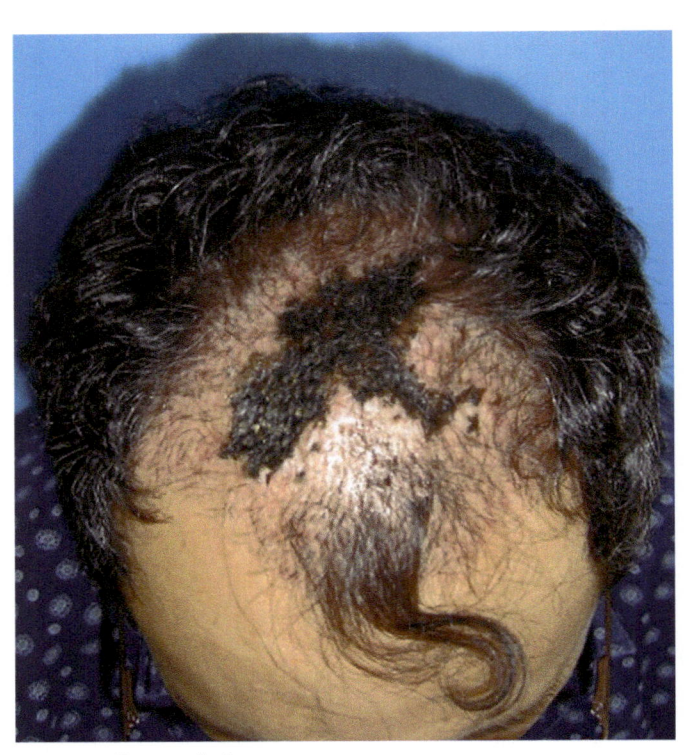

Fig. 29-4. Necrose da área receptora.

Infecção do Couro Cabeludo

Apesar de casos de infecção do couro cabeludo não serem descritos na literatura, há casuística disso acontecer em outras partes do corpo após o transplante de cabelos como, por exemplo, na área do bigode, tratado com sucesso com antibioticoterapia. Devemos salientar que há duas veias emissárias que perfuram o crânio, comunicando o couro cabeludo com as meninges. Caso o paciente venha a ter sinais de infecção local ou sistêmica após o procedimento, a utilização de antibióticos é mandatória. Vale ressaltar que há casos de osteomielites de crânio pós-transplante de cabelos descritos na literatura médica. Muitos cirurgiões no exterior realizam a cirurgia com luvas não estéreis e fazem a limpeza destas por várias vezes durante a cirurgia com líquidos que promovem a assepsia. No Brasil, as cirurgias são realizadas com os parâmetros de assepsia e antissepsia acadêmicos, mas há necessidade de maior número de trabalhos para ditar regras sobre o assunto.

Fístula Arteriovenosa

A fisiopatologia da fístula arteriovenosa é a comunicação de uma artéria com uma veia, que requer um *shunt* arteriovenoso. Essas fístulas têm a tendência de aumentar de volume progressivamente em decorrência da maior pressão arterial, que formará uma estrutura sacular na veia acometida, sendo que no transplante são feitos milhares de orifícios e incisões no couro cabeludo e, portanto, é fácil entender a probabilidade de sua formação. O diagnóstico é clínico com uma tumoração semiesférica no couro cabeludo, mimetizando um cisto (Fig. 29-6), que pode ter pulso e frêmito. Além disso, a veia eferente ao processo poderá estar dilatada, com sinal de serpente (Fig. 29-7). É a complicação mais importante do transplante de cabelos e, apesar de rara, é essencial que o médico-cirurgião a conheça. Pode ocorrer tanto na área receptora como na doadora, sendo o mais comum na região temporal, com o sinal de serpente. O diagnóstico é feito por ultrassonografia Doppler, ou arteriografia, que pode ser terapêutica com embolização. Cabe salientar que o ultrassom simples não é capaz de fazer o diagnóstico de fístula arteriovenosa, podendo até gerar dúvida diagnóstica de uma formação cística, ou seja, cisto de inclusão. De posse do diagnóstico, outra forma de correção é a exérese com a ligadura dos vasos (Fig. 29-8).

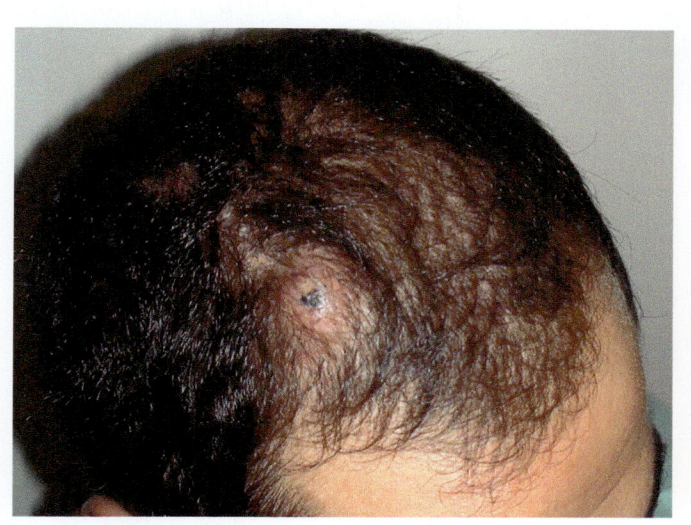

Fig. 29-6. Fístula arteriovenosa, aspecto de cisto.

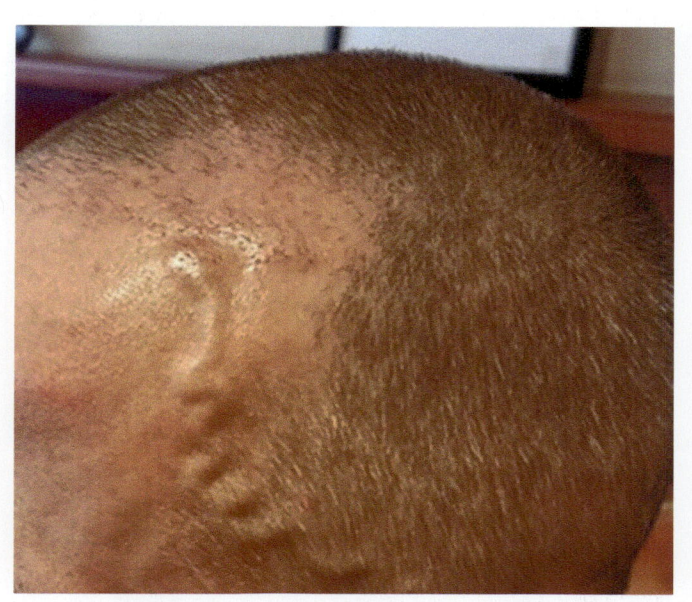

Fig. 29-7. Fístula arteriovenosa, sinal de serpente. (Cedida pelo Dr. Géza Sikos.)

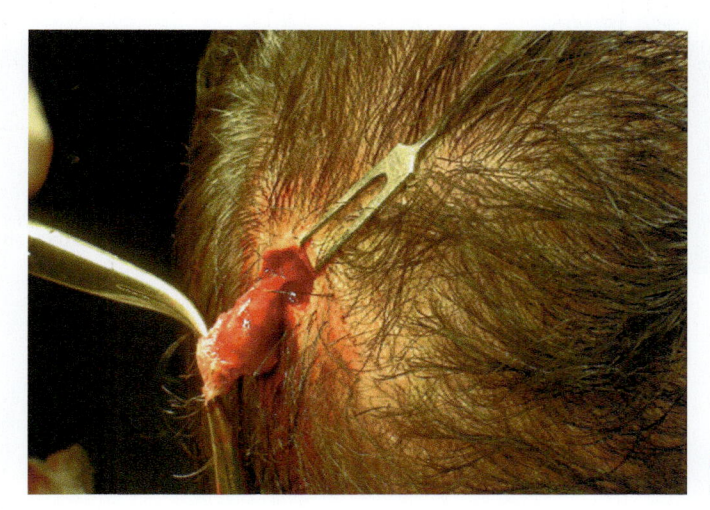

Fig. 29-8. Tratamento cirúrgico de fístula arteriovenosa.

Falta de Crescimento

Há inúmeras causas para a falta de crescimento, desde falha técnica, como manter os folículos sem resfriamento ou desidratados enquanto extracorpóreos, sua manipulação exagerada e lesão dos folículos. As patologias do couro cabeludo de cunho autoimune podem ser um motivo, sendo que a biópsia, em caso de dúvidas, pode contraindicar o procedimento cirúrgico. Caso haja a perda de cabelos em períodos tardios, a investigação também é feita por meio da clínica e de biópsia. Em nossa experiência vivenciamos a perda da quase totalidade dos folículos transplantados anos após transplantes bem-sucedidos, que evoluíram com alopecia novamente e, ao ser realizado a biópsia, foi constatada alopecia frontal fibrosante (Fig. 29-9) e, em outro caso, líquen plano (Fig. 29-10). Tal assunto é polêmico quando estamos diante de um paciente que sabidamente tem diagnósticos diferentes de alopecia androgenética, cuja indicação é realizar o procedimento. Novamente, vale o bom senso. Vale a pena lembrar de doenças inflamatórias que podem piorar ou surgir após um trauma em pacientes com predisposição, como no caso da psoríase. Outro fator que vem aumentando muito são pacientes que fazem uso de anabolizantes esteroides. Ambas as situações devem ser verificadas na anamnese e esclarecidas para evitar o uso de hormônios e medicações sem a devida orientação médica.

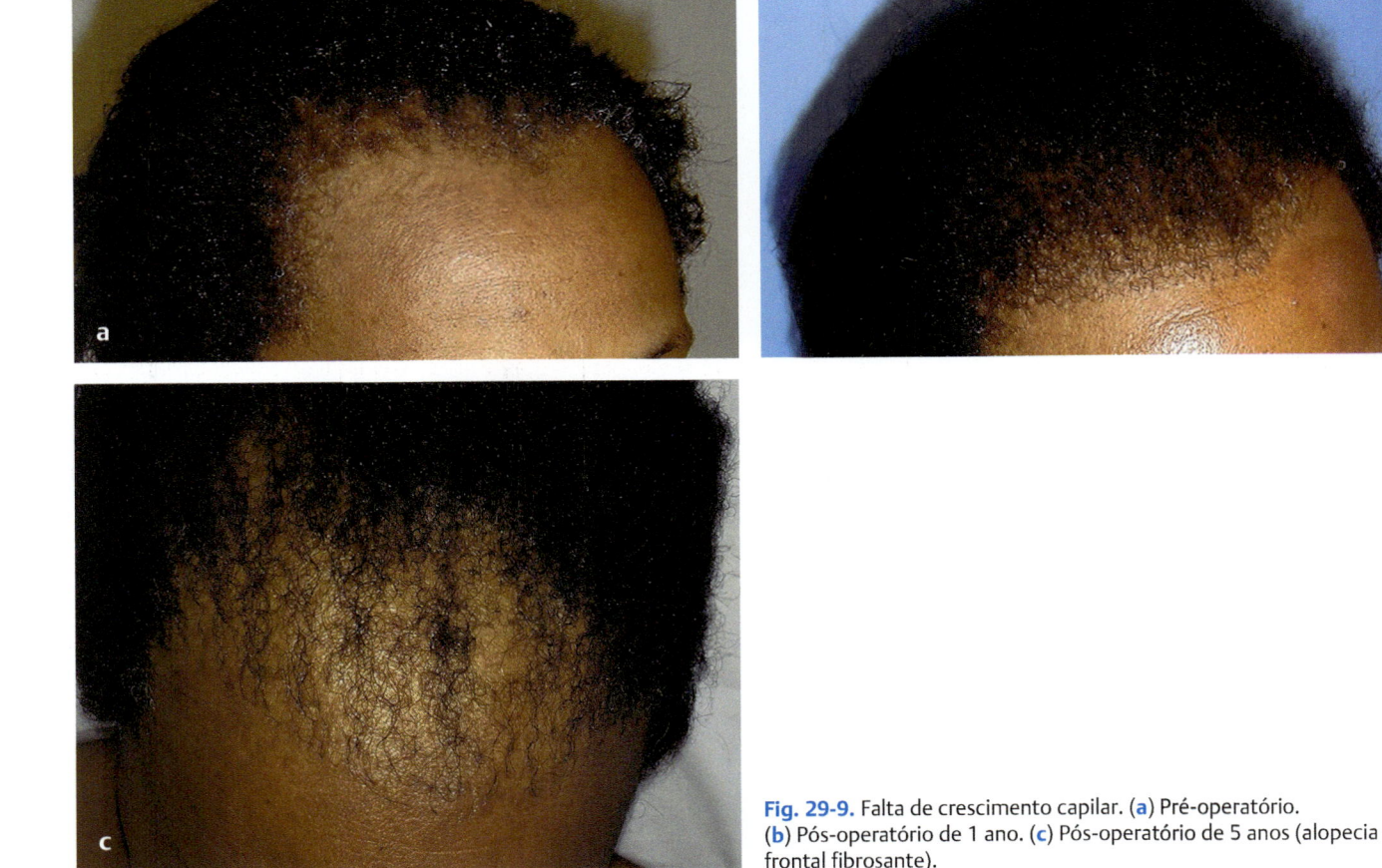

Fig. 29-9. Falta de crescimento capilar. (**a**) Pré-operatório. (**b**) Pós-operatório de 1 ano. (**c**) Pós-operatório de 5 anos (alopecia frontal fibrosante).

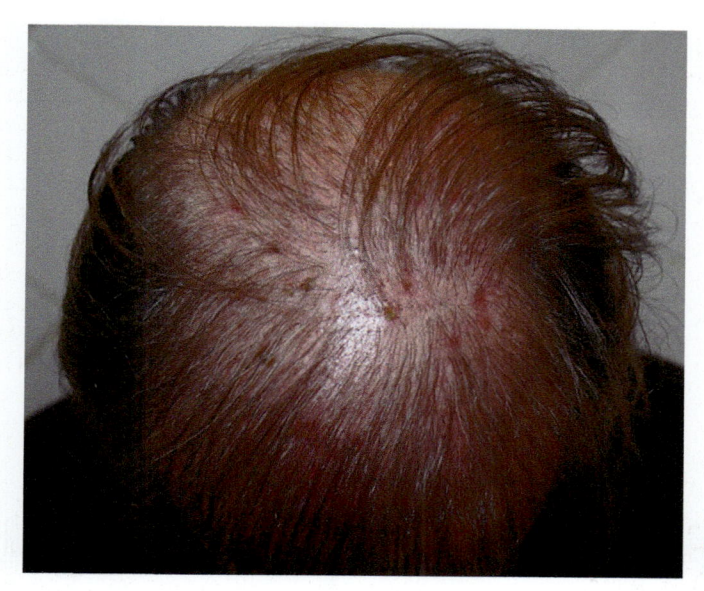

Fig. 29-10. Líquen plano pós-transplante de cabelos PO 10 anos.

CONCLUSÃO

Só tem intercorrência e complicação cirúrgica quem opera. Quanto maior sua casuística, maior será sua possibilidade de ocorrer. Devemos sempre ser zelosos em nossas cirurgias, prevendo possíveis intercorrências ou complicações. O padrão-ouro é a prevenção. Sempre que detectarmos algo fora do comum relativo ao procedimento devemos agir o mais rápido possível para minimizar sequelas. As complicações são passíveis de ocorrer e, na grande maioria das vezes, têm solução sem gerar sequelas e, o mais importante, cirurgiões não gostam de compartilhar ou discutir suas complicações, mas esse tema é importantíssimo para o crescimento da especialidade. Os trabalhos científicos são nossa proteção em judicializações de atividades médicas.

AGRADECIMENTOS

Géza Sikos: Cirurgião plástico. Budapest, Hungria. Carlos Eduardo Leão: Ex-chefe do Serviço de Cirurgia Plástica da Fundação Hospitalar do Estado de Minas Gerais – FHEMIG. Dirlene Melo Palmeira Roth: Dermatologista. São Bernardo do Campo São Paulo.

BIBLIOGRAFIA

Barrera A, Uebel CO, Trufino AJ. Transplante capilar - a arte do microenxerto e: minienxerto de unidade folicular. Rio de Janeiro: Revinter, 2015.

Campos ACL, Borges-Branco A, Groth AK. Cicatrização de feridas. ABCD Arquivos Brasileiros de Cirurgia Digestiva (São Paulo). 2007;20(1):51-8.

Ferreira CJRBdCP. Cicatrizes hipertróficas e queloides. 2001;21(1):40-8.

Lam SM, Karamanovski E. Hair transplant 360 [two-dimensional moving image]. New Delhi: Jaypee Brothers Medical Publishers (P) Ltd, 2011.

Leão CEG, Goulart BCT, Fonseca TG, RASSI SP. Pseudoaneurisma da artéria occipital em área doadora de cirurgia de calvície. Rev Soc Bras Cir Plást. 2005;20(1):59-62.

Portuguese dictionary is provided by Oxford Languages. 2024.

Ruston A, Radwanski HN, Lemos GR. Transplante capilar. Arte e técnica. In: Roca, ed.. Transplante capilar. Arte e técnica. São Paulo, 2011.

Ruston A, Radwanski HN, Lemos RG. Transplante capilar arte e técnica. São Paulo, 211.

Salanitri S, Goncalves AJ, Helene A Jr, Lopes FH. Surgical complications in hair transplantation: a series of 533 procedures. Aesthet Surg J. 2009;29(1):72-6.

Salanitri SSC. Descrição de caso de linfodenomegalia retroauricular após cirurgia de transplante de cabelos pela técnica de Follicular Unit Extraction (FUE). 2022.

Semashko DC, Schwartz ME, Kaynan A, Harrington EB. Arteriovenous fistula following punch-graft hair transplantation. J Dermatol Surg Oncol. 1989;15(7):754-5.

Souder DE, Bercaw BL. Arteriovenous fistula secondary to hair transplantation. N Engl J Med. 1970;283(9):473-4.

Unger W. Surgical approach to hair loss. Disorders of hair growth: diagnosis and treatment. Ed. Olsen E. New York, McGraw-Hill, 1994.

Unger WP. Hair transplantation, 3rd ed, 1995.

ÍNDICE REMISSIVO

Entradas acompanhadas por um *f* ou *q* itálico indicam figuras e quadros, respectivamente.

A

AA (Alopecia *Areata*)
  das sobrancelhas, 88
    tricoscopia, 88
  difusa, 76*f*, 100
  APF e, 100
AAG (Alopecia Androgenética), 75
  avançada, 76*f*
  de padrão masculino, 91
    diagnóstico, 91
      diferencial, 92
    tratamento, 92
      dutasterida oral, 93
      finasterida, 92
        oral, 92
        tópica, 92
      minimamente invasivo, 93
        TC, 93
      minoxidil, 92, 93
        oral, 93
        sublingual, 93
        tópico, 92
  e ACP, 107*q*
    corticoide tópico, 107*q*
ABCRC (Associação Brasileira de Cirurgia da Restauração Capilar)
  criação da, 3
Abordagem Cirúrgica
  do paciente afro, 346
    anestesia, 347
    avaliação dos enxertos, 348
    cuidados no pós-operatório, 349
    escolha da tecnologia, 347
    escolha do *punch*, 348
    extração da UFs, 348
    higiene do couro cabeludo, 346
    implantação, 348
    linha anterior, 346
    movimento em arco, 348
    picos temporais, 346
    preparo da AD, 346
      para FUE raspado, 346
    preparo da área receptora, 346
    profilaxia de sangramento, 346
    registro fotográfico, 346
    tumescência, 347
ACCC (Alopecia Cicatricial Central Centrifugal)
  ACP e, 107
    tricoscopia, 107*f*
Acetato
  de ciproterona, 98
    na APF, 98
Acne
  necrótica, 111
    e ACP, 111
ACP (Alopecias Cicatriciais Primárias), 103-111
  ACCC, 107
  acne necrótica, 111
  avaliação das, 103
  classificação, 103
    modificada, 103*q*
      pela NAHRS, 103*q*
  dermatose pustulosa, 111
    erosiva, 111
  FAPD, 106
  fisiopatologia, 103
  LECC, 108
  mucinosa, 109
  pseudopelada de Brocq, 109
  queratose folicular, 109
    espinulosa decalvante, 109
      infiltração mista, 110
      neutrofílica, 109
  transplante nas, 104
    linfocíticas, 104
      líquen plano, 104
        AFF, 105
        LPP, 104
        SGL, 106

AD (Área Doadora), 137
  após a retirada das UFs, 158*f*
  com baixa densidade, 138*f*
  do couro cabeludo, 245
    formas de comprometimento da, 245
  excisão folicular e, 138
    dimensão da, 138
  occipital, 139*f*
  preparo da, 234
    para excisão das UFs, 234
      na técnica FUE, 234
        corporal, 239
        occipitoparietotemporal, 234
  quando tingir a, 244
  segura, 245
AFF (Alopecia Fibrosante Frontal), 81
  APF e, 100
  das sobrancelhas, 88
    tricoscopia, 88
  e ACP, 105
    tricoscopia, 105*f*
  transplante para, 382
    PLH, 382
  tricoscopia, 82
    da linha de implantação, 82*f*
Afrodescendente(s)
  FUE em, 343-355
    abordagem cirúrgica, 346
      anestesia, 347
      avaliação dos enxertos, 348
      cuidados no pós-operatório, 349
      escolha da tecnologia, 347
      escolha do *punch*, 348
      extração da UFs, 348
      higiene do couro cabeludo, 346
      implantação, 348
      linha anterior, 346
      movimento em arco, 348
      picos temporais, 346

preparo da AD, 346
　para FUE raspado, 346
preparo da área receptora, 346
profilaxia de sangramento, 346
registro fotográfico, 346
tumescência, 347
escala SFS, 345
　importância da, 345
histologia da pele, 345
paciente, 343
　abordagem do, 344
　　pontos de destaque, 344
　aspectos do, 343
　características do, 343
　fototipos cutâneos, 346
　　mais pigmentados, 346
　tricoscopia do, 346
resultados, 349
tipos de cabelo, 344
Ajuste
do ângulo, 164
do *punch*, 164
Aldrete e Kroulik
escala de, 131*q*
Alinhamento
na técnica FUE, 226
Alopecia(s)
cicatriciais, 382
　transplante para, 382
　　PLH, 382
de padrão masculino, 91-93, 405-407
　diagnóstico, 91
　　diferencial, 92
　terapias regenerativas na, 405-407
　　células-tronco, 406
　　meio condicionado, 406
　　PRP, 405
　　VEs, 407
AAG, 91
　tratamento, 92
　　minimamente invasivos, 93
homem sem, 12
　linha do cabelo no, 12
　　anterior, 12
mucinosa, 109
mulher sem, 41
　linha do cabelo na, 41
　　anterior, 41
padrão feminino, 405-407
　terapias regenerativas na, 405-407
　　células-tronco, 406
　　meio condicionado, 406
　　PRP, 405
　　VEs, 407
sifilítica, 77*f*
　na tricoscopia, 77*f*
tricoscopia nas, 75
　AAG, 75
　AFF, 81

CCCA, 85
cicatriciais, 78
　classificação das, 78*q*
das sobrancelhas, 88
　AA, 88
　AFF, 88
em padrão androgenético, 83
FAPD, 83
não cicatriciais, 76
Alteração(ões)
de sensibilidade, 418
　na cirurgia, 418
　　da calvície, 418
Altura
excisão folicular e, 149, 151
　da cadeira, 151
　da mesa de operação, 149
　do suporte de cotovelos, 151
Ambiente
adequado, 145
　excisão folicular e, 145
Anágena
fase, 71
Anatomia
da UF, 65-71
　cabelo, 70, 71
　　ciclo do, 70
　　manutenção do, 71
　　renovação do, 71
　folículo capilar, 69
　　embriologia do, 69
　　formação dos, 69
　folículo piloso, 70
　　estrutura do, 70
　　individuais, 70
　tipos de cabelo, 69
　　desenvolvimento dos, 69
do couro cabeludo, 65-71
　cirúrgica, 67
　　considerações cirúrgicas, 68
　　região, 67
　　　frontal, 68
　　　intermédia, 67
　　　occipitoparietal, 67
　　　temporal anterior, 68
　　vértex, 67
　embriologia do, 69
　　origem embriológica, 69
　geral, 65
　　em camadas, 65
　　inervação do, 66
　　mnemônico SCALP, 65*f*
　　vascularização do, 66
linha de implantação, 6
　feminina, 6
　masculina, 6
Anel
multipropósito, 340
　punches de, 340

Anestesia
em TC, 127-132
　anestésicos locais, 130*q*
　　concentrações
　　　anestésicas dos, 130*q*
　　　doses máximas dos, 130*q*
　avaliação pré-anestésica, 127
　bloqueio, 130*f*
　　do couro cabeludo, 130*f*
　drogas pré-anestésicas, 129*q*
　medicações no
　　pré-operatório, 128*q*
　　ajuste de, 128*q*
　monitorização, 129
　pós-operatório, 131
　　escala, 131*q*, 132*q*
　　　de Aldrete e Kroulik, 131*q*
　　　de PADS, 132*q*
　técnica anestésica, 129
excisão folicular e, 155
　fase de incisão, 155
na cirurgia, 417
　da calvície, 417
no tratamento da coroa, 397
　com fio longo, 397
Anestésico(s)
locais, 130*q*
　concentrações
　　anestésicas dos, 130*q*
　　doses máximas dos, 130*q*
Ângulo
do *punch*, 164
　ajuste do, 164
Anisotricose, 91*f*, 92*f*
Aparelho(s)
de FUE, 151
　posição do pedal, 151
na tricoscopia, 74
Aparência
do gênero, 5-10
　influência dos cabelos na, 5-10
　　anatomia, 6
　　complicações, 10
　　contraindicações, 6
　　cuidados pós-operatórios, 8
　　fisiologia, 6
　　indicação, 6
　　marcação cirúrgica, 6
　　plano pré-operatório, 6
　　resultados, 8
　　técnica cirúrgica, 8
APF (Alopecia de Padrão Feminino), 95-100
pontos-chave, 95
diagnóstico, 96, 99
　apresentação clínica, 96
　　classificação, 96*f*
　　　de Ludwig, 96*f*
　　　de Sinclair, 96*f*

biópsia de pele, 97
  do couro cabeludo, 97
critérios dermatoscópicos, 97q
diferencial, 99
  AA difusa, 100
  AFF, 100
  CCCA, 100
  eflúvio telógeno, 99
  FAPD, 100
tricoscopia, 96, 97f
fisiopatogênese, 95
tratamento, 97
  clínicos, 97
    drogas antiandrogênicas, 98
      acetato de ciproterona, 98
      bicalutamida, 98
      ciproterona, 98
      espironolactona, 98
      flutamida, 98
    inibidores de 5α-redutase, 98
      dutasterida, 98
      finasterida, 98
    minoxidil, 97, 98
      oral, 98
      tópico, 97
  procedimentos, 99
    camuflagens capilares, 99
    LLLT, 99
    mesoterapia, 99
    microagulhamento, 99
    MMP, 99
    PRP, 99
AR (Área Recebedora), 138
Área Calva
  reduções de, 2
Aumento
  lupa de, 146
    excisão folicular e, 146
Avaliação
  da integridade, 173
    da UF, 173
      para ajustes, 173
  do paciente, 134
    pós-operatória, 134
    pré-operatória, 134
  pré-anestésica, 127
    no TC, 127

B

Barba
  transplante de, 177-191
    avaliação, 177
    densidade, 181f
      correta, 181f
    diagnóstico, 177
    direção dos fios, 179f
      padrão da, 179f
    discussão, 191

    indicação, 177
    marcação da, 180f
      parâmetros de, 180f
    métodos, 181, 182f
    planejamento, 178
    resultados, 187
    técnicas, 181
  UGraft Zeus e, 303
    como lidar com pele espessa, 303
    e ângulos variáveis, 303
    contexto clínico, 303
    inovação, 303
    resultados, 303
Basto
  técnica de, 58
    traçado da linha anterior, 58
      feminina, 58
BHT (*Body Hair Transplantation*), 239
Bicalutamida
  na APF, 98
Biópsia
  de pele, 97
    do couro cabeludo, 97
      na APF, 97
Bloqueio
  do couro cabeludo, 130f
Brocq
  pseudopelada de, 109
    ACP e, 109

C

Cabeça
  raspagem da, 367-393
    TC sem, 367-393
      discussão, 387
      história, 368
      nas mulheres, 375
      para AFF, 382
      para alopecias cicatriciais, 382
      para sobrancelhas, 381
      PLH FUE, 370
        e FUT, 373
      técnica, 382
Cabelo(s)
  afrodescendente, 344
    tipos de, 344
  ciclo do, 70
    anatomia e, 70
      da UF, 70
    fase, 71
      anágena, 71
      catágena, 71
      de crescimento, 71
      de repouso, 71
      de transição, 71
      exógena, 71
      liberação do fio, 71
      telógena, 71

  diferentes tipos de, 374
    comportamento dos, 374
    de cobertura, 374
  excisão folicular e, 138
    características do, 38
    comprimento do, 141f
    corte do, 140
    densidade do, 138
    tintura do, 142
  haste do, 168
    dentro da derme, 168
    observe a cor da, 168
  influência dos, 5-10
    na aparência do gênero, 5-10
      anatomia, 6
      complicações, 10
      contraindicações, 6
      cuidados pós-operatórios, 8
      fisiologia, 6
      indicação, 6
      marcação cirúrgica, 6
      plano pré-operatório, 6
      resultados, 8
      técnica cirúrgica, 8
    na dignidade do gênero, 5-10
      anatomia, 6
      complicações, 10
      contraindicações, 6
      cuidados pós-operatórios, 8
      fisiologia, 6
      indicação, 6
      marcação cirúrgica, 6
      plano pré-operatório, 6
      resultados, 8
      técnica cirúrgica, 8
  linha anterior do, 11-63
    na mulher, 11-63
      curva frontotemporal
        descendente, 45
      desenho, 11-63
      enxertia, 11-63
      ponto A, 45
      sem alopecia, 41
      traçado da, 58
        regra dos 6 centímetros, 58
        técnica de Basto, 58
    no homem, 11-63
      assimétrica, 22
        desenho, 22
        enxertia, 22
      irregular, 22
        desenho, 22
        enxertia, 22
      sem alopecia, 12
      ponto A, 14
      ponto B, 17
        em calvícies avançadas, 39
      ponto C, 18
      pico temporal, 18

recesso temporal, 19
 classificação do autor, 19
 desenho, 11-63
 enxertia, 11-63
manutenção do, 71
renovação do, 71
tipos de, 69, 298, 345q
 contribuição do, 298
 no SFS, 298
 desenvolvimento dos, 69
 lanugo, 69
 terminais, 69
 vellus, 69
 pontuação do, 345q
 na escala SFS, 345q
transplante de, 1-4, *ver FUT*
 pequena história do, 1-4
 ABCRC, 3
 criação da, 3
 área calva, 2
 reduções de, 2
 ISHRS, 3
 Orlando *workshop*, 3
 pioneiros japoneses, 1
 punches, 1
 retalhos, 2, 3
 microcirúrgicos, 3
 pediculados, 2
 UF, 2
UGraft Zeus e, 301, 306, 307
 afro-texturizado, 301
 contexto clínico, 301
 enfrentando desafios
 únicos, 301
 inovação, 301
 resultados, 302
 longos não barbeados, 307
 contexto clínico, 307
 equilíbrio entre estética e
 eficiência, 307
 inovação, 307
 resultados, 307
 na nuca, 306
 contexto clínico, 306
 inovação, 306
 precisão em pele macia e fina, 306
 resultados, 306
 periauricular, 306
 contexto clínico, 306
 inovação, 306
 precisão em pele macia e fina, 306
 resultados, 306
Cadeira
 altura da, 151
 do cirurgião, 158
 posição da, 158
 ajuste da, 158

Calvície(s)
 cirurgia da, 417-423
 complicações na, 417-423
 cicatrização patológica, 419
 cicatrizes alargadas, 419
 necrose, 420
 queloides, 419
 falta de crescimento, 422
 fístula arteriovenosa, 421
 infecção do couro cabeludo, 420
 intercorrências na, 417-423
 alterações de sensibilidade, 418
 anestesia, 417
 eflúvio telogênico, 418
 foliculite, 418
 linfonodos persistentes, 418
 sangramento, 418
 sedação, 417
 soluços incoercíveis, 418
 masculinas, 39
 avançadas, 39
 ponto B em, 39
 tipo VI, 16f
Calvície Feminina
 restauração da, 357-364
 com microimplantes capilares, 357-364
 discussão, 360
 métodos, 358
 pacientes, 358
 resultados, 360
 técnica cirúrgica, 358
 tratamento clínico, 364
 opções de, 364
Camada(s)
 couro cabeludo em, 65
 do escalpo, 66f
Camuflagem(ns)
 capilares, 99
 na APF, 99
Catágena
 fase, 71
CCCA (Alopecia Cicatricial Centrífuga Central)
 APF e, 100
 tricoscopia, 85
Célula(s)-Tronco
 na alopecia padrão, 406
 feminina, 406
 masculina, 406
Celulite
 dissecante, 86
 tricoscopia, 86
Centralização
 da UF, 159
 na punção, 159
Cicatricial(is)
 alopecias, 78
 classificação das, 78q

Cicatriz
 alargada, 418f, 419
 na cirurgia, 419
 da calvície, 419
Cicatrização
 de feridas, 299
 melhora na, 299
 UGraft Zeus e, 299
 patológica, 419
 na cirurgia da calvície, 419
 cicatrizes alargadas, 419
 necrose, 420
 queloides, 419
Ciclo
 do cabelo, 70
 anatomia e, 70
 da UF, 70
 fase, 71
 anágena, 71
 catágena, 71
 de crescimento, 71
 de repouso, 71
 de transição, 71
 exógena, 71
 liberação do fio, 71
 telógena, 71
Ciproterona
 na APF, 98
 acetato de, 98
Cirurgia
 da calvície, 417-423
 complicações na, 417-423
 cicatrização patológica, 419
 cicatrizes alargadas, 419
 necrose, 420
 queloides, 419
 infecção do couro cabeludo, 420
 falta de crescimento, 422
 fístula arteriovenosa, 421
 intercorrências na, 417-423
 alterações de sensibilidade, 418
 anestesia, 417
 eflúvio telogênico, 418
 foliculite, 418
 linfonodos persistentes, 418
 sangramento, 418
 sedação, 417
 soluços incoercíveis, 418
 de restauração capilar, 409-415
 PRP na, 409-415
 aplicação do, 410
 preparo do, 410
 resultados pós-operatório, 414
Cirurgião
 distância de trabalho do, 147
 excisão folicular e, 147
 influência do, 255
 na condução, 255
 da técnica FUE, 255

Coleta
　das UFs, 170, 399
　　no tratamento da coroa, 399
　　　com fio longo, 399
　fase de, 168
　　coleta das UFs, 170
　　observe a cor da haste do cabelo, 168
　　　dentro da derme, 168
　　observe a elevação da epiderme, 168
　　passos 37 a 39, 168
Complicação(ões), 10
　na cirurgia, 417-423
　　da calvície, 417-423
　　　cicatrização patológica, 419
　　　　cicatrizes alargadas, 419
　　　　necrose, 420
　　　　queloides, 419
　　　infecção do couro cabeludo, 420
　　　falta de crescimento, 422
　　　fístula arteriovenosa, 421
　no tratamento da coroa, 404
　　com fio longo, 404
Comprimento
　do *punch*, 163
Concentração(ões)
　anestésicas, 130*q*
　　dos anestésicos locais, 130*q*
Consulta
　médica, 133
　　pré-operatória, 133
　　　etapas da, 133*f*
Cor
　da haste do, 168
　　dentro da derme, 168
　　　observe a cor da, 168
　seleção pela, 156
　　de UFs, 156
Coroa
　tratamento com fio longo da, 395-404
　　benefícios, 400
　　complicações, 404
　　cuidados pós-operatórios, 400
　　FUE com, 396
　　marcação cirúrgica, 397
　　　design, 397
　　　planejamento, 397
　　região da coroa, 395
　　　características, 395
　　　desafios, 395
　　resultados, 400
　　técnica cirúrgica, 397
　　　anestesia, 397
　　　FUE, 398
　　　posicionamento do paciente, 397
　　　UFs, 399
　　　　coleta das, 399
　　　　implantação das, 399

Cotovelo(s)
　suporte de, 151
　altura do, 151
Couro Cabeludo
　AD do, 245
　　formas de
　　　comprometimento da, 245
　anatomia do, 65-71
　　cirúrgica, 67
　　　considerações cirúrgicas, 68
　　　região, 67
　　　　frontal, 68
　　　　intermédia, 67
　　　　occipitoparietal, 67
　　　　temporal anterior, 68
　　　　vértex, 67
　　embriologia do, 69
　　　origem embriológica, 69
　　geral, 65
　　　em camadas, 65
　　　inervação do, 66
　　　mnemônico SCALP, 65*f*
　　　vascularização do, 66
　bloqueio do, 130*f*
　infecção do, 420
　　na cirurgia, 420
　　　da calvície, 420
　influência do, 248
　　na técnica FUE, 248
Crescimento
　falta de, 422
　　na cirurgia, 422
　　　da calvície, 422
　fase de, 71
　resposta individual de, 375
　　porcentagem de pega e, 375
Criação
　da ABCRC, 3
Cuidado(s)
　pós-operatórios, 8, 133-135
　　avaliação do paciente, 134
　　informações, 135
　　procedimentos, 135
　pré-operatórios, 133-135
　　avaliação do paciente, 134
　　consulta médica, 133
　　　etapas da, 133*f*
　　informações, 134
　　planejamento, 134
　　procedimentos, 134
Curva
　frontotemporal, 45
　　descendente, 45
　　na mulher, 45
　　traçado da, 58
Curva de Aprendizado
　da FUE, 309
　　redução da, 309
　　　UGraft Zeus e, 309

Curvatura
　da UF, 164
　　graus diferentes de, 165*f*
　　na dissecção, 164
　　siga a, 164

D

Dermatoscopia
　excisão folicular e, 144
Dermatoscópio(s)
　portáteis, 74*q*
Dermatose
　pustulosa, 111
　　erosiva, 111
　　　e ACP, 111
Derme
　haste dentro da, 168
　　do cabelo, 168
　　　observe a cor da, 168
Desenho
　linha anterior do cabelo, 11-63
　　na mulher, 11-63
　　　sem alopecia, 41
　　　ponto A, 45
　　　curva frontotemporal, 45
　　　　descendente, 45
　　　　traçado da, 58
　　　　　regra dos 6 centímetros, 58
　　　　　técnica de Basto, 58
　　no homem, 11-63
　　　pico temporal, 18
　　　ponto A, 14
　　　ponto B, 17
　　　　em calvícies avançadas, 39
　　　ponto C, 18
　　　recesso temporal, 19
　　　　classificação do autor, 19
　　　sem alopecia, 12
Design
　UGraft Zeus e, 299
　　inteligente de punção, 300
　　　alargado, 300
　　　　geometria
　　　　　frustocônica, 300
　　　　superfícies
　　　　　texturizadas, 300
　　　de alargamento avançado, 300
　　　híbrido, 300
　　　responsivo à pele, 299
Dignidade
　do gênero, 5-10
　　influência dos cabelos na, 5-10
　　　anatomia, 6
　　　complicações, 10
　　　contraindicações, 6
　　　cuidados pós-operatórios, 8
　　　fisiologia, 6
　　　indicação, 6
　　　marcação cirúrgica, 6

plano pré-operatório, 6
resultados, 8
técnica cirúrgica, 8
Dispositivo(s)
  e técnica FUE, 230
    motorizados, 230
      PCID, 231
      WAW FUE System, 232
      Zeus, 231
    multifásicos, 230
      Mamba, 230
  trivellini & punches, 337-342
    considerações, 337
    ergonomia, 337
    LH-FUE, 340
    motorização, 337
    movimento, 338
    multifásico, 338
    multipurpose ring punch, 340
    punches, 339
      de anel multipropósito, 340
    sucção, 338
Dissecção
  curvatura na, 164
    da UF, 164
      siga a, 164
  sensação tátil na, 166
Divisão
  in vivo, 158
    seleção de UFs sem, 158
Dose(s)
  máximas, 130q
    dos anestésicos locais, 130q
Drenagem
  venosa, 66
    do couro cabeludo, 66
Driver
  de perfuração adaptável, 301
    UGraft Zeus e, 301
      configurações
        predefinidas, 301
        controle de torque
          variável, 301
        movimentos
          compostos, 301
Droga(s)
  antiandrogênicas, 98
    na APF, 98
      bicalutamida, 98
      ciproterona, 98
        acetato de, 98
        espironolactona, 98
        flutamida, 98
  pré-anestésicas, 129q
    e TC, 129q
Dutasterida
  na APF, 98
    oral, 93
      na AAG, 93
        de padrão masculino, 93

E

Eflúvio
  telogênico, 418
    na cirurgia, 418
      da calvície, 418
  telógeno, 99
    APF e, 99
Embriologia
  do couro cabeludo, 69
  do folículo capilar, 69
Engajamento
  na técnica FUE, 226
Enxertia
  linha anterior do cabelo, 11-63
    na mulher, 11-63
      curva frontotemporal, 45
        descendente, 45
      ponto A, 45
      sem alopecia, 41
        técnica de Basto, 58
      traçado da, 58
        regra dos 6 centímetros, 58
    no homem, 11-63
      assimétrica, 22
      irregular, 22
      pico temporal, 18
      ponto A, 14
      ponto B, 17, 39
        em calvícies avançadas, 39
      ponto C, 18
      recesso temporal, 19
        classificação do autor, 19
      sem alopecia, 12
Enxerto
  reverso, 120f
    colocando o, 120f
Epiderme
  elevação da, 168
    excisão folicular e, 168
      observe a, 168
Escala
  de Aldrete e Kroulik, 131q
  de PADS, 132q
Escalpo
  camadas do, 66f
Espironolactona
  na APF, 98
Estrutura
  do folículo piloso, 70
    segmento, 70
      inferior, 70
      permanente, 70
      superior, 70
      transitório, 70
Evolução
  da técnica FUE, 216
Excisão
  de UFs, 226
    na técnica FUE, 226

etapas para, 226
  alinhamento, 226
  engajamento, 226
  penetração, 226
fase após, 173
  integridade da UF, 173
    avaliação para ajustes da, 173
  passo 40, 173
Excisão Folicular
quarenta passos da, 137-176
  dicas, 176
  fase da consulta, 138
    características do cabelo, 138
    corte do cabelo, 139
    densidade do cabelo, 138
    dermatoscopia, 144
    dimensão da AD, 138
    passos 1 a 4, 138
    tintura do cabelo, 142
  fase de coleta, 168
    coleta das UFs, 170
    observe a cor da haste do
      cabelo, 168
      dentro da derme, 168
    observe a elevação da
      epiderme, 168
    passos 37 a 39, 168
  fase de incisão, 155
    ajuste do ângulo do *punch*, 164
    anestesia, 155
    cadeira do cirurgião, 158
      ajuste da posição da, 158
      centralização da UF na
        punção, 159
    comprimento do *punch*, 163
    curvatura da UF durante a
      dissecção, 164
      siga a, 164
    determine uma direção da
      retirada, 168
    limpeza da pele, 158
    manter a mão firme, 166
    mão dominante, 155
      como segurar a
        handpiece com a, 155
      suporte do punho da, 155
    mão não dominante, 155
      gaze na, 155
    padrão de sequência de UFs, 166
    passos 17 a 36, 155
    pressão da *handpiece* na pele, 164
    seleção de UFs, 156
      com fios paralelos, 157
      de dois fios de cabelo, 156
      de três fios de cabelo, 156
      pela cor, 156
      sem divisão *in vivo*, 158
      sem fios miniaturizados, 157
    sensação tátil na dissecção, 166
    vasoconstrição, 155

fase do pré-operatório
　imediato, 145
　　altura, 149, 151
　　　da cadeira, 151
　　　da mesa de operação, 149
　　　do suporte de cotovelos, 151
　　ambiente adequado, 145
　　aparelho de FUE, 151
　　　posição do pedal, 151
　　diâmetro do *punch*, 153
　　distância de trabalho do
　　　cirurgião, 147
　　iluminação, 149
　　lupa de aumento, 146
　　manter o *punch* afiado, 154
　　passos 5 a 16, 145
　　posição do paciente na
　　　mesa, 150
　　preparação, 145
　　tipo de *punch*, 152
　fase pós-excisão, 173
　　integridade da UF, 173
　　　avaliação para ajustes da, 173
　　passo 40, 173
　reflexões, 176
Exógena
　fase, 71

F

FAPD (*Fibrosing Alopecia in a Pattern Distribution*/Alopecia Fibrosante com Padrão de Distribuição), 83
　androgenética, 106
　　ACP e, 106
　　　corticoide tópico, 107*q*
　APF e, 100
　em homem, 83*f*
　tricoscopia, 84
　vasos em, 80*f*
　　arboriformes, 80*f*
　　ramificados, 80*f*
Ferida(s)
　cicatrização de, 299
　　melhora na, 299
　　UGraft Zeus e, 299
Finasterida
　na AAG, 92
　　de padrão masculino, 92
　　　oral, 92
　　　tópica, 92
　na APF, 98
Fio(s)
　anágenos, 77*f*
　　com eflúvio anágeno, 77*f*
　　por quimioterapia, 77*f*
　colocar nos *implanters*, 124
　　treinamento de, 124
　curvos, 119*f*
　de cabelo, 156

seleção de UFs, 156
　de dois, 156
　de três, 156
　paralelos, 157
　sem fios miniaturizados, 157
liberação do, 71
　fase exógena, 71
retos, 119*f*
terminais, 69
　desenvolvimento dos, 69
Fio Longo
　tratamento da coroa com, 395-404
　　benefícios, 400
　　complicações, 404
　　cuidados pós-operatórios, 400
　　marcação cirúrgica, 397
　　　design, 397
　　　planejamento, 397
　　região da coroa, 395
　　　características, 395
　　　desafios, 395
　　resultados, 400
　　técnica cirúrgica, 397
　　　anestesia, 397
　　　FUE, 398
　　　posicionamento do paciente, 397
　　　UFs, 399
　　　　coleta das, 399
　　　　implantação das, 399
　　técnica FUE com, 396
Fístula
　arteriovenosa, 421
　　na cirurgia, 421
　　　da calvície, 421
Flush
　modo, 299
　　no sistema de fluido opcional, 299
　　UGraft Zeus e, 299
Flutamida
　na APF, 98
Foliculite
　decalvante, 73*f*, 80*f*, 87, 109
　　tratamento, 110
　　tricoscopia, 87, 109*f*
　dissecante, 86, 110
　　tratamento, 110
　　tricoscopia, 86
　na cirurgia, 418
　　da calvície, 418
　queloideana, 110
　　da nuca, 110
　　tratamento, 111
Folículo
　capilar, 69
　　embriologia do, 69
　　formação dos, 69
　piloso, 70
　　estrutura do, 70
　　　segmento, 70
　　　　inferior, 70

permanente, 70
superior, 70
transitório, 70
individuais, 70
Fotografia(s)
　médica, 113
　　no TC, 113
　　　importância da, 113
　profissionais, 113-118
　　dos pacientes, 113-118
　　　considerações éticas, 113
　　　desafios, 113
　　　padronização fotográfica, 113
　　　　critérios de, 113
　　　　vantagens da, 113
　　　técnica de, 113
　　　　passo a passo, 113
Fototipo(s)
　cutâneos, 346
　　mais pigmentados, 346
　　tricoscopia e, 346
FUE (Extração de Unidades Foliculares/*Folicular Unit Excision*), 1
　aparelho de, 151
　　posição do pedal, 151
　com pelos corporais, 321-335
　　indicações, 322
　　planejamento cirúrgico, 322
　　　anestesia, 323
　　　cirurgia, 325
　　　consulta pré-operatória, 322
　　　exame pré-anestésico, 323
　　　informações à equipe, 323
　　　intercorrências, 328
　　　pós-operatório, 327
　　　resultados cirúrgicos, 328
　　　transoperatório, 326
　em afrodescendentes, 343-355
　　abordagem cirúrgica, 346
　　　anestesia, 347
　　　avaliação dos enxertos, 348
　　　cuidados no pós-operatório, 349
　　　escolha da tecnologia, 347
　　　escolha do *punch*, 348
　　　extração da UFs, 348
　　　higiene do couro cabeludo, 346
　　　implantação, 348
　　　linha anterior, 346
　　　movimento em arco, 348
　　　picos temporais, 346
　　　preparo da AD, 346
　　　　para FUE raspado, 346
　　　preparo da área receptora, 346
　　　profilaxia de sangramento, 346
　　　registro fotográfico, 346
　　　tumescência, 347
　　escala SFS, 345
　　　importância da, 345
　　histologia da pele, 345

paciente, 343
  abordagem do, 344
    pontos de destaque, 344
  aspectos do, 343
  características do, 343
  fototipos cutâneos, 346
    mais pigmentados, 346
  tricoscopia do, 346
  resultados, 349
  tipos de cabelo, 344
no tratamento da coroa, 398
  com fio longo, 398
novo dispositivo de, 297-309
  para a coleta de enxertos
    capilares, 297-309
    para todos os fins, 297-309
      redução da curva de
        aprendizado, 309
      SFS, 297
      UGraft Zeus®, 297-309
PLH com, 367-393
  extração, 370
técnica, 215-284, 287-293, 311-319
  AD, 244, 245
    do couro cabeludo, 245
      formas de
        comprometimento da, 245
    quando tingir a, 244
    segura, 245
  com *punch* tornado
    híbrido, 311-319
      anatomia cirúrgica, 311
      contraindicações, 319
      indicações, 319
      técnica cirúrgica, 314
        para fios longos, 318
        profundidade, 318
  com sistema WAW, 311-319
    anatomia cirúrgica, 311
    contraindicações, 319
    indicações, 319
    técnica cirúrgica, 314
      dispositivo WAW DUO, 317
      modo "auto", 318
      modo multifásico, 318
      para fios longos, 318
      profundidade, 318
  conceitos, 215-284
  condução da, 255
    influência do cirurgião, 255
  dispositivos, 230
    motorizados, 230
      PCID, 231
      WAW FUE System, 232
      Zeus, 231
    multifásicos, 230
      Mamba, 230
  etapas para excisão na, 226
    alinhamento, 226

    engajamento, 226
    penetração, 226
  evolução da, 216
  indicações, 290
  influência na, 248
    da UF, 248
    do couro cabeludo, 248
  instrumental para, 276
  manual, 291
  motorizada, 291
  preparo da AD, 234
    corporal, 239
      BHT, 239
    occipitoparietotemporal, 234
      não raspada com pré-corte
        dos fios, 237
      nonshaven FUE, 237
      parcialmente raspada, 236
      totalmente raspada, 234
  preparo para, 265
    pré-operatório, 265
      do paciente, 267, 271
  punches, 223
    classificação dos, 223
  UF, 252
    possíveis variações na, 252
  vantagens da, 264
    em relação à FUT, 264
FUT (Transplante de Unidades
  Foliculares), 2, 201-212
  breve revisão histórica sobre, 201
  cuidados pós-operatórios, 207
  desvantagens do, 207
  discussão, 212
  exemplos, 208
  nova, 385
    técnica *shallow*, 385
  PLH com, 367-393
    a nova, 385
    técnica *shallow*, 385
  PLH FUE e, 373
  seleção de pacientes, 202, 203
    marcação pré-operatória, 202,
      203*f*
  técnica, 207, 287-296
    preparo dos enxertos, 289
    vantagens da, 207
  vantagens em relação à, 264
    da técnica FUE, 264

G
Gaze
  na mão não dominante, 155
  excisão folicular e, 155
Gênero
  e influência dos cabelos, 5-10
    na aparência do, 5-10
      anatomia, 6
      complicações, 10

      contraindicações, 6
      cuidados pós-operatórios, 8
      fisiologia, 6
      indicação, 6
      marcação cirúrgica, 6
      plano pré-operatório, 6
      resultados, 8
      técnica cirúrgica, 8
  na dignidade do, 5-10
    anatomia, 6
    complicações, 10
    contraindicações, 6
    cuidados pós-operatórios, 8
    fisiologia, 6
    indicação, 6
    marcação cirúrgica, 6
    plano pré-operatório, 6
    resultados, 8
    técnica cirúrgica, 8

H
Habilidade
  oculomotora, 124
    treinamento de, 124
Handpiece
  como segurar a, 155
    com a mão dominante, 155
    excisão folicular e, 155
  pressão da, 164
    na pele, 164
Haste
  do cabelo, 168
    dentro da derme, 168
      observe a cor da, 168

I
Iluminação
  excisão folicular e, 149
Implantação
  antes, 7*f*
  capilar, 7*f*-9*f*
    avanço da, 7*f*
      marcação de pontos para, 7*f*
    resultados após, 8*f*, 9*f*
  das UFs, 119-125, 399
    no tratamento da coroa, 399
      com fio longo, 399
    técnicas de, 119-125
      características das, 119
      colocação inversa, 124
      com incisões prévias, 122
      com KEEP, 123
      direta, 122
      métodos de colocação, 120
        com os *implanters*, 121
        com pinças, 120
      tamanho das incisões, 123

ÍNDICE REMISSIVO

    treinamento da equipe, 124
      da habilidade
        oculomotora, 124
      de colocar fios nos
        implanters, 124
      de como usar as lupas
        cirúrgicas, 124
  depois, 7*f*
    imediato, 7*f*
  linha de, 6
    feminina, 6
    masculina, 6
Implanter(s)
  carregando o, 122*f*
  colocação das UFs com, 121
    método de, 121
  colocando os, 123*f*
    na incisão, 123*f*
  colocar fios nos, 124
    treinamento de, 124
Incisão
  colocação das UFs com, 122
    direta, 123*f*
    prévias, 122
  colocando *implanters* na, 123*f*
  fase de, 155
    ajuste do ângulo do *punch*, 164
    anestesia, 155
    cadeira do cirurgião, 158
      ajuste da posição da, 158
    centralização da UF na
      punção, 159
    comprimento do *punch*, 163
    curvatura da UF durante a
      dissecção, 164
      siga a, 164
    determine uma direção da
      retirada, 168
    limpeza da pele, 158
    manter a mão firme, 166
    mão dominante, 155
      como segurar a
        handpiece com a, 155
      suporte do punho da, 155
    mão não dominante, 155
      gaze na, 155
    padrão de sequência de UFs, 166
    passos 17 a 36, 155
    pressão da *handpiece* na pele, 164
    seleção de UFs, 156
      com fios paralelos, 157
      de dois fios de cabelo, 156
      de três fios de cabelo, 156
      pela cor, 156
      sem divisão *in vivo*, 158
      sem fios miniaturizados, 157
    sensação tátil na dissecção, 166
    vasoconstrição, 155
  tamanho das, 123

Inervação
  do couro cabeludo, 66
    parte, 67*f*
      anterior, 67*f*
      lateral, 67*f*
      posterior, 67*f*
      superior, 67*f*
Infecção
  do couro cabeludo, 420
    na cirurgia, 420
      da calvície, 420
Influência
  dos cabelos, 5-10
    na aparência do gênero, 5-10
      anatomia, 6
      complicações, 10
      contraindicações, 6
      cuidados pós-operatórios, 8
      fisiologia, 6
      indicação, 6
      marcação cirúrgica, 6
      plano pré-operatório, 6
      resultados, 8
      técnica cirúrgica, 8
    na dignidade do gênero, 5-10
      anatomia, 6
      complicações, 10
      contraindicações, 6
      cuidados pós-operatórios, 8
      fisiologia, 6
      indicação, 6
      marcação cirúrgica, 6
      plano pré-operatório, 6
      resultados, 8
      técnica cirúrgica, 8
  na técnica FUE, 248
    da UF, 248
    do cirurgião, 255
      na condução da, 255
    do couro cabeludo, 248
Informação(ões)
  pós-operatória, 135
  pré-operatória, 134
Inibidor(es)
  de 5α-redutase, 98
    na APF, 98
      dutasterida, 98
      finasterida, 98
Inspeção Sanitária
  roteiro de, 115*q*
    check list para, 115*q*
Instrumental
  para técnica FUE, 276
Intercorrência(s)
  na cirurgia, 417-423
    da calvície, 417-423
      alterações de sensibilidade, 418
      anestesia, 417
      eflúvio telogênico, 418
      foliculite, 418

      linfonodos persistentes, 418
      sangramento, 418
      sedação, 417
      soluços incoercíveis, 418
ISHRS (*International Society of Hair Restoration Surgery*), 2, 3

J
Japonês(es)
  os pioneiros, 1

K
KEEP
  método com, 123
    de colocação das UFs, 123

L
Lanugo
  desenvolvimento dos, 69
LECC (Lúpus Eritematoso Cutâneo Crônico)
  ACP e, 108
LED (Lúpus Eritematoso Discoide)
  tricoscopia, 85
Lesão
  na UF, 174*f*
    exemplos de, 174*f*
LH-FUE (FUE de Cabelo Longo), 340
Liberação
  do fio, 71
    fase exógena, 71
Limpeza
  da pele, 158
    excisão folicular e, 158
Linfonodo(s)
  persistentes, 418
    na cirurgia, 418
      da calvície, 418
Linha
  de implantação, 6
    feminina, 6
    masculina, 6
Linha Anterior
  do cabelo, 11-63
    na mulher, 11-63
      curva frontotemporal
        descendente, 45
      desenho, 11-63
      enxertia, 11-63
      ponto A, 45
      sem alopecia, 41
      traçado da, 58
        regra dos 6 centímetros, 58
        técnica de Basto, 58
    no homem, 11-63
      assimétrica, 22
      desenho, 22
      enxertia, 22

desenho, 11-63
enxertia, 11-63
irregular, 22
  desenho, 22
  enxertia, 22
pico temporal, 18
ponto A, 14
ponto B, 17
  em calvícies avançadas, 39
ponto C, 18
recesso temporal, 19
  classificação do autor, 19
sem alopecia, 12

Líquen
plano, 104, 423f
  e ACP, 104
    AFF, 105
    LPP, 104
    SGL, 106
  pós-transplante de cabelos, 423f
  PO 10 anos, 423f
LLLT (Terapia a *Laser* de Baixa Intensidade/*Low-Level Laser Therapy*)
  na APF, 99
LPP (Líquen Plano Pilar)
  clássico, 79
    tricoscopia, 79
  e ACP, 104
    áreas cicatriciais, 104f
    corticoide tópico, 107q
    tricoscopia, 104f
Lubrificação
  modo, 299
    no sistema de fluido opcional, 299
      UGraft Zeus e, 299
Ludwig
  classificação de, 96f
    de APF, 96f
Lupa(s)
  cirúrgicas, 124
    como usar as, 124
      treinamento de, 124
    de aumento, 146
      excisão folicular e, 146ll
Lúpus
  discoide, 108f
    tricoscopia, 108f
  eritematoso, 73f
    crônico, 73f

M

Mamba, 230
MAN (Navegação com Assistência Mínima)
  UGraft Zeus e, 299
Manutenção
  do cabelo, 71

Mão
  dominante, 155
    excisão folicular e, 155
      como segurar a *handpiece* com a, 155
      suporte do punho da, 155
    excisão folicular e, 155
      manter firme, 166
    não dominante, 155
      gaze na, 155
Marcação Cirúrgica
  do paciente transgênero, 6
    feminino, 6
    masculino, 7
  desenho, 45
    da linha anterior, 45
      na mulher, 45
    de pontos, 7f
      para o avanço, 7f
        da implantação capilar, 7f
  planejamento, 397
    design, 397
  enxertia, 22, 45
    da linha, 22, 45
      anterior, 45
        na mulher, 45
      assimétrica, 22
      irregular, 22
Medicação(ões)
  no pré-operatório, 128q
    ajuste de, 128q
    no TC, 128
Meio Condicionado
  na alopecia padrão, 406
    feminina, 406
    masculina, 406
Mesa
  de operação, 149
    altura da, 149
    posição na, 150
      do paciente, 150
Mesoterapia
  na APF, 99
Método(s)
  de colocação das UFs, 120
    com incisões prévias, 122
    com KEEP, 123
    com os *implanters*, 121
    com pinças, 120
    direta, 122
    inversa, 124
    tamanho das incisões, 123
Microagulhamento
  na APF, 99
Microimplante(s)
  capilares, 357-364
    restauração da calvície feminina com, 357-364
      discussão, 360
      métodos, 358

pacientes, 358
resultados, 360
técnica cirúrgica, 358
tratamento clínico, 364
  opções de, 364
Minoxidil
  na AAG, 92, 93
    de padrão masculino, 92, 93
    oral, 93
    sublingual, 93
    tópico, 92
  na APF, 97
    oral, 98
    tópico, 97
MMP® (Microinfusão de Medicamentos na Pele)
  na APF, 99
Mnemônico
  SCALP, 65f
Modelo
  Zeus-Janus, 299
    de UGraft, 299
      ativado por toque, 299
      sem fio, 299
Monitorização
  e anestesia, 129
  em TC, 129
Mulher(es)
  cabelo da, 11-63
    linha anterior do, 41-64
      curva frontotemporal descendente, 45
      desenho, 11-63
      enxertia, 11-63
      ponto A, 45
      sem alopecia, 41
      traçado da, 58
        regra dos 6 centímetros, 58
        técnica de Basto, 58
    transplante nas, 375, 376f-380f
    PLH, 375, 376f-380f

N

NAHRS (North American Hair Research Society)
  classificação da ACP pela, 103
    modificada, 103q
    pela, 103q
Necrose
  na cirurgia, 420
    da calvice, 420
Nonshaven
  FUE, 237
Nuca
  cabelo na, 306
    UGraft Zeus e, 306
      contexto clínico, 306
      inovação, 306

precisão em pele macia e fina, 306
resultados, 306
foliculite da, 110
queloideana, 110
tratamento, 111

O
Orlando
workshop, 3

# P
Paciente(s)
afrodescendente, 343
abordagem do, 344
pontos de destaque, 344
classe, 345
diagnóstico, 344
linha anterior, 345
aspectos do, 343
características do, 343
fototipos cutâneos, 346
mais pigmentados, 346
tricoscopia do, 346
na PLH, 375
discrição máxima para, 375
posicionamento do, 397
no tratamento da coroa, 397
com fio longo, 397
transgênero, 6
marcação pré-cirúrgica do, 6
feminino, 6
masculino, 7
Padrão
androgenético, 83
alopecia em, 83
tricoscopia, 84
de sequência de UFs, 166
Padrão Masculino
alopecia de, 91-93
AAG, 91
diagnóstico, 91
diferencial, 92
tratamento, 92
minimamente invasivos, 93
Padronização
fotográfica, 113
critérios de, 113
cenário, 113
configuração da câmara, 113
fundo, 113
iluminação, 113
posicionamento do paciente, 113
vantagens da, 113
PADS (*Postanesthesia Discharge Scoring*)
escala, 132*q*

PCID (*Programmable Cole Isolation Device*), 231
Pedal
do aparelho, 151
de FUE, 151
posição do, 151
Pele
afro, 345
histologia da, 345
design responsivo à, 299
UGraft Zeus e, 299
excisão folicular e, 158, 164
limpeza da, 158
pressão na, 164
da *handpiece*, 164
tipo de, 298, 345*q*
contribuição do, 298
no SFS, 298
pontuação do, 345*q*
na escala SFS, 345*q*
Pelo(s)
corporais, 321-335
FUE com, 321-335
indicações, 322
planejamento cirúrgico, 322
anestesia, 323
cirurgia, 325
consulta pré-operatória, 322
exame pré-anestésico, 323
informações à equipe, 323
intercorrências, 328
pós-operatório, 327
resultados cirúrgicos, 328
transoperatório, 326
do corpo, 303
UGraft Zeus e, 303
como lidar com pele espessa, 303
e ângulos variáveis, 303
contexto clínico, 303
inovação, 303
resultados, 303
Penetração
na técnica FUE, 226
Perfuração
adaptável, 301
driver de, 301
UGraft Zeus e, 301
configurações predefinidas, 301
controle de torque variável, 301
movimentos compostos, 301
Personal Growth Index, 375
Pico
temporal, 18
linha anterior, 18
no homem, 18
Pinça(s)
colocação das UFs com, 120
método de, 120

Pinpoints
preservados, 80*f*
Pioneiro(s)
os japoneses, 1
Plano
pré-operatório, 6
e marcação cirúrgica, 6
PLH (*Preview Long Hair*), 237
com FUE, 367-393
extração, 370
com FUT, 367-393
a nova, 385
técnica *shallow*, 385
comportamento de cobertura, 374
dos diferentes tipos de cabelo, 374
conceitos essenciais, 374
coverage behavior, 374
densidade de satisfação, 374
pacientes na, 375
discrição máxima para, 375
personal growth index, 375
porcentagem de pega, 375
resposta individual, 375
de crescimento, 375
satisfaction density, 374
tecnologia, 373*f*
terminologia, 374
TC com, 367-393
discussão, 387
história, 368
nas mulheres, 375
para AFF, 382
para alopecias cicatriciais, 382
para sobrancelhas, 381
técnica, 382
visão 3D na, 375
versus 2D, 375
em transplante raspado, 375
PLH FUE (Extração FUE com Fio Longo /*Preview Long Hair FUE*), 370
e FUT, 373
técnica, 396
Ponto A
linha anterior, 14, 45
na mulher, 45
desenho da, 45
enxertia da, 45
no homem, 14
Ponto B
em calvícies, 39
masculinas, 39
avançadas, 39
linha anterior, 17
no homem, 17
Ponto C
linha anterior, 18
no homem, 18
Porcentagem
de pega, 375
e resposta individual, 375
de crescimento, 375

Posição
    da cadeira, 158
        do cirurgião, 158
            ajuste da, 158
    do paciente, 150
        na mesa, 150
    do pedal, 151
        do aparelho de FUE, 151
Posicionamento
    do paciente, 397
        no tratamento da coroa, 397
            com fio longo, 397
Preparo
    pré-operatório, 265
        para TC, 265
            do paciente, 267, 271
                recursos para, 271
            técnica FUE, 265
Pressão
    da *handpiece*, 164
        na pele, 164
Procedimento(s)
    na APF, 99
        camuflagens capilares, 99
        LLLT, 99
        mesoterapia, 99
        microagulhamento, 99
        MMP, 99
        PRP, 99
    pós-operatório, 135
    pré-operatório, 134
PRP (Plasma Rico em Plaquetas)
    na alopecia padrão, 405
        masculina, 405
    na APF, 99, 405
    na cirurgia, 409-415
        de restauração capilar, 409-415
            aplicação do, 410
            preparo do, 410
            resultados pós-operatórios, 414
Pseudopelada
    de Brocq, 109
        ACP e, 109
Punção
    centralização na, 159
        da UF, 159
    design inteligente de, 300
        alargado, 300
            geometria frustocônica, 300
            superfícies texturizadas, 300
        de alargamento avançado, 300
        híbrido, 300
Punche(s), 1
    afiado, 154, 224*f*
        diferentes tipos de, 224*f*
        manter o, 154
    ângulo do, 164
        ajuste do, 164
    classificação dos, 223
    comprimento do, 163

de anel multipropósito, 340
diâmetro do, 153
FUE, 226*f*
híbridos, 225*f*
    diferentes tipos de, 225*f*
tipo de, 152,
tornado híbrido, 311-319
    técnica de FUE com, 311-319
        anatomia cirúrgica, 311
        contraindicações, 319
        indicações, 319
        técnica cirúrgica, 314
            para fios longos, 318
            profundidade, 318
Punho
    da mão dominante, 155
        suporte do, 155
            excisão folicular e, 155

Q
Quarenta Passo(S)
    da excisão folicular, 137-176
        dicas, 176
        fase da consulta, 138
            características do cabelo, 138
            corte do cabelo, 139
            densidade do cabelo, 138
            dermatoscopia, 144
            dimensão da AD, 138
            passos 1 a 4, 138
            tintura do cabelo, 142
        fase de coleta, 168
            coleta das UFs, 170
            observe a cor da haste do cabelo, 168
                dentro da derme, 168
            observe a elevação da epiderme, 168
            passos 37 a 39, 168
        fase de incisão, 155
            ajuste do ângulo do *punch*, 164
            anestesia, 155
            cadeira do cirurgião, 158
                ajuste da posição da, 158
            centralização da UF na punção, 159
            comprimento do *punch*, 163
            curvatura da UF durante a dissecção, 164
                siga a, 164
            determine uma direção da retirada, 168
            limpeza da pele, 158
            manter a mão firme, 166
            mão dominante, 155
                como segurar a *handpiece* com a, 155
                suporte do punho da, 155
            mão não dominante, 155

gaze na, 155
padrão de sequência de UFs, 166
passos 17 a 36, 155
pressão da *handpiece* na pele, 164
seleção de UFs, 156
    com fios paralelos, 157
    de dois fios de cabelo, 156
    de três fios de cabelo, 156
    pela cor, 156
    sem divisão *in vivo*, 158
    sem fios miniaturizados, 157
sensação tátil na dissecção, 166
vasoconstrição, 155
fase do pré-operatório
    imediato, 145
    altura, 149, 151
        da cadeira, 151
        da mesa de operação, 149
        do suporte de cotovelos, 151
    ambiente adequado, 145
    aparelho de FUE, 151
        posição do pedal, 151
    diâmetro do *punch*, 153
    distância de trabalho do cirurgião, 147
    iluminação, 149
    lupa de aumento, 146
    manter o *punch* afiado, 154
    passos 5 a 16, 145
    posição do paciente na mesa, 150
    preparação, 145
    tipo de *punch*, 152
fase pós-excisão, 173
    integridade da UF, 173
        avaliação para ajustes da, 173
    passo 40, 173
reflexões, 176
Queloide(s)
    na cirurgia, 419
    da calvície, 419
Queratose
    folicular espinulosa, 109
        decalvante, 109
            infiltração mista, 110
            neutrofílica, 109

R
Raspagem
    da cabeça, 367-393
        TC sem, 367-393
            discussão, 387
            história, 368
            nas mulheres, 375
            para AFF, 382
            para alopecias cicatriciais, 382
            para sobrancelhas, 381
            PLH FUE, 370
            e FUT, 373
            técnica, 382

Recesso
  temporal, 19
    classificação do autor, 19
Redução(ões)
  de área calva, 2
Região(ões)
  couro cabeludo e, 67
    considerações cirúrgicas, 68
    frontal, 68
    intermédia, 67
    occipitoparietal, 67
    temporal anterior, 68
  da coroa, 395
    características, 395
    desafios, 395
  do couro cabeludo, 69
    origem embriológica das, 69
      frontal, 69
      occipital, 69
      parietal, 69
      temporal, 69
Regra
  dos 6 centímetros, 58
    traçado da linha anterior, 58
      feminina, 58
Renovação
  do cabelo, 71
Repouso
  fase de, 71
Resposta
  individual, 375
    de crescimento, 375
      porcentagem de pega e, 375
Restauração
  capilar, 409-415
    PRP na cirurgia de, 409-415
      aplicação do, 410
      preparo do, 410
      resultados pós-operatório, 414
  da calvície feminina, 357-364
    com microimplantes
      capilares, 357-364
      discussão, 360
      métodos, 358
      pacientes, 358
      resultados, 360
      técnica cirúrgica, 358
      tratamento clínico, 364
        opções de, 364
Resultado(s), 8
  após implantação capilar, 8f, 9f
Retalho(s)
  microcirúrgicos, 3
  pediculados, 2
Retirada
  excisão folicular e, 168
    determine uma direção, 168

S

Sangramento
  na cirurgia, 418
    da calvície, 418
SCALP
  mnemônico, 65f
Sedação
  na cirurgia, 417
    da calvície, 417
Seleção
  de UFs, 156
    com fios paralelos, 157
    de dois fios de cabelo, 156
    de três fios de cabelo, 156
    pela cor, 156
    sem divisão *in vivo*, 158
    sem fios miniaturizados, 157
Sensibilidade
  alterações de, 418
  na cirurgia, 418
    da calvície, 418
Sequência
  de UFs, 166
    padrão de, 166
SFS (Sistema de Pontuação Sanusi FUE/*Sanusi FUE Scoring*), 297q
  base para a inovação, 297
  contribuição do tipo, 298
    de cabelo, 298
    de pele, 298
  escala, 345
    em afrodescendentes, 345
      importância da, 345
      interpretação de, 345q
      pontuação do tipo, 345q
        de cabelo, 345q
        de pele, 345q
SGL (Síndrome de Graham Little), 78
  e ACP, 106
Sinclair
  classificação de, 96f
  de APF, 96f
Sistema
  de fluido opcional, 299
    UGraft Zeus e, 299
      modo, 299
        de *flush*, 299
        de lubrificação, 299
  WAW, 311-319
    técnica FUE com, 311-319
      anatomia cirúrgica, 311
      contraindicações, 319
      indicações, 319
      técnica cirúrgica, 314
        dispositivo WAW DUO, 317
        modo "auto", 318
        modo multifásico, 318
        para fios longos, 318
        profundidade, 318

Sobrancelha(s)
  transplante de, 193-199
    anatomia, 193
    complicações, 199
    considerações, 193
      fisiológicas, 193
    contraindicações, 194
      da técnica, 194
    cuidados, 195
      pós-operatórios, 195
    discussão, 199
    indicações, 193
    marcação, 194
      cirúrgica, 194
    plano, 194
      pré-operatório, 194
    problemas, 199
    resultados, 195
      pós-operatórios, 195
    técnica cirúrgica, 195
  transplante para, 381
    PLH, 381
  tricoscopia das, 88
    AA, 88
    AFF, 88
Soluço(s)
  incoercíveis, 418
  na cirurgia, 418
    da calvice, 418
Suporte
  de cotovelos, 151
  altura do, 151

T

TC (Transplante Capilar), 41
  anestesia em, 127-132
    anestésicos locais, 130q
      concentrações
        anestésicas dos, 130q
      doses máximas dos, 130q
    avaliação pré-anestésica, 127
    bloqueio, 130f
      do couro cabeludo, 130f
    drogas pré-anestésicas, 129q
    medicações no
      pré-operatório, 128q
      ajuste de, 128q
    monitorização, 129
    pós-operatório, 131
      escala, 131q, 132q
        de Aldrete e Kroulik, 131q
        de PADS, 132q
    técnica anestésica, 129
  com PHL, 367-393
    discussão, 387
    história, 368
    nas mulheres, 375
    para AFF, 382
    para alopecias cicatriciais, 382

para sobrancelhas, 381
técnica, 382
como montar um centro de, 113-118
   cirúrgico, 114
   e realizar fotografias
      profissionais, 113-118
      considerações éticas, 113
      desafios, 113
fotografia médica no, 113
   importância da, 113
moderno, 119-125
   treinamento da equipe, 119-125
      da habilidade oculomotora, 124
      de colocar fios nos
         implanters, 124
      de como usar as lupas
         cirúrgicas, 124
na AAG, 93
   de padrão masculino, 93
padronização fotográfica, 113
   critérios de, 113
   vantagens da, 113
sem raspagem da cabeça, 367-393
   discussão, 387
   história, 368
   nas mulheres, 375, 376*f*-380*f*
   para AFF, 382
   para alopecias cicatriciais, 382
   para sobrancelhas, 381
   PLH FUE, 370
      e FUT, 373
   técnica, 382
técnica de fotografia, 113
   passo a passo, 113
Técnica
   anestésica, 129
      em TC, 129
   cirúrgica, 8, 397
      anestesia, 397
      FUE, 398
      posicionamento do paciente, 397
      UFs, 399
         coleta das, 399
         implantação das, 399
   combinadas, 293
      tipos de, 293
   de Basto, 58
      traçado da linha anterior, 58
         feminina, 58
   FUE, 215-284, 287-293, 311-319
      AD, 244, 245
         do couro cabeludo, 245
            formas de comprometimento
               da, 245
         quando tingir a, 244
         segura, 245
      com *punch* tornado
         híbrido, 311-319
            anatomia cirúrgica, 311
            contraindicações, 319
            indicações, 319
            técnica cirúrgica, 314
               para fios longos, 318
               profundidade, 318
      com sistema WAW, 311-319
         anatomia cirúrgica, 311
         contraindicações, 319
         indicações, 319
         técnica cirúrgica, 314
            dispositivo WAW DUO, 317
            modo "auto", 318
            modo multifásico, 318
            para fios longos, 318
            profundidade, 318
      conceitos, 215-284
      condução da, 255
         influência do cirurgião, 255
      dispositivos, 230
         motorizados, 230
            PCID, 231
            WAW FUE System, 232
            Zeus, 231
         multifásicos, 230
            Mamba, 230
      etapas para excisão na, 226
         alinhamento, 226
         engajamento, 226
         penetração, 226
      evolução da, 216
      indicações, 290
      influência na, 248
         da UF, 248
         do couro cabeludo, 248
      instrumental para, 276
      manual, 291
      motorizada, 291
      preparo da AD, 234
         corporal, 239
            BHT, 239
         occipitoparietotemporal, 234
            não raspada com pré-corte
               dos fios, 237
            nonshaven FUE, 237
            parcialmente raspada, 236
            totalmente raspada, 234
      preparo para, 265
         pré-operatório, 265
         do paciente, 267, 271
      punches, 223
         classificação dos, 223
      UF, 252
         possíveis variações na, 252
      vantagens da, 264
         em relação à FUT, 264
   híbrida, 287-296
      avaliação cirúrgica, 287
      avaliação pré-operatória, 288
         da AD, 288
         documentação fotográfica, 288
         idade, 288
         planejamento da AR, 288
         termo de consentimento
            informado, 288
         tratamento clínico, 288
      casos clínicos, 294
      definição, 287
      FUE, 287-293
         indicações, 290
         técnica, 290
            manual, 291
            motorizada, 291
      FUT, 287-296
         preparo dos enxertos, 289
      indicações, 288
      preparo dos enxertos, 289
      tipos de, 293
   PLH FUE, 396
Telógena
   fase, 71
Terapia(s) Regenerativa(s)
   no tratamento da alopecia, 405-407
      APF, 405-407
         células-tronco, 406
         meio condicionado, 406
         PRP, 405
         VEs, 407
      padrão masculina, 405-407
         células-tronco, 406
         meio condicionado, 406
         PRP, 405
         VEs, 407
Transgênero
   paciente, 6
      marcação pré-cirúrgica do, 6
         feminino, 6
         masculino, 7
Transição
   fase de, 71
Transplante
   de barba, 177-191
      avaliação, 177
      densidade, 181*f*
         correta, 181*f*
      diagnóstico, 177
      direção dos fios, 179*f*
         padrão da, 179*f*
      discussão, 191
      indicação, 177
      marcação da, 180*f*
         parâmetros de, 180*f*
      métodos, 181, 182*f*
      planejamento, 178
      resultados, 187
      técnicas, 181
   de cabelo, 1-4, *ver FUT*
      pequena história do, 1-4
         ABCRC, 3
            cirurgião da, 3
         área calva, 2
            reduções de, 2

ISHRS, 3
Orlando *workshop*, 3
pioneiros japoneses, 1
punches, 1
retalhos, 2, 3
microcirúrgicos, 3
pediculados, 2
UF, 2
de sobrancelhas, 193-199
anatomia, 193
complicações, 199
considerações, 193
fisiológicas, 193
contraindicações, 194
da técnica, 194
cuidados, 195
pós-operatórios, 195
discussão, 199
indicações, 193
marcação, 194
cirúrgica, 194
plano, 194
pré-operatório, 194
problemas, 199
resultados, 195
pós-operatórios, 195
técnica cirúrgica, 195
nas ACP, 104
linfocíticas, 104
líquen plano, 104
AFF, 105
LPP, 104
SGL, 106
raspado, 375
visão 2D em, 375
versus 3D na PLH, 375
Tricoscopia, 73-89
alopecias, 75
AAG, 75
AFF, 81
CCCA, 85
cicatriciais, 78
classificação das, 78*q*
em padrão androgenético, 83
FAPD, 83
não cicatriciais, 76
aparelhos utilizados na, 74
celulite, 86
dissecante, 86
das sobrancelhas, 88
AA, 88
AFF, 88
do paciente afro, 346
fototipos cutâneos, 346
mais pigmentados, 346
foliculite, 86
dissecante, 86
decalvante, 87
LED, 85

LPP, 78
clássico, 79
na APF, 96, 97*f*
Tricotilomania, 76*f*
Trivellini & Punch(es)
dispositivo, 337-342
considerações, 337
ergonomia, 337
LH-FUE, 340
motorização, 337
movimento, 338
multifásico, 338
multipurpose ring punch, 340
punches, 339
de anel multipropósito, 340
sucção, 338

U

UFs (Unidades Foliculares), 2
anatomia da, 65-71
cabelo, 70, 71
ciclo do, 70
manutenção do, 71
renovação do, 71
folículo capilar, 69
embriologia do, 69
formação dos, 69
folículo piloso, 70
estrutura do, 70
individuais, 70
tipos de cabelo, 69
desenvolvimento dos, 69
centralização da, 159
na punção, 159
coleta das, 170
curvatura da, 164
graus diferentes de, 165*f*
na dissecção, 164
siga a, 164
influência da, 248
na técnica FUE, 248
integridade da, 173
avaliação da, 173
para ajustes, 173
lesão na, 174*f*
exemplos de, 174*f*
no tratamento da coroa, 399
com fio longo, 399
coleta das, 399
implantação das, 399
seleção de, 156
com fios paralelos, 157
de dois fios de cabelo, 156
de três fios de cabelo, 156
pela cor, 156
sem divisão *in vivo*, 158
sem fios miniaturizados, 157
sequência de, 166
padrão de, 166

técnicas de implantação das, 119-125
características das, 119
colocação inversa, 124
com incisões prévias, 122
com KEEP, 123
direta, 122
métodos de colocação, 120
com os *implanters*, 121
com pinças, 120
tamanho das incisões, 123
treinamento da equipe, 124
da habilidade oculomotora, 124
de colocar fios nos
implanters, 124
de como usar as lupas
cirúrgicas, 124
variações na, 252
possíveis, 252
UGraft Zeus®
curva de aprendizado da FUE, 309
redução da, 309
design inteligente, 300
de punção, 300
alargado, 300
geometria frustocônica, 300
superfícies texturizadas, 300
de alargamento avançado, 300
híbrido, 300
driver de perfuração adaptável, 301
configurações predefinidas, 301
controle de torque, 301
variável, 301
movimentos compostos, 301
facilidade de uso, 309
novo dispositivo de FUE, 297-309
para a coleta de enxertos
capilares, 297-309
para todos os fins, 297-309
SFS, 297
base para a inovação, 297
contribuição do tipo, 298
de cabelo, 298
de pele, 298
validação clínica, 301
barba, 303
como lidar com pele espessa, 303
e ângulos variáveis, 303
contexto clínico, 303
inovação, 303
resultados, 303
cabelo afro-texturizado, 301
contexto clínico, 301
enfrentando desafios únicos, 301
inovação, 301
resultados, 302
cabelo na nuca, 306
contexto clínico, 306
inovação, 306
precisão em pele macia e fina, 306
resultados, 306

cabelo periauricular, 306
  contexto clínico, 306
  inovação, 306
  precisão em pele macia e
    fina, 306
  resultados, 306
cabelos longos não barbeados, 307
  contexto clínico, 307
  equilíbrio entre estética e
    eficiência, 307
  inovação, 307
  resultados, 307
como dispositivo da FUE, 301
  para todos os fins, 301
pelos do corpo, 303
  como lidar com pele
    espessa, 303
    e ângulos variáveis, 303
  contexto clínico, 303
  inovação, 303
  resultados, 303

visão geral, 298
  principais inovações, 298
    design responsivo, 299
      à pele, 299
    MAN, 299
    melhora na cicatrização de
      feridas, 299
    modelo Zeus-Janus, 299
      ativado por toque, 299
      sem fio, 299
    sistema de fluido opcional, 299

V
Validação Clínica
  UGraft Zeus e, 301
    como dispositivo da FUE, 301
      para todos os fins, 301
Vascularização
  do couro cabeludo, 66
    arterial, 66
    drenagem venosa, 66

Vasoconstrição
  excisão folicular e, 155
    fase de incisão, 155
Vellus
  desenvolvimento dos, 69
Vértex
  couro cabeludo e, 67
VEs (Vesículas Extracelulares)
  na alopecia padrão, 407
    feminina, 407
    masculina, 407
Visão 3D
  na PLH, 375
    versus 2D, 375
      em transplante raspado, 375

W
WAW FUE System, 232

Z
Zeus, 231